AF346314

XIIIᴱ CONGRÈS INTERNATIONAL DE MÉDECINE. PARIS 1900

COMPTES RENDUS

Publiés sous la direction de A. CHAUFFARD, Secrétaire général

SECTION

DE

PATHOLOGIE INTERNE

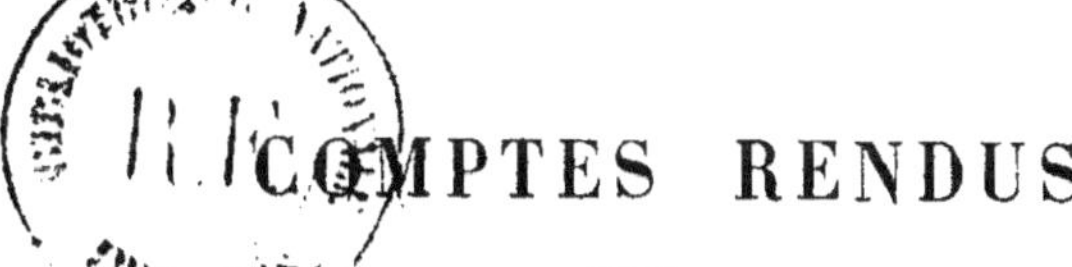

COMPTES RENDUS

PUBLIÉS PAR

M. RENDU

PARIS

MASSON ET Cⁱᵉ, ÉDITEURS

LIBRAIRES DE L'ACADÉMIE DE MÉDECINE

120, BOULEVARD SAINT-GERMAIN

XIIIᵉ CONGRÈS INTERNATIONAL DE MÉDECINE. PARIS 1900

SECTION

DE

PATHOLOGIE INTERNE

*Les Comptes rendus des Travaux des Sections du XIIIe
Congrès international de Médecine sont publiés en 17 volumes
ainsi répartis :*

1. Anatomie descriptive et comparée. — Histologie et Embryologie.
   Physiologie, Physique et Chimie biologiques.
2. Pathologie générale, Pathologie expérimentale.
3. Anatomie pathologique. — Bactériologie, Parasitologie.
4. Pathologie interne.
5. Médecine de l'enfance. — Chirurgie de l'enfance.
6. Thérapeutique, Pharmacologie, Matière médicale.
7. Neurologie.
8. Psychiatrie.
9. Dermatologie et Syphiligraphie.
10. Chirurgie générale.
11. Chirurgie urinaire.
12. Ophtalmologie.
13. Laryngologie, Rhinologie. — Otologie.
14. Stomatologie.
15. Obstétrique. — Gynécologie.
16. Médecine légale.
17. Médecine et chirurgie militaires : Sous-sections de Chirurgie, d'Épi-
    démiologie et Hygiène, de Médecine navale, de Médecine coloniale.

*Chaque volume est vendu séparément 5 fr. — On peut
souscrire pour l'ensemble des 17 volumes au prix de 50 fr.*

---

*Chaque congressiste reçoit gratuitement le volume de la
section à laquelle il a été inscrit. Il peut se procurer les
volumes des autres sections au prix de 4 fr. et souscrire à
l'ensemble au prix de 45 fr.*

11556. — Imprimerie Lahure, 9, rue de Fleurus, à Paris.

XIIIE CONGRÈS INTERNATIONAL DE MÉDECINE. PARIS 1900

COMPTES RENDUS

Publiés sous la direction de **A. CHAUFFARD**, Secrétaire général

SECTION

DE

PATHOLOGIE INTERNE

COMPTES RENDUS

PUBLIÉS PAR

M. RENDU

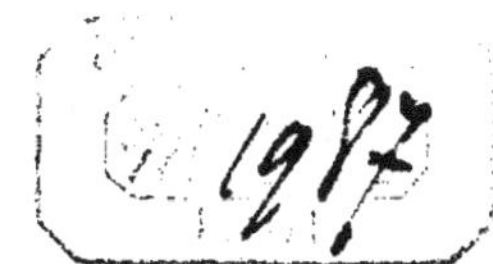

PARIS

MASSON ET Cie, ÉDITEURS

LIBRAIRES DE L'ACADÉMIE DE MÉDECINE

120, BOULEVARD SAINT-GERMAIN

XIIIᵉ CONGRES INTERNATIONAL DE MÉDECINE

PARIS, 2-9 AOUT 1900

SECTION

DE

PATHOLOGIE INTERNE

COMITÉ D'ORGANISATION DE LA SECTION

Président : M. le Professeur POTAIN.
Vice-présidents : MM. DIEULAFOY, GRASSET.
Secrétaires : MM. RENDU, WIDAL.
Membres du Comité : MM. DEBOVE, DIEULAFOY, DUGUET, HAYEM, MERKLEN, HÉRARD, JACCOUD, DUFLOCQ, TROISIER, COMBEMALE (Lille), MAYET et TEISSIER (Lyon), SPILLMANN (Nancy), MOSSÉ (Toulouse), VERGELY (Bordeaux), HENROT (Reims), BRUNON (Rouen), BOINET (de Marseille).
Secrétaires des séances : MM. BOULLOCHE, HALLÉ, POULAIN.

Présidents d'honneur :

MM. EWALD, BOAS, LEYDEN, EHRLICH (Allemagne), DYCE DUCKWORTH (Angleterre), LAACHE (Suède), DE DOMINICIS (Italie), EÏD. TOURTOULIS BEY (Égypte), MASIUS (Belgique).

VENDREDI 3 AOUT

Séance du matin.

ULCÉRATIONS GASTRIQUES

RAPPORT

par M. DIEULAFOY

MESSIEURS,

Votre comité m'a chargé de faire un rapport sur les ulcérations gastriques. Vingt minutes me sont accordées pour développer ce rapport.

L'estomac peut être le siège d'ulcérations de dimensions les plus diverses, depuis la minuscule érosion qui est aussi petite qu'une piqûre d'aiguille, jusqu'aux vastes ulcérations qui atteignent la dimension de la paume de la main.

Au lieu de nous livrer à l'énumération un peu fastidieuse de toutes les causes qui peuvent provoquer les ulcérations de l'estomac, au lieu de passer en revue chacun de leurs symptômes, ce qui constituerait une étude banale de sémiologie, il nous paraît préférable de choisir quelques exemples qui représentent sinon des entités morbides au vrai sens du mot, du moins des types qui se prêtent à une démonstration anatomique et clinique.

Commençons par l'étude des ulcérations gastriques *aiguës*. J'entends par là les ulcérations stomacales qui, en quelques jours, suscitent un ensemble de lésions et de symptômes qui leur assignent une place à part. A quelques exceptions près, le processus pathogénique de ces ulcérations aiguës (nécrose hémorragique) est le résultat d'une toxi-infection[1]. En voici quelques exemples qui nous paraissent absolument caractéristiques :

1° Parlons d'abord de l'érosion stomacale pneumococcique, qui est un type d'érosion aiguë infectieuse. Nous avons eu l'occasion d'en observer deux cas l'an dernier dans notre clinique de l'Hôtel-Dieu. Un malade, atteint de pneumonie et de pneumococcie généralisée, éprouve quelques douleurs gastriques et des nausées; bientôt il est pris d'une abondante hématémèse, il rend un litre de sang noir, marc de café. L'hématémèse se reproduit quelques heures plus tard, et le malade succombe pendant une troisième hématémèse au douzième jour de son infection pneumococcique.

A l'autopsie, nous trouvons la muqueuse de l'estomac parsemée d'une multitude d'érosions hémorragiques ayant la dimension de coups d'épingle. Les préparations histologiques et bactériologiques faites par un de nos chefs de laboratoire, M. Jolly, ont démontré que ces érosions hémorragiques entament toute la muqueuse et ne s'arrêtent qu'aux confins de la muscularis mucosae; le bas-fond de l'érosion est formé par du tissu glandulaire nécrosé en voie d'élimination. Des pneumocoques en amas et en traînées infiltrent non seulement le bord des érosions, mais encore le tissu conjonctif interglandulaire à une certaine distance de l'érosion[2]. En pareil cas, on peut

1. Cette question est remarquablement traitée dans la thèse de mon interne, le docteur Gandy, *L'ulcère simple et la nécrose hémorragique des toxémies*, Paris, 1899. On trouvera dans ce travail la bibliographie complète des ulcérations de l'estomac.

2. Les détails de ces observations et les planches afférentes aux lésions sont consignés dans la *Clinique médicale de l'Hôtel-Dieu*, 1899, 11ᵉ leçon, page 219.

dire que l'érosion gastrique aiguë a été prise en flagrant délit : rien n'y manque, ni la rapidité du processus, ni la présence de l'agent pathogène infectieux.

A l'autopsie d'une femme ayant succombé à une pneumonie, M. Griffon[1] avait trouvé des ulcérations hémorragiques de l'estomac et une double ulcération térébrante du duodénum. Bien que dans ce cas l'examen bactériologique n'ait pas décelé la présence du pneumocoque, il est probable que ces ulcérations étaient le résultat du processus toxi-infectieux pneumococcique.

Les érosions gastriques pneumococciques ont été reproduites expérimentalement par MM. Bezançon et Griffon[2].

2° Je voudrais maintenant dire quelques mots des érosions gastriques aiguës qui surviennent au cours de l'appendicite et de la hernie étranglée : l'appendicite et la hernie étranglée forment l'une et l'autre une cavité close favorable au développement d'un foyer toxi-infectieux.

Depuis que nous avons entrepris nos travaux sur l'appendicite, nous nous sommes efforcés de démontrer que l'appendicite est non seulement un terrible foyer d'infection, mais encore un foyer où s'élaborent des *toxines* redoutables[3]. Des expériences entreprises avec un de nos chefs de laboratoire, M. Caussade, ne laissent aucun doute à ce sujet.

Souvent j'avais constaté une *jaunisse* plus ou moins prononcée chez des malades atteints d'appendicite et nous avons vu que cette jaunisse est due à l'urobilinurie (altération des cellules du foie par la toxine appendiculaire) ; ces mêmes malades étaient albuminuriques (altération des cellules du rein par la toxine appendiculaire). Donc cliniquement la toxicité de l'appendicite se traduit par l'urobilinurie (jaunisse) et par l'albuminurie. Mais l'action du poison est parfois plus généralisée. l'intoxication appendiculaire atteint le système nerveux et se traduit par des symptômes délirants épileptiformes[4], méningitiques, comateux.

Parfois aussi la toxi-infection atteint l'estomac et alors surviennent des hématémèses plus ou moins abondantes : j'en ai vu de très abondantes. Ces hématémèses survenant chez des gens atteints de jaunisse rappellent de loin le tableau de la fièvre jaune, aussi ai-je proposé à cet accident la dénomination de *romito negro appendiculaire*. Ces

1. Griffon, *Bulletin de la Société anatomique*, juin 1899.
2. Bezançon et Griffon, *Ibid.*, mai 1899.
3. Dieulafoy, Toxicité de l'appendicite (*Clinique médicale de l'Hôtel-Dieu*, 1898, 17ᵉ leçon, p. 554).
4. Rénon, Intoxication de l'appendicite (*Bulletin médical*, 1898, p. 541).

hématémèses sont dues à des érosions de l'estomac [1]. L'examen histologique de ces érosions n'avait pas encore été fait, mais nous avons eu l'occasion d'observer tout récemment des accidents analogues (jaunisse, albuminurie et hématémèses) chez un malade atteint de hernie étranglée qui a succombé malgré l'opération, avec des symptômes d'intoxication herniaire, ictère, albumine et grandes hématémèses. A l'autopsie nous avons trouvé une ulcération hémorragique de l'estomac coiffée d'une petite eschare. L'examen histologique pratiqué par un de nos chefs de laboratoire, M. Gandy, a montré l'érosion d'une des petites artérioles qui rampent sous la muscularis mucosæ, d'où les grandes hématémèses.

Dans les deux exemples précédents nous savons quelle est la nature du processus toxi-infectieux qui provoque les érosions hémorragiques de l'estomac, c'est d'une part la toxi-infection pneumococcique, c'est d'autre part la toxi-infection due à la flore intestinale exaltée en cavité close.

Mais, dans bien des cas, la cause et l'origine des ulcérations aiguës de l'estomac nous échappe, l'origine en est parfois inconnue, bien que ces ulcérations aient toutes les allures anatomiques et cliniques des érosions toxi-infectieuses. C'est à cette variété que nous avons donné la dénomination d'*exulceratio simplex*; l'exulceratio simplex étant aux ulcérations stomacales aiguës ce que l'*ulcus simplex* est aux abcès chroniques.

Voici la description clinique et anatomique de l'exulceratio simplex : un individu, habituellement jeune, n'ayant eu antérieurement ni troubles gastriques ni troubles dyspeptiques, vierge en apparence de toute lésion stomacale, est pris à l'improviste de grand malaise, de vertiges, d'état nauséeux, de pesanteur stomacale, et il vomit à flots, un demi-litre, un litre et plus encore, de sang liquide ou en caillots, mélangé ou non à des aliments.

Cette grande hématémèse est suivie d'abattement, de défaillance, et plus tard, si on examine les premières garde-robes, souvent on y trouve du sang. Rarement l'hématémèse de g l'exulceratio tue du premier coup, mais il est bien rare, d'autre part, qu'elle ne se renouvelle pas. Quelques heures plus tard, le lendemain, le surlendemain, apparaissent une deuxième, une troisième grande hématémèse avec état vertigineux et syncopal, si bien qu'en vingt-quatre heures, en trente-six heures, le malade a vomi deux litres, trois litres de sang. Et quand on est appelé auprès de ce malade, on trouve un individu anéanti, au

1. CHABLOT, *Les hématémèses dans l'appendicite*. th. de Paris. 1909.

teint blafard, aux muqueuses décolorées, à la voix éteinte. Le pouls est petit, accéléré, la température est souvent fébrile, le nombre des globules rouges est tombé à 1 200 000 et au-dessous.

Maintenant étudions anatomiquement l'exulceratio simplex soit à l'autopsie, soit au moment de l'opération. Cette exulceratio est généralement circulaire, parfois elliptique ou même étoilée; elle occupe souvent une assez large étendue, puisqu'elle atteint les dimensions d'une pièce de 50 centimes (deuxième observation personnelle); d'une pièce de 2 francs (observation de Hichaux); d'une pièce de 5 francs (première observation personnelle). Il ne s'agit donc pas ici, du moins comme aspect, de ces petites érosions punctiformes, parfois très nombreuses, érosions hémorragiques bien étudiées par M. Balzer[1] et, plus tard, par M. Pilliet[2]: érosions qui se voient surtout chez les alcooliques, chez les cardiaques, chez les cirrhotiques. Nos malades n'étaient ni cirrhotiques, ni cardiaques, et la plupart n'étaient nullement alcooliques.

L'exulceratio simplex peut siéger à n'importe quelle région de l'estomac; elle se cantonne en un point délimité de la muqueuse stomacale, elle est souple, ses bords ne sont ni décollés, ni épaissis; ils tranchent assez nettement sur les parties saines environnantes. L'exulcération est à fleur de muqueuse, il faut déplisser la muqueuse pour la bien voir: elle est si peu profonde que, sur le vivant au moment de l'opération, aussi bien que sur le cadavre, à l'autopsie, elle passerait assez facilement inaperçue sans un examen attentif et sans l'idée préconçue qu'on va la trouver. Cette exulcération diffère donc totalement de l'ulcus simplex, elle n'en a ni les bords indurés et surélevés, ni les parois épaissies et creusées en entonnoir, ni le fond excavé.

Parfois, on constate, au voisinage de l'exulcération ou à sa surface, des taches rougeâtres d'apparence ecchymotique. Dans quelques cas, sur le territoire exulcéré, il est possible de distinguer à l'œil nu, et à plus forte raison à la loupe, l'artériole béante ou abrasée qui a été cause de l'hémorragie.

Dans les examens histologiques faits par MM. Caussade et du Pasquier, nous avons constaté que l'exulcération est formée aux dépens de la tunique muqueuse et de la muscularis mucosae. Des abcès miliaires siégeaient dans la profondeur de la tunique muqueuse. Une artériole qui s'avance en biais sous la muscularis mucosae est érodée sur une

1. BALZER, Revue de médecine, 1877, p. 514.
2. PILLIET, Société anatomique, 1891.

partie de sa circonférence, ce qui explique de grandes hématémèses [1].

Le processus qui aboutit à l'exulcération a toutes les allures d'un processus aigu. A part quelques exceptions, on ne trouve dans la plupart des cas que les traces de lésions aiguës de date récente.

Tels sont les types que j'ai cru devoir choisir relativement aux érosions et aux exulcérations aiguës de l'estomac; nous les avons surprises sur le fait, nous avons pu constater qu'elles poursuivent leur évolution en quelques jours et le grand symptôme, souvent *le seul symptôme* par lequel elles se trahissent, c'est l'hématémèse, hématémèses répétées, hématémèses parfois foudroyantes.

A ces hématémèses il faut opposer d'abord un traitement médical, c'est-à-dire la diète absolue, le repos complet de l'estomac; le malade ne doit même pas boire une cuillerée d'eau. On supplée aux boissons et aux aliments par des lavements d'eau lactosée (200 grammes d'eau pour 15 grammes de lactose quatre fois par jour) et par de grandes injections de sérum auxquelles j'ajoute 5 centigrammes de benzoate de caféine par injection. Au cas où les hématémèses, par leur abondance et par leur ténacité, menacent la vie du malade, il faut agir chirurgicalement, il faut porter une ligature sur le territoire de l'exulceratio simplex et la guérison en est la conséquence ainsi que le prouve l'observation d'un de nos malades.

Nous venons de dire que l'hématémèse est le symptôme dominant, presque le seul symptôme des ulcérations aiguës de l'estomac. Dans quelques cas néanmoins, surtout à la suite de brûlures étendues des téguments, on peut constater à l'estomac ou à l'intestin des ulcérations aiguës perforantes.

Je ne cite que pour mémoire certaines ulcérations aiguës de l'estomac, ulcérations typhoïdes [2], ulcérations consécutives à des plaies périphériques [3] et j'étude la description des *ulceres* de l'estomac qui sont des ulcérations chroniques. Le type de ces ulcères c'est l'*ulcus simplex* de notre grand anatomiste Cruveilhier. Ici tout est différent, tableau clinique et lésions anatomiques. A part les cas assez rares où l'évolution de l'ulcus est latente, le syndrome classique (douleurs xyphoïdiennes et rachidiennes, intolérance de l'estomac, vomissements, hématémèses, hyperchlorhydrie) diffère totalement du tableau

---

1. J'ai traité dans mes leçons cliniques l'histoire complète de l'exulceratio simplex. On y trouvera également les planches qui reproduisent l'évolution de la lésion. (*Clinique médicale de l'Hôtel-Dieu*, 1898 ; 1re, 2e et 5e leçons.)

2. CHAUFFARD, *Déterminations gastriques de la fièvre typhoïde*, thèse de Paris, 1882.

3. MILLARD, Société médicale des hôpitaux, séance du 8 décembre 1876.

clinique de l'ulcération aiguë. La perforation et la péritonite suraiguë consécutive est relativement fréquente quand des adhérences protectrices n'ont pas limité le mal. L'anatomie pathologique de la lésion est tellement classique que je crois inutile d'y insister.

Mais l'hémorragie et la perforation ne sont pas les seules complications de l'ulcus simplex: *l'adjonction du cancer à l'ulcus*, que l'ulcère soit encore vivace ou qu'il soit cicatrisé. est une éventualité qui parait de plus en plus fréquente à mesure qu'on la connait mieux. De nombreux faits de ce genre ont été observés (Mathieu[1]) et nous en avons publié des plus probants[2].

En fait d'ulcère de l'estomac, je signale l'ulcère tuberculeux et je m'arrête un peu plus longuement sur l'ulcère syphilitique. La syphilis détermine à l'estomac des lésions ulcéreuses gommeuses et scléro-gommeuses; Chiari a fait à ce sujet un remarquable travail. Nous avons eu l'occasion d'observer un malade, ancien syphilitique, chez lequel un ulcère de l'estomac. avec tous ses symptômes classiques, avait résisté pendant quinze mois aux traitements habituels de l'ulcus simplex.

Nous prescrivîmes les injections d'huile de biiodure d'hydrargyre et après quinze jours de traitement la guérison était complète[3].

Messieurs, dans ce rapport, je n'ai fait qu'effleurer la question des ulcérations gastriques, j'ai essayé d'en esquisser les grandes lignes, je me suis efforcé de mettre en relief les acquisitions nouvelles faites dans le domaine de la pathologie interne.

1. MATHIEU. Société médicale des hôpitaux. 5 août 1897.
2. DIEULAFOY, Transformation de l'ulcère stomacal en cancer (*Clinique médicale des hôpitaux*, 1897, p. 249).
3. DIEULAFOY. Syphilis de l'estomac (*Clinique médicale de l'Hôtel-Dieu*, 1898, 4e leçon).

DISCUSSION

M. Ewald (de Berlin). — Au rapport si précis de M. le professeur Dieulafoy je n'ai rien à ajouter, quant à la symptomatologie et à la pathogénie des lésions gastriques : mais il me semble qu'il y a lieu de faire quelques remarques sur certaines conséquences des ulcérations de l'estomac.

Parmi celles-ci, les unes sont bien connues, et je ne ferai que les signaler : telles sont les perforations aiguës de la paroi gastrique et la péritonite septique qui en est la suite immédiate; telle est encore la transformation tardive de l'ulcère rond cicatrisé en un tissu néoplasique. On sait que souvent de véritables carcinomes se développent sur la cicatrice d'un ancien ulcère.

Mais il est une conséquence moins connue, et pourtant fréquente, sur laquelle je tiens à attirer l'attention. C'est la périgastrite adhésive et la péritonite chronique qui accompagne le travail de réparation des ulcères chroniques de l'estomac, et qui crée un processus aussi tenace que dangereux dans ses conséquences.

Le syndrome clinique qui traduit ce processus est souvent d'un diagnostic fort difficile. Il ressemble étroitement à celui des néoplasies cancéreuses de l'estomac : amaigrissement progressif, dégoût des aliments, fermentations alimentaires, éructations nidoreuses, teinte jaune des téguments, cachexie profonde. Souvent aussi, par les douleurs qu'il détermine, il rappelle certaines névroses de l'estomac accompagnées de signes paroxystiques et d'irradiations souvent lointaines, rétro-sternales et même cervicales.

La cause de ces douleurs est la déformation de l'estomac qui est bridé par des adhérences et maintenu dans une situation vicieuse, verticale ou oblique : la cause de la cachexie est le défaut de fonctionnement mécanique de l'estomac, qui se contractant mal, entraîne des phénomènes de stase et des fermentations alimentaires.

Le meilleur moyen de diagnostiquer la périgastrite adhésive est l'éclairage électrique de l'estomac du malade, qui permet de voir le déplacement et la déformation de l'organe. Ceci constaté, le seul traitement rationnel est l'intervention chirurgicale, qui permet de détacher les adhérences et donne souvent des succès inespérés. Le traitement médical soulage quelques symptômes accessoires, mais est impuissant à guérir les malades.

M. Doyen (de Reims). — L'intervention de la chirurgie dans les affections de l'estomac devient de plus en plus fréquente et l'on ne compte plus les opérations qui ont été pratiquées avec succès, non seulement dans les cas de perforations aiguës de l'estomac, où seule la laparotomie immédiate peut parfois sauver les malades, mais dans les autres variétés d'ulcérations gastriques.

La symptomatologie des ulcères de l'estomac est très polymorphe : certains d'entre eux sont absolument latents, indolents et ne donnent lieu à aucun symptôme jusqu'au jour où une perforation accompagnée de péritonite aiguë vient en révéler l'existence.

Il y a donc lieu, toutes les fois qu'une affection chronique de l'estomac compromet gravement la nutrition et fait soupçonner soit une néoplasie cancéreuse, soit une de ces indurations calleuses qui entraînent une cachexie progressive, il y a lieu, dis-je, d'intervenir et de pratiquer tout au moins la laparotomie exploratrice. La gastro-entérostomie, dans des cas de ce genre, est non seulement justifiée dans les ulcères calleux, mais dans les cancers, surtout quand ceux-ci sont trop étendus pour permettre l'ablation radicale du néoplasme.

Les indications opératoires, dans les ulcérations gastriques, sont :

1° La répétition et l'abondance des hématémèses;

2° Le dépérissement progressif de la santé, la persistance des signes de contraction spasmodique du pylore et la stagnation des aliments dans l'estomac.

Cinquante opérations, pratiquées dans des cas d'ulcérations gastriques diverses, m'ont donné des résultats excellents: j'ai obtenu des résurrections véritables, chez des malades qui épuisés par les pertes de sang semblaient dans une situation désespérée, et même quand il existait des signes d'infection générale comme une phlébite double par exemple. J'ai pu souvent vérifier que là où on avait diagnostiqué un cancer, il ne s'agissait que d'un ulcère calleux cicatriciel, en sorte que l'intervention n'était pas seulement palliative, mais définitivement curative.

Je ne saurais donc trop insister sur l'utilité très fréquente de l'intervention chirurgicale au cours des gastrites ulcéreuses.

--- --- ---

SULLA GASTRITE MUCOSA ULCEROSA

per il Dott LUIGI SANSONI,

Ajuto della clinica medica generale di Torino e libero docente il patologia speciale medica.

Le nostre conoscenze sull'anatomia patologica delle varie forme di gastrite sono tuttora assai scarse, perchè ordinariamente si presentano al tavolo solo i casi negli stadi avanzatissimi e riesce quindi difficile di colpire il processo nelle sue varie fasi: inoltre le alterazioni cadaveriche nello stomaco avvengono rapidissimamente e non permettovo un esatto giudizio sulle alterazioni che esistevano durante la vita. Nei tempi moderni alcuni autori, fra i quali principalmente Boas e Cohnheim, hanno cercato di utilizzare per l'esame istologico i pezzetti di mucosa che talora, in alcuni malati con ulcerazioni gastriche, fuorescovo dallo stomaco coll'acqua di lavatura: ma questi pezzetti non comprendono ordinariamente che una piccola porzione di mucosa: di rado essi raggiungovo la *muscolaris mucosæ*: inoltre o si trovano già liberi nel cavo gastrico o solo lassamente e parzialmente attaccati alla parete interna del ventricolo, percui tanto nell'uno che nell'altro caso non sfuggono all'azione del succo gastrico e non possono quindi considerarsi come formati da tessuto vivo, condizione questa neces-

saria per bene apprezziare le alterazioni patologiche della mucosa stomacale.

Io ho avuto occasione di osservare nella Clinica medica di Torino
un caso che ha molto interesse, sia perchè l'ho potuto seguire per
lungo tempo e studierlo clinicamente sopratutto dal lato della funzione
secretoria; sia ancora perchè ho avuto la fortuna di fare l'esame istologico della mucosa sopra un pezzetto della stessa esportato durante
un atto opperativo.

Trattasi di un giovane sacerdote di 24 anni senza precedenti genti-
lizi. Nulla d'importante nell'anamnesi remota. È ammalato di stomaco
dall'età di 17 anni e l'affezione si iniziò con senso di peso epigastrico
ed eruttazioni acide che sopravenivano 1—2 ore circa dopo il pasto.
Dopo 5 anni, durante i quali si mantennero costanti i sintomi malgrado che il paziente non avesse trascurato di curarsi, si presentarono
altre manifestazioni morbose, e cioè debolezza generale, cefalea frequente, stitichezza, alterazioni psichiche (tristezza, malinconia). Fece
molte cure, fa cui per oltre due anni i bagni e le doccie fredde, ma
senza alcun resultato. Nell'ottobre del 1898, molto sfiduciato e dispe-
rando ormai di guarire, venne a consultarmi. L'esame funzionale
dello stomaco mi fece rilevare, dopo il pasto di prova di Ewald, un'acidità del 5 per 100, tutta dovuta al acido cloridrico in massima
parte allo stato libero: 7 ore dopo il pasto diesibe esatevano nel cavo
gastrico numerosisimi residui alimentari con odore acre di fermen-
tazione. A digiuno lo stomaco era vuoto completamente di alimenti
e non conteneva che la quantità abituale di catarro. Dopo una cura
adatta migliorò alquanto, ma il miglioramento non fu duraturo tanto-
chè nella primavera del 1899 venne ricoverato in clinica in qualità di
pensionante. L'esame funzionale dello stomaco dette allora approssi-
mativamente gli stessi resultati che nell'ottobre 1898. Il paziente
rimase nell'ospedale un mese e mezzo, durante il quale furono espe-
riti i più energici metodi curativi, ma senza alcun resultato. Uscito
dall'ospedale il malato viaggiò per qualche tempo, finchè perdurando
i fenomeni morbosi, anzi essendosi aggravati, ricorse nuovamente all'
Ospedale ai primi di dicembre del 1899. A quell'epoca oltre i sintomi
subiettivi soprariferiti l'ammalato occupava forti dolori all'epigastrio,
a carattere puntorio, che sopravenivano regolarmente dopo l'ingestione
del pasto e non lo abbandonavano che al mattino, quando cioè lo stomaco trovavasi vuoto di alimenti. In queste condizioni si potè costan-
temente notare che l'acqua della lavatura gastrica fuorusciva carica
di muco sotto forma di un liquido filante. L'esame della motilità,
saggiata col pasto di prova di Leube, dette un resultato simile a quelli

sopradescritti, non così quello della funzione secretoria, inquantochè
un'ora dopo il pasto di prova di Ewald si estrasse una poltiglia medio-
cremente acida, contenente una grande quantità di muco e di residui
alimentari, poco intaccati dal succo gastrico. Questa poltiglia era filante e filtrava molto lentamente : in mezzo ad essa si poterono scorgere 5 pezzetti di mucosa gastrica, mollicce e di colorito rossastro, i
quali all'esame microscopico si presentavano costituiti da tubi ghiandolari in mezzo ai quali esisteva una forte infiltrazione di cellule con-
nettive e di globuli rossi. Non si poterono riconoscere delle differenze
fra le cellule che riempivano i tubi ghiandolari : molte di esse erano
degenerate e presentavano una vacuolizzazione marcata. L'acidità del
liquido filtrato era di 0.72 per 1000 : la reazione dell'acido cloridrico
non esisteva : mancava pure quella dell'acido lattico.

Di fronte a questo nuovo reperto era necessario ammettere che gravi
alterazioni anatomiche dovevano essere avvenute nella mucosa. Mentre
infatti nell'ottobre 1898 e nella primavera del 1899, per i resultati
dell'esame del contenuto stomacale, doveva diagnosticarsi una gastrite
iperpeptica, secondo lo schema d'Hayem, pochi mesi più tardi (Dicembre 1899), per l'enorme quantità di catarro che si estraeva dallo
stomaco digiuno, per la notevole diminuzione dell'acidità totale e dell'
acido cloridrico, per la mancanza dell'acido lattico ed infine per la
presenza nel contenuto stomacale di pezzetti di mucosa e per i forti
dolori all'epigastrio che sopravenivavo dopo l'ingestione dei cibi doveva
clinicamente ammettersi la diagnosi di gastrite mucosa con ulcerazioni. Per la rapidità con cui si erano svolte le lesioni della mucosa
gastrica, per il progressivo deperimento dell'ammalato, per l'ineffica-
cia delle varie cure mediche intraprese e sopratutto per il grave ristagno alimentare che aveva piuttosto tendenza ad aumentare che a dimi-
nuire, si propose un atto operativo che venne accettato dall'ammalato
ed eseguito dal Prof. Carle il 9 dicembre 1899. Il chirurgo riscontrò
una leggiera stenosi del piloro, perciò praticò la gastroenterostomia.
Durante l'operazione, il cui esito fu buono, il Prof. Carle, dietro una
preghiera, mi procurò un pezzetto di parete stomacale per l'esame
istologico. Questo pezzetto che comprendeva nel suo spessore la mucosa e parte della sottomucosa apparteneva alla parete posteriore dello
stomaco. Esso venne fissato in alcool, ed incluso in paraffina. Sarebbe
stato più conveniente, anche per ulteriori reazioni specifiche, la fis-
sazione in sublimato o in liquido di Zenker, ma per circostanze indi-
pendenti dalla nostra volontà, il pezzo fu subito messo in alcool. Le
sezioni si colorarono con ematossilina ed eosina, e con la tionina.
Esaminate ad un ingrandimento da 200 a 400 diametri, presentarono

le seguenti particolarità : L'epitelio cilindrico è profondamente alterato, desquamato cioè e degenerato : in modo che tutta la superficie della mucosa è ricoperta da uno strato di sostanza amorfa che per le reazioni speciali coloranti (tionina) si dimostra essere muco ; essa ingloba qua e là dei resti di cellule epiteliali alterate, e de linfociti.

Lo strato ghiandolare sottostante si presenta pure profondamente alterato per lesioni che interessano tanto le ghiandole quanto il tessuto interstiziale. Non si riconosce più l'aspetto normale nel quale le ghiandole cilindriche si vedono fittamente applicate le une alle altre, formando quasi una palizzata, separate fra loro da pochissimo connettivo e giungendo colla loro estremità inferiore fino quasi alla *muscolaris mucosæ*. Le ghiandole sono invece qui allontanate le une dalle altre da una proliferazione del tessuto interstiziale; sono di forma irregolare, talune piuttosto corte e rigonfie quasi a forma di cesti; altre lunghe e strette, altre ancora quasi atrofiche e ridotte ad un breve otricolo nella parte più superficiale dello strato proprio. Le cellule delle ghiandole gastriche anzitutto non si differenziano più nelle due varietà normali, cioè in cellule principali ed ni cellule di rivestimento. Nemmeno colle ordinarie colorazioni caratteristiche (ematossilina e fucsina acida, oppure rosse del Congo) è possibile riconoscere l'una varietà dall'altra. Le cellule sono in gran parte degenerate in muco ed il muco stesso si rapuna nel lume ghiandoltre in ammasi che reagimono nel modo caratteristico alle sostanze coloranti, analogamente a quanto si è detto per lo strato epiteliale. Non essendosi fissato il pezzo in una soluzione di sublimato, ma in alcool, la reazione specifica colla tionina, per la quale la sostanza mucosa prende un colore rosso-violette mentre gli altri elementi si colorano in bleu, non riuscì così spiccata, tuttavia tenendo le sezioni in una soluzione concentrata di sublimato per un minuto, prima di passarle nella tionina, si ottennero risultati soddisfacenti e ad ogni modo provanti che la sostanza degenerata era realmente muco. Non in tutta la profondità della ghiandola la degenerazione è del pari spiccata, ma in generale lo è di più verso lo stocco, cosicché il muco dell' epitelio ghiandolare si confonde con quello dell'epitelio cilindrico di rivestimento.

Le alterazioni nel tessuto interstiziale consistono essenzialmente in una infiltrazione paricellulare che pare, progredendo dagli strati profondi a quelli superficiali, tenda a separare le ghiandole le une dalle altre e ad atrofizzarle. In taluni punti infatti questa infiltrazione ha raggiunto il suo massimo, inquantoché giunge fino alla superficie della mucosa, sostituendosi completamente alle ghiandole. Più distinto è ancora un altro fatto : alla base cioè dello strato proprio in taluni punti si hanno degli ammassi più densi di linfociti, che ricordano i follicoli linfatice, da molti autori (Stöhr, Böhn e Davidoff, Leube, etc.) descritta come normali nello strato proprio, ma che pure se ne differenziano per le dimenzioni e per el rapporto che prendono collo strato ghiandolàre, il quale è da loro compresso ed atrofizzato. In altre parole più che di follicoli linfatice si tratta in queste caso di veri piccoli ascessi.

Nessuna alterazione speciale si notò nei vasi sanguigni della mucosa i quali sono piuttosto turgidi e ripieni di sangue. Nessuna emorragia nè superficiale, nè profonda.

Lo strato della *muscolaris mucosæ* e quello sottomucoso non presentano pure alcuna alterazione.

Come vedesi l'esame istologico ha confermato pienamente l'esattezza della diagnosi clinica, il che costituisce ancora una prova dei grandi progressi fatti nel campo della semeiologia gastrica mercè i moderni metodi d'indagine.

Nel caso soprariferito sono da prendersi in considerazione essenzialmente i sequenti punti :

1° La presenza nelle parti profonde della mucosa di ammassi di linfociti, di veri ascessi i quali distruggendo la mucosa e versandosi nel cavo gastrico possono ritenersi come la causa delle ulcerazioni, che in questo caso dovevano necessariamente ammettersi per la presenza nel contenuto stomacale di pezzetti di mucosa. Questo reperto viene in appoggio all'opinione di Dieulafoy (*Clinique médicale* de l'Hôtel-Dieu de Paris, 1897-98, II) il quale avendo parimenti riscontrato tali ascessi nei casi da lui descritti come *exulceratio simplex* le ritiene come reliquati di una tossi-infezione e causa delle ulcerazioni.

2° La manifestazione clinica ed anche anatomica (presenza di pezzetti di mucosa nel contenuto stomacale) delle ulcerazioni allorchè all'ipercloridria succedette l'ipocloridria, il che dimostra, come del resto io ho già fatto rilevare (Sulla gastrite ulcerosa cronica anacloridrica. *Riforma medica*, n. 219, 220, 221, 222, 1899), che non tutte le ulcerazioni gastriche si accompagnano ad esagerazione della secrezione cloridrica e che la genesi delle stesse pièo essere varia.

3° La leggera stenosi pilorica, la quale evidentemente era la causa del ristagno alimentare. Questa stenosi, che, data la costante mancanza di alimento nel ventricolo al mattino a digiuno, non si sarebbe sospettata, dimostra come l'elemento meccanico giuochi la parte principale, se non unica, nello sviluppo della dilatazione gastrica e come la paresi della tonaca muscolare, come causa della stessa, vada sem-

pre più perdendo terreno. Nel nostro caso, se non si fossero rapidamente manifestate le lesioni di gastrite mucosa, si sarebbe a poco a
poco svolta la sindrome caratteristica del morbo di Reichmann; ora
la presenza della stenosi pilorica dà ragione a coloro, fra cui principalmente Hayem (Académie de médecine, séances des 18 et 25 mai 1897),
i quali sostengono che la cosidetta malattia di Reichmann non è un'entità morbosa ma devesi sempre considerare come la conseguenza del
ristagno alimentare causato da una stenosi del piloro.

4° La rapidità con la quale si è svolta il processo anatomico di gastrite mucosa e l'ipocloridria succeduta in breve spazio di tempo all'i-
percloridria in un giovane di 24 anni, malgrado il ristagno alimentare. Ordinariamente in tali casi si suole osservare che l'esagerazione
cloridrica dura molti anni. Il caso in questione dimostra come gli elementi specifici della mucosa gastrica al pari degli altri tessuti dell'e-
conomia, presentano nei vari individui, di fronte alle cause nocive,
una grande varietà de resistenza.

DU LAB-FERMENT DANS LE SUC GASTRIQUE

RAPPORT

par M. le docteur Léon MEUNIER.

de Paris.

CHAPITRE I

Du Lab-ferment dans le suc gastrique et de son dosage.

La présence du lab-ferment dans le suc gastrique des mammifères
jeunes est universellement admise. L'existence de ce ferment dans le
suc gastrique des adultes a été, au contraire, niée pendant longtemps.

Cela tient à ce qu'on était hypnotisé par ce fait que le suc gastrique
contient de l'HCl. et qu'on attribuait à cet HCl. seul la propriété que
possède le suc gastrique de coaguler le lait.

Hammarsten, dans ses travaux sur la présure, a nettement diffé-
rencié de l'action des acides sur le lait, l'action de la présure ou de
son principe actif, *lab-ferment*.

La coagulation du lait par les acides est, en effet, une simple
précipitation de la caséine par acidification ou par auto-acidification

dans le cas de fermentation lactique, précipitation qui se fait d'une façon presque instantanée, en quelques secondes.

La coagulation par le lab-ferment de la présure est, au contraire, le résultat d'une fermentation diastasique, une *caséification* capable de se produire en milieu neutre, mais toujours au bout d'un *temps plus ou moins long: suivant la nature du lait* et la *quantité de présure employée.*

Sous l'influence de ce ferment, la caséine du lait se dédouble en deux substances, l'une soluble dans le sérum, l'autre, qui en présence des sels solubles de chaux, forme la partie qui se précipite en englobant les globules gras : *le caséum.* Ce dédoublement de la caséine du lait, très rapide en présence de la présure, produit préparé avec des muqueuses gastriques *de jeunes animaux,* exige souvent plusieurs heures, si on fait agir sur le lait du suc gastrique neutralisé de *sujets adultes.* Pour mettre plus en évidence cette action caséifiante du suc gastrique d'adulte, pour déceler en un mot le lab-ferment qu'il contient, il faut employer un artifice : il faut sensibiliser le lait sur lequel on opère, en l'additionnant de quelques dix-millièmes d'acide (quantité incapable de précipiter la caséine), soit en l'additionnant de petites quantités d'un sel soluble alcalino-terreux, de chlorure de calcium par exemple. *Ces recherches faites sur le suc gastrique d'adultes normaux montrent que ce suc gastrique renferme toujours du lab-ferment, sans exception.* Son absence indique une modification pathologique dans la sécrétion stomacale, et Boas[1], dans ses recherches du lab-ferment dans le suc gastrique, a conclu de son absence à la destruction des éléments sécréteurs de la muqueuse stomacale.

BUT. — Notre but a été non seulement de *constater,* mais de *mesurer* par un procédé simple, le pouvoir caséifiant de différents sucs gastriques, d'en déduire comparativement leur teneur en lab-ferment et d'étudier les variations de cette teneur dans divers cas pathologiques.

Pour cela, nous avons utilisé ces deux propriétés connues du lab-ferment contenu dans le suc gastrique :

1° Possibilité de caséifier facilement un lait donné en présence d'une solution de chlorure de calcium.

2° Possibilité de coaguler une même quantité de lait dans un temps plus ou moins long, selon la plus ou moins grande quantité de lab-ferment et, par suite, de suc gastrique agissant.

Nous avons donc mis en présence d'un lait sensibilisé par l'addition

1. Boas (Centralb. f. med. Wiss. N° 25. p. 417).

de chlorure de calcium, différentes solutions de suc gastrique et nous avons évalué leur teneur en lab d'après le temps nécessaire pour amener la coagulation de ce lait.

TECHNIQUE. — Soit un suc gastrique filtré, provenant d'un repas d'épreuve d'Ewald extrait au bout d'une heure.

Nous préparons quatre dilutions au 1/10ᵉ, 1/100ᵉ, 1/500ᵉ et 1/1000ᵉ de ce suc gastrique, légèrement acides.

Ces solutions sont préparées de la façon suivante dans quatre tubes à essai :

Solution au 1/10ᵉ. — Un c. c. de suc gastrique est mesuré très exactement dans un tube à essai. Après addition d'une goutte de teinture de tournesol, nous ajoutons par goutte une solution décinormale de soude jusqu'à virage au bleu. Nous ramenons au rouge par une goutte de solution décinormale d'HCL. Dans le cas d'un suc gastrique neutre, nous ramenons également à une légère acidité par une goutte de solution décinormale d'HCL. Nous ajoutons alors de l'eau distillée en quantité suffisante pour faire exactement 10 c. c.

Solution au 1/100ᵉ. — Un c. c. de la solution au 1/10ᵉ est étendu de 9 c. c. d'eau distillée.

Solution au 1/500ᵉ. — Un c. c. de la solution au 1/100ᵉ est étendu de 4 c. c. d'eau distillée.

Solution au 1/1000ᵉ. — Un c. c. de la solution au 1/100ᵉ est étendu de 9 c. c. d'eau distillée.

Remarquons que cette dernière solution provient d'une triple dilution $\frac{1}{1000} = \frac{1}{10 \times 10 \times 10}$; une erreur dans le dénominateur est multipliée par 100. Il sera donc nécessaire de faire très exactement les prises d'un centimètre cube, une erreur de 1/10 dans une de ces prises entraînant une erreur de 100 dans la dilution.

De ces quatre solutions, on mesure, dans quatre tubes à essai 5 c.c. et on met de côté le tube contenant ce qui reste de la solution au 1/10ᵉ, tube qui nous servira de *tube contrôle*.

On a ainsi cinq solutions :

Tube A contenant 5ᶜᶜ de sol. de suc gastrique à 1/10ᵉ.
  —   B   5ᶜᶜ   1/100ᵉ.
  —   C   5ᶜᶜ   —   1/500ᵉ.
  —   D   5ᶜᶜ   —   1/1000ᵉ.
Tube contrôle.

dont nous rechercherons le pouvoir caséifiant.

Pour cela nous ajoutons dans ces cinq tubes 5 c. c. de solution au

1 100° dans l'eau distillée de chlorure de calcium cristallisé 5 c. c.
d'un lait titré et stérilisé (dont nous donnerons plus loin la composition).

Toutefois, avant de faire cette addition au tube contrôle, on a soin
de faire bouillir quelques secondes la solution qu'il contient, afin de
détruire le lab-ferment.

Les cinq tubes ainsi préparés, sont agités doucement, de manière
à faire un mélange homogène et portés de suite à l'étuve ou au bain-
marie chauffé entre 40° et 41°.

On note exactement l'heure de la mise au bain-marie et on observe
en minutes le temps nécessaire pour amener la caséification dans les
divers tubes. Dans le cours de cette observation, on voit, à un moment
donné, le mélange s'épaissir, puis un précipité de caséine apparaît
nettement sur les bords de la surface liquide. C'est ce moment que
nous choisissons comme limite de notre expérience. Cette observation
d'ailleurs, pour des raisons que nous donnons plus loin, ne doit pas
dépasser 10 minutes, et si dans ce temps, plusieurs tubes se coagu-
lent, nous notons de préférence celui qui s'est caséifié entre 5 et 10
minutes.

Soit quatre sucs gastriques différents, contenant des quantités inégales de lab. Soumis à cette expérience, ils nous donnent les résultats
suivants :

Premier suc gastrique, caséifie le tube au 1 10°   en   2'.
Deuxième   —   —   1 100° —   10'.
Troisième   —   —   1 500° —   8'.
Quatrième   —   —   1/1000° —   4'.

Ce qui veut dire :

Pour le premier suc gastrique, que dans nos conditions d'expériences 5 c. c. de la solution au 1 10, de ce suc caséifient 5 c. c. de lait
en 2', ou en simplifiant, que 1 c. c. de suc gastrique pur caséifie 10 c. c.
de lait en 5' et successivement.

Que 1 c. c. du deuxième suc gastrique caséifie 100 c. c. de lait en 10'.
1 c. c.   —   —   500 c. c. —   8'.
1 c. c.   —   —   1000 c. c. —   4'.

(Dans tous ces cas, le tube contrôle ne doit pas caséifier, le lab
ayant été détruit par la chaleur, la caséification indiquerait une modification survenue dans le lait, ou une erreur d'expérience.)

*Relation entre les temps de coagulation et les quantités de lait
coagulés.* — Cherchons à interpréter ce résultat sous une forme plus
générale. Pour cela étudions les quantités de lait coagulé dans nos

conditions d'expérience au bout de temps variables, par une même quantité de suc gastrique.

Soit un suc gastrique dont la solution au 1/10 caséifie en 1'10"; ceci veut dire que 1 c.c. de suc gastrique caséifie 10 c.c. de lait au bout de ce temps. Faisons successivement des dilutions de ce suc gastrique au 1/10°, 1/20°, 1/50°, 1/40°, 1/50°, etc., et cherchons au bout de combien de temps la coagulation se produit dans ces diverses solutions. Nous pouvons écrire les résultats sous la forme suivante :

1cc de suc gastrique caséifie	10cc de lait en	1' 10".
1cc	20cc	1' 40".
1cc	50cc —	5'.
1cc	40cc —	4'.
1cc	50cc	5'.
1cc	60cc	6' 50".
1cc	80cc	9'.
1cc	90cc	10' 50".
1cc	110cc	14'.
1cc —	140cc	18'.

Ce tableau nous montre que pour une même quantité de suc gastrique, les quantités de lait coagulé sont presque proportionnelles au temps nécessaire pour déterminer cette coagulation. Cette relation va, il est vrai, se modifiant avec la durée d'observation, mais peut, sans grande erreur, être considérée comme vraie au dessous de 10' et surtout entre 5 et 10'. De là la limite de notre observation à ce temps, dans nos expériences précédentes.

De plus, à cause de cette proportionnalité, sachant qu'une solution de suc gastrique au 1/100, par exemple, caséifie le lait en 5', c'est-à-dire que 1 c.c. de ce suc caséifie 100 c.c. de lait en 5', il sera facile d'en déduire la quantité de lait qu'elle coagule au bout d'un temps fixé, 8' par exemple (ces deux durées étant inférieures à 10') :

$$x = \frac{100 \times 8'}{5'}$$

Force d'un suc gastrique en lab. — Ceci étant, de même qu'en industrie on appelle *force d'une présure* la quantité de lait caséifié par un litre de présure au bout d'un temps donné, 40' et à la température de 35°, de même appelons : *Force d'un suc gastrique en lab, la quantité de lait caséifié par l'unité de volume de ce suc gastrique au bout de 10' dans nos conditions d'expérience.*

Des considérations précédentes, nous pouvons facilement déduire cette force F dans les différents sucs gastriques examinés.

Soient les exemples choisis plus haut.

$$1^\circ \text{ Suc gastrique caséifiant } 10^{cc} \text{ de lait en } 2' \quad F = \frac{10 \times 10}{2} = 50.$$

$$2^\circ \qquad\qquad 100^{cc} \quad — \quad 10' \quad F = \frac{100 \times 10}{10} = 100.$$

$$3^\circ \qquad\qquad 500^{cc} \quad — \quad 8' \quad F = \frac{500 \times 10}{8} = 625.$$

$$4^\circ \qquad\qquad 1000^{cc} \quad — \quad 4' \quad F = \frac{1000 \times 10}{4} = 2500.$$

Ce qui veut dire que 1 c. c. de ces différents sucs gastriques peut caséifier 50 c. c., 100 c. c., 625 c. c. ou 2500 c. c. de lait au bout de 10'.

D'une façon générale, on obtiendra la force d'un suc gastrique en lab en multipliant *par 10 le titre de la dilution de ce suc gastrique* D *et en divisant par le nombre de minutes m' nécessaires pour amener la caséification dans nos conditions d'expérience :*

$$F = \frac{D \times 10}{m'}.$$

Chapitre II

Étude du lait en présence du suc gastrique.

Étude du lait. — Dans nos expériences, nous avons employé du lait titré et stérilisé. En voici la raison : Quand on prend pour ces essais des laits quelconques, on trouve de grandes divergences dans les résultats observés. Pour nous rendre compte de ces divergences nous avons fait les recherches suivantes :

Modifications se produisant sur un même lait. — On sait que si on abandonne à lui-même du lait frais, l'acide lactique qui se forme agit d'abord *en augmentant le pouvoir caséifiant de la diastase*, jusqu'à ce qu'il intervienne pour son propre compte et que le lait précipite par auto-acidification. Étudions l'action de ces modifications sur nos résultats d'expériences.

Soit un lait frais, trait à quatre heures du matin et abandonné à une température moyenne de 25 degrés. L'acidité de ce lait répond par litre à 0 gr. 58 de soude. Cette acidité recherchée en présence de la phtaléine du phénol paraît, d'après les travaux de A. Joly, exprimer l'acidité des phosphates mono et bibasiques dissous dans le lait. Faisons agir sur ce lait une même solution de suc gastrique et notons les modifications qui se produisent au bout de temps variables, dans son acidité et dans sa coagulation.

Heures.	Acidité.	Temps nécessaire pour amener la coagulation.
4 h. matin (traite)	0.58.	6'.
6 h. 1 2.	0.58.	6'.
8 h.	0.59.	5' 1 2.
10 h.	0.61.	5.
Midi.	0.54.	4'.
5 h. du soir	0.68.	2'.

Si on songe que la plupart des laits sont vendus dans le commerce parisien au moins 10 heures après la traite, on voit par suite à quelles erreurs on s'expose en se servant des laits vendus comme frais.

Variations existant entre plusieurs laits frais. — Soient maintenant différents laits, pris à l'étable, provenant de vaches différentes et examinés dans l'heure suivant la traite. Comme dans le cas précédent nous avons fait agir sur ces laits une même solution de suc gastrique et nous avons dans le tableau ci-dessous, noté leur temps de coagulation, leur acidité et leur richesse en caséine pour 100 c. c.

Caséine.	Acidité.	Temps nécessaire pour amener la coagulation.
55 gr.	0.59.	5' 1 2.
55	0.59.	5'.
59	0.62.	6'.
55 —	0.59.	6' 1 2.
55 —	0.62.	6' 1 2.
56	0.62.	7'.
40	0.56.	8'.
41 —	0.59.	15'.

Nous voyons que les temps de coagulation sont différents avec les variétés de lait, et, si on tient compte des erreurs d'expérience, paraissent varier avec leur teneur en caséine.

De cet examen, il résulte surtout que des laits différents, même frais, ne sont nullement comparables entre eux dans nos recherches du lab.

En résumé, pour éviter ces erreurs, et nous trouver toujours dans les mêmes conditions expérimentales, il nous fallait un lait type et c'est, à la vérité, la grosse difficulté de ces manipulations.

Peu nous importait d'ailleurs, la composition chimique de ce lait; ce que nous lui demandions, dans nos conditions d'expérience et en présence d'une même solution de suc gastrique, c'était :

1° Pour une même quantité de lait, de caséifier toujours dans un même temps ;

2° Pour des quantités de lait différentes de caséifier dans des temps à peu près proportionnels aux quantités de lait employées (entre 0' et 10').

Pour cela, nous avons pris un lait moyen, c'est-à-dire provenant d'un mélange de laits différents, recueilli immédiatement après la traite (caséine : environ 40 gr. par litre). Ce lait est porté à l'ébullition, filtré grossièrement pour séparer le coagulum d'albumine, versé bouillant dans des flacons de 30 grammes et bouché de suite. — Ces flacons sont ensuite portés à 115 degrés à l'autoclave pendant 10 minutes.

Chaque flacon contient la quantité de lait nécessaire à un examen de suc gastrique. Quand notre provision de lait est épuisée, nous choisissons un lait ou nous faisons un mélange de laits différents, tel que pour une même solution de suc gastrique, il coagule dans le même temps que le lait type.

Toutefois il faudra tenir compte de ce fait : un lait qui caséifie par exemple en 5', sous l'influence de cette stérilisation, subit une modification telle qu'il caséifie généralement entre 6' et 6' 1 2. — Il nous faudra donc observer ce retard dans le choix de notre lait frais.

Ce choix et cette stérilisation du lait type est, en un mot, une opération assez délicate. Nous avons examiné différents laits stérilisés du commerce (laits Helios, Gallia, etc.), laits qui proviennent toujours d'un mélange de beaucoup de laits et qui sont, de plus, préparés d'une façon toujours semblable. Ces laits nous ont paru avoir un pouvoir caséifiant à peu près le même et répondre sans grosses erreurs, à notre lait.

Leur vente en flacons de 60 c. c. est, de plus, assez pratique pour ces examens de suc gastrique.

On pourra par suite se servir de ces laits pour faire en clinique les recherches quantitatives de lab-ferment.

Chapitre III

Du Lab-ferment dans le suc gastrique.

Conservation du lab-ferment dans le suc gastrique. — Il était indispensable dans nos recherches sur le lab, de s'assurer de la conservation du pouvoir caséifiant du suc gastrique.

Dans toutes nos expériences avec divers sucs gastriques filtrés,

contenant ou ne contenant pas d'HCL libre, nous n'avons pas trouvé
de modification dans le pouvoir caséifiant à plusieurs jours de distance.

Nous donnons, entre autres, l'exemple d'un suc gastrique d'acidité
200 pour 100 et dont la recherche du lab, faite tous les jours, depuis
le 1er juin 1900, jour de sa prise, nous a donné la même teneur en
lab 1500 jusqu'à ce jour.

Étude du lab à différentes périodes de la digestion.

Pour résoudre cette question, nous avons donné à cinq sujets nor-

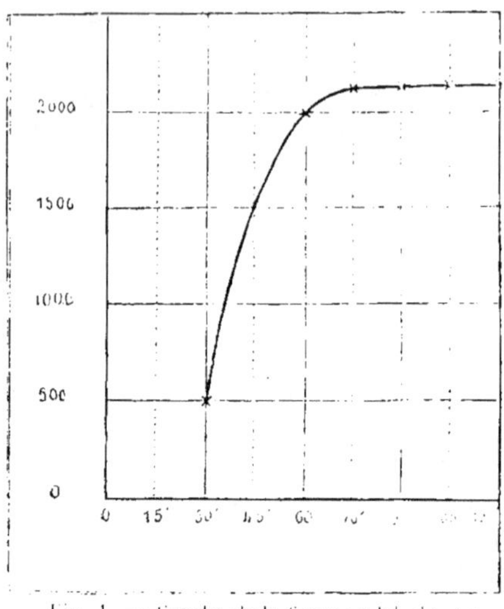

Fig. 1. — Courbe de la force en lab d'un suc
gastrique en fonction du temps.

maux un repas d'épreuve d'Ewald, composé de 60 gr. de pain blanc
rassis et 250 gr. de thé léger, sans sucre.

Nous avons fait des prises de suc gastrique de quart d'heure en
quart d'heure et nous résumons le résultat de ces expériences dans la
courbe suivante, dont les abscisses représentent le temps et les ordonnées, la force du suc gastrique, d'après notre définition.

Le maximum de sécrétion du lab nous paraît avoir lieu au bout
d'une heure environ et se maintenir à ce maximum pendant l'heure
qui suit.

C'est pourquoi, dans nos expériences sur le lab, nous avons fait nos
prises de suc gastrique une heure après la fin du repas d'Ewald.

Variations du lab dans les cas normaux et pathologiques. — Nos recherches du lab-ferment ont porté sur 42 cas normaux ou pathologiques, recherches que nous résumons dans les tableaux suivants :

TABLEAU I

Sucs gastriques dont la force en lab varie de 0 à 100.

DIAGNOSTIC	AGE	LAB		ACIDITÉ	HCl. libre.
Cancer de l'estomac	41	25	5 avril 1900.	0	0
		10	15 juin.	0	0
Id.	65	10		40	0
Id.	55	10		50	0
Gastrite alcoolique (mort 1 mois après) .	50	20		56	0
Id.	65	50		75	0

TABLEAU II

Sucs gastriques dont la force en lab varie de 100 à 500.

DIAGNOSTIC	AGE	LAB	ACIDITÉ	HCl. libre.
Reichmann (avant gastro-entérostomie	42	700	292	—
(après	»	500	182	—
Gastrite alcool. que.	55	160	»	0
Id	61	550	150	—
Id	58	500	200	—
Id.	52	450	»	—
Ulcère estomac (hémorragie huit ans avant) . . .	45	500	»	—
Vomissements chez une nerveuse	20	100	75	0
Gastrite chronique chez une édentée.	41	515	76	—
Néoplasme stomacal?.	54	100	?	0

TABLEAU III

Sucs gastriques dont la force en lab est supérieure à 500.

DIAGNOSTIC	AGE	LAB	ACIDITÉ	HCl. libre.
10 cas normaux	20 à 50	1000 à 5000	180 à 290	
10 névroses stomacales	25 à 55	500 à 1500	75 à 200	4 cas sans
8 hyperchlorhydrie	20 à 45	1000 à 5500	200 à 400	HCl. libre.

Nous ne voudrions tirer aucune conclusion ferme d'un nombre de cas aussi restreint, et ceci d'autant plus que quelques modifications apportées au cours de nos expériences, ont pu fausser quelques résultats du début.

Toutefois, ces recherches quntitatives nous ont paru répondre aux recherches qualitatives de M. Boas, qui l'avaient amené à conclure que la disparition du lab indiquait la destruction des éléments sécréteurs de la muqueuse.

Dans tous nos examens, le pronostic clinique nous a paru en effet marcher avec la teneur en lab du suc gastrique.

Rapport entre le lab et les éléments chlorés a la pepsine du suc gastrique. — On peut être surpris que le lab, qui joue chez l'adulte un rôle aussi secondaire dans les phénomènes de la digestion, puisse donner un résultat pronostic d'une grande valeur.

Nous avons été ainsi amené à étudier les relations existant entre le lab et les principaux éléments de la sécrétion gastrique. Au cours de nos recherches, nous avons été souvent surpris des divergences existant entre la sécrétion du lab et les éléments chlorés, dosés par le procédé de MM. Hayem et Winter, de l'absence (constatée dans nos tableaux) d'HCL libre, chez des névroses stomacales avec lab normal.

Il nous a paru intéressant dans ces cas de divergence, de rechercher la teneur en pepsine de ces sucs gastriques et de voir si cette teneur se rapprochait ou du lab, ou des éléments chlorés.

Pour cela, nous avons fait des digestions artificielles, soit de cubes d'albumine, soit mieux, de tubes d'albumine de Mette [1], dans d'égales quantités de sucs gastriques ramenés à un même degré acidimétrique par addition de liqueur chlorhydrique.

Ces digestions ont été maintenues à l'étuve à 40 degrés pendant 18 heures et leur résultat a été mesuré en millimètres d'albumine digérés.

Soient les sucs gastriques suivants :

	H C CHLORHYDRIQUE	LAB	ALBUMINE DIGÉRÉE
Suc gastrique chez un normal.	220	1800	5 millim.
Reichmann { avant gastro-entérostomie. . .	256	500	5 —
{ 40 jours après.	200	500	5 —
Hypochlorhydrie chez une nerveuse.	120	1000	7 —
	par HCL libre.		

1. Mette, Thèse de Saint-Pétersbourg, 1889.

Dans ces cas de divergences entre les éléments chlorés et le lab.
alors que la chlorhydrie (HCL) subissait des variations considérables,
au-dessus de la moyenne chez le Reichmann avant l'intervention,
normale après l'intervention, au-dessous chez la nerveuse, le lab
comme la pepsine paraissait nous renseigner également sur la valeur
réelle de la sécrétion de la muqueuse stomacale, sur l'état anatomique de l'appareil glandulaire dans ces divers cas pathologiques.

Ces exemples, choisis parmi des cas extrêmes, n'ont pas la prétention, certes, de conclure qu'il y a toujours une relation entre les
sécrétions du lab et de la pepsine.

Néanmoins, pour ces raisons chimiques, pour les considérations
cliniques exposées plus haut, le dosage du lab-ferment nous a paru
devoir apporter souvent un renseignement utile dans un examen de
suc gastrique du même ordre qu'un dosage de pepsine dont la recherche quantitative est si longue et si peu précise.

Et c'est pourquoi nous avons exposé le procédé de dosage du lab
que nous employons habituellement, qui par la petite quantité de suc
gastrique nécessaire (1 c. c.), par le peu de temps exigé par la manipulation (10'), et par sa grande sensibilité, peut être un procédé d'un
emploi clinique.

DU VOMISSEMENT NERVEUX ET DE SON TRAITEMENT

par M. le professeur BENDERSKY,

de Kiew.

Le vomissement, cet acte compliqué, qui s'effectue par l'action
combinée du système nerveux, de la musculature *lisse* et striée, est
une manifestation physiologique et *même* salutaire.

C'est un *symptôme* qui se fait remarquer au cours de beaucoup de
maladies : non seulement dans les affections de l'estomac proprement
dites, mais dans les intoxications, les maladies du système nerveux,
les névroses, les affections douloureuses de l'abdomen, etc.

Cette énumération nous démontre déjà qu'on ne peut parler du
vomissement comme d'une maladie spéciale. Personne ne parlera du
vomissement des nouveau-nés, comme d'une entité morbide particulière. Il en est de même des vomissements des femmes enceintes,
quoique ces derniers, en devenant quelquefois incoercibles, puissent
devenir parfois une cause de mort. D'autre part, on ne peut nier que

le vomissement n'occupe quelquefois une place tellement prépondérante qu'il faille spécialement le combattre. C'est ce que nous indiquons sous le nom de vomissement nerveux, qu'on appelle aussi vomissement hystérique.

L'introduction du facteur hystérie explique peut-être certains de ces vomissements soi-disant nerveux. Il est très exact que chez beaucoup des malades qui souffrent du vomissement nerveux, il y a en même temps des signes de l'hystérie, mais d'un autre côté, nous voyons un grand nombre de malades hystériques qui n'ont pas de vomissements. Nous voyons aussi que beaucoup des malades deviennent affaiblis et ne peuvent pas continuer leur travail habituel uniquement à cause des vomissements. Et quand ce « symptôme » a disparu, quand le malade cesse de vomir, il commence à se nourrir normalement, il revit, et continue son travail habituel.

La nature et l'étiologie du vomissement nerveux ne sont pas bien fixées. Tout porte à croire que cette affection se manifeste chez des personnes dont le système nerveux est ébranlé. Il se montre chez les hommes, plus souvent, chez les femmes et quelquefois chez les adolescents, sans causes visibles : il survient soit avant, soit après le repas, quelquefois à jeun, chez quelques-uns même la nuit. Certains malades vomissent une, deux fois par jour, une fois tous les deux, trois jours, deux, trois fois par semaine, d'autres vomissent 50, 60, 100 fois et plus par jour. Il n'est pas nécessaire qu'il existe quelque cause, quelque prétexte pour le vomissement. Il n'y a pas, dans la plupart des cas de nausée. Le vomissement vient sans aucun effort. Le malade parle avec vous et tout d'un coup il vomit. Il se promène dans la rue, le contenu de l'estomac monte à la bouche et la régurgitation se fait instantanément. Quoique ces malades rejettent leur nourriture presque aussitôt après qu'ils l'ont prise, ils ne perdent pas vite leur embonpoint et ne sont pas trop inanitiés. Je connais tels sujets qui ont vomi ainsi presque sans trêve cinq, six, sept années, et dont l'état général a relativement peu souffert. Nous n'avons pas l'intention de nous occuper de la nature de cette affection, ni de la participation plus ou moins directe du pneumogastrique ou du sympathique, nous tenons seulement à dire que le « vomissement nerveux », en différant de la régurgitation et du mérycisme, a droit à une existence indépendante. Il nous paraît très important de bien insister sur ce qu'on doit et qu'on peut, il me semble, traiter cette affection spéciale comme telle. En partant du point de vue généralement répandu que cette maladie se manifeste sur la base d'un trouble général du système nerveux, j'ai employé, au commencement de ma pratique chez mes malades tout l'arsenal des

remèdes « nerveux » et « toniques » ordinaires : bromures, narcotiques, hydrothérapie, électrisation, etc. Les résultats étaient nuls ou
presque nuls, en tout cas, absolument passagers. J'ai commencé alors
de les traiter par le lavage systématique de l'estomac. Déjà les premières expériences sur plusieurs de mes malades m'ont persuadé que
le lavage donne dans ce cas des résultats excellents. Après une plus
longue pratique, j'ai été persuadé que ce traitement donne des résultats
non seulement positifs, mais aussi solides que durables.

Quand j'ai commencé à parcourir cette question dans les traités des
maladies de l'estomac les plus répandus, j'ai trouvé seulement dans
le livre de Debove et Rémond (*Lavage de l'estomac*, p. 159, biblio-
thèque médicale Charcot-Debove) que Ballet a publié en 1882, deux cas
de vomissement nerveux guéris par cette méthode et que ces résultats
ont été confirmés après par Dujardin-Beaumetz, Charcot et Huchard.
Les auteurs du livre se reprennent d'ailleurs, en disant qu'il est
difficile d'apprécier ici le rôle curatif du lavage *seul*, puisqu'il s'associe
à l'action de la suralimentation. Ewald, dans son traité (*Klinik der
Verdauungskrankheiten*, 1888, p. 406), parle du traitement par les
narcotiques et, p. 408, il dit que le succès de la douche stomacale *est
quelquefois frappant* faisant allusion à la communication de Mal-
brane. Dans celle-ci (*Berliner Klinische Wochenschrifft*, 1878, p. 41),
nous voyons qu'il s'agit d'un *seul cas* de gastralgie nerveuse guérie
par la douche stomacale employée pendant quatre semaines, concurremment avec l'électrisation de la cavité stomacale. Il dit formellement qu'il n'y avait pas de vomissement dans ce cas.

Boas, en parlant du traitement du vomissement nerveux dans son
Allgemeine Diagnostik und Therapie der Magenkrankheiten, 1890,
pp. 155, 215 et autres, et dans son *Diagnostik und Therapie der
Magenkrankheiten*, 1891, recommande les sédatifs, la galvanisation
et ne mentionne pas le lavage. Le spécialiste pour les maladies de
l'estomac, Rosenheim, non seulement ne recommande pas le lavage
de l'estomac dans son livre *Pathologie und Therapie der Speiseröhre
und des Magens* (p. 277), mais, il s'élève plutôt contre le lavage,
qu'il regarde, sinon comme nuisible, du moins comme inutile et
n'agissant que temporairement.

Toutes ces données, honorés confrères, m'ont incité d'attirer votre
attention sur les résultats obtenus par moi. Je vais citer ici quelques
observations[1].

---

1. En raison de l'abondance des documents, il n'a pas été possible de reproduire
intégralement les observations du mémoire, qui sont fort longues. Les résumés

Les trois premières observations ne doivent être que mentionnées. Elles ont trait, en effet, à des sujets qui ont commencé le traitement par le lavage de l'estomac et l'ont suspendu au bout de quelques jours, sans en avoir retiré de bénéfice bien net, vu l'insuffisance de la durée de la médication.

Obs. 4. — Artiste 25 ans, malade depuis huit ans; depuis six ans vomit deux ou trois jours par semaine, une demi heure après les repas et souvent à jeun. Hyperchlorhydrie.

Un premier lavage est très pénible, et la malade ne reparait pas de six jours. Pendant ce temps les vomissements deviennent incoercibles; elle se décide à recourir de nouveau au lavage.

Les sept premiers lavages n'empêchent pas les vomissements de se produire. A partir de ce moment, ils ne se renouvellent que de loin en loin. Le 25ᵉ jour, la malade suspend le traitement et part. Elle revient 17 jours après, n'ayant vomi que deux fois. L'amélioration continue et la guérison définitive survient, confirmée deux ans après.

Obs. 5. — A. P.... femme de 22 ans, vomit depuis cinq ans sans interruption, chaque jour plusieurs fois, avec conservation de l'appétit dans l'intervalle. Examen du suc gastrique : traces de HCl libre.

Dès le premier lavage, le vomissement s'arrête. 16 jours de suite, le lavage est répété, sans que, dans cette période, il y ait plus de deux vomissements. La malade cesse le traitement. Au bout d'un mois je reçois d'elle une lettre annonçant la persistance de l'amélioration.

Obs. 6. — K. E... (Kroutchi), 18 ans, fille d'un maître d'école. Depuis son enfance elle vomit périodiquement; depuis cinq mois, les vomissements se répètent 10 et 12 fois par jour, sans nausées. Aménorrhée. Insuccès d'une foule de médicaments et des eaux de Carlsbad. Pas de dilatation de l'estomac, ni d'hyperchlorhydrie.

Les trois premiers lavages paraissent absolument inefficaces, elle a vomi 25 fois.

Le 4ᵉ lavage amène une certaine détente, elle ne vomit que 5 fois et cette proportion se maintient jusqu'au 8ᵉ lavage. Puis progressivement, les vomissements s'espacent. Au 18ᵉ lavage elle cesse de vomir et s'en retourne chez elle, très satisfaite de l'amélioration de son état général.

Obs. 7. — E. S.... fille d'un menuisier, 20 ans, malade depuis deux ans; depuis quelques mois elle vomit quotidiennement plusieurs fois par jour. Léger degré d'hyperchlorhydrie. La limite inférieure de l'estomac est notablement au-dessus de l'ombilic.

Traitement complet 50 lavages de l'estomac. Pendant les 15 premiers jours, la malade vomit une dizaine de fois en tout : à partir de cette date, les vomissements cessent pour ainsi dire complètement. En 20 jours, elle n'a plus que trois vomissements, et se considère comme guérie.

Obs. 8. — Pharmacien, 20 ans, souffrant de vomissements répétés quotidiennement depuis plus d'un an : antérieurement, régurgitations habituelles. Pas d'hyperchlorhydrie. Estomac un peu dilaté.

qu'on va lire sont l'abrégé, strictement exact, des faits consignés par l'auteur. (Note de la rédaction.)

Lavages de l'estomac. Pendant les huit premiers jours, un vomissement en moyenne. Le premier jour, quatre vomissements. A partir du 8ᵉ lavage jusqu'au 50ᵉ, trois vomissements seulement. Au bout d'un mois de traitement, le malade se sent très bien et pendant 26 jours il n'a pas une seule régurgitation.

Depuis cette époque cinq années se sont écoulées et les vomissements ont complètement cessé.

Obs. 9. — M. M... (Dominicy), marchand, de 34 ans; vomit plusieurs fois par jour, depuis trois mois, les liquides instantanément, les aliments solides un peu plus tard. Éructations incessantes ; léger degré d'hyperchlorhydrie.

Les quatre premiers lavages n'amènent aucune amélioration. Le 5ᵉ jour, il ne vomit qu'une fois et garde son déjeuner, ce qui ne lui était pas arrivé depuis trois mois.

Du 6ᵉ au 9ᵉ lavage, pas de vomissement.

Le 10ᵉ jour, deux vomissements.

Du 11ᵉ au 19ᵉ jour, pas de vomissement. Le traitement est suspendu. Trois mois après, lettre du malade annonçant sa guérison complète.

Obs. 10. — Mlle G. M..., anémique et dyspeptique depuis une fièvre typhoïde ; hoquets fréquents, vomissements incoercibles depuis deux semaines, provoqués par l'ingestion de la moindre cuillerée de liquide. Pas d'hyperchlorhydrie.

1ᵉʳ lavage : hoquet très fort, qui persiste après le 5ᵉ lavage, mais les vomissements ont cédé au 5ᵉ lavage, le hoquet diminue, pour reparaître atténué, le 7ᵉ jour. A partir de ce moment, disparition du hoquet; les vomissements se reproduisent très rarement, une fois deux jours de suite, le 16ᵉ et le 17ᵉ jour.

Le 25ᵉ jour, après avoir subi 18 lavages, la malade retourne chez elle, se considérant comme guérie.

Obs. 11. — Mlle V. S... (Fultchine), 20 ans. Depuis plus d'un an elle rejette tout ce qu'elle prend et vomit de 5 à 15 fois par jour.

Les trois premiers lavages suppriment d'emblée les vomissements, qui ne reparaissent qu'à de rares intervalles : une fois le 4ᵉ, le 8ᵉ, le 10ᵉ et le 11ᵉ jour. A partir du 12ᵉ jour, plus de vomissement jusqu'au 19ᵉ jour, depuis, guérison complète, confirmée trois ans après.

Obs. 12. — Mᵐᵉ R. F... (Smolewitchi) 55 ans, prise de vomissements depuis deux ans, à la suite d'une grippe. Ces vomissements surviennent presque chaque jour : une grossesse, chose curieuse, les interrompt, mais ils reparaissent depuis six mois avec beaucoup d'intensité. (La malade a en même temps de l'éventration abdominale et une endométrite; mais les soins locaux de l'utérus n'amendent nullement les vomissements.)

Chez cette dame, le lavage a eu des effets instantanés. Dès le premier jour, les vomissements ont cessé. Au bout de huit jours, on suspend la médication pendant une semaine ; ils ne reparaissent pas, mais beaucoup de malaises surviennent (hoquets, spasmes, etc.). On reprend les lavages pendant une quinzaine de jours; l'état général est alors tout à fait satisfaisant.

Obs 13. — Ch. G... (Samgoradok), 14 ans chétif, et mal développé. Depuis trois étés, vomissements incoercibles, qui s'atténuent et disparaissent l'hiver. Depuis quelques mois, intolérance gastrique complète avec évacuations incessantes. Hyperchlorhydrie,

Résultats du traitement : Jusqu'au 2ᵉ lavage, quelques vomissements, bien qu'il ait pu garder du thé avec du pain et des œufs; à partir du 4 jusqu'au 15ᵉ lavage, un seul vomissement, causé par l'ingestion de poisson; le lendemain, indigestion de prunes. Ce sont là les seuls incidents : dès ce jour, les vomissements ont disparu. Guérison confirmée six mois après.

OBS. 14. — Mme W... (Berditchew), 22 ans. Vomissements fréquents depuis un an, entretenus par une mauvaise hygiène et l'abus de l'alcool.

Chez cette dame, les lavages de l'estomac ont amené une amélioration immédiate et qui ne s'est pas démentie. Le traitement a été poursuivi 50 jours sans un seul vomissement. Depuis, guérison persistante.

J'ai vu, indépendamment de ces cas, un nombre notable de malades guéris par cette médication, et que je ne cite pas, faute de les avoir enregistrés systématiquement.

Il ressort de ces faits que nous avons obtenu presque chez tous les malades une amélioration considérable, chez beaucoup d'entre eux une guérison complète et durable. On ne peut demander plus à un mode de traitement. C'est une action presque spécifique. J'ai omis de dire que j'ai donné à la plupart de mes malades en même temps du bromure, de la cocaïne, de la résorcine. Peut-être ces remèdes ont-ils eu une influence prépondérante sur les bons résultats. C'est possible que ces remèdes aient aussi contribué au succès, mais on ne peut pas leur attribuer l'action principale, puisque, comme nous l'avons déjà dit, ces malades, avant de se laisser traiter par le lavage, avaient avalé une masse de ces médicaments sans aucun résultat. Nul praticien, je crois, n'oserait affirmer qu'il a dans ces médicaments un *remède vrai* contre le vomissement nerveux. J'admets volontiers que la suggestion, chez des malades névropathiques, ait pu jouer un rôle et que le lavage ait eu une action suggestionnante (ce sont peut-être les cas où le vomissement cesse après un ou deux lavages). Mais si nous avons un remède innocent, dont l'action soit presque spécifique sur telle ou telle maladie, ce remède est un remède excellent, même s'il y a en son action en partie ou même *in toto* une influence suggestive.

Quant à la question de savoir si la suralimentation ne masque pas l'action du lavage, comme Debove et Rémond le font remarquer, elle n'existe pas dans nos cas, puisque nous n'avons rien introduit dans l'estomac des malades après le lavage. Rien à dire de la composition de l'eau, employée pour le lavage, puisque j'ai pris pour la plupart des cas de l'eau tiède pure. On pourrait plutôt parler de l'influence de la tiédeur humide, puisque j'employai de l'eau tiède. Outre l'action mécanique et chimique, elle peut avoir aussi une action favorable sur les terminaisons des nerfs de la muqueuse stomacale.

Honorés confrères, en présence des résultats obtenus par moi, je me crois en droit de tirer cette conclusion : Si un malade atteint de vomissements nerveux vient chez vous pour chercher sa guérison, ne méditez pas sur le choix du mode de traitement. Commencez tout de suite par le lavage de l'estomac. Vous perdrez moins de temps, vous exercerez moins votre patience et celle de vos malades, et vous atteindrez un bon résultat plus sûrement et plus promptement.

CONTRIBUTION A L'ÉTUDE DES CRISES GASTRIQUES ESSENTIELLES

par M. J. TARRUELLA,

de Barcelone.

Les crises gastriques, caractérisées par une douleur épigastrique intense, paroxystique, intermittente, accompagnée généralement de vomissements copieux, avec hyperesthésie et contracture abdominale constituent un syndrome assez connu cliniquement, mais très discutable en ce qui concerne son essence pathologique.

Les modalités cliniques de cette gastralgie paroxystique sont à présent étudiées dans toutes leurs variétés. Soit que prédomine l'élément douleur, avec absence ou rareté des vomissements; soit que le vomissement soit le facteur essentiel de la maladie joint à une douleur très minime, prenant alors le nom de vomissement périodique (Leyden); soit que le vomissement se présente sous forme de véritable débâcle d'hypersécrétion hyperchlorhydrique, type de maladie de Reichmann paroxystique et intermittente; et, enfin, que les liquides qui composent le vomissement soient hypo ou anachlorhydriques et parfois avec prédominance bilieuse, comme dans les observations de Boas, von Noorden, Bouveret, Hayem, Bahon; tous ces types cliniques se rencontrent dans l'accès douloureux à forme intermittente, et leur symptomatologie est bien connue.

Le problème est plus intéressant au point de vue scientifique en ce qui a rapport à la nature morbide des crises gastriques. Si, il y a peu d'années, dominait l'idée, que la grande autorité de Charcot avait fait prévaloir, que les crises gastriques étaient toujours tributaires du tabes dorsal confirmé ou dans la période pré-ataxique, aujourd'hui, avec le plus grand nombre des observateurs étudiant sans parti pris, nous sommes arrivés à donner plus d'extension à ce complexus syndromique et nous ne le croyons plus lié exclusivement à la maladie spinale, nous lui attribuons une filiation nettement névrosique, c'est un trouble dynamique né de simples états névropathiques qui n'ont rien à voir avec le tabes ou d'autres maladies des centres nerveux. C'est indiscutable que Charcot, Fournier et ceux qui les suivirent ont vu avec clarté le fait de la subordination morbide des crises gastriques au tabes dans sa période préataxique : les études cliniques et anatomo-pathologiques l'ont manifesté chaque jour, affirmant fortement l'idée. Mais en niant l'existence du type des crises essentielles, tout à fait indépendantes d'une lésion nerveuse centrale, ils commirent une erreur que d'autres observateurs, surtout Mathieu, Boas, Debove, Rémond, Bouveret, ont tâché de corriger et que de nouvelles observations vont confirmant à mesure que cette étude est poursuivie avec une profonde attention.

Lorsqu'une idée scientifique s'est généralisée, il est bien difficile de la modifier et de la réduire à sa juste valeur. C'est pour cela qu'ils sont encore en très grand nombre les cliniciens qui, inspirés par les magistrales leçons du savant de la Salpêtrière croient que toute crise gastrique est fille d'une lésion des centres nerveux malgré l'absence des signes du tabes. La communication suivante a pour objet de prouver la légitimité des crises gastriques, essentielles, purement névrosiques et de donner à ce syndrome droit d'entrée dans le domaine de la nosographie.

Émilie A...., âgée de 35 ans, sage-femme, mariée, sans enfants, de bonne constitution, a comme antécédents pathologiques personnels deux accès nerveux consécutifs soufferts à 6 et 14 ans respectivement : comme héritage il y a seulement un fait positif, sa grand'mère mourut en pleine démence. Exempte habituellement de maladies, elle eut ses règles à l'âge de 15 ans avec de petites pertes qui peu à peu diminuèrent jusqu'à disparaître à 20 ans; à 22 ans, une menstruation mesquine. Depuis lors très rarement quelques signes menstruels ont apparu mêlés d'un presque continuel écoulement leucorrhéique simplement muqueux.

Rien de pathologique jusqu'à 28 ans, époque où a lieu la première crise gastrique. Sans être dyspeptique, sans jamais souffrir de pyrosis, sans douleurs gastriques ni plénitude épigastrique, sans palpitations après les repas, avec des selles normales, tout à coup lui survient une douleur dans l'épigastre qui augmente par moments, s'étend et détermine des irradiations aux hypocondres et au thorax jusqu'à la région dorsale. Une grande agitation générale oblige la malade à se remuer continuellement dans son lit sans trouver une position qui la soulage. Au bout de deux heures apparaissent des renvois liquides un peu amers et acides. L'accès dure 15 heures à peu près. Trois jours après il se répète avec les mêmes caractères mais de plus longue durée et cesse grâce à la morphine à l'intérieur. La malade reste abattue, mais au bout de trois jours elle revient à son état normal, délivrée de tout ennui abdominal.

Trois mois passèrent sans aucun genre de trouble.

Un autre accès est survenu 95 jours après, analogue aux précédents ; mais avec plus d'intensité. Pendant deux mois les accès se succédèrent tous les jours, presque sub-intrants, accompagnés d'abondants vomissements très peu acides et avec intolérance gastrique et extraordinaire affaiblissement général. Rien d'anormal pour les autres appareils et systèmes organiques. Les crises cèdent à la fin à la morphine en injection hypodermique, les autres médications analgésiques ayant été impuissantes.

Après avoir passé un an et demi sans crise, surviennent deux accès de courte durée et sans intolérance gastrique.

Un an après ces dernières crises je vois la malade pour la première fois : elle ne se plaint d'aucun trouble stomacal mais elle se préoccupe pour l'avenir, elle craint l'arrivée de nouvelles crises. Un examen minutieux démontre que les fonctions digestives sont normales, il n'y a ni dilatation ni myasthénie gastriques, ni clapotage gastrique. L'appétit est normal, à part un léger pyrosis, accidentellement. A la palpation superficielle et profonde il n'y a pas de douleur gastrique. Le type de chimisme est normal, sauf une légère augmentation de l'acide chlorhydrique libre, 0,75, après le repas d'épreuve d'Ewald ; sans stase matinale, sans acides de fermentation. Il n'y a pas d'alcoolisme, ni syphilis, pas d'impaludisme. Rien au foie, cœur, poumons, reins. Selles normales, sans s'être aperçue de mucosités intestinales. Urine normale.

Le système nerveux, objet préféré de mon observation, n'offre aucune altération appréciable. Les signes de Westphal, de Romberg, d'Argyll-Robertson sont absents. Aucune douleur fulgurante, pas de parésie et de douleur en ceinture, et parfaite coordination motrice. Rien d'anormal dans l'appareil oculaire. La malade a toujours été impressionnable et, comme j'ai déjà dit, elle a eu dans sa jeunesse deux accès nerveux, un à la mort de sa mère et l'autre après un fort chagrin. Elle n'a pas de zones d'anesthésie ni de plaques hystérogènes. Réflexe pharyngé amoindri.

Quatre mois après mon examen, un nouvel accès apparut. Il commença avec une douleur aiguë comme si une aiguille eût été enfoncée dans l'épigastre, avec hyperesthésie du creux gastrique et irradiations costales et dorsales. Bouleversement général et cris de douleur. Pouls fort, concentré, face altérée par la souffrance. A peine hyperesthésie gastrique, contracture des parois abdominales. Au bout de deux heures vomissement liquide, clair, légèrement acide et amer. Absence de douleurs fulgurantes aux bras et aux jambes. Une injection de morphine fait cesser l'accès rapidement. Après douze heures, nouvelle crise de même forme et qui cède également à la morphine (1 centigramme). Quatre jours après la malade s'est rétablie et mange sans éprouver le moindre trouble.

L'analyse des liquides vomis accuse une hyperchlorhydrie légère. Au moment de la crise il y avait 6 heures qu'elle avait mangé. ClH libre, 0,95 ; absence d'acide lactique, légères peptones et substances amylacées.

Convaincu que les crises étaient d'origine névrosique pure, sans véritable lésion cérébro-médullaire, j'ordonne le valérianate d'ammoniaque, vie à la campagne et abandon de son métier ; douches ; régime mixte.

Quinze mois se sont écoulés depuis le dernier accès et la malade n'a pas subi le moindre trouble stomacal. J'ai fait de nouvelles études de chimisme gastrique, lequel s'est accusé toujours de type normal avec petite hyperchlorhydrie libre.

De l'étude minutieuse de ce cas clinique ressort la preuve de l'existence des crises gastriques essentielles.

Pour dissiper les doutes de ce que les crises pouvaient être dues à un état gastrique consécutif à l'abus des médicaments irritants que quelques auteurs ont attribué à la maladie (Hayem), je dois faire constater que la malade n'a jamais pris ni iodure, bromure, antipyrine, quinquina, ni aucune autre substance qui eût pu irriter la muqueuse gastrique.

Il y a près de six ans que les premières crises apparurent; la malade manque absolument de tout signe du tabes; est-il logique et raisonnable d'admettre que ce syndrome actuellement indépendant de toute lésion cérébro-médullaire reconnue soit fils d'un tabes caché, sourd qui travaille à l'ombre pour apparaître et se manifester un jour? Seulement une évolution clinique positive en ce sens pourrait démentir l'affirmation que je me crois autorisé de faire : en présence de cas comme celui-là, on doit admettre l'existence de crises gastriques essentielles d'origine névrosique pure.

Aussi sans lésion organique, mais seulement par un état d'hyperexcitabilité des centres nerveux, la crise apparaît et dans les cas, comme le présent, aucun signe clinique ne démontre à l'observateur l'existence d'altérations nerveuses. Les cas d'Oppenheim (atrophie du tronc du pneumo-gastrique), de Demange (sclérose du bulbe au niveau des noyaux d'origine du pneumogastrique, du spinal et de la racine ascendante du trijumeau), de Landouzy et Dejerine (atrophie des racines et des noyaux du spinal et du pneumogastrique), de Kohler (sclérose diffuse de l'épendyme du quatrième ventricule), etc., sont une excellente démonstration, comme dit Mathieu, qu'il existe une origine centrale bien déterminée qui préside au développement de la maladie. Mais ces altérations anatomiques ne sont pas indispensables, et la névropathie seule suffit à provoquer une excitabilité exagérée de ces centres avec le syndrome clinique des crises gastriques.

Conclusions.

1° Les crises gastriques ne sont pas une maladie, elles constituent un complexus symptomatique.

2° Il y a une forme clinique qui est dépendante d'une lésion systématisée des centres nerveux. En général, la maladie qui les engendre c'est le tabes, soit dans la période de préataxisme, soit dans une période plus avancée. On les a vues aussi dans la paralysie générale et dans la sclérose en plaques.

3° L'existence des crises gastriques essentielles, comme fait d'une irritation de l'innervation stomacale (motrice, sensitive, sécrétoire), est indubitable. Admise déjà par plusieurs auteurs, le cas que je viens d'exposer en est une démonstration. Après six ans d'évolution de la maladie, pendant laquelle ont eu lieu cinq accès de crises gastralgiques, avec intervalles sans nul trouble stomacal, le terrain névropathique qui est le propre de la maladie et l'absence de signes accusant des lésions des centres nerveux, sont des témoignages tout à fait décisifs.

4° Les injections hypodermiques de morphine sont le meilleur traitement de l'accès, mais toujours sans les prodiguer et en évitant la morphinomanie. Dans les intervalles des crises les nervins francs sont indiqués, ceux qui ne déterminent point de forte dépression du système nerveux (le valérianate d'ammoniaque surtout). La vie à la campagne, les douches, l'abandon des travaux intellectuels excessifs, des fatigues physiques, la tranquillité morale, tout cela aide considérablement à la guérison de la maladie.

UEBER ERNAEHRUNGS THERAPEUTISCH WICHTIGE BEZIEHUNGEM DES FETTES ZU DEN FUNCTIONEN DES MENSCHLICHEN MAGENS

par M. le docteur H. STRAUSS,

de Berlin

In zwei in der Zeitschrift für diätetische und physicalische Therapie erschienenen Arbeiten habe ich auf Grund genauer Mageninhalts- und Stoffwechseluntersuchungen die Forderung aufgestellt, dass das Fett und speciell das Milchfett bei der Behandlung der Hyperacidität des Magens und auch der Motilitätsstörungen dieses Organs einen breiteren Raum angewiesen erhalte, als dies bisher der Fall war. Die Empfehlung dieses Vorgehens gründete sich auf 4 Feststellungen, die ich in speciellen Versuchen gemacht habe :

1. Auf den Nachweis, dass grössere Mengen von Milchfett die Secretionsenergie des Magens herabsetzen.

2. auf den Nachweis, dass grössere Mengen von Milchfett die Verweildauer eines Ingestums im Magen nicht verlängern.

3. auf den Nachweis, dass reichliche Fettzufuhr die Ausnutzung der Nahrung im Darme beim Hyperaciden nicht stört,

4. auf die Beobachtung, dass die reichliche Zufuhr von grösseren
Quantitäten von Milchfett von hyperaciden und auch von motorisch
insufficienten Magen subjectiv angenehmer empfunden wird, als
die Zufuhr grösserer Quantitäten von Kohlehydraten.

Die systematischen Vorarbeiten, welche zu den eben mitgeteilten
Versuchsergebnissen geführt haben, und welche ich auf die Beobachtung hin unternommen hatte, dass Fett und Zuckerlösung die
Secretion trotz Steigerung des Caloricenwertes des Ingestums nicht
stärker anregt als eine entsprechende Zuckerlösung *allein*, hatte ich
s. Z. ausgeführt, weil damals über das Verhalten des Fettes zur Secretion des menschlichen Magens in der deutschen Litteratur nur ganz
vereinzelte, gelegentliche und in ihrer therapeutischen Bedeutung
weder erkannte noch für einen solchen Zweck ausreichende Beobachtungen vorlagen und weil die für unsere Frage enorm wichtigen
systematischen Arbeiten der russischen Forscher Pawlow, Lobasser (am
Tier) und Akimow-Peretz (am Menschen) zur Zeit, als ich meine Untersuchungen begann, mir noch nicht aus der deutschen Litteratur bekannt waren. Ueber die Beziehung des Fettes zur Motilität waren noch
bis vor Kurzem die Anschauungen derart, dass grosse Mengen von
Fett eine abnorme Belastung des Magens darstellen, und dass sie daher
bei Motilitätsstörungen möglichst zu meiden seien.

Meine in 2 früheren Arbeiten niedergelegten Versuchsergebnisse und
klinische Beobachtungen haben, soweit die Secretion in Betracht
kommt, nicht nur an den fast um dieselbe Zeit erschienenen Untersuchungen von Akimow-Peretz (am Menschen) und Wolkowitsch (am
Hunde) sowie neuerdings an Untersuchungen von Wirschillo (am
Säuglingsmagen), sondern vor Allem auch in einer jüngst erschienenen
Arbeit von Backmann eine kräftige Stütze erfahren. Dieser letztere Autor
bestätigt auch, *was mir von besonderem Werte ist*, meine Angaben
über die Beziehung der Milchfette zur *Motilität* des Magens voll und
ganz und zwar auf Grund einer Versuchsanordnung, welche für die
Frage der diätetischen Verwendbarkeit der gefundenen Experimental-
ergebnisse eine ganz besondere Wertschätzung verdient. Für den
Säuglingsmagen hat Ballin ausserdem vor Kurzem in der Heubner'schen
Klinik gleichfalls den Nachweis erbringen können, dass eine Vergrösserung des Fettgehaltes der Milch *ohne* Einfluss auf die Verdauungs-
zeit war.

Diese zunächst im *Versuch*, dann auf dem Boden *klinischer
Erfahrung* gemachten Beobachtungen haben mich neuerdings veranlasst, die Beziehungen des Milchfettes auch zu anderen Functionen
des Magens experimentell weiter zu verfolgen und vor Allem die

practischen Ergebnisse der Nutzanwendung dieser für die *Therapie hochwichtigen* Thatsachen am Krankenbette weiter zu prüfen. Hierüber möchte ich an dieser Stelle berichten.

Meine neuen Untersuchungen zerfallen wie früher auch wieder in *experimentelle* und *klinische*.

Die *experimentellen* Untersuchungen beziehen sich auf das Verhalten der *Lab-* und *Pepsinproduction* im Magen sowie des *osmotischen Drucks* des Mageninhalts unter dem Einfluss grösserer Mengen von Milchfett ; die *klinischen* Studien erstrecken sich auf Beobachtungen über den Einfluss einer Fettdiät auf den Verlauf von Fällen von *Ulcus, Hyperacidität, Hypersecretion* und *Motilitätsstörung*.

Bezüglich des *Labs* ergaben mir 16 an verschiedenen Personen mit Vollmilch (Fettgehalt 3.6 bis 4.0 %) und Sahne (Fettgehalt 10 bis 14 %) vergleichsweise durchgeführte quantitative Labbestimmungen [1], dass nach 2 Stunden langem Verweilen von 400 Cubikcentimeter der betreffenden Milchart die Labwerte zwar verschieden ausfielen, die höchsten Werte jedoch *gerade bei der Sahne erreicht wurden* ; die bei Sahnedarreichung erzielten Werte waren dabei auch im Ganzen etwas höher als die bei Vollmilch gewonnenen.

Was das *Pepsin* anlangt, so erwies sich die von mir gewählte Versuchsanordnung im Laufe der Versuche nicht als besonders günstig, denn es stellte sich im Laufe der nach Mett durchgeführten Untersuchungen heraus, dass die Milch beim Menschen die Pepsinsecretion *überhaupt nur schwach anregt*. Da die Mettröhrchen bei den vergleichenden Versuchen nur zwischen 4 und 6 Millimeter schwankten, so erlaube ich mir auf meine eigenen Versuche hin nur das Urteil, dass die Pepsinsecretion durch Sahne vielleicht etwas, aber nur wenig herabgesetzt war. *Wichtiger* sind mir für diese Frage aber die Befunde von Backmann am *Probefrühstück*, weil dieses nach meinen eigenen Untersuchungen beim Menschen die *Pepsinsecretion viel stärker anregt als Milch*, was mit der von Pawlow gefundenen Thatsache übereinstimmt, dass auf Eiweiss in Form von Brot 5-mal mehr Pepsin geliefert wird als auf die gleiche Menge Eiweiss in Form von Milch. Wenn man aus der Backmann'schen Arbeit die bei 5 Fällen von Hyperacidität auf ein aus 100 Gramm Franzbrot und 500 Cubikcentimeter Wasser und auf ein gleichbeschaffenes, aber durch Zulage von 50 Gramm Butter

---

1. Die Bestimmungen wurden mit Verdünnungen von 1 : 10 bis 1 : 1280 in der Weise ausgeführt, dass 5 Cubikcentimeter verdünnter Mageninhalt und 5 Cubikcentimeter Milch mit 1 Cubikcentimeter Calciumchloridlösung versetzt und in den Brutofen gestellt wurden. Nach je 5 Minuten wurde bis 50 Minuten die Coagulation notirt.

vermehrtes Probefrühstück gewonnenen Pepsinwerte vergleichsweise in einer Curve darstellt, so liegt die bei Fettzulage gewonnene Pepsincurve stets *unterhalb* der dem fettfreien Frühstück entsprechenden Curve. Auch bei 2 mit Mehlbrei ausgeführten Versuchen zeigt sich dieses Verhalten bei Zulage von 100 Gramm Butter bezw. 500 Cubikcentimeter Rahm; dagegen liegt die bei Zulage von 50 Gramm Butter ermittelte Curve in diesen 2 Fällen etwas oberhalb der Pepsincurve des fettfreien Mehlbreies. Wirschillo fand gleichfalls, dass Butter im Säuglingsmagen neben der Menge der Salzsäure auch diejenige des Pepsins etwas herabsetzte. Es scheint also, dass grössere Mengen von Milchfett die Pepsinsecretion eher etwas herabsetzen als erhöhen. Backmann sagt vorsichtig, dass das Fett nach dieser Richtung hin in der Regel keine besondere Rolle zu spielen scheint.

Das Verhalten und der Verlauf des *osmotischen Druckes* im Magen wird nach meinen Versuchen durch eine Zulage von Milchfett nicht in erkennbarer Weise beeinflusst.

Nach dem Ergebniss dieser Versuche entwickeln also grössere Quantitäten von Milchfett *nach keiner Richtung hin eine unerwünschte Nebenwirkung auf die geprüften Functionen des Magens.* Darum erfordert die Frage ein ganz besonderes Studium, bis zu welchem Grade die experimentell erwiesene Eigenschaft grösserer Quantitäten von Milchfett, die HCl-Secretion zu hemmen und die Verweildauer eines Ingestums keinesfalls über das dem Caloricenwert entsprechende Maass hinaus zu verlängern — der « calorische Nutzeffect » der Motilität ist bei Fett sogar meist ein besonders guter — für eine therapeutische Verwendung zu empfehlen ist. Ueber diese Frage kann natürlich nur eine *breite Empirie am Krankenbett* entscheiden, und diese will ich jetzt mitteilen.

Seit circa 5 Jahren habe ich zahlreiche Fälle von Ileus ventriculi und Hyperacidität sowie auch eine Reihe von Fällen von Hypersecretion und motorischer Insufficienz des Magens, die teils der III. medicinischen Klinik der Charité, teils der Privatpraxis angehörten, mit grösseren Quantitäten Butter, Sahne, Jaworski'scher Kraftmilch und gewöhnlicher Milch behandelt. In einzelnen Fällen von Ileus und auch von motorischer Insufficienz habe ich auch Oel gereicht. Die meist wochenlang, oft monatelang verabreichten Fettmengen schwankten dabei zwischen 120 und 550 Gramm pro die. In *allen diesen Fällen* wurde das Milchfett nicht nur *gut vertragen*, sondern es wurde auch bei den Hyperaciden sowie bei 2 Fällen von Hypersecretion *eine Besserung der subjectiven Beschwerden*, insbesondere des Magendruckes, des Aufstossens und der Obstipation beobachtet. Nur in 5 Fällen, von welchen

2 eine unüberwindliche Idiosyncrasie gegen Fett zeigten und einer nach längerem Genuss grösserer Fettmengen dyspeptisch wurde, musste ich die Fettdiät aufgeben. Eine Patientin nahm monatelang mit bestem Erfolg neben 2 Liter Milch noch 1/2 Pfund Butter pro die, und ein an Ulcus ventriculi mit Hyperacidität leidender Arzt gelangte bei langsamer Steigerung zu einem täglichen Quantum von 500 Gramm Butter und 500 Gramm Sahne, das ihm eine derartige Besserung seiner Beschwerden brachte, *dass er zu einem begeisterten Verehrer der Fettdiät wurde*. Die Aciditätswerte nach Pfund waren bei den einzelnen Patienten am Schluss einer mehrwöchentlichen Fettdiät zwar nicht in constanter Weise beeinflusst, doch sah ich in einzelnen Fällen einen deutlichen Rückgang der Secretionsgrösse. Bei einem Falle von Hypersecretion ohne Motilitätsstörung sah ich das nüchterne Secret innerhalb von 10 Tagen zwar an Menge nicht geringer werden, aber doch von einer Acidität von 46 (Gesammtacidität) bezw. 28 (freie HCl) auf eine solche von 30 (Gesammtacidität) bezw. 22 (freie HCl) abfallen. Bei einem anderen Falle von Hypersecretion, bei welchem gleichzeitig eine Motilitätsstörung vorlag, sank innerhalb derselben Behandlungszeit die Menge des nüchternen Secretes von 196 Cubikcentimeter auf 20 Cubikcentimeter, und während im Anfang die Acidität bei diesem Falle 58 (Gesammtacidität) bezw. 22 (freie HCl) betragen hatte, war sie am Schlusse des Versuchs derart gesunken, dass nur noch auf Lacmus, aber nicht auf Congo eine Reaction vorhanden war. In beiden Fällen waren pro die 100 Gramm Oel, 160 Gramm Butter, 1 Liter Milch und 4 Eier als Fettträger mit im Ganzen 260 bis 270 Gramm Fett gereicht worden. Diese Erfahrungen schliessen sich einer noch prägnanteren Beobachtung von Akimow-Peretz an, und Backmann, der die Fettdiät bei Hyperacidität warm empfiehlt, hatte unter seinen 8 Versuchspersonen nicht weniger als 6 mit Hypersecretion, unter welchen 4 an « Atonie » litten. Wenn ich diesen Erfahrungen die Thatsache gegenüberstelle, dass nach meinen Beobachtungen bei Hypersecretio continua und zwar speciell dann, wenn eine Motilitätsstörung vorliegt, eine reichliche Zufuhr von ungelösten Kohlehydraten die Hypersecretion *meist verstärkt*, besonders dann, wenn abends viel Kohlehydrate gereicht werden, und wenn ich hierzu die Thatsache hinzunehme, dass die Amylolyse bei der Hypersecretion noch mehr gestört ist als bei der einfachen Hyperacidität, so muss ich *für eine Einschränkung der Zufuhr ungelöster Kohlehydrate zu Gunsten einer reichlichen Fettverabfolgung bei der Hypersecretion noch mehr eintreten als bei der Hyperacidität*. Für die diätetische Behandlung des letzteren Zustandes befolge ich jetzt den Grundsatz,

dass ich die Eiweissration in normaler Grösse, aber, wie ich schon früher betonte, in möglichst extractivstofffreier Form verabreiche, von den Kohlehydraten aber etwa die Hälfte durch Milchfett (Butter, Sahne, Jaworski'sche Milch etc.) ersetze, so dass eine solche Diät eines Hyperaciden ca. 100 bis 120 Gramm Eiweiss, 200 bis 250 Gramm Kohlehydrate und 150 bis 200 Gramm Fett enthält.

Bezüglich des Einflusses von grossen Quantitäten Milchfett (und auch Oel) auf *Motilitätsstörungen* kann ich auf Grund klinischer Beobachtungen aufs Neue versichern, dass grössere Quantitäten solcher Fettarten eine Motilitätsstörung *nicht verschlimmern*, ja ich sah erst jüngst in einem Falle von Motilitätsstörung unter einer Diät, welche zwischen 260 und 550 Gramm Fett, darunter 100 Gramm Oel bezw. 150 Gramm Olivenöl, enthielt, während einer solchen, 5 Wochen durchgeführten Behandlung die Menge des « nüchternen *Rückstands* » sich derart verändern, dass dieser von 250 bis 500 Cubikcentimeter auf 150 bis 200 Cubikcentimeter sank, seinen Mostgeruch verlor und durch ein fast völliges Verschwinden fester Bestandteile allmählich den Character des « nüchternen *Secretes* » annahm. Die Acidität des nüchternen Inhaltes betrug dabei im *Anfang* zwischen 60 und 80 (Gesammtacidität) bezw. 50 und 54 (freie HCl), am *Schluss* zwischen 28 und 22 (Gesammtacidität) bezw. 18 und 4 (freie HCl). Am Schlusse der ersten Woche der Behandlung konnte ich im nüchternen Rückstand ca. 5 Gramm Fett mit 0,15 Gramm Fettsäuren nachweisen, und am Schlusse der 2. Woche der Behandlung war im nüchternen Inhalt, der schon *Secret*character angenommen hatte, trotz täglicher Zufuhr von etwas mehr als 550 Gramm Fett, kein Fett mehr nachzuweisen. Ich habe bei diesem Patienten, der sich unter dieser 5 Wochen lang durchgeführten Diät sehr wohl fühlte und nur ab und zu angab, « dass ihm das Oel aufstosse », die Fettausnutzung in einem 10 Tage lang durchgeführten genauen Stoffwechselversuch bestimmt und bei einer täglichen Zufuhr von 555,6 Gramm Fett (die Diät bestand aus 150 Gramm Schabefleisch, 4 Eiern, 200 Gramm Butter, 150 Gramm Oel, 1/2 Liter Bouillon und 1 Liter Kaffee aus 25 Gramm Bohnen pro die; dazu kamen noch in den 10 Tagen im Ganzen 170 Gramm Weissbrot) einen Verlust von 25,5 Gramm pro die = 7,1 °/₀ Fett constatiert. Von diesem Fett waren 55 °/₀ gespalten und zwar 44 °/₀ Fettsäuren und 11 °/₀ Fettseifen; 45 °/₀ waren Neutralfett. *Solch ein Ergebnis fordert im Verein mit früher mitgeteilten Erhebungen und im Verein mit der jetzt sicheren Thatsache, dass eine rationell durchgeführte Fettdiät die Motilität nicht schädigt, gewiss dazu auf, dem Fett auch bei der Behandlung von Motilitätsstörungen einen breiteren Raum anzu-*

weisen, als dies bisher der Fall ist. Ehe von Noorden mit Rücksicht
auf das Verhalten der Gesammternährung und des Stoffwechsels für
eine reichlichere Fettzufuhr bei Magenkranken eintrat, lagen die Dinge
hier noch schlimmer als jetzt. Wenn man bedenkt, wie leicht bei
motorischer Insufficienz des Magens gelöste Kohlehydrate durch
Gährung einer *Zersetzung* anheimfallen, welche den Zustand des
Patienten nur zu *verschlimmern* vermögen, und wie schwer sich
andererseits Fette unter denselben Bedingungen — wenigstens bei
Vorhandensein freier Salzsäure — zersetzen, so liegt auch in dieser
Thatsache eine Aufforderung, bei Fällen von motorischer Insufficienz, vor Allem bei solchen mit gut erhaltener HCl-Secretion, die
leicht zersetzbaren Kohlehydrate der Nahrung *in ausgiebiger Weise
durch Fett zu ersetzen*. Wenn ich hierbei das Milchfett in erster Linie
im Auge habe, so muss ich hier allerdings betonen, dass die Milch
selbst in solchen Fällen wegen ihres Gehalts an Milchzucker wenig am
Platze ist. Denn ich selbst habe, ebenso wie Minkowski, Kuhn und
anderen, nicht gerade selten Magengährungen, die beim Genuss von
Milch und Kohlehydraten vorhanden waren, nach Ausschluss der
Kohlehydrate erst nach Entfernung der Milch aus der Nahrung verschwinden und auch die Intensität der Brutofengährung im Laufe einer
reinen Eiweissfettdiät alsbald und noch Tage lang nachher bedeutend
verringert gefunden. Mit Rücksicht hierauf rate ich deshalb, jede Behandlung einer motorischen Insufficienz mit gut erhaltener Secretion
mit einer ein- oder mehrwöchentlichen *reinen Eiweiss-Fettdiät* zu
beginnen und auch im Laufe der Behandlung zeitweilig solche Diät-
perioden einzuschieben. Wenigstens habe ich von einem solchen Vorgehen wiederholt schönen Erfolg gesehen.

Wenn ich somit für die Behandlung der Hyperacidität der Hypersecretion und der motorischen Insufficienz des Magens eine *reichliche
Fettzufuhr warm empfehle*, so muss ich am Schluss noch meiner
besonderen Befriedigung darüber Ausdruck geben, dass es zunächst
gerade *experimentelle* Untersuchungen waren, welche den Weg zu
dieser durch die *Empirie am Krankenbette sanctionierten Ernährungstherapie eröffnet haben*, und dass die Methode *in praxi* vor Allem bei
solchen Personen eine Indication findet, welche entsprechend dem
Character der Krankheit in der Regel *mager* geworden sind und hier-
durch *allein* schon in besonderem Grade eine nicht karge Zufuhr
eines so calorienreichen und wenig voluminösen Nahrungsmittels
erheischen, wie es gerade das Fett ist. In ganz besonderem Grade ver-
einigen sich hier gerade die Forderungen, welche auf der einen Seite
der Magen als Sonderorgan, auf der anderen Seite der Stoffwechsel als

Ganzes an die Ernährungstherapie stellen, und in der That haben wir bei Berücksichtigung der hier scizzierten Ernährungsprincipien neben der Besserung der Magenbeschwerden regelmässig Gewichtszunahmen erlebt, die in einzelnen Fällen nach Verlauf mehrerer Wochen 20 Pfund und mehr betrugen.

Dr. Paul Cohnheim (Berlin) — Mitteilung über die Heilwirkung grosser Dosen von Olivenöl bei organischen und spastischen Stenosen des Pylorus und des Duodenums und deren Folgezuständen (Gastrektasie).

M. H.! Gestatten Sie mir, Ihnen in aller Kürze über eine Behandlungsmethode der organischen und spastischen Stenosen des Pylorus und des Duodenums und deren Folgezuständen zu berichten, welche ich seit etwa 1 Jahr in Anwendung gezogen habe und die der Mitteilung an einen grösseren Kreis mir wert zu sein scheint.

M. H.! Ich hatte vor einiger Zeit Gelegenheit, einen Patienten zu beobachten, welcher kurz nach einer heftigen Contusion des Abdomens — er war von einem Bau etwa stockhoch herabgestürzt — Symptome von Ileus und bald darauf das ausgeprägte Bild der Gastrektasie darbot. Bei dem Patienten fanden sich im nüchternen Magen stets erhebliche Mengen gährender Speisereste mit freier HCl und grossen Massen von Sarcinen; dabei entstanden heftige, krampfartige Schmerzen und Erbrechen zu ganz bestimmten Tageszeiten. Dieser Patient befand sich bei der üblichen Therapie der Gastrektasie recht schlecht, er wurde immer elender und hatte keine Linderung. Er gab desshalb die Spülungen auf und half sich so, dass er alle 3-4 Tage seinen Magen möglichst vollständig durch künstliches Erbrechen, indem er sich mit dem Finger den Gaumen kitzelte, entleerte. Eines Abends nahm er auf Laienrat hin eine grosse Dose Oel. Dabei ist zu bemerken, dass das Leinöltrinken eine in ganz Nordost-Deutschland verbreitete Sitte ist. Dies Oeltrinken setzte er längere Zeit, einige Wochen, fort; er nahm dreimal täglich 1 Gläschen voll. Die Wirkung des Oeles war eine frappante. Der Schmerz hörte sofort auf und das Erbrechen kehrte nur noch einmal wieder. Nach einigen Monaten war der Patient vollkommen wiederhergestellt; er ist im Stande, die schwersten körperlichen Arbeiten zu verrichten. Er verträgt Alles, der nüchterne Magen ist stets leer.

M. H.! Diesen Fall, den ich an anderen Stellen ausfürlich mitgeteilt habe, erklärte ich mir damals so, dass durch das Trauma eine Verletzung der Pylorus-Schleimhaut hervorgerufen war, welche ihrerseits durch den Magensaft gereizt einen constanten Pylorospasmus und damit eine Ektasie verwirkt hatte; die schnelle Heilung erklärte sich mir weiter durch die krampfstillende Wirkung des Oeles. Wenn man sich erinnert dass auch eine Analfissur einen Sphincterenkrampf hervorrufen kann und ausheilt, sobald dieser Krampf irgendwie gehoben ist, so wird meine Erklärung dieses Falles plausibel erscheinen.

Ich versuchte nun das Oel methodisch in allen Fällen mit und ohne Gastrektasie, bei denen sich regelmässig zu bestimmten Zeiten auftretende krampfartige Magenschmerzen zeigten. Bestärkt wurde ich in meinem Vorgehen durch die vorzüglichen Resultate, welche man mit der Anwendung des Oeles bei Oesophaguscarcinom nach Rosenheim's Vorschlag erhielt. Auch

die Fleiner'sche Behandlungsmethode der Obstip. chronica mit Eingiessungen
grosser Oelmengen in das Rectum ist auf dem Princip der antispastischen
Wirkung des Oels basiert, ebenso das Verfahren Rosenberg's bei Gallenstein-
koliken.   (STRAUSS).

Meine Erfahrungen erstrecken sich bis jetzt auf elf Fälle und kann wohl
sagen, dass ich mit den Erfolgen ausserordentlich zufrieden sein darf. Es waren zum Teil Fälle von recht schwerer Gastrektasie mit starken Schmerzen
und viel Erbrechen, zum Teil leichtere Fälle, bei denen die Ektasie noch
nicht lange bestanden hatte oder häufig wiederkehrte infolge des vom reci-
divierenden Ulcus ausgehenden Pylorospasmus, ferner Fälle von relativer
Pylorus- oder Duodenalstenose, welche sich klinisch durch Magensaftfluss
mit und ohne gallige Beimengung, und die typisch zu bestimmten Tageszeiten, meist 4-6 Stunden nach den Hauptmahlzeiten auftretenden, krampfartige Magenschmerzen documentierten.

M. H.! Ich habe unter meinen Fällen auch solche, die seit Jahren erkrankt,
von der gewöhnlichen Therapie nur ganz vorübergehende Linderung gehabt
namentlich die Magenspülungen nichts genützt hatten, so dass nur eine Operation noch Heilung zu bringen schien. Der eine dieser Fälle nahm in etwa
5 Monaten um 15 Pfund, der andere in 7 Wochen um 12 Pfund bei der Oel-
behandlung zu, beide sind vor dem Messer bewahrt. Die eine Patientin, die
ich noch jetzt öfters controliere, ist bei gewöhnlicher Kost beschwerdefrei
und vollkommen arbeitsfähig; sie war ein ganzes Jahr lang vergeblich mit
Ausspülungen behandelt worden.

Bei allen Patienten, bei denen die Indication zu seiner Anwendung richtig
gestellt war, wirkte das Oel prompt durch Aufhebung der krampfartigen Magenschmerzen. Dagegen liess es mich in einem Fall von hysterischen Pylorospasmus im Stich, wo ich es versuchsweise anwandte, obwohl ich von
seiner Wirkungslosigkeit in diesem Falle vorher überzeugt war. Es scheint,
als ob auf die Wirkung des Oels bei Schmerzen im Epigastrium eine Differen-
tial-Diagnose bezüglich ihrer nervösen oder organischen Natur basiert werden kann.

M. H.! Es ist mir bei dem engen Rahmen meiner Mitteilung unmöglich
Krankengeschichten ausführlich wiederzugeben, ich will nur noch kurz bemerken, dass ich das Oel in der Regel einmal täglich früh in Menge von
100 bis 150 Cubikcentimeter in den speisefreien Magen bringe; erst wenn
trotzdem noch öfter Schmerzen auftreten, lasse ich das Oel auch zu Hause
Abends nehmen; so hatte ich eine Patientin, die ihre nächtlichen Schmerzen
erst verlor, als sie auch Abends Oel erhielt. Sie schlief nach der abendlichen
Oeleingiessung zum ersten Mal die ganze Nacht hindurch, während sie sonst
fast jede Nacht infolge der Schmerzen genötigt war, aufzustehen und den
Mageninhalt per Sonde zu entleeren. Zuletzt lasse ich das Oel von den Patienten allein, 5-mal täglich 1 bis 2 Esslöffel 1 2 Stunde vor dem Essen
nehmen:

Alle Patienten nahmen das Oel gern und rühmen seine beruhigende Wirkung, keiner beobachtete irgendwelche unangenehmen Nebenwirkungen,
manche zogen es vor, das Oel zu trinken, statt es sich eingiessen zu lassen, die
dabei auftretende leicht kratzende Empfindung im Gaumen wird durch eine
kleine Quantität Kochsalz aufgehoben. Ich gebe das Oel auf Körpertemperatur

erwärmt in der Meinung, dass es so besser antispastisch wirkt, als kalt.

Es scheint mir nach meiner Erfahrung, dass zur vollständigen Heilung eine mehrwöchentliche ununterbrochene Behandlung notwendig ist. Ich darf wohl noch hinzufügen, dass bei allen Patienten Anfangs auch die Diät einer sorgfältigen Regelung unterworfen wurde.

Ich glaube mich nun, u. s. w.

M. ALBERT MATHIEU — La communication de M. Cohnheim sur les bons effets de l'huile dans le traitement de la dyspepsie douloureuse me parait fort intéressante, et je puis m'associer à ses conclusions.

Ayant, dans un but spécial, ajouté une certaine quantité d'huile émulsionnée au repas d'Ewald dont je me sers habituellement, j'ai vu, avec mon chef de laboratoire, M. Laboulais, le taux de l'HCl sécrété par la muqueuse gastrique être toujours sensiblement inférieur à celui que nous avions constaté auparavant, avec le même repas d'épreuve sans huile, chez les mêmes personnes.

J'avais donc déjà essayé, mais non d'une façon suivie, de donner de l'huile dans un but thérapeutique dans l'hyperchlorhydrie, et en particulier dans ses formes douloureuses. Un récent travail de M. Cohnheim a de nouveau appelé mon attention sur ce sujet et j'ai eu l'occasion dans ces derniers temps de voir un malade notablement soulagé par l'emploi de plusieurs cuillerées à bouche d'huile par jour, alors qu'auparavant tous les traitements employés l'avaient été sans grand succès.

Je pense donc avec M. Cohnheim qu'il y a lieu d'employer l'huile à dose élevée, surtout dans les dyspepsies douloureuses, plus particulièrement de l'hyperchlorhydrie avec douleur et spasme du pylore.

Je puis ajouter que l'emploi de l'huile comme calmant des douleurs gastralgiques est, comme en Allemagne, un remède populaire assez usité en France.

CAS DE SYNCOPE ÉPILEPTIFORME D'ORIGINE GASTRIQUE

par M. le professeur ABBAS HELMY,

(du Caire).

OBS. I. — H. M...., commis dans une administration, âgé de 58 ans.

En 1896, il eut l'influenza qui a disparu au bout de dix jours.

Quelques jours après sa guérison de la grippe, ayant retardé son déjeuner, il tomba dans une syncope avec perte complète de connaissance et de sensibilité.

Cette syncope se répète depuis lors chaque fois que notre homme néglige de manger toutes les cinq heures, tandis qu'avant, il pouvait supporter la faim pendant dix heures et même il a pu observer le jeûne pendant le mois de Ramadan, trois ans avant l'époque où il a eu la première syncope, c'est-à-dire avant l'année 1896.

Pour éviter de tomber en syncope, notre malade est obligé de porter continuellement sur lui du pain qu'il mange avant que les cinq heures de temps soient écoulées, autrement il est sûr d'avoir l'accès.

L'accès est toujours accompagné d'un trouble de la vision, suivi de lassitude générale et de douleurs cérébrales.

L'accès, une fois déclaré, ne prend fin que si l'on arrive à lui desserrer les dents, et si l'on introduit dans la bouche des aliments liquides un peu chauds, que le malade avale alors facilement.

Lorsqu'il est remis de sa syncope, il sent le besoin de dormir une quinzaine de minutes pour se remettre complètement.

En janvier 1900, un accès étant survenu, la famille du malade lui donna comme d'habitude du lait chaud ; mais pour une raison quelconque un vomissement se produisit, de sorte que le malade resta en syncope pendant une durée de cinq heures consécutives ; on a remarqué pendant cet accès quelques convulsions, le pouls et la respiration étaient très lents, la physionomie très altérée et le teint fort pâle, le malade n'est revenu à lui que lorsqu'on lui a fait ingurgiter de la soupe chaude.

Ce malade a été examiné par plusieurs médecins de la localité ; les uns croyaient avoir affaire à une épilepsie, les autres à une gastralgie, etc.

Ainsi il a pris, sans aucun résultat, l'iodure, le bromure, les antispasmodiques, les alcalins, les boissons acidulées, la noix vomique, la pepsine, la poudre stomachique, etc.

Pour ma part, je crois à une syncope épileptiforme d'origine gastrique ; j'ai pu retarder l'accès de quelques heures en engourdissant la muqueuse gastrique avec un centigramme de cocaïne que j'ai donné au moment où il devait manger.

Je dois ajouter que le malade mange sans grand appétit, ce qui ne l'a pas empêché d'augmenter de poids de 28 kilos.

La température, la respiration, l'appareil génito-urinaire, la circulation sont normaux.

DILATATION IDIOPATHIQUE DE L'ŒSOPHAGE

par le docteur Max EINHORN.

Professeur à l'École de médecine « Post-Graduate », de New-York.

On entend, par « dilatation idiopathique de l'œsophage » l'état de l'œsophage quand il y a dilatation de cet organe sans aucun obstacle mécanique à l'intérieur ou à l'extérieur de la paroi œsophagienne ou du cardia.

La dilatation idiopathique de l'œsophage est connue des médecins depuis le commencement du XIXᵉ siècle. Ainsi Purton[1] cite un cas de cette maladie dès 1821 ; il donne une description minutieuse et typique de l'affection dont il s'agit et on peut extraire de son mémoire ce qui suit :

Obs. II. — Le malade, âgé de 45 ans, avait reçu dans sa jeunesse un fort coup sur le sternum, qui le laissa pendant quelques minutes sans connaissance et sans mouvement; depuis ce moment il éprouva toujours de la difficulté pour avaler. Pendant les vingt dernières années durant lesquelles je l'ai soigné, il a souffert par intervalles de très fortes attaques durant quelquefois trois semaines ou plus; pendant tout ce temps aucune nourriture ne pénétrait dans l'estomac. Cependant de temps en temps il pouvait pendant quelques mois pousser après de violents efforts le contenu du sac dans l'estomac. Si les aliments n'étaient pas poussés dans l'estomac avec une certaine force, il les vomissait; de sorte que finalement il n'essaya plus de faire de violents efforts, mais endura de garder les aliments dans le sac pendant des heures et même des jours; et probablement ils étaient en partie digérés, car la surface interne du sac présentait à un léger degré l'apparence rugueuse de l'estomac.... Aucune espèce de nourriture ne pouvait passer par le cardia contracté jusqu'à ce que le sac au-dessus fût tout à fait distendu; pas même alors il n'essayait de faire des efforts car l'expérience lui avait appris que ses efforts précédents avaient été sans résultat.

A l'autopsie on trouva l'œsophage très distendu, formant un sac ou poche, depuis deux pouces au-dessous du pharynx jusqu'au cardia; il contenait, après mesure, pleinement deux litres. On trouva l'orifice du cardia perméable, mais très contracté : on ne remarqua aucun signe particulier de maladie dans aucun autre viscère.

Quelques années plus tard, en 1855, Hannay[2] publia un autre cas de dilatation de l'œsophage occasionnant de la dysphagie. Chez son malade la difficulté de déglutition existait depuis l'enfance, époque à laquelle le malade avait reçu un coup violent sur la poitrine donné avec un bâton. Hannay fait remarquer expressément « qu'on ne trouvait aucune obstruction en passant une sonde ». A l'autopsie on trouva aussi l'œsophage énormément dilaté, et les parois du tube avaient une épaisseur de plusieurs fois celle de l'état normal. Il n'y avait pas d'obstruction, causée soit par une tumeur, soit par une constriction en dedans du canal.

Dans ces deux cas de Purton et de Hannay, le diagnostic de dilatation de l'œsophage, quoique soupçonné pendant la vie, ne fut fait qu'à l'autopsie; ce n'est que depuis les vingt dernières années que cette maladie a été définitivement reconnue pendant la vie. Zenker[3], Struempell[4], Mermod[5], Melzer[6], et moi[7] nous avons été les premiers à décrire des cas semblables pendant la vie et à faire progresser les moyens de diagnostic dans cette maladie. L'article de Mermod, paru en 1887, contient le premier cas clinique bien décrit, parfaitement examiné, de dilatation idiopathique de l'œsophage. Déjà il avait reconnu la relation intime qui existe entre la toux constatée dans ces cas et la dilatation de l'œsophage.

Il a aussi observé ce fait important qu'en introduisant un tube dans l'estomac d'un pareil malade, on peut trouver cet organe vide, tandis qu'il y a des aliments au-dessus de l'estomac (dans l'œsophage), qui ne sont pas ramenés par le tube, à moins que celui-ci ne soit partiellement retiré de façon que son bout repose dans l'œsophage.

L'existence de deux cavités, l'une au-dessus de l'autre, l'œsophage étant l'une et l'estomac étant l'autre, dans lesquelles des liquides peuvent s'accumuler sans se mélanger l'un à l'autre, a été démontrée d'une façon ingénieuse par Mermod, en versant séparément deux liquides différemment colorés dans les deux cavités. Il décrit l'expérience de la façon suivante :

« Je nettoye soigneusement la poche supérieure jusqu'à ce que l'eau en ressorte limpide ; après quoi, j'y verse 220 grammes environ d'eau tiède colorée en rouge avec un peu d'orcanette. La sonde, retirée de la bouche pendant quelques minutes et réintroduite dans l'œsophage, donne passage au liquide rouge qui ressort intégralement : j'enfonce enfin la sonde 15 centimètres plus bas dans l'estomac, qui n'a pas reçu une goutte de matière colorante, puisque l'eau que j'y fais passer ressort incolore. »

Il termine son article par les mots suivants :

« Nous avons donc ici un rétrécissement spasmodique purement fonctionnel, et non un rétrécissement permanent organique, puisqu'une boule d'ivoire de 15 millimètres de diamètre ne rencontre qu'une faible résistance qui cède aussitôt pour les passages consécutifs et que l'on rencontrerait dans tout autre œsophage. »

C'est certainement à Meltzer que revient le mérite d'avoir décrit d'une façon clinique un cas de dysphagie et d'avoir trouvé l'explication de cet état dans la contraction spasmodique du cardia.

Struempell ainsi que Meltzer se sont servis pour le diagnostic de cet état des différences chimiques qui séparent les matières vomies provenant de l'œsophage et de l'estomac ; les premières ont une réaction neutre, tandis que les dernières dénotent la présence d'un acide, pour la plupart de l'acide hydrochlorique. Dans mon cas, décrit en 1888, j'ai pu confirmer le dire des deux derniers observateurs, et j'ai ajouté ce qu'on appelle « l'expérience du café », qui consiste à faire boire au malade une tasse pleine de café noir, une heure avant de l'examiner. On prescrit au malade d'essayer de pousser de force le café, en faisant de profondes inspirations et des efforts de poussées pour comprimer le thorax, et forcer ainsi mécaniquement le liquide de l'œsophage à passer dans l'estomac.

Une heure plus tard le malade boit un verre plein d'eau. On introduit alors le tube dans l'œsophage : l'eau apparaît parfaitement claire et on en retire presque la quantité totale prise par le malade. Puis on pousse le tube un peu plus loin, dans l'estomac, et alors du café revient sans mélange d'eau. Cette expérience démontre que l'eau est restée au-dessus de l'estomac dans l'œsophage et ne s'est pas mélangée au café.

Depuis les dix dernières années on a publié un grand nombre de cas bien observés de dilatation de l'œsophage. Ainsi Kreuder[8], Leichtenstern[9], Hoelder[10], Maybaum[11], Fleiner[12], Jaffé[13], Rumpel[14], Wiebrecht[15], Ewald[16], Boas[17], Reitzenstein[18], Netter[19], Westphalen[20], Rose[21] et Jung[22] ont écrit de longs articles à ce sujet. Mintz[23] et Reitzenstein ont été les premiers à décrire les diverticules que l'on trouve dans la portion inférieure de l'œsophage.

Rumpel a décrit deux cas typiques de dilatation de l'œsophage en forme de fuseau avec autopsie. C'est à Rumpel qu'on doit d'avoir examiné le premier l'œsophage au moyen des rayons X après l'absorption d'une solution de sous-nitrate de bismuth à 5 pour 100 : l'œsophage dilaté pouvait se reconnaître par son ombre sur la poitrine.

La transillumination de l'œsophage a aussi été essayée comme moyen de diagnostic, d'abord par Mintz, et plus tard par Rumpel et d'autres. Dans quelques cas bien définis de dilatation de l'œsophage la transillumination a pu être obtenue.

Comme cette affection semble être très rare, — dans toute la littérature médicale on ne trouve environ que quarante-cinq cas de mentionnés, — je trouve intéressant de donner la description complète de quelques-uns de mes cas, et de traiter le reste sous une forme plus condensée. En même temps je vais tâcher de décrire la symptomatologie, le diagnostic et le traitement de cette affection, en me basant principalement sur ma propre expérience.

Cas I. — Mme K. C.... 45 ans, depuis deux ans se plaint d'éprouver de la difficulté à manger. D'abord elle a commencé par être obligée de s'arrêter au milieu du repas parce qu'elle avait une sensation d'oppression à la poitrine, et maintenant il n'y a pas un repas qu'elle puisse prendre sans peine. Elle a remarqué qu'elle devait manger et boire très lentement, car autrement la sensation d'oppression venait plus tôt. Pendant le repas elle est obligée de s'arrêter plusieurs fois pour prendre quelques gorgées d'eau afin d'essayer de faire descendre les aliments. Les aliments solides causent plus de difficulté que les liquides ou les aliments demi-liquides. De temps en temps, surtout si la malade a pris son repas sans précautions, elle est obligée de vomir, et dans ce cas les aliments reviennent intacts. Pendant la nuit, elle s'éveille quelquefois avec une sensation de constriction à la poitrine et une irritation constante à la gorge qui l'oblige à tousser constamment pendant assez longtemps. Souvent ces quintes de toux sont suivies de vomissements qui la soulagent immédiatement. La malade a maigri considérablement et perdu environ 55 livres.

A l'examen, on trouve les organes de la poitrine et les viscères abdominaux à leur état normal. La malade est pâle et anémique. En lui faisant boire un peu d'eau, on ne peut découvrir aucun son de déglutition à l'auscultation du cartilage ensiforme. Un tube introduit dans l'œsophage, d'une longueur de 55 centimètres, ramène un peu d'eau et quelques parcelles d'aliments non digérés donnant une réaction neutre. Le tube est alors poussé doucement un peu plus loin, à une distance des dents de 40 centimètres. Quand rien ne passe plus, le tube est poussé encore plus loin, dans l'estomac sans rencontrer de résistance. De nouveau, des aliments repassent par le tube. L'analyse de ceux-ci, contenus dans l'estomac, donne une légère réaction acide, avec absence d'acide hydrochlorique et de ferments, les parcelles d'aliments étant très peu transformées, pour ainsi dire pas du tout. L'expérience du café confirme l'existence d'une poche gastrique et d'une poche œsophagienne.

Le régime prescrit à la malade consista principalement en lait, en œufs, en céréales, en beurre et très peu de viande. Elle devait manger quatre fois par jour et s'exercer à pousser de force les aliments après chaque repas. Tous les soirs, avant de se coucher, elle devait introduire un tube dans l'œsophage pour en vider le contenu et le laver. Ce traitement eut le meilleur résultat, en tant que l'état général de la malade fut amélioré; elle engraissa, et la toux s'arrêta. Mais la dysphagie persista.

Cas II. — Francis P. R.... 28 ans, commerçant, commença à souffrir de douleurs dans l'abdomen, il y a environ trois ans. De l'eau chaude le faisait vomir et il se trouvait alors mieux. Bientôt après il ne put plus manger. Tout ce qu'il prenait semblait lui brûler la gorge et ne descendait pas. Il commença à rejeter les aliments et à maigrir. Pendant une période de constipation, les symptômes s'aggravèrent. Le malade était obligé souvent de se lever de table avant la fin du repas, éprouvant une sensation de suffocation mélangée de peur. Après plusieurs quintes de toux, il rejetait des parcelles d'aliments, après quoi il se trouvait mieux. Quelquefois en avalant de l'eau d'un trait il prévenait la crise. La nuit, dans la position couchée, le malade était souvent troublé par des quintes de toux. Parfois, pendant le sommeil, il rejetait des aliments, et en s'éveillant, trouva son oreiller sali. Il avait maigri de 50 livres.

L'examen physique de la poitrine et des organes abdominaux ne révéla rien d'anormal; il y avait absence du son de déglutition; une bougie épaisse franchissait le cardia sans résistance. Un tube introduit dans l'œsophage ramena 100 centimètres cubes d'aliments non digérés, enveloppés de mucus. Comme précédemment, l'expérience du café montra une dilatation œsophagienne séparée de la poche gastrique.

Le traitement consista en des lavages de l'œsophage avant de se coucher, en un régime mixte, riche en lait, céréales et beurre, et en exercices réguliers pour forcer les aliments à descendre de l'œsophage dans l'estomac. Le malade gagna 20 livres en six mois, se sentit plus fort et mieux à tous les points de vue, mais sa dysphagie demeura intacte.

Cas III. — Margerie S..., 14 ans, souffre depuis deux ans de crises de suffocation qui lui arrivent au milieu du repas. Elle est souvent obligée de vomir les aliments. Depuis un an, elle a de fréquents vomissements. Dans son sommeil, elle est souvent troublée par des quintes de toux.

En examinant la poitrine et l'abdomen on ne trouve rien d'anormal. Le son de déglutition est absent. Au cardia on peut passer une grosse bougie sans résistance. Un tube introduit dans l'œsophage ramène environ 100 centimètres cubes de lait et quelques parcelles de gâteaux secs. Le lait n'est pas coagulé et a une réaction neutre. Le tube est alors poussé plus bas dans l'estomac, sans rencontrer de résistance au cardia. Par la méthode de pression on obtient le contenu réel de l'estomac, qui consiste en lait coagulé et en parcelles finement divisées de gâteaux secs. Dans cette portion, on constate la présence d'acide hydrochlorique libre, ainsi que de ferments. Le traitement fut le même que dans le cas II.

Je préfère donner un résumé des cas suivants.

Suivent six autres observations qui ont trait à des dysphagies durant depuis quatre ou cinq ans, identiques aux précédentes.

L'abondance des matières nous force à les mentionner simplement.

Épicrise. — Sur les douze cas de dilatation idiopathique de l'œsophage observés par moi (10 décrits dans cette communication et 2 auparavant), il y eut une cause définie, le traumatisme dans deux. Dans aucun des dix autres cas, on ne put découvrir un facteur étiologique auquel l'affection pût être attribuée.

Comme il a été dit dans ma première communication à ce sujet, la dilatation idiopathique de l'œsophage peut être le résultat des trois états suivants :

1° Paralysie ou atonie de l'œsophage ;

2° Contraction spasmodique du cardia ;

3° Manque de relâchement réflexe pour l'ouverture du cardia pendant l'acte de la déglutition.

Ce dernier état semble prévaloir dans mon premier cas. Dans quelques-uns des cas décrits dans cette communication, on trouva au cardia, en introduisant une bougie, une résistance qui fut facilement vaincue. Dans ces cas-ci, il est plausible d'assurer le premier facteur de la maladie à une contraction spasmodique du cardia. Dans le reste des cas, il est très difficile de décider à laquelle des trois possibilités énumérées plus haut on doit attribuer l'affection. Rosenheim attribue beaucoup de cas de dilatation idiopathique de l'œsophage à l'atonie, tandis que Meltzer, Ewald et Boas plaident en faveur d'une contraction spasmodique du cardia comme trouble initial. Dans beaucoup des cas mentionnés, dans lesquels à aucun moment le cardia n'offrit la moindre résistance, on doit exclure apparemment la contraction spasmodique comme existant au moment de l'observation. Un tel état, cependant, peut avoir prévalu à l'origine, causant la dilatation de l'œsophage, cette dernière persistant même après cessation de la contraction spasmodique.

Symptomatologie. — On rencontre la dysphagie, c'est-à-dire la difficulté de faire descendre les aliments de la bouche à l'estomac, dans tous les cas de dilatation de l'œsophage. Dans quelques cas, cette difficulté de manger est si peu prononcée, que les malades eux-mêmes sont à peine conscients de l'existence d'un état anormal. Ils ne se rendent compte du trouble que si par hasard ils avalent un gros morceau, ou boivent une grande quantité à la hâte. On trouve souvent aussi une sensation de pression ou de plénitude dans la poitrine. Il y a quelquefois des exacerbations qui se changent en crises régulières de dyspnée. Souvent aussi il y a une sensation de suffocation, spécialement pendant les repas. Les malades sont fréquemment troublés par une toux persistante, qui vient principalement la nuit dans la position couchée, et qui les empêche de dormir. Le vomissement, ou rejet des matières contenues dans l'œsophage, arrive, soit après les repas, soit la nuit quand les malades sont couchés, accompagnant les quintes de toux. La difficulté de manger et la crainte des crises de suffocation font que le malade se nourrit insuffisamment, et par conséquent on observe généralement un amaigrissement considérable. L'appétit, par lui-même, n'est généralement pas altéré. Les intestins sont pour la plupart réguliers, et rarement il y a constipation.

Symptômes objectifs. — Le son de déglutition de Meltzer est absent. Je considère ceci comme un point très important. Dans aucun de mes cas on ne pouvait entendre au cartilage ensiforme le premier ou le second son de déglutition. Quelques auteurs disent que dans quelques-uns de leurs cas le premier son de déglutition se faisait entendre. Ainsi Westphal mentionne que dans son cas on percevait le premier son de déglutition et que le caractère de celui-ci différait de celui du son normal, car il avait lieu comme si du liquide clapotait dans une cavité contenant un autre liquide. Westphal considère cette qualité du son comme caractéristique d'un œsophage dilaté.

J'ai cependant trouvé un son très semblable à ce « premier son de déglutition » chez un malade qui n'avait pas de dilatation de l'œsophage.

L'examen avec le tube montre que, quand ce dernier est introduit d'une longueur d'environ 30 à 35 centimètres dans l'œsophage, des matières apparaissent par le tube, souvent aussi à l'extérieur de celui-ci; elles ne sont pas digérées, ont une réaction neutre ou légèrement acide et ne contiennent pas de ferments de pepsine ou de présure. Quand ce même tube est poussé plus loin dans l'estomac, on obtient de vraies matières de l'estomac, montrant la présence d'acide hydrochlorique et de ferments. L'examen avec une bougie pas trop flexible a souvent de l'importance, spécialement dans les cas où l'on rencontre une résistance du cardia; cette bougie, étant moins flexible, ne tournera pas sur elle-même et pourra nous permettre de juger plus exactement de la distance des dents au cardia, et de savoir si ce dernier orifice a été franchi.

L'expérience du café, décrite plus haut, servira à démontrer l'existence de deux cavités dans lesquelles des liquides s'accumulent sans se mélanger l'un à l'autre.

Diagnostic. — Le diagnostic de dilatation idiopathique de l'œsophage se fait quand il existe de la dysphagie depuis longtemps, qu'il y a absence du son de déglutition, qu'on ne rencontre pas de rétrécissement organique, et que l'œsophage se trouve en partie rempli d'aliments non altérés.

Le diagnostic différentiel doit exclure les tumeurs malignes, le diverticule de l'œsophage siégeant bas, et un antre du cardia.

Une tumeur maligne qui n'a pas conduit à un rétrécissement n'est jamais accompagnée de dilatation de l'œsophage; d'ailleurs on constate la présence du son de déglutition. On constatera aussi les signes généraux de la maladie maligne.

Un diverticule siégeant bas ne se présente que très rarement. On peut en exclure son existence si la bougie ou le tube entre toujours dans l'estomac sans beaucoup de difficulté. Rumpel a suggéré de faire l'examen avec deux tubes, comme il a été mentionné plus haut, pour différencier le diverticule de la dilatation de l'œsophage. Il me semble qu'on doit appliquer la méthode de Rumpel seulement dans les cas où le tube ne peut pénétrer dans l'estomac; autrement on peut être sûr que l'on a à faire à une dilatation de l'œsophage et non à un diverticule.

Un antre du cardia, que l'on trouve quelquefois, n'est qu'un très petit sac, contenant seulement tout au plus 50 centimètres cubes. On exclura donc ce dernier, si l'on trouve que la cavité au-dessus de l'estomac peut contenir 200 centimètres cubes et plus.

La transillumination, l'œsophagoscopie et l'examen aux rayons X de l'œsophage ont été aussi employés pour faire le diagnostic de cette affection.

Pronostic. — Le pronostic est bon quant à la vie, mais mauvais quant au rétablissement complet. Dans tous mes cas, il y a eu très vite une amélioration considérable; les malades pouvaient se livrer journellement à leurs occupations et jouir d'une santé presque parfaite, avec la seule exception que leur dysphagie continuait.

Traitement. — Le régime doit constituer en aliments liquides et solides, riches en matières nutritives. On doit apprendre au malade à faire après chaque repas des exercices qui consistent à se comprimer la poitrine en faisant des poussées après avoir fait une inspiration profonde pendant quelques minutes; ceci a pour but de faire descendre les aliments de l'œsophage dans l'estomac.

Lavage de l'œsophage. — Chaque soir avant de se coucher, l'œsophage doit être vidé et lavé au moyen d'un tube.

L'application dans l'œsophage de courants faradiques ainsi que de courants galvaniques a été recommandée par Rosenheim. J'ai eu l'occasion d'employer chez un de mes malades les courants faradiques aussi bien que les courants galvaniques, mais sans le moindre bénéfice.

L'alimentation par un tube stomacal a été essayée sans amener de soulagement permanent. Un régime approprié, des exercices pour forcer les aliments à descendre et le lavage de l'œsophage sont les points essentiels. Le bromure, le fer et l'arsenic sont quelquefois utiles.

Bibliographie.

1. T. Purton : An extraordinary Case of Distension of the Œsophagus, forming a Sac, extending from two inches below the Pharynx to the Cardiac Orifice of the Stomach. (*The London Medical and Physical Journal*, 1821, vol. 46, S. 540.)

2. Alexander J. Hannay : An extraordinary Dilatation of All the Thoracic Portion of the Œsophagus Causing Dysphagia. (*The Edinburg Med. and Surg. Journal*, 1885, vol. 40, S. 65.)

3. Zenker : Zenker u. v. Ziemssen, Krankheiten des Œsophagus. (*Hand. d. spec. Pathol. u. Therapie*, VII.)

4. Stricker : Spindelförmige Erweiterung des Œsophagus ohne nachweisbare Stenosenbildung. (*Arch. f. klin. Med.*, Bd 29, 1881.)

5. Masson : Dilatation diffuse de l'œsophage sans rétrécissement organique. (*Revue médicale de la Suisse romande*, 1887, S. 422.)

6. S. J. Mattzig : Ein Fall von Dysphagie. (*Berl. klin. Wochenschr.*, 1888, N. 8, u. 9.)

7. Max Einhorn : A Case of Dysphagia with Dilatation of the Œsophagus. (*Med. Record*, 1888, und *Wiener med. Presse*, 1890, N. 2, u. 7.)

8. Kreuter : *Inaug. Diss.*, Giessen, 1888.

9. Lichtenstern : Beiträge zur Pathologie des Œsophagus. (*Deutsche med. Wochenschr.*, 1891, N. 14.)

10. Hildor : *Vereinsblatt der pfälzischen Aerzte*, Januar, 1895.

11. J. Mayeux : Ein Fall von Œsophagus-Dilatation nebst Bemerkungen über die Resorptionsfähigkeit der Speiseröhrenschleimhaut. (*Arch. f. Verdauungskr.*, 1896.)

12. W. Fleiner : *Lehrbuch der Krankheiten der Verdauungsorgane*. Stuttgart. 1896.

13. K. Jaffé : Ueber idiopathische Œsophaguserweiterungen. (*Münch. med. Wochenschr.*, 1897, N. 15, p. 585.)

14. Th. Rumpel : Die klinische Diagnose der spindelförmigen Speiseröhrenerweiterung. (*Münch. med. Wochenschr.*, 1897, N. 15, p. 585.)

15. R. Wiebrecht : Ueber die Ectasie des Œsophagus. (*Inaug. Dissert. Göttingen.* 1897.)

16. C. A. Ewald : *Krankheiten des Magens*, Berlin, 1889.

17. J. Boas : *Krankheiten des Magens*, Leipzig, 1895, p. 254.

18. A. Reitzenstein : Zur Kenntniss und Diagnose der tiefen Œsophagusdivertikel. (*Münch. med. Wochenschr.*, 1898, N. 12, p. 554.)

19. Joseph Netter : Ueber Erweiterung der Speiseröhre im unteren Abschnitt. (*Arch. f. Verdauungskrankheiten*, 1898, Bd 4, p. 114.)

20. H. Westphalen : Ein weiterer Fall von diffuser idiopathischer Œsophagusdilatation. (*Arch. f. Verdauungskr.*, 1899, Bd V, p. 106.)

21. Achilles Roze : Dilatation of the Œsophagus without Anatomical Stricture. (*The Postgraduate*, 1898, p. 1009.)

22. F. Yung : Zur Diagnose der Divertikel im unteren Abschnitt der Speiseröhre. (*Arch. f. Verdauungskr.*, 1900, Bd VI, p. 45.)

23. Mintz : Ein seltener Fall von einem Divertikel der Speiseröhre. (*Deutsche med. Wochenschr.*, 1895, N. 10.)

24. Max Einhorn : A Case of Dysphagia with Dilatation of the Œsophagus. (*The Postgraduate*, 1897, p. 486.)

25. K. Dauber : Ueber spastische Contraction der Cardia und ihre Folgeerscheinungen. (Vorgetragen in der *Deutschen med. Gesellschaft* von New-York, am 7ten Mai 1900.)

26. Rosenheim : Ueber Spasmus und Atonie der Speiseröhre. (*Deutsche med. Wochenschr.*, 1899, N. 45, 46, 47.)

LES INDICATIONS ET LES RÉSULTATS DE LA GASTRO-ENTÉROSTOMIE
A L'HOPITAL CANTONAL DE LAUSANNE (SERVICE DE MÉDECINE)
106 OBSERVATIONS DONT 46 GASTRO-ENTÉROSTOMIES

par M. le docteur BOURGET,

Professeur de clinique médicale à la Faculté de Médecine

Les matériaux de ce travail ont été fournis par 106 observations de malades dont 46 cas de gastro-entérostomie pour rétrécissement définitif (ulcère rond, anneau fibreux, tumeur) et 54 cas de stricture passagère (spasme du pylore chez des neurasthéniques, ptosis, hystériques, etc.).

L'anamnèse ne nous fournira que peu d'indications précises, et notre examen doit être surtout objectif et porter sur le fonctionnement mécanique et sur le fonctionnement chimique de l'estomac.

Fonctionnement mécanique. — Toute stricture, passagère ou permanente, se trahit par une dilatation de l'organe, et plus le pylore est rétréci, plus aussi la dilatation devient forte : il s'agira donc avant tout de la constater d'une manière certaine. Pour cela les procédés abondent depuis la simple percussion jusqu'à la diaphanoscopie et la radioscopie. Après bien des essais comparatifs, nous n'employons plus dans notre service que l'insufflation, au moyen d'une poire jaugée. Le grand avantage de cette méthode est de donner tous les renseignements dans une seule exploration, qui va durer 2 ou 5 minutes lorsqu'on est devenu tant soit peu habile. Cette insufflation se fait immédiatement après avoir extrait de l'estomac le repas d'épreuve.

Quant à ce dernier, il ne suffit pas d'introduire une nourriture quelconque, comme cela se fait trop souvent. On doit donner un repas mixte ordinaire, c'est-à-dire composé de potage, viande, farineux, fruits. Nous nous sommes arrêté au suivant : 100 grammes de bifteck haché, 50 grammes de pain, 200 centimètres cubes de bouillon, 6 pruneaux secs cuits, représentant environ 450 à 500 calories.

Des centaines d'expériences m'ont prouvé que chez l'adulte normal ce repas disparaît de l'estomac après trois heures en moyenne ; mais dans les cas de rétrécissement du pylore il y séjournera d'autant plus longtemps que la stricture est plus prononcée. Si après deux heures et demie l'organe ne contient plus que 100 centimètres cubes environ de bouillie alimentaire, le pylore fonctionne normalement.

Si ce n'est pas le cas, on fera une autre exploration, cinq ou six heures après le repas, pour obtenir des renseignements plus précis sur la façon dont l'estomac évacue son contenu.

La bouillie alimentaire extraite est mesurée, filtrée et servira à apprécier les processus chimiques ; l'estomac lui-même est lavé avec 100 centimètres cubes d'eau, et cette eau de lavage sera de même analysée pour permettre l'évaluation totale du contenu stomacal au moment de l'expérience. Cela fait, on procède à l'insufflation de l'estomac avec la poire jaugée. Nous serons ainsi renseigné sur la position et le volume de l'organe.

Lorsqu'on a constaté de la rétention alimentaire, il faut procéder à une exploration de l'estomac à jeun, c'est-à-dire le matin vers 7 ou 8 heures, après avoir donné la veille le repas d'épreuve. Nous avons remarqué qu'un pylore même très rétréci peut laisser passer pendant la nuit la presque totalité de la viande digérée et du pain macéré, mais il retiendra toujours l'enveloppe du pruneau sec et cuit (de même celle du raisin). Nous sommes revenu à ce simple moyen d'investigation, que nous avions déjà signalé autrefois, parce que les procédés proposés par les différents auteurs qui se sont occupés de cette question ne nous ont pas donné des résultats aussi probants, ainsi les capsules de salol, de glutoïde renfermant de l'iodoforme, la iodipyne, les émulsions huileuses, etc., sont des plus infidèles.

Après des centaines d'examens nous pouvons affirmer qu'un estomac qui retient les peaux de pruneaux secs plus de huit heures est un estomac dont le pylore est rétréci.

Il faut ensuite se demander si cette stricture est permanente ou passagère.

Permanente, elle sera due à une tumeur, une cicatrice d'ulcère, des adhérences, ou un anneau fibreux, et dans ces cas nous constaterons toujours et identiquement les signes de stagnation décrits plus haut.

Passagère, elle s'observera chez les nerveux, neurasthéniques et hystériques surtout, qui peuvent présenter de la dilatation et de la rétention stomacales aussi considérables que dans les cas de stricture définitive. Mais ces phénomènes seront transitoires ; aussi faut-il répéter plusieurs fois les explorations décrites, et cela sous l'influence d'un bain tiède (de 50 à 60 minutes) et 2 grammes de bromure de potassium.

Il arrive très souvent après ce traitement que l'estomac se vide dans un espace de temps normal : et, fait digne de remarque, jamais dans ces spasmes passagers du pylore nous ne retrouvons le matin à jeun les peaux de pruneaux secs.

L'*examen chimique* du suc gastrique, qui autrefois paraissait avoir une grande importance, ne fournit pas de renseignements nouveaux et utiles pour trancher la question de la présence ou de l'absence d'un rétrécissement du pylore. Cependant la titration de l'acidité des liquides sortis de l'estomac peut, en prenant certaines précautions, nous renseigner sur la quantité du contenu stomacal. En général, l'acidité est augmentée, et dans le spasme pylorique elle peut être considérable (une partie de ces cas ont été pris autrefois pour la maladie de Reichmann).

La peptonisation des albumines est le plus souvent normale, sauf dans les cas de tumeur maligne, où les ferments solubles (pepsine et lab) disparaissent en partie ainsi que l'acide chlorhydrique.

En résumé, il y a stricture du pylore quand l'estomac présente de la rétention, cinq ou six heures après notre repas d'épreuve, et elle est d'autant plus certaine que le matin à jeun (le repas étant donné à 7 heures du soir), il contient encore des peaux de pruneaux. Alors la gastro-entérostomie s'impose, après qu'on s'est informé si cette stricture est vraiment définitive.

Quant au mode opératoire, nous laissons les chirurgiens choisir entre les différents procédés.

Presque tous nos malades ont subi la gastro-entérostomie postérieure rétrocolique en Y, par le procédé de mon cher collègue et ami le professeur Roux (de Lausanne), qui a bien voulu les opérer.

La seule remarque que nous ayons pu faire est que les patients chez lesquels on n'a pas employé le bouton de Murphy semblent s'être plus tôt rétablis et avec un cortège de symptômes moins pénibles.

Au point de vue des résultats de la gastro-entérostomie, nous avons pu faire une série d'observations des plus intéressantes. Disons tout d'abord que cette opération est curative dans tous les cas où la stricture est due à un obstacle mécanique (cicatrices, brides, adhérences, anneau fibreux). Si le rétrécissement est le fait d'une tumeur maligne, il est bien évident que ce traitement est simplement palliatif.

Mais dans ces cas la durée est remarquablement prolongée.

L'anatomie pathologique n'a pas encore pu établir une classification des tumeurs de l'estomac qui puisse servir au clinicien de guide sûr pour pronostiquer la marche et surtout la durée de l'affection.

Nous avons vu à l'opération des tumeurs qui semblaient devoir progresser rapidement et qui mirent des mois et même des années pour tuer les malades, d'autres finirent même par disparaître, toujours le malade a été grandement soulagé pour quelque temps.

Dans les cas tout à fait favorables, c'est-à-dire lorsqu'il n'y avait pas de tumeur maligne, l'estomac reprenait son fonctionnement mécanique et chimique d'une manière tout à fait remarquable: quelquefois très rapidement (8 jours en moyenne après l'opération).

On pourrait croire qu'une fois l'estomac perforé à sa partie la plus déclive, les aliments passent librement et sans séjourner longtemps dans l'organe. Quelques auteurs parlent même d'un estomac entonnoir, qui ne servirait qu'à déverser immédiatement la nourriture dans l'intestin. Il n'en est rien: dans les premiers jours, la rétention alimentaire est toujours très forte (avec ou sans bouton de Murphy), puis peu à peu l'estomac se vide plus librement, et peu à peu l'ouverture artificielle, faisant communiquer l'estomac et l'intestin, fonctionne comme un pylore normal, c'est-à-dire qu'elle laisse passer la nourriture rythmiquement et par petites quantités, et une fois le traumatisme chirurgical complètement guéri, le fonctionnement mécanique de l'organe redevient absolument physiologique. Ainsi avec notre repas d'épreuve l'estomac se vide complètement en deux heures et demie ou trois heures.

Le volume de l'estomac diminue aussi peu à peu pour redevenir normal après quelques semaines ou quelques mois, mais s'il était abaissé il reprend plus lentement sa place.

Quant au fonctionnement chimique, il est très rapidement amélioré. Si l'acidité était trop forte, elle diminue pour tomber à la normale en très peu de temps. La pepsine et le labferment sont sécrétés en quantité suffisante pour amener une bonne digestion des albumines et du lait. Les symptômes subjectifs disparaissent peu à peu.

Mais il ne faudrait pas croire que, pour obtenir tout le résultat qu'on est en droit d'attendre de la gastro-entérostomie, l'opération seule est suffisante. Il faut encore suivre attentivement le malade au point de vue du régime alimentaire. Nous avons toujours remarqué que si le malade est laissé à lui-même, mangeant ce que bon lui semble, ou qu'on s'en remette pour ces soins à des sous-ordres ignorants, l'amélioration est plus lente à se produire, et les symptômes subjectifs plus lents à disparaître. Il reste un état de gastrite aiguë ou subaiguë.

Il ne faut pas oublier non plus que, dans tous ces cas, l'intestin s'est déshabitué depuis plus ou moins longtemps à recevoir une nourriture normalement travaillée par l'estomac; de là des changements considérables dans sa façon de se comporter; son pouvoir sécrétoire, de même que sa puissance d'absorption, sont certainement altérés. Aussi voyons-nous très souvent, les premiers jours, se produire une diarrhée intense, très fatigante pour le malade et souvent provoquée par le flot d'une bouillie alimentaire trop acide (surtout les premiers jours après l'opération).

Cette entérite entretenue par la trop forte acidité gastrique empêche le malade de reprendre des forces et du poids. Il faut donc prendre en considération l'acidité et la quantité du suc gastrique pour le neutraliser en partie par des alcalins. Nous avons retracé ailleurs les principes qui doivent nous guider pour l'alimentation des gastro-entérostomisés.

Dans tous les cas où la gastro-entérostomie a été faite pour une rétention passagère (spasme du pylore chez les nerveux, gastroptose, troubles digestifs chez les neurasthéniques ou les hystériques), les résultats ont été déplorables, et le plus souvent nous avons vu qu'à des phénomènes gastriques se sont joints des troubles intestinaux, et nous sommes arrivé à la persuasion que dans ces cas cette opération est absolument contre-indiquée.

Conclusions.

1° La gastro-entérostomie s'impose chaque fois que le calibre du pylore est devenu insuffisant pour permettre le libre passage des aliments de l'estomac dans l'intestin.

2° Pour être autorisé à pratiquer cette opération, la cause du rétrécissement doit être permanente ou définitive, par tumeur, bride, cicatrice d'ulcère ou anneau fibreux.

3° Elle est contre-indiquée dans les cas de rétrécissement passager du pylore, comme le spasme pylorique chez les neurasthéniques, dans la stase stomacale par ptose ou par atonie des parois.

4° Elle ne sera pratiquée qu'après une étude attentive du travail mécanique de l'estomac, qui sera apprécié à différentes phases de la digestion, et avec des repas d'épreuve rigoureusement les mêmes pour chaque exploration. Dans les cas où l'on soupçonne une cause passagère de stricture (nervosité), on fera les mêmes explorations, mais plus souvent répétées, à cause de la variabilité des résultats et aussi sous l'influence d'un bain tiède prolongé, de bromure de potassium et même de la suggestion.

5° L'insufflation stomacale est nécessaire pour renseigner sur les cas de ptose gastrique ou sur l'importance de la dilatation.

6° La gastro-entérostomie est une opération curative dans les cas de rétrécissement du pylore par cicatrice d'ulcère rond, par anneaux fibreux ou adhérences péripyloriques.

7° Elle est palliative dans les cas de tumeurs malignes intéressant le pylore, mais elle peut prolonger l'existence du malade d'une manière tout à fait remarquable.

8° Les résultats ont été peu satisfaisants chez les nerveux et les ptosés.

9° Après l'opération, le travail chimique de l'estomac est peu influencé, bien que le taux de l'acidité diminue.

10° Le fonctionnement mécanique de l'estomac est considérablement modifié. — L'évacuation du contenu stomacal est assurée; elle se fait normalement et rythmiquement, comme si elle était réglée par un pylore normal. — La durée du travail de digestion stomacale chez l'opéré (après guérison du traumatisme chirurgical) est la même que chez l'individu normal.

11° L'estomac reprend peu à peu son volume et sa situation normale.

M. Rendu présente, au nom de M. le professeur Ponfik (de Breslau), des planches d'anatomie pathologique fort remarquables, destinées à vulgariser, parmi les élèves, les lésions typiques constatées dans les autopsies.

LES INFECTIONS ADÉNOIDIENNES OU SPÉLÉOPATHIQUES,

RAPPORT

par M. le docteur Paul GALLOIS.

Ancien interne des Hôpitaux de Paris

Dans les traités classiques, le chapitre consacré aux végétations adénoïdes leur attribue des complications de trois ordres : 1° des phénomènes mécaniques d'obstruction; 2° des troubles réflexes et 3° des accidents inflammatoires. Il n'est pas parlé d'accidents infectieux. C'est là une lacune regrettable qu'il importe de combler. Tout le monde connaît et admet la possibilité d'accidents infectieux à la suite d'angines aiguës; que des accidents de même nature se produisent en cas d'inflammations aiguës ou même chroniques du rhino-pharynx, cela ne peut surprendre. Cependant ces complications infectieuses des lésions du cavum commencent seulement à être entrevues. Le fait peut s'expliquer facilement. Les lésions du cavum ne peuvent guère être constatées que par des laryngologistes; leurs complications infectieuses sont au contraire observées par des médecins différents. Prenons des exemples. Un enfant est adénoïdien. Pour cette affection du cavum il sera montré à un laryngologiste. Il fait une adénite cervicale, c'est un médecin ou un chirurgien que l'on consultera. Survient une kératite, on le conduit chez un oculiste. A-t-il un impétigo ou du lupus? On prendra l'avis d'un dermatologiste. Or, tous ces accidents ont une même cause, l'infection adénoïdienne.

L'étude des infections adénoïdiennes comprend les chapitres suivants : 1° infections portant sur les adénoïdes elles-mêmes; 2° infections de surface propagées aux muqueuses voisines; 3° infections de surface propagées à la peau du voisinage; 4° infections ganglionnaires; 5° infections par cheminement interstitiel; 6° infections sanguines. Les infections de surface ont été à peu près décrites dans les ouvrages classiques, quant aux trois dernières variétés, infections en profondeur, elles n'ont pas suffisamment attiré l'attention des médecins et des laryngologistes.

I

INFECTIONS PORTANT SUR LES ADÉNOÏDES ELLES-MÊMES.

Tout d'abord on peut se demander si les végétations adénoïdes ne sont pas déjà une lésion d'ordre infectieux. Les diverses études entreprises au sujet de leur bactériologie sembleraient l'indiquer. Chatellier en particulier y a trouvé des staphylocoques, des streptocoques, le tétragène et un bacille encapsulé ressemblant au diplo-bacille de Friedlaender.

Les recherches très importantes de Dieulafoy et de Lermoyez y ont montré la présence des bacilles de Koch. On peut donc se demander si ce ne sont pas ces divers micro-organismes qui ont provoqué l'hypertrophie des éléments de l'anneau de Waldeyer.

Les adénoïdes seraient ainsi un mode de défense de l'appareil lymphatique de la gorge, contre les infections microbiennes de quelque nature qu'elles soient. Cette hypothèse est assez séduisante. Je croirais cependant plus volontiers que les adénoïdes préexistent à l'infection et qu'elles s'infectent secondairement.

En faveur de cette opinion, j'invoquerais tout d'abord le fait de leur hérédité presque fatale.

Sans doute on peut objecter que les fils, héritant du terrain pathologique de leurs parents, sont prédisposés aux mêmes infections qu'eux. Il me paraît cependant difficile d'admettre qu'une simple prédisposition héréditaire à l'infection aboutisse d'une façon si constante à cette infection. Mais surtout le fait le plus important me paraît être la précocité souvent très grande des végétations. Lubet-Barbon a particulièrement insisté sur les adénoïdes des nouveau-nés qui nécessitent une intervention d'urgence, parce que l'enfant ayant le nez obstrué ne peut respirer pendant qu'il tette. Il semble bien dans ces cas que les végétations ont été congénitales, et qu'on ne peut invoquer une infection pour expliquer un développement aussi précoce. D'ailleurs de ce que l'on trouve des microbes, et en particulier le bacille de Koch dans les amygdales, on n'en déduit pas que ce sont ces microbes qui ont amené l'hypertrophie des tonsilles, on en conclut que les amygdales se sont infectées. Je pense qu'il en est de même des adénoïdes qui, représentant en quelque sorte une malformation héréditaire et congénitale, s'infecteraient secondairement de la même façon que les amygdales, lesquelles sont un tissu de tout point analogue.

Mais que l'infection soit antérieure ou postérieure à la production des végétations pharyngiennes, peu importe. Il me suffit de constater cette existence d'une infection des tumeurs adénoïdiennes pour être amené à redouter que cette infection ne reste pas localisée et puisse se généraliser.

C'est surtout à l'occasion de la grippe que cette infection adénoïdienne se produit. On assiste alors à une poussée d'adénoïdite, ou de rhino-pharyngite. Ces deux mots sont souvent considérés comme synonymes. Il y a cependant une différence, qui correspond à deux types cliniques un peu différents.

Rhino-pharyngites aiguës. — Certains sujets adénoïdiens ou non se plaignent du mal de gorge. On examine et l'on ne trouve rien sur les amygdales. Beaucoup de médecins pensent alors qu'il n'y a en effet rien dans la gorge. Pourtant en y regardant mieux on voit du muco-pus descendre du pharynx supérieur. Ce n'est pas là un phénomène sans importance, c'est la caractéristique de la *rhino-pharyngite*. Celle-ci est d'ailleurs suffisante pour expliquer une fièvre assez vive, c'est-à-dire une infection ou une intoxication microbienne assez importante. Si l'on ne sait pas reconnaître la cause de cette fièvre, on pense à des infections plus graves, à de la méningite, à de la fièvre typhoïde, à du paludisme, etc., jusqu'à ce que la température tombant au bout de deux ou trois jours vienne calmer ces appréhensions.

Adénoïdite aiguë. — Le type morbide auquel je réserverais plutôt le nom d'*adénoïdite aiguë* est assez différent. Sa caractéristique est pour moi le refoulement du voile du palais en avant. C'est un signe que je ne crois pas avoir vu mentionner et qui est très important. Dans cette forme, l'occlusion nasale est considérable, les malades ne respirent que par la bouche. Fait également important, on voit peu de muco-pus dans le pharynx, ce qui tient peut-être à ce que les adé-noïdes enflammées, s'accolant au voile du palais, ne permettent pas plus l'écoulement de ce muco-pus que le passage de l'air. Si donc on ne remarque pas la respiration exclusivement buccale, ni le refoule-ment du voile, les signes gutturaux sont nuls ou à peu près, et le dia-gnostic exact devient presque impossible.

Adénoïdite chronique. — A côté de ces formes aiguës de l'infection des adénoïdes, il faut signaler l'*adénoïdite chronique*. Celle-ci peut être le reliquat d'une poussée aiguë, il se peut aussi qu'elle soit chro-nique d'emblée. Les végétations formant des saillies mamelonnées sont séparées par des sillons plus ou moins profonds, dans lesquels le muco-pus reste à demeure. Ce muco-pus contient des streptocoques, des staphylocoques, du tétragène. C'est une source d'infection ou d'intoxication microbienne permanente, pouvant se traduire par de l'anémie, de la dyspepsie, de l'adénite cervicale chronique. Cette réserve microbienne constitue un foyer qui se réveille à la moindre occasion. Qu'un enfant ainsi chroniquement infecté fasse une grippe par exemple, c'est sur ses adénoïdes malades que l'inflammation gut-turale portera surtout, et cette grippe aura plus de chances d'être infectieuse que chez un autre sujet, puisqu'elle trouvera tout préparés les agents d'une infection secondaire possible.

Les végétations seront donc en quelque sorte une cause d'appel par la grippe. Elles jouent le même rôle pour la diphtérie et peut être aussi pour la scarlatine.

II

INFECTIONS DE SURFACE PROPAGÉES AUX MUQUEUSES VOISINES.

Amygdalites. — C'est surtout du côté de l'amygdale que se propagent les infections de surface de provenance adénoïdienne. Lorsqu'on voit des points blancs, crémeux sur les amygdales, on porte le diagnostic : *angine pultacée.* Or ce diagnostic est très souvent incomplet. Derrière l'amygdalite qui attire toute l'attention, il y a souvent une pharyngite caractérisée par un revêtement de mucus opalescent sur la paroi postérieure du pharynx. Or presque toujours cette paroi postérieure présente des vallonnements adénoïdiens d'ancienne date. Si l'on provoque le réflexe nauséeux, on fait descendre du muco-pus de l'arrière-cavité des fosses nasales. Je n'irai peut-être pas jusqu'à dire que seuls les adénoïdiens ou les sujets atteints de rhino-pharyngite chronique sont capables d'avoir de l'amygdalite pultacée, mais certainement les lésions chroniques du nez ou du cavum sont une cause prédisposante capitale de cette forme d'angine.

Une lésion aiguë passant à la chronicité semble être le phénomène habituellement observé. Je crois que cette proposition doit bien souvent être retournée et qu'une affection aiguë est très ordinairement préparée par une altération chronique. Pour la gorge en particulier, je crois que les angines aiguës se développent presque toujours sur des adénoïdes chroniquement infectées.

Ce qui est vrai de l'angine pultacée s'applique également aux autres variétés d'angines. Les *angines membraneuses* à streptocoques ou à staphylocoques ne se voient guère que chez des adénoïdiens : on sait que la diphtérie a également une prédilection marquée pour ces mêmes sujets. Les *angines phlegmoneuses*, que le pus siège dans les amygdales palatines ou sublinguales, sont dans le même cas. J'ai observé récemment un abcès de la paroi latérale du pharynx survenu chez une malade adénoïdienne dont la fille, adénoïdienne également, avait eu presque en même temps une amygdalite pultacée assez tenace.

Ce qui est vrai des amygdalites aiguës est également vrai des amygdalites chroniques. L'*hypertrophie de l'amygdale* est rarement isolée, elle est presque toujours associée aux végétations adénoïdes qui ne sont en somme qu'une hypertrophie de l'amygdale pharyngée. L'expression de tuberculose larvée des trois amygdales employée par

M. Dieulafoy met en lumière également la coexistence possible de la tuberculose dans l'amygdale palatine et l'amygdale pharyngée.

L'amygdale est habituellement rattachée à l'appareil digestif. Au point de vue pathologique, c'est une erreur, elle appartient au système respiratoire. C'est surtout par le cavum qu'elle s'infecte, et il est remarquable de constater combien la bouche est généralement réfractaire aux infections d'origine rhino-pharyngienne et combien peu ses altérations retentissent sur les amygdales ou le pharynx.

Laryngites. — Si nous continuons à suivre les propagations descendantes des infections muqueuses d'origine adénoïdienne, nous trouvons la *laryngite*. Les laryngites chroniques, on le sait, sont souvent la suite des granulations pharyngiennes. Les laryngites aiguës s'observent également à la suite des poussées adénoïdiennes. Elles présentent souvent des types cliniques particuliers : ainsi la *laryngite striduleuse* se rencontre presque exclusivement chez des enfants adénoïdiens. Dans certains cas, des *toux coqueluchoïdes* m'ont paru être également en relation avec l'adénoïdisme.

Bronchites. — Les bronchites sont fréquentes chez les adénoïdiens, c'est un point sur lequel M. Comby a insisté il y a déjà quelque quinze ans. A cet égard, il faut faire une remarque. Le mot bronchite est souvent prononcé un peu légèrement pour caractériser la maladie d'un individu qui tousse. En réalité, une bronchite n'est pas aussi commune que ces diagnostics superficiels pourraient le faire croire. Les enfants adénoïdiens ont souvent des bronchites tenaces, ils ont, comme on dit, la poitrine grasse ; parfois on serait tenté de les prendre pour des tuberculeux. Ces infections descendantes sont favorisées sans doute par l'occlusion nasale qui oblige un sujet à respirer par la bouche. L'air ne peut ni se filtrer ni s'échauffer dans son passage par le nez et il devient irritant pour le larynx et les bronches par sa température froide, par les poussières et les microbes qu'il charrie.

Dans certains cas, la bronchite des adénoïdiens affecte le type bien particulier de la *bronchite asthmatiforme*, caractérisé fonctionnellement par une anhélation assez grande, et physiquement par des râles sibilants extrêmement fins. Les enfants qui en sont atteints « toussent, disent les parents, tout l'hiver ». Or ce type est intéressant à connaître, car l'iodure de potassium le guérit très rapidement, tandis qu'il est beaucoup moins efficace contre l'asthme de l'adulte.

Otites. — Les infections de surface peuvent se propager aussi vers le haut. Celle qui est la plus connue et qui a été décrite dès le début par Meyer, c'est l'*otite*. Quand le sujet est adénoïdien on attribue l'inflammation de la caisse à une oblitération mécanique de la trompe par des végétations. Mais comme l'otite peut s'observer également à la suite de rhinite, on incrimine aussi le refoulement des mucosités par des siphonages intempestifs du cavum, par le fait de se moucher. Toutes ces causes mécaniques ont sans doute leur influence, mais je crois qu'elles ne sont nullement indispensables. L'ascension des microbes peut se produire même sans leur intervention. L'otite peut suppurer, et devenir chronique. Le foyer microbien de la caisse peut infecter les cellules mastoïdes et, avec toutes ses conséquences, provoquer la carie du rocher.

Lermoyez a signalé récemment le fait de la contagiosité de l'otite. L'otite n'a pas de microbe spécifique : elle peut être produite par le pneumocoque, le streptocoque ou le staphylocoque. Or il semble qu'un microbe qui vient chez un sujet de produire une lésion déterminée, s'est en quelque sorte adapté à son nouveau milieu. Transporté chez un autre sujet il reproduira de préférence la même lésion. Ainsi un pneumocoque qui vient de faire une pneumonie, refera plutôt une pneumonie. Tel pneumocoque qui aura produit une méningite cérébro-spinale, aura plus de chances de communiquer une nouvelle méningite.

En somme il y aurait là un phénomène d'adaptation des microbes à un milieu donné qui est conforme aux doctrines évolutionnistes.

Affections oculaires. — Cette propagation de l'infection à l'oreille est de notion classique actuellement. Or ce qui se passe pour l'oreille se passe également pour l'œil. L'infection adénoïdienne peut provoquer de la rhinite. Celle-ci, qu'elle soit secondaire à l'adénoïdite ou qu'elle soit primitive, est une menace pour l'appareil lacrymal. Du nez, les microbes peuvent remonter dans le canal nasal et atteindre la conjonctive. On peut observer ainsi la *dacryocystite*, la *blépharite ciliaire*, les *orgeolets*, la *kérato-conjonctivite phlycténulaire*.

L'*iritis* peut sans doute être aussi la conséquence d'une infection d'origine nasale. Ces faits signalés par Ziem et par Trousseau ne sont pas encore aussi connus qu'ils méritent de l'être. Pour ma part, je puis citer l'exemple d'un malade, atteint de blépharite et de conjonctivite, soigné sans succès pendant trois ans dans une excellente clinique ophtalmologique. Je fis examiner ses fosses nasales, on lui trouva une rhinite chronique. Le simple siphonage du nez, sans aucun traitement oculaire, fit disparaître la blépharo-conjonctivite. Le malade ayant à un moment donné interrompu son traitement, les accidents oculaires recommencèrent pour disparaître quand le traitement rhino-pharyngien fut repris. D'autre part, les oculistes savent qu'ils ne peuvent opérer une cataracte chez un ozéneux, parce que la plaie cornéenne s'infecte fatalement. Il est nécessaire de désinfecter d'abord les cavités nasales, parfois même de suturer les points lacrymaux pour empêcher l'ascension des microbes du nez dans l'espace conjonctival. Il est possible d'ailleurs que, par réciproque, des infections originaires de la conjonctive aillent gagner les fosses nasales. Cependant le fait paraît moins fréquent, ou moins démontré.

Sinusite. — Les sinus maxillaires, frontaux, etc., peuvent s'infecter par des microbes provenant d'une inflammation nasale. La réciproque est vraie. Un sujet qui a une sinusite maxillaire d'origine dentaire peut faire consécutivement de la rhinite et même de la pharyngite.

En somme, on le voit, toutes les parties de cet ensemble des voies aériennes supérieures, que je propose d'appeler brièvement grotte faciale, sont dans une dépendance réciproque. Cette grotte comprend, pour moi, le nez, le cavum, le pharynx et leurs diverticules : trompes d'Eustache et caisse, canal lacrymal et conjonctive, ainsi que les divers sinus. Il est souvent difficile de dire quel a été le point primitivement affecté. Aussi si l'on veut bien accepter ma dénomination de grotte faciale ou de spéléon (σπήλαιον, grotte), je proposerai d'appeler spéléopathies l'ensemble des affections de la grotte faciale, comme on dit dyspepsies, cardiopathies, maladies nerveuses, etc. Et l'on donnerait le nom d'infections spéléopathiques aux infections ayant pour porte d'entrée une affection quelconque de la grotte faciale.

III

INFECTIONS DE SURFACE PROPAGÉES A LA PEAU DU VOISINAGE.

Mais les infections originaires de cette grotte ne se limitent pas toujours exclusivement aux surfaces muqueuses, elles peuvent atteindre la peau de la face. L'*érysipèle* est un des accidents cutanés dont les relations avec les excoriations nasales sont bien connues. On peut observer également l'*impétigo*. Celui-ci peut être produit par l'écoulement de sécrétions irritantes provenant du nez ou de la conjonctivite. Dans certains cas l'*eczéma* de la face peut avoir la même origine. D'ailleurs la réciproque est également vraie. Des dermatoses impétigineuses ou eczémateuses peuvent envahir secondairement les muqueuses voisines.

Le *lupus*, comme Audry et Dubreuilh l'ont montré, peut être la conséquence de lésions nasales. Chez tous les malades qu'ils ont examinés à ce point de vue, ils ont trouvé soit des lésions de la muqueuse ou des cornets, soit des antécédents indiquant une ancienne altération du rhino-pharynx. Ce n'est pas un véritable lupus de la pituitaire que l'on constate ordinairement, mais un catarrhe qui contient peut-être des bacilles de Koch.

La *couperose* a peut-être aussi des relations avec les lésions internes de la pituitaire. En cas de coryza, le nez est souvent rouge. L'inflammation de l'intérieur réagit ainsi sur l'extérieur et la peau subit parfois des altérations consécutives à celles de la muqueuse. L'acné rosacée peut être un de ces modes de réaction de la peau du nez.

A cette liste il faudrait ajouter les infections bacillaires ou autres de la peau consécutives à des suppurations ganglionnaires, nous les retrouverons à propos de l'infection ganglionnaire.

IV

INFECTIONS GANGLIONNAIRES.

Adénites aiguës. — Dans la scarlatine, dans la diphtérie, on peut observer des bubons cervicaux. Leur interprétation ne souffre pas de difficultés. On y voit des adénites sympathiques de l'affection gutturale. Mais dans certains cas, étudiés par Pfeiffer sous le nom de *fièvre ganglionnaire*, l'adénite cervicale aiguë semble être primitive. Mais elle n'est primitive qu'en apparence. Pfeiffer avait pourtant noté la rougeur du pharynx, mais il la trouvait insuffisante pour expliquer le retentissement ganglionnaire. Or cette rougeur du pharynx, c'est de la pharyngite grippale, et celle-ci n'est le plus souvent que la traduction apparente d'une adénoïdite plus difficile à reconnaître. Le fait de la contagiosité de ce type morbide s'explique, puisque c'est une manifestation grippale. Dans les familles des enfants atteints de fièvre ganglionnaire, on trouve simultanément d'autres accidents de grippe : angines, coryza, bronchites, broncho-pneumonie, etc. Que deux enfants d'une même famille aient l'un après l'autre une fièvre ganglionnaire, cela peut s'expliquer, car ils seront généralement l'un et l'autre adénoïdiens. D'ailleurs il se produit là sans doute ce que nous avons déjà vu pour l'otite. Quoique le type morbide décrit par Pfeiffer ne me paraisse pas devoir être considéré comme une maladie spéciale et autonome, il est extrêmement important à connaître, car il peut être confondu avec les oreillons, et il est important d'établir un diagnostic différentiel exact entre ces deux affections.

Adénites chroniques. — La forme la plus commune de l'adénite cervicale des adénoïdiens, c'est *l'hypertrophie des ganglions cervicaux* (pléiade adénoïdienne). Cette adénite est sympathique, comme toute adénite, et la lésion primitive qui la provoque le plus souvent, c'est la maladie de Meyer. Cette coexistence avait été remarquée déjà par Lœwenberg qui en avait conclu que le tempérament lymphatique prédisposait aux adénoïdes. La formule doit être renversée. Ce sont les adénoïdes qui prédisposent à l'adénite cervicale et, par suite, aux accidents scrofuleux.

Adénites tuberculeuses. — Les affections chroniques du nez ou de la gorge peuvent donner lieu à des *adénites tuberculeuses.* Comme les écrouelles typiques donnaient lieu à une suppuration froide et étaient de nature tuberculeuse, les anatomistes ont été amenés à dire que la scrofule n'était qu'un cas particulier de la tuberculose. Par contre-coup les adénites cervicales, qui, au point de vue clinique, étaient un stigmate de scrofule, ont été considérées comme étant de nature tuberculeuse. Cette confusion entre le sens clinique et le sens anatomique du mot scrofule n'est pas encore entièrement dissipée et, pour beaucoup de médecins, la présence d'une adénite cervicale chronique fait conclure à l'existence d'une infection tuberculeuse, ce qui n'est pas toujours exact. Une adénite cervicale chronique est souvent bacillaire, mais elle peut ne pas être bacillaire.

L'adénite cervicale tuberculeuse suppure assez fréquemment, le pus baccillifère peut infester la peau et y produire au niveau même des fistules ou à quelque distance des tuberculoses de la peau de formes variées, lupus divers, tuberculoses ulcéreuses ou croûteuses, etc. Si le pus n'est pas bacillaire ce sont des pyodermies variées que l'on peut observer : ecthyma, furoncles, abcès cutanés, érysipèle, etc.

Tandis que d'une façon ordinaire les microbes pyogènes vulgaires se détruisent assez complètement dans les ganglions, le bacille de Koch est beaucoup plus réfractaire à la phagocytose. Il séjourne presque indéfiniment dans les ganglions où il a pénétré et il garde même ses propriétés envahissantes. Il gagne facilement les ganglions voisins produisant ces chaînes ganglionnaires bien connues des anciens médecins ; c'est ainsi qu'on voit une adénopathie angulo maxillaire être suivie d'adénopathies cervicale, sus claviculaire, trachéo-bronchique.

Le chemin suivi par le bacille n'est pas toujours conforme au sens du courant lymphatique ; aussi peut-on voir des ganglions sous-pectoraux ou axillaires se prendre à la suite des ganglions cervicaux. On a invoqué un transport rétrograde dans les gros troncs lymphatiques. J'attache plus d'importance au phénomène que j'appelle cheminement interstitiel et dont je reparlerai.

A côté de cet envahissement de proche en proche, on peut noter de véritables généralisations. Ainsi une adénite cervicale tuberculeuse peut donner lieu à une tumeur blanche, à de la tuberculose pulmonaire, à de la granulie.

L'adénite cervicale tuberculeuse peut donner lieu parfois à la *micropolyadénopathie* de Legroux, laquelle d'ailleurs n'est pas toujours tuberculeuse.

Lymphadénie. — Ce type de la micropolyadénopathie ressemble assez à l'*adénie* de Bonfils-Trousseau. Or il se pourrait bien que l'adénie ne fût bien souvent qu'un mode de réaction particulier de ganglions contre une infection à porte d'entrée gutturale. Trousseau en avait déjà fait la remarque, et les observations qu'il rapporte sont très curieuses à cet égard. Je crois également que souvent la *leucocythémie ganglionnaire*, le *lymphosarcome*, les *lymphomes tuberculeux* ont la même origine rhino-pharyngienne. Les recherches modernes tendent à classer ces lésions parmi les lésions microbiennes, et leur début ordinaire par les régions cervicales semble bien désigner la grotte faciale comme la porte d'entrée de l'infection.

V

INFECTIONS A DISTANCE PAR CHEMINEMENT INTERSTITIEL.

J'ai déjà mentionné ce phénomène du cheminement interstitiel des microbes. Je dois y revenir, car s'il est connu, on ne lui donne en général pas dans la pathogénie une place suffisante. Quand il se produit en un point quelconque du corps une source d'infection, il arrive fréquemment que les microbes se diffusent autour de leur porte d'entrée, cheminent à travers les espaces lymphatiques sans y provoquer de lésions apparentes, puis, plus ou moins loin de leur point de départ, forment un abcès sans connexion visible avec leur foyer primitif. L'exemple le plus vulgaire que l'on peut citer de ce phénomène, c'est l'abcès dentaire. Une dent est cariée, ses canaux sont ouverts, les microbes s'y engagent, puis se diffusant à travers les espaces lymphatiques, traversent le périoste alvéolo-dentaire, la lame osseuse de l'alvéole, le périoste externe du maxillaire et vont former un abcès sous la muqueuse.

Entre l'abcès et la dent malade tout est resté à peu près sain, aussi la simple ouverture de la collection purulente est suffisante pour amener la guérison. Dans la thèse de Piard (1896) sur les abcès à distance dans l'appendicite, j'ai fait connaître deux observations d'abcès développés dans la paroi abdominale chez des sujets ayant eu de l'appendicite, et sans que ces abcès fussent en connexion avec le foyer appendiculaire. Ils ne pouvaient s'expliquer que par un cheminement interstitiel des microbes.

Les exemples de cheminement interstitiel dans les infections adénoïdiennes ne sont pas rares. Le plus connu est l'*abcès cérébral* lequel survient habituellement à la suite d'une otite suppurée chronique. Là encore les microbes ont émigré de la caisse du tympan malade, ont traversé les os du rocher, la dure-mère, l'espace arachnoïdien, la pie-mère et une certaine épaisseur du tissu cérébral. Sur tout ce parcours, ils n'ont subi aucune altération appréciable. Puis en pleine masse encéphalique, pour des raisons mal précisées, ils ont provoqué une collection purulente. Parfois comme M. Dieulafoy vient de le montrer, ce n'est pas dans le cerveau que ces suppurations se forment, mais dans le cervelet, on a alors des *abcès cérébelleux* otitiques.

Parfois ce cheminement ne va pas aussi loin et l'on peut noter de la *thrombose des sinus* ou des plaques de *méningite*.

Et puisque je parle de méningite, la *méningite tuberculeuse* semble bien être, elle aussi bien souvent, le résultat d'une infection par cheminement interstitiel. C'est du cavum, de la caisse du tympan, des fosses nasales que proviennent les bacilles, c'est à travers les parois osseuses du crâne, parfois présentant d'ailleurs des fissures ou des perforations multiples, que ceux-ci atteignent les méninges. On peut dire que cette interprétation est actuellement classique puisqu'elle est adoptée par Lermoyez et par Marfan.

Du côté de l'appareil visuel, on peut observer des phénomènes analogues. On a signalé des *abcès orbitaires* à la suite de sinusites, sans communications appréciables entre le foyer primitif et le foyer secondaire. De même des lésions internes de l'œil, *l'iritis*, peut-être aussi le *décollement de la rétine* comme dans une observation de Lagrange rapportée dans la thèse de Letainturier de la Chapelle, semblent devoir être attribués parfois à une infection d'origine rhino-pharyngienne et réalisée par le mécanisme du cheminement interstitiel.

VI

INFECTIONS SANGUINES.

Septicémies. — L'existence des adénopathies chez les adénoïdiens est une première étape dans l'infection générale de l'organisme. Cependant l'infection sanguine est possible sans qu'il y ait eu de réaction ganglionnaire. On peut observer des *septicémies graves*, mortelles mêmes, à la suite d'une adénoïdite aiguë, comme je l'ai déjà signalé.

Mais à côté de ces formes intenses il y a des états de subinfection chronique. La pâleur des sujets dits lymphatiques me paraît devoir être en grande partie attribuée à une *septicémie chronique*, ou à des phénomènes toxi-infectieux atténués.

Tuberculose pulmonaire. — Dans d'autres cas l'infection se traduit par des lésions viscérales appréciables. La plus grave de ces infections consécutives à l'adénoïdisme c'est la *tuberculose pulmonaire*.

Les adénoïdiens y sont aussi sujets que les individus roux et de haute taille sur lesquels Landouzy a justement attiré l'attention. La tuberculose chez eux peut se produire par divers mécanismes. D'abord l'occlusion nasale obligeant à respirer par la bouche supprime une barrière importante, les bacilles ne sont plus arrêtés par les anfractuosités du nez et peuvent arriver d'emblée au poumon. Le poumon peut également être envahi par voie sanguine à la suite de la tuberculose des trois amygdales ou de tuberculose cervicale. Enfin il est peut-être dans certains cas atteint par le cheminement interstitiel de bacilles provenant d'adénopathies sus-claviculaires, sous-pectorales ou axillaires. C'est ainsi que Volland, Buttersack expliquent la localisation ordinaire de la tuberculose aux sommets. Et cette idée n'est peut-être pas aussi paradoxale qu'elle le paraît de prime abord. Sanchez Toledo a signalé la fréquence de l'adénopathie axillaire dans la tuberculose pulmonaire au début. Resterait à déterminer lequel des deux accidents a précédé l'autre. Or, dans certains cas, c'est manifestement la tuberculose pulmonaire qui est secondaire.

En voici un exemple Une jeune fille adénoïdienne a de l'adénite cervicale. Du côté gauche, les ganglions sus-claviculaires, sous-pectoraux et axillaires se prennent successivement. Du même côté gauche apparaissent au sommet du poumon des signes de tuberculose au début. L'ablation des adénoïdes amena la disparition des adénites et des signes pulmonaires.

Tuberculoses chirurgicales. — Les tuberculoses chirurgicales peuvent également être la conséquence d'une infection bacillaire à porte d'entrée gutturale. Sans doute le bacille peut infecter l'organisme en s'insinuant par d'autres voies, mais l'origine rhino-pharyngienne est possible, et elle n'est généralement pas soupçonnée ni suffisamment recherchée. D'ailleurs l'ostéomyélite a souvent pour cause une angine, comme l'a montré Lannelongue. Qu'il s'agisse de bacilles de Koch ou de pyogènes, dans les deux cas le mécanisme est le même.

Scrofule. — Récapitulons les différents états pathologiques que nous avons eu à énumérer jusqu'ici : voici ce que nous trouvons : hypertrophie des amygdales, otite, carie du rocher, blépharite ciliaire, kératite, érysipèle, impétigo, lupus, adénites cervicales, méningite, tuberculoses chirurgicales, phtisie pulmonaire. N'est-ce pas là trait pour trait le tableau de l'ancienne scrofule? Dans un livre récent intitulé *La scrofule et les affections adénoïdiennes*, j'ai exposé plus complètement les mêmes idées, et j'ai cherché à montrer que nos prédécesseurs avaient reconnu l'existence d'un lien commun entre ces diverses manifestations. Mais, ne pouvant se rendre compte de la nature de ce lien commun puisqu'ils ne connaissaient ni le miroir laryngien ni la bactériologie, ils se l'étaient représenté sous la forme d'une diathèse. Existe-t-il un terrain spécifiquement scrofuleux? Je n'en sais rien. Aussi je n'en parle pas. Il n'est plus un postulatum nécessaire. L'infection spéléopathique interprète suffisamment la coexistence des accidents scrofuleux chez un même individu.

Néphrite. — Mais les infections adénoïdiennes peuvent se traduire par des accidents n'appartenant pas au cycle de la scrofule. Dans un travail paru dans le *Bulletin médical* en 1897 (n° 77) j'ai montré que la néphrite chez les enfants ne se rencontrait guère que chez des adénoïdiens. Dans certains cas, les végétations ou la rhinite apparaissaient comme la seule cause appréciable de l'infection. Dans d'autres, on pouvait à la rigueur invoquer d'autres causes concomitantes, la rougeole ou la scarlatine par exemple. Mais même dans ces derniers cas le rôle des adénoïdes ne doit pas être négligé. En effet la rougeole, la scarlatine ne s'accompagnent pas toujours de néphrite. Pour que cette complication se produise, il faut qu'à la rougeole ou à la scarlatine viennent s'associer d'autres causes et les adénoïdes paraissent être une des causes adjuvantes les plus puissantes. En effet, si une angine scarlatineuse se développe sur un pharynx déjà chroniquement infecté, les risques d'infection générale sont évidemment plus grands que si le pharynx était primitivement sain.

D'ailleurs les néphrites à la suite des angines aiguës ont déjà été signalées par de nombreux auteurs.

Endocardite. — Dans le même travail du *Bulletin Médical* j'étudiais également les relations de l'*endocardite* avec les lésions du nez et de la gorge. Sur huit enfants atteints d'endocardite, cinq avaient des affections rhino-pharyngées vérifiées par des spécialistes. Pour les trois autres je n'ai pu connaître de façon certaine l'état du rhino-pharynx, mais les signes antérieurs, le faciès, l'histoire clinique rendaient fort probable le diagnostic d'adénoïdisme. De ces huit malades, deux n'avaient dans leurs antécédents aucune cause classique d'endocardite : les végétations semblaient donc être la cause de l'affection cardiaque. Chez les six autres on trouvait, outre les lésions pharyngiennes, le rhumatisme, la scarlatine, la fièvre typhoïde, la chorée. Dans ces cas également, je ne crois pas que l'on doive refuser aux adénoïdes toute influence pathogène. Pour qu'un accident morbide se produise il ne suffit généralement pas d'une cause unique, il faut un ensemble de circonstances pour rendre sa réalisation possible. C'est une notion que je résume par le mot de polyétiologie. Les adénoïdes ont pu jouer le rôle de cause adjuvante. Peut-être même ont-elles, comme nous le verrons, un rôle plus considérable.

Une observation intéressante montrera le rôle des adénoïdes dans la production de l'endocardite.

Dans une famille de trois enfants adénoïdiens, l'un meurt de grippe avec broncho-pneumonie. Les deux autres prennent l'année suivante la scarlatine. De ces deux, une fillette meurt d'une infection streptococcique avec érythème scarlatiniforme secondaire, l'autre, un garçon, guérit mais garde de cette atteinte une insuffisance mitrale. Quelques années après, à la suite d'une angine, son endocardite se réveille, prend la forme ulcéreuse chronique. Le sang contient des staphylocoques, il se produit une embolie cérébrale qui entraîne la mort. Voici donc des enfants qui pour des maladies ordinairement bénignes, grippe, scarlatine, angine, meurent successivement. Il me paraît difficile de ne pas faire jouer à l'infection chronique de leur rhino-pharynx un rôle prépondérant dans leur inexorable mortalité.

Mais comme je l'ai dit, les adénoïdes ne sont peut-être pas simplement une cause adjuvante de l'endocardite chez les sujets atteints de scarlatine, de rhumatisme, de chorée, de fièvre typhoïde. Peut-être ont-elles un rôle supérieur, et sont-elles même une des causes de ces diverses maladies, comme elles semblent l'être de la diphtérie.

Rhumatisme articulaire. — Dans un travail du *Bulletin Médical* (11 janvier 1899) j'ai cherché à montrer en outre que le *rhumatisme articulaire aigu* pouvait être le résultat d'une infection adénoïdienne. On connaît depuis longtemps l'angine dite rhumatismale. On la considérait comme la première manifestation de la diathèse. Depuis quelques années la polyarthrite rhumatismale tend à être attribuée à une infection et à rentrer dans la classe des pseudo-rhumatismes infectieux. L'angine par suite devait fatalement être considérée non comme la première manifestation du rhumatisme, mais comme la cause. La gorge serait ainsi dans certains cas la porte d'entrée du rhumatisme articulaire aigu franc, comme l'urètre est la porte d'entrée du rhumatisme blennorragique. Pour démontrer que cette angine était non pas rhumatismale, mais prérhumatismale, il était intéressant de réunir des observations de rhumatisants ayant présenté depuis longtemps des signes d'une affection chronique du nez ou de la gorge, de végétations adénoïdes en particulier. J'ai pu en rassembler en effet quelques cas dans ma pratique et, ce qui était plus probant, en relever des observations dans une clinique de Hanot, publiée dans la *Presse Médicale*. Il arrive même parfois de rencontrer chez des rhumatisants d'anciennes cicatrices d'adénite cervicale suppurée. Ces cas s'interprétaient mal autrefois avec l'hypothèse des diathèses. On était obligé d'admettre qu'un scrofuleux pouvait devenir rhumatisant, ou que ces deux diathèses quoique antagonistes pouvaient être parentes.

L'idée de l'infection à porte d'entrée gutturale explique les choses plus simplement.

Au cours de ces recherches il m'est arrivé de rencontrer deux faits intéressants de *rhumatisme chronique* à porte d'entrée rhino-pharyngienne.

Une femme en particulier avait une sinusite maxillaire d'origine dentaire qui fut rebelle à tout traitement. Cette sinusite provoqua de la rhinite puis de la pharyngite. Enfin survint une polyarthrite chronique.

Ici encore la notion de l'infection doit passer avant celle de l'influence diathésique.

Il est une affection souvent considérée comme de nature rhumatismale, c'est la *chorée*. Elle aussi se rencontre fréquemment chez les adénoïdiens. M. Joffroy la rattache plutôt à une tare nerveuse et particulièrement à la dégénérescence. Mais Balme a montré que les dégénérés sont souvent des adénoïdiens.

De là à voir dans la chorée une infection à porte d'entrée gutturale il n'y a qu'un pas. Et cette hypothèse permet de concilier avec la théorie nerveuse de la chorée, les théories infectieuse et rhumatismale qui lui sont habituellement opposées.

Nombreuses sont, on le voit, les infections ayant pour porte d'entrée les voies anciennes supérieures. Je pourrais ajouter à cette liste la morve et la lèpre.

En 1894, Heller disait déjà : « La plupart des maladies contagieuses peut-être toutes, à la seule exception du choléra et de la dysenterie, sont des maladies d'inhalation. La première localisation de l'agent pathogène a lieu dans les voies respiratoires supérieures, c'est-à-dire le rhino-pharynx. » C'est là une assertion peut-être juste, mais qu'il faut vérifier par des observations portant successivement sur chaque maladie contagieuse. En tout cas j'ai tenu à me limiter surtout aux infections greffées sur un état pathologique antérieur de la grotte faciale. Cette étude en effet fournit une indication prophylactique très spéciale. Montrer que les lésions chroniques du nez ou de la gorge sont une porte d'entrée constamment ouverte à des infections diverses c'est signaler certains sujets comme particulièrement menacés de ces infections, et c'est faire ressortir l'importance de la désinfection de la grotte faciale chez eux. Les spécialistes ne pouvant avoir constamment ces malades sous leur observation, c'est au médecin de la famille qu'incombe le plus souvent la responsabilité de ces mesures de désinfection prophylactiques.

VENDREDI 3 AOUT
Séance de l'après-midi

PATHOGENESE UND PATHOLOGISCHE ANATOMIE
DER COLITIS MEMBRANACEA

RAPPORT

von doctor Julius MANNABERG,

Privatdocent für innere Medicin und Abtheilungs-vorstand an der Allg. Poliklinik in Wien

Bei der Besprechung der Pathogenese der Colitis membranacea müssen wir uns vor Allem voz Augen halten, dass die zahlreichen Krankheitsfälle, welche unter diesem Namen, oder einem seiner Synonyma beschrieben worden sind, durchaus nicht gleichartiger Natur sind. Schon die klinischen Symptome an und für sich lassen darauf schliessen, dass es sich in den Fällen der Casuistik um ätiologisch und pathologisch weit auseinandergehende Processe handelt, deren gemeinschaftliches Moment einzig und allein die Absetzung von mehr oder minder reichlichen Schleimmengen mit dem Stuhl darstellt. Wer Gelegenheit gehabt hat, viele Stühle zu untersuchen und dabei die Kranken zu beobachten von denen sie herrühren, wird zugeben müssen, dass weder dem Schleimgehalt der Stühle, noch der Erscheinungsform des Schleimes eine engere pathognomonische Bedeutung zugeschrieben werden kann. Wie häufig sehen wir gelegentlich der chronischen Dysenterie, sowohl bei der endemischen als bei der sporadischen Form, Schleim in bedeutenden Quantitäten ausscheiden, wie häufig beobachten wir dasselbe bei Haemorrhoiden, bei acutem Dickdarmkatarrh, bei der Laënnec'schen Cirrhose, mit einem Wort bei Processen verschiedenster Art, welche durch das Gemeinsame der reichlichen Schleimabsonderung einander ätiologisch nicht näher gerückt werden. Aus dieser täglichen Erfahrungthatsache geht hervor, dass wir nicht blos das isolirte Symptom, sondern die Krankheit und den Kranken in toto kritisch beobachten müssen, um die pathologische Stellung eines speciellen Falles zu beurtheilen. Es muss an sich wohl auffallend

erscheinen, dass es Autoren giebt, welche eine Krankheit zu den all-
täglichen rechnen, während andere, gleichfalls erfahrungsreiche Autoren die Fälle, denen sie in ihrer Praxis begegnet sind, an den Fin-
gern abzählen können. Abgesehen von den Infectionskrankheiten, die
selbstverständlich eine höchst ungleiche Verbreitung auf der Erdober-
fläche haben, ist mir kaum ein Leiden bekannt, über dessen Häufigkeit so überaus differirende Angaben gemacht werden wie von der Colitis membranacea. Es sei gestattet, hier einige Zahlen vorzubringen.

Bottentuit (Plombières) sah angeblich 460 Fälle dieser Krankheit,
darunter 250 Frauen, 150 Männer, 60 Kinder. Potain hatte unter
2000 Kranken 103 Fälle. Litten (Berlin) sah in einem Semester 40 po-
liklinische Fälle. Einhorn (New-York) hatte in einem Jahre 20 Fälle,
(18 Frauen und 2 Männer) zur Behandlung. An der Klinik Nothnagels
in Wien sah ich während einer vieljähriger Dienstzeit kaum ein Dutzend
Fälle dieser Art, obwohl wir dort mit Rücksicht auf das damalige Ar-
beitsfeld des Chefs ganz besonders auf Darmkrankheiten achteten, und
die Stühle nahezu aller Kranken zum mindesten makroskopisch an-
sahen. Unter meinen Patienten an der Wiener Allgemeinen Poliklinik
aus den Jahren 1898 bis 1900 (circa 5000 Fälle) habe ich nur einen
einzigen Fall der Art gesehen.

Wenn ich auch zugeben will, dass die Colitis membranacea eine
ungleiche Vertheilung nach den verschiedenen Bevölkerungsklassen
aufweist, indem sie häufiger die wohlhabenden Kreise betrifft als die
Armen, sie daher in der Spitalpraxis seltener beobachtet wird als in
der Stadtpraxis, wenn es auch richtig ist, das Kranke dieser Art in
gewissen Badeorten wie Plombières, Vichy, Karlsbad in grösserer
Anzahl zusammenströmen, dass ferner die Genauigkeit der Beobachtung
die Statistik beeinflussen mag: so muss ich dennoch den Hauptgrund
der sehr differirenden Angaben bezüglich der Häufigkeit des Zustandes
in dem Mangel einer allgemein acceptirten pathologischen Auffassung und Systematisirung der hierhergehörigen Krankheitszustände
erblicken. Es giebt offenbar Autoren, welche jeden Kranken, an dessen
Stuhl makroskopisch einige Schleimfetzen zu sehen sind, in die Kategorie der Enteritis membranana aufnehmen, während andere erst
dann an diesen Zustand denken, wenn unter mehr oder minder
heftigen Kolikschmerzen gelatinöse oder consolidirte Schleimmassen
ausgestossen werden. Es ist begreiflich, dass die erstgenannten
Autoren den Zustand als einen gewöhnlicheren ansehen werden, als
die letztgenannten. Die grösste Schwierigkeit für die Ausfüllung der
oben genannten Lücke besteht in der geringen Anzahl von Fällen, in
welchen der Beobachtung in vivo der Sectionsbefund gefolgt ist. Wir

sind demnach hauptsächlich auf die Analyse der klinischen Beobachtung und auf die Analogie mit Processen ähnlicher Art im Gebiete anderer Schleimhautwege angewiesen. Thatsächlich ist dieser Weg von den Autoren auch allgemein betreten worden. Die Schlussfolgerungen, zu denen sie gelangten, sind genug widersprechende. Während die einen als Substrat des Leidens eine organische Erkrankung des Darmes, hauptsächlich des Dickdarmes anerkennen, wollen die anderen in demselben eine secretorisch-motorische Neurose des Darmes erblicken; eine weitere Gruppe kommt zu dem Schlusse, dass es sich um zwei vollkommen verschiedene Krankheitszustände handle und zwar, erstens um Fälle von entzündlicher Erkrankung des Darmes mit Production aussergewöhnlich grosser, eventuell geformter Schleimmassen, und zweitens um rein nervöse Fälle ohne jede organische Darmveränderung. Dementsprechend verlangen die gedachten Autoren auch eine absolute Scheidung der beiden Krankheitstypen, denen nach ihnen eine verschiedene Aetiologie sowie eine verschiedene Pathologie und Therapie zukommen soll. Weiterhin ist noch jener Autoren zu gedenken, welche das Vorkommen der beiden genannten Krankheitsformen zugeben, jedoch hinzufügen, dass die reinen typischen Fälle seltener wären und dass in der Mehrzahl der Fälle eine Vermengung beider Typen vorläge.

Bezüglich der *Aetiologie* der Colitis membranacea begegnen wir einer so grossen Anzahl von differirenden Angaben, dass auf eine detaillirte Analyse derselben hier verzichtet werden muss. Wir wollen uns damit begnügen, die am häufigsten wiederkehrenden ätiologischen Angaben aufzuzählen. In erster Linie stehen die Neurosen Hysterie und Neurasthenie, seltener finden wir Epilepsie, Chorea und Psychosen verzeichnet. Von Erkrankungen und Functionsstörungen des Darmtractes werden als ursächliche oder determinirende angesehen: habituelle Obstipation, viel seltener Diarrhoen, Dysenterie, Abdominaltyphus, Prostitis, Hämorrhoiden, Darmtuberculose, Darmcarcinom, Enteroptose; dazu kommen schlechte oder unzweckmässige Ernährung, drastische Abführmittel, reizende Clystiere, Bandwurmmittel. Ferner sind zu nennen: Erkrankungen des Genitalapparates, Arthritis, Lithiasis des Darmes, Erkältungen. Endlich begegnen wir ganz isolirt den Angaben, dass es sich um eine bacteritische, infectiöse Krankheit oder um eine Autointoxication handle.

Sehen wir nun zu, auf welche Argumente sich die verschiedenen Autoren stützen, und inwiefern wir dieselben als verlässliche anerkennen dürfen.

Von den Autoren, welche in neuerer Zeit nur eine organische

Grundlage des Leidens zugeben, seien genannt: *Krysinski*, *Kitagawa*, *Bruner*, *Hirsch* und *Akerlund*.

Die Mehrzahl der genannten Forscher stützt ihre Ansicht auf den Krankheitsverlauf und besonders auf die Beschaffenheit der Stühle. *Krysinski* beobachtete 6 Fälle, von denen er aber nur einen genauer beschreibt. In diesem handelte es sich um eine Dame, welche seit 50 Jahren an hartnäckigem Darmkatarrh litt, der sie zu Zeiten derartig herunterbrachte, dass der « lethale Ausgang » zu befürchten stand. Sie wurde Jahre hindurch von erschöpfenden Diarrhoen geplagt, zur Zeit der Beobachtung scheint sie jedoch nur auf Clysma Stuhl gehabt zu haben. An Schmerzattaquen litt sie niemals; sie wurde blos von einem übermässig aufdringlichen Entleerungsbedürfniss belästigt. Die schleimigen Abgänge folgten in der Regel dem ersten morgendlichen Clysma. *Krysinski* hebt ausdrücklich hervor, dass auch seine übrigen 5 Fälle niemals Koliken hatten. In den Dejecten constatirte er eine fast unglaubliche Production von Schleim, eine enorme Ablösung von Darmepithelien in regressiver Metamorphose, eine bedeutende Vermehrung der Mikroorganismen. *Krysinski* gelangt zu dem Schluss, dass es sich in seinen Fällen um eine echte Enteritis, also um entzündliche Erkrankung des Darmes gehandelt habe. Für den einen, ausführlich beschriebenen Fall ist diese Annahme wohl auch ohneweiteres zuzugeben.

Kitagawa, dem wir eine sorgfältige histologische und chemische Untersuchung der schleimigen Dejecte verdanken, neigt mit Rücksicht auf das Vorhandensein von Unmassen degenerirter Epithelien in mucinöser oder albuminoider Substanz der Ansicht zu, dass es sich, wenigstens in seinen 6 Fällen, um einen « chronisch-desquamativen Darmkatarrh » gehandelt habe. Leider versäumte es *Kitagawa*, die Krankengeschichten seiner Fälle mitzutheilen, so dass uns der wichtigste Anhaltspunkt für die Beurtheilung seiner Befunde fehlt.

Bruner sah 6 Fälle, deren klinische Symptome und Anamnese er jedoch in so summarischer Weise giebt, dass man sich auch hier leider kein Bild von der Individualität der einzelnen Fälle construiren kann. Es scheint uns jedoch aus den spärlichen Andeutungen hervorzugehen, dass seine 6 Fälle nicht gleichwerthig gewesen sind, indem gesagt wird, dass einige von ihnen Diarrhoen, die anderen Obstipation hatten, dass die einen schmerzlos, die anderen unter heftigsten, bis 2 Tage lange dauernden Kolikparoxysmen die characteristischen Dejecte absetzten. Er hält den Zustand wegen der Epitheldesquamation, der bedeutenden Schleimmassen, der Rundzellen und Bacterien für einen entzündlichen.

Hirsch hat 4 Fälle beobachtet, von denen 5 verwerthbar sind. Es handelt sich bei ihnen um hartnäckig obstipirte Patienten, welche eines Tages unter Schmerzanfällen die Schleimstühle absetzten, hie und da auch diarroische Entleerungen hatten. Mit Rücksicht auf den reichen Gehalt dieser Stühle an degenerirten Epithelien, Rundzellen und Schleim, sowie mit Rücksicht auf das gelegentliche Erscheinen von Diarrhoen, schliesst der Verfasser auf das Vorhandensein eines Katarrhs.

Akerlund, welcher 7 Fälle aus der Poliklinik von *Boas* mittheilt, schliesst sich der Ansicht von *Krysinski* an.

Auch seine Fälle sind klinisch nicht gleichwerthig zu nennen. Im Fall 1 handelte es sich um einen Landwirth, der seit 6 bis 7 Jahren an zeitweiligen, in den letzten 5 bis 4 Monaten an wöchentlich wiederkehrenden Diarrhoen litt, und seit dieser Zeit kleine Fetzen und Membranen in den Stühlen bemerkte. Der, wie es scheint, sehr ängstliche Mann, klagte über beständigen unerträglichen Schmerz im unteren Theil des Epigastrium. Ueber paroxysmusartige Schmerzen wird nicht berichtet. In Fall 2 handelt es sich um eine Frau, die seit 6 bis 7 Jahren anhaltend verstopft ist. Sie gebraucht Klystiere, und in den Entleerungen finden sich seit einiger Zeit Membranen und Röhren. Sie hatte dabei niemals Schmerz. In Fall 5 (5 und 4 sind nicht genügend beschrieben), war es ein Mann, der seit Jahren an Verstopfung litt, gegen welche er in den letzten Jahren Glycerinklysmen anwendete; da diese endlich versagten, griff er zu internen Drastica. Es trat Blut und Schleim im Stuhl auf und ein die Defaecation um Stunden überdauernder Tenesmus. Tanninklystiere nach der Defaecation hatten die Ausscheidung von bedeutenden Schleimconcretionen zur Folge. Endlich entleerte sich auch Eiter per anum.

Ich will mich mit der Anführung dieser Fälle begnügen, da ich, wie ich wohl annehmen darf, schon mit diesen wenigen den Beweis dafür erbracht habe, wie durchaus verschiedene Zustände, deren gemeinschaftliches Zeichen blos die Schleimstühle sind, von einem Gesichtspunkte aus betrachtet worden und unrechtmässig in eine Rubrik gestellt worden sind. Besonders lehrreich in dieser Hinsicht sind *Krysinski's* und *Akerlund's* Fälle. Letztere stellen an sich schon 5 ganz distincte klinische Typen vor. In Fall 1 chronische Diarrhoe, in Fall 2 chronische Obstipation, in Fall 5 Obstipation mit arteficieller Reizung des Dickdarmes durch mehrere Jahre fortgesetzte Glycerinklystiere. Die blutigen, endlich sogar eiterigen Entleerungen, der hartnäckige Tenesmus, sind doch durchaus Symptome, welche auf das Bestehen einer Dickdarmenteritis, vielleicht mit Ulcerationen, und zwar auf artificieller Grundlage, hinweisen.

Wir müssen *Krysinski* beipflichten, wenn er seinen ausführlich beschriebenen Fall mit erschöpfenden Diarrhoen und Tenesmus für Enteritis hält. Diesen Schluss möchten wir aber durchaus nicht aus dem Character der Stühle ziehen, sondern einzig und allein aus dem klinischen Krankheitsbild. Die Bedeutung der übermässigen Schleimproduction, der Epitheldesquamation und besonders der vermehrten Bacterien rückt gegenüber den klinischen Symptomen in den Hintergrund.

Es ist überhaupt in mancher Hinsicht fraglich, inwieferne die Beschaffenheit der Dejecte einen Rückschluss auf den anatomischen Zustand der Darmschleimhaut gestattet. Zuzugeben dürfte sein, dass das reichliche Vorhandensein von Rundzellen auf Entzündung schliessen lässt. Unter den soeben auszugweise mitgetheilten Fällen ist aber nur bei einem (*Åkerlund*, Fall 5) Eiter gesehen worden, und wir haben bemerkt, dass es sich hier um eine artificielle Proctitis gehandelt haben dürfte. Auch in den übrigen, in der Litteratur niedergelegten Fällen spielen die Rundzellen eine geringe Rolle.

Sie werden entweder vermisst, oder in relativ geringer Anzahl gefunden. Es sei jedoch hier auf die von Nothnagel gefundene Thatsache hingewiesen, dass, umgekehrt, das Fehlen von Rundzellen im Darmschleim das Vorhandensein eines Katarrhs durchaus nicht ausschliesst. Wir verweisen auf den Fall von *M. Rothmann*, in dessen Schleimstühlen nur ganz vereinzelte Rundzellen zu sehen waren und die Autopsie das Vorhandensein eines Katarrhs erwiesen hat.

Was nun die desquamirten Epithelien betrifft, seien dieselben von normaler oder von veränderter Form, so fehlt jeder Beweis dafür, dass sie einen Katarrh der Schleimhaut zur Voraussetzung haben müssen. *Nothnagel* verweist, nach unserer Ansicht mit Recht, auf die ausserordentlich leichte Trennbarkeit der Cylinderepithelien von der Mucosa auch in ganz normalem Darm und auf die zähe Adhärenz der Schleimlager auf der Darmwand; wird durch kräftige Darmcontractionen der Schleim ausgestossen, so ist ein massenhaftes Ablösen der Epithelien nichts überraschendes. Von mehreren Autoren ist in dem reichlichen Vorkommen von *degenerirten* Darmepithelien — darunter hauptsächlich Nothnagel's „verschollene Zellen“ — ein untrügliches Zeichen eines entzündlichen Vorganges erblickt worden. Nach den neueren Untersuchungen *Schmidt's* jedoch besteht diese „Verschollung“ in nichts anderem als in einer seifigen Imbibition des Zellprotoplasma; die Zellkerne sind meistens gut färbbar, und sie treten auch ungefärbt deutlich hervor, wenn durch Erwärmung der Objecte die Seifengranulationen eliminirt worden sind. Nur ein geringer Theil dieser Zellen lässt keine Kernfärbung zu. Bei dieser Sachlage kann man die genannten Zellen durchaus nicht kurzweg als im gewöhnlichen Sinne degenerirte und nekrotische Producte eines entzündlichen Processes betrachten, sie verlieren daher auch ihre Beweiskraft für das Vorhandensein einer Enteritis.

Die excessive Schleimproduction endlich ist allerdings eine auffällige Erscheinung, und es ist vielfach die Ansicht geäussert worden, dass sie allein schon den Katarrh der Schleimhaut involvire. Bedenkt man aber, dass durch das physiologische Experiment mit aller Evidenz die Abhängigkeit der Schleimsecretion von der Nervenfunction nachgewiesen worden ist, dass ferner an verschiedenen Schleimhäuten das Vorkommen von paroxysmaler Hypersecretion ohne entzündliche Grundlage relativ häufig beobachtet wird (Asthma bronchiale, Bronchitis crouposa, manche Formen der Dysmenorrhoea membranacea), zieht man endlich einige autopsische Befunde am Darme aus der menschlichen und veterinären Pathologie, von denen später die Rede sein wird, in Betracht, so müssen wir uns gegenüber der Bedeutung der Schleimstühle eine strenge Kritik vorbehalten.

Leider besteht an dieser Stelle eine Lücke, deren Ausfüllung Sache der experimentellen Physiologie wäre. Ueber die Innervation der Schleimdrüsen des Darmes ist nämlich bisher so gut wie nichts bekannt.

Die Quantität der ausgestossenen Bacterien auf welche *Krysinski* Gewicht legt, kann nach unserer Ansicht in keiner Hinsicht bezeichnend sein. Nach den Untersuchungen von *Sucksdorff* zeigt die Zahl der Fäcesbacterien unter normalen Verhältnissen ganz ungeheure Schwankungen. Krysinski nahm übrigens keine Zählungen vor, sondern schätzte blos die Zahl der Bacterien als eine vermehrte.

Wir kommen demnach auf Grund der Analyse des Beobachtungsmaterials der ersten Gruppe von Autoren zu dem Schluss, dass dasselbe, klinisch genommen, als ein durchaus nicht einheitliches anzusehen sei, indem die beobachteten Fälle derartig divergirende Symptome dargeboten haben, dass es nach alle unserer Erfahrung nicht angeht, ihnen ein und dieselbe Pathogenese unterzulegen.

Die entleerten Massen lassen bezüglich der Art des jeweiligen Leidens keinen sicheren Schluss zu da, abgesehen von den vereinzelten Fällen in welchen Eiter gesehen wurde, die Elemente der characteristischen Stühle sowohl auf das Bestehen eines Darmkatarrhs, wie auf functionnelle Hypersecretion der Darmschleimhaut hindeuten können.

Eine zweite Gruppe von Autoren fasst, wie oben erwähnt, die Enteritis membranacea als eine nervöse Störung ohne erkennbare anatomische Ursache auf.

Die namhaftesten Vertreter dieser Ansicht sind : *Siredey, Da Costa. Potain, Vanni, Whitehead, Buttler, Franke, Glénard.*

Siredey's Patient, der an Verstopfung und Prolapsus recti litt, war nebsther von einer nervöser Erkrankung, die eine Ataxie vortäuschte, ergriffen. Die in Form von Membranen, Fäden und Bändern auftretenden Schleimstühle setzte er jedesmal unter heftigen Schmerzen in der Lebergegend ab. *Da Costa* hob hervor, dass die Kranken in der Regel eine nervöse Disposition erkennen lassen. Er beschreibt einen besonders instructiven Fall bei einer Hysterica, welche unter Schmerzparoxysmen die Schleimmassen entleerte: dieselbe konnte aus einer Cyanose ihrer Nägel, oder aus Parästhesien der Fingerspitzen und der Ohren, endlich aus einem Kältegefühl im rechten Bein, die Anfälle häufig vorhersagen. *Potain*, der über ein besonders reichhaltiges Beobachtungsmaterial verfügt, äussert sich sehr vorsichtig über die Natur des Leidens. Er hebt jedoch ausdrücklich hervor, dass es sich weder um eine ulcerative, noch um eine gewöhnliche katarrhalische Colitis handeln könne, denn diesen beiden Leiden wäre eine ganz andere Symptomatologie eigen, in welcher die Diarrhoe die Hauptrolle spielt. Bei der Colite membraneuse handle es sich beinahe stets um obstipirte Individuen, man könnte also eher von einer *Colite sèche* sprechen. Auf Grund der klinischen Symptome, namentlich des paroxysmusartigen Schmerzes, der oft an Angina pectoris erinnert, dann der häufig wahrzunehmenden Tachycardie, schliesst *Potain* : « On voit ainsi le rôle prédominant que semble jouer ici le système nerveux dans la production de ces accidents ». *Vanni* theilt 3 Beobachtungen vollkommen identischer Art mit. In allen 3 Fällen handelte es sich um Frauen, welche zeitweilig unter vorausgehenden heftigen kolikartigen Schmerzen die bekannten Membranen und Cylinder entleerten. Im übrigen neigten alle drei zu Verstopfung, zwei hatten in ihrer Anamnese nervöse Beschwerden verschiedener Art. *Vanni* constatirte, gleich allen anderen Autoren, dass die Massen aus Schleim bestehen, dem wenig eiweissartige Substanzen beigemengt sind; mikroskopisch fand er mehr oder weniger veränderte Epithelzellen des Darmes, vereinzelte Rundzellen und Mikrokokken. Züchtungen ergaben das Wachsthum von einem Coccus und zwei Arten Bacillen. Einspritzung der Culturen in den Darm von Thieren ergab negatives Resultat. *Vanni* stellte eine Reihe von experimentellen Versuchen an Thieren an, um den Symptomencomplex der Enteritis membranacea zu erzeugen, jedoch ohne ausgesprochenen Erfolg. Er kommt mit Rücksicht auf das klinische Bild, auf den Character der Entleerungen, auf die Analogie mit ähnlichen Erkrankungen bei

Thieren und auf unsere physiologischen Kentnisse zu dem Schluss, dass die als Entiritis membranacea bezeichnete Krankheit keineswegs als ein Entzündungsprocess des Darmes anzusehen sei, sondern dass Alles darauf hinweise, dass es sich um eine eigenthümliche Neurose handle, welche auf einer motorischen und circulatorischen Functionstörung beruht. *Vanni* hält zur Erklärung des gesammten Symptomencomplexes die Annahme für nöthig, dass ein Spasmus des Dickdarmes mit gleichzeitigen vasomotorischen Krampf eintritt. Der erstere Zustand würde den Kolikschmerz erzeugen, dem zweiten wäre die schleimige Transformation der secretorischen Zellen und damit die Hypersecretion des Schleimes zuzuschreiben. Die gelegentlich beobachteten Allgemeinstörungen, wie Frost, Erbrechen, Fieber, erklärt *Vanni* aus dem Antagonismus, welcher zwischen dem Gefässgebiete des Darmes und der Haut sowie der übrigen Organe besteht. *Vanni* bezeichnet den gesammten Zustand als „Myo-angio-neurosis cum hypersecretione mucosa".

Butler berichtet von 8 typischen Fällen, die alle Frauen betrafen. Sämmtliche waren „active women of unusual cultivation". *Butler* hebt die Häufigkeit des Leidens in Amerika hervor, welches die meisten nervös erschöpften Frauen aufweist. „Its greatest prevalence is in America, the nation of nervously tired women". Als characteristische Symptome der Krankheit bezeichnet *Butler* die unter Schmerzparoxysmen erfolgende Entleerung der Schleimstühle, wobei es gleichzeitig gelegentlich auch zu ähnlichen Ausscheidungen aus Vagina und Blase kommen kann. Gegen das Bestehen einer Entzündung beruft sich *Butler* nebst den Symptomen auf den Umstand, dass es sich nahezu stets um nervöse Frauen handelt, dass im Falle von *Edwards* keinerlei Zeichen einer Entzündung nachweisbar waren und dass die bacteriologische Untersuchung von *Salis-Cohen* ergebnisslos war. Er fasst seine Meinung in folgenden Sätzen zusammen : „Membranous enteritis, so called, is not an inflammation, either acute or chronic. It is a secretory neurosis affecting generally the mucous follicles of the colon and their regulating nerves, but sometimes involving the corresponding elements of the small intestine, bladder, uterus and vagina. There are correlated sensory, vaso-motor and motor disturbances. It constitutes a comparatively rare local manifestation of a general neurosis, usually hysteria or neurasthenia".

Von *Franke* liegt eine wichtige Beobachtung vor. Es handelte sich um eine Hysterica, die durch sehr lange Zeit unter allerheftigsten Schmerzen geronnene Schleimmassen entleerte. Da alle üblichen Mittel erfolglos waren, entschloss sich *Franke* zur Colostomie. Die

Schleimhaut an der operirten Stelle erwies sich als vollkommen normal. Von dem Tage der Operation ab erfolgte kein Anfall mehr; es entleerte sich fester Koth, dem nur gelegentlich etwas gallartiger Schleim anhaftete. Die Patientin verweigerte später den Verschluss des Anus praeternaturalis aus Angst vor Wiederkehr der Anfälle. *Glénard* bezieht das Leiden auf vasomotorische Ursachen. Es handle sich um eine Abnahme der Spannung im Pfortadergebiete, ein Zustand, den er als Hépatisme bezeichnet; nebsther bestehe Säuregehalt des Darmes, welcher die Gerinnung des Schleimes zur Folge habe.

Wir kommen nun zur dritten Gruppe der Autoren i. e. zu jenen, welche annehmen, dass man unterscheiden müsse zwischen zwei, pathologisch vollständig differenten Krankheitszuständen und zuweilen zwischen 1. einer functionellen Erkrankung des Colon und 2. einer entzündlichen Erkrankung derselben.

Als Vertreter dieser Anschauung seien genannt *Nothnagel, Ewald, Boas, Parker, Schmidt. Nothnagel* ist seit 1884 mit aller Entschiedenheit dafür eingetreten, die grosse Mehrzahl der hierhergehörigen Fälle als eine Krankheitsform sui generis von der Enteritis loszulösen, da sie mit derselben absolut nichts zu thun habe, und schlug vor, dieselbe mit Rücksicht auf die Kolikanfälle und die Schleimstühle als *Colica mucosa* zu bezeichnen. Maassgebend für *Nothnagel* ist das klinische Bild, welches in den gedachten Fällen nichts erkennen lässt, was auf das Bestehen einer Enteritis hinweisen würde. Damit bestreitet *Nothnagel* natürlich nicht, dass gelegentlich auch Fälle von echter Enteritis vorkommen, in denen ähnliche Schleimstühle entleert werden wie bei der Colica mucosa. Der Schleimstuhl ist eben nur ein Symptom, welcher unter verschiedenen Voraussetzungen erscheinen kann. Für die Fälle von echter Enteritis mit Schleimstühlen von auffallender Formation lässt *Nothnagel* den Namen Enteritis membranacea weiter gelten.

Nothnagel's Ansicht hat sich, zumal in den deutschen Schulen, allmälig Bahn gebrochen, und sie kann gegenwärtig wohl als die herrschende bezeichnet werden. *Ewald* unterscheidet in derselben Weise eine nervöse und eine entzündliche Form. Boas hat die Eintheilung Enteritis membranacea und Colica mucosa gleichfalls acceptirt, jedoch weicht er darin von *Nothnagel* ab, dass er die erstere Form für die häufigere hält und dass er Zwischenglieder annimmt, i. e. Fälle, in denen beide Elemente vereinigt sind. In Bezug auf derartige Mischformen erklärt *Nothnagel*, dass es wohl kaum zu entscheiden sei, ob bei bestehender Enteritis die Schleimstühle die Folge des Katarrhs oder einer concurrirenden „Secretionsneurose sind". *Schmidt* tritt in neuester Zeit gleichfalls entschieden dafür ein, nach *Nothnagel's* Vorgang nur die Colica mucosa als Krankheitsbild sui generis anzuerkennen, und von den übrigen Fällen, welche blos Modificationen der Enteritis sind, zu trennen. *Schmidt* constatirte, dass die bei Enteritis abgesetzten Schleimstühle sehr reich sind an Fett. Der Fettgehalt der Trockensubstanz betrug 9,5 0 0 resp. 19,07 0 0; bei einem Fall von Colica mucosa betrug derselbe nur 2 0 0. Die Anzahl der untersuchten Fälle ist jedoch zu gering, um aus ihnen Schlüsse zu ziehen.

Wir glauben nicht fehlzugehen, wenn wir auch einen Theil der französischen Autoren, die auf dem Gebiete der Colitis membranacea eine grosse Erfahrung besitzen, in diese Gruppe einbeziehen. Namentlich erinnert uns *Mathieu* mit seiner einfachen und praktischen Eintheilung an den eben dargelegten Gedankengang. *Mathieu* unterscheidet : 1° Forme commune. Hierher gehören jene ungemein häufigen Fälle, in denen wir bei hartnäckiger Obstipation geringe Schleimabgänge mit den Stühlen wahrnehmen. 2° Crises aiguës ou subaiguës dysentériformes ou typhoïdes. Dies ist die Colica mucosa Nothnagel's. 3° Forme continue grave. Diese Form entspricht der Enteritis membranacea im Sinne *Nothnagel's*. Es handelt sich um einen beinahe stetigen Abgang grösserer und kleinerer Schleimmengen mit oder auch ohne Stuhl. Bezüglich der Pathogenese äussert sich *Mathieu*, dass es sich um eine oberflächliche Entzündung der Darmschleimhaut, oder vielleicht um eine specielle nervöse Reizung handle.

Was die von uns selbst beobachteten Fälle betrifft, wollen wir nur so viel bemerken, dass sie dieselben verschiedenen Individualitäten dargeboten haben, wie wir dies soeben besprochen. Wir sahen Fälle, welche bei normalem Stuhlgang, oder häufiger bei Vorhandensein von Obstipation, die schwersten Kolikanfälle mit nachfolgenden Schleimstühlen darboten. Das krampfhaft gespannte Colon descendens konnten wir wiederholt als steinharten, sehr empfindlichen Kranz tasten. Einmal machte eine Patientin selbst aufmerksam auf den furchtbar empfindlichen Wulst, der sich auf der Höhe des Anfalles quer über ihren Epigastrium hinwegzog. Es war das aussergewöhnlich stark tetanisch gespannte Colon transversum.

Endlich sahen wir artificielle, durch Missbrauch von reizenden Klystieren erzeugte Fälle : in diesen pflegten die Schleimabgänge meist schmerzlos mit dem Clysma zu erfolgen.

Es seien nun die leider spärlichen *anatomischen Befunde* besprochen, die bisher von solchen Fällen vorliegen, die vorher in vivo beobachtet worden sind.

Eine der ersten anatomischen Beobachtungen ist die von *Aber-*

crombie. Es handelte sich um ein 18 jähriges hysterisches Mädchen, welches seit jeher häufig an Auftreibung des Leibes und Obstipation litt. Eines Tages bemerkte sie in ihren Stühlen Schleim. später kamen unter Schmerz in der rechten Bauchhälfte, Fieber. Hitzgefühl im Darm. nagenden Sensationen im Magen, Durst und Kopfschmerz. reinschleimige. membranöse und cylindrische Stühle zum Vorschein. Zwischen derartigen Attaquen. welche mehrere Tage oder Wochen anhielten. erfolgten dann vollkommen normal aussehende Stühle. Die Patientin erkrankte fernerhin unter den Erscheinungen der Lungentuberculose und starb am 9. September 1847. Seit Juli desselben Jahres war kein Schleimstuhl erfolgt. Bei der Section fand sich nebst hochgradiger Lungentuberculose und Pneumothorax : „Die Eingeweide des Unterleibes erschienen mit Ausnahme der Schleimhaut des Colon gesund. Diese war in ihrer ganzen Ausbreitung mit kleinen Flecken. die eine klare weisse Farbe hatten. bedeckt. und unterschieden dieselben sich deutlich von der sie umgebenden Schleimhaut. Einige derselben waren etwas grösser als ein dicker Nadelkopf, und bei genauer Untersuchung ergab es sich, dass sie wenig erhabene Blasen waren. die. wenn man sie aufstach, eine geringe Menge einer klaren Flüssigkeit entleerten. Auf der Schleimhaat des Caput coli fand man 2 deutlich in Eiterung übergegangene Stellen. Der dünne Darm war normal". In Amerika sind einige Befunde erhoben worden. deren Originalmittheilungen mir leider nicht zugänglich waren.

Es sind dies die Fälle von *Wright*. *Edwards* und *Osler*.

Wright fand in seinem Fall papulöse Eruptionen im unteren Ileum und Colon.

Edwards fand in den Falten der Dickdarmschleimhaut festhaftende Schleimmembranen und Fäden. Die Schleimhaut darunter war vollkommen normal und liess keine Spur einer frischen oder alten Colitis erkennen.

Oser sah einen ganz analogen Fall.

Im Falle von *M. Rothmann* handelte es sich um eine Patientin mit Carcinom der Schädelbasis die seit längerer Zeit stark verstopft war. Vier Wochen vor dem Exitus entleerte sie nach einer Eingiessung das erste Mal mehrere Meter strangartiger weisser Massen von 5 Centimeter Dicke. Bei der Entleerung dieser Massen hatte die Patientin keinerlei Beschwerden.

In der Folgezeit wurden noch 3 bis 4 Mal derartige Massen entleerte dabei blieb die Patientin andauernd stark verstopft. Bei der Autopsie fand sich folgendes :

„Im Colon transversum, soweit dasselbe nicht mit Koth gefüllt ist, und besonders in den stark contraktirten Partieen des Colon descendens zeigt sich die Schleimhaut injicirt, stark in Falten gelegt. Zwischen denselben liegen weissliche, theils membranartige, theils strangförmige Ausgüsse des freien Raumes, der von dem Lumen des contractirten Darmes erhalten ist. Die mit den weissen Membranen und Strängen belegten Dickdarmpartien enthalten keinen Koth. Dagegen ist das Colon ascendens hochgradig durch Kothmassen ausgedehnt, die Schleimhaut desselben geröthet, ohne Membranen. Im unteren Dickdarm und im Rectum, wo sich ebenfalls Membranen finden, lassen sich dieselben leicht ohne Substanzverlust von der gerötheten Mucosa abziehen. Dünndarmschleimhaut leicht geröthet, der Darm mit Koth gefüllt". Die histologische Untersuchung ergab :

Auf der Darmoberfläche liegen an mehreren Stellen ziemlich derbfaserige Massen, die den Epithelüberzug anscheinend völlig verdrängt haben. Dieselben dringen nach abwärts in die erweiterten Drüsenluminen hinein und erstrecken sich bis zum Fundus derselben, dabei nach den Seiten feine Ausläufer aussendend, die in die Drüsenzellen einzudringen scheinen. Zwischen den Drüsenschläuchen besteht entschieden eine Zellvermehrung und Verbreiterung der Mucosa. Die darunter gelegenen Darmschichten sind völlig normal".

Bakterien waren im Gewebe nicht nachweisbar. M. *Rothmann* schliesst, dass die Enteritis membranacea eine Erkrankung des Colon ist, welche auf einer vermehrten Secretion der Becherzellen der Drüsenschläuche beruht. Dieselbe wird wahrscheinlich angeregt durch eine starke Stauung des Secretes in den Drüsen in Folge von hochgradiger Obstipation. Daneben besteht eine leicht entzündliche Affection der Mucosa, die jedoch als das Secundäre anzusehen sei. Die abgesonderten Massen bestehen aus Schleim.

Einen ebenso werthvollen Fall verdanken wir *O. Rothmann*. Es handelte sich um einen Mann, der von jeher obstipirt war, an Haemorrhoidalblutungen litt, und durch viele Jahre die typischen Symptome der Colica mucosa darbot. Der Kranke starb an Perforationsperitonitis. Als Todesursache ergab sich eine Perforation im Beginne des Duodenum. Im übrigen fand sich „trotzdem sorgfältig der ganze Darmtractus durchforscht wurde, nichts Abnormes".

Endlich möchten wir hier den Fall von *Regnal* aus der Veterinärkunde anführen. Es handelte sich um einen jungen Stier, der in vivo Pseudomembranen per rectum entleert hatte, und dessen Darm post mortem vollständig intact gefunden wurde.

Betrachtet man dieses, leider recht spärliche pathologisch-anatomische Material, so fällt auch hier, ebenso wie bei den klinischen Symptomen, der Umstand auf, dass die Fälle durchaus ungleichartige sind. Den positiven Befunden von *M. Rothmann*, *Abercrombie* und *Wright* stehen die negativen von *O. Rothmann*, *Edwards* und *Osler* gegenüber: zu letzteren dürfen wir wohl noch den Fall *Franke's* rechnen. Die drei genannten Fälle mit positivem anatomischem Befund sind untereinander abermals verschieden: während im Falle *M. Rothmann* blos leichte Anzeichen des Katarrhs vorlagen, zeigte sich im Falle *Abercrombie* das bekannte Bild der Enteritis cystica, welches sich in der Regel nach langdauernder Enteritis auszubilden pflegt. Kann man sich angesichts dieser positiven und negativen Befunden gegenüber der Ueberzeugung verschliessen, dass es sich um pathogenetisch und ätiologisch verschiedene Processe handle?

Unter Würdigung des vorliegenden klinischen und pathologisch-anatomischen Materials sehen wir uns veranlasst den Satz auszusprechen, dass unter dem Namen Colitis membranacea und dessen Synonymen mindestens 2 verschiedene pathologische Einheiten confundirt werden. Die eine Gruppe ist characterisirt durch Erscheinungen, welche auf einen entzündlichen Process in der Dickdarmschleimhaut hinweisen, die andere lässt derartige Zeichen vermissen, und die klinischen Symptome legen die Auffassung nahe, dass es sich um eine functionelle Störung handle, deren Hauptfactoren Krampf der Dickdarmmuscularis und Hypersecretion der Schleimdrüsen sind. Wir schliessen uns also in unserer Auffassung vollständig dem Concepte *Nothnagel's* an, und unterscheiden mit diesem Antor zwischen *Colica mucosa* und *Enteritis membranacea*, wobei wir uns vor Augen halten, dass nur die Colica mucosa als eine Krankheit sui generis aufzufassen ist, während der Name Enteritis membranacea nichts anderes bezeichnen soll, als auffallend starke Schleimabsonderung bei Enteritidien verschiedenster Aetiologie. In dem Anamnesen der hierher gehörigen Kranken sprechen langdauernde Diarrhoen, Dysenterie, Typhus abdominalis, Haemorrhoiden, Darmgeschwülste, reizende Klystiere (besonders mit Argentum nitricum, Essig, Alun, Tannin, Glycerin), Drastica und Anthelmintica eine bemerkenswerthe Rolle. Wir erblicken in diesen anmnestischen Daten die verschiedensten ätiologischen Factoren welche geeignet sind eine Enteritis zu erzeugen, oder eine solche zu unterhalten. Nichts von alldem lässt sich bei der echten Colica mucosa finden, oder wenigstens nicht in einer derartigen zeitlichen Anordnung, dass ein Causalnexus wahrscheinlich wäre. Es sind meist nervöse, den gebildeten Ständen angehörige Menschen, die in der Regel — doch nicht immer — an trägem Stuhlgang laboriren, die häufig

Genitalleiden, Enteroptose, Achylia gastrica aufweisen. Während bei der Enteritis membranacea die Aetiologie in der Regel leicht auffindbar ist, fällt dies für die Colica mucosa manchmal schwer. Namentlich die Concurrenz von Obstipation und Enteroptose hat viele Autoren dazu verleitet, in den letztgenannten Momenten die nächste Ursache für die Schleimkolik zu erblicken. Der Ideengang, dass die stagnirenden, trockenen Kothmassen eine irritirende Wirkung auf die Schleimhaut des Dickdarmes, insbesondere auf die Schleimdrüsen ausüben, ist wegen seiner Einfachheit bestechend und ist von den meisten Autoren beschritten worden. Trotzdem müssen wir uns wohl sagen, dass gegen die Richtigkeit desselben schwere Bedenken vorliegen. Die ungemeine Häufigkeit der Obstipation gegenüber der relativen Seltenheit der Schleimkolik flösst uns zunächst Zweifel ein. Es giebt allerdings genug Personen, deren Darmfunctionen zwischen Obstipation und Diarrhoe schwanken. Man nimmt in diesen Fällen gleichfalls, und wohl mit Recht an, dass der Reiz der Kothmassen eine vermehrte Secretion des Darmeserzeuge,; der Character dieses Secretes ist aber ein seröser, während der Schleim eine ganze untergeordnete Rolle spielt. Bemerkenswerthe Einwürfe hat *Vanni* gegen die Annahme dass die Koprostase directe Ursache der excessiven Schleimproduction sein sollte, erhoben. Er bezeichnet es mit Recht als widersinnig, dass die Schleimstühle in der Regel für sich abgehen, und nicht mit den Kothmassen, die als ihre Provocateure bezeichnet werden, dass ferner in den Schleimcylindern hier und da kleine Kothballen gebettet sind und dass gerade an diesen Stellen die Schleimdicke eine geringere ist.

Auch gelegentlich der Autopsien solcher Fälle fand sich in der Regel der Schleimüberzug in kothfreien, contrahirten Darmpartieen. Wir möchten ferner darauf hinweisen, dass bei chronischen Enterostenosen aus organischen Ursachen in den Darmpartieen unmittelbar oberhalb der Stenose, woselbst Kothmassen durch lange Zeit hindurch stauen, zwar ein Katarrh und eine Verdickung der Schleimhaut, kaum je aber Schleimmembranen oder etwas ähnlntes gesehen wird. Wir stimmen also der Ansicht von *Nothnagel* und *Vanni* bei, dass die Kothstauung an sich unmöglich die directe Ursache des Krankheitsbildes sein kann. Es ist jedoch möglich — und der Befund von *Marchand* macht dies wahrscheinlich —, dass sich in einem leeren, contrahirten und durch längere Zeit unthätigen Theile des Dickdarmes Schleim anhäuft, der in den Falten des Darmes gelegentlich zu Strängen und Cylindern geformt wird, um dann unter mehr oder minder heftigen tetanischen Contractionen ausgestossen zu werden.

Bei dieser Art der Betrachtung wäre also ein Zusammenhang zwischen Obstipation und Schleimkolik hergestellt, aber in mehr indirecter Weise.

Was die Enteroptose betrifft, so dürfte diese nur insoferne, als sie in der Regel von spastischer Obstipation begleitet wird, als prädisponirend für die Schleimkolik angesehen werden. Für die Achylia gastrica, welche von *Einhorn* fünfmal unter 12 Fällen constatirt worden ist, wären wir geneigt anzunehmen, dass dieselbe eine Theilerscheinung der gesammten nervösen Functionsstörung des Darmes darstellt. Dass es eine Achylia gastrica auf rein nervöser Grundlage giebt, darüber sind die Kliniker wohl vollkommen einig.

Die genitalen Störungen sowohl bei Frauen als bei Männern tragen in der Regel zur Alterirung der Nervenfunctionen bei, und lassen sich daher zwanglos in den Rahmen des Krankheitsbildes einfügen. Den Hintergrund erhält dieses Bild durch eine allgemeine Neurose, sei es Hysterie, Neurasthenie oder eine andere Psychose.

Die Krankengeschichten der typischen Fälle bieten in dieser Beziehung eine bemerkenswerthe Monotonie dar, und es ist begreiflich, dass zahlreiche Autoren die Neurosen als jenen Boden bezeichnen, auf welchem die Schleimkolik gedeiht. Es empfiehlt sich in Fällen, welche jederlei Neurose vermissen lassen, mit der Diagnose Colica mucosa vorsichtig zu sein, und erst durch eingehende Erhebung der Anamnese, sowie durch fleissiges Betrachten auch der angeblich normalen Stühle, die Enteritis auszuschliessen.

Fraglich bleibt es für uns, ob eine Combination von Enteritis mit Colica mucosa vorkommt? Die Möglichkeit einer solchen Combination ist von vorneherein wohl zuzugeben, ob jedoch die Symptome genug prägnant sind, um diesen combinirten Zustand zu erkennen, das ist uns eben fraglich.

Es bleiben noch einige Punkte übrig, deren Erledigung jedoch heute, wo die Unterscheidung zwischen Enteritis membranacea und Colica mucosa noch nicht allgemein durchgeführt wird, nicht möglich ist. Wir meinen den Zusammenhang zwischen den genannten Krankheitstypen, Appendicitis und Lithiasis. Die Angabe von *Dieulafoy* bezüglich des häufigen gleichzeitigen Vorkommens von Entero-Lithiasis und Schleimstühlen ist sehr beachtenswerth; einen Fall dieser Art habe auch ich gesehen. Es handelte sich um Enteritis membranacea in Folge Missbrauches mit Essigklystieren. Desgleichen ist die Beobachtung von *Reclus* über die Combination der Enteritis mucosa mit Appendicitis zu beachten, endlich Angaben anderer Autoren, welche, wie *Triboulet*, die Darmkrankheit als eine infectiöse bezeichnen. In Zukunft wird man bei ähnlichen Beobachtungen zwischen den beiden Krankheitstypen scharf unterscheiden müssen, denn der Gedanke liegt nahe, dass jeder von ihnen zu anderen Complicationen, Folgekrankheiten, etc., Anlass geben dürfte, entsprechend ihrer eigenen absoluten Verschiedenheit. Sache der Zukunft muss es sein, durch sorgfältige Aufnahme der Anamnese und durch wiederholte Untersuchung der Stühle u. s. w. nicht nur der reinen Schleimstühle, sondern auch der in den Zwischenzeiten abgehenden. In der Anamnese muss besonders das Verhalten der Stühle auf lange Zeit zurück verfolgt werden, ebenso jeder vorhergegangenen Darmerkrankung Erwähnung gethan werden. Von grosser Wichtigkeit ist es auch zu erörtern, ob und welche Medicationen vorhergegangen sind.

Nur wenn sich auf diesem Wege ein grosses, gut verarbeitetes klinisches Material angesammelt haben wird, werden wir das numerische Verhältniss der verschiedenen Affectionen zu einander feststellen können.

SYMPTOMATOLOGIE UND DIAGNOSE DER COLITIS MEMBRANACEA

RAPPORT

von I. BOAS,

in Berlin.

Trotz des verhältnissmässig kurzen Zeitraums welcher seit der ersten klassischen Schilderung des Colitis membranacea durch Siredey[2] und da Costa[3] verflossen ist, hat das Krankheitsbild bereits mannigfache Wandlungen erfahren. Man entnahm, wie dies häufig geht, das Wesen des Symptomencomplexes einzelnen, besonders ausgeprägten Beobachtungen, welche man als typisch und klinisch maassgebend ansah.

Weitere Erfahrungen lehrten indessen bald, dass der Krankheitsprozess unter den allerverschiedensten Gestalten und Bedingungen auftritt, dass er alle denkbaren Grade und Zwischenstufen zeigt, dass er bald eine selbständige, bald eine secundäre oder complicative Rolle spielt, dass er endlich einerseits die allerschwersten Symptome her-

1. Referat erstattet in der inneren Section des XIII internationalen Congresses zu Paris.
2. Siredey (*Union médicale*, 1869).
3. Da Costa (*American Journal of the medical sciences*, 1871).

vorruft, andererseits so wenig ausgeprägte Erscheinungen zeigt, dass er nur bei aufmerksamster Beobachtung nicht verkannt wird. Wenn man daher ein Verständniss und eine richtige Auffassung von der membranösen Colitis gewinnen will, so wird man nicht bloss das vollentwickelte Bild, sondern auch die Anfangsstadien und die zahlreichen Abweichungen von dem Typus berücksichtigen müssen. Hierin erblicke ich die wesentliche Bedeutung meines Referates.

Unter Colitis membranacea verstehe ich, wie der Name bereits andeutet, eine eigenartige, katarrhalische, zu plastischer Schleimbildung tendirende Erkrankung des Colon. Diese katarrhalische Form ist nach meiner Erfahrung die häufigste[1] und betrifft vorwiegend das weibliche Geschlecht, nach einzelnen Autoren (Litten[2], Kitagawa[3], Akerlund[4], Einhorn[5], sogar in 80-95. Das entspricht im ganzen auch meinen eigenen Erfahrungen. Indessen gilt dies nur für die ausgeprägten, klassischen Fälle. Wenigerausgeprägte Formen findet man, wenn man nur genauer darauf achtet, auch bei Männern. Im übrigen erklärt sich das häufige Vorkommen von Colitis membranacea bei Frauen aus den hohen Graden von Obstipation, in Folge von Lageveränderungen, Abknickungen, Adhäsionen des Darmes, denen aus bekannten Gründen gerade das weibliche Geschlecht besonders oft ausgesetzt ist.

Die Colitis membranacea kann nun, wie bereits angedeutet, als selbständige Krankheit auftreten, oder eine mehr oder weniger in den Vordergrund tretende Complication anderer, bald schwerer, bald leichter Krankheiten bilden. Man hat sie beobachtet als Begleiterscheinung anderer Dickdarmaffectionen, z. B. der Appendicitis. Derartige, in der französischen Litteratur sich wiederholt findende Beobachtungen habe ich selbst dreimal gemacht, in zweien davon handelte es sich um chronische, in einem um acute Perityphlitis. Ich habe ferner Colitis membranacea in einem Falle von durch die Obduction erwiesenem stricturirendem Carcinom des Colon ascendens, sowie in einem Falle von Mastdarmcarcinom beobachtet. *Henschen*[6] hat vor kurzem einen Fall von Colitis membranacea bei einem Kranken beschrieben, der zahlreiche Fliegenlarven in seinem Darm beherbergte.

1. Eine der auffälligsten Differenzen in der Lehre von der Colitis membranacea ist die, dass ein so competenter Forcher wie Nothnagel die Colitis membranacea für selten im Gegensatz zur Colica mucosa halt.

2. Litten (*Berliner Klinische Wochenschrift*, 1888, N° 29).

3. Kitagawa (*Zeitschrift für klinische Medicin*, 1895, Bd. XXVIII).

4. Akerlund (*Archiv für Verdauungskrankheiten*, 1896, Bd. I).

5. Einhorn (*ibid.*, 1898, Bd. IV).

6. Henschen (*Wiener Klinische Rundschau*, 1896, N° 55).

Von *Mathieu*[1], *Dieulafoy*[2] u. a. rühren ferner Beobachtungen über das gleichzeitige Vorkommen von Colitis membranacea mit Sandbildung im Colon (Lithiase intestinale) her. Auch hiervon habe ich im Laufe der letzten Jahre zwei Fälle beobachtet. Desgleichen hat man Colitis membranacea zusammen mit Cholelithiasis gesehen. Mehrfach sind Beobachtungen von Colitis membranacea bei Krankheiten des Uterus beschrieben (*Monod*[3], *Ozenne*[4], *Letcheff*[5]. *M. Rothmann*[6] beobachtete einen Fall von Colitis membranacea bei einer an Carcinom der Schädelbasis erkrankten Frau, die nebenher an habitueller Obstipation litt. Wahrscheinlich sind diese und andere Complicationen viel häufiger, als es nach der hierüber existirenden Kasuistik den Anschein hat. Sie werden, da die Hauptkrankheit das überwiegende Interesse des Arztes in Anspruch nimmt, gewiss häufig übersehen.

Sehr viel seltener und umstrittener ist die zweite mit Membranbildung einhergehende, von *Nothnagel* zuerst als *Colica mucosa* bezeichnete Gruppe. *Nothnagel* versteht bekanntlich hierunter ein Krankheitsbild, das sich durch anfallsweise auftretende, mit heftigen Darmkoliken einhergehende und mit Ausstossung der bekannten geformten oder ungeformten schleimigen Produkte endigende Paroxysmen charakterisirt. In der Zwischenzeit — das ist der springende Punkt der ganzen Frage — soll der Zustand des Darmes sich in völlig normalen Bahnen bewegen.

Dass solche Fälle vorkommen, unterliegt auch für mich keinem Zweifel. Die Frage ist nur : handelt es sich hier um eine Krankheit sui generis oder ist auch diese mucöse Kolik nichts anderes als die zeitweilig auftretende Steigerung einer vorhandenen, aber latenten oder wenig entwickelten Colitis? Nach meiner Auffassung genügt zur Entscheidung dieser Frage nicht bloss der klinische Verlauf, sondern es ist die sorgfältige Untersuchung der Kranken auch in den Intervallen erforderlich. Nur wenn eine methodisch vorgenommene Untersuchung der Dejectionen keine Zeichen eines Katarrhes aufweist, ist die Annahme einer Integrität des Colon wahrscheinlich. Dieser Forderung entsprechen, soweit ich sehe, allenfalls zwei in jüngster Zeit von *Schütz*[7] mitgethelte Beobachtungen.

In einem Falle aus meiner eigenen Praxis handelte es sich um ein

1. MATHIEU, Société médic. hôpitaux, 22 mai 1896.
2. DIEULAFOY (*Presse médic.*, 1897).
3. MONOD (*Annales de la Policlinique de Bordeaux*, 1895).
4. OZENNE (*Journal de médecine*, 31 Décembre 1895).
5. LETCHEFF, Thèse de Paris, 1895.
6. M. ROTHMANN (*Zeitschrift für klinische Medicin*, 1895, Bd XXIII).
7. SCHÜTZ (*Münchener medicinische Wochenschrift*, 1900, N° 17).

dreijähriges Mädchen, das an Anfällen litt, die sich anscheinend ganz mit der Schilderung der Colica mucosa deckten. Das sehr nervöse Kind bekommt die Anfälle ausschliesslich nach Aufregungen z. B. beim Anblick einer Raupe, eines Frosches oder Regenwurmes. Kurz danach heftige Schmerzen, Stuhldrang, Entleerung membranhaltiger Stüle. Wiederholt vorgenommene Darmspülungen ergaben indessen, dass auch in den Intervallen wenn auch geringe Mengen Schleimmembranen im Dickdarm vorhanden waren. Wie könnten sich denn auch häutige Cylinder in so kurzer Zeit gebildet haben? Es muss also meines Erachtens nach auch in diesem Falle ein echter, wenn auch wenig ausgeprägter Katarrh des Colon vorliegen, der unter dem Einfluss psychischer Erregungen zu abnormen peristaltischen Bewegungen und somit zur Ausstossung der präformirten Gebilde führt.

Die Frage, ob es eine zu Membranbildung im Dickdarm führende Secretionsneurose giebt, halte ich daher bisher nicht gelöst. Sie wird wohl auch, wenn uns nicht einmal zufällige Sectionsbefunde in grösserer Zahl zu Hilfe kommen, kaum je mit Sicherheit entschieden werden. Soviel steht jedenfalls fest, dass die Colica mucosa gegenüber der unendlich viel häufigeren Colitis membranacea stark in den Hintergrund tritt.

Als eine besondere Abart möchte ich die *Colitis membranacea arteficialis* trennen, da sie gar nicht selten vorkommt und häufig verkannt oder missdeutet wird. Ich habe mich seit längerer Zeit, besonders aber im Laufe dieses Jahres mit der in Rede stehenden Colitisform beschäftigt und bitte daher um die Erlaubniss, hierauf mit einigen Worten eingehen zu dürfen. Es ist gelegentlich schon von anderen Aerzten beobachtet worden, dass nach Einläufen von adstringirenden Substanzen bei Darmkatarrhen die Kranken plötzlich ihren Ausleerungen Membranen beigemengt sehen, die sie erschreckt ihrem Arzte zur Begutachtung vorweisen. Ich gehe gewiss nicht fehl mit der Annahme, dass bei vielen Aerzten das Erscheinen dieser Membranen als Beweis für das Bestehen einer echten, idiopathischen Colitis membranacea gilt. Eigene Untersuchungen haben mich indessen gelehrt, dass hier unbedingt ein Artefakt vorliegt. Ich habe das an einer Reihe von Kranken experimentell zeigen können. Wenn man nämlich bei Kranken mit gewöhnlicher Colitis, besonders bei Diarrhoen, Tanninklystiere applicirt, so kann man schon nach wenigen Tagen den Abgang von Membranen feststellen, welche die Kranken nie vorher gezeigt hatten. Lässt man die Tanninklystiere fort, so verlieren sich die Membranen allmählich, kommen aber wieder, sobald man von neuem mit den adstringirenden Einläufen beginnt. Dabei zeigten die Membranen genau dasselbe chemische und mikroskopische Verhalten, wie die bei der echten Colitis membranacea. Ich habe ferner zeigen können, dass wenn man gewöhnlichen Darmschleim in eine 1 — 2 Procentige Tanninlösung bringt, dieser schon innerhalb 24 Stunden einen membranösen Charakter annimmt, der von Tag zu Tag ausgeprägter wird. Ebenso wie nach Tannininjectionen habe ich Membranbildung nach Injection von Höllenstein, Alaun, Bleiessig gesehen. Ja, ich habe mir die Frage vorgelegt, ob nicht selbst scheinbar harmlose Zusätze, wie Borax, Soda, Glycerin, Seifenlösungen, vielleicht sogar blosse Wasserklystiere, wenn sie wiederholt in grossen Mengen und ungeeigneter Temperatur in den Darm gebracht werden, eine katarrhalische Entzündung des Colon oder wenigstens eine Steigerung der Schleimproduction hervorrufen können. Und weiter! Rufen nicht vielleicht scharfe Drastica oder auch adstringirende Mittel, per os gereicht, Colitis membranacea hervor, wenn sie, wie es feststeht, eine gewöhnliche Colitis erzeugen können? Ich werfe diese Fragen nur auf, ohne sie zu beantworten, da es vorläufig an thatsächlichem Material hierzu fehlt. Es erscheint mir aber nicht überflüssig, in diesem illustren Kreise auf den Weg hinzudeuten, den zukünftige Forschungen auf diesem Gebiete einzuschlagen haben werden.

Nach diesen orientirenden Vorbemerkungen gehe ich zur speziellen Symptomatologie der Colitis membranacea über. Im Vordergrunde des Krankheitsbildes stehen die Stuhlverstopfung, die Kolikschmerzen, die Entleerung der schleimig-membranösen Gebilde, der Status nervosus und endlich die Ernährungsstörungen.

Was zunächst die Stuhlverstopfung betrifft, so ist sie in der überwiegenden Mehrzal der Fälle eine habituelle und kann in der Regel auf Jahre, zuweilen Jahrzehnte, ja gelegentlich bis in die früheste Kindheit zurückgeführt werden. Der Charakter der Stuhlentleerungen ist meist ein spastischer. In einzelnen Fällen wechselt Verstopfung mit Diarrhoe ab, immer aber herrscht die Tendenz zu ersterer vor. Vielfach haben die Kranken jahrelang mehr oder weniger Abführmittel oder auch mehr oder weniger ungeeignete Einläufe gebraucht.

Die Darmkoliken bilden eine häufige Begleiterscheinung der Obstipation, sind aber keineswegs ein nothwendiges Attribut der Colitis membranacea. *Ich habe sie in ausgesprochenen Fällen dauernd vermisst.* Meist gehen sie stunden-seltener tagelang der Ausstossung der tubulären Massen voraus. Nach reichlicher Entleerung oder überhaupt bei Regelung des Stuhles hören die Koliken auf, um bei neuen Stockungen der Darmperistaltik wieder aufzutreten. Der Charakter der Kolikschmerzen unterscheidet sich in nichts von dem der gewöhn-

lichen stercozalen Darmkolik, höchstens, dass sie diese an Intensität
gelentlich übertreffen.

Das charakteristische Kennzeichen bildet die Entleerung der Membranen selbst, die entweder isolirt oder zusammen mit den Stuhlentleerungen erscheinen. Im letzteren Falle umgeben die Membranen den Stuhl wie das Band das Cigarrenbündel. Keineswegs finden sich in jedem Stuhle Membranen. Häufig alterniren Membranen mit gewöhnlichem, structurlosem Schleim. Zuweilen wird auf diese Weise aus eine Colitis membranacea eine gewöhnliche Colitis mucosa und umgekehrt kann eine Colitis mucosa unter besonderen Bedingungen einen membranösen Charakter annehmen. Zwischen der einfachen und membranösen Colitis finden sich eben die allerverschiedensten Uebergänge.

Was das nervöse Allgemeinbefinden betrifft, so hat man darauf von jeher einen erheblichen Werth gelegt, und besonders auch hieraus ist schon von *Siredey* in Frankreich, von *Leube*, *Ewald* u. A. in Deutschland, von *da Costa*, *Einhorn* und *Mendelson* in Amerika, von *Vanni* in Italien, versucht worden, die neurogene Natur des Prozesses abzuleiten. Man muss in der That zugeben, dass die ausgeprägten Fälle von Colitis membranacea meist einen sogenannten hysterischen oder neurasthenischen Zug aufweisen. Aber einmal fehlt derselbe in zahlreichen Fällen von unzweifelhafter Colitis membranacea und ferner finden wir genau denselben neuropathischen Charakter bei einfacher, habitueller Obstipation, besonders in Verbindung mit Senkungen der Baucheingeweide. Ein charakteristisches Symptom ist daher meiner Meinung nach der Status nervosus nicht, allenfalls eine nicht seltene aber von der Colitis als solcher unabhängige Begleiterscheinung oder richtiger Complication.

Ein sehr häufiges Vorkommniss bei Colitis membranacea sind die Ernährungsstörungen. Ich erinnere mich unter meinen sehr zahlreichen Beobachtungen kaum einen Patienten in gutem Ernährungszustande gesehen zu haben. Diese Ernährungsstörungen sind theils die Folge unzweckmässiger Nahrungsentziehung, theils der Essfurcht oder endlich der Appetitlosigkeit, die aber gleichfalls nervöser Natur ist. Denn unter günstige hygienische Verhältnisse gebracht und unter einer straffen ärztlichen Aufsicht fangen die Patienten bald an, auch sogenannte schwer verdauliche Kost zu essen und zu vertragen und erhalten in wenigen Wochen oder Monaten ein frisches und blühendes Aussehen.

Die *Diagnose* der Colitis membranacea der ich mich jetzt zuwende, weist einige bemerkenswerthe Schwierigkeiten auf und verdien daher eine sorgfältige Betrachtung. Vor allem muss festgestellt werden ob die Colitis membranacea im gegebenen Falle ein primäres Leiden darstellt oder lediglich eine Complication. In nicht seltenen Fällen bergen sich nämlich, wie bereits angedeutet, unter dem Trugbilde der Colitis membranacea die schwersten Krankheiten, besonders solche des Darmkanals selbst. Man hat daher nicht des Recht, eine idiopathische Colitis anzunehmen, bis nicht durch sorgfältige weitere Untersuchungen das Vorhandensein eines anderen Grundleidens auszuschliessen ist. Wenn, wie gleichfalls schon erwähnt, die Colitis membranacea zuweilen ohne Darmsymptome verläuft, so dürfen wir uns nicht die übrigen Klagen der Kranken einfach ignoriren, indem wir sie als Ausdruck oder Folge der anomalen Darmthätigkeit betrachten.

Für die Diagnose der idiopathischen Colitis, sind schon die subjectiven Klagen: zumal die hartnäckige Obstipation verbunden mit den häufig wiederkehrenden Koliken von einem gewissen leitenden Werth. Sehr viel massgebender ist die Angabe des Abganges von Membranen, welche die Patienten in der Regel gut beschreiben. Zur Gewissheit wächst die diagnose, wenn man Gelegenheit hat, die Membranen selbst zu besichtigen. Verwechselungen mit ähnlichen Gebilden sind schon bei makroskopischer Betrachtung stets vermeidbar. Es giebt aber zahlreiche Kranke, welche über Entleerung von Schleimmassen nichts auszusagen wissen, obgleich die subjectiven Symptome darauf hindeuten. In solchen Fällen pflege ich seit vielen Jahren eine oder mehrere Probespülungen vorzunehmen, welche dann — oft zum grossen Erstaunen der Kranken, gelegentlich massenhafte Anwesenheit der membranösen Substanzen zu Tage fördern. Da aber zuweilen Colitis membranacea ganz symptomlos oder mit unbestimmten Symptomen bestehen kann — abgesehen von habitueller Obstipation — so empfiehlt sich die Vornahme von Probespülungen auch in allen unklaren Fällen, die mit Darmbeschwerden einhergehen.

Ausser dem Befund von Membranen kommen von objectiven Befunden in Betracht : die Enteroptose und die Druckempfindlichkeit der Dickdarmparticen. Erstere ist, worauf zuerst *Glénard* hingewiesen hat, ein häufiges Vorkommniss bei Colitis membranacea. Die Lageveränderungen betreffen diejenigen Organe, welche erfahrungsgemäss am leichtesten mobilisirbar sind, vor allem die Nieren, den Magen, den Dickdarm, sodann auch die Leber, die Milz, in seltenen Fällen auch das Pankreas, der Uterus u. s. w.

Die Druckempfindlichkeit des Colon ist in ausgeprägten Fällen sehr häufig, wird indessen in anderen vermisst. Meist sind die sogen. abhängigen Particen, das Caecum und das S. Romanum, druckempfindlich, seltener das Colon transversum. Nicht selten findet man einzelne Colonabschnitte, wie dies *Glénard* und *Mathieu* betont haben, im Zustande der spastischen Contraction (chorde colique).

Weit schwieriger ist nach meiner Auffassung die Diagnose der mucösen Darmkolik. Nicht als ob das Krankheitsbild der charakteristischen Symptome entbehrte, die Schwierigkeit liegt vielmehr in dem Nachweis, dass chronische Inflammationszustände am Colon fehlen. Hierzu bedarf es einer längeren Beobachtung des Kranken und seiner Dejectionen. Nur die dauernde Abwesenheit katarrhalischer Symptome in den Intervallen würde mich zu der Annahme einer neurogenen mucösen Darmkolik bestimmen.

Die *Differentialdiagnose* bietet, soweit sie die Feststellung der Colitis membranacea betrifft, in typischen Fällen keine besonderen Schwierigkeiten. Dagegen ist in weniger ausgeprägten Fällen die Trennung von der gewöhnlichen Colitis mucosa durchaus nicht leicht, zumal wenn wir uns daran erinnern, dass zwischen der membranösen und der gewöhnlichen Colitis zahlreiche Verbindungsfäden existiren, welche der Subsummirung in die eine oder andere Kategorie einen weiten Spielraum lassen.

Indessen kann ich doch nicht soweit gehen, wie dies *Schütz*[1] neuerdings thut, welcher die Colitis membranacea mit der gewöhnlichen Colitis völlig identificirt. Meiner Ansicht nach giebt es doch gewisse unterscheidende Punkte, z. B. die Art und der Charakter der Anfälle, die nervösen Begleitsymptome, die Ernährungsstörung u. a. Andererseits stimme ich Schütz darin vollkommen bei, dass man nicht in jedem Falle eine Trennung der einfachen Colitis von der membranösen vertreten kann.

Grosse Verlegenheiten kann auch zuweilen die Unterscheidung von Colitis und acuter bezew., chronischer Typhlitis oder Perityphlitis bereiten. Beides kommt, wie festgestellt ist gelegentlich gemeinsam vor. Was ist das Primäre und wo liegt der therapeutische Angriffspunkt? In der Regel wird man bei sorgfältiger Annahme der Anamnese und namentlich bei subtiler Untersuchung der Appendixgegend zu einer klaren Unterscheidung kommen, aber man wird auch, zumal in chronischen Fällen, zuweilen viel Mühe haben, den Sachverhalt zu klären.

Desgleichen können auch Erkrankungen der weiblichen Adnexe zusammen mit Colitis membranacea vorkommen und zu Täuschungen Veranlassung geben, die nur durch sorgfältige gynäkologische Untersuchungen vermieden werden.

1. Schütz, *l. c.*

Recht schwierig kann bisweilen die Unterscheidung einer einfachen Colitis membranacea von stricturirendem Coloncarcinom werden, mit welchem, wie ich bereits erwähnt habe, Colitis membranacea zusammen vorkommen kann. Falls ein Tumor fehlt, ist lediglich das Auftreten sicht- und fühlbarer Darmcontractionen an bestimmten Theilen des Colon während der Schmerzparoxysmen das entscheidende Moment.

Die Unterscheidung der Colitis membranacea von Cholelithiasis, bezw. Cholecystitis — die, wie bereits erwähnt, gleichfalls gemeinschaftlich vorkommen können — dürfte bei aufmerksamer Untersuchung ebenso wenig Schwierigkeiten bereiten, wie von Nephrolithiasis. Allenfalls sind Verwechselungen im Schmerzanfall und vor Abgang von Membranen möglich.

Der Verlauf der Colitis membranacea ist entweder chronisch oder intermittirend und hängt in engster Weise von dem Grade der Darmatonie ab. Gelingt es, die Darmthätigkeit in Gang zu bringen, so hört die Entleerung der Membranen ebenso schnell auf, wie die Oedeme aufhören, wenn es bei Herzinsufficienz durch Digitalis gelingt, die Diurese zur Norm zu bringen. Die Hartnäckigkeit und Häufigkeit von Recidiven hängt aber damit zusammen, dass die dauernde Beseitigung der habituellen Obstipation in ihren schwereren Graden erfahrungsgemäss auf grosse Schwierigkeiten stösst. Da es sich ferner häufig um Kranke mit labilem Nervensystem handelt und da, wie wir aus der täglichen Erfahrung wissen, die habituelle Obstipation in eminenter Weise von psychischen Erregungszuständen beeinflusst wird, so sieht man das Leiden selbst nach monate- oder jahrelangen Pausen mit erneuter Heftigkeit wieder auftreten.

Meine Herren! Die Colitis membranacea ist heutzutage ein sehr verbreitetes Uebel und gilt mit Recht als eine hartnäckige Krankheit. Sie würde es in viel geringerem Maasse sein und seltener vorkommen, wenn nicht allein in ärztlichen, sondern auch in weitesten Volkskreisen dem Missbrauch mit scharfen, unzweckmässigen Abführmitteln, wie sie heutzutage bei jeder Form von habitueller Coprostase noch immer an der Tagesordnung sind, endlich einmal gesteuert würde, wenn, mit einem Worte, allgemein der Grundsatz zur Geltung käme :

« *Qui bene purgat, male curat.* »

TRAITEMENT DE LA COLITE MUCO-MEMBRANEUSE

RAPPORT

par M. Albert MATHIEU,

de Paris.

III. *Traitement de la colite muco-membraneuse*, par ALBERT MATHIEU (Paris). — Mes co-rapporteurs, MM. Boas (de Berlin) et Mannaberg (de Vienne), ayant étudié dans la première et la seconde partie de ce rapport en commun la pathologie et la pathogénie de la colite muco-membraneuse, il m'appartient d'en indiquer le traitement.

Je dois signaler tout d'abord un point sur lequel je m'éloigne de la conception pathogénique défendue sans réserve par M. Mannaberg, avec réserve par M. Boas. Je ne crois pas que la *colique muqueuse* (*colica mucosa*), selon l'expression de Nothnagel, ait une existence indépendante, une pathogénie différente et qu'on puisse l'opposer à la *colite muco-membraneuse* (*colitis muco-membranacea*). Je ne crois pas qu'à la colite muco-membraneuse due à l'inflammation superficielle de la muqueuse on puisse opposer une autre forme résultant d'une véritable névrose *primitive* du gros intestin.

Certes, les phénomènes névropathiques locaux et généraux prennent une intensité considérable chez quelques malades; mais je ne considère pas comme démontré que les phénomènes coliques soient l'expression directe d'une viciation de l'innervation gastro-intestinale et qu'il s'agisse d'une névrose sécrétoire du gros intestin.

Il me semble que le point de départ est encore ici l'irritation de la muqueuse intestinale; si la douleur, l'hypersécrétion muqueuse et le spasme du côlon prennent une intensité plus grande, si l'état névropathique générale s'accentue, c'est que l'affection intestinale a pris naissance sur un terrain particulièrement prédisposé.

Quoi qu'il en soit, *primitivement* ou *secondairement*, la névropathie joue un rôle considérable dans la genèse et la séméiologie de certaines formes graves de la colite muco-membraneuse; le traitement doit tenir un large compte de cet élément. Nous sommes tous d'accord sur ce point principal, et c'est l'essentiel pour le traitement.

Indications thérapeutiques. — Les éléments symptomatiques et les facteurs pathogéniques d'où dérivent les principales indications thérapeutiques sont les suivants :

a. La *constipation* est la règle dans la colite muco-membraneuse ; elle est souvent spasmodique.

La diarrhée, toujours passagère, est le résultat d'une débâcle ou d'une poussée catarrhale.

b. Il existe toujours dans la colite muco-membraneuse une irritation muco-sécrétoire et desquamative de la muqueuse colique, que cette irritation sécrétoire soit d'origine nerveuse ou d'origine inflammatoire, qu'elle corresponde ou non, suivant les cas, à des lésions histologiquement appréciables.

c. Le syndrome colite muco-membraneuse revêt une gravité particulière chez les individus prédisposés par un état antérieur de névropathie. Les phénomènes douloureux prennent alors une grande intensité. Les *ptoses viscérales* tendent également à exagérer la constipation et les symptômes de la colite muco-membraneuse, soit en apportant une gêne à la motricité gastro-intestinale, soit en amenant par les tiraillements des extrémités nerveuses une excitation des plexus abdominaux.

Localement, le nervosisme provoque ou exagère l'hyperesthésie des parois du gros intestin ; il favorise la production des contractions et des contractures spasmodiques. Il est probable qu'il favorise aussi l'hypersécrétion muqueuse.

d. L'état local et l'état général réagissent très souvent l'un sur l'autre ; ils s'exagèrent réciproquement.

La viciation de la digestion, la restriction de l'alimentation, les douleurs et sans doute aussi l'auto-intoxication deviennent une cause d'amaigrissement, d'anémie, de nervosisme plus marqué. A leur tour, l'affaiblissement général et le nervosisme aggravent les accidents intestinaux ; c'est un cercle vicieux.

e. La colite muco-membraneuse coïncide souvent avec des phénomènes de dyspepsie stomacale qui apportent au traitement leurs indications spéciales qu'il convient de ne pas négliger.

Traitement de la constipation. — La colite muco-membraneuse ne guérit pas tant que persiste la constipation ; mais il importe de la combattre sans provoquer une excitation de l'intestin qui puisse augmenter son irritation sensitive, sécrétoire et spasmodique.

Ici, comme dans tous les cas de constipation habituelle, l'idéal est de faire régulariser les évacuations alvines par des moyens purement hygiéniques, ou tout au moins d'ordre physique, sans avoir recours aux purgatifs ; en tout cas, on doit exclure d'emblée l'usage des purgatifs drastiques.

On a conseillé de donner une alimentation riche en *détritus végé-

taux rebelles à la digestion, mais de nature à exciter par leur présence les contractions de l'intestin et à ramener la régularité des selles. Von Noorden a particulièrement insisté sur l'utilité des légumes verts, du pain de Graham, des mets végétaux riches en coques et en détritus grossièrement divisés. Max Einhorn et Boas insistent dans le même sens. En général, on conseille aux malades atteints de colite muco-membraneuse une alimentation laissant peu de résidu indigeste, de peur d'augmenter l'irritation de l'intestin ; mais, en agissant ainsi, on entretient et on éternise la constipation, cause première de la colite muco-membraneuse.

L'utilité d'une alimentation végétale riche en détritus rebelles à la digestion n'est pas douteuse dans les cas légers. Mais, dès qu'il existe une colite muco-membraneuse de quelque intensité, un semblable régime alimentaire est souvent mal toléré. Il provoque des douleurs, des coliques, des poussées diarrhéiques. Souvent l'estomac proteste par des brûlures, de la pesanteur, des crampes. On se trouve ainsi obligé de revenir à une alimentation qui élimine davantage les coques de graines, les fibres végétales, et tous les débris végétaux rebelles à la digestion.

Von Noorden conseille aussi d'augmenter la quantité de graisse dans l'alimentation : le beurre frais pris en nature, ou fondant dans les purées est à ce point de vue ce qui réussit le mieux.

Souvent il convient d'augmenter le taux de l'alimentation ; les malades insuffisamment alimentés se sont affaiblis, ils ont maigri, ils sont devenus plus nerveux, et il importe de les mieux nourrir, de leur faire regagner le poids perdu, de relever leurs forces ; lorsque le beurre est bien supporté, il représente un aliment d'une richesse calorique très grande en même temps qu'il tend à combattre la constipation.

Le *massage* n'est pas non plus toujours supporté. Dans aucun cas, cela nous paraît un principe absolu, il ne doit être douloureux. Il sera tout particulièrement contre-indiqué pour l'hyperesthésie et la contracture douloureuse de l'intestin.

Les *grands lavements chauds*, ou mieux les *grands lavages* de l'intestin sont souvent très utiles. Ils représentent l'un des facteurs les plus importants de la cure de la colite muco-membraneuse.

Leur action est certainement complexe. Par leur chaleur, ils produisent une action calmante sur la muqueuse, ils tendent à diminuer le spasme musculaire. Ils font le plus souvent cesser la constipation ; enfin, en amenant l'évacuation des nombreux germes morbides contenus dans l'intestin, ils amènent mécaniquement, par lavage, l'asepsie relative de l'intestin.

Pour que ces différents avantages soient obtenus, il importe qu'ils soient convenablement administrés.

Ils seront donnés à une faible pression. C'est une condition essentielle. En effet, les expériences de Lesage et Dauriac et von Genersisch ont démontré que le liquide ne pénètre profondément dans l'intestin qu'à condition de n'être injecté que sous une pression faible (20 à 40 centimètres).

L'expérience clinique nous a de plus, personnellement démontré qu'une pression trop forte provoque le spasme de l'intestin ; le degré de contracture peut être tel qu'il en résulte des accidents d'occlusion intestinale.

La température la plus convenable est de 38 à 40°.

Nous dirons plus loin que ces lavages de l'intestin peuvent être rendus antiseptiques ou modificateurs de la muqueuse par l'adjonction de diverses substances médicamenteuses. Toutefois, on devra se préoccuper toujours de ne pas produire une excitation trop marquée de la muqueuse et de ne pas exciter le spasme des tuniques musculaires.

Les *grands lavements d'huile pure* (huile d'olive vierge ou huile d'amandes douces) ont été préconisés par Fleiner pour combattre la constipation spasmodique. Leur application au traitement de la constipation dans la colite muco-membraneuse était donc toute naturelle.

Pour notre part, nous nous contentons souvent, lorsque les grands-lavements n'amènent pas une évacuation suffisante des matières fécales, de faire prendre le soir un lavement de 100 à 150 grammes d'huile qui doit être gardé toute la nuit. Le lendemain matin on administre un grand lavement d'eau bouillie. Cette combinaison donne des résultats très satisfaisants.

L'idéal, dans le traitement de la constipation de la colite muco-membraneuse, comme du reste dans le traitement général de la constipation, est de ne pas avoir recours aux médicaments laxatifs. Malheureusement cela n'est pas toujours possible et l'on est parfois forcé de s'en servir. On doit le faire avec précaution. Il convient de n'employer que des substances peu irritantes et d'éliminer tous les drastiques.

C'est à l'*huile de ricin* que nous donnons la préférence ; nous la faisons prendre le matin à petites doses immédiatement avant le premier déjeuner. Une ou deux cuillerées à café, dans un peu de sirop de cassis qui en masque parfaitement le goût désagréable, suffisent en général. Très souvent, nous donnons alternativement un jour un grand lavement, le lendemain de l'huile de ricin.

On peut aussi employer de la poudre de cascara sagrada, un

mélange de magnésie, de crème de tartre et de soufre précipité en quantités égales, la poudre de réglisse composée, le podophyllin, l'évonymine, mais il faut éviter les drastiques tels que l'aloès, la gomme gutte, la coloquinte, le jalap, en un mot tous les purgatifs capables d'amener l'irritation et la congestion de la muqueuse.

Dans l'espoir de diminuer cette congestion, G. Sée associait la poudre de scammonée à l'hydrastis canadensis.

La *belladone* est tout indiquée lorsqu'il existe un degré accentué de contracture et surtout de contracture douloureuse du côlon. Elle calme la douleur et amène souvent ou contribue à amener des évacuations intestinales, sans doute parce qu'elle diminue l'endolorissement et le spasme de l'intestin.

Les *purgatifs salins* nous paraissent devoir être réservés aux cas dans lesquels il existe des alternatives de diarrhée et de constipation, ou de la fausse diarrhée avec selles fétides. Dans ces conditions une cure à Châtel-Guyon ou dans une station minérale similaire peut donner d'excellents résultats.

L'hyperesthésie de la muqueuse et la contraction spasmodique de l'intestin vont souvent de pair. Leur existence, leur rôle dans la constipation de la colite muco-membraneuse permet de comprendre l'action paradoxale que produit quelquefois *l'usage de l'opium et de la morphine*. Non seulement ces substances n'aggravent pas toujours la constipation, mais elles ont quelquefois une action véritablement laxative.

Médication antiseptique et modificatrice de la muqueuse. — Si, dans les cas légers, la suppression de la constipation suffit pour amener la guérison de la colite muco-membraneuse, il n'en est plus de même dans les cas intenses et invétérés. On a cherché non seulement à faire disparaître les causes d'irritation de la muqueuse, mais à faire disparaître l'inflammation dont elle est atteinte.

C'est la *médication modificatrice* qu'il est difficile de séparer complètement de la *médication antiseptique*; nous allons donc les étudier dans le même paragraphe.

Auparavant nous devons signaler les tentatives faites pour amener la diminution de la congestion du côlon et pour diminuer ainsi indirectement la sécrétion muqueuse. G. Sée avait combiné l'emploi de la poudre de follicules de séné à l'hydrastis canadensis. Il nous est arrivé d'ajouter de l'hamaméline à l'eau des grands lavages et même avec un certain avantage, nous a-t-il semblé. Ce sont là des essais à reprendre.

On a conseillé souvent l'eau boriquée saturée, l'eau saturée de naphtol : nous les considérons comme irritantes pour la muqueuse intestinale et nous n'y avons jamais recours.

A l'acide borique nous préférons le biborate de soude à la dose de 5 à 6 grammes par litre d'eau. Nous employons aussi quelquefois le salicylate et le chlorate de soude à la dose de 2 à 5 grammes par litre.

Nothnagel et Boas conseillent de pratiquer l'entéroclyse avec une solution de chlorure de sodium à 7 ou 8 pour 1000.

La clinique semble favorable à l'adjonction de ces substances légèrement antiseptiques et modificatrices à l'eau des grands lavements.

Parmi les substances dont l'action modificatrice sur la muqueuse intestinale est certainement plus intense, nous ne retiendrons que l'ichthyol et le nitrate d'argent.

L'*ichthyol*, à notre connaissance, a été employé avant nous par Bourget, de Lausanne, et Blondel, de Paris, dans le traitement de la colite muco-membraneuse. Bourget nous a déclaré avoir obtenu d'excellents résultats de grands lavages faits avec de l'eau bouillie additionnée d'une cuillerée à bouche d'ichthyolate d'ammoniaque ou d'ichthyolate de soude par litre.

Nous nous servons habituellement d'une solution *neutre* d'ichthyolate d'ammoniaque au cinquième. Au début nous n'en faisons mettre qu'une cuillerée à bouche par litre d'eau bouillie, la dose est successivement portée à deux, trois et même, s'il n'y a pas de signes d'irritation du côlon, à cinq cuillerées à bouche par litre.

Sous l'influence des grands lavages ichthyolés, on voit le plus souvent les productions muco-membraneuses diminuer beaucoup dans les selles et une véritable détente des phénomènes douloureux se produire.

Le *nitrate d'argent* a été donné, au Congrès de Caen, par Charrin, comme le médicament par excellence de la colite muco-membraneuse. Pour notre compte, nous ne l'employons guère que dans des cas où il existe une poussée aiguë et des phénomènes dysentériformes : épreintes, ténesme, selles sanguinolentes, douleur à la palpation le long du trajet du côlon descendant et de l'S iliaque. Nous ne dépassons pas les doses de 0 gr. 20 à 0 gr. 50 de nitrate d'argent par litre d'*eau distillée*. Il est bon de faire précéder ce lavement d'un lavement simple à l'eau bouillie. Sous l'influence de cette intervention, les phénomènes dysentériformes rétrocèdent rapidement : les douleurs se calment, les mucosités disparaissent ou tout au moins cessent d'être sanguinolentes. On revient alors au traitement habituel.

Dujardin-Beaumetz a conseillé la *teinture d'iode* à raison de dix gouttes par litre ; son exemple ne semble pas avoir été suivi.

Chéron, encouragé évidemment par les bons effets des solutions d'acide picrique sur certains eczémas, l'a conseillé en lavages dans le traitement de la colite muco-membraneuse. Après une garde-robe, il administre un lavement destiné a être gardé et composé d'un demi-litre d'eau additionné d'une cuillerée à café d'une solution d'acide picrique à 1 pour 120.

Traitement de la douleur et des phénomènes névropathiques. — Il nous reste à envisager la thérapeutique générale de deux des éléments symptomatiques les plus importants de la colite muco-membraneuse : les phénomènes douloureux et les phénomènes névropathiques. Ils sont intimement liés l'un à l'autre.

Lorsque la douleur est modérée, il n'est pas nécessaire, le plus souvent, de faire autre chose que de combattre la constipation par les moyens précédemment indiqués.

Les *grands lavements chauds* sont très utiles à ce point de vue, à condition toutefois d'être donnés lentement, à faible pression. Donnés rapidement, à une pression trop forte, ils provoquent des spasmes et des coliques : nous l'avons dit déjà, mais nous ne saurions trop y insister, parce que la lenteur dans leur administration est le secret même de leur utilisation.

Les applications chaudes, les grands bains agissent aussi dans le même sens.

Parmi les médicaments internes, comme calmants de la douleur abdominale, on aura surtout recours à la belladone, à la jusquiame, à la codéine. Il faut éviter les narcotiques qui provoquent la constipation.

La *belladone* est particulièrement indiquée lorsqu'il existe des indices de spasme du côlon. Donnée à dose suffisante, elle a souvent alors un effet très heureux : elle détend le spasme, elle calme la douleur, et, par cela même, produit un effet laxatif.

La diminution de la douleur et des phénomènes spasmodiques peut aussi être obtenue par l'administration de l'opium et de ses alcaloïdes.

Leur emploi amène quelquefois la disparition de la constipation. Il n'y faut pas trop compter, et la difficulté est précisément que la constipation se trouve souvent augmentée. Doit-on conseiller de la provoquer systématiquement par l'opium, comme on l'a proposé, de façon à immobiliser l'intestin, et à le mettre au repos absolu pendant 8 et 10 jours? Nous croyons qu'il ne faut pas craindre, dans certains cas de douleurs vives, d'excitation intense de l'intestin, d'avoir recours à l'opium et à la morphine, mais cela doit être fait d'une façon très discrète et sagement mesurée. Évidemment les malades se trouvent souvent beaucoup mieux pendant les périodes où ils sont constipés, où ils n'ont aucune velléité de selles, mais l'évacuation du contenu de l'intestin doit toujours se produire à un moment donné. C'est une échéance qu'on peut éloigner, mais qu'on ne peut pas supprimer, et, après des périodes de constipation, des crises aiguës, dysentériformes quelquefois, sont toujours à redouter au moment de la débâcle.

La *codéine* a sur la morphine l'avantage de produire moins facilement la constipation ; nous l'employons assez souvent.

G. Sée conseillait encore fréquemment *l'extrait gras de cannabis indica* et le *menthol*. La première de ces deux substances peut réellement être utile à la dose de trois centigrammes, par jour dans un julep gommeux ; quant au menthol, nous ne nous représentons pas qu'il puisse agir sur l'intestin.

Contre le *nervosisme général* il faut mettre au premier rang l'hydrothérapie et plus particulièrement l'hydrothérapie chaude : les douches en jet chaudes et les bains chauds. Elle produit une sédation marquée de l'irritabilité générale et des phénomènes locaux. C'est par elle que s'expliquent surtout les bons effets obtenus dans des stations thermales indifférentes, comme Plombières, Luxeuil, Néris. Plombières est de ces trois stations la plus fréquentée par les malades atteints de colite muco-membraneuse. Beaucoup d'entre eux en retirent un bénéfice réel, momentané et même durable, depuis surtout que les médecins qui y exercent ont moins abusé de la douche ascendante et se sont servi d'une façon plus modérée des grands lavages à faible pression.

Lorsque la névropathie générale l'emporte sur la colite, que les phénomènes abdominaux sont peu accusés, et la neurasthénie marquée, l'hydrothérapie froide peut être préférée.

Bien souvent on a donné à ces malades des *calmants nerveux*, en particulier des bromures alcalins. Pour notre part, nous ne les employons que très rarement, dans la crainte de provoquer ou d'aggraver des accidents de dyspepsie stomacale. Nous préférons nous servir de la codéine et du valérianate d'ammoniaque.

Il ne faut du reste user que d'une façon très réservée des médicaments chez ces malades. En ce qui concerne les accidents névropathiques dont nous nous occupons actuellement, l'amélioration doit être cherchée beaucoup plus par l'hygiène générale et les moyens physiques que par la médication.

Ces malades ont souvent tendance à la dépression psychique, parce

qu'ils sont des prédisposés et parce qu'ils souffrent et que leurs souffrances se prolongent pendant de longues périodes, que les rechutes
sont fréquentes. Le meilleur moyen de les remonter moralement est
encore de les améliorer physiquement; mais souvent aussi, comme
pour la plupart des autres névropathes, il convient de les soumettre
à une bonne hygiène matérielle et morale. Souvent ils s'alimentent
peu ou mal, et il faut obtenir qu'ils se nourrissent suffisamment: il
faut leur faire éviter dans la mesure du possible les fatigues, le surmenage, l'épuisement moral résultant des grandes préoccupations et
des travaux intellectuels excessifs, de la tension cérébrale due à une
lourde responsabilité. Ces malades doivent être rassurés et moralement remontés lorsque cela est nécessaire.

Chez quelques-uns l'isolement peut s'imposer à cause de l'intensité
des phénomènes neurasthéniques.

Traitement des formes cliniques de la colite muco-membraneuse. —
Il nous reste à donner quelques indications sur le traitement des principales formes cliniques de la colite muco-membraneuse.

Formes légères. — Dans les formes légères, bénignes, le traitement
pourra être à peu près exclusivement celui de la constipation simple.
C'est alors qu'on pourra voir la colite muco-membraneuse disparaître
sous l'influence d'un régime plus richement végétarien, de l'usage de
quelques laxatifs légers, du massage de l'abdomen.

Ces formes légères sont surtout une menace pour l'avenir et l'indice qu'il importe de ne pas laisser plus longtemps la constipation
s'éterniser, surtout s'il s'agit d'un sujet nerveux ou d'une femme
atteinte de ptoses abdominales.

Formes communes. — Ici le syndrome est au complet: constipation,
rejet de muco-membranes, crises douloureuses. Les phénomènes, sans
avoir l'intensité qu'ils atteignent dans la forme grave douloureuse,
peuvent se montrer cependant déjà très accentués au moment des
paroxysmes.

Ici, il ne suffit plus de s'occuper de la constipation comme dans les
formes légères, bénignes, il faut traiter directement la colite. Dans ces
conditions, nous instituons le *traitement normal moyen*: régime alimentaire sévère dont sont exclus les aliments fortement épicés ou fai-
sandés, les mets grossiers laissant des résidus indigestes, volumineux
et fortement irritants mécaniquement; tous les deux jours alternativement, huile de ricin à petites doses et grands lavages de l'intestin à
faible pression; applications chaudes sur l'abdomen, grands bains
fréquents et prolongés. Au besoin codéine ou belladone. Cure à Plombières répétée au besoin pendant plusieurs années.

Formes graves. — Dans les formes douloureuses graves, formes continues ou à rechutes incessantes et prolongées, on insistera sur les moyens calmants locaux et généraux : applications chaudes répétées sur l'abdomen, grands bains fréquents et suffisamment prolongés ; belladone, codéine, valérianate d'ammoniaque, plus rarement bromures alcalins.

Souvent les malades très découragés auront besoin d'être remontés moralement, on sera même quelquefois obligé de les changer de milieu et de les soumettre à un véritable isolement médical.

Les formes graves sont relativement fréquentes chez les malades atteints de *ptoses abdominales* accentuées. Dans ces conditions il ne faut pas hésiter, pour commencer le traitement, à condamner les malades à un séjour absolu au lit pendant 15 à 20 jours. Pendant ce temps, on fera des applications chaudes répétées sur l'abdomen, on fera prendre de grands bains chauds. On fera de grands lavages de l'intestin, très lentement, à faible pression, de façon à les faire supporter le mieux possible. On ne permettra aux malades de se lever que lorsque l'endolorissement de l'abdomen aura sensiblement diminué, et on ne permettra de le faire que l'abdomen maintenu par une bonne ceinture ou mieux encore un corset-ceinture.

Ces cas sont souvent désolants par leur intensité ; le nervosisme prend un grand développement, et ces malades — des femmes presque exclusivement — doivent être traités comme de grands nerveux.

Deux mots en terminant sur le traitement chirurgical. A notre connaissance, on a deux fois avec succès traité des cas graves de colite muco-membraneuse par l'établissement d'un anus contre nature : ce bon résultat ne semble-t-il pas indiquer qu'il y avait un spasme sous-jacent à l'orifice établi par le chirurgien et que cette sténose était la cause de la constipation et de l'irritation de l'intestin ?

SIX CENTS CAS D'ENTÉROCOLITE MUCO-MEMBRANEUSE

par M. de LANGENHAGEN,

de Plombières.

Le travail que je présente au Congrès est surtout un travail de statistique. Son seul mérite est de porter sur un très grand nombre de cas, de fournir ainsi une ample matière à comparaison et à discussion, et d'apporter peut-être quelques enseignements à ceux qui s'intéressent à l'entérocolite muco-membraneuse, et aux divers problèmes pathologiques qu'elle soulève. Pour mon compte, la plupart des idées que m'avait suggérées l'étude attentive de cette maladie, et que j'ai exprimées dans une monographie publiée il y a deux ans[1], se sont trouvées confirmées par une observation plus étendue et plus complète.

Le nombre des cas d'entérocolite muco-membraneuse que nous avons eu l'occasion d'observer et de recueillir jusqu'à ce jour, se monte à 602, soit 600 en chiffres ronds pour plus de commodité dans les calculs. Sur ces 600 sujets, 88, disons-le de suite, ne présentaient que la forme la plus légère de l'entérocolite, celle qui, comme le dit avec raison A. Mathieu, mérite à peine le nom de maladie; qui est un état plutôt qu'une affection, et qui ne se manifeste que par une constipation plus ou moins opiniâtre, accompagnée de temps en temps de quelques glaires ou membranes, mais sans douleur, sans phénomènes nerveux et sans retentissement appréciable sur l'organisme.

Sans doute la plupart de ces 600 malades n'ont été vus par nous que pendant une période limitée, qui est celle de la durée habituelle d'une saison thermale. Mais toutes les observations ont été recueillies suivant un plan uniforme faisant porter les investigations non seulement sur les circonstances actuelles, mais encore sur tous les faits antérieurs, lesquels étaient du reste fidèlement résumés le plus souvent par les médecins qui nous adressaient ces malades; enfin, un certain nombre d'entre eux ont été revus à une ou deux années d'intervalle. C'est ainsi que nous avons pu faire une véritable enquête sur la plupart des points encore controversés de l'histoire de la colite muco-membraneuse.

Une première constatation qui découle de notre statistique, c'est que les hommes sont bien plus fréquemment atteints d'entérite membraneuse, qu'on ne le croit communément. Je trouve en effet sur 600 cas, 141 hommes, 435 femmes et 24 enfants, soit 23,5 pour 100 d'hommes par rapport au chiffre total, et presque 1 5 d'hommes par rapport au seul chiffre des femmes. Un peu inférieure à celle que j'avais donnée précédemment (29 pour 100 sur un total de 150 cas), cette proportion se rapproche du chiffre généralement adopté par les auteurs (25 pour 100).

Le nombre relativement peu considérable d'enfants que j'ai eu l'occasion de suivre ne me permet pas d'apporter d'éclaircissement à

<hr>

1. DE LANGENHAGEN, L'entérocolite muco-membraneuse : symptômes, étiologie, traitement. (*Semaine médicale*, 5 janvier 1898; Maloine, éditeur.)

l'un des points les plus discutés de l'histoire de la colite membraneuse, les différentes colites glaireuses, que présentent les enfants du premier et du deuxième âge, sont-elles des variétés, spéciales à l'enfance, de la colite muco-membraneuse de l'adulte (Comby), ou en sont-elles, au contraire, totalement distinctes (Marfan)? J'ai une tendance à croire, comme G. Lyon, qui a bien étudié cette question dans sa récente monographie[1], que la plupart des colites muco-membraneuses de l'enfant, affections fébriles, à marche aiguë, graves, entraînant souvent la mort, sont des maladies infectieuses, bien distinctes de l'entérite muco-membraneuse de l'adulte, maladie chronique, constitutionnelle, apyrétique (avec quelquefois des poussées fébriles intercurrentes), non infectieuse, tenace, mais ne menaçant pas l'existence, dont le type, récemment émergé de la pathologie, est bien définitivement établi aujourd'hui. Cependant, il est certain qu'à côté de ces formes aiguës, les petits descendants de neuro-arthritiques peuvent présenter aussi des colites chroniques d'emblée, en tous points semblables à celles de l'adulte; ce sont ces formes-là qu'on envoie aux eaux, et ce sont elles qui constituent les 24 cas que j'ai observés. 2 de ces enfants avaient moins de 3 ans, 4 avaient 3 ans, 6 avaient de 4 à 6 ans, 7 avaient de 6 à 10 ans, 5 avaient plus de 10 ans.

La presque totalité de nos malades — 560 — avaient des stigmates nerveux et arthritiques très nets. Et, chose remarquable, presque toujours — 524 fois sur 560 — les attributs arthritiques et nerveux existent simultanément; 25 fois seulement j'ai relevé le nervosisme seul sans arthritisme bien net, et 11 fois l'arthritisme sans nervosisme appréciable. Ce qui prouve bien qu'il faut, ainsi que je l'avais déjà établi, ainsi que A. Mathieu, G. Lyon, Dieulafoy l'admettent également, l'association de ces deux manières d'être de l'organisme, nervosisme et arthritisme, pour engendrer les phénomènes morbides de l'atonie intestinale et de la colite membraneuse. 40 fois seulement sur 600, c'est-à-dire dans 7 pour 100 des cas, l'analyse la plus minutieuse n'a pu déceler de signes bien nets de neuro-arthritisme: ce sont alors le plus souvent des maladies infectieuses, et spécialement la fièvre typhoïde, qu'on retrouve à l'origine de la colite.

Le plus souvent, les phénomènes nerveux qui existaient avant l'installation de la colite, ont été notablement renforcés et exagérés par elle, et ont même abouti à une neurasthénie franchement déclarée.

---

1. G. Lyon, L'entéro-colite muco-membraneuse. (Œuvre médico-chirurgicale Critzman) Masson, 1900.)

C'est ce qui s'est passé dans 389 cas, se répartissant ainsi : 245 fois la nervosité antérieure a été simplement augmentée, et 144 fois les malades ont présenté les différents signes de la neurasthénie confirmée, insomnies, céphalalgies, idées sombres, lassitude extrême, inaptitude au travail intellectuel, amnésie, etc. Presque toujours, les malades qui ont vu leur situation intestinale s'améliorer à la suite d'un traitement convenablement dirigé, ont observé parallèlement la diminution ou la disparition des accidents neurasthéniques.

Chez 8 malades seulement, il existait de la neurasthénie véritable *avant* l'établissement des désordres gastro-intestinaux.

Ces chiffres ne s'accordent nullement, on le voit, avec la théorie qui voudrait faire de la neurasthénie le phénomène primitif, provocateur de l'atonie intestinale et de l'entérocolite. Ce qui est vrai, au contraire, dans l'immense majorité des cas, c'est que les personnes chez qui s'implante l'entérocolite sont des prédisposés nerveux et arthritiques, l'atonie du tissu musculaire du côlon engendre bientôt la constipation habituelle, puis l'irritation de la muqueuse intestinale et l'hypersécrétion de ses glandes. Il n'est pas moins certain non plus que la colite muco-membraneuse, une fois créée, exagère le tempérament nerveux, primitif et donne souvent naissance, par le double mécanisme de l'action réflexe et de l'auto-intoxication[1], à la neurasthénie véritable.

Pour terminer ce qui a trait à l'étiologie, mentionnons que la *métrite* ou les *inflammations ovaro-salpingiennes* n'ont été notées que chez 86 — soit 19 pour 100 — de nos 455 femmes. 549 d'entre elles ne présentaient aucune manifestation génitale, n'en avaient jamais eu, ou, s'il en avait existé autrefois, elles étaient guéries depuis plusieurs années avant le début de l'affection intestinale. Encore une théorie qui s'effondre devant la puissance de ces chiffres! Quelques auteurs ont prétendu, en effet, que l'entérite muco-membraneuse est une conséquence directe, par action mécanique ou par propagation infectieuse, des métrites ou annexites. Ces auteurs ne tiennent nul compte de la fréquence de cette affection dans le sexe masculin, ou chez les enfants qui n'ont pas de vie génitale. Quel est le médecin d'ailleurs qui n'ait observé nombre des femmes atteintes de métrites ou de salpingites sans entérite muco-membraneuse concomitante? Il paraît donc certain que la métro-salpingite ne peut figurer qu'à l'état de cause adjuvante, accessoire, et nullement prépondérante, dans la production de l'entérocolite.

1. De Langenhagen, Communication au Congrès français de médecine, 4e session, Montpellier 1898.

Abordons maintenant les constatations cliniques, proprement dites, et voyons ce que nous donne, dans cet ordre d'idées, notre statistique.

Les symptômes que j'ai appelés cardinaux, la présence des glaires, de membranes dans les selles, l'irrégularité du fonctionnement intestinal, la douleur, font partie de toutes les observations. Cependant la douleur est le moins constant de ces symptômes fondamentaux, et, dans un cinquième des cas environ, elle fait défaut.

Quant à la perturbation des fonctions intestinales, elle est constante, mais j'apporte ici une remarque nouvelle, qui n'a pas encore été, que je sache, faite par aucun auteur : *Il existe une forme diarrhéique de l'entérite muco-membraneuse.* Je n'entends pas parler ici des débâcles liquides, avec scybales mélangés, ni de la diarrhée qui peut succéder aux périodes de constipation prolongée. Il ne s'agit pas non plus de l'entérite chronique simple, avec diarrhée habituelle, mais sans glaires. Il s'agit bien d'une forme d'entérite muco-membraneuse dans laquelle la constipation est remplacée par une diarrhée permanente — entérite muco-membraneuse ayant du reste tous les caractères propres à cette affection, muco-membranes abondantes au milieu des fèces, douleurs cæcales ou coliques transverses, crises paroxystiques, entéroptose, réflexes nerveux, troubles gastriques concomitants (habituellement absents, fait à noter, dans la diarrhée chronique simple), lithiase intestinale, neurasthénie, neuro-arthritisme originel, etc.

J'ai observé 52 fois cette forme diarrhéique. Elle se voit donc dans 5 pour 100 environ des cas. Sa physionomie est presque toujours la même : Pas de constipation antérieure; à un moment donné, diarrhée chronique simple, puis, au bout d'un temps variable, apparition de muco-membranes, douleurs intestinales, phénomènes nerveux.

Comment concilier l'existence de ces formes diarrhéiques avec la théorie, aujourd'hui généralement adoptée et à laquelle je me suis moi-même rallié, d'après laquelle ce serait la constipation prolongée, résultant elle-même de l'atonie des fibres lisses intestinales, qui engendrerait l'irritation, l'inflammation chronique, le *catarrhe* de la muqueuse du côlon? Cet accord me semble facile à réaliser. Il est des cas où l'atonie intestinale fondamentale peut aboutir non pas à l'inertie de la muqueuse et à la stagnation des matières, mais à un péristaltisme exagéré. Si l'influx nerveux qui règle le péristaltisme et le cheminement des matières dans le gros intestin fait défaut, il y aura inertie; si cet influx n'est qu'insuffisant, et que, au lieu de s'exercer normalement et d'aboutir à la contraction lente et puissante

nécessaire à la progression des matières, il se traduise par de petites
secousses motrices fractionnées et inégales, par des contractions
musculaires incomplètes et répétées, il y aura diarrhée. Voilà donc
la diarrhée chronique par atonie intestinale constituée. Au bout d'un
certain temps, la présence incessante des matières fermentées, mal
digérées, finira par irriter la muqueuse, et provoquer une réaction
glandulaire, une hyperémie superficielle, un épaississement, bref les
mêmes effets que ceux qui sont produits par l'accumulation et la
stagnation d'excréments durcis et circulant *à frottement dur*.

Il y aura donc à la longue, dans le cas de diarrhée permanente
comme dans le cas de constipation prolongée, une irritation incessamment renouvelée de la muqueuse, aboutissant en fin de compte
à l'inflammation superficielle chronique. Mais, m'objectera-t-on,
comment se fait-il alors que certains individus font de la diarrhée
chronique pendant nombre d'années, sans que jamais les muco-
membranes, signe du catarrhe intestinal, viennent s'y joindre ? À
cela je répondrai que beaucoup de personnes sont constipées, leur vie
durant, sans présenter d'entérite muco-membraneuse.

La filiation que j'ai moi-même contribué à établir demeure donc :
neuro-arthritisme, atonie générale des tissus lisses produisant successivement ou simultanément : 1° l'atonie gastrique ayant pour résultat
la dilatation d'estomac ; 2° le relâchement des ligaments abdominaux
aboutissant à l'entéroptose et aux différentes autres ptoses viscérales ;
3° l'atonie intestinale, laquelle, par l'intermédiaire de la constipation
dans la très grande majorité des cas, de la diarrhée dans certains
autres, engendre la colite muco-membraneuse. Quant aux cas, très
rares, dans lesquels les muco-membranes ont apparu presque en
même temps que la diarrhée, on pourrait invoquer, pour les
expliquer, une névrose à la fois sécrétoire et motrice primitive.

Arrivons maintenant aux symptômes non fondamentaux de la
colite. L'*entéroptose*, qui est, ainsi que je viens de le dire, un état
concomitant, subordonné comme la colite à une même cause supérieure, plutôt qu'un symptôme proprement dit, est rarement très
accentuée. Dans 41 observations seulement (7 pour 100), je l'ai
trouvée nettement constituée avec tout l'ensemble des symptômes
qu'a si bien décrits Glénard : le plus souvent, l'un ou l'autre seulement de ces phénomènes existe, et les autres sont plus ou moins
frustes ou absents. Celui qui manque le plus rarement c'est la dilatation du cæcum. Assez fréquemment même, on constate un véritable
clapotage cæcal, tout à fait analogue comme son et comme sensation
au clapotage gastrique, et bien distinct du gargouillement cæcal ;

celui-ci existe presque toujours et s'obtient par la palpation profonde, tandis qu'on produit le clapotage par de petits coups secs et répétés, frappés avec le bout des doigts.

Le *ballonnement* du ventre, allant quelquefois jusqu'à un météorisme très accentué, et les *hémorroïdes* se rencontrent dans presque toutes les observations d'entérite glaireuse. La *lientérie* se voit déjà plus rarement, du moins à l'état permanent. L'*amaigrissement* est la règle; il peut atteindre parfois des proportions extraordinaires qui inquiètent beaucoup les malades: j'ai noté des amaigrissements de 30 kilogrammes en 18 mois, de 25 et même 37 kilogrammes en 6 mois. C'est dans ces cas qu'on ne peut se défendre de songer à un cancer ou à une tuberculose sous roche; aussi est-il bon de savoir que l'entérite simple peut provoquer cette dénutrition exagérée.

Les malades atteints d'entérocolite ont généralement le *foie petit*, quelquefois même tout à fait rétracté et mesurant à peine à la percussion 4 à 5 centimètres de matité. A. Mathieu a signalé cette diminution de la glande hépatique dans la plupart des états gastro-intestinaux, contrairement à l'opinion de quelques auteurs qui admettent un gros foie dans ces états. Je me range, pour ma part, absolument à l'avis de Mathieu; car, dans la moitié au moins de mes cas d'entérite muco-membraneuse, j'ai constaté une diminution plus ou moins marquée du volume du foie, et dans 2 à 3 pour 100 à peine une augmentation.

Est-ce dans cette réduction de parenchyme hépatique qu'il faut chercher l'explication des phénomènes d'oligocholie (décoloration des fèces, sans ictère) que présentent par intermittence certains entéritiques? J'ai été l'un des premiers à signaler ce trouble fonctionnel du foie, après G. Sée et Malibran[1]. Je le trouve noté dans 56 de mes observations, soit un rapport de 9 pour 100. Ce rapport serait encore plus fréquent, je crois, si on recherchait systématiquement ce phénomène, car les malades n'y attachent pas d'importance et, à moins d'interrogation spéciale, ne le signalent pas.

Les troubles gastriques sont pour ainsi dire constants. La *dilatation d'estomac* est chose banale chez les entéritiques. Je l'ai relevée 218 fois. Il est juste de dire que, dans bon nombre de cas, il y avait ptose de l'organe en même temps que distension. Quant à la nature de la dyspepsie qui accompagne presque constamment la colite, je suis obligé de revenir sur l'opinion que j'avais émise précédemment, que l'hypo et l'hyperchlorhydrie se rencontraient en nombre à peu

---

1. MALIBRAN. *L'atonie intestinale et ses complications*, 1882.

près égal. Quoique je ne puisse, dans le milieu où j'exerce, faire faire personnellement des analyses régulières de suc gastrique, je pense maintenant, tant d'après les renseignements cliniques fournis par les malades que par l'examen comparé des analyses communiquées par leurs médecins, que l'hyperchlorhydrie domine notablement. Au sujet de l'antériorité des troubles gastriques et des troubles intestinaux, je crois, comme G. Lyon[1], qu'il est difficile, dans la plupart des cas, de déterminer lequel des deux organes a été primitivement atteint, et que, fort probablement, l'atonie de l'un et de l'autre tient à la même cause générale et se produit simultanément. Cependant il semble bien que les troubles fonctionnels gastriques aillent en s'exagérant à mesure que la colite fait des progrès, et rétrocèdent avec elle.

L'*ectopie du rein droit* s'est montrée 136 fois. Sur ces 136 néphroptoses, 125 appartiennent à des femmes et 11 à des hommes. J'ai relevé 9 néphroptoses doubles. A noter que beaucoup de ces reins mobiles n'étaient pas accompagnés d'entéroptose marquée; beaucoup aussi existaient chez des femmes qui n'avaient pas eu de grossesses.

J'ai signalé antérieurement les *gingivites et les aphtes buccaux* comme un phénomène fréquent. Je les ai rencontrés moins souvent dans la suite, et le total des observations où ils figurent n'est que de 57, soit un peu plus de 6 pour 100.

Par contre, les troubles nerveux réflexes, mentionnés par les auteurs et par nous-même, sont bien d'une extrême fréquence. Je les relève dans 106 observations. Ces réflexes sont, on le sait, très variés, et le mécanisme de leur genèse, par voie pneumo-gastrique ou sympathique, est bien connu aujourd'hui. 56 malades m'ont accusé des palpitations, 52 souffraient de vertiges, 14 d'accès de dyspnée. Chez 25 sujets il y avait des angoisses avec striction de la gorge et pauses respiratoires, chez 21 autres des syncopes, lipothymies, étourdissements, sueurs, pâleur des téguments. J'ai retrouvé 11 fois la *sensation de la vie qui s'éteint* que j'ai précédemment décrite[2]. Enfin j'ai noté 14 fois des bourdonnements d'oreilles, 5 fois des spasmes œsophagiens et une fois 1 amaurose passagère.

Les *crises entéralgiques paroxystiques* ne surviennent pas, fort heureusement, chez tous les sujets. 73 de nos malades seulement en ont présenté; et encore faut-il faire des distinctions. Sur ces 73 malades, un tiers à peine, soit 24, ou 4 pour 100 de la totalité, ont eu une ou plusieurs des grandes crises si saisissantes, simulant

1. G. Lyon. *Loc. cit.*
2. De Langenhagen. *Loc. cit.*

l'occlusion, ou la péritonite, ou la colique hépatique, dont le tableau a été donné par Mathieu, Lyon, et par nous-même : douleurs terribles, ne permettant pas même le contact des draps, obstruction complète, météorisme intense, intolérance absolue pour les aliments. Les autres n'offraient que la forme atténuée de ces crises, obstruction incomplète, douleurs vives, mais non excruciantes, leur laissant quelque répit, et ne durant en tout que 1 à 3 ou 4 jours. Chez 10 individus, 6 adultes, 4 enfants, les crises s'accompagnèrent de phénomènes fébriles, typhoïdes (Hutinel, Comby).

Dans nos 600 observations d'entérocolite muco-membraneuse, la *lithiase intestinale* figure 55 fois, soit un rapport de 9 pour 100. C'est donc bien une complication, ou, si l'on veut, un épiphénomène fréquent dans le cours de cette maladie. Inversement, on n'a pas encore publié d'observation de lithiase intestinale, — et ces publications ont été fréquentes depuis 3 ou 4 ans — sans que la colite muco-membraneuse ne soit signalée dans l'histoire du malade : le professeur Dieulafoy[1] a cité, il est vrai, 2 ou 3 cas dans lesquels l'entérite glaireuse n'est pas mentionnée ; mais on sait que, bien souvent, les muco-membranes passent inaperçues ; en outre il y a fréquemment des périodes d'accalmie dans leur production, et, précisément au moment où le médecin les recherche ou les fait rechercher, les selles peuvent n'en pas contenir et on les voit apparaître quelque temps après. J'ai constaté le fait plusieurs fois, et il s'est produit notamment pour la malade d'Oddo, qui est une des premières observations de lithiase intestinale rapportées[2] ; au moment où cette observation fut publiée, on n'avait constaté ni glaires ni membranes, et j'ai su, dans la suite, par Oddo lui-même qu'elles s'étaient montrées plus tard d'une façon très nette.

En résumé, entérite muco-membraneuse et lithiase intestinale paraissent à peu près inséparables ; et, tout en admettant parfaitement l'existence d'une diathèse arthritique chargée à l'origine de la lithiase, il me paraît bien plus naturel de faire de celle-ci une complication, une dépendance, un effet de l'entérite muco-membraneuse, que de l'élever au rang de manifestation indépendante et isolée de la diathèse. Si, chez le même individu, on peut voir la lithiase rénale, biliaire, alterner avec la lithiase intestinale, c'est qu'elles sont toutes deux fonction de l'arthritisme. Mais ce que je nie, jusqu'à preuve du contraire, c'est que le sable puisse être fabriqué par l'intestin en quantité vrai-

1. Dieulafoy. V. *Bull. et mém. de l'Acad. de médecine*, 1897 ; *Leçons cliniques de l'Hôtel-Dieu*, 1891-1899 et *Revue médicale*, 1897.
2. Oddo (*Bull. et mém. de la Soc. méd. des hôpitaux*, 25 juin 1896).

ment notable sans l'intermédiaire de la colite, qui réalise précisément toutes les conditions favorables à sa production : sécrétion exagérée du mucus qui forme les noyaux autour desquels viennent s'agréger les couches calcaires; apport constant d'éléments minéraux par la desquamation épithéliale intense de la muqueuse; enfin stagnation permanente de tous ces matériaux dans l'intestin par le fait de la constipation[1]. Il se produit sans doute dans le côlon, à la faveur du catarrhe et de la desquamation épithéliale intense de la muqueuse, un phénomène analogue à celui que Gilbert et Fournier ont étudié à propos de l'angiocholite chronique et auquel ils ont attribué la formation des calculs biliaires.

Au sujet de la question, encore très controversée, de savoir si l'entérocolite muco-membraneuse est une cause fréquente de l'*appendicite*, je m'en tiens à mon opinion antérieure, conforme à celle de Dieulafoy: que l'appendicite vraie ne survient que très rarement dans le cours de l'entérocolite. Parmi tous les malades que j'ai vus passer sous mes yeux et dont j'ai eu des nouvelles dans la suite, 8 seulement ont été, à ma connaissance, opérés d'appendicite après avoir été soignés pendant un temps plus ou moins long pour de l'entérocolite: et, du reste, sur ces 8 malades, 7 ont vu, après l'ablation de l'appendice, leur colite continuer comme par le passé. Il faut dire qu'on prend souvent pour des appendicites les crises douloureuses, à localisation cæcale, si fréquentes dans la colite ; il est dans les habitudes de cette affection de présenter un maximum d'intensité et souvent des poussées aiguës dans tel ou tel segment du gros intestin, tantôt l'S iliaque, tantôt la partie médiane du côlon transverse ou l'un de ses coudes, tantôt enfin le cæcum: dans ce dernier cas, le tableau ressemble beaucoup à celui de l'appendicite, et il n'y a souvent que l'opération qui, en permettant de se rendre compte *de visu* de l'organe atteint, puisse juger la question. Que parfois, lorsque le cæcum est ainsi enflammé, l'appendice ne puisse se prendre à son tour, par voisinage et propagation, cela n'est pas niable; mais l'expérience, la statistique démontrent que cette propagation est, en réalité, rare, et, si on considère d'une part le nombre des entéritiques qui n'ont jamais rien ressenti du côté de l'appendice, d'autre part le nombre des appendicites survenues en dehors de toute entérite muco-membraneuse, on arrive à se convaincre que l'appendicite n'est en

---

1. A. Mathieu, *Soc. méd. des hôp.*, 1896; Voy. aussi : Thérapeutique des maladies de l'intestin, Doin, 1875, et Traitement de la colite membran. (*Bull et mém de la Soc. de thérapeutique*, 1897.

semme guère plus fréquente chez les entéritiques que chez le commun des mortels.

Qu'il me soit permis, en terminant, de dire que l'immense majorité des malades, les deux tiers, sinon les trois quarts (je parle de ceux qui sont assujettis à un traitement rationnel, c'est-à-dire un régime diététique rigoureux, l'entéroclyse méthodiquement appliquée, et une cure thermale appropriée véritable (trépied thérapeutique), ont été largement améliorés, quelques-uns guéris complètement.

DISCUSSION

M. DIEULAFOY. — Le mémoire de M. Langenhagen confirme ce que j'enseigne depuis longtemps sur les relations de l'entérite muco-membraneuse et de l'appendicite. Contrairement à ce qui a été avancé par quelques-uns de nos collègues, il n'y a aucune relation pathogénique entre ces deux états morbides. Pas plus que la tuberculose ni la fièvre typhoïde, la colite muco-membraneuse ne prédispose à l'appendicite.

J'ai fait opérer, par un certain nombre de chirurgiens, plus de 100 cas d'appendicite; une seule fois, il existait simultanément de l'entérocolite.

Il est certain que le diagnostic différentiel entre l'appendicite et la typhlocolite est parfois délicat; mais ce sont deux affections distinctes, qui n'ont pas de lien pathogénique nécessaire. On peut se demander si les cas publiés d'appendicites guéries par les moyens médicaux ne sont pas des exemples de typhlocolites, plutôt que des appendicites vraies. Je serais tenté de le croire.

M. POTAIN. — J'ai vu, dans le cours de ma carrière, plus de 150 cas de colite muco-membraneuse, et je ne crois pas avoir rencontré, chez aucun de ces malades, une attaque certaine d'appendicite. Les médecins de Plombières font remarquer que jamais l'occasion ne s'est présentée d'intervenir chirurgicalement dans cette station thermale, ce qui serait bien remarquable si l'appendicite était fonction de la colite muqueuse.

M. GLÉNARD (de Vichy) appuie ces conclusions.

M. EWALD (Berlin). — Je suis tout à fait d'accord avec M. Dieulafoy en ce qui concerne la prétendue relation entre l'appendicite et la colite muco-membraneuse. C'est-à-dire que cette relation n'existe pas. Je n'ai jamais vu de cas plaidant en faveur d'une telle relation.

Cela prouve une fois de plus que la colite muco-membraneuse est indépendante ou peut être indépendante d'une lésion organique ou d'une simple inflammation des intestins.

Il est entendu qu'il y a une entérite membraneuse qui est la conséquence d'une inflammation ou d'une irritation de la muqueuse des intestins, par exemple de la dysenterie, de l'entérocolite, d'une inflammation aiguë ou chronique d'origine quelconque (par exemple le choléra des cochons, de M. Cornil).

Mais il y a un autre groupe de cas chez lesquels cette base nous manque, qui doivent être considérés comme relevant *d'une origine tout à fait névropathique. Ce groupe est, selon mon expérience, d'une étendue très grande.*

Tous les orateurs se sont plaints à juste titre qu'il nous manque des autopsies pour décider d'une manière vraiment concluante cette question Alors c'est l'observation des malades, dont j'ai vu dans le temps un très grand nombre, qu'il faut invoquer.

Quant à la question de la pathogénie de la colite muco-membraneuse et de l'entérite membraneuse d'origine nerveuse, je suis d'avis *qu'il n'y a pas une vraie différence entre ces deux formes, qu'il ne s'agit que de divers symptômes de la même entité morbide.*

Il y a une foule de raisons qui militent en faveur de cette opinion :

1) L'affection est beaucoup plus fréquente chez les femmes que chez les hommes ;

2) Elle est souvent combinée avec des maladies des organes génitaux, surtout de l'utérus ;

3) On trouve chez les personnes affectées de colite muco-membraneuse, comme l'a démontré M. Einhorn, de New-York, l'achylie gastrique, qui est souvent la manifestation d'un état nerveux général ;

4) Des périodes d'entérite membraneuse et d'accès de colite se trouvent accessoirement chez le même individu ;

5) Il n'y a pas une différence entre la nature des masses glaireuses ou muqueuses qui sont sécrétées pendant le cours d'une entérite membraneuse et d'une colite muco-membraneuse ;

· 6) De même quant à la quantité et à la forme de ces masses ;

7) La constipation n'est pas la cause de ces affections, car nous la trouvons en mille et mille cas où il n'y a ni entérite membraneuse ni colite muco-membraneuse, et nous trouvons, au contraire, des cas de ces deux affections, accompagnés de diarrhée au lieu de constipation ;

8) L'affection disparaît quand la névropathie générale est guérie.

Voilà, messieurs, ma profession de foi, en aussi peu de mots que possible. Vous voyez que j'appartiens aux partisans du juste milieu, mais je suis sûr que la vérité est avec nous.

LA CONTRACTURE DU GROS INTESTIN, SON ROLE DANS LA PATHOGÉNIE DE L'ENTÉRITE GLAIREUSE

par M. le docteur Jules GEOFFROY

Considérations générales. — L'entérite glaireuse et muco-membraneuse a suscité, dans ces derniers temps, un grand nombre de travaux très estimables, mais aucun d'eux n'est venu nous éclairer sur la nature et la cause de cette affection ; aucun surtout ne nous propose un moyen certain d'en faire le diagnostic précis autrement que par l'examen des selles ; or, il y a bien peu de malades qui soient capables de nous renseigner d'une façon absolument exacte sur ce point.

C'est donc presque uniquement chez les enfants en bas âge que le

médecin est appelé à constater *de visu* l'existence de cette maladie,
dont on serait par suite amené à faire l'apanage du premier âge, ce
qui est absolument contraire à la vérité.

Et, en effet, si l'entérite glaireuse est une affection qui attaque le
plus souvent l'individu dès sa première ou sa seconde enfance, il
faut bien savoir qu'elle le poursuit la plupart du temps toute sa vie et
reste pour lui la cause de malaises, de souffrances, de complications
parfois très graves, auxquels on pourrait le soustraire, si l'on en
connaissait l'origine réelle, et si l'on savait enrayer la maladie à une
époque de son développement où elle est encore capable de guérir.

D'ailleurs, en dehors de l'enfance, cette affection peut débuter à tout
âge, chez tout individu qui présente les conditions favorables à son
développement.

Il est donc de la plus haute importance de posséder un signe autre
que la présence des glaires et des fausses membranes, qui nous permette de dépister la maladie. En effet, le malade atteint d'entérite
glaireuse ne rend pas constamment des glaires et des muco-membranes : sauf dans les cas très anciens et graves, il n'en rend que par
périodes, par crises en dehors desquelles le diagnostic ne saurait être
porté. La présence des glaires ou des muco-membranes dans les selles
ne constitue donc qu'un symptôme passager : l'état morbide de l'intestin
peut être révélé par un autre signe d'une bien autre importance, puisqu'il précède, accompagne la production de glaires et leur survit.

Ce symptôme est constitué tantôt par une sorte d'induration des
parois intestinales, tantôt par des bosselures situées sur le trajet des
anses intestinales, tantôt par une augmentation apparente dans la
résistance ou le volume des coudes du gros intestin, tous phénomènes
qui sont le signe et le résultat de la contracture partielle de la tunique
musculaire de cet organe.

Cette notion de la contracture, que je crois avoir été le premier à
introduire et à décrire d'une façon méthodique dans la pathologie du
tube digestif, jette une lumière toute nouvelle sur toute cette pathologie; elle explique d'une façon nette et précise un grand nombre de
phénomènes dont la signification nous échappait.

Localisations principales. — Toute personne atteinte d'entérite
glaireuse ou muco-membraneuse présente à la palpation abdominale
des points douloureux, mais que le malade ne sait pas localiser exactement dans son abdomen. Si l'on se contente de l'interroger, il peut
sans le vouloir égarer le médecin soit en se plaignant d'un malaise
vague indéfinissable général, ce qui est le plus fréquent, soit en appe-
lant son attention sur des points secondaires (lombaires, épigastriques)

auxquels il rapporte toute sa souffrance ; c'est pour leur estomac que le plus grand nombre de malades viennent consulter le médecin.

Mais si, chez ces malades, laissant de côté les symptômes purement subjectifs, on vient à comprimer doucement avec la main le côlon pelvien dans la fosse iliaque gauche en suivant le bord du détroit supérieur à partir de l'angle ilio-pelvien, on détermine, soit au niveau de cet angle même, soit dans l'espace compris entre l'épine iliaque antéro-inférieure et l'épine du pubis, une vive douleur qui rappelle immédiatement au malade toutes ses souffrances. Ceci doit faire chercher l'entérocolite glaireuse : la physiologie pathologique de cette affection est en effet des plus simples.

Le mucus intestinal est nécessaire pour permettre aux matières de progresser dans l'intestin ; voilà la sécrétion normale que tout le monde connaît et qui, comme toutes les sécrétions analogues, augmente avec la contraction musculaire. Mais si matières et mucus se trouvent arrêtés par un anneau de contracture, les fibres musculaires placées en amont de cette sténose momentanée font effort pour triompher de la résistance et ce travail musculaire exagéré augmente à son tour la production du mucus protecteur. C'est ainsi que la contracture des muscles masticateurs augmente la sécrétion de la salive, ceux de l'utérus en gestation les mucosités vaginales, etc. N'y a-t-il pas analogie absolue entre le travail de l'accouchement et celui que subit la masse fécale arrêtée d'une part dans sa progression par la contracture des fibres circulaires du gros intestin, poussée d'autre part *a tergo* par la contracture des fibres longitudinales ? Nous avons là le tableau complet, y compris les douleurs, d'une de ces crises de contracture avec distension si fréquente dans l'entérite glaireuse.

Le spasme plus soutenu qui tend à constituer la véritable contracture donne naissance aux glaires muqueuses plus épaisses.

Les muco-membranes correspondent à l'état permanent ou durable des contractures partielles chez les sujets dont la maladie est relativement ancienne, avec crises plus ou moins espacées. La circulation intra-intestinale est complètement arrêtée en un ou plusieurs points ; les glaires s'épaississent en même temps et par le même mécanisme que durcissent les matières. Voilà l'explication entière des glaires et de la constipation de l'entérite glaireuse. Enfin, quand l'irritation est portée à son maximum, l'intestin se contracture, sans que la présence des matières soit nécessaire pour l'exciter ; de là ce rejet de muco-membranes, qui souvent, d'elles seules, composent les selles.

Il n'entre pas dans mon sujet, déjà trop vaste, de décrire tout au long l'entérite glaireuse : je veux simplement donner un complément nécessaire aux descriptions qui ont été faites — et quelques-unes sont œuvres de maîtres — en indiquant les points de pratique les plus intéressants.

Les signes physiques correspondant à cet état de l'intestin offrent une grande netteté.

On constate, à la palpation du bas ventre, un premier point doulou-reux dans la fosse iliaque gauche, superficiel, et l'on sent aisément que le gros intestin, dans la partie supérieure de l'S iliaque, est tendu, épaissi et souvent bosselé.

Si l'on reporte ensuite la main dans la fosse iliaque droite à l'endroit où le côlon pelvien, après avoir traversé la cavité abdominale de gauche à droite, change subitement de direction, en dedans du cæcum, et de transverse devient oblique en arrière pour aller s'aboucher dans le rectum, on trouve là, mais bien plus profondément que dans la fosse iliaque gauche, un second point douloureux dont nombre de malades se plaignent d'ailleurs d'eux-mêmes. Avant d'arriver à ce coude, tout à fait superficiellement, au-dessus et le long de la branche horizontale du pubis, le palper du côlon pelvien produit souvent un bruit hydro-aérique de gargouillement; mais ce phénomène existe comme dans toute espèce d'entérite, et n'a rien de pathognomonique. Si cependant le gargouillement s'accompagne de vives douleurs, il y a grande probabilité en faveur de l'existence de l'entérite glaireuse.

Avec l'habitude, la palpation pratiquée lentement, doucement, fera reconnaître que ces deux points douloureux sont indurés, résistants, présentent une surface plus ou moins étendue et facilement appré-ciable, le point gauche surtout toujours plus considérable, beaucoup plus superficiel et que l'on peut écraser le long du rebord du bassin.

La situation plus profonde du coude pelvien à droite, le défaut de plan résistant qui lui permet d'échapper au toucher, en plongeant dans la cavité du petit bassin, où il est normalement situé, quand il n'en est pas chassé par son état de distension ou la présence des tumeurs, en rendent la constatation très difficile.

Cette induration partielle de l'intestin est due, je l'ai dit, à la con-tracture de la tunique musculaire ; j'expliquerai plus loin à quelles causes il faut attribuer cette contracture et quelles formes différentes elle peut revêtir suivant ses degrés et sa durée.

Localisations secondaires ou réflexes. — Pour le moment, la ques-tion à examiner est la suivante : les points que je viens de décrire sont-ils les seuls dont l'existence puisse être constatée dans l'entérite muqueuse? Ce sont les seuls dont la constatation permet d'affirmer la maladie, mais la contracture peut se propager et se propage en effet plus bas et plus haut sur le gros intestin et donne naissance à des points secondaires. Mais il faut savoir que ces points peuvent aussi exister primitivement et en dehors de l'entérite glaireuse.

La contracture de l'anse pelvienne se propage toujours en bas sur le rectum, malheureusement la plus grande partie échappe à nos investigations. Elle se révèle par des douleurs lombaires qui viennent nous prévenir des crises de contracture dont elles sont l'effet, et par une constipation opiniâtre qui cède quelquefois momentanément pour faire place à une véritable crise de diarrhée douloureuse accompagnée de ténesme. Ce genre de constipation causée par le spasme du rectum a été indiqué par Fleiner, d'Heidelberg, en 1893, et avait été entrevu dès 1885 par Cherchervosky, mais les travaux de ces auteurs ne visent que des points de détail secondaires : et puis un spasme qui dure des semaines, des mois, des années, n'est plus un spasme, c'est une contracture, et cette notion de contracture, je crois avoir été le premier à l'appliquer d'une façon méthodique et précise à l'étude des affections du tube digestif, dans mon travail de 1895.

Le toucher nous permet quelquefois de constater, à travers la paroi vaginale, l'induration très nette de la dernière portion du rectum dont les parois semblent épaissies et augmentées de volume et le calibre diminué.

Enfin, dans nombre de cas le sphincter anal est lui-même atteint, l'exploration en devient difficile et douloureuse. L'hyperesthésie développée par la contracture est parfois portée à un degré tel que la position assise en devient pénible. Cette contracture du rectum et surtout du sphincter anal explique la singulière diminution de calibre et la déformation des matières qui prennent l'aspect rubané, ou mieux pyramidal, si bien décrit par Cherchevosky.

Telle est la distribution la plus ordinaire de la contracture au niveau du rectum : il n'est pas moins intéressant de rechercher ce qu'elle devient au-dessus de l'anse pelvienne.

Elle existe également, mais à un degré moindre sur le côlon transverse; mais celui-ci repose sur la masse intestinale qui lui offre un moelleux appui; en outre l'angle hépatique du côlon n'offre qu'une fixité très relative et cette fixité ne se trouve réellement réalisée qu'à l'anse splénique. Aussi le côlon transverse est-il moins souvent et moins gravement pris en général que l'anse pelvienne; mais lorsque l'anse pelvienne, étant elle-même primitivement atteinte, apporte un obstacle sérieux à la circulation intra-intestinale et par suite une irritation des tuniques muqueuse et musculeuse, l'angle splénique du côlon, un peu plus élevé, beaucoup plus fixe et moins ouvert que l'angle hépatique, a tendance à se fermer par la contracture et

à son tour, l'anse gastro-colique du transverse entre en état de distension : sa palpation donne lieu à des gargouillements que l'on attribue
généralement à l'estomac.

L'angle splénique du côlon étant très profondément situé, c'est sur
le côlon descendant et sur la portion gastro-colique du transverse qu'il
faut chercher les phénomènes du spasme et de distension douloureuse.
Comme l'anse transverse est très superficielle dans sa plus grande
étendue, la palpation en est aisée; souvent même on peut saisir, à
travers la paroi abdominale, l'anse transverse indurée, rétrécie et
comme revenue sur elle-même avec le bout des doigts et lui faire
subir un notable déplacement en haut et en bas. Bien des fois, en
appliquant le massage vibratoire vers l'angle gauche, j'ai pu, de la
main restée libre et appliquée sur l'abdomen, sentir l'anse gastro-
colique se durcir sous le spasme, gagnant rapidement de gauche à
droite, et s'arrêtant au niveau de la ligne médiane en donnant la
sensation d'une grande résistance, d'une véritable tumeur qui ne
disparaissait qu'après quelques minutes de massage. Je n'ai jamais pu
sentir ce spasme dépasser l'angle qui sépare la portion gastro-colique,
de la portion droite du côlon transverse.

La facilité avec laquelle on peut constater les différents états pathologiques du transverse explique que certains auteurs ont cru devoir
localiser l'entérite muco-membraneuse à ce segment de l'intestin.
Pour moi, je n'ai jamais vu le spasme du côlon transverse exister seul
dans l'entérite glaireuse; quand les glaires ou les muco-membranes
apparaissent, l'anse pelvienne est déjà elle-même en état de contracture. Par contre, j'ai observé un grand nombre d'entérites glaireuses,
dans lesquelles le côlon transverse paraissait parfaitement indemne.
Du reste, je dois dire que je n'attache pas une importance énorme à la
présence ou à l'absence de glaires.

L'angle droit du côlon situé un peu plus bas, beaucoup plus ouvert
et moins fixe que l'angle gauche est aussi beaucoup moins sujet que
celui-ci aux atteintes de la contracture, et, quand celle-ci se déclare
chez lui, on la confond beaucoup avec une colique hépatique, il y a là
une cause d'erreurs à laquelle il suffit de penser pour l'éviter.

Quand elle existe, la contracture de l'angle hépatique du côlon
paraît être, la plupart du temps, une propagation d'un état de malaise
de distension venue du côlon ascendant et du cæcum.

La conformation anatomique de ce segment intestinal qui s'étend
de la valvule iléo-cæcale à l'angle hépatique du côlon donne lieu à des
états pathologiques fort compliqués mais qui n'ont avec l'entérite
muco-membraneuse d'autre lien que leur origine. La contracture et la

distension de la tunique musculaire de ce segment intestinal préparent et réalisent les conditions favorables à la production de la typhlite et de l'appendicite; à tel point que j'en suis arrivé à me demander si elles ne constituent pas souvent le premier degré de ces affections.

Points réflexes de l'intestin grêle. — Lorsque la contracture du gros intestin, et en particulier de l'anse iléo-pelvienne, existe depuis un certain temps, ou qu'elle a acquis un degré d'intensité suffisant, cet état de souffrance se transmet par voie réflexe jusqu'à la partie la plus élevée de l'intestin grêle. Le duodénum se prend donc à son tour; les angles qu'il présente entrent en état de spasme et les anses intermédiaires à ces angles se distendent.

Enfin le spasme du pylore et la distension de l'estomac qui en est le résultat sont souvent d'origine réflexe et intestinale. Ces différentes localisations secondaires du spasme donnent nécessairement naissance à des états pathologiques dont on méconnaît l'origine : on croit les malades atteints d'affection primitive de l'estomac et on regarde les désordres intestinaux, la constipation en particulier, comme des complications de cette prétendue affection de l'estomac. Ainsi renversée et prise au rebours, la clinique ne saurait conduire à une thérapeutique active et utile.

Pour redresser son diagnostic, il suffit de palper l'abdomen, de rechercher les points que j'ai indiqués sur le côlon pelvien. Mis en éveil par cette première constatation, on interroge le malade et l'on apprend qu'il a souffert ou souffre depuis longtemps de l'intestin, et l'on peut ainsi le plus souvent reconstituer de toutes pièces la maladie du patient et ses différentes phases.

En soumettant systématiquement à cet examen complet tous les malades qui se plaignent d'une portion quelconque du tube digestif, on arrive à reconnaître que nombre de cas de prétendues maladies de l'estomac ne sont que des souffrances réflexes provenant de la contracture intestinale méconnue et non traitée.

Les formes de la contracture. — Les formes de la contracture varient avec son étendue, ses degrés de localisation et l'ancienneté de la maladie.

D'abord simple spasme passager, fugitif, qui disparaît sous les doigts qui le recherchent, la contraction exagérée, maladive, augmente avec la continuation ou la répétition des causes qui l'ont engendrée. Souvent le spasme donne à la palpation la sensation d'une bosse, d'une sorte d'ampoule, en général d'un petit volume ou d'une série d'ampoules ou bosselures, quelquefois d'un paquet de ficelles, qu'on ne peut percevoir qu'à la condition de faire la palpation avec une très grande légèreté de main, tout en pénétrant aussi profondément qu'il est nécessaire. Souvent, pour pénétrer, il faut par la palpation faire cesser la contracture de la paroi abdominale qui empêche le plus ordinairement de constater l'existence de la contracture viscérale. Dans la plupart des cas, le spasme sensible n'intéresse qu'une portion restreinte de la circonférence de l'intestin, il s'étend plutôt dans le sens de la longueur que dans celui de la circonférence; il paraît probable qu'il se limite souvent aux *bandes* musculaires longitudinales ainsi que je l'ai décrit en 1896.

D'autres fois, au contraire, on sent parfaitement que la circonférence entière de l'intestin est devenue plus résistante, ce qui permet de saisir l'intestin, de le maintenir du bout des doigts, d'en apprécier la conformation, souvent, pour le côlon transverse et le côlon pelvien, de le faire passer sous le doigt comme s'il s'agissait d'un rein mobile. Très souvent, à mesure que la main cherche à reconnaître l'étendue et le degré de la résistance du point contracturé, tout cède et rentre dans l'ordre; à un moment on peut avoir l'étonnement de ne plus rien sentir du tout.

On a fait de la palpation prolongée et on a guéri sans le vouloir et sans le savoir. Par contre, si l'examen dure longtemps ou est trop rude, on se trouve avoir augmenté la contracture de l'organe et la douleur du patient. On peut de même faire naître ou disparaître des spasmes à distance; le spasme du pylore cédera à un examen léger et doux du côlon pelvien s'il est secondaire à ce spasme — l'examen brutal de ce même côlon pourra donner naissance à une crise d'hyperchlorhydrie gastrique. Quand le spasme fait place à une véritable contracture — il y a, on le comprend, bien des degrés — l'anse intestinale atteinte, devient beaucoup plus dure, plus résistante, et surtout beaucoup plus lisse et régulière. L'anse contracturée peut garder son calibre, ce qui arrive quand le mal est récent; mais, plus souvent, on trouve ce calibre augmenté ou diminué. Quand le calibre est augmenté, et il peut l'être considérablement, nous nous trouvons en présence d'une distension active qui peut en imposer pour une tumeur solide par sa dureté et sa matité. Ce fait se présente surtout chez les hystériques et sur la portion gauche du côlon pelvien qui semble parfois remplir à lui seul toute la profondeur de la fosse iliaque gauche.

Dans les cas que je viens de décrire la paroi intestinale semble non seulement durcie, mais hypertrophiée, puisqu'elle donne la sensation d'une tumeur solide. Il n'en est pas toujours ainsi, et dans certains cas de distension, la paroi intestinale semble au contraire tellement amincie qu'on n'ose pas trop la comprimer par peur de la voir éclater;

on a la sensation de toucher un véritable ballon à paroi mince et lisse.

Au lieu d'une augmentation de volume nous pouvons, au contraire, rencontrer une diminution. C'est ce qui arrive fréquemment pour la portion gauche du côlon transverse et pour l'anse pelvienne. Ces anses sont alors revenues sur elles-mêmes, comme recroquevillées et peuvent ne paraître guère plus grosses que le petit doigt.

Quelquefois l'extrémité gauche de l'anse pelvienne a une apparence marronnée à tel point que l'on a souvent pris ces contractures pour des scybales. L'erreur est facile à démontrer. L'extrémité droite affecte, plus volumineuse, la forme d'un gros ganglion unique placé en dedans du cæcum et sis à une place plus profonde.

Si la contracture n'est pas absolument franche et donne seulement la sensation d'empâtement assez étendu, profond, douloureux, comme ce point est situé sur la ligne de Mac-Burney, on comprend à quelle erreur son existence peut exposer le chirurgien.

La constatation d'un pseudo-ganglion gros comme un abricot environ, mobile, échappant sous le doigt indique une affection très ancienne, surtout quand on trouve à côté des portions revenues sur elles-mêmes, durcies, ratatinées, d'autres amincies et sans aucune consistance: on se trouve alors vraisemblablement en présence de contracture, de distension, de sténose et de dilatation, qui constitue pour moi la dernière période de la maladie, celle qui ne guérit pas et ne peut plus guérir, parce qu'il y a dégénérescence et atrophie de la fibre musculaire lisse. L'intestin n'est plus capable de remplir ses fonctions, son contenu circule mal à travers ces coudes sténosés, ces anses rétrécies ou dilatées. Les obstacles augmentent et la force de propulsion diminue. Les anses mobiles entraînées par leur poids et par le poids de leur contenu tiraillent sur les coudes fixes et les matières ne progressent plus guère que par la *vis a tergo*. Les malades vont à la selle par regorgement.

C'est alors que l'on assiste véritablement aux phénomènes de l'entéroptose. C'est là que l'on voit combien serait parfaite la conception de Glénard si à côté de l'atonie des parois abdominales et intestinales, et surtout avant elle, il avait fait intervenir la contracture comme cause première et productrice de tous ces désordres sur lesquels il a eu le grand mérite d'attirer le premier l'attention du monde savant.

Causes de la contracture. — La contracture de l'intestin est, ai-je dit, un état de réaction de la tunique musculaire de cet organe; elle peut, par conséquent, reconnaître des causes multiples et variées.

Il y a d'abord des causes générales constitutionnelles prédisposantes en tête desquelles il faut placer l'arthritisme avec ses deux formes, goutte et rhumatisme, le nervosisme, l'hystérie. Chez les arthritiques le coup de froid, le surmenage sont capables de produire ces états et si d'autre part il y a des sujets qui prennent une crise de contracture et d'entéralgie muco-membraneuse sous l'influence d'une émotion, d'un chagrin, d'une peur, d'une fatigue, il n'en est pas moins vrai que ces arthritiques sont des nerveux et que ces nerveux sont des arthritiques. La constitution neuro-arthritique est une de celles qui me paraissent le mieux établie par la clinique : elle est pour moi la cause première de la contracture intestinale et le fond même de la maladie. C'est justement parce que la contracture dérive d'un état constitutionnel qu'on a tant de mal à la combattre et à la déraciner chez ceux qui en sont atteints : c'est pour cette raison que l'on voit de nouvelles crises éclater subitement sans motifs apparents chez des personnes qui semblaient guéries depuis plusieurs mois ou plusieurs années. Enfin cette considération explique pourquoi on voit ces accidents éclater chez plusieurs membres d'une même famille.

Si l'état nerveux doit entrer en ligne de compte dans la pathogénie de cette affection, à plus forte raison l'hystérie peut-elle être invoquée comme cause générale. C'est chez des hystériques que j'ai été appelé à faire les premières observations de contracture intestinale, c'est chez ces malades que l'on observe les formes les plus nettes, les plus typiques. La contracture hystérique est généralement unilatérale ; j'ajouterai même que c'est toujours à gauche que je l'ai observée : chez les arthritiques et les nerveux elle est plutôt disséminée à droite et à gauche.

Nous arrivons maintenant aux causes particulières occasionnelles : la première et la plus fréquente est sans contredit le défaut d'hygiène dans l'alimentation et l'irritation de la muqueuse intestinale par des aliments mal digérés qui fermentent, irritation qui amène la réaction de la tunique musculaire.

Le plus souvent il s'agit d'aliments donnés en trop grande quantité ou sous une forme qui n'est pas en rapport avec l'état physiologique du tube digestif. C'est ainsi que l'on voit cette contracture débuter chez les tout jeunes enfants dont les nourrices, irréprochables au moins en apparence, ont un lait trop abondant et qui gavent constamment leurs nourrissons ; chez des enfants dont une maladie générale héréditaire (syphilis, tuberculose, alcoolisme, arthritisme) affaiblit la constitution et rend le système nerveux particulièrement irritable. La faiblesse congénitale des enfants nés avant terme agit dans le même sens.

Chez tous ces petits êtres la contracture se constitue très rapidement par l'excès ou la mauvaise qualité relative de l'aliment; le refroidissement, les grandes chaleurs et les mauvaises conditions extérieures exercent une action semblable, soit en frappant directement le muscle, soit en agissant par l'intermédiaire du système nerveux. Il faut avoir soin de rechercher la contracture chez ces petits êtres avant que l'abdomen soit devenu gros, dur, douloureux, c'est-à-dire avant la période où cette recherche est plus laborieuse la contracture étant masquée par la distension des anses intestinales, distension qu'il ne faudra pas confondre avec la dilatation et l'atonie. Les glaires et les muco-membranes n'apparaissent quelquefois avec netteté qu'à une période déjà avancée de la maladie, soit quand la constipation est devenue très opiniâtre, soit quand la diarrhée et la lientérie lui ont déjà succédé avec les accidents qu'elles entraînent à leur suite et qui font souvent perdre de vue le point de départ de la maladie.

L'alimentation mal choisie et mal dirigée agit encore de la même façon dans la seconde enfance et aussi, toutes proportions gardées, chez l'adulte : seule l'intensité des symptômes varie et se gradue suivant la force de résistance du sujet.

N'oublions pas d'ailleurs que chez l'adulte la maladie a souvent commencé dès l'enfance et qu'elle s'est ordinairement maintenue chez lui avec des alternatives de crises et des retours apparents à la santé quelquefois assez prolongés.

En outre, chez l'adulte, d'autres causes viennent réveiller la maladie. Ce sont les excès de toutes sortes : la fatigue, le surmenage physique, intellectuel ou moral, les émotions, les chagrins qui bien entendu agissent surtout sur des sujets déjà atteints de crises antérieures ou prédisposés par leur constitution naturelle ou acquise. Et pour ne citer qu'un exemple bien frappant, longtemps avant l'explosion des signes stéthoscopiques, on peut, chez certains sujets affaiblis, observer toute une phase souvent assez longue de *dyspepsie prétuberculeuse* dans laquelle les contractures locales du côlon pelvien, avec retentissement sur le duodénum, le pylore et l'estomac, sont plus faciles à noter pour le médecin que la présence des glaires et des muco-membranes dans les selles que ces malades n'examinent pas. Il y a là avec un signe important pour le diagnostic une indication thérapeutique sérieuse, d'autant plus qu'on peut se demander souvent si la dyspepsie prétuberculeuse est cause ou effet de la tuberculose.

En tout cas, il faut avoir grand soin de réserver son diagnostic en présence de malades jeunes, affaiblis, souffrant depuis plusieurs mois de leur estomac et présentant des symptômes très nets de contracture pelvienne. Ce ne sont pas toujours de simples neuro-arthritiques, ce sont souvent des candidats à la tuberculose. Si l'on comprend leur état et qu'ils veuillent bien vous écouter et vous suivre pendant longtemps, on peut leur rendre de signalés services si leurs sommets sont encore véritablement indemnes.

L'abus des médicaments, surtout de certains médicaments irritants pour le tube digestif (fer, quinquina, iode, mercure) doit entrer en ligne de compte dans la production ou le réveil de la contracture chez les débilités. Ces médicaments agissent d'une façon très défavorable sur l'intestin, mais comme leur action s'exerce d'abord sur l'estomac, je ne fais que la signaler pour être complet.

Dans un tout autre ordre d'idées et toujours en tenant compte d'une prédisposition particulière constitutionnelle ou acquise, nous voyons que la présence de tumeurs dans l'abdomen, par la compression et les désordres de toutes sortes qu'elles amènent dans cette cavité, est une cause fréquente de contracture et d'entérite glaireuse et muqueuse. Tous les gynécologistes ont remarqué que nombre de femmes atteintes d'affections des organes génitaux présentaient de l'entérite glaireuse ; la douleur utérine et même la simple irritation non douloureuse, latente de la matrice peuvent en effet donner naissance à la contracture et à la contracture spécialement localisée sur le côlon pelvien. Je citerai la métrite, la grossesse à ses débuts, la dysménorrhée comme causes fréquentes de contracture.

Je rappelerai en terminant que l'entéroptose de Glénard est d'abord un état de contracture produit par les tiraillements que les anses intestinales mobiles, et la plupart du temps insuffisamment soutenues par des parois abdominales flasques, exercent sur les coudes fixes ou relativement fixes. C'est ce qui arrive chez des personnes qui ont beaucoup maigri, chez les femmes qui ont eu beaucoup d'enfants. Enfin j'ai déjà expliqué comment la contracture par son exagération amenait la dégénérescence de la fibre musculaire et pouvait ainsi créer de toute pièce l'entéroptose.

Presque tous les symptômes si bien décrits par Glénard sont des symptômes de contracture, de distension avec sténose ou dilatation consécutive qui se passent dans le gros intestin et en particulier dans le côlon transverse et l'anse pelvienne.

Quant au traitement, je me réserve de traiter dans une autre section de ce Congrès ce côté de la question qui n'est pas le moins important : je dirai seulement ici que l'application méthodique pratiquée avec beaucoup de douceur et de précaution du massage vibratoire électrique m'a donné depuis quatre ans les meilleurs résultats; uni au régime et aux pratiques hygiéniques bien entendues, il a toujours procuré la guérison dans les cas encore susceptibles de guérison, apportant au moins un soulagement réel notable pendant un temps plus ou moins long dans les cas trop anciens ou trop avancés.

ÉTUDES EXPÉRIMENTALES SUR LA FONCTION ANTIPÉRISTALTIQUE DE GRÜTZNER
CE QUE DEVIENNENT LES FERMENTS DIGESTIFS — BACTÉRIES PROTÉOLYTIQUES DU CÔLON

by John C. HEMMETER,

M. D., Phil. D., etc.

Professor in the medical dept. of the University of Maryland, and director of the clinical laboratory, Baltimore, Md., U. S. A.

C'est un fait physiologique bien connu que les substances protéides, les graisses et les amylacés introduits dans le gros intestin à l'état normal sont digérés et absorbés.

Dans une série d'expériences très intéressantes, Grützner (*Deutsche med. Wochenschr.*, 1894, n° 48) nous offre une explication physiologique de ce phénomène: ayant démontré que sous certaines conditions des particules de charbon végétal, du crin de cheval finement découpé ou de la sciure de bois, imprégnés d'une solution normale de sel marin (six dixièmes pour cent) et injectés dans le rectum des lapins, cobayes et rats, sont retrouvés six heures après l'injection tout le long de l'intestin grêle, et même dans l'estomac, lors même que le rectum est vide, ces animaux étant à jeun pendant les vingt-quatre heures qui précèdent les injections.

Si ces particules de substances, au lieu d'être en suspension dans une solution normale de sel marin le sont dans de l'eau distillée, dans une solution d'acide chlorhydrique ou de chlorure de potasse, nous ne les trouvons plus ascendants dans le tube digestif.

Grützner injecta des émulsions d'amidon, préparées avec de la solution normale de sel, dans le rectum d'êtres humains, et après qu'un certain nombre d'heures se fut écoulé démontra microscopiquement des granules d'amidon dans le contenu gastrique.

Nothnagel fut le premier à démontrer que du chlorure de sodium placé sur la séreuse intestinale peut donner lieu à des mouvements antipéristaltiques (*Beitrag z. Physiol. u. Pathol. d. Darms*, 1894) et Grützner interprète cette observation comme explication de la digestion des lavements d'œufs contenant du sel. Il croit que la masse ainsi injectée est transportée du rectum à travers l'intestin grêle pour être digérée et absorbée. Même Riegel (*Erkrankungen des Magens*, p. 245) est satisfait de cette interprétation et ajoute que cela explique les résultats négatifs de Voit et Bauer sans sel et leurs résultats positifs avec sel aussi bien que ceux d'Huber.

Pour notre compte, les travaux de Grützner ne prouvent pas d'une manière évidente que les substances alimentaires montent et se meuvent antipéristaltiquement dans l'intestin. Il est vrai qu'on ne saurait nier que chez l'homme de petites particules d'amidon, de charbon végétal, etc., ne soient transportées du rectum jusqu'à l'estomac; et nous avons pu confirmer cette partie de ses résultats et aussi constater que si le sel favorise leur ascension, l'acide chlorhydrique et le chlorure de potasse l'arrêtent.

Mais ce mouvement antipéristaltique n'est qu'un acheminement marginal ascendant extrêmement faible effectué par un simple contact de surfaces, notamment des particules avec l'épithélium, qui à son tour est mû par la muscularis mucosae. Cette faible action antipéristaltique n'est jamais visible à l'œil nu, et ne peut être démontrée que par l'avancement des particules; elle n'est pas capable de faire mouvoir des masses alimentaires. Nous sommes convaincus au contraire qu'en même temps que le péristaltisme marginal traîne des particules visibles de charbon vers l'estomac avec une lenteur infinitésimale le courant des masses alimentaires centrales vers l'anus n'est pas interrompu.

Cette action antipéristaltique marginale peut bien être un fait physiologique, constant, ayant pour but l'élévation (replacement) des portions de la muqueuse d'une place à l'autre, afin d'apporter de nouvelles surfaces en contact avec les ingesta, ou bien pour remettre à sa place une portion de surface déplacée par le courant descendant.

La cohésion de ces particules à la muqueuse peut être très bien démontrée, si après avoir étendu sur la main un morceau d'intestin d'animal, on le saupoudre de lycopode ou de crin de cheval finement découpé et qu'on laisse couler doucement un filet d'eau sur la surface ainsi préparée, on peut voir la membrane animale monter sur la surface de la main tandis que beaucoup de ces particules resteront adhérentes.

L'antipéristaltisme que Nothnagel a produit en plaçant des cristaux de sel de cuisine sur la séreuse est tout à fait différent de l'antipé-

ristaltisme en question : car le premier est pleinement visible à l'œil
nu, et ne se rencontre jamais dans des conditions physiologiques
(Nothnagel. *Erkrank. d. Darms. Die Darmbewegung*, p. 6. 1896).
Parmi les conditions pouvant donner lieu à cet antipéristaltisme
visible. Nothnagel cite, comme exemple, de fortes solutions de chlorure de sodium et l'introduction d'aliments par une entrée non physiologique. qui. chez l'homme. serait l'anus. Il ajoute (*loc. cit.*) que
par une entrée physiologique, l'estomac, les produits chimiques les
plus irritants ne produisent que des mouvements péristaltiques vers
l'anus. Il y a donc deux espèces de mouvements antipéristaltiques :
premièrement. ceux de Grützner étant des mouvements marginaux
invisibles. physiologiques peut-être, et incapables de faire mouvoir
des masses alimentaires : deuxièmement. ceux de Nothnagel, lesquels
sont visibles. doués d'une certaine force et ne se présentent que dans
des conditions anormales. Christomanos. un élève de Nothnagel, a
soulevé une objection contre les résultats de Grützner, qui dès l'abord
paraît invalider les conclusions de ce dernier : notamment il découvrit
(Christomanos. *D. Frage d. Antiperistaltik. Wien. Klin. Rundschau*,
1895. n° 12 et 13. qu'en empêchant ces animaux de lécher leurs
selles il ne trouvait plus de particules dans l'estomac. Dauber conclut
avec Christomanos que la présence des particules des injections
rectales dans l'estomac des animaux n'avait pas lieu si on les empêchait de manger leurs excréments. Ces objections cependant sont
annulées par les observations de Grützner et les nôtres. tirées d'expériences faites sur l'homme lui-même. Les expériences de Swiezynski
(*Deutsche med. Wochenschr.*, 1895, n° 32) aussi sont là pour confirmer l'exposé de Grützner : que le lycopode injecté dans le rectum a
été retrouvé dans l'estomac.

Il est cependant de notre devoir d'attirer votre attention sur ce que
cet antipéristaltisme n'est pas capable de faire mouvoir des ingesta et
que logiquement il ne peut pas expliquer la digestion des lavements.
Le fait que la solution normale de sel favorise cette invisible ascension marginale de particules. et que d'autres agents chimiques l'arrêtent est tout à fait naturel : car en supposant que cet antipéristaltisme soit physiologique et qu'il soit continuellement en action. il est
donc bien facile de comprendre comment une solution normale de sel
ne peut que le favoriser. attendu qu'une telle solution est le milieu
physiologique dans lequel se fait tout mouvement intestinal : tandis
que l'acide chlorhydrique et le chlorure de potasse sont des irritants
chimiques contre lesquels la tunique musculaire réagit par des efforts
d'expulsion.

La présence des ferments protéolytiques dans les contenus du côlon et du rectum. — L'explication de l'auteur, à propos de la digestion d'émulsions d'œufs ou de lait, ayant lieu dans le gros intestin, est tout à fait différente de celle avancée par Grützner ou de celle acceptée avec Riegel par d'autres auteurs; elle est basée sur une série d'expériences soigneusement conduites sur l'homme et les animaux. Je ne désire parler ici que de la digestion proprement dite et non pas de l'absorption (qui a lieu à un certain degré) des graisses, albumines, etc., par le gros intestin, sans être préalablement digérées.

Nous allons donc résumer les conclusions de nos expériences sans entrer dans les détails de la manière dont elles ont été conduites. Le contenu rectal des chiens ou chats est stérilisé par le moyen de solutions saturées de thymol (ces solutions étaient si fortes que des cristaux de la substance qu'ils contenaient surnageaient) et en le passant au filtre Pasteur. Des cultures de contrôle sont ensuite faites pour s'assurer que l'extrait aqueux du contenu en question est stérile. Pour cela les plaques à l'agar et au bouillon peptogélatinisé recommandées par Nothnagel (*loc. cit.*, p. 22) sont très convenables. La réaction de l'excrément humain traité avec la lakmoïde, cochenille et le méthyl-orange est alcaline, et acide à la phénolphtaléine, acide rosolique et curcuma (tournesol). Cet extrait aqueux du contenu rectal à l'état normal contient une substance qui placée dans un incubateur (thermorhéostat) à une température de quarante degrés C., et dans un milieu alcalin (égal à huit dixièmes ou 1 pour 100 de carbonate de soude), *dissout de trente-six et cinq dixièmes jusqu'à 80 pour 100 de sérum albumine (Merck)*, et cela dans un intervalle de trois heures et dans un état aseptique. Il digère aussi la fibrine et est doué d'une faible action amylolytique pouvant convertir, dans un milieu alcalin égal à trois dixièmes pour 100 de carbonate de soude, de dix jusqu'à quatorze et cinq dixièmes pour 100 d'amidon en maltose. Nous n'avons pu pourtant lui trouver la moindre force d'émulsionner les graisses.

Comme nous avons beaucoup de bactéries qui peuvent convertir les substances protéides en peptone, et d'autres produisant la fermentation des féculents, une stérilisation préalable est nécessaire pour pouvoir exclure leur action. Si les bactéries produisent de la peptone, ce n'est pas dans un but philanthropique; car la peptone à laquelle elles donnent lieu n'est qu'une phase intermédiaire d'une longue série de produits de décomposition. Elle est rapidement décomposée en amido-acides, ammoniaque, tyrosine, etc., et ne se trouve jamais dans l'intestin comme peptone pure et simple, mais toujours mêlée à un grand nombre de dérivés albumineux, dont quelques-uns sont doués de qualités toxiques. Nous entrons dans ces détails, parce que l'idée s'est inculquée dans la littérature sur ce sujet, que, la peptone, produite par le développement des différents microbes intestinaux, est utile à l'organisme dans lequel elle est formée. Ces matières fécales pour le but que nous nous proposons ne peuvent pas être stérilisées par la chaleur, car elle détruirait les enzymes qui pourraient être présents.

Il est donc certain que le contenu rectal contient un ferment protéolytique et un autre ferment doué d'une faible action amylolytique, les deux n'agissant que dans un milieu faiblement alcalin : un milieu acide détruisant leur action. Ces deux propriétés digestives sont-elles possédées par un seul et même ferment ou bien par deux ferments distincts? C'est ce à quoi nous ne saurions répondre. Nous pouvons assurer du reste que ce n'est pas de la pepsine, car la pepsine n'agit que dans un milieu acide.

Il serait intéressant de savoir si les parois du gros intestin sécrètent un ferment protéolytique quelconque. Pour cela une fistule abdominale est créée en suturant le gros intestin d'un chien dans la région de la valvule iléo-cæcale, à la paroi abdominale; un second anus contre nature est créé en accolant l'iléon à la paroi abdominale opposée; cela permet au gros intestin de se libérer de toute matière excrémentitielle. Le fluide alcalin qui est subséquemment sécrété n'excuse aucune action protéolytique, il contient pourtant un ferment amylolytique. Le côlon humain a été tamponné par l'auteur à sa partie transverse en introduisant un ballon en caoutchouc qui est subséquemment enflé, après cela l'intestin entre le ballon et l'anus est lavé avec une solution normale de chlorure de sodium et un tampon de coton hydrophile est placé à l'angle du côlon transverse et descendant : (pour l'introduction du tampon je me sers toujours du sigmoïdoscope de H. A. Kelley). Il est bien entendu que le coton hydrophile et la solution normale de sel sont préalablement stérilisés. Dans l'espace de deux ou trois heures une sécrétion est formée qui peut être absorbée par du coton hydrophile placé dans le rectum, et ensuite pressée dans un petit gobelet. Cette sécrétion est alcaline, mais après avoir été passée au filtre Pasteur ne contient aucune action protéolytique. Par conséquent nous pouvons conclure que le pancréas est la source du ferment que nous avons démontré.

Chez deux de nos malades avec atrophie totale de la muqueuse gastrique (gastrite atrophique) prouvée par les fragments de muqueuse dans l'eau de lavage, le même ferment protéolytique fut démontré dans le contenu du côlon. On avait cru jusqu'ici que les ferments pancréatiques étaient détruits dans l'intestin (voir Rosenheim, *Die Erkrank d. Darms*, p. 46). Un grand nombre d'expériences pareilles à celle que nous venons de décrire nous justifie de croire pourtant que la trypsine, et peut-être l'amylopsine, peuvent survivre et parcourir l'intestin.

Busch a démontré que la digestion peut avoir lieu dans l'intestin chez l'homme sans l'aide des sucs gastrique et pancréatique, et sans l'aide de la bile ni de la sécrétion des glandes brünnériennes (Brüke's. *Vorlesungen über Physiologie*, Wien, 1885, p. 552). Le patient sur lequel Busch expérimenta reçut dans un accident une blessure abdominale qui forma une fistule, par laquelle avec le chyme les sucs gastrique et pancréatique, la bile et les sécrétions duodénales découlaient à l'extérieur. Busch nourrit son malade par la fistule communiquant avec la partie inférieure de l'intestin et réussit ainsi à maintenir l'équilibre azoté. Il fit descendre dans l'intestin des petits sacs de toile de coton contenant de l'albumine coagulée, qu'il retirait cinq heures plus tard au moyen d'une ficelle à laquelle il les avait attachés. Il trouva que de cinq jusqu'à trente-cinq pour 100 de l'albumine avait été dissout. On ne peut exclure pourtant dans les expériences de Busch l'action des bactéries. L'action du suc entérique peut expliquer la digestion des féculents, mais comme dans ce cas aucun ferment protéolytique ne pouvait avoir accès à l'intestin grêle la digestion de l'albumine est probablement due aux bactéries.

En conclusion nous pouvons dire que les lavements sont probablement digérés par le moyen des ferments pancréatiques descendant tout le long de l'intestin, par des bactéries et par le suc entérique qui même dans le côlon possède des qualités amylolytiques. Certaines substances alimentaires telles que l'albumine d'œuf, le lait et les graisses, peuvent être résorbées sans aucune digestion préalable. Le mouvement marginal ascendant des particules de Grützner ne peut pas faire monter des ingesta. F. Mall (*Johns Hopkins' Hospital Reports*, vol. I, p. 70) soutient que la force motrice intestinale n'agit à l'état normal que dans une seule direction : l'action antipéristaltique n'étant qu'un phénomène pathologique, et tous ses efforts à forcer l'intestin à fonctionner dans une direction contraire (c'est-à-dire, renverser l'ordre des choses) furent sans résultat. Dans un état d'irritation intense les contenus du rectum peuvent être vomis.

J'ai fait un grand nombre d'expériences pour voir s'il était possible de stériliser le côlon des mammifères. Chez les chiens le cæcum a été ouvert et accolé à une ouverture à travers la paroi abdominale, constituant ainsi un anus artificiel; un autre anus contre nature a été créé en accolant l'iléon à l'abdomen, mais à une certaine distance et au-dessous de l'anus cæcal. Lorsque les blessures furent entièrement guéries. pendant trois semaines aucune nourriture n'atteignit le côlon qui fut entièrement lavé. d'abord avec une solution normale de sel stérilisé, ensuite avec des solutions antiseptiques au thymol, acide phénique et sublimé. Après que ces lavages antiseptiques furentpratiqués pendant trois semaines, les cultures prises de la muqueuse du côlon ascendant et descendant furent positives. Le colibacille. deux formes de streptocoques, correspondant : au *streptococcus coli gracilis* d'Escherich et au *streptococcus liquefaciens ilei* de Macfayden, Nencki et Sieber. et le *Proteus Vulgaris* (Hauser) prédominaient dans les cultures.

Il nous est donc permis de conclure que le côlon des mammifères ne peut être stérilisé par des moyens raisonnables et pratiques. Les bactéries y sont toujours présentes et sont probablement essentielles et indispensables au fonctionnement normal et aux dernières phases de la digestion dans la partie inférieure du gros intestin.

Nuttal travaillant dans le laboratoire de Thierfelder démontra que les bactéries n'étaient pas essentielles à la digestion chez des jeunes cobayes. Il réussit à garder ses animaux dans des conditions aseptiques de manière que leurs selles ne contenaient aucun organisme. leur nourriture pourtant qui consistait en une diète lactée absolue était digérée. et les animaux engraissaient (sous ce régime aseptique). Ses résultats cependant ne prouvent pas qu'une diète mixte composée de graisses, féculents et azotés. puisse être digérée sans l'aide des bactéries. Certains auteurs ont basé sur les travaux de Nuttal des déductions par trop hasardeuses et que, à notre avis. rien ne justifie. Von Jaksch soutient que la putréfaction intestinale et par conséquent les bactéries sont indispensables à une digestion normale (*Verhandlungen des XVI Congresses für innere Medicin*. April 1898. S. 147): et. qui plus est. que tout agent chimique qui arrêterait la putréfaction intestinale normale doit inévitablement causer des troubles digestifs.

HERNIE OMBILICALE ET ENTÉROPTOSE, EN CORRÉLATION
DE CAUSE A EFFET

par **M.** le docteur ZABÉ.

de Paris.

Tous les praticiens ont été à même de constater combien, chez les jeunes enfants, la hernie ombilicale était fréquente. Le plus habituellement, celle-ci renferme une portion du grand épiploon, et un segment de l'arc du côlon (Littré et Ch. Robin)[1]. Contrairement à l'opinion universellement accréditée, la hernie ombilicale s'observe tout aussi souvent chez l'adulte; seulement la plupart de ces exomphales ont subi un travail de régression plus ou moins avancé. Généralement peu volumineuses, le collet de quelques-unes est si étroit qu'il est impossible d'y faire pénétrer la pointe d'un stylet (Le Dentu)[2]. Nombre d'entre elles sont dissimulées sous un repli cutané qui donne à la cicatrice ombilicale la forme d'une « gueule de four ». D'autres sont cachées au fond d'un entonnoir qui parfois mesure jusqu'à 3 et 4 centimètres de profondeur. La hernie ombilicale date souvent du premier âge, ou peut être congénitale; dans ce dernier cas, le nombril affecte une forme « trilobée », caractéristique. Jusqu'à présent, les auteurs ont passé sous silence ces petites exomphales, ne leur accordant aucune importance pathologique. C'est une erreur grave: ces hernies, au contraire, donnent naissance à des troubles statiques, digestifs et nerveux, les plus divers, et jouent le principal rôle dans la genèse de la déséquilibration du ventre.

Pourquoi tant de hernieux de l'ombilic sont-ils a la fois dyspeptiques et entéroptosiques?

Dans son traité d'anatomie topographique, le professeur Tillaux[3] a établi que le grand épiploon se rencontre constamment dans la hernie ombilicale, et que toujours ce dernier contracte des adhérences avec l'anneau. Or, ce long repli séreux étant fixé en haut, d'une part à l'estomac, d'autre part à l'arc du côlon, il en résulte une bride épiploïque « gastro-coli-ombilicale » qui entrave les mouvements stomacaux et tend à abaisser le côlon transverse. Du fait de ces adhérences, il s'établit chez nombre de hernieux de l'ombilic un état dyspeptique,

---

1. LITTRÉ et CH. ROBIN, *Dictionnaire de médecine*, p. 567.

2. LE DENTU, *Dictionnaire de médecine et de chirurgie pratiques*, t. XVII.

3. TILLAUX, *Anatomie topographique*, p. 785.

compliqué d'entéroptose ; la portion prolabée du gros intestin ne tarde
pas à être frappée de sténose. La corrélation de cause à effet entre la
hernie ombilicale et la maladie de Glénard est évidente. Elle repose
sur une base anatomo-pathologique solide ; un simple trouble statique
intra-abdominal est insuffisant pour expliquer les ptoses viscérales
avec modification de structure et changement de volume.

La bride épiploïque, en enrayant les mouvements stomacaux, provoque les troubles dyspeptiques les plus divers, y compris le vomissement. L'intolérance qu'occasionne l'arrivée des aliments est plus ou
moins pénible, suivant que le tiraillement se manifeste plus ou moins
près de l'orifice cardiaque. Ce tiraillement se répétant chaque jour,
après les repas, le cardia s'abaisse peu à peu ; et le pylore finit par
se trouver presque de niveau avec l'orifice supérieur. Il s'ensuit une
grande lenteur dans l'évacuation, et, à la longue, une dilatation de
l'estomac. Lorsqu'au contraire, le tiraillement épiploïque a son centre
d'action sur la portion droite du ventricule, l'estomac tend à devenir
vertical. Les aliments ingérés ne font plus que le traverser : nombre
de hernieux du nombril n'ont que le temps de se rendre au cabinet, le
repas à peine terminé. En même temps que le pylore est surbaissé,
l'arc du côlon descend presque jusqu'en face de l'ouverture de l'ombilic, et diminue progressivement de calibre, frappé qu'il est de
sténose.

Les changements respectifs de position des orifices de l'estomac dus
à l'état hernieux de l'ombilic, et les faits cliniques afférents, sont en
parfaite concordance avec les remarquables travaux de M. Bianchi (de
Naples). Grâce au phonendoscope, ce distingué professeur a pu dessi-
ner, sur la paroi antérieure du ventre, l'estomac avec sa chambre à
liquide et sa chambre à air, ainsi que le cardia et le pylore. Il a constaté que cet organe se vidait plus ou moins rapidement, suivant la
position qu'occupait le pylore par rapport au cardia.

Dans les opérations pratiquées sur des estomacs malades, les chirurgiens ont rencontré fréquemment ce viscère en position verticale.
M. Doyen, à l'encontre des anatomistes, en avait conclu que cette ver-
ticalité était normale. Mais, dans son traité de splanchnologie, Sappey[1]
avait eu soin de signaler que l'estomac est toujours d'une obliquité
exagérée « chez les individus affectés d'une hernie épiploïque, compliquée d'adhérences ». Or, les hernieux de l'ombilic sont légion, et
chez tous, sans exception, le grand épiploon adhère à l'anneau. Aussi,
les dyspepsies dites nervo-motrices ne sont-elles, en grande majorité,

1. SAPPEY, *Splanchnologie*, p. 152.

que des dyspepsies hernieuses méconnues. Déjà, en mai 1895, le professeur Hayem déclarait à la Société de médecine des hôpitaux que la dyspepsie nerveuse était beaucoup plus rare qu'on ne le disait. « Les opinions qui ont été émises sur ce point, ajoutait-il, sont décidément contredites par les faits. »

Entre le défoncement hernieux de la cicatrice ombilicale, si fréquent, et la déséquilibration du ventre, non moins commune, il existe une étroite filiation pathogénique qui n'a pas encore été mise à jour, à ce que nous sachions du moins. Cette question ne peut être résolue à fond qu'autant que les conditions anatomiques qui assurent l'équilibre normal du ventre auront été exactement déterminées.

Concept mécanique de l'équilibre normal du ventre.

Étudiée au point de vue anatomo-physiologique la cavité abdominale répond à tout l'espace compris entre le diaphragme et le plancher du bassin. Par une simple vue de l'esprit, le sujet étant couché sur le dos, cette cavité peut être assez justement comparée à une chambre dont le plafond cintré serait constitué par la paroi antéro-latérale. L'anneau ombilical y joue le rôle de « clef de voûte ». Or, une clef de voûte, c'est la pierre centrale qui, posée la dernière, maintient toutes les autres en position. De même l'occlusion de la cicatrice native ne s'effectue qu'en dernier lieu, 4 mois environ après la naissance. Véritable squelette de la région, l'anneau ombilical est le trait d'union anatomique qui, des viscères et des parois de l'abdomen, fait un tout très connexe. C'est le point d'appui qui assure la synergie des contractions musculaires, et permet aux organes inclus tous les mouvements et variations de volume possibles, sans que l'équilibre intra-abdominal soit rompu.

Les parois de l'abdomen sont formées, dans leur plus grande étendue, par des muscles qui prennent leurs insertions fixes sur le squelette, pour de là converger vers le contour fibreux de l'orifice ombilical. Cette ceinture musculaire figure assez exactement une étoile à 8 rayons reliés entre eux par des adhérences aponévrotiques, et ayant pour centre l'ombilic. Ce dernier, sollicité par des forces opposées qui se neutralisent mutuellement, reste en équilibre.

D'autre part, solidement fixé au pourtour de la cicatrice ombilicale, le péritoine pariétal, dans tout le reste de son étendue, est doublé d'un tissu cellulaire lamelleux, qui permet un glissement relativement facile. Les adhérences péri-ombilicales, qui tiennent ce grand sac séreux attaché à la paroi abdominale, offrent un point d'appui suffisamment résistant pour que les viscères qu'il contient puissent se mouvoir et changer de volume, sans rupture d'équilibre.

De plus, la synergie, dans l'action physiologique des parois et des organes de l'abdomen, est assurée par une disposition anatomique qu'a décrite minutieusement le professeur Tillaux[1]. La peau en avant, et le péritoine en arrière, adhèrent d'une façon si intime à la cicatrice ombilicale qu'au centre de l'anneau ces deux téguments ne forment plus qu'une seule membrane. Tout comme dans les vieilles cathédrales, à style ogival et à cintre surbaissé, le revêtement extérieur et le revêtement intérieur ne se rejoignent et ne s'unissent qu'à la partie centrale de la clef de voûte, habituellement perforée. Tel est le mécanisme physiologique de l'équilibre du ventre, dans toute sa simplicité.

Déductions pathologiques.

Le grand sac séreux qu'est le péritoine, adhère à la paroi abdominale, au seul pourtour de la cicatrice ombilicale. Toutefois les attaches qui l'y tiennent fixé ne sont cependant pas aussi solides que l'ont déclaré les auteurs, excepté chez les jeunes enfants (A. Richet)[2] Ces dernières ayant été rompues dans une certaine étendue de leur circuit, lors de la formation d'un sac exomphalique, le point d'appui nécessaire au fonctionnement régulier de viscères aussi mobiles que l'estomac et l'intestin n'offre plus une résistance suffisante. Il s'ensuit une rupture de l'équilibre intra-abdominal qui se traduit, aussitôt après les repas, par une sensation de pesanteur dans le bas-ventre. Il semble aux patients que l'abdomen, alourdi, n'est plus suffisamment maintenu, qu'il tend à tomber. A ce malaise statique, la sangle de Glénard apporte un soulagement immédiat.

Les réservoirs de la sécrétion urinaire, de la sécrétion biliaire, et de la défécation, tous logés dans l'abdomen, sont munis de fibres longitudinales et circulaires, disposées de façon à pouvoir expulser les produits qui s'y sont accumulés. Ces fibres seraient impuissantes, si elles n'avaient comme auxiliaires les muscles de la paroi ventrale. De même, l'estomac et l'intestin, en état de réplétion, ont besoin pour parachever l'œuvre de digestion du concours de la sangle musculaire. Cette sangle prend également une part active à l'exhalation de l'acide carbonique, liée intimement à l'hématose. En conséquence, tout défoncement hernieux de la cicatrice ombilicale, entraînant une diminution de puissance dans les contractions de la sangle musculaire, il en résulte des troubles multiples dans les grandes fonctions de nutrition. D'autre part la bride épiploïque « gastro-coli-ombilicale » qui existe dans toute exomphale, entravant l'acte de digestion, la plupart des

---

1. TILLAUX, *Anatomie topographique*, p. 718.
2. A. RICHET, *Anatomie médico-chirurgicale*, p. 542.

hernieux de l'ombilic ne tardent pas à être atteints d'arthritisme. « S'il est, en dehors de l'hérédité, une cause déterminant la goutte, c'est certainement dans les troubles des fonctions digestives qu'il faut la chercher, parce que c'est là qu'on trouve les raisons de la surabondance de l'acide urique dans l'économie (Lasègue)[1]. »

Le tiraillement des orifices de l'estomac par une bride hernieuse détermine un spasme qui parfois s'étend à tout l'organe. Le pylore contracturé a été souvent pris pour le rein droit flottant, comme l'a démontré le premier notre distingué confrère, M. J. Geoffroy (de Paris)[2]. Il en est de même pour l'arc du côlon et ses deux coudes. Le spasme gagne fréquemment l'S iliaque, le contracture, et occasionne des battements du cœur et de l'aorte tels que l'on a pu craindre une dilatation anévrysmale, et parfois la diagnostiquer.

La cure de la « dyspepsie hernieuse », compliquée ou non d'entéroptose, est assurée toutes les fois que l'exomphale pathogène est une entéro-épiplocèle franche. Un bouton contentif, de forme conique, pénètre légèrement dans le collet de façon à refouler la portion d'intestin herniée, et rompre, si possible, les adhérences épiploïques. Ce bouton est placé au centre d'une pelote, maintenue sur la région ombilicale par une ceinture, genre Glénard. Lorsque les adhérences sont incoercibles, qu'elles s'étendent à l'estomac, au foie, au côlon transverse, et constituent la « périgastrite adhérente » de Landerer (de Munich), l'intervention chirurgicale, tout indiquée, est habituellement couronnée de succès.

Une voie nouvelle, des plus fécondes en résultats curatifs, est ouverte aux praticiens qui n'ont point de parti pris. Toutes les fois donc que ceux-ci se trouveront en face de dyspepsies rebelles, compliquées ou non d'entéroptose, de cardiopathies ou de fausses angines de poitrine, qu'ils pensent à la rupture possible de l'équilibre du ventre, et qu'ils examinent avec soin la région ombilicale. S'ils constatent un défoncement hernieux de l'anneau, il y a toute chance qu'ils aient mis le doigt sur la cause anatomique de ces affections, considérées à tort comme étant d'origine nerveuse centrale. Le malade, de son côté, convaincu par le témoignage de ses propres sens, remplira fidèlement toutes les indications que comporte le traitement. Et la cure, souvent obtenue au moyen d'un appareil contentif ombilical, approprié, tout en comblant de joie le patient, honorera grandement le médecin.

1. Lasègue, *Dictionnaire de médecine et de chirurgie pratiques*, t. XVI.
2. J. Geoffroy, *Du spasme dans les affections du tube digestif* (Congrès de Moscou, 1897).

OPPORTUNITÉ DE L'INTERVENTION CHIRURGICALE DANS L'APPENDICITE

par M. le docteur Carlos ESGUERRA,

Délégué de la Colombie.

Je n'ai pas la prétention d'aborder ici aucun des graves problèmes scientifiques qui s'agitent aujourd'hui autour de l'appendicite, attendu que je n'ai pas un nombre suffisant d'observations personnelles pour prendre part à cette discussion avec toute l'autorité nécessaire.

Mes vues sont plus modestes. Je veux tout simplement appeler l'attention sur la situation très embarrassante et pleine de responsabilités dans laquelle se trouve le praticien en présence d'un cas d'appendicite. Cette situation dépend de l'absolu des conclusions auxquelles sont arrivés les maîtres qui ont étudié le traitement de l'appendicite, des dangers que font courir aux malades les opérations exécutées par des chirurgiens peu expérimentés, et finalement de la presque obligation dans laquelle se trouve le praticien de faire une opération, dans les cas les plus difficiles, pour sauver sa responsabilité envers des clients qui savent que l'appendicite est une maladie très grave, contre laquelle une opération est le seul traitement rationnel et sûr.

Qu'il n'y ait pas de traitement médical contre l'appendicite est une idée qui paraît s'être emparée du public; dès que le médecin ou le chirurgien a fait connaître son diagnostic, il y a toujours quelque personne de l'entourage du patient qui demande s'il n'y a pas là cas à opération, et à quel moment elle doit être décidée.

En telle circonstance quelle peut être la conduite du praticien? S'il s'agit d'un médecin ayant traité pendant longtemps la typhlite et la périlyphlite, et retrouvant ces affections dans l'appendicite actuelle, il sera toujours porté à temporiser parce qu'il se souviendra qu'autrefois ces maladies guérissaient presque toujours sans intervention chirurgicale. Les choses se passeront très bien pour le médecin et pour le malade si l'on se trouve en présence d'une colique appendiculaire ou d'une appendicite peu intense. Mais les nouveaux travaux ayant mis en relief tous les dangers de la temporisation en les exagérant quelque peu, à ce que je crois du moins, il doit arriver forcément que la confiance de ce praticien sur la marche de la maladie vers la guérison doit se trouver ébranlée : pour peu que les accidents prennent une certaine gravité, il se décidera pour l'opération ; mais, c'est justement dans ces conditions que les interventions chirurgicales seront plus graves et plus difficiles et nécessiteront une plus grande habileté opératoire.

Les médecins qui n'admettent pas la typhlite et qui sont imbus des idées de la nouvelle école agissent tout différemment. Dès qu'ils voient se produire une douleur plus ou moins aiguë sur le point de Mac Burnay, ils portent un pronostic grave et n'hésitent pas à intervenir chirurgicalement.

Je reconnais que cette pratique présente pour les malades moins de dangers que la pratique précédente, l'opération dès le début de la maladie étant plus facile et ses dangers moindres, bien qu'ils ne soient jamais méprisables pour un praticien peu habile. Mais il ne faut pas oublier qu'en tout cas on va faire courir les dangers d'une opération à des malades, qui 90 fois sur 100 guériraient avec de simples soins médicaux. S'il est vrai qu'un grand nombre de ceux-ci doivent leur vie à une opération opportune et habilement pratiquée, je crois qu'il est aussi vrai que les victimes de l'enthousiasme opératoire sont encore plus nombreuses. Ce n'est pas précisément dans les grands centres que l'on peut se rendre compte de la gravité de cet état de choses, mais en province, et dans des pays moins avancés, les dangers opératoires sont loin d'être négligeables.

Je voudrais donc que ce Congrès déclarât aux praticiens avec tout le poids de son autorité que l'opération de l'appendicite n'est jamais ou presque jamais une opération d'urgence, et qu'il y a lieu, tout d'abord, d'employer le traitement médical.

Mis entièrement au courant de ce qu'on entend aujourd'hui par appendicite, je me suis demandé si j'avais déjà traité cette maladie, et si elle est ou non fréquente à Bogota, capitale de la Colombie, où j'ai exercé la médecine dans ces dix dernières années. J'ai eu peu d'efforts à faire pour me souvenir de plusieurs cas dans lesquels je fis le diagnostic de typhlite ou de pérityphlite, et qui furent certainement de vraies appendicites. Entre autres cas, je me souviens de celui d'un garçon de seize ou dix-sept ans qui eut une tumeur cæcale du volume du poing, au moins, et qui, après trois ou quatre semaines de grande gravité, finit par guérir. La tumeur disparut complètement et le malade n'a jamais eu de nouvelles attaques, quoique la maladie datât déjà de sept ans. L'appendicite chronique à rechutes est aussi une forme fréquente parmi nous, et dès que j'eus connaissance des premiers travaux de M. Talamon je pris l'habitude de l'appeler colique appendiculaire parce qu'il m'a semblé que ce nom caractérisait bien le tableau clinique que j'observais. Ces coliques appendiculaires je les ai observées presque toujours chez des malades qui souffraient de dyspepsie atonique avec dilatation de l'estomac, distension du cæcum et du côlon et constipation plus ou moins opiniâtre. Une indigestion, une plus grande ténacité de la constipation et assez souvent une émotion nerveuse ont été les causes provocatrices de la colique. Dans ces cas on n'observe ni élévation de la température, ni tumeur cæcale.

Tous ces types cliniques ne sont que des formes d'appendicite, d'évolution et de gravité variables.

Je ne veux pas aborder la pathogénie de l'appendicite. On sait que deux théories différentes se sont disputé et se disputent encore l'explication des accidents appendiculaires : la première en date est celle de Talamon ou théorie calculeuse, et la deuxième est celle de Dieulafoy ou théorie de la cavité close.

Aucune de ces deux théories n'est absolument satisfaisante pour expliquer toutes les variétés d'appendicites et la raison en est simple. L'inflammation de l'appendice peut et doit avoir des causes semblables à celles qui produisent l'inflammation ou l'infection d'organes pareils et ces causes sont multiples, de même que sont multiples et variées les formes et l'intensité de ces infections. L'appendice cæcal, par la grande quantité de tissu lymphoïde qui se retrouve dans ses parois ressemble aux amygdales auxquelles on l'a comparé, et cette ressemblance peut s'étendre aux maladies qui peuvent l'affecter. De même que les amygdales et tous les organes lymphatiques sont plus sensibles chez les enfants et chez les adultes que chez les vieillards, les appendicites sont plus fréquentes dans les premières années de la vie. On peut aussi expliquer les rechutes des appendicites et leur tendance à devenir chroniques par la facilité avec laquelle deviennent permanentes les inflammations des organes lymphoïdes. Nous rencontrons la même ressemblance dans les formes cliniques des amygdalites : à l'amygdalite catarrhale légère correspondrait la colique appendiculaire, à l'amygdalite plus intense qui se termine par résolution correspondraient les appendicites fébriles qui se terminent par résolution. A l'amygdalite suppurée correspondrait l'appendicite avec des abcès pariétaux intra-cæcaux ou péri-cæcaux, et nous pourrions dans cette comparaison remonter jusqu'à la septicémie péritonéale rapidement mortelle qui correspondrait à certaines amygdalites heureusement rares, lesquelles avec des lésions locales presque insignifiantes présentent des symptômes d'infection générale et des complications viscérales multiples. L'amygdalite calculeuse s'observe aussi soit par des corps étrangers qui viennent se placer dans les cryptes de la glande soit par des calculs qui s'y trouvent développés, de même que nous rencontrons des appendicites causées par des scybales des corps étrangers ou par des calculs, avec la seule différence marquante que cette dernière cause rare dans l'amygdalite est beaucoup plus fréquente dans l'appendicite. Nous pourrions aller plus loin encore dans cette comparaison de l'appendicite avec l'amygdalite, puisque dans les deux cas l'hérédité et les influences diathésiques et familiales ont été signalées.

Gravité et marche générale de l'appendicite.

Si je devais juger de la gravité de l'appendicite, par ma pratique personnelle, je dirais que, bien qu'elle apparaisse quelquefois avec des caractères alarmants, elle se termine toujours par la guérison, parce que je ne me souviens pas d'avoir eu un seul cas mortel attribuable à cette maladie, et cependant j'ai déjà cité un cas d'une exceptionnelle intensité. Je ne pourrais non plus attribuer ce résultat au traitement adopté; tant s'en faut, mes malades guérirent malgré le traitement, puisque je leur avais donné des purgatifs qui sont aujourd'hui et bien justement, je le crois, définitivement proscrits dans les attaques aiguës de l'appendicite. Je ne crois pas non plus que l'appendicite soit plus bénigne dans mon pays que dans les autres contrées, et ma seule conclusion est qu'il m'est heureusement échu une bonne série, chose qui n'est pas rare dans une maladie de mortalité peu élevée. Je pense que la mortalité occasionnée par cette maladie n'a pas été bien grande parmi nous, lorsque nous la connaissions sous les noms de typhlite pérityphlite, mais je ne doute pas non plus que quelques soi-disant péritonites spontanées et rapidement mortelles, ou des coliques hépatiques et néphrétiques du rein droit terminées par des péritonites, quelques soi-disant invaginations ou colique de *miserere* avec des suppurations de la fosse iliaque, etc., n'aient été des formes mortelles ou suppurées de l'appendicite. J'ai entendu parler de malades qui ont souffert plusieurs années de coliques intestinales localisées au côté droit, et qui succombèrent à la fin à une de ces coliques; mais j'ai eu aussi des clients qui souffraient de ces mêmes coliques depuis des années, et un de ceux-là vint à Paris pour faire opérer son appendicite.

J'ai soigné ce dernier malade plusieurs années sans obtenir d'autre résultat que celui d'éloigner les attaques en combattant sa dyspepsie atonique et la tendance à la constipation. Ces formes d'appendicite chronique à rechutes m'ont donc laissé l'impression non de leur gravité, mais de leur incurabilité par des moyens exclusivement médicaux.

Toutes les formes d'appendicite et toutes les complications signalées dans les dix dernières années existent sans doute, mais je crains qu'on en ait exagéré la fréquence, de même qu'on en a selon moi exagéré les anomalies dans le cours de la maladie.

Il est évident qu'après une ou plusieurs coliques appendiculaires légères ou de moyenne intensité il peut survenir une péritonite septique rapidement mortelle, que des symptômes de péritonite généralisée peuvent ouvrir la scène d'une appendicite, que la généralisation de la péritonite n'est pas toujours si éclatante qu'on puisse nettement la séparer de l'appendicite qui l'a engendrée, etc., etc.; mais ces faits, quelle que soit leur fréquence, sont loin de constituer le caractère clinique général de l'appendicite.

Quand on veut connaître la marche ordinaire de cette maladie, il est bon de recourir aux anciennes descriptions de la typhlite et de la pérityphlite qui, comme nous l'avons déjà dit, sont la même chose que l'appendicite d'aujourd'hui, parce que ces descriptions sont basées exclusivement sur l'observation clinique, sans aucune vue théorique et sans vouloir justifier soit une notion pathogénique quelconque, soit la nécessité d'un traitement chirurgical immédiat, défaut qu'ont à mon sens les nouvelles descriptions.

Je ne m'arrêterai pas plus longtemps sur ces considérations cliniques de l'appendicite qui sont connues : j'aborde de suite le traitement, objet principal de cette communication.

Traitement.

En voyant opérer tant d'appendicites qu'on se croirait en présence d'une épidémie de cette maladie, si ce fait était possible, et en constatant le peu de symptômes qui justifient aujourd'hui cette opération et les altérations anatomiques, quelquefois si légères, qu'on trouve dans les appendices amputés, je n'ai pu m'empêcher de me souvenir de ce qui se passait au sujet de la laparotomie pour des maladies des annexes, lorsque je suis venu en Europe pour la première fois il y a douze ans.

A cette époque il y avait un tel engouement pour l'ovariotomie qu'on la pratiquait sur toutes les femmes qui souffraient du ventre, qu'il s'agit de tumeurs des annexes, d'une inflammation simple ou suppurative, de névralgie, de plaques hystériques ou de coliques menstruelles, et je voyais alors extirper des ovaires qui n'avaient pas d'autres lésions que des kystes gros comme des grains de maïs ou qui ne présentaient qu'une légère augmentation de volume ou un peu de sclérose, sans compter les ovaires et les trompes anatomiquement saines qu'on extirpait pour guérir des troubles fonctionnels ou certaines manifestations d'hystérie.

Les résultats opératoires dans tous ces cas étaient très encourageants, la mortalité étant très petite et d'autant plus rare que les organes se trouvaient moins altérés, et que l'opération demeurait, par conséquent, moins justifiée. Le seul effet suggestif de l'opération était suffisant à donner toujours une amélioration sensible et de quelque durée. Apparemment et pour les premiers moments les résultats se montraient si satisfaisants que, sans l'importance des organes qu'on enlevait ainsi, la situation n'aurait pas changé. Mais comme il s'agissait de la suppression de la fonction la plus élevée de l'organisme de la femme, l'enthousiasme opératoire s'éteignit assez vite, et aujourd'hui on ne recourt à ces opérations que lorsque les annexes sont réellement atteintes, et que la maladie a supprimé les fonctions de l'organe ou a mis en danger la vie de la patiente. Il retentit encore le cri de défense de la société contre une opération qui n'allait rien moins qu'à tarir, et sans grande raison, la source même de la vie humaine.

Quant à l'opération de l'appendicite, je crois qu'elle sera pratiquée plus longtemps parce que cette opération est encore plus bénigne que l'autre, et parce que les fonctions de l'appendice, si elles ont quelque importance, sont loin d'être comparables à l'importance des annexes. J'ai dit : si elles ont quelque importance, parce que vraiment quand on parle de l'amputation de l'appendice on ne songe jamais que cet organe a quelque fonction physiologique à remplir. Le fait est possible cependant, la grande quantité de follicules clos qu'on trouve dans ses parois fait soupçonner que l'appendice est un organe de défense de l'intestin et du péritoine contre l'infection. La fréquence même de son inflammation prouve sa lutte pour remplir son rôle. Si on le supprime quand il n'est pas réellement malade il ne saurait, sans doute, être directement responsable de la maladie ou de la mort du malade, mais il se peut que, sans sa protection, les intestins et le péritoine deviennent plus facilement la proie de certaines infections.

Les médecins et les chirurgiens se sont partagés en trois groupes différents au sujet des opérations pour l'appendicite. Le premier groupe forme celui des radicaux, à la tête desquels marche un médecin, le professeur Dieulafoy. Pour eux, il n'y a pas de traitement médical de l'appendicite et une fois le diagnostic posé on doit opérer immédiatement. Ils croient qu'au début de la maladie l'opération est presque aussi bénigne que quand on la fait à froid, et que la seule manière de prévenir et d'éviter les graves complications, causes de mort, surtout la septicémie péritonéale rapidement mortelle, est la suppression immédiate de la cause même. Quand on objecte que la plupart des appendicites finissent par se refroidir, et qu'il n'y a pas de raison pour opérer des malades qui sans opération peuvent guérir, ils répondent que même dans ce cas la guérison est si rarement complète que l'opération doit être pratiquée après à froid, au moins sur la moitié ou sur les deux tiers des malades.

Un autre groupe avec Roux (de Lausanne), Broca, Jalaguier, etc., etc., pensent que l'opération à chaud n'est pas si bénigne qu'on le dit et, surtout, qu'on ne trouve presque jamais l'occasion de la pratiquer dès le début. D'abord parce que dans la plupart des cas le malade ne consulte le médecin qu'après avoir pris un ou deux purgatifs et avoir promené sa maladie pendant deux ou trois jours, et ensuite parce que si on se presse trop on court les risques de faire de grosses erreurs de diagnostic, et beaucoup d'opérations inutiles, sans compter que pour la septicémie péritonéale quelques heures de maladie peuvent être suffisantes pour rendre inutile toute opération. Ces médecins conseillent de recourir au traitement médical au début, et de n'opérer que dans le cas d'appendicites suppurées qui ne se refroidissent pas ou de péritonites circonscrites, ou de septicémie péritonéale menaçante. Ils ne nient pas la difficulté de préciser ces diagnostics, mais ils cherchent les symptômes qui leur permettent de faire l'opération quand la maladie tourne mal, et avant que cette dernière ressource ne soit devenue inutile.

Pour le moment nous devons reconnaître que les symptômes qu'on attend pour décider l'opération (discordance du pouls et de la température, altération profonde des traits, refroidissement, etc.) sont plutôt les signes d'une extrême gravité que des indications opératoires, et, quand on pratique l'opération avant l'apparition de ces symptômes, on court le risque d'ouvrir le ventre pour des péritonites plastiques, lesquelles n'ont nul besoin de cette manière de procéder, qui les contrarie dans leur marche et qu'on peut aussi faire tourner mal, si l'opération n'est pas bien aseptique.

Parmi les chirurgiens qui ne veulent pas opérer à chaud, il s'en trouve un grand nombre qui sont au fond aussi radicaux que les premiers, et qui opèrent autant qu'eux parce qu'ils croient qu'une fois la crise passée tous les malades doivent être opérés.

Dans le troisième groupe dans lequel je me range très volontiers, se trouvent les médecins et les chirurgiens qui conseillent de laisser toujours refroidir l'appendice pour rechercher les indications opératoires, et de n'opérer que les malades qui gardent, si je puis m'exprimer ainsi, quelque souvenir douloureux ou quelconque de l'appendicite, ou ceux dont la maladie passe à l'état chronique sous quelque forme que ce soit. Cette conduite me paraît très raisonnable parce qu'on voit des appendicites qui guérissent complètement et définitivement avec les seuls soins médicaux, et parce qu'il n'y a pas de raison pour supposer que l'appendice soit le seul organe de notre corps qui une fois enflammé ne puisse plus revenir à son état normal. il n'y a pas de raison non plus pour qu'une maladie antérieure de l'appendice complètement guérie nécessite l'amputation de cet organe. Il est vrai que les récidives sont très fréquentes, mais ce n'est pas là une raison pour opérer tous les malades qui ont été atteints d'appendicite. Quant aux opérations à chaud, on ne les pratique que lorsqu'il y a des indications très précises et d'urgence, et même quand il s'agit d'une appendicite suppurée ou d'un abcès quelconque de nature appendiculaire on limite l'intervention à ouvrir et drainer l'abcès, au risque de faire après et à froid une opération plus importante.

L'objet de ce travail étant surtout d'indiquer la ligne de conduite que doit suivre un praticien qui est à la fois médecin et chirurgien, ce qui veut dire, presque toujours, qu'il ne sera pas un chirurgien trop habile, je serais donc plus réservé encore que les médecins et les chirurgiens du troisième groupe au sujet des opérations à chaud, qui à mon avis doivent rester des opérations tout à fait exceptionnelles dans la pratique ordinaire.

Si on fait trop tôt une opération on risque d'opérer et probablement de tuer des malades qui auraient pu guérir sans l'intervention chirurgicale; si, au contraire, on attend le dernier moment pour recourir à l'opération, on ne sauvera un malade que par exception, et on jettera le discrédit sur un procédé qui plus tard, quand ses indications seront bien connues, pourra entrer dans la pratique de tous les médecins.

Je n'ai rien à dire à propos du traitement médical de l'appendicite, il est très connu et l'accord est complet quant aux moyens et à tous les autres détails de son application. Seulement je pense, avec M. Talamon, que dans la colique appendiculaire et dans les autres formes bénignes d'appendicite un purgatif doux, huileux ou salin hâte beaucoup la guérison une fois que la crise aiguë et douloureuse est passée.

Conclusions.

1° L'appendicite aiguë dans la pratique ordinaire de la médecine doit encore rester dans le champ de la pathologie.

2° L'amputation de l'appendice n'est jamais ou presque jamais une opération d'urgence.

3° Dans la pratique courante on ne doit pas opérer l'appendicite à chaud, à moins d'une habileté très grande pour la chirurgie abdominale ou d'une indication très nette et très urgente, comme l'ouverture et le drainage d'un abcès qui viendrait, pour ainsi dire, chercher la pointe du bistouri, et qui n'offrirait aucune gravité.

4° Une attaque antérieure d'appendicite n'est pas suffisante pour justifier l'opération toutes les fois que la guérison a pu être complète et définitive.

5° Pour une appendicite qui ne se refroidit pas complètement, pour les appendicites chroniques, et surtout pour l'appendicite à rechutes, l'opération est le seul traitement capable de donner une guérison complète et définitive. Mais même dans ce cas, l'opération n'étant pas d'urgence, le médecin a tout le temps nécessaire pour rechercher pour son malade les conditions capables d'assurer la réussite de l'intervention sanglante.

DISCUSSION

M. Dieulafoy. — Je n'ai qu'un mot à répondre à mon honorable confrère.

Je respecte profondément ses convictions, mais j'ai le regret de n'être nullement de son avis.

RECHERCHES SUR LA BACTÉRIOLOGIE ET LES LÉSIONS
DU LARYNGO-TYPHUS

par M. H. VINCENT.

Médecin-Major de 2ᵉ classe, Professeur agrégé au Val-de-Grâce.

Les ulcérations du larynx sont considérées comme une complication commune de la fièvre typhoïde. Virchow, Griesinger, les ont rencontrées dans 1/4 ou un 1/5 des autopsies ; Hoffmann, dans 28 cas seulement sur 250. Il est assez fréquent, en effet, de constater à la base de l'épiglotte, à l'insertion postérieure des cordes vocales supérieures ou dans la région aryténoïdienne, de petites ulcérations, en général peu profondes. Je les ai observées 23 fois sur 115 autopsies.

Mais, en réalité, il s'agit dans ces cas de lésions de laryngite catarrhale et non pas des manifestations véritables de laryngo-typhus. Elles intéressent seulement la couche épithéliale dont les éléments, ainsi que leurs noyaux, prolifèrent et desquament ensuite. Elles constituent une complication banale, alors que le laryngo-typhus, s'accompagnant tôt ou tard de périchondrite et de nécrose du cartilage, est, au contraire, beaucoup plus rare : je l'ai constaté 1 fois sur 115 autopsies.

La pathogénie du laryngo-typhus a fait l'objet de nombreuses discussions. Après l'avoir attribué à une infiltration des glandules muqueuses du larynx, suivie de la formation d'une escarre gangreneuse, Rokitansky l'a fait ensuite dériver d'une infiltration croupale de la muqueuse.

Coyne, Mandl, attribuent la lésion à la métamorphose régressive des follicules lymphatiques siégeant au-dessous de la membrane anhiste. La tuméfaction de ces follicules détermine la compression de leurs vaisseaux nourriciers, leur nécrose et l'ulcère consécutif.

Charcot et Dechambre admettent, au contraire, une laryngite nécrosique d'emblée débutant par le périchondre et le cartilage et envahissant ensuite la muqueuse elle-même. Effectivement Dittrich a observé la périchondrite primitive, sans ulcération laryngée.

La marche du processus, son début, sa pathogénie, ne sont donc pas encore entièrement élucidés. Les recherches bactériologiques sur l'agent pathogène qui provoque le laryngo-typhus sont, elles-mêmes, peu avancées. S'agit-il de lésions spécifiques déterminées par le bacille d'Eberth ou bien sont-elles dues à l'intervention d'un microbe étranger? C'est là un autre côté de la question qui présente quelque intérêt.

La marche du laryngo-typhus et l'examen bactériologique de cette complication ne peuvent être étudiés ou pratiqués qu'à la période initiale de la lésion, avant toute intervention secondaire des bactéries qui pullulent, chez les typhoïdiques, à l'entrée des voies respiratoires. A la phase ulcéreuse de la maladie, le microscope permet de constater le résultat de la lésion, mais non son point de départ.

C'est un cas de laryngo-typhus de ce genre, particulièrement favorable à cette recherche, que j'ai eu l'occasion d'observer. Il s'agissait d'un homme de 22 ans, entré dans mon service du Val-de-Grâce pour une fièvre typhoïde de moyenne gravité, sans autre complication qu'une légère albuminurie. La fièvre oscillait entre 38° et 39°.5.

Au 17e jour de sa fièvre typhoïde, ce malade se plaignit d'une douleur vive siégeant au niveau du larynx. La douleur s'accompagnait de dysphagie. La palpation du cartilage thyroïde était sensible. Ganglions du cou un peu tuméfiés. Le malade avait un léger cornage.

toussait et crachait des mucosités filantes, spumeuses, grisâtres, striées de quelques filets de sang. L'examen laryngologique indique de la rougeur de la muqueuse laryngée avec œdème des replis glosso- et aryténo-épiglottiques. Le pouls était faible, fréquent (128 p.), l'état général mauvais. On pratique aussitôt la trachéotomie, mais l'état général du malade continue à s'aggraver, le pouls devient de plus en plus faible et le malade s'éteint dans la nuit.

A l'autopsie, on trouve un léger œdème péri-laryngé. La muqueuse du larynx est le siège, principalement dans sa portion sous-glottique, d'un peu d'œdème ; elle est rouge violacé, fortement vascularisée et semée de quelques taches ecchymotiques. Exulcérations superficielles à la paroi laryngée postérieure ; au niveau des replis aryténo-épiglottiques et dans les ventricules, petit exsudat muqueux ou blanchâtre, peu adhérent.

La section du larynx donne issue à de la sérosité sanguinolente. Le périchondre paraît très injecté.

La muqueuse trachéale est congestionnée dans toute son étendue.

Faible congestion des deux bases pulmonaires. Dans la dernière portion de l'intestin grêle, on trouve quelques plaques de Peyer ulcé-rées. Rate (250 gr.) un peu molle et diffluente. Foie hypertrophié (2560 gr.), ramolli.

L'ensemencement de la pulpe splénique fournit le bacille d'Eberth et le streptocoque.

Examen microscopique. — Des coupes microscopiques du larynx ont été faites au niveau de l'extrémité inférieure du ventricule, et au-dessous de la corde vocale inférieure. Elles ont été colorées soit au picro-carmin, soit à la thionine, soit par le procédé de Gram-Weigert suivi de la coloration du fond par l'éosine, la safranine ou l'au-rantia.

Au microscope, on constate que l'épithélium cylindrique qui tapisse la surface de la muqueuse laryngée est abrasé en certains points. Ailleurs, il a entièrement disparu. Les noyaux cellulaires sont tumé-fiés ou en voie de prolifération. Dans l'intervalle des cellules, il existe quelques leucocytes immigrés. A la surface de l'épithélium, est un exsudat muqueux, strié ou amorphe, contenant quelques micro-coques.

Dans les points où l'épithélium a disparu, il existe de véritables *ulcères* dont le fond est constitué par la membrane basale. En certains points, la perte de substance a franchi cette dernière.

Dans les coupes portant au-dessous de la corde vocale inférieure, il existait un volumineux soulèvement phlycténulaire de l'épithélium, rempli d'un exsudat séro-fibrineux, et *constituant aussi le point de départ d'un ulcère.*

La muqueuse sous-jacente est infiltrée de leucocytes, sillonnée de capillaires très dilatés, et présente quelques foyers hémorragiques. De nombreux vaisseaux sont thrombosés. Ces lésions expliquent la présence du sang constatée dans les crachats, pendant la vie.

Les glandules de la muqueuse sont dilatées; leurs cellules sont fusionnées, parfois méconnaissables, mal colorées; à l'intérieur de la lumière glandulaire il existe un reticulum fibrineux mélangé de quelques leucocytes et de noyaux issus de cellules désintégrées. Le tissu cellulaire du derme est imbibé d'un exsudat séro-fibrineux.

Le périchondre est le siège d'une vascularisation intense. A sa surface sont de nombreux leucocytes. Le cartilage est sain.

Examen bactériologique. — La culture des produits expectorés pendant la vie a donné une quantité considérable de colonies de streptocoque, avec une ou deux colonies du bacille pseudo-diphtérique court.

L'ensemencement du liquide extrait par ponction de la muqueuse laryngée, après la mort, fournit également le *streptocoque* et quelques rares colonies du staphylocoque blanc. Ni le bacille typhique, ni aucun autre micro-organisme ne furent rencontrés dans les milieux de culture.

Dans les coupes colorées à la thionine, on ne rencontre pas davantage de formes bacillaires. Mais toute la muqueuse est le siège d'une infiltration colossale de *cocci* étroitement agglomérés en certains points, ailleurs plus espacés et montrant des *chaînettes*. Les microbes forment des traînées élégantes qui remplissent les espaces lymphatiques, si abondants dans cette région, entourent d'un manchon les vaisseaux et s'étalent à la superficie du périchondre où elles forment une bande parallèle à celui-ci. Mais, fait important, les streptocoques ont fait, en certains points, effraction à travers le périchondre, et arrivent au contact direct du cartilage. C'est là le premier stade de la périchondrite qui précédera la suppuration et la nécrose du cartilage.

Il est intéressant de noter que les amas de streptocoques ont été particulièrement nombreux et denses dans les points où existaient les ulcérations microscopiques de la muqueuse. Dans cette infection de la muqueuse de dedans en dehors, on aperçoit, immédiatement au-dessous des petits ulcères microscopiques déjà signalés, des blocs confluents de micrococques qui ont déterminé, par leur voisinage et leurs sécrétions, la nécrose de l'épithélium sus-jacent, plus délicat que les autres éléments de la muqueuse.

En résumé, on a constaté principalement des altérations du derme de la muqueuse et de ses éléments glandulaires et vasculaires, avec ulcérations microscopiques de l'épithélium cylindrique. Le périchondre est lui-même envahi par l'infiltration microbienne. Celle-ci ne paraît pas avoir choisi tel ou tel élément, et en particulier n'a pas localisé ses effets sur les follicules lymphatiques, *mais a intéressé la muqueuse dans toute sa totalité et, presque simultanément, le périchondre.*

Les examens bactériologiques montrent également que ce n'est pas le bacille typhique qui a été responsable de ces altérations. Les ensemencements n'ont pas donné ce microbe, mais seulement le streptocoque.

Dans un autre cas de laryngo-typhus que j'ai observé peu de temps avant celui-ci, mais qui se termina par guérison, après laryngotomie, l'ensemencement de la sérosité sanguinolente issue de la plaie opératoire fournit également le *streptocoque* seul. Quelques fragments du cartilage thyroïde s'éliminèrent ultérieurement par la voie buccale.

Si ces faits se multiplient, ils tendront à démontrer que le laryngo-typhus doit être rangé parmi les complications secondaires de la fièvre typhoïde, mais qu'il ne fait pas partie des symptômes proprement dits de l'affection au même titre que les ulcérations intestinales, par exemple. Il est vraisemblable, du reste, que le streptocoque n'est pas le seul micro-organisme susceptible de déterminer la laryngite ulcéreuse dans la fièvre typhoïde. Les recherches de Frænkel [1], qui a constaté le staphylocoque doré dans cette affection, montrent que les autres bactéries de la suppuration peuvent provoquer des altérations analogues.

DES SYMPTOMES MÉNINGITIQUES DANS LA FIÈVRE TYPHOIDE
LEUR SIGNIFICATION PRONOSTIQUE
par M. le docteur NETTER

L'apparition au cours et surtout au début de la fièvre typhoïde de symptômes cérébro-spinaux, analogues à ceux de la méningite a été signalée depuis longtemps, et l'on insiste avec raison sur les difficultés que peut présenter le diagnostic de pareils cas.

Lombard et Falconet ont publié dès 1845 des observations de cette nature.

En France, Fritz a consacré en 1865 une thèse remarquable à

1. *Deutsche medic. Wochenschr.*, 18 févr. 1887.

l'étude de la forme spinale de la fièvre typhoïde. MM. Bouchut, Guyot et Fernet sont revenus sur ce sujet. Les thèses de Hugues, de Fontagny, etc., méritent également une mention.

En Allemagne, Wunderlich, Bernhardt, Curschmann et son élève Wolff, Loeb, etc., ont de leur côté mis en lumière l'importance de cette forme.

Tandis que les premiers travaux ne se préoccupent guère que du côté symptomatique, les publications plus récentes discutent avec non moins d'ardeur le côté pathogénique.

Ces troubles fonctionnels sont-ils sous la dépendance de lésions organiques, quelle est la nature de l'altération des méninges, est-elle directement sous la dépendance du bacille d'Éberth? faut-il faire intervenir les toxines, n'y a-t-il pas parfois intervention d'autres micro-organismes?

Il semble bien que tous les cas ne soient pas comparables.

Souvent l'intervention directe du bacille typhique n'est pas contestable. On démontre sa présence au niveau des méninges. La lésion de celles-ci peut du reste présenter divers degrés. Dans son état parfait le plus avancé il y a méningite suppurée. Nous avons facilement réuni treize observations tout à fait probantes de ce genre. Dans d'autres autopsies on ne trouve pas des altérations aussi marquées; mais les méninges sont infectées, infiltrées d'une sérosité trouble, manifestement inflammatoire où l'on retrouve le bacille. Dans ces cas le mot de méningo-typhus est tout à fait indiqué.

Il est en revanche des cas moins simples où l'on trouve les centres nerveux et leurs enveloppes en apparence sains. Peut-être, comme le suppose Schultze, l'examen microscopique révélerait-il les signes de l'inflammation.

Citons encore la possibilité de méningites suppurées ou séreuses, où d'autres agents que le bacille typhique sont rencontrés seuls ou associés à ce dernier.

On trouvera chez les auteurs que nous avons cités les principaux symptômes qui leur ont permis de diagnostiquer les formes spinales, cérébro-spinales, méningitiques : les douleurs de tout siège, mais surtout de la colonne cervicale, la raideur de la nuque et du tronc, les paralysies des muscles de l'œil, de la pupille, des membres, les contractions et contractures, etc.

Nous nous contenterons de faire ressortir l'unanimité des auteurs sur la gravité de ces fièvres typhoïdes à types méningitiques.

« Le pronostic des formes spinales et surtout des formes cérébro-spinales est presque toujours grave, notamment chez les enfants, les vieillards et les adultes affaiblis. La mortalité dans ces cas est grave, la durée généralement plus longue et des accidents paralytiques ou autres surviennent volontiers à leur suite. »

Cette gravité ressort de l'analyse des documents publiés par Fritz, Fontagny, Hugues, Wolff, etc.

On voit quel intérêt il peut donc y avoir à dépister de bonne heure une forme méningitique de la dothiénentérie.

Les symptômes de la méningite sont souvent tardifs et il y aurait grande utilité à en connaître un traitement pathognomonique.

Nous devons à Kernig la connaissance d'un symptôme qui sans répondre absolument à ce desideratum n'en est pas moins de grande valeur, car il ne se retrouve guère en dehors de la méningite et manque rarement dans les méningites non tuberculeuses.

Sa recherche est d'autre part des plus aisées. Il n'est pas même indispensable de faire asseoir le malade. On peut explorer l'état du genou, le malade couché sur le dos, la cuisse fléchie à angle droit sur le bassin.

Depuis 1898 nous avons recherché systématiquement le signe de Kernig chez tous nos sujets atteints de fièvre typhoïde.

Nous l'avons constaté 44 fois sur 513, soit 11,8 pour 100. Rare en 1898, où on ne le retrouve que 4,5 pour 100, il paraît être relevé de plus en plus fréquemment, 15,6 pour 100 en 1899, 18,1 en 1900.

Chez un certain nombre de nos malades on relevait en même temps des signes classiques de méningite : raideur de la nuque et du tronc, paralysies oculaires, myosis ou mydriase, paralysie des membres, contractures.

Dans d'autres cas le signe de Kernig existait seul.

L'existence du signe de Kernig, au cours d'une fièvre typhoïde, doit-il toujours faire porter le diagnostic de lésions méningitiques ?

Nous avons été d'abord très porté à l'admettre, car dans nos premières observations nous avons pratiqué la ponction lombaire et retiré un liquide à caractères manifestement inflammatoires et dans lequel les cultures ont démontré la présence d'agents pathogènes. Dans quelques cas l'autopsie a confirmé ces renseignements recueillis pendant la vie.

Dans d'autres observations recueillies depuis, le liquide fourni par la ponction lombaire n'a pas paru sensiblement différent du liquide céphalo-rachidien normal et nous ne saurions, en conséquence, nous montrer aussi affirmatif qu'au début.

Quoi qu'il en soit, la recherche du signe de Kernig nous paraît importante par le pronostic.

Bien que le symptôme puisse être relevé dans des cas de gravité très divers, et que nous l'ayons constaté dans des formes légères, il apparaît de préférence dans les formes graves et prolongées et sa constatation devra faire porter un pronostic plus sévère.

Les fièvres typhoïdes au cours desquelles on observe le signe de Kernig sont plus souvent mortelles et présentent une proportion plus élevée de rechutes.

Cette proposition ressort, en effet, très nettement de l'analyse de nos observations.

Les cas de fièvre typhoïde dans lesquels nous avons rencontré le signe de Kernig se répartissent ainsi :

			Décès.	Rechutes.
Hôpital . . .	1898	2	1	1
	1899	25	4	11
	1900	16	4	4
Ville	1899-1900	5	»	5
		44	9	19

Les cas de fièvre typhoïde sans présence du signe de Kernig se sont comportés comme suit :

			Décès.	Rechutes.
Hôpital . . .	1898	46	4	10
	1899	145	7	24
	1900	72	8	9
Ville		6	»	»
		269	19	43

Cela nous donne comme décès une proportion de 7 pour 100 dans les fièvres typhoïdes ordinaires, de 20.5 pour les fièvres typhoïdes avec signe de Kernig.

Les décès sont sensiblement trois fois plus nombreux dans les fièvres typhoïdes où l'on a rencontré le signe de Kernig.

Cette différence se retrouve toutes les années, que l'on envisage 1900 où la mortalité typhoïdique a été très forte :

$$\frac{8}{72} \quad 11.11 \text{ pour } 100 \text{ contre } 25 \quad \text{pour } 100.$$

1899 à mortalité très faible :

$$4.8 \quad \text{pour } 100 \text{ contre } 17.4 \text{ pour } 100.$$

ou 1898 mortalité moyenne :

$$8.7 \quad \text{pour } 100 \text{ contre } 50 \quad \text{pour } 100.$$

La proportion des rechutes est de 16 pour 100 dans les fièvres typhoïdes simples, de 45,2 dans les fièvres typhoïdes avec signe de Kernig. Ici encore la proportion est trois fois plus forte dans les cas où l'on constate le signe de Kernig et la différence se retrouve chaque année :

```
1898, année où les rechutes sont
       les plus nombreuses. . .    50   contre 21,7 pour 100.
1899. . . . . . . . . . . . . .    47,8   —   16,7      —
1900. . . . . . . . . . . . . .    25     —   12,5      —
```

Le signe de Kernig a donc, on le voit, une importance réelle pour le pronostic, et l'on peut dire de lui ce que Fritz avait dit de la forme spinale.

Nos observations établissent que dans ces dernières années les formes méningitiques ont été relativement fréquentes. Il convient d'insister sur cette particularité que cette fréquence a coïncidé avec l'existence à Paris d'une petite épidémie de méningite cérébro-spinale. Le fait n'est pas isolé ni fortuit. Fritz avait déjà relevé dans sa thèse que « les formes spinales et cérébro-spinales se sont produites en nombre considérable pendant plusieurs épidémies de méningites cérébro-spinales ».

Les cas assez nombreux relevés par Curschmann l'ont été à Hambourg, ville où depuis plusieurs années la méningite cérébro-spinale a été relativement fréquente.

On ne serait pas en peine pour trouver une explication de ce fait : nous ne nous y arrêterons pas, car nous ne saurions l'étayer sur des bases positives.

En résumé :

La fièvre typhoïde peut présenter des formes dites spinales méningitiques correspondant habituellement à une localisation du bacille d'Éberth sur les méninges.

Ces formes méningitiques peuvent être reconnues de bonne heure par la présence du signe de Kernig.

Elles impliquent habituellement une plus grande gravité. La proportion des décès et des rechutes est à peu près trois fois plus élevée que dans les autres fièvres typhoïdes.

Les cas de fièvre typhoïde à forme méningitique sont plus communs au moment des épidémies de méningite cérébro-spinale.

PLEURÉSIE PURULENTE A BACILLES D'ÉBERTH.
GUÉRISON SANS PLEUROTOMIE

par M. L. GALLIARD,

de Paris.

J'ai obtenu par six thoracentèses, successives, sans pleurotomie, la guérison d'une pleurésie purulente à bacilles d'Éberth.

Ma malade est une fille âgée de 16 ans, atteinte au mois de mars 1900 de grippe, admise dans mon service, à l'hôpital Saint-Antoine, le 17 avril, pour une fièvre typhoïde nettement caractérisée mais peu grave en apparence.

Le 22 avril (14e jour de la fièvre typhoïde), après une journée d'apyrexie, la jeune fille se plaint d'une violente douleur au côté gauche et, deux jours plus tard, je constate à la base gauche de la matité avec abolition du murmure vésiculaire. Pas de pneumonie, pas de crachats visqueux, pas d'hémoptysie. Malgré cet incident, la convalescence semble prochaine : la température ne s'élève guère au-dessus de 58°; la malade demande à manger et à quitter le lit.

Cependant, le 29e jour, on note 58°8, et le lendemain, ayant constaté la persistance des signes d'épanchement, je pratique à la base gauche, en arrière, une ponction exploratrice. J'obtiens un liquide rougeâtre, chocolat, épais (mélange de pus et de sang), légèrement fétide. A l'aide du siphon de Duguet, j'extrais 250 centimètres cubes de ce liquide, puis je verse dans la plèvre, pour faciliter l'évacuation, un peu d'eau stérilisée. Après l'issue du mélange, je verse dans la plèvre 50 grammes de solution phéniquée au quarantième, puis je retire la canule.

Peu d'instants après mon départ, la jeune fille, qui jusqu'ici s'est montrée fort pusillanime, accuse une douleur atroce au rachis; on la soulage par une injection de morphine. Bientôt elle a des frissons et une température vaginale de 41°.

Le lendemain matin, 39°4, 160 pulsations, refroidissement des extrémités, collapsus. Bien que la quantité d'acide phénique abandonnée dans la plèvre n'ait pas dépassé 1gr20, l'urine offre une teinte verdâtre due à la présence de cet acide. Il faut donc incriminer, dans la pathogénie des accidents observés, non seulement le choc nerveux, mais une intoxication phéniquée.

Le soir, 39°8.

Le jour suivant, l'état s'améliore : 58°4. P. 140.

Le 14 mai (36ᵉ jour), *seconde thoracentèse* fournissant une faible quantité de liquide encore brunâtre, mais moins épais que la première fois, non fétide. Le 16 mai, 37°6 et 39 degrés.

Le 17 mai, l'épanchement ayant augmenté, le cœur étant refoulé à droite, je ponctionne d'abord en arrière, puis au bord postérieur de l'aisselle sans obtenir de liquide. Il faut donc ponctionner au niveau du bord antérieur de l'aisselle pour recueillir un litre de liquide rougeâtre.

Le 23 mai, 39°4. P. 136. Le jour suivant, *quatrième thoracentèse* : 750 grammes de liquide brunâtre, non fétide. Dès lors, la température oscille entre 37 et 38 degrés. Le pouls est toujours rapide : 112 à 120.

Le 31 mai, *cinquième thoracentèse*, donnant environ 800 centimètres cubes de liquide franchement purulent, non fétide.

Les jours suivants, je perçois à la région antérieure des frottements pleuraux, mais le cœur ne reprend pas sa situation normale; les signes d'épanchements dorso-axillaires persistent. Le 17 juin, ma *sixième et dernière thoracentèse* ne fournit que 250 centimètres cubes de pus jaunâtre.

D'ailleurs, l'état général est excellent; la malade a de l'appétit et descend au jardin toute la journée. Elle part en convalescence le 25 juin.

Le 1ᵉʳ août, cent jours après le point de côté initial, elle revient me voir. La guérison est acquise. Je ne constate plus que des signes de symphyse pleurale à la base. La respiration est perçue jusqu'en bas. Le thorax n'est pas déformé. La malade est enchantée d'avoir évité la pleurotomie.

Les résultats fournis par les ponctions exploratrices et évacuatrices montrent qu'il s'agissait là d'une pleurésie cloisonnée, à loges multiples.

L'analyse bactériologique du pus, faite à la suite de la première ponction par le Dr Bensaude, renouvelée plus tard par mon interne, M. Férouelle, a révélé le bacille d'Eberth à l'état de pureté.

THE MODERN TREATMENT OF YELLOW FEVER

by Dr A. M. FERNANDEZ de YBARRA.

New-York city.

Up to the present time different ways of treating yellow fever have been advanced, their authors claiming for each of them very flattering results supported by good appearing statistics. Some employed a copious venesection at the onset of the disease; others, a profuse diaphoresis induced by sudorifics or by raising the temperature of the surrounding atmosphere, or by both means, while some others, on the contrary, recommended placing the patient in what they call a "polar chamber" which is a sort of refrigerator; some one advocated an alkaline internal treatment combined with a microbicide agent, with the idea of neutralizing the acidity of the urine and of the matter to be vomited, and to arrest at the same time the development of micro-organism in the alimentary canal; and yet others, by the inoculation of the attenuated virus of the supposed germ of the disease. But there is no doubt that so far all these methods have proved unavailing, and that the best way found to treat a case of "yellow jack" is by careful nursing and strict attention to the individual symptoms present.

As this dreaded malady is self-limited, its course cannot be arrested by any drug or combination of drugs. No "heroic" or even too active medication, therefore, should be employed. Every case ought to be regarded as serious no matter how slight the symptoms may appear, and on account of the great structural alterations which are going on in the blood and visceral organs, the closest medical attendance and judicious nursing are required.

In those parts of the world, like the Island of Cuba, where yellow fever has been known as a common disease owing to its constant appearance for a period of a hundred years, or more, a cathartic of some kind is always the standard initiatory treatement. The majority of the older Cuban practitioners favor a full dose of oleum ricini to a mercurial or a saline purgative, and some of them add the juice of a lemon mixed up with the oil; but the younger set prefer to give thirty grammes of sulphate of sodium.

I observed during the epidemic of "yellow jack" in Key West, Florida, in 1887, that this was also the rule among the Cuban physicians then practising in that tropical city; but that the American practitioners employed large doses of calomel, and I have seen the same thing practised by United States Army surgeons now stationed in Cuba. During my two years' service with the same troops in that country, I always prescribed, with very good result, a saline purgative either of sulphate of sodium or of magnesium to my yellow fever patients, at the beginning of the attack.

A certain number of uninitiated confrères, practising now in Cuba among the soldiers, prescribe also large doses of quinine in the belief that as yellow fever resembles some forms of paludal intoxication,

" it does good to the patient ".   Nothing is more delusive.   Quinine not only does not exert any specific action whatever in yellow fever, but it does great harm because, in the first place, it weakens the heart, whose work is then of such a supreme importance, and in the second place, retards diuresis by increasing the congestion of the kidneys.

Some other of those practitioners defend the administration of a large dose of quinine at the beginning of the attack, on the ground of its use as a test in the diagnosis of the disease.   But this procedure is unjustifiable because there is no need of running such a risk.   In my article on the diagnosis of the yellow fever, published in " The Medical News " of Philadelphia, March 26, 1887, I say :

It suffices to see but a few yellow fever cases to become convinced that this formidable malady constantly presents two distinct stages. The first is a short one, lasting no more than three days, generally called " the stage of reaction "; the second is that of defervescence and decomposition of the blood, known as " the stage of calm ", and lasting from a few hours to two weeks, according to the form and character of the prevailing epidemic. When the case terminates happily during the first stage, the second is marked only by the beginning of its evolution during convalescence. The more rapidly the two stages succeed one another the more dangerous the case, and vice versa.

The recognition of this dreadful disease, speaking in general terms, is easy. Whenever, during summer weather, we are called to see a patient suddenly taken sick with one paroxysm of cold or chilliness (which occurs eight times out of ten when the sun had disappeared from the horizon), followed by a rapidly rising fever (102° 103° 104°), and accompanied by headache, pain in the back and lower limbs; the face flushed, with an anxious expression, and the eyes injected and watery; hurried breathing; the stomach very irritable, with great epigastric discomfort and tenderness on pressure, nausea and anorexia; the tongue moist, slightly coated, sometimes red at the tip and edges, yet otherwise natural; bowels constipated, and in some cases gurgling in the right iliac fossa; lessened quantity of urine; darker than naturally incolor, and albuminous; general muscular debility; pulse rapid, strong, tense, sometimes dicrotic, with from 90 to 120 pulsations to the minute; skin hot, dry and harsh; and if not all these characteristic symptoms, the great majority of them, without a previous history of yellow fever, then we may unhesitatingly pronounce the disease yellow fever in its incipiency.

The dominant physiological disturbance in yellow fever is a sort of paralysis of the vaso-motor nervous centres, which becomes apparent in the anguishing discomfort at the seat of the solar plexus, and in the flushed and anxious expression of the face, the hyperœmic and watery eyes with the pupils dilated, very much resembling those of a drunken man.

In a case calling for the prompt abatement of the temperature and for a nervous sedative; we have now-a-days at our command several remedial agents in the new antipyretics, almost any of which is far better for that purpose than quinine. Aconite, digitalis, and vera-trine, in small doses, are also superior to quinine for the same object.

Jaborandi acts in a doubly-beneficial way, for it does not only promotes perspiration and thereby elimination of the yellow fever poison through the skin, but also relieves the congestion of the kidneys. I prefer the infusion of the leaves, administered hot, to the hypodermic injection of pilocarpine, though when the leaves obtain-able are too old, I also make use of the alkaloid subcutaneously.

The great desideratum in the treatement of yellow fever is *not to disturb the stomach, and to relieve the congested kidneys.* If we could keep the stomach in a state of quiet and the kidneys in a state of functional activity for three or four days, " yellow jack " would cease to be such a dreaded disease. We must, therefore, pay the closest attention to these two organs.

Of baths of all kinds, the only appropriate one is hot mustard foot-bath at the beginning of the attack. It relieves the cerebral congestion and headache then existing, and often induces free perspiration followed by sleep.

A sudden cooling of the surface of the body is dangerous, because it abruptly increases with a rush the existing congestion of the visceral organs, and for that reason I consider inappropriate all applications of ice or cold water to the head, face or hands, during the febrile stage, and very particulary an unexpected chill of the body caused by a draft of air.

Sinapisms applied to relieve visceral congestion is a good practice, and especially so when the sinapism is put over the epigastrium to ease the distress, sense of weight or pain in the stomach, which is one of the two organs, as I said before, most in need of care during an attack of yellow fever.

Diaphoresis and diuresis may be promoted also by large draughts of lemonade made with Seltz water, hot decoction of orange leaves sweetened to taste, or by simple Vichy or soda water. But there is yet another means of at once relieving the renal congestion, which in Cuba we call " watering the kidneys " (*dar de beber á los riñones*). This is done by a rectal injection of fresh water, and wonderful certainly it is how readily the kidneys are thus refreshed and their congestion immediately improved.

Opium, in whatever form, should not be given under any circumstance. Its effect on the heart and kidneys is extremely dangerous in this disease. The temptation to allay the gastric distress by its employment ought to be resisted.

Stimulants should not be given at all, with the exception, perhaps, in some cases, of iced champagne. Some physicians inexperienced in the treatement of yellow fever are of the opinion that in the second stage of the disease stimulants could be administered to reanimate the enfeebled heart, but the danger of thus disturbing the stomach is so great that I do not approve of it. When the pulsations of the heart have fallen to 50 or 60 to the minute, there are several cardiac stimulants far superior to alcohol in these cases, and my favored one for purpose is digitalis.

Proper alimentation is of prime importance. During the onset of the attack no food is desired, and no food should by no means be given. Iced milk, previously well boiled, and mixed with a little lime water, is the best aliment to give at first, the quantity and frequency in taking it to be left to the natural desire of the patient. Beef-tea or bouillon can be substituted for it later on. In a word, liquid nourishment ought to be the only kind taken even in case the patient craves for it in the second stage of the disease. Until convalescence is fully and completely established no solid food of any sort should be given to the patient.

Absolute rest in bed in a ventilated room, without drafts, and having an even temperature, is very important to the success of the treatement. But more essential than that is a calm and hopeful preservation of the mind and spirits of the sick.

ORIGINE DE LA TEINTE JAUNE CHLOROTIQUE

par M. le docteur Adolphe BLOCH,

de Paris.

Ex-médecin de l'Hôpital du Havre, ancien interne des Hôpitaux de Paris.

La chlorose a été, dans ces derniers temps, l'objet de nombreux travaux. On l'a souvent proposée comme sujet à étudier et à discuter dans les congrès de médecine, où de savants rapporteurs sont venus exposer l'état de la science sur cette question, surtout en ce qui concerne la pathogénie ; mais on ne s'est pas occupé de rechercher l'origine du teint jaune, à reflet verdâtre, qui caractérise la maladie (χλωρός, jaune vert).

Suivant le professeur Potain, l'hémaphéine (pigment supposé dû à la destruction exagérée des globules) jetée en abondance dans la circulation peut donner à la peau la teinte spéciale qui a valu à la maladie sa dénomination[1].

Mais ce n'est pas dans le sang en circulation que les globules rouges se dissolvent, ainsi qu'il résulte des travaux du professeur Hayem sur ce sujet[2].

Gubler et Renault attribuent la teinte jaune à un phénomène d'optique qu'ils décrivent de la manière suivante : « On sait, disent-ils, que le sang qui circule, vu par transparence à travers les tissus, donne au tégument sa coloration. Or, en solution concentrée l'hémoglobine absorbe tous les rayons du spectre, excepté les rouges ; en solution de plus en plus étendue, elle laisse passer des rayons orangés et enfin, à un certain moment, des rayons verts. Le sang qui circule sous la peau du visage d'une chlorotique est précisément assez dilué pour que la solution d'hémoglobine qu'il représente laisse passer les rayons verts du spectre, d'où une teinte verdâtre du tégument[3].

Mais comment se fait-il alors que certaines régions de la face, comme le pourtour de la lèvre supérieure, les parties latérales du nez, et le front, paraissent souvent plus jaunâtres que d'autres? Ce sont cependant les mêmes globules, pauvres en hémoglobine, qui circulent dans les capillaires de la face et qui devraient produire une coloration uniforme. Puis il y a aussi des chlorotiques qui ont les joues rosées, comme on le sait, tandis que le reste du visage est jaunâtre.

1. POTAIN. Dict. encyclop., art. Anémie, p. 588.
2. HAYEM, Du sang et de ses altérations pathologiques. Paris, 1890.
3. GUBLER et RENAULT, Dict. encycl., art. Sang, p. 549.

D'ailleurs, la coloration des chlorotiques n'est pas toujours jaune
verdâtre ; il y en a qui sont simplement jaunâtres, au lieu que d'autres
n'ont que de la pâleur, d'où le nom de chloro-anémie qu'on a été obligé
de créer pour ces dernières. Et cependant chez toutes l'hémoglobine
est appauvrie, et le nombre des globules a diminué. On a comparé la
teinte jaune chlorotique à la couleur de la cire blanche qui aurait jauni
en vieillissant. C'est la comparaison classique ; mais l'on pourrait
aussi établir une comparaison entre la couleur des chlorotiques et la
couleur normale de la peau chez les individus de race jaune, comme
les Chinois, les Annamites, etc. Il n'y a aucune différence sur ce rapport entre les uns et les autres. Or, qu'est-ce qui constitue la différence
de couleur de la peau dans les diverses races humaines ? Ce n'est pas
la composition du sang, qui est partout la même, mais la quantité de
pigment contenue dans la couche de Malpighi du tégument externe.
C'est donc de ce côté qu'il faut rechercher l'origine de la teinte jaune
chlorotique, et, en effet, cette coloration jaunâtre n'est aussi qu'une
variété de *mélanodermie* semblable à celle que l'on remarque dans
certaines affections chroniques, comme la tuberculose, la cachexie
cancéreuse, etc. Dans cette dernière l'altération du sang est bien manifeste, et cependant la teinte jaune paille des cancéreux n'a jamais
été attribuée à la diminution de l'hémoglobine. Entre cette teinte jaune
paille et la teinte jaune chlorotique il n'y a pas de distinction à établir
au point de vue de l'origine, car elles sont toutes les deux occasionnées
par l'accumulation anormale de pigment dans la couche de Malpighi.
Il existe, du reste, chez les chlorotiques une disposition toute spéciale
de l'organisme à fabriquer du pigment outre mesure, car on peut observer, dans certains cas, des taches pigmentaires plus ou moins foncées à la surface du corps (chloasma). C'est ainsi que chez un de nos
malades, en plus de la teinte jaune généralisée, l'on voyait, sur la face
antérieure de la poitrine, de grandes taches couleur café au lait, qui
n'étaient survenues que depuis l'apparition de la chlorose. L'on remar-
quait également que, du côté des seins, le mamelon et l'aréole
avaient une coloration gris jaunâtre toute différente de la teinte rosée
ordinaire, propre aux filles qui n'ont pas eu de grossesse : en outre
l'aréole était beaucoup plus large qu'à l'état normal.

Suivant von Noorden[1] le lieu de prédilection du chloasma chez
les chlorotiques serait à la face, sur le front, les paupières et les tem-
pes, mais M. Legendre[2] a signalé ce fait qu'on trouve souvent, à la

1. Noorden, *Die Bleinsucht*, Wien, 1897.
2. Legendre, Soc. de thérap., séance du 24 février 1897.

face dorsale des doigts, des pigmentations localisées, surtout au niveau des articulations.

Il est probable qu'on rencontrerait plus fréquemment de ces taches pigmentaires si l'on examinait toute la surface du corps chez les chlorotiques, car le plus souvent on se borne à l'inspection du visage et à l'auscultation du cœur et des vaisseaux pour faire le diagnostic de la maladie.

Quoi qu'il en soit nous devons démontrer maintenant que la teinte jaune chlorotique est réellement due à une hypergenèse du pigment cutané.

Certains auteurs admettent que la chlorose est une anémie dont la cause est une destruction exagérée des globules sanguins. Mais on n'a jamais pu indiquer le siège de cette destruction globulaire, puisqu'il est certain d'après l'examen du sérum, que les globules rouges ne se dissolvent pas dans le sang en circulation. Il faut cependant que l'hémoglobine ainsi détruite, que cette hémoglobine morte, s'élimine quelque part.

On peut supposer qu'elle se retrouve dans les urines sous forme d'urobiline si l'on admet, avec MM. Hayem et Winter, qu'il existe une concordance entre l'élimination de l'urobiline et l'intensité de la destruction globulaire, mais d'après d'autres observateurs, qui ont fait des analyses chimiques sur les pigments urinaires, la quantité d'urobiline serait, au contraire, moins élevée dans la chlorose. Ainsi G. Hoppe-Seyler[1] trouve en moyenne 0,125 grammes d'urobiline par jour chez les individus sains, tandis que chez les chlorotiques il n'y en aurait que 0,03 à 0,05, jusqu'à 0,124.

Garrod, dans 8 cas de chlorose, n'a vu aucune augmentation d'urobiline ni d'aucun autre pigment urinaire[2]. Noorden n'a trouvé que des traces à peine appréciables d'urobiline dans 3 cas de la maladie et 0,12 à 0,19 dans 2 autres cas. Il a aussi analysé les fèces et il n'a constaté que 0,121 à 0,29 milligrammes d'hydrobilirubine[3]. Enfin le docteur Riva conclut dans le même sens que les auteurs précédents, à la suite d'analyses faites dans son service d'hôpital de Parme[4].

Mais si ce n'est pas dans l'urine, ni dans les fèces, que principalement l'on peut retrouver la plus grande partie de l'hémoglobine détruite, où doit-on la rechercher?

Nous ne voyons, en dehors du foie, que la couche muqueuse de Mal-

1. G. Hoppe-Seyler (*Wirchow's Archiv.*, t. CXXIV, 1891, p. 50).
2. Garrod (*Diseases Journal of path. and bacter.*, t. I, 1892, p. 195).
3. Voy. Noorden, *loc. cit.*
4. Riva et Avouzani (X° Congrès de méd. ital. à Rome, 1899).

pighi qui pourrait remplir le rôle d'émonctoire, car c'est elle qui contient les granulations pigmentaires provenant de la destruction des globules rouges. Il y a bien certains auteurs qui admettent que le pigment est élaboré par les cellules mêmes de la couche de Malpighi pour la peau et par les cellules du bulbe pileux pour les cheveux et les poils, mais nous avons cherché à démontrer, dans une communication à la Société d'anthropologie, que le pigment est issu de la matière colorante du sang dont il est une transformation ultime. Et ce pigment, après avoir été transporté dans la couche muqueuse de l'épiderme, n'y reste pas indéfiniment confiné car les cellules superficielles de l'épiderme se desquament d'une façon incessante et entraînent avec elles des corpuscules pigmentaires. En effet, nous avons pu constater au microscope sur des préparations de peau de nègre que les couches les plus superficielles de la couche cornée de l'épiderme contenaient des granulations pigmentaires.

D'autre part le pigment peut également s'éliminer par le système pileux, car l'on sait que les cheveux et les poils tombent et se renouvellent d'une manière insensible. Voilà donc deux voies d'excrétion pour le pigment, c'est-à-dire pour l'hémoglobine qui a cessé de faire partie du globule rouge, et ainsi peuvent s'expliquer et l'origine de la teinte chlorotique et la raison de ce phénomène. (Je n'ai pas à m'occuper ici des autres voies d'élimination de l'hémoglobine détruite.) Le plus souvent la répartition du pigment dans la couche de Malpighi se fait d'une manière uniforme, et il en résulte que la teinte jaune est elle-même à peu près uniforme, mais nous avons vu qu'il existe des cas où le pigment se dépose en plus grande quantité dans certaines régions limitées de la peau, et alors ce sont des taches plus ou moins grisâtres et plus ou moins étendues qui viennent se superposer à la teinte jaune générale[1].

De cette étude sur l'origine de la coloration des chlorotiques nous pouvons également conclure que la maladie est bien une destruction exagérée et prématurée de l'hémoglobine et des globules rouges et non une insuffisance dans la formation de cette hémoglobine.

Réciproquement, cette hypergenèse du pigment nous démontre que le pigment provient de l'hémoglobine issue des vaisseaux.

En définitif la teinte jaune chlorotique n'est autre qu'une mélanodermie que l'on pourrait prouver *histologiquement*, non seulement après la mort, mais encore pendant la vie. En effet on pourrait sur le vivant pratiquer ce qu'on appelle de la *biopsie* en pathologie cutanée, afin

<hr>

1. BLOCH, Le pigment du système pileux et son origine (*Bull. Soc. anthr.*, 1897).

d'examiner la petite parcelle de la peau au microscope. Mais sur le cadavre rien que l'aspect extérieur du corps suffirait pour confirmer l'origine pigmentaire de la coloration, car si l'on avait affaire à un sujet chlorotique qui aurait succombé à une affection intercurrente ou à la chlorose même l'on verrait la couleur jaune de la peau persister après la mort malgré la cessation de la circulation, ce qui dénoterait que cette couleur n'est pas due à la pauvreté de l'hémoglobine ni à celle des globules rouges.

SAMEDI 4 AOUT

Séance du matin.

UBER DAS LUNGENOEDEM REFERAT ERSTELLET DURCH

Prof. von BASCH,

de Vienne.

Der Gegenstand, über den zu referiren mir der ehrenvolle Auftrag ertheilt wurde, beschäftigt mich seit ungefähr 20 Jahren. Vor Allem ist es die experimentelle Seite dieser Frage, der ich im Vereine mit meinen Schülern und Mitarbeitern innerhalb dieser Zeit meine Arbeit widmete.

Ich muss das anfangs betonen, um dem Vorwurfe zu begegnen, als wäre mein Referat deshalb, weil es nur eigene und nicht fremde Anschauungen wiedergiebt, ein persönlich-subjectives. Das ist aber durchaus nicht der Fall. Nicht ich, sondern die Thatsachen führen das Wort.

Ehe ich über die durch das Experiment gewonnenen Thatsachen, welche wenigstens vorläufig, das heisst so lange, als dieselben aufrecht bestehen, als Grundlage der Lehre vom Lungenödem zu gelten haben, spreche, möchte ich Ihre Aufmerksamkeit auf die medicinisch historische Thatsache lenken, dass die Grundideen, welche meiner Lehre vom Lungenödem, den sie begleitenden Symptomen, sowie den Folgen der letzteren zu Grunde liegen, schon im vorigen Jahrhundert von französischen Forschern angedeutet wurden.

Senac's scharfblick entging nicht die Vergrösserung der Lunge in Folge stärkerer Blutfüllung; er hatte auch eine, wenn auch dunkle, Vorstellung von ihrer verringerten Dehnbarkeit.

Mit einer Klarheit, die unser Erstaunen hervorrufen muss, sah Corvisart in der die Erkrankungen des Herzens begleitenden Dyspnoe den Ausdruck des Missverhältnisses zwischen Athemanstrengung und Luftaufnahme.

Die Vorstellungen, die jetzt auf der Basis vielfacher sicherer Beobachtungen und Experimente fundirt sind, lagen also im Geiste divinatorischer Forscher im Keime vorbereitet. Doch lange währte es, ehe dieser Keim zur Entwickelung gelangte. Auf dem Boden der klinischen und pathologisch-anatomischen Forschung allein konnte der Keim nicht gedeihen. Er blieb, ich möchte sagen, so lange im scheintodten Zustande, bis ihn das Experiment zum Leben und Treiben brachte.

Nach diesen historischen und allgemeinen Bemerkungen übergehe ich zu meinem Gegenstande.

Da muss nun vor Allem betort werden, dass sich die Frage, wie die Transsudation in den Lungen entsteht, unmöglich von der Frage trennen lässt, was in den Lungen vorgehe, ehe es zur Transsudation kommt.

Für den pathologischen Anatomen hat unstreitig die Transsudationsfrage die weitaus grösste Bedeutung, denn ihn interessirt am meisten *die vollendete Thatsache, das Geschehene.*

Für die geläufige medicinische Denkweise, die unter dem Banne der pathologischen Anatomie steht, ist die Transsudationsfrage auch die wichtigste. Dieser Meinung kann ich mich nicht anschliessen. Ich vertrete vielmehr — wie ich glaube mit Vielen — die Ansicht, dass der Kliniker vor Allem eine klare Einsicht in das *Geschehene* und *Werden* anstreben muss. Er soll Kenntniss haben von dem, was im Leben vorgeht.

Nicht der erstarrte Vorgang der vollendeten Transsudation darf sowie den pathologischen Anatomen jene Vorstellungsweise beherrschen, er muss vielmehr ein Wandelbild vor sich haben, in dem er alle Vorgänge, die der Transsudation vorhergehen, verfolgen kann.

Vorstellungen von diesen Vorgängen können wir aus dem Krankheitsbilde und den Symptomen nur in unvollkommener Weise gewinnen. Wir erfahren wohl Manches, ja Vieles aus der klinischen Beobachtung. Es bleiben aber auch viele Lücken offen. Diese Lücken kann man mit Vorstellungen, die der klinischen Phanthasie entspringen, zur Noth überdecken, ausfüllen aber nicht. Hierzu bedarf es unbedingt des Experimentes am lebenden Thiere. Denn Leben lässt sich nur am Leben studiren.

Ehe ich darangehe, dieses Wandelbild in seinen verschiedenen Phasen vorzuführen, muss ich vorerst der grossen Verdienste erwähnen, die sich Cohnheim durch seine bekannten Versuche über Lungenödem, die er in Gemeinschaft mit Welch ausführte, erworben hat. Diese Verdienste sind um so höher zu schätzen, als er der Erste war, der mit genialem Blick auf den Kern der Frage einging und sie dort anfasste, wo sie angefasst werden muss, das ist beim Herzen. Er zerquetschte den linken Ventrikel eines Kaninchens und sah, dass hierauf, wie er erwartete, Lungenödem auftrat.

So wichtig und unbestritten dieses Experiment, zu einer Lösung der Frage hat es nicht geführt. Der pathologische Anatom, der in Cohnheim steckte, trübte das Urtheil des Experimentators. Gewohnt als pathologischer Anatom nur dem Geschehenen Werth und Wichtigkeit beizumessen, sah er auf der einen Seite nur den durch Quetschen gelähmten linken Ventrikel, auf der andern die mit Transsudat erfüllte Lunge. Mit der Lähmung des linken Ventrikels liess er das Lungenödem zugleich beginnen und schliessen.

Vor 18 Jahren wurde die Frage vom Lungenödem, die mit der Untersuchung Cohnheims abgeschlossen schien, in meinem Laboratorium aufgenommen. Dr. Grossmann war der erste, der die grosse Reihe von Untersuchungen, die sich auf 18 Jahre erstreckten und noch immer fortgeführt werden, mit seiner wichtigen Arbeit über das Muscarin-Lungenödem inaugurirte. Ihm folgten Andere, die sich theils mit dem Thema direkt, theils mit nahestehenden Themen beschäftigten. Direkte Untersuchungen über Lungenödem haben v. Zeissl und Winkler ausgeführt. Mit verwandten Themen, wozu vor Allem die Herzinsufficienz und Herzfehler gehören, haben sich Bettelheim, Kanders, Zerner, Kornfeld, Buday und Högylin beschäftigt.

Zur Zeit als Dr. Grossmann seine Untersuchung durchführte, hat auch Sahli in Bern der Frage von Lungenödem eine experimentelle Studie gewidmet. Diese Studie hat aber die Lösung dieser Frage nicht gefördert, und zwar deshalb, weil Sahli seine Experimente im Sinne des pathologischen Anatomen deutete.

Es war das befremdend, weil Sahli doch Kliniker ist, und vorauszusetzen war, dass ihm die klinisch-physiolische Deutung näher liegen sollte. Ich werde auf diese Untersuchungen hier nicht eingehen. Wer sich hierfür interessirt, der findet in den Arbeiten Dr. Grossmann's die Kritik der Sahli'schen Versuche, die noch bis zum heutigen Tage aufrecht erhalten muss.

Ich würde den Zeitraum, der mir zur Verfügung steht, überschreiten, wenn ich auf alle Details der Arbeiten, die aus meinem Laboratorium hervorgingen, näher eingehen würde, und ich will nur einen orientirenden Streifzug durch dieselben unternehmen, der den Zweck verfolgt, in möglichster Raschheit das versprochene Wandelbild zu entrollen.

Die Mitte desselben stellen jene Lungenzustände dar, denen ich den Namen Lungenschwellung und Lungenstarrheit gegeben habe. Beide Zustände sind innig mit einander verbunden, sie entstammen einer und derselben Grundbedingung. Diese ist die stärkere Füllung der Lungencapillaren, die unter höherem Drucke erfolgt. Man kann auch diese beiden Zustände mit einem Worte bezeichnen, das sie zugleich am besten charakterisirt. Man kann von Lungenerection in Folge stärkerer Infection der Lungengefässe mit Blut sprechen. Mit der Vorstellung einer Erection der Lunge ergiebt sich von selbst, wenn wir hierbei an andere erigirte Organe denken, dass sie grösser, d. i. geschwellt, und steifer, d. i. starrer, geworden ist.

Lungenschwellung und Lungenstarrheit sind nicht blos experimentelle Thatsachen, die nur für das Thier, an dem man sie hervorruft, Geltung haben, es sind auch klinische Thatsachen, die durch klinische Beobachtung und das klinische Experiment am Menschen mit Sicherheit erwiesen sind.

Unzweifelhaft ferner ist es, dass die cardiale Dyspnoe sowie das cardiale Asthma durch die Lungenerection bedingt sind.

Wir haben es hier nicht mit einer Hypothese, sondern mit einem, soweit ich sehe, unanfechtbaren Lehrsatze zu thun. Von einem Lehrsatze darf man sprechen, weil hierfür zahlreiche positive Beweise vorliegen.

Noch im vorigen Winter ist zu den bisherigen Beweisen ein neuer hinzugetreten, der mittels einer neuen Methode, der pneumometrischen geführt wurde. Durch dieselbe ist man im Stande die Grösse der Lungenschwellung und den Grad der Lungenstarrheit ziffermässig auszudrücken. Die Versuche auf die ich mich hier beziehe sind von den Herrn Drs Grossmann und Kornfeld angestellt, aber vorläufig noch nicht veröffentlicht worden.

Die Lungenerection nimmt ihren Ausgang von der Insufficienz des linken Ventrikels. Mit der Insufficienz des linken Ventrikels beginnt also das Wandelbild, das ich hier erläutere.

Wie aus den Arbeiten meines Laboratoriums hervorgeht, darf man nicht von einer Herzinsufficienz pur et simple, sondern man muss immer nur von einer Insufficienz des rechten oder des linken Ventrikels sprechen.

Die Lungenschwellung und Lungenstarrheit kann nie und nimmermehr von der Insufficienz des rechten Ventrikels ausgehen, sie ist einzig und allein nur durch die insufficienz des linken Ventrikels bedingt.

Dieser Satz muss mit aller Bestimmtheit ausgesprochen werden, weil Traube irrthümlich, oder vielmehr infolge irrthümlicher Auslegung des pathologisch-anatomischen Befundes die Entstehungsursache des Volumen pulmonum auctum ins rechte Herz verlegt, und auch französische Autoren von der Hypertrophie des rechten Herzens aus dem Zustand von Blutüberfüllung der Lungen entstehen lassen. Das hypertrophische rechte Herz ist immer sowie die Lungenschwellung und Lungenstarrheit durch die Insufficienz des linken Ventrikels entstanden, nie erzeugt der rechte Ventrikel als solche eine Blutüberfüllung der Lungen.

Die Insufficienz des linken Ventrikels, dass muss man sich immer gegenwärtig halten, ist ihrer Natur und Entstehungsweise noch nicht immer dieselbe.

Durch gewisse Gifte kann man Insufficienzen erzeugen, die vorwiegend den linken Ventrikel befallen. So erzeugt das Muscarin eine Insufficienz die auf einem Herzkrampf beruht. Stärkere Dosen von Amylnitrat und Digitalis machen ebenfalls den linken Ventrikel vorwiegend insufficient.

Diese Insufficienz ist durch eine mangelhafte systolische Contractionsfähigkeit bedingt. Auch Iod wirkt in gleicher Weise. Es wird wohl noch andere Gifte wirken die einen gleichen Einfluss ausüben, doch kann ich aus eigener Erfahrung nicht hierüber sprechen.

Die erwähnten Gifte beeinflussen direkt das Herz und ich nenne deshalb die Insufficienz, die durch sie erzeugt wird, eine *primäre*. Sie ist das Paradigma für alle jene Insufficienzen die durch myocardische Processe, — hierbei gehören auch jene, welche von partiellen oder vollkommenen Verschluss der Art. coronaria cardesherrischen — bedingt sind.

Von der primären Insufficienz wohl zu unterscheiden ist die *secundäre*, die dadurch bewirkt wird, dass der linke Ventrikel durch höhere Spannung seines Inhalts gedehnt wird und sich deshalb unvollkommen contrahirt.

Im Experimente erzeugt man solche secundäre Insufficienzen des linken Ventrikels, durch Reizung des Halsmarks (Ludwig, Waller), durch Compression der Brustaorte, durch Erstickung.

Die experimentell erzeugte secundäre Insufficienz ist das Paradigma für jene klinische Insufficienzen die mit Arteriosklerose einhergehen.

Je grösser die Insufficienz des linken Ventrikels, um so grösser ist die Stauung im linken Vorhofe und in den Lungenvenen, um so grösser ist auch Druck und Füllung der Lungencapillaren, das ist Lungenschwellung und Lungenstarrheit.

Die Stauung im linken Vorhofe giebt nicht bloss die Veranlassung zur Entstehung der Lungenschwellung und Lungenstarrheit, mit ihr ist auch die Bedingung zur Transsudation d. i. zum Lungenödem gegeben.

Das Lungenödem schliesst unser Wandelbild ab. Mann sollte nun glauben, dass die Transsudation mit der Lungenschwellung und Lungenstarrheit gleichen Schritt hält. Dem ist nun nicht so, wie das Experiment lehrt.

Man findet nähmlich starke Lungenerection mit geringer Transsudation einhergehen wie beim Muscarinversuche, dann beobachtet man geringe Lungenerection und starke Transsudation und zwar beim Iodversuche. In der Mitte zwischen beiden steht mit Bezug auf seine Wirkung das Amylnitrit. Hier sind sowohl Lungenerection als Transsudation beträchtlich.

In Uebereinstimmung mit dem was das Experiment uns lehrt, steht auch die klinische Erfahrung.

Hier können wir allerdings nicht so wie im Thierexperiment uns über das Verhältniss zwischen Lungenerection und Transsudation Aufklärung verschaffen. Im Experimente ist das leicht möglich, weil wir hier sowohl die Grösse der Lungenschwellung und Lungenstarrheit als die Mächtigkeit der Transsudation ermitteln können.

Ueber die Transsudation giebt die klinische Beobachtung theilweise und die Abduction volle Auskunft für die Grösse der Lungenschwellung und Lungenstarrheit erhalten wir, insolange nicht ihre pneumonietische Methode am Menschen zur Anwendung gelangt, durch die gebräuchliche klinische Beobachtung nur indirekte Anhaltspunkte. Diese sind durch die Grösse der Dyspnoe gegeben.

Die Dyspnoe ist ein indirekter Maasstab für die Lungenschwellung und Lungenstarrheit.

Mit zunehmender Lungenerection wachsen die Athmungshindernisse und mit ihr die Dyspnoe. Die Transsudation als solche bedeutet wie weder das Experiment im Gegensatze zu geläufigen Anschauungen lehrt, kein wesentliches Athmungshinderniss.

Resumen wir : Wir kennen genau die Bedingungen für die Entstehung der Lungenschwellung und Lungenstarrheit, wir wissen auch mit Bestimmtheit, dass diese Zustände nicht nur der Transsudation vorhergehen, sondern dieselbe auch begleiten. Lungenerection und Transsudation gehören immer zusammen, es liegt wenigstens bisher auch nicht der entfernteste Grund zur Annahme vor, dass die Transsudation sich ganz unabhängig von der Lungenschwellung und Lungenstarrheit entwickeln könne.

Es kann wohl infolge von Insufficienz des linken Ventrikels bloss zur Lungenerection kommen, die Transsudation kann hierbei ausbleiben, oder sich nur in sehr geringfügiger Weise entwickeln, aber eine Transsudation ohne vorhergehende wenn auch schwach ausgeprägte

Lungenerection scheint mir nach den bisherigen Erfahrungen unmöglich.

Die Frage allerdings, warum in dem einen Falle bei Stauung im
linken Vorhofe und consecutiver Lungenerection, das Transsudat
gering und in andern Fällen stärker ist, lässt sich vorläufig nicht
vollständig, d. i. befriedigend beantworten.

Wir können nur auf Grund der aus toxischen Experimenten gewonnenen Erfahrungen die Meinung aussprechen, dass die Stauung allein
keine sichere verlässliche Bedingung für die Transsudation abgebe,
und dass zu derselben noch andere Bedingungen hinzutreten müssen,
die im Verein mit derselben die Transsudation begünstigen. Wir werden auch nicht fehlgehen, wenn wir diese letzteren Bedingungen in die
Beschaffenheit des Blutes und der Gefässwände verlegen.

Beim Iod-Lungenödem können wir sagen, liegen die günstigern
Nebenbedingungen für die Transsudation in der grössern Durchlässig-
keit der Gefässerwand beim Amylnitrit in der veränderten Blut-
beschaffenheit.

. Beim Muscarin scheinen derartige günstige Nebenbedingungen zu
fehlen.

Diese Annahme ist selbstverständlich nur eine hypothetische. Es fällt
mir wenigstens nicht bei ihr eine andere Bedeutung beizumessen.

Spätere Untersuchungen müssen vorbehalten bleiben, die Frage
von dem Verhältnisse zwischen Lungenerection und Transsudation zu
lösen.

Die Frage von der Beziehung zwischen Insufficienz des linken Ventrikels, Lungenerection und Dyspnoe muss aber als eine zur Befriedigung gelöste angesehen werden.

PATHOGÉNIE DES ŒDEMES PULMONAIRES AIGUS

RAPPORT

par **M. V. MASIUS**,

Professeur de clinique médicale à l'Université de Liége.

L'œdème, au sens général du mot, est une accumulation *surabondante* de lymphe dans les espaces lymphatiques où plongent les
radicules lymphatiques et veineux; en outre de cette modification
quantitative, le liquide qui baigne les espaces intercellulaires agrandis

est d'habitude modifié dans sa constitution chimique ; ce n'est pas simplement du plasma ni de la lymphe (Charvin[1]).

L'œdème pulmonaire aigu n'en est qu'une modalité présentant deux caractères propres dépendant de la localisation spéciale du processus pathogénique et de l'acuité des circonstances étiologiques qui l'amènent.

Ces caractères sont, d'abord, l'accumulation du liquide non seulement dans les mailles du tissu conjonctif, mais surtout dans les cavités alvéolaires par transsudation à travers les parois ou par leur rupture ; c'est ensuite la soudaineté avec laquelle les phénomènes se déclarent, dont dépend leur symptomatologie clinique à peu près uniforme, mais variable en intensité. Il résulte de cette définition que les facteurs pathogéniques de l'œdème aigu du poumon sont gouvernés, à part quelques différences dérivant des particularités de leur champ d'action, par les lois qui régissent la pathologie de tous les œdèmes.

Des travaux nombreux ont été faits sur cette question. Ils ont donné naissance à des théories diverses que l'on peut ranger en trois groupes.

I. La théorie purement mécanique qui attribuait l'œdème à une élévation notable de la pression dans les capillaires sanguins, amenant par suite une transsudation exagérée du plasma. C'est la théorie ancienne de Löwer, plus ou moins modifiée par ses adhérents. L'augmentation de pression serait due à un afflux sanguin exagéré, à une hypertension artérielle dépendant de l'excitation des filets vaso-moteurs du sympathique, comme le voulaient Brown-Séquard et Ranvier. Ou bien ceux-ci seraient frappés de paralysie ; auquel cas, l'hypertension des capillaires engendrée par une compression ou une oblitération veineuse, par exemple, serait purement passive. C'est la conception de Bouillaud et de Cruveilhier modifiée à la suite de l'expérience de Ranvier. Cette théorie n'est plus admise aujourd'hui bien qu'elle soit établie sur des recherches expérimentales et sur des faits cliniques sérieux ; mais ils ont été mal interprétés. Il a été depuis longtemps démontré que la composition chimique de la lymphe et celle du plasma sanguin sont tout à fait différentes et on doit admettre aujourd'hui qu'il y a dans l'œdème autre chose qu'un fait mécanique, qu'une exagération de pression.

II. Hamburger[2] et Heidenhain[3] ont fait un ensemble des recherches

1. *Traité de pathologie générale*, t. III, 2ᵉ partie, p. 258 (1900).
2. Hamburger (*Archiv. für physiologie*, 1895).
5. Heidenhain, *Ueber Lymphbildung* (*Correspondenz-Blatt Schweitzer Ärzte*, 1889.)

sur l'origine de la lymphe. Ils pensent que la formation de la lymphe doit être rangée à côté des sécrétions glandulaires; l'élément vivant de la paroi intervient comme facteur essentiel; il n'y a là qu'une sécrétion de l'endothélium capillaire provoquée par une action excitante exercée par les produits de désassimilation des tissus, déversés dans les lacs plasmatiques où aboutissent les capillaires. C'est en partant de ces données que Hamburger a fait connaître une conception nouvelle de l'œdème. Il n'y aurait, dans sa genèse, rien autre qu'une exagération d'une fonction normale, qu'une hyperactivité endothéliale de nature sécrétoire, provoquée par des causes diverses, notamment par l'action de corps dits lymphagogues agissant directement sur la paroi vasculaire.

III. Starling, Winter[1], Théaulon[2], Dreser, etc., ont vivement combattu ces idées. Pour eux, les lymphagogues sont en réalité des corps qui altèrent les éléments cellulaires des parois vasculaires et en augmentent la perméabilité. Tout ce qui a été fait sur la tension et l'équilibre osmotiques, sur l'équimolécularité et la sélection stéréochimique, tend à démontrer que les facteurs essentiels des courants hémolymphatiques sont au nombre de deux : a) les modifications des rapports osmotiques entre les liquides situés de part et d'autre de la membrane qui les sépare; b) les variations de perméabilité de cette dernière. L'œdème résulterait donc des modifications qui s'opèrent dans les rapports osmotiques de la lymphe et du sang séparés par la paroi des vaisseaux capillaires, ces rapports variant eux-mêmes suivant la tension osmotique respective des liquides et suivant l'état du septum. Nous n'avons pas à prendre parti dans cette discussion qui se poursuit encore à l'heure actuelle. Mais, au point de vue de la question qui nous occupe, nous devons mettre en relief deux points d'une importance primordiale.

D'abord, l'hyperémie active, simple, non inflammatoire des vaisseaux, sans lésion de leurs parois, sans obstacle à l'écoulement du liquide est incapable de produire un œdème. Il y a plus de vingt ans que nous soutenons cette manière de voir; bien des fois, il nous est arrivé par l'irritation d'un nerf quelconque, le sciatique par exemple, d'amener une hyperémie active d'un membre: il se produit une turgescence des tissus, une augmentation de la chaleur et de la rougeur, mais jamais d'œdème.

Ensuite, et c'est là une conclusion immédiate des investigations

1. J. WINTER, De l'équilibre moléculaire des humeurs. (*Archives de physiologie*, 1896.)

2. THÉAULON, Les conditions pathologiques de l'œdème.... (Thèse de Lyon, 1896.)

expérimentales faites dans ces dernières années, les lésions des parois vasculaires entraînant une augmentation de leur perméabilité sont un facteur important de l'œdème.

Les études récentes de Magnus[1] ont apporté à la démonstration de ce fait une contribution dont la valeur ressort clairement des conclusions qui terminent leur exposé. Nous les transcrivons :

1). Au point de vue physiologique, pendant la vie, la paroi des capillaires offre au passage des liquides une résistance qui disparait avec la mort;

2). Au point de vue pathologique, une lésion des parois capillaires entraîne une diminution de leur résistance et favorise la réalisation de l'œdème;

3). Il existe des poisons qui peuvent léser les parois des capillaires au point de les rendre anormalement perméables.

C'est en partant de ces considérationsd'ordr egénéral, que l'on doit étudier la pathogénie de l'œdème pulmonaire aigu.

Son étude clinique nous apprend qu'il se présente sous des aspects multiples qui ne peuvent reconnaître une pathogénie univoque et dont le classement conduit à une division, peut-être un peu artificielle au point de vue pathogénique, mais nécessaire pour un exposé.

A. *Œdème inflammatoire*. Il s'agit ici d'un processus inflammatoire incomplet dans lequel l'exsudation se limite essentiellement au plasma associé à une diapédèse d'importance très variable. C'est un état semblable que l'on rencontre d'habitude au pourtour des foyers pneumoniques. Mais, dans certains cas, l'infiltration séreuse prend une extension considérable du côté même où s'est déclaré le processus pneumonique; il peut envahir le côté opposé; quelquefois, dans ces maladies qu'on a qualifiées de pneumonies séreuses, il peut intéresser d'emblée le parenchyme d'un lobe ou d'un poumon tout entier, alors que les manifestations pneumoniques proprement dites n'apparaissent que plus tard en l'un ou l'autre point des surfaces envahies, ou ne se manifestent à aucun moment de l'affection. Dans cette dernière éventualité, rare d'ailleurs, mais indiscutable (v. Leube[2]), le mécanisme pathologique se borne à une exsudation plasmatique que termine rapidement la guérison ou la mort.

En dehors de la pneumonie séreuse, l'œdème inflammatoire a été signalé surtout à la suite de traumatismes portant sur le crâne ou

1. Dr Magnus, Ueber die Enstehung der Hautödeme bei experimentelle hydrämischer Plethora. *Archiv für experimentelle Pathologie und Pharmakologie*, Mai 1899.)

2. Leube, *Specielle Diagnose der inneren Krankheiten-Lungenödem*. Bd I, p. 127-130.

encore, comme conséquence d'un refroidissement subit, intense et prolongé.

Des recherches bactériologiques entreprises par divers auteurs tels que Kœkel[1], Rivalta[2], etc., ont démontré la présence constante de parasites, surtout du pneumocoque de Talamon-Fränkel, au sein de l'exsudation séreuse intra-alvéolaire et on les considère comme les agents actifs du processus inflammatoire. Kœkel suppose même que, chez les individus qui ont souffert de graves traumatismes crâniens, il se fait une aspiration inconsciente des microbes de la cavité bucco-pharyngée. Il n'en serait pas nécessairement ainsi d'après les recherches d'un de mes élèves, le docteur Beco[3]. Il a démontré que des bactéries pathogènes, spécialement le pneumocoque et le streptocoque pyogène, se retrouvent quelquefois en abondance et en possession de leur virulence, dans la profondeur des voies respiratoires normales, chez des individus parfaitement sains, décédés de mort violente.

Dès lors, il est permis de concevoir que la pathogénie de l'œdème inflammatoire aigu se ramène, selon toutes probabilités, à une vaso-dilatation réflexe, circonscrite ou étendue, développée sous l'influence d'un des facteurs que nous avons cités et accompagnée d'une lésion directe des parois vasculaires par des microbes vivant normalement ou occasionnellement au sein du parenchyme pulmonaire, sans avoir jusque-là engendré un processus morbide. Les symptômes cliniques qui caractérisent la maladie et la différencient d'autres variétés de l'œdème sont bien connus. C'est l'hyperthermie, le pouls généralement fort au moins au début (v. Leube) et, dans quelques cas rares, les signes objectifs d'un ou de plusieurs foyers d'hépatisation pneumonique.

B. *Œdème de stase.* C'est la forme qui est de beaucoup la plus fréquente; c'est à son étude qu'ont été consacrées de nombreuses recherches expérimentales dont les conclusions ne trouvent qu'une application imparfaite dans la pathologie humaine.

Toutes ces recherches ont eu comme point de départ et comme aboutissant une conception purement mécanique de l'œdème pulmonaire. La théorie première de Cohnheim-Welch[4] reposait sur des expériences faites chez le lapin, dans lesquelles, par le fait d'une com-

1. Kœkel, *Ueber entzundlicher Lungenödem.* (Autoreferat in *Centralb. für Path#*
log., 1891.)
2. Dr Arnaud. In *Specielle Pathologie und Therapie* von Nothnagel, Bd XIV, Theil II. Halfte I.
3. Dr Lucien Beco, *Recherches sur la flore bactérienne du poumon de l'homme et des animaux.* (*Archives de médecine expérimentale*, 1899.)
4. Welch (*Archiv. für patholog. Anatomie*), Bd LXII.

pression totale du ventricule gauche, on voyait la pression s'abaisser au zéro dans la carotide, pendant que l'afflux pulmonaire artériel conservait sa tension et qu'il se formait ainsi une distension notable des capillaires et une transsudation du plasma en dehors de ceux-ci.

Il est évident que des conditions semblables ne se réalisent jamais chez l'homme. Mais, néanmoins, cette notion de la parésie relative du cœur gauche coexistante avec l'activité du ventricule droit, comme facteur adjuvant de l'œdème, est à retenir, comme nous le verrons.

Sahli[1], a démontré que, chez le chien, la compression du ventricule gauche n'est jamais suivie d'un œdème du poumon et les travaux de Löwit[2] tendent à prouver que chez les animaux, contrairement à ce qui se passe selon toute évidence chez l'homme, la stase artificiellement créée dans l'oreillette gauche n'est nullement suivie d'une propagation rétrograde de l'élévation de la pression sanguine jusqu'à l'artère à travers la circulation pulmonaire. Et comme, d'autre part, la seule hypertension pulmonaire ne peut engendrer l'œdème, Löwit arrive à la conclusion que, dans la pathologie de l'œdème de stase, il faut faire intervenir à la fois un afflux sanguin exagéré par l'artère pulmonaire et un obstacle à l'écoulement par les veines qui descendent à l'oreillette gauche.

Les recherches de Grossmann[3], élève de von Basch, ont abouti à des résultats tout différents. Il en résulterait que la propagation rétrograde de l'hypertension, depuis l'oreillette gauche jusqu'à l'artère pulmonaire à travers la petite circulation, est bien réelle et à l'abri de toute contestation. Grossmann a découvert en outre que l'injection intra-veineuse de sulfate de muscarine produit un œdème pulmonaire aigu, dont la cause unique doit être recherchée dans un spasme du ventricule gauche amenant une stase subite dans le poumon, avec hypertension artérielle pulmonaire. Cette expérience avait été faite chez le chien. Dans les mains de Löwit, elle a donné des résultats tout opposés chez le lapin et le chat. Comme on le voit, les conclusions auxquelles ces recherches ont conduit, sont assez contradictoires. Il paraît cependant bien établi qu'une distension exagérée des capillaires pulmonaires, avec notable élévation de la pression sanguine à leur intérieur, quelle que soit son étiologie, est, en pathologie expérimentale, une cause suffisante pour amener mécaniquement un œdème des pou-

---

1. Sahli (*Archiv. für experimentelle Path. und Pharm.*, Bd XIV).

2. Löwit, Ueber die Enstehung des Lungenödems.... (*Ziegler's Beiträge*, Bd XIV, und *Centralb. für Patholog. und Allgemeine Patholog.*, Bd II, S. 97.)

3. Grossmann, Experimentelle Undersuchungen zur Lehre von acuten Lungenödem. (Ref. *Centr. f. allg. Path.*, 1890, S. 25.)

mons. Mais les conditions pathogéniques que l'on peut ainsi créer artificiellement ne sont que bien rarement signalées par l'observation clinique. Leube[1] rapporte cependant avoir observé des cas d'œdème pulmonaire liés à une angine de poitrine alternant avec des crampes musculaires se manifestant à l'un ou l'autre point du corps; dans ces circonstances particulières, il se montre disposé à incriminer le spasme du cœur gauche comme facteur causal de l'œdème.

Si l'on transporte la question sur le terrain clinique, on ne contestera pas que l'œdème aigu du poumon ne soit un accident rare qui, dans la grande majorité des cas, se manifeste, dans la seconde moitié de la vie, chez des gens porteurs ou bien d'une lésion de l'orifice mitral — circonstance encore peu commune — ou bien d'une sclérose artérielle, accompagnée presque toujours d'hypertrophie du ventricule gauche, souvent d'une lésion rénale, quelquefois d'une aortite chronique.

Non pas toujours, mais fréquemment, les malades ont souffert antérieurement d'une dyspnée survenant par accès; c'est l'asthme cardiaque dont S. von Basch a fait une étude approfondie. Pour lui, la condition essentielle de l'asthme est l'état de réplétion des capillaires pulmonaires avec augmentation de pression du sang qu'ils renferment. Les expériences auxquelles il s'est livré lui ont montré que ces conditions se réalisent aussi bien dans l'élévation, que dans la chute de la pression artérielle. Ainsi, lorsque, par l'excitation des centres vasomoteurs, on élève la pression dans la carotide, elle monte en même temps dans l'artère pulmonaire. Si, au contraire, elle baisse dans le réseau artériel général, ainsi que cela est fréquemment le cas dans les lésions graves de l'orifice mitral, il s'ensuit une stase rétrograde et une hypertension passive depuis l'oreillette gauche jusqu'à l'artère pulmonaire, à travers le réseau vasculaire du poumon, comme l'ont démontré les recherches de Grossmann. Par le fait de cette distension habituelle des capillaires pulmonaires, et quel qu'en soit le processus déterminant, l'extensibilité des parois alvéolaires diminue, le poumon se distend et se trouve en état de rigidité permanente. (Soit dit en passant, cette distension pulmonaire (Lungenschwellung) est contestée par A. Fränkel[2] qui n'en a pas observé les signes.) Il en résulte, d'une part, que le système circulatoire cardio-pulmonaire ne maintient son état d'équilibre qu'au prix de modifications anatomiques et fonction-

1. Leube (*Loc. cit.*, I Bd, S. 29).
2. A. Fränkel, *Diagnostik und allgemeine Symptomatologie der Lungenkrankheiten.* Sechste Vorlesung.

nelles apportées à l'un ou l'autre ventricule ou à tous les deux et qu'il suffit, d'autre part, de circonstances purement accidentelles pour amener un accès d'asthme cardiaque soit parétique, soit spasmodique, allant jusqu'à la production d'un œdème pulmonaire.

Quoi qu'il en soit de cette conceptoin de von Basch, je veux en retenir un fait essentiel. C'est que dans la plupart des cas que vise cette conception, qu'il s'agisse de lésions cardiaques, vasculaires ou rénales, les capillaires du poumon ont été longtemps soumis tant à une pression exagérée, qu'à des conditions anormales de nutrition qui sont de nature à altérer la paroi vasculaire, à en augmenter la perméabilité.

Je ferai remarquer de plus que ces facteurs étiologiques que l'on s'accorde à mettre en jeu, tels que les affections cardiaques de longue durée, les néphrites scléreuses, l'artério-sclérose, sont des modificateurs puissants de la nutrition générale et qu'il n'est pas interdit de penser que, sous leur influence, il puisse se produire, à un moment donné, des variations notables dans la tension osmotique des liquides organiques.

Les théories que nous venons de passer en revue assignent toutes à l'œdème une origine cardiaque d'ordre purement mécanique.

A côté d'elles, d'autres explications ont été cherchées soit dans une action vaso-motrice directe ou réflexe, soit dans une action toxique. Il est, en effet, un caractère essentiel qu'il convient de ne pas perdre de vue : c'est la soudaineté, l'éclat bruyant avec lesquels l'affection s'installe.

C'est ce qui a conduit Bouveret[1] à admettre que la fluxion œdémateuse des poumons n'est que l'expression d'un trouble de l'innervation vaso-motrice, amenant la dilatation vaso-paralytique des vaisseaux de la petite circulation, l'origine du processus restant totalement inconnue.

Pour Huchard[2], il s'agirait d'une aortite avec péri-aortite et péricardite irritant le plexus cardio-pulmonaire voisin et déterminant par voie réflexe les troubles vaso-moteurs et l'œdème qui en est la conséquence. Chose difficilement admissible, l'œdème ne se manifesterait qu'au moment où le ventricule droit aurait perdu son activité, tandis que le gauche fonctionnerait encore sans aucun trouble.

Dieulafoy[3] est partisan de l'origine rénale de l'affection. Dans toutes

1. L. Bouveret, Œdème pulmonaire brigthique (*Revue de Médecine*, 1890, p. 40.
2. Huchard. *a)* De la Cardio-sclérose (*Revue de Médecine*, 1892);
b) L'œdème du poumon, par H. Méry, dans le *Traité de médecine et de thérapeutique* de Brouardel et Girode, t. VIII.
3. Dieulafoy (*Clinique médicale de l'Hôtel-Dieu*, 1896).

les autopsies de malades de ce genre qu'il a eu l'occasion de pratiquer, il a toujours trouvé des lésions de néphrite interstitielle et il établit une relation étroite, sans d'ailleurs la définir d'une façon précise, entre la lésion rénale et le syndrome clinique qui nous occupe. Peut-être pourrait-on invoquer l'action d'un poison portant directement sur le système nerveux et sur l'origine des vaso-dilatateurs pulmonaires?

Au reste, abstraction faite du mécanisme intime de leur mode d'action, on ne peut pas dire qu'il y ait coexistence constante et par conséquent rapport causal étroit entre la néphrite granuleuse ou l'altération inflammatoire de la racine de l'aorte, d'une part, et les œdèmes aigus d'autre part. Car, dans l'autopsie de cas semblables, Brouardel[1] a noté l'absence fréquente des lésions de l'aorte et Renaut[2] a démontré, plusieurs fois, que les reins étaient absolument normaux.

L'exposé que nous venons de faire démontre simplement, nous semble-t-il, que même exclusion soigneuse étant faite des observations que l'on doit rattacher à l'œdème inflammatoire, la pathogénie de l'œdème dit de stase ne peut être univoque.

Il est un facteur étiologique dont on peut retrouver l'intervention dans tous les états morbides que nous avons envisagés et auquel nous attachons une importance considérable: c'est l'adultération des parois vasculaires amenant des modifications de leur perméabilité.

Il est certain qu'il ne s'agit là que d'une cause prédisposante et que le facteur occasionnel immédiat, celui qui donne brusquement naissance à la fluxion œdémateuse, doit être cherché ailleurs.

Au point de vue clinique, il est toute une catégorie de faits — et ce ne sont pas les moins nombreux — dans lesquels, dès le début de l'accès, il y a affaiblissement ou même parésie du cœur gauche, le pouls radial est faible, filiforme, presque nul, pendant que le soulèvement diffus et énergique de l'épigastre et des régions environnantes, l'agrandissement de la matité rétro-sternale, la netteté et le renforcement des tons pulmonaires décèlent l'énergie de la contraction du cœur droit. C'est là une observation que nous avons souvent faite, non seulement chez les cardiaques porteurs d'une affection mitrale organique, mais aussi chez les grands artério-scléreux et les néphrétiques atteints d'un œdème pulmonaire subit.

Évidemment il ne s'agit pas ici d'un défaut de synchronisme entre les deux systoles ventriculaires, mais bien d'une différence considérable et subite survenant dans leur énergie respective. Comme l'a

1. *Traité de médecine de Brouardel et Girode, loc. cital.*
2. *Loco citato.*

exposé si nettement v. Leube « il ne faut pas oublier que l'apport défectueux d'oxygène, d'après les données expérimentales, agit différemment sur les deux moitiés du cœur, que son action paralysante s'exerce davantage sur le cœur gauche. D'autre part, la vacuité des artères crée une résistance rétrograde très forte dans l'oreillette gauche et les veines pulmonaires. Il s'ensuit que la pression s'élève non seulement dans ce domaine, mais encore jusque dans la circulation pulmonaire artérielle. »

Il se comprend alors que le cœur droit, encore vigoureux, réagisse activement contre l'obstacle qu'il rencontre, pendant que le cœur gauche, déjà épuisé, reste inerte. C'est en réalité ce qui se passe dans les affections chroniques au cours desquelles le ventricule gauche aura longuement souffert. C'est ce qui peut aussi se rencontrer dans les insuffisances cardiaques portant sur l'ensemble de la musculature. Toute la question dépend — l'altération préalable des parois vasculaires étant admise — de la puissance de réaction du ventricule droit contre une stase commençante dont la cause relève de la parésie rapide du cœur gauche. Évidemment, la même scène peut se dérouler sous l'influence d'une crampe subite du ventricule gauche; mais ce mode pathogénique ne nous paraît guère aussi solidement établi.

Les faits présentés par v. Leube à l'appui de cette thèse, ne reposent en somme que sur des analogies ou des alternances symptomatologiques et leur interprétation est purement hypothétique. Quant à l'œdème muscarique de Grossmann, Lövit[1] en conteste formellement l'existence. Au surplus, il devrait être rangé dans les œdèmes toxiques dont le mécanisme essentiel réside dans une action altérante directe sur la paroi vasculaire. Ajoutons enfin, pour ce qui concerne le rôle de la dissociation ventriculaire ou la parésie rapide et isolée du cœur gauche, qu'on peut aussi la rencontrer en dehors des affections cardiaques, vasculaires ou rénales. Nous avons vu, chez un homme vigoureux et sain, survenir un œdème pulmonaire aigu quelques heures après un refroidissement très intense et prolongé. Dès le début, le pouls radial était à peine perceptible et les tons aortiques étaient presque étouffés, alors que la pulsation cardiaque était tumultueuse et les bruits du cœur droit nettement renforcés. Dans ce cas typique, en admettant même l'existence d'une altération des parois vasculaires d'ordre réflexe ou sous la dépendance du début d'un processus inflammatoire, le rôle de l'appareil cardiaque nous paraît incontestable.

A côté des faits dont nous venons de parler, il en est d'autres, dont

____

1. *Ergebnisse d. Lubarsch and Ostertag.* Bd III, S. 147.

l'histoire clinique établit la réalité, qui s'accompagnent, au début et pendant un temps notable de leur évolution, d'une hypertension artérielle considérable. Nous pensons que, dans ces cas, il s'agit bien d'une vaso-dilatation active des poumons dépendant d'une irritation du plexus cardio-pulmonaire, succédant à la propagation d'une péri-aortite ou d'une péricardite, ou bien, résultant d'une imprégnation directe par une substance toxique, au cours d'une affection rénale, par exemple. Mais nous ne pouvons nous rallier à l'opinion de Huchard[1] quand il soutient que l'œdème ne survient pas tant que la contraction du ventricule droit reste suffisante et n'apparaît qu'avec son insuffisance aiguë ou rapide.

Il nous semble en effet que si le ventricule droit se parésie, tandis que le gauche est encore suffisant, le résultat immédiat doit être non pas une stase, mais une déplétion de la petite circulation à laquelle fait rapidement suite une stase hépatique ou générale et un affaissement total de l'énergie cardiaque.

Pas davantage, nous n'admettons que la vaso-dilatation active des capillaires pulmonaires puisse, à elle seule, engendrer l'œdème ; elle doit être nécessairement accompagnée d'une altération des parois vasculaires avec ou sans modifications dans les rapports osmotiques des liquides auxquels elles servent de septa.

Nous avons suffisamment insisté sur ce point pour n'y plus revenir.

C. L'*Œdème toxique* ne doit pas nous arrêter. On ne l'a guère étudié qu'expérimentalement. Nous avons vu les interprétations divergentes de Grossmann et de Löwit à propos de l'œdème muscarique. Löwit[2] a signalé en outre toute une série de substances telles que les éthers acétique, sulfurique, butyrique dont l'injection intraveineuse crée, avec des lésions hémorragiques, un œdème pulmonaire intense, dont il attribue la genèse à une transformation vasculaire produite par l'agent toxique. L'œdème iodique doit vraisemblablement reconnaître un mécanisme analogue.

1. *Loco citato.*
2. *Loco citato.*

DE L'ŒDÈME AIGU DU POUMON

RAPPORT

par M. le professeur J. TEISSIER

I

On est aujourd'hui d'accord en clinique pour réserver le nom d'*œdème aigu du poumon* à un syndrome morbide nettement caractérisé, ayant son individualité propre et constitué par une brusque suffusion de sérosité, dans l'intérieur des alvéoles ainsi que dans le tissu interstitiel qui les enveloppe, sur une surface plus ou moins étendue du parenchyme pulmonaire ; cet accident est susceptible, par son intensité et sa brusquerie même, de mettre très rapidement en danger les jours du malade, si une intervention énergique n'est pas venue en modérer l'extension. C'est en vertu de cette soudaineté et de la gravité de l'accident qu'un certain nombre d'auteurs ont cru pouvoir le décrire sous le nom d'*apoplexie séreuse du poumon*

A ces caractères essentiels de brusquerie et d'immédiate gravité, il faut joindre l'origine *nettement fluxionnaire* des phénomènes, que trahit dès le premier instant l'abondante écume bronchique teintée de sang qui va s'écouler par l'appareil trachéo-bronchique ; nature fluxionnaire qui sépare encore irrévocablement l'*œdème aigu* des modalités si variables de l'œdème *pulmonaire chronique*, conséquence habituelle des cardiopathies invétérées ou de certaines dyscrasies constitutionnelles et dont l'origine *mécanique* ou *passive* est admise par la plupart des observateurs. Et pourtant cet état de fluxion intense est absolument indépendant de tout processus inflammatoire, car les recherches de J. Renaut et de Basch ont démontré que la sérosité épanchée ne contenait aucune trace de fibrine.

Il n'y a guère plus d'une douzaine d'années que l'œdème aigu, *le coup d'œdème pulmonaire*, s'impose avec persistance à l'attention des médecins et des physiologistes : et cependant il y a plus de trois quarts de siècle que les cliniciens lui consacraient un chapitre dans leurs écrits, à commencer par notre Laënnec qui, le premier, l'a nettement observé et décrit. Andral, après lui, l'a envisagé nettement dans ses cliniques (1834) : et après en avoir distingué les différentes modalités (aiguë, subaiguë et chronique), il s'attache à démontrer que les œdèmes aigu et suraigu doivent être soigneusement séparés de l'œdème *passif* ou *hypostatique* dont ils se distinguent par leur nature *hyperémique*, bien que celle-ci soit inconnue dans son essence.

Bientôt Legendre, témoin d'un certain nombre de cas d'œdème pulmonaire, dans le cours de la scarlatine (1846), met en évidence le rôle des pyrexies infectieuses comme agent provocateur du coup d'œdème pulmonaire, et Devay (1855) complète, dans une thèse inaugurale un peu trop ignorée, la description du syndrome : à partir de ce moment, l'entité morbide a définitivement droit de cité dans les ouvrages classiques : Rilliet et Barthez (1853), Béhier et Hardy (1855) lui font une place importante dans leurs traités spéciaux.

Mais à partir de cette époque, et sans qu'on puisse saisir la cause d'un pareil oubli, ce syndrome si bien défini pourtant disparaît brusquement des descriptions des nosographes; et c'est seulement en 1877, grâce à une importante leçon clinique de Bernheim, montrant sa fréquence dans le cours du rhumatisme articulaire aigu, que l'apoplexie séreuse du poumon rentre en scène : mais les observations du professeur de Nancy eurent peu de retentissement; de même les intéressants faits cliniques relatés par La Harpe à Genève, et par Lebreton (1884); si bien qu'il faut encore dix longues années, c'est-à-dire les remarquables recherches de l'école de Vienne, les travaux de Basch et de Grossmann sur la rigidité et l'œdème pulmonaire, l'article si documenté de Hertz, dans le traité de von Ziemssen, 1887, et enfin les observations de Fräntzel, de Bouveret, ou d'Huchard, pour voir cette redoutable complication prendre dans les préoccupations du médecin la place qu'elle mérite.

Actuellement, l'attention est définitivement attirée sur la question. Une importante discussion a déjà été soulevée à la tribune de l'Académie de médecine, en 1897; de plus, la littérature médicale moderne s'est enrichie sur ce sujet de travaux de tout premier ordre. Nous aurons à les signaler ou à les interpréter dans ce rapport.

Et, à ce propos, il nous faudra insister surtout sur l'effort considérable fait au point de vue expérimental, dans ces dix dernières années, pour arriver à une interprétation rigoureuse du phénomène avec les recherches si patientes de Welch, de Lövit, de Basch et surtout de ses élèves Grossmann et Winckler.

Mais, d'ores et déjà, nous tenons à mentionner spécialement deux monographies extrêmement documentées où nous avons largement puisé : le travail inaugural de Fouineau, honoré du prix Chateauvillard, 1897, et le travail original d'Eppinger[1] en 1898, donnant un résumé aussi complet que possible de la question en Allemagne.

---

1. Eppinger, *Ergebnisse der allg. Path. und path Anat. der menschen* de Lubarsch et Ostertag, Wiesbaden, 1898.

II

Nous n'insisterons pas sur les caractères spéciaux du syndrome pathologique, ils sont aujourd'hui admis par tous les cliniciens et ne sauraient, en aucune façon, prêter à l'équivoque. On connaît bien les petits signes prémonitoires du coup d'œdème dans le poumon : la sensation anormale de chatouillement à la gorge qui le précède avec un certain degré de tension douloureuse intrathoracique permettant de soupçonner déjà l'intervention du pneumogastrique. Puis vient la *dyspnée*, sourde d'abord, angoissante ensuite, paroxystique, enfin, en même temps que se déclare une *toux quinteuse*, *spasmodique* et incessante, aboutissant à une expectoration abondante formée de spume *albumineuse* souvent teintée en rose par le sang, véritable écume bronchique par transsudation du sérum sanguin, suivant la juste expression de La Harpe (*in* th. Genève, 1880). Alors, l'oreille étant appliquée contre la paroi thoracique, on perçoit une pluie de râles fins, serrés et confluents, parfois aussi ténus que le râle crépitant de la pneumonie, d'autres fois de type bullaire, et qui s'entendent dans toute l'étendue de la région œdématiée. Alors, à dater de ce moment, la situation devient des plus critiques. Parfois, grâce à une intervention énergique, une sédation se produit, la dyspnée diminue, le pouls se relève, l'expectoration se tarit, les râles s'atténuent et s'effacent, et tout rentre dans l'ordre au bout de quelques heures. Mais le plus souvent les événements se précipitent avec une progression presque fatale : au bout de trois ou quatre heures, parfois même plus tôt, l'arbre respiratoire s'encombre de plus en plus, les bronches ne se vident plus, les râles se multiplient, le pouls s'accélère, les jugulaires se gonflent, et l'asphyxie apparaît menaçante; alors le cœur devient intermittent et arythmique, le diaphragme s'immobilise, la cyanose apparaît et la peau se couvre de sueurs profuses. Parfois, des convulsions précèdent l'arrêt définitif du cœur, qui cesse de battre généralement dans une sorte de tétanisation systolique. La mort arrive ainsi sans que le thermomètre se soit sensiblement élevé; parfois même, il y a de l'hypothermie.

Tel est, brièvement résumé, le tableau clinique de l'œdème aigu du poumon, ainsi qu'il est donné chaque année, à tout médecin d'un service hospitalier un peu important, d'en observer quelques exemples.

Il s'agit là de faits bien connus et journellement décrits, et sur lesquels une discussion sérieuse ne saurait s'engager; mais tout change lorsqu'on cherche à résoudre la question étiologique et, particulièrement, quand on aborde l'étude de *la pathogénie*. C'est ce point, de beaucoup le plus intéressant d'ailleurs, qui a surtout attiré notre attention et qui nous a paru devoir être plus spécialement visé dans cette étude.

III

Pour arriver à la solution d'un problème aussi délicat, nous avons dû puiser à une triple source de renseignements, et interroger successivement l'étiologie commune signalée dans les faits publiés jusqu'à ce jour, l'anatomie pathologique, et enfin l'expérimentation.

a) L'ÉTIOLOGIE GÉNÉRALE n'est pas sans nous fournir des indications utiles, et d'ores et déjà elle permet de soupçonner l'obligation d'un *terrain spécialement préparé* pour que l'œdème primitif et fluxionnaire puisse se réaliser; *il est rare, en effet, qu'une infection préalable ou une intoxication* ne se rencontre pas comme point de départ de l'inondation séreuse du poumon. Qu'on lise les anciennes observations de Legendre sur le coup d'œdème pulmonaire compliquant la scarlatine; qu'on parcoure les faits plus récents de Ball, de Fernet, de Bernheim ou de Landouzy sur l'œdème du poumon dans ses rapports avec le rhumatisme articulaire aigu, ou les cas de Vinay relatifs à l'influence de la puerpéralité sur la production du même accident, c'est toujours l'infection qui est le substratum pathologique dont l'intervention peut être rigoureusement invoquée, comme c'est encore l'infection qui peut être mise en cause dans les faits de Jaccoud et de Troisier visant des cas d'œdème pulmonaire survenus dans l'évolution d'une fièvre typhoïde ou d'une pneumonie, ou ceux de Rommelaëre concernant des cholériques. Et, à cet égard, nous devons une mention toute spéciale à la grippe, qui est, à notre avis, *l'infection de choix* susceptible de provoquer l'œdème congestif aigu du poumon. Si les observations d'œdème pulmonaire aigu d'origine grippale ne sont pas en apparence plus nombreuses, c'est qu'ici le phénomène est associé souvent à des poussées de congestion ou de broncho-pneumonie qui en masquent la netteté. Ce qui caractérise en effet la grippe, écrivionsnous en 1892, c'est un mélange de congestion et d'œdème, « et quand le malade a succombé on trouve à l'autopsie des poumons volumineux, turgescents, remplissant la cavité thoracique, de couleur violacée, ressemblant à la pulpe splénique et ne surnageant pas complètemen dans la cuve à eau ».

D'ailleurs, après Fouineau, 1897, qui en cite déjà quelques exemples (*loc. cit.*, p. 115), Rendu observait récemment deux cas d'œdème aigu typique, survenus dans le cours de l'influenza et dégagés de tout processus pneumonique ou broncho-pneumonique. Cette aptitude du poison de la grippe à faire de l'œdème est d'ailleurs si grande que, bien des fois déjà, il nous a été donné de montrer sur la table d'amphithéâtre de grosses bulles *d'œdème sous-pleural*, véritables phlyctènes groupées souvent en grappe à la surface du poumon, et dont la présence explique à la fois la mobilité des phénomènes stéthoscopiques perçus à l'auscultation de la poitrine et le caractère *essentiellement pleural* de ces signes. C'est même dans une de ces bulles d'œdème que nous avons eu l'occasion d'isoler une des premières fois la diplobactérie pathogène de la grippe[1].

A côté de l'infection il faut faire une large part à *l'intoxication*. Ici, l'alcoolisme soit aigu, soit chronique a pu souvent être invoqué; on a attribué aussi une certaine influence étiologique à l'action des venins (Hertz, Eppinger). Mais, de l'avis de tous, c'est le *mal de Bright* qui, dans cet ordre d'idées, occupe la première place. Les cas de Frantzel, de Bouveret, de Dieulafoy, de Potain, de Tonnel visent tous ce même facteur. Et, à ce sujet, nous tenons à faire remarquer, dès à présent, que presque toujours, sinon toujours, il s'agit dans l'espèce de *brightiques scléreux*, c'est-à-dire peu exposés, en général, aux grandes suffusions œdémateuses, tandis que les malades affectés de graves dégénérescences épithéliales, et par conséquent atteints souvent d'anasarque, ne présentent qu'exceptionnellement le syndrome de l'œdème pulmonaire aigu. Il y a là une opposition qu'il n'est peut-être pas inutile de mettre dès maintenant en lumière : nous en trouverons vraisemblablement plus tard l'explication.

Il n'est pas jusqu'aux cas *d'œdème pulmonaire aigu dit primitif*, qui ne puissent, eux aussi, être englobés dans cette même atmosphère étiologique, car il me semble bien difficile de les soustraire à cette action si nettement provocatrice de l'infection ou de l'intoxication. *De même encore les œdèmes aigus réflexes*, que nous avons observés depuis quelques années et qui ne nous paraissent pas encore avoir attiré suffisamment l'attention.

Qu'il s'agisse des faits de Hertz et de Müller, rapportés par La Harpe et considérés comme des *types d'œdème aigu primitif*, et dont la fameuse observation de Falck, touchant ce tonnelier qui, descendu baigné de sueur dans une cave trop froide et ayant ingéré une proportion très forte de boissons glacées, fut pris presque sur le coup d'expectoration spumeuse et sanglante par œdème aigu du poumon, constitue un des plus remarquables exemples; ou qu'il s'agisse d'accidents réflexes, il est impossible de ne pas admettre dans tous ces cas

1. *Actes du Congrès annuel de médecine interne*, Rome, 1900.

(où l'on trouve, très souvent notée, d'ailleurs, la présence de traces d'albumine dans l'urine) l'existence d'une tare constitutionnelle antérieure (alcoolisme, dyscrasie préalable, ou infection concomitante) qui a pu faciliter l'explosion de l'œdème.

Les choses se sont passées très vraisemblablement ainsi chez un jeune malade de notre service dont l'histoire est rapportée à un autre point de vue dans la thèse de Riory (th. Lyon 1897). Il s'agissait d'un jeune garçon de trente-huit ans, qui, porteur depuis quelques jours d'une pleurésie ayant jusque-là évolué très simplement (mais chez lequel nous soupçonnions, du fait d'accès thermiques irréguliers survenus vers le quinzième jour, l'existence d'un petit foyer purulent interlobaire enkysté), fut pris brusquement, un beau matin, d'accidents suraigus de dyspnée asphyxique avec cyanose, petitesse extrême du pouls, expectoration albumineuse et sanglante, tenant à un coup de congestion extrêmement violent sur le côté opposé du thorax, où l'on pouvait percevoir une pluie de râles à fines bulles s'entendant du sommet à la base. Cependant, à première vue, l'épanchement, qui s'était révélé à gauche, ne paraissait pas remonter au-dessus du tiers moyen de la poitrine; le cœur n'était pas sensiblement refoulé à droite, mais comme l'épanchement était nettement pulsatile, on devait songer à la purulence et une intervention immédiate s'imposait; toutefois, vu la gravité de l'état actuel, et craignant que le malade ne succombât pendant l'opération si l'on se décidait pour l'empyème, on s'arrêta à l'idée d'une simple ponction évacuatrice pour parer aux accidents immédiats, et avec l'espoir qu'elle pourrait amener une sédation momentanée de cette crise, *dont l'origine réflexe ne nous paraissait pas discutable*. 800 grammes de pus furent extraits par aspiration, et sous l'influence de cette intervention purement palliative, la dyspnée ne tarda pas à se calmer, le pouls à se relever, si bien que le lendemain, le patient se trouvant dans de meilleures conditions de résistance, l'empyème put être pratiqué par le D' Gangolphe avec toutes chances de succès : au bout de quelques semaines, le malade quittait l'Hôtel-Dieu, complètement rétabli.

Il m'a été donné, depuis, d'observer deux faits un peu analogues, bien que sensiblement réduits dans leurs proportions et leurs manifestations extérieures : l'œdème siégeait en pareil cas du côté de la plèvre envahie et se trouvait limité au sommet correspondant : les phénomènes symptomatiques, peu développés, se bornaient en général à des bouffées de râles fins et à une expectoration spumeuse et abondante, rendue à la suite d'accès de toux plus quinteuse et spasmodique que de coutume. Un œdème ainsi limité semblera peut-être quelque peu négligeable. Tel n'est point notre avis : et si nous avons pensé devoir attirer l'attention sur ces œdèmes en quelque sorte *parcellaires*, c'est qu'ils nous semblent avoir ici la portée d'un signe quasi révélateur, en ce sens qu'ils peuvent conduire à dépister ces foyers purulents enkystés, souvent si difficiles à reconnaître.

Sans doute, dans tous ces faits l'intervention nerveuse est *indéniable* et, très vraisemblablement, il s'agit d'un réflexe dont le pneumogastrique, irrité au niveau de la plèvre et du médiastin, constitue la voie centripète, et le sympathique la voie centrifuge. — mais il est impossible de ne pas voir derrière, ou à côté du réflexe sympathique, l'*infection* primitive (pneumococcienne, streptococcienne ou diplobacillaire) ou l'*intoxication* exogène ou endogène qui, en altérant la masse du sang et en facilitant les phénomènes osmotiques, a favorisé la production de l'œdème, sous l'influence de la vaso-dilatation réflexe dont le point de départ a été l'irritation du pneumogastrique pulmonaire (faits personnels, du pneumogastrique gastrique (cas de Falck), du sympathique intestinal (cas de Jaccoud, œdème d'origine intestinal réflexe, mais dans un cas de grippe avec néphrite), des filets sensitifs de l'utérus ou du péritoine (faits de Vinay, et observation de Pinault de Châteauroux : œdème pulmonaire développé à la suite d'une ponction d'ascite, 1855).

En sorte que, d'ores et déjà, et même en s'en tenant à ces premières notions étiologiques, quelque rudimentaires qu'elles puissent paraître, l'idée d'un *terrain spécial*, mais nécessaire pour la production de l'œdème pulmonaire, s'impose à l'observateur : *et ce terrain c'est l'infection ou l'intoxication qui le constitue.*

D'ailleurs, cette influence prépondérante de l'infection et de l'intoxication est bien mise en lumière par les observations déjà nombreuses d'œdèmes toxiques médicamenteux consécutifs à l'ingestion d'iodure de potassium, d'iodoforme, de pilocarpine (Jaccoud) ou à des injections intra-veineuses (Pozzi), et aussi par les résultats fournis par l'expérimentation, riche déjà en tentatives pour provoquer chez les animaux l'œdème aigu du poumon : depuis les premières expériences de Grossmann à l'aide de la muscarine, les recherches plus récentes de Sahli de Carrion et Hallion avec l'eau chlorurée, l'acide prussique et les solutions iodo-iodurées, les injections avec le nitrite d'amyle pratiquées par Winckler, jusqu'aux travaux de Chatin et Guinard avec le salicylate de méthyle, dont nous avons utilisé nous-même l'action œdématogène si remarquable.

La médecine comparée elle-même apporte un appui précieux à cette doctrine qui nous paraît représenter une vérité clinique importante.

Nous possédons, en effet, une remarquable observation due à l'obligeance de notre éminent collègue M. Arloing, et qui nous montre un cas d'œdème suraigu du poumon ayant entraîné la mort chez une vache hollandaise de sept ans, à la suite d'une injection de 2 centimètres cubes au cou d'un extrait de culture non chauffé de pneumobacilline. L'animal, inoculé à 8 heures du matin, mourait à 10 h. 55, avec des accès de toux quinteuse, une dyspnée croissante avec diarrhée et agitation extrême. L'autopsie a révélé l'existence d'un énorme œdème des poumons, œdème intra et extra-alvéolaire, avec épanchement sous-pleural permettant de décortiquer facilement tout l'organe : le poumon tout entier, turgescent et distendu à l'extrême, paraissait comme hydrotomisé. A sa surface, d'aspect en général rosé et où l'on note un peu d'emphysème interlobulaire, on constate des marbrures foncées, irrégulièrement distribuées, et qui répondent certainement à des zones d'altération analogues à celles que nous avons rencontrées depuis, dans le cours de nombreuses expériences, et sur lesquelles nous aurons plus tard à attirer l'attention.

b) L'ANATOMIE PATHOLOGIQUE considérée seulement au point de vue des lésions spéciales appartenant à l'œdème proprement dit, quelque importance qu'elles puissent avoir, n'a ici qu'un intérêt secondaire, car ces lésions ne peuvent servir que d'une façon tout à fait indirecte à l'interprétation du fait pathogénique lui-même. Ces lésions ont été décrites avec un luxe de détails et une précision remarquable par le professeur Renaut et son élève Honorat, auxquels il ne reste rien à ajouter (voir *Comp. rend. Ac. de médecine* 1897). Renaut met soigneusement en lumière les deux phases successives par lesquelles passe systématiquement la fluxion œdémateuse : 1° la *phase transsudative*, la première en date, pendant laquelle on peut constater sur les préparations microscopiques les capillaires alvéolaires comprimés et aplatis par le liquide transsudé, les lymphatiques gorgées de globules rouges et blancs, dont quelques-uns peuvent avoir déjà pénétré le liquide intra-alvéolaire, et 2° la phase *diapédétique* trahissant des altérations plus avancées ou plus anciennes : elle correspond à l'envahissement de l'exsudat par les hématies et les leucocytes, et s'accompagne le plus souvent d'une large desquamation de l'endothélium alvéolaire, qui se trouve comme balayé.

Du fait de l'exsudat qui le gonfle et qui peut aller jusqu'à briser les cloisons inter-alvéolaires, ou bien encore du fait de l'afflux sanguin distendant les capillaires à l'excès (Basch et Grossmann), le poumon présente une rigidité toute particulière, sur laquelle Basch a attiré l'attention à si juste titre. Le poumon distendu et turgide, ne crépitant plus sous le doigt, mais revenant brusquement à son volume primitif après avoir été décomprimé, à l'instar d'une éponge rigide, est dans une sorte d'*état d'érectilité* remarquable : gorgé de sang qui s'oxyde rapidement à l'air, il reste rouge, parfois même rouge vif : et, à la coupe, on voit sourdre de sa surface lisse et plane, une sérosité teintée de sang, qui s'écoule en bavant, souvent en quantité considérable. Coupé en fines tranches et soumis à l'épreuve de l'eau, parfois il tombe au fond du vase, ou encore surnage entre deux eaux (Renaut) : cela est vrai, surtout lorsque l'expérience porte sur les zones splénisées répondant à ces taches d'un violet sombre, qui semblent constituées par une injection intra-alvéolaire de gelée tremblotante d'aspect *rouge-cassis*. Mais d'autres fois, on peut constater que le poumon se maintient à la surface du liquide, ce qui est la règle dans les cas d'œdème expérimental que nous avons provoqués, preuve de plus à l'appui de l'absence de *tout processus inflammatoire*, ainsi que l'indiquait déjà l'absence de fibrine dans la sérosité épanchée.

Il ne faudrait pas, cependant, prendre ici le mot inflammation dans son sens absolu et strict, car il se peut bien faire que dans les cas d'œdème aigu survenus chez d'anciens cardiaques ou de vieux brigthiques, il se rencontre, au microscope, quelques lésions histologiques des vaisseaux ou des épithéliums : tel un fait d'œdème aigu très curieux, observé par nous, il y a deux ans, chez une jeune femme atteinte de mal de Bright, et chez laquelle la poussée d'œdème pulmonaire qui faillit l'emmener, disparut brusquement pour être remplacée par une poussée de péricardite, à laquelle elle succomba d'ailleurs.

Le poumon coupé au laboratoire d'anatomie pathologique par notre ancien interne le Dr Pieri fit reconnaître au niveau de la zone de parenchyme œdématié des altérations épithéliales assez nettes pour permettre de classer la pièce sous la rubrique de « pneumonie épithéliale desquamative ».

Il est vrai qu'il était parallèlement indiqué que l'exsudat ne paraissait pas nettement fibrineux. Et d'autre part Renaut n'a-t-il pas bien établi que, dans la plupart des cas d'œdème pulmonaire aigu, l'épithélium alvéolaire était comme balayé sous l'influence de la distension produite par le liquide inondant les cavités des alvéoles?

Mais si des faits ci-dessus indiqués on peut tirer seulement cette conclusion que l'*inflammation* joue un *rôle nul ou toutefois effacé* dans la production du coup d'œdème pulmonaire, il n'en est pas de même des *lésions secondes* ou connexes qu'on peut constater dans un certain nombre de cas, et qui nous paraissent, au point de vue de la solution du problème pathogénique, avoir une tout autre importance. Telles sont les lésions du cœur ou de l'aorte rencontrées si souvent à l'autopsie du malade ayant succombé à cette redoutable complication : endocardite avec insuffisance aortique (Bernheim-Landouzy, J. Teissier), aortite et lésion des coronaires (Huchard, Thoinot, Kirsch, Fouineau, Brouardel), anévrysme du cœur (Parisot et Spillmann, Jacquet); lésions mitrales (Vinay, Sahli, Huchard), blessures du cœur (Falck) et de l'oreillette gauche : lésions qu'il faut rapprocher des faits si intéressants de Welch et de Grossmann produisant l'œdème pulmonaire par le pincement de l'oreillette gauche ou sa distension brusque à l'aide d'une ampoule insufflée ensuite, et dont l'intervention ne saurait être négligée, toutes les lésions enfin qui présentent ce caractère, essentiel à notre avis, d'intéresser de préférence les zones de distribution du plexus cardiaque ou des ganglions automoteurs. Cette notion importante nous parait, d'ores et déjà, mettre en relief cette intervention d'un élément nerveux que nous estimons nécessaire dans la production de l'œdème, intervention qui ressort encore avec la plus grande évidence de la première observation de Jaccoud (un œdème aigu du poumon, développé sans autre cause prédisposante apparente que des lésions de myélite ascendante aiguë), et des faits, déjà assez nombreux, publiés sous l'étiquette d'œdème aigu d'origine hystérique (Lévy, Muller, etc.).

*c) Quant aux renseignements fournis par l'*EXPÉRIMENTATION, outre ce sentiment très net que l'intoxication est une des raisons importantes de l'œdème aigu du poumon (expériences de Grossmann, Sahli, Chatin et Guinard, Winckler), la série des expériences très remarquables réalisées depuis dix ans en Allemagne par toute une école d'expérimentateurs éminents (Welch, Basch, Grossmann, Winckler, Lœvit) semblerait imposer *a priori* cette conclusion très formelle, que l'œdème pulmonaire *est actionné en tout ou en partie par des troubles importants* de la pression circulatoire dans l'appareil cardio-pulmonaire. Tous ces auteurs, bien que divergents d'opinions sur le sens même des variations de ces troubles circulatoires, sont unanimes pour faire dépendre l'œdème pulmonaire de *troubles mécaniques primordiaux.*

Le poison même, lorsqu'il intervient comme cause provocatrice, ne jouerait qu'un rôle indirect et n'agirait qu'en provoquant des troubles de pression dans la circulation périphérique ou intra-cardiaque. De là est née cette théorie fort intéressante édifiée par Grossmann dans une série de mémoires très remarquables, conçus et exécutés avec une précision et une patience dignes de tout éloge, dans le laboratoire de notre éminent corapporteur, le professeur Basch, théorie dite de la *crampe du ventricule gauche*, laquelle crampe provoquée par le poison (muscarine dans l'espèce) entraînerait une augmentation de pression successivement dans les veines et dans l'artère pulmonaire; d'où congestion intense de l'organe et par suite transsudation séreuse.

Tous les auteurs, même les partisans de l'origine exclusivement mécanique de l'œdème pulmonaire, ne partagent pas l'opinion de Grossmann; sans parler de Lichtheim et de Cohnheim, qui n'ont pu réaliser de l'œdème par la ligature de l'aorte au-dessus du diaphragme et de toutes les veines pulmonaires, malgré l'énorme augmentation de pression qui en résulte dans les capillaires du poumon, nous signalerons plus spécialement la doctrine de Fräntzel et de Welch, pour qui le trouble circulaire consiste principalement dans la rupture de l'équilibre entre la pression auriculaire gauche et la pression des cavités droites, c'est-à-dire entre l'énergie des deux ventricules. Sous l'influence d'une défaillance cardiaque, comme cela s'observe à la suite d'une émotion ou d'un surcroît de fatigue (dans la néphrite interstitielle, par exemple, où le ventricule gauche, soumis à un surmenage incessant du fait de l'hypertension croissante, finit parfois par succomber), la pression baisserait brusquement dans le système des veines pulmonaires, le ventricule droit continuant, lui, à battre énergiquement; les capillaires pulmonaires, distendus par le sang qui continue à affluer sans trouver sa voie d'écoulement naturel, cèdent à leur tour et le coup d'œdème s'ensuit. Cette doctrine de Welch, intéressante aussi à plus d'un titre, peut se réclamer des expériences précitées de Lichtheim et de Cohnheim et de l'observation de Falck, où l'on nota la persistance des battements du cœur droit alors que le cœur gauche était en quelque sorte inactif du fait d'une grave lésion de l'oreillette; et enfin, de cette constatation déjà faite par Sahli et dont nous avons été encore récemment témoin nous-même, à savoir que les conditions favorables à la production de l'œdème pulmonaire étant réalisées, celui-ci ne se produit pas ou ne se manifeste que dans des limites restreintes, si l'augmentation de pression intra-ventriculaire droite se trouve compensée par une insuffisance tricuspidienne un peu large.

Sans prendre parti dès l'instant pour ou contre ces doctrines opposées, nous ne voulons retenir qu'un fait : c'est l'extrême importance que les observateurs et les expérimentateurs allemands attribuent à l'influence des troubles mécaniques, troubles que nous avons tenu à rapprocher dans ce coup d'œil d'ensemble des deux autres facteurs étiologiques que la clinique et l'anatomie pathologique ont mis aussi en évidence : l'élément toxi-infectieux et les interventions nerveuses.

IV

Cette courte revue étiologique nous a semblé nécessaire, car non seulement elle nous paraît comporter la solution même du problème en discussion, mais elle nous donne la clé des théories variées émises pour l'expliquer, théories qui contiennent, ce nous semble, chacune leur part de vérité : les divergences de vues qui séparent les observateurs provenant en quelque sorte des hasards de la clinique ou de l'expérimentation, et de la prédominance apparente de tel ou tel facteur pathogénique, dans les faits dont ils étaient les témoins. De là, la raison des trois grandes théories de l'œdème pulmonaire aigu qui ont généralement cours aujourd'hui : 1° *la théorie toxique*, défendue surtout par Brouardel et Debove (*Discuss. de l'Acad. de méd.*, 1897), et qui voit dans l'œdème aigu du poumon un accident d'auto-intoxication, presque constamment symptomatique d'une néphrite interstitielle déclarée ou latente; 2° *la théorie angionévrotique*, à laquelle Huchard s'est plus particulièrement rangé, et dans laquelle l'œdème aigu procéderait toujours d'une vaso-dilatation intense des capillaires du poumon sous l'influence d'une excitation partie du plexus cardiaque ou des extrémités sensitives du pneumogastrique; théorie à laquelle la prédominance de l'œdème aigu du poumon dans les cas d'endocardite rhumatismale plus spécialement localisée à l'orifice aortique, et de lésions de l'aorte ou des coronaires, apporte un appui des plus sérieux; 3° enfin la théorie purement mécanique de l'école allemande avec ses deux modalités principales : la doctrine de la crampe du ventricule gauche avec hypertension pulmonaire veineuse et artérielle, si brillamment défendue par Grossmann, et la doctrine de Welch, c'est-à-dire la défaillance du cœur gauche avec congestion pulmonaire active et intense, dépendant de la conservation de l'énergie contractile des cavités droites.

C'est sur la discussion de ce point si important de pathogénie que la question soumise à notre appréciation me semble devoir surtout se concentrer.

Déjà une critique sévère des faits cliniques, aujourd'hui très nombreux, recueillis en dehors de toute idée pathogénique préconçue et systématiquement rapprochés des constatations nécroscopiques comme des enseignements de l'expérimentation, nous autorisait à concevoir l'œdème aigu du poumon comme la conséquence habituelle d'un *processus pathogénique complexe*, dans lequel *l'infection préparant le terrain*, des désordres nerveux ou mécaniques subviendraient en seconde ligne pour aboutir à l'inondation séreuse extra et intra-alvéolaire. Et, de fait, de quelque côté qu'on se retourne, à quelque catégorie d'œdème aigu que l'on s'adresse, on retrouve partout et toujours la *même trilogie de conditions génératrices, la toxi-infection, les accidents nerveux ou mécaniques.* Cette triple intervention étiologique ressort avec une extrême évidence dans les cas, de beaucoup les plus nombreux, d'œdème pulmonaire consécutif au rhumatisme articulaire aigu, à la scarlatine, à la grippe ou au mal de Bright. Ici la toxi-infection existe au premier chef, d'autant que, dans les deux premiers cas, celle-ci vient le plus souvent se compliquer d'auto-intoxication, l'albuminurie étant généralement la règle dans le rhumatisme aigu, la scarlatine ou la grippe ainsi compliqués. De plus, les troubles mécaniques avec augmentation de pression artérielle s'y rencontrent aussi le plus souvent, car dans les faits sus-visés l'hypertrophie ventriculaire gauche est la règle, aussi bien dans la néphrite interstitielle que dans le rhumatisme aigu compliqué d'endocardite aortique. Il n'y a que la grippe qui, au premier abord, paraîtrait se soustraire à cette loi, mais ne sait-on pas que dans l'influenza le poison morbigène a une prédilection marquée pour le plexus cardiaque (dans l'influenza, où la syncope, les intermittences cardiaques, les pseudo-crises d'angor pectoris sont souvent un des premiers, quelquefois un des seuls signes de l'infection)?

Cette notion nous paraît d'autant plus rationnelle qu'elle nous apporte une explication très vraisemblable de ces deux faits sur lesquels nous avons déjà dû insister : 1° *la prédilection de l'œdème aigu pour les cas de mal de Bright avec rein scléreux*, c'est-à-dire alors que chez le même sujet se trouvent réunis l'auto-intoxication, les désordres mécaniques (hypertension), les altérations nerveuses (périaortite et excitation du plexus cardiaque): 2° *sa rareté dans la néphrite épithéliale pure*, où ces trois facteurs pathogéniques sont en général écartés.

De même, pour les infections et les intoxications où ces trois facteurs essentiels ne semblent pas intervenir habituellement (typhoïde, rougeole, oreillons, etc.), le syndrome de l'apoplexie séreuse du poumon ne figure dans leur histoire qu'à titre de complication exceptionnelle, à moins que, comme dans le cas de Fouineau (Obs. de fièvre typhoïde avec œdème aigu), le malade soit atteint en même temps d'insuffisance aortique (Obs. XLI, p. 202).

Il n'y a pas jusqu'aux œdèmes aigus *dits primitifs*, les œdèmes réflexes et ceux qui sont consécutifs à la thoracentèse, qui ne paraissent devoir rentrer dans cette catégorie, et relever de la même conception pathogénique. Les cas d'œdème, dits primitifs, sont tous relevés chez des sujets portant la trace d'une tare antérieure : infec-

tion ancienne ou dyscrasie constitutionnelle, l'alcoolisme le plus
souvent. Or, si ce trouble constitutionnel a pu peut-être déterminer
certaines altérations des parois capillaires ou entraîner une hydrémie
relative, susceptible de favoriser dans une certaine mesure les phénomènes osmotiques de l'œdème aigu, celui-ci n'est pas moins déterminé
et *localisé* par une excitation périphérique réflexe (émotion violente,
impression vive produite sur la muqueuse gastrique par des boissons
glacées) qui a mis en jeu l'excitabilité réflexe du pneumogastrique, et produit sur le poumon la vaso-dilatation congestive qui a entraîné l'œdème.

Nous nous sommes déjà expliqué sur l'œdème pulmonaire réflexe
symptomatique de la pleurésie purulente qui nous semble ne pouvoir
relever d'une autre interprétation.

Mais il nous paraît très rationnel aussi d'assigner à l'*œdème avec
expectoration albumineuse* développée à la suite de la thoracentèse
un mécanisme identique : 1° une infection préalable ayant très vraisemblablement entraîné une augmentation du pouvoir osmotique du
sérum sanguin, phénomène dont l'épanchement pleural est déjà une
preuve suffisante, et que l'albuminurie, le plus souvent concomitante,
a encore accentuée; 2° une excitation réflexe aboutissant à une vaso-
dilatation intense des vaisseaux pulmonaires, sous l'influence de
l'excitation du pneumogastrique : que celle-ci dépende d'une blessure
directe du poumon par le trocart, ou qu'elle provienne d'un trop
brusque afflux sanguin dans le parenchyme préalablement bridé et
trop rapidement décomprimé à la suite d'une ponction abondante. Les
observations d'expectoration albumineuse consécutive à la thoracentèse sont malheureusement, pour la plupart, trop anciennes et, de
ce fait, trop incomplètes pour être toutes utilisées en vue d'une semblable démonstration : mais nous ne doutons pas que celles qui seront
recueillies désormais ne viennent en partie confirmer cette façon
d'envisager la question.

Donc, sans nier l'importance de certaines altérations du sang sur
lesquelles nous aurons à revenir plus tard, nous n'hésitons pas, au
nom de la clinique, à proclamer cette *triple influence étiologique*
comme mécanisme provocateur essentiel à la crise d'œdème aigu du
poumon. Nous allons voir maintenant que l'expérimentation vient
confirmer pleinement cette conception.

V

Nous avons entrepris depuis quelques mois, dans le laboratoire de
notre excellent collègue le professeur Arloing, et avec le concours

précieux d'un expérimentateur des plus habiles, le D' Guinard, une série d'expériences tendant à déterminer si les vues sus-exprimées étaient rationnelles, comme à vérifier le sens des variations opérées par l'œdème pulmonaire, ainsi déterminé, dans la circulation, aussi bien générale que de l'appareil cardio-pulmonaire, espérant que des faits minutieusement constatés nous permettraient de trancher le différend pendant entre les divers observateurs qui ont étudié jusqu'ici ces importantes variations de la circulation.

Nos expériences sont nombreuses et ne sauraient trouver place dans une étude nécessairement limitée; nous nous réservons de les publier prochainement *in extenso*. Nous nous bornerons ici à les résumer succinctement et à énumérer les conclusions fermes qui semblent en découler nécessairement.

Ces expériences ont été toutes faites sur de gros chiens (de 18 à 22 kilogrammes), le plus souvent curarisés et soumis à la respiration artificielle; une large fenêtre thoracique pratiquée au thermocautère et au costotome de façon à perdre le moins de sang possible, permettait d'observer directement le cœur et l'appareil respiratoire, de comprimer à la volonté l'aorte ou les cavités gauches, d'introduire, suivant le cas, dans l'oreillette gauche ou dans l'artère pulmonaire, dans les deux simultanément parfois, un trocart courbe en relation avec un manométrographe enregistreur, pour bien apprécier les variations de pression dépendant des troubles mécaniques, des excitations nerveuses ou de l'œdème expérimentalement produit. Tous les tracés ont été conservés : ils portent, en général, une triple indication : une ligne de zéro marquant les secondes au métronome, la pression carotidienne et la pression de l'artère pulmonaire, ou encore la pression intra-ventriculaire gauche, enregistrées au grand appareil de Chauveau.

Quant à l'œdème, nous l'avons réalisé le plus souvent à l'aide de l'injection intra-veineuse de salicylate de méthyle, suivant les indications fournies déjà par MM. Chatin et Guinard, dans un mémoire tout récent. Dans un cas, l'ésérine associée à des troubles mécaniques violents (compression de l'oreillette gauche) a paru provoquer un léger degré d'œdème pulmonaire. A notre grand regret, nous n'avons pu reproduire les expériences de Grossmann avec la muscarine, ce produit étant introuvable et n'ayant pu nous être procuré par aucun laboratoire de France ou de l'étranger.

Voici, en résumé, les résultats que nous pouvons indiquer comme paraissant solidement acquis et d'une très réelle portée pratique :

1° *Des troubles mécaniques même violents, mais brusques, sont le plus souvent incapables d'entraîner* A EUX SEULS *l'œdème pulmonaire.*

Déjà les expériences de Cohnheim et de Lichtheim avaient établi que la
ligature de l'aorte au-dessus du diaphragme ou la ligature des veines
pulmonaires pouvait être réalisée sans production d'œdème pulmonaire ; nous avons de notre côté exercé à maintes reprises une compression complète et soutenue de l'aorte antérieure ou de l'aorte totale chez
le chien, sans produire la moindre modification de ce genre au niveau
du parenchyme pulmonaire, alors cependant que cette compression
était portée à un degré tel que *la pression augmentait du simple au
triple dans l'artère pulmonaire* et même à ce point que le trocart était

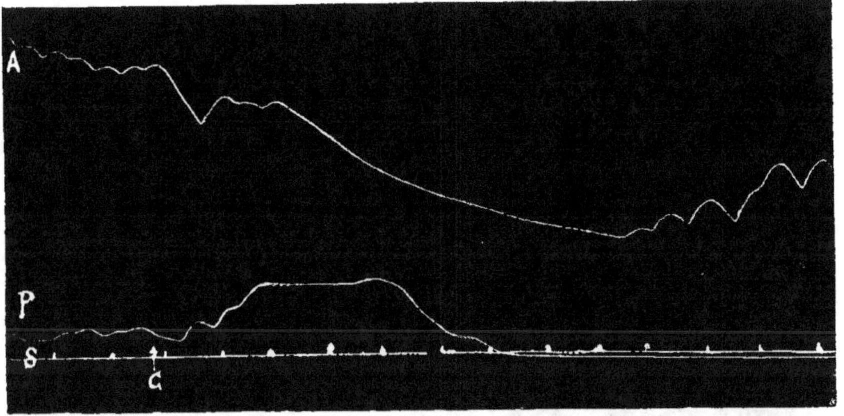

Tracé I. *Exp. du 6 avril 1900*. — Montrant l'influence de la compression de l'aorte sur
l'élévation de la pression dans l'artère pulmonaire. — A. Pression carotidienne baissant
progressivement. — P. Pression de l'artère pulmonaire s'élevant d'une façon parallèle.
— C. Début de la compression ; à la 9ᵉ seconde, la pression se relève dans la carotide.
Elle est alors *minima* dans l'artère pulmonaire.

violemment projeté hors du vaisseau où il avait été introduit (Exp. des
6, 11, 17 avril 1900, voir tracé I).

2° Mais si au trouble mécanique ainsi réalisé on ajoute une excitation nerveuse sur le plexus cardiaque (compression de l'oreillette gauche ou excitation du bout périphérique du pneumogastrique préalablement sectionné), on peut voir des troubles légers des pressions
carotidienne et pulmonaire (élévation simultanée des deux pressions),
avec accentuation cependant du côté de l'artère pulmonaire où l'influence de la pulsation cardiaque s'indique nettement, tandis que la
main perçoit, parfois avec précision, le phénomène du pouls pulmonaire — (Exp. des 6, 11 et 17 avril, voir tracé II), et qui vont s'accompagner bientôt d'un léger degré d'œdème. Celui-ci s'annonce par l'apparition de taches violacées à la surface du parenchyme et plus

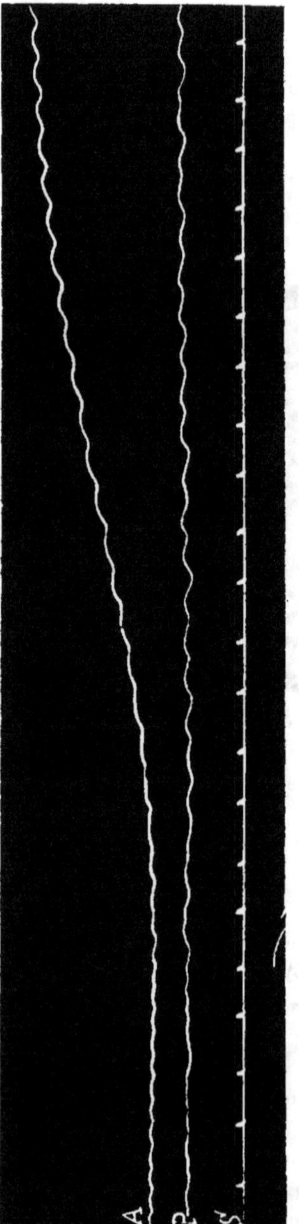

FIG. II (*Exp. du 15 avril 1900*). — Montrant les effets d'une excitation forte du bout central du pneumogastrique préalablement sectionné. — A. Pression intra-carotidienne. — P. Pression de l'artère pulmonaire. Sous l'influence de l'excitation, la pression monte dans la carotide et le pouls se ralentit; parallèlement, la pression s'élève légèrement dans l'artère pulmonaire, où l'influence des contractions cardiaques s'accentue très sensiblement.

spécialement au niveau des deux bases du poumon, taches violacées qui répondent à des zones splénisées ou atélectasiées par suite de la transsudation intra-alvéolaire, et autour desquelles on voit se développer des zones limitées d'emphysème compensateur.

D'autre part, une lésion nerveuse *seule* est incapable de produire l'œdème pulmonaire (Exp. du 7 mars 1900).

3° L'œdème devient *seulement définitif et intense*, si l'animal a reçu préalablement et par injection intra-veineuse, de 4 à 7 centimètres cubes de salicylate de méthyle pur.

Par contre, il se peut faire que l'injection *isolée* de salicylate de méthyle soit insuffisante à produire l'inondation œdémateuse du poumon (Exp. du 11 juin), alors cependant que tous les troubles physiologiques relevant de l'intoxication et principalement l'énorme abaissement de la pression périphérique ont été constatés.

4° Cette intoxication préalable nous paraît être, aussi bien expérimentalement qu'en clinique, l'agent essentiel, le *primum morens* de la suffusion œdémateuse aiguë du poumon: cette intoxication étant capable de déterminer des résultats souvent excessifs et d'énormes œdèmes, sans modification très apparente de la pression intra-auriculaire gauche ou de l'artère pulmonaire (Exp. du 25 juin, du 2 juillet principalement).

Nous avions pensé un moment que, conformément aux vues de Grossmann (que les expériences de Winckler avec le nitrite d'amyle paraissaient confirmer), une augmentation importante de la pression intra-ventriculaire gauche devait être le prélude en quelque sorte nécessaire de l'œdème aigu; mais nos dernières recherches ne permettent pas une conclusion aussi absolue. Il nous a été en effet des plus aisé de constater que l'œdème aigu pouvait être expérimentalement réalisé sans changement appréciable de la pression intra-auriculaire gauche (Expériences du 8 juin et du 5 juillet). Nos tracés à ce sujet sont absolument convaincants; à moins toutefois que ce soit *le rapport entre la pression intra-auriculaire gauche de la pression carotidienne* qu'il faille surtout envisager: or, cette dernière baissant considérablement, et la pression de l'oreillette restant à peu de chose près stationnaire, ce rapport se trouve de ce fait quelque peu modifié; mais considérée *au point de vue absolu*, la pression auriculaire ne change pas.

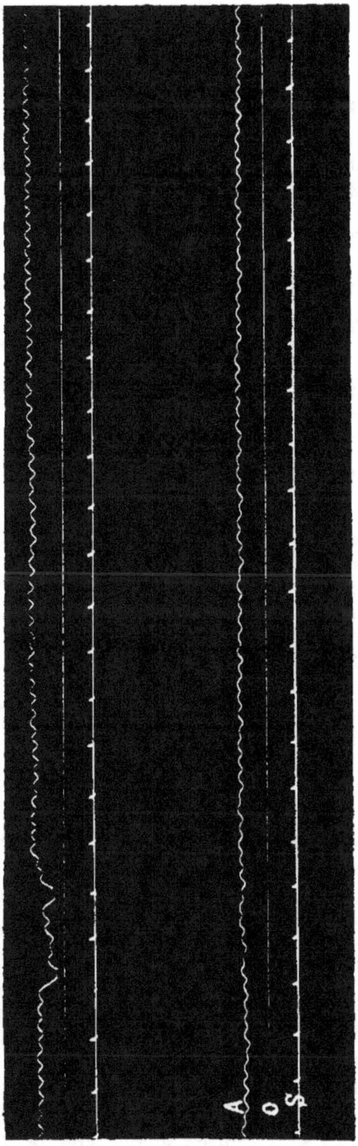

Par contre, la pression de l'artère pulmonaire paraît s'élever légèrement à mesure que l'œdème s'accentue et que la mort approche (Expérience

Tracé III. *Exp. du 5 juillet 1900*. — Montrant l'influence d'une poussée intense d'œdème aigu du poumon expérimentalement réalisé, sur la pression intra-auriculaire O et la pression dans l'artère pulmonaire A — les deux pressions restent en général stationnaires; mais à la fin de l'expérience (extrémité droite du tracé superposé), la pression monte nettement dans l'artère pulmonaire.

du 5 juillet 1900), de telle sorte que, à tout bien considérer, il nous fallait conclure que c'est plutôt vers l'interprétation de Welch et de Frantzel que nous serions entraîné. (Voir tracé n° III.)

Mais il est juste d'ajouter que nous n'avons pu opérer avec la muscarine, comme l'avait fait Grossmann, dont les expériences sont si nombreuses, et les tracés si remarquables et si nets.

Quoi qu'il en soit de cette discussion, qui ne modifie en rien le fond du problème, il est d'ores et déjà permis d'affirmer que l'expérimentation confirme absolument les conceptions nées de l'observation clinique : l'intoxication et l'infection restent les agents provocateurs essentiels de la suffusion œdémateuse, les troubles nerveux ou mécaniques n'intervenant ici que *pour fixer sur le parenchyme du poumon le phénomène pathologique.*

Devant cette importance croissante de l'intoxication, il était intéressant de rechercher si, sous l'influence de l'intoxication ainsi obtenue, il ne s'était pas produit dans le sérum sanguin des altérations aptes à modifier sa concentration moléculaire et par conséquent son pouvoir osmotique. Nous avons songé alors à demander à la *cryoscopie* une réponse à cette question délicate : mais nous avons dû renoncer à ce projet, la cryoscopie, tout bien pesé, ne pouvant, en pareille circonstance, que nous donner des résultats incomplets ou infidèles. Pour être suffisamment correcte, une détermination cryoscopique nécessite environ 70 centimètres cubes de sang ; c'est donc une saignée assez importante qu'il faudrait faire à l'animal ; or, d'après les recherches d'Hamburger, G. Fano et Bottazzi, il est établi que chez le chien le point de congélation, et par suite la concentration moléculaire totale du sang, varie suivant les diverses saignées. Il y a donc là une cause d'erreur non point négligeable et qui pourrait nous faire attribuer à l'intoxication aboutissant à l'œdème, des altérations sanguines purement physiologiques. Sur le conseil du docteur Chanoz, nous avons dû nous adresser à une autre méthode qui nécessite une prise de sang beaucoup plus réduite : à l'*hématolyse*, procédé qui, d'après Hamburger, est d'une précision assez grande ; conduite avec précaution et minutie, elle peut fournir des indications utiles, montrer par exemple si, au moment où l'œdème pulmonaire est déclaré, la concentration moléculaire du sang a varié et si la résistance des globules au laquage a changé.

Le docteur Chanoz, chef des travaux de physiologie, et tout particulièrement compétent par l'étude de ces questions de physique biologique, a bien voulu se charger de présider à ces recherches et de les suivre personnellement : les premières investigations ont nécessité quelques tâtonnements, mais la dernière expérience, réalisée le 5 juillet dernier, a donné des résultats très intéressants qui méritent d'être signalés.

10 centimètres cubes de sang artériel ayant été recueillis et battus pour être immédiatement défibrinés, dès le début de l'expérience, on retire une même quantité de sang que l'on bat également, au moment où les premiers signes de l'œdème commencent à apparaître au niveau du poumon ; puis on distribue 1 centimètre cube dans deux séries de tubes à essai renfermant chacun 20 centimètres cubes d'une des dissolutions suivantes :

	a	*b*	*c*	*d*
NaCl à	0,55 0/0	0,40 0/0	0,45 0/0	0,50 0/0
AzO^3 Na à	0,55 0/0	0,60 0/0	0,65 0/0	0,70 0/0

Après mélange, on laisse déposer les globules, et l'on recherche dans quelle dissolution de NaCl ou de AzO^3 Na le liquide surnageant les globules est légèrement teinté par l'*hémoglobine diffusée par laquage*.

Dans chaque série, on compare les *solutions limites* obtenues au début de l'expérience et après la production de l'œdème. Or, dans le cas présent, l'œdème ayant été provoqué par injection intra-veineuses de salicylate de méthyle, on a pu constater que, avant l'expérience, l'hématolyse débutait par la solution de NaCl à 0,45 pour 100, tandis qu'au moment de l'apparition de l'œdème, le phénomène se produisait à 0,55 pour 100 ou à 0,60 pour 100 pour la solution de NaCl et à 0,75 ou 0,70 environ pour la solution de AzO^3Na. Autrement dit, la résistance globulaire au laquage a diminué, la concentration moléculaire totale du sang a augmenté sous l'influence de l'intoxication ayant abouti à l'œdème.

Certes, il est impossible de tirer des conclusions définitives de ces premiers essais, qui sont plutôt l'indication d'une méthode à suivre ; ces expériences devront être reprises, et dans des conditions variées, afin de bien établir leur signification réelle ; mais, tels quels, ces résultats nous ont paru intéressants et dignes de fixer l'attention.

VI

Les considérations expérimentales sur lesquelles nous venons de nous étendre et qui font de l'œdème aigu quelque chose de bien à part, un syndrome clinique ayant une signification bien spéciale, suffisent largement pour justifier la conception que, dès la première partie du siècle écoulé, les savants comme Laënnec ou Andral avaient eue du phénomène.

Très nettement distinct de l'œdème chronique, passif, ou par stase, au point de vue étiologique, symptomatique et pathogénique, l'œdème aigu fluxionnaire se caractérise encore par son pronostic tout particulièrement grave, au point que quelques heures suffisent pour déter-

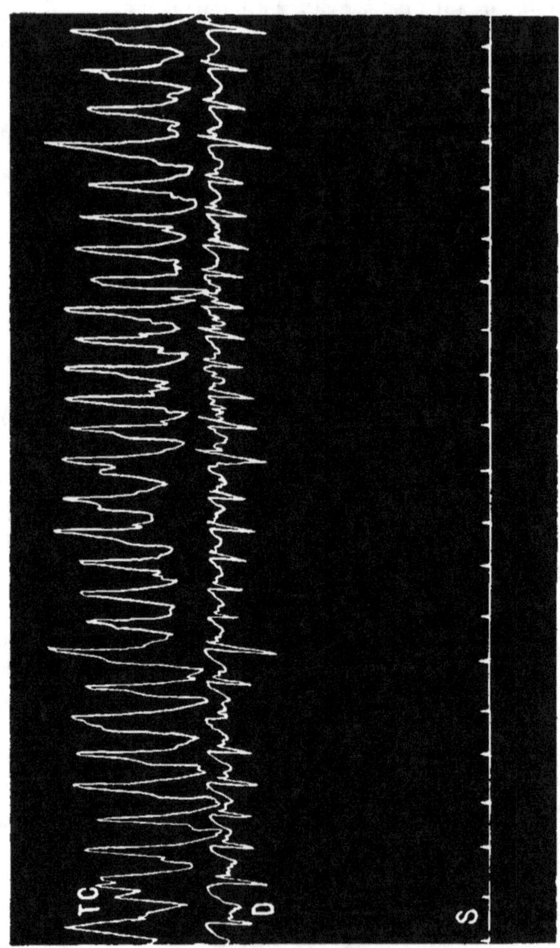

Fig. IV. *Exp. du 5 juillet 1900*. — Montrant l'influence d'une poussée intense d'œdème aigu du poumon, sur la courbe diaphragmatique. A mesure que l'œdème s'accentue, on voit la ligne générale des mouvements du diaphragme il s'élever progressivement abaissement du plan musculaire et les excursions respiratoires devenir moins étendues diminution de la ventilation pulmonaire. Sur ce tracé, les excursions respiratoires sont considérablement réduites, alors qu'au début de l'expérience elles étaient aussi étendues que les oscillations de la pression carotidienne T C.

miner la mort. Il existe même une forme foudroyante (cas de Lund, Jaccoud, Potain) dans laquelle la mort se produit par asphyxie et avant que l'expectoration séro-sanguinolente ait eu le temps de se produire; le coup de l'œdème ayant entraîné une inondation séreuse assez intense pour supprimer du même coup le poumon sanguin (par compression , le poumon aérien (par obstruction alvéolaire suivant Traube), et tarir en fin de compte les échanges nécessaires à la vie.

Il y a lieu de faire remarquer à ce sujet que le mécanisme de la mort n'est pas toujours celui qu'avait admis Traube, car les expériences de Grossmann ont bien établi que la congestion pulmonaire expérimentale, qui aboutit à l'œdème et qui s'accompagne du *pouls pulmonaire* avec allongement des capillaires alvéolaires, entraîne très nettement une *augmentation de la capacité respiratoire*. L'asphyxie résulterait surtout de la crampe des fibres musculaires de l'appareil bronchique et de la rigidité pulmonaire qui s'oppose à son expansion, et, de ce fait, à la ventilation pulmonaire. Nous avons plusieurs fois constaté nous-même cette rigidité du parenchyme pulmonaire avec défaut d'expansion se traduisant sur les tracés de la courbe diaphragmatique par le *raccourcissement des excursions respiratoires*. (Voir tracé IV.)

Mais les choses n'évoluent pas toujours avec la même gravité. Dans les formes subaiguës ou partielles, la résolution du mouvement fluxionnaire se fait parfois spontanément. Ailleurs, et c'est surtout dans l'intoxication brigthique ou dans la goutte que le phénomène peut s'observer, sous l'influence d'une poussée viscérale nouvelle et qu'on pourrait qualifier de *métastatique*, l'œdème pulmonaire est susceptible de s'éteindre brusquement pour être remplacé par une manifestation d'un ordre nouveau, une péricardite brigthique par exemple, ainsi que nous en avons dernièrement relevé une très remarquable observation. D'autres fois, dans le cas d'œdème réflexe principalement, la détermination pulmonaire peut s'effacer sous le coup de la disparition spontanée ou provoquée de la localisation morbide primitive, source du réflexe vaso-dilatateur qui a entraîné la suffusion œdémateuse dans le poumon, la ponction d'un abcès interlobaire par exemple. Toutefois, il y a lieu d'être très circonspect dans l'appréciation des accès atténués ou de gravité en apparence mitigée; car il existe des formes à rémission temporaire, ou *à répétition*, et souvent une amélioration ne semble se produire que pour être suivie bientôt d'une rechute plus intense et fatale. Ces accès réitérés ont été bien observés et décrits par Huchard, Dieulafoy, Renaud, Rigal, Poulain et Brault. Quant à spécifier avec certitude quelles sont les circonstances étiologiques qui commandent au degré de plus ou moins grande gravité de l'accès, il est assez difficile de se prononcer; j'ai cependant, pour mon compte, une certaine propension à admettre que c'est le *degré de l'insuffisance rénale qui règle la gravité de l'accès*; cette opinion me semble non seulement résulter des faits dont j'ai été personnellement le témoin, mais encore de nombreuses observations publiées jusqu'ici et qu'il m'a été donné de compulser.

Lorsque la crise doit évoluer vers l'issue fatale, les accidents s'accentuent du côté de la circulation périphérique, la pression artérielle s'abaisse progressivement, le pouls devient de plus en plus petit et s'accélère; les irrégularités se multiplient, la cyanose apparaît et enfin le cœur cesse de battre. Il s'arrête généralement en systole, et cette tétanisation du ventricule gauche n'est pas, il faut bien l'avouer, sans donner une certaine apparence de logique à la doctrine de Grossmann.

D'ailleurs, l'évolution des troubles circulatoires dans les cas d'œdème expérimentalement réalisés concordent absolument avec ceux que nous révèle l'observation clinique. Dans tous nos tracés nous assistons à cette chute progressive, croissante de la pression carotidienne, laquelle peut tomber à un degré inférieur à celui de la pression auriculaire gauche ou de l'artère pulmonaire.

Si donc nous n'avons pas enregistré ces grosses élévations de pression intra-auriculaire gauche dont parle Grossmann, tout au moins devons-nous insister sur cette rupture d'équilibre entre la pression périphérique et la pression intra-auriculo-ventriculaire gauche, que nous avons plus particulièrement signalée dans le chapitre précédent. Peut-être ce fait a-t-il une importance digne d'être notée.

La gravité de l'œdème aigu du poumon n'est pas seulement subordonnée à la cause même qui en a provoqué l'apparition; elle dépend encore de la rapidité avec laquelle le diagnostic aura été posé et de la décision apportée par le médecin dans son intervention. Aussi importe-t-il de poser ce diagnostic d'une façon précise et de ne pas s'égarer dès le début sur les différents troubles cardio-pulmonaires qui peuvent donner le change avec la crise d'œdème aigu.

Marfan a bien exposé, dans son article du *Traité de médecine*, 1895, les différents éléments de ce diagnostic différentiel, en montrant combien, au point de vue pratique, il était important de ne confondre l'œdème aigu du poumon ni avec l'accès d'asthme, ni avec l'embolie pulmonaire, ni avec la crise d'angine de poitrine. Sans doute, lorsqu'on a pour se guider, avec la dyspnée angoissante et paroxystique, l'expectoration caractéristique, l'embarras est bien vite dissipé; mais il faut songer aux cas, assez rares il est vrai, où l'expectoration est absente; et alors, en plus des caractères cliniques servant à différencier ces diverses variétés morbides, comme l'absence de dyspnée dans l'angine de poitrine, c'est aux caractères mêmes des râles, à leur absence de déplacement dans les quintes de toux, à un bruissement respiratoire spécial déjà indiqué par Laënnec et Oppolzer et accompa-

gné parfois d'un peu de bronchophonie, qu'on demandera la confirmation du diagnostic, surtout, si, au niveau du foyer maximum des râles
perçus par l'oreille, la percussion se présente avec ce caractère *para-
doxal* que Hertz avait signalé depuis dix ans déjà, et qui consiste en
l'existence d'une zone plus sonore au niveau du tissu pulmonaire
œdématié.

Cette *percussion paradoxale*, sur laquelle Huchard est revenu plus
récemment, a sa raison d'être dans l'emphysème suraigu, qui entoure
et enveloppe les zones de congestion et d'œdème devenues imperméa-
bles à l'air. Il est facile d'ailleurs d'assister, chez les animaux, à ce
développement de l'emphysème compensateur collatéral : à mesure
que l'infiltration séreuse se produit, donnant lieu à ces taches irrégulières violacées qui se dessinent à la surface du poumon, on voit à
chaque inspiration des bulles de tissu pulmonaire dilaté venir saillir
autour des zones atélectasiées, qui ne se déplissent plus, même sous
l'effort d'une respiration artificielle énergiquement pratiquée.

VI

Le mécanisme intime de l'œdème aigu du poumon, incertain jusqu'ici sur certains points, en tout cas vivement discuté, ou contradic-
toirement interprété par des expérimentateurs également habiles et
autorisés, n'a pas toujours permis l'application d'une thérapeutique
exclusivement pathogénique. Aussi, dans l'intervention du médecin au
lit du malade, il y a incontestablement lieu de réserver une bonne part
aux enseignements de l'expérience.

C'est elle qui a démontré, en effet, *que la saignée* était le moyen de
choix à apporter à cette complication redoutable, moyen suprême et
capable de conjurer l'issue fatale dans les cas parfois les plus graves,
à condition toutefois d'être pratiquée de bonne heure et sitôt le diagnostic porté. Mais il faut bien reconnaître qu'ici l'expérience clinique
se trouve absolument d'accord avec nos conceptions étiologiques et
pathogéniques et surtout avec l'idée de toxémie préalable, que nous
admettons sans arrière-pensée comme la cause indispensable du coup
d'œdème pulmonaire aigu.

En soustrayant à la circulation générale une certaine quantité de
substances toxiques (57 grammes de sang enlèvent, d'après Bouchard,
50 centigrammes de substances extractives, soit le seizième de la
masse totale éliminée par l'urine en 24 heures : en diminuant la tension dans les cavités droites et par conséquent en favorisant la circulation cardio-pulmonaire, la saignée peut, d'une part, diminuer le

spasme du cœur, provoqué par l'accumulation des substances toxiques, et de l'autre rendre plus faciles les contractions des cavités gauches, qui, n'ayant plus à se contracter désormais sur une masse sanguine hypertendue, se vident plus aisément.

La saignée enfin protège les parties restées saines du parenchyme pulmonaire, contre l'inondation séreuse, en diminuant l'afflux du sang gêné dans son écoulement au niveau des zones envahies.

Tous les cliniciens sont d'accord sur ce point, et la saignée peut et doit être pratiquée, malgré la faiblesse apparente du pouls, ses irrégularités, et la pâleur souvent extrême du malade : il faut procéder largement et soustraire en moyenne de 300 à 400 grammes de sang.

L'intervention du système nerveux et surtout du plexus cardiaque, souvent directement intéressé par la péri-aortite, l'endocardite valvulaire ou même la coronarite, ou indirectement mis en cause par une excitation périphérique plus ou moins distante (pleurésie interlobaire, excitation intestinale ou utérine), légitime la révulsion sur les troncs nerveux ou le plexus cardiaque. On a recommandé aussi la *galvanisation du vague*, sans doute dans l'espoir de faire cesser, en excitant ses propriétés phrénatrices, l'état spasmodique supposé des cavités gauches. Nous n'avons pas eu à recourir à ce genre d'intervention, et il nous est difficile de le juger.

Quant à la médication interne, elle est encore des plus indécises ; et si parfois telle ou telle intervention médicamenteuse semble avoir produit des effets utiles, c'est plus en modifiant un symptôme associé ou secondaire de l'accès d'œdème aigu, qu'en s'adressant à la source même du mal à combattre. On avait songé un instant que *l'atropine*, dont les propriétés antidotales par rapport à la muscarine sont bien connues, serait d'un précieux secours dans la crise d'œdème aigu (Grossmann, Huchard). — on a dû renoncer à son emploi, qui n'a donné que des résultats nuls, en tout cas infidèles.

Toujours en partant de l'idée d'une tétanisation aiguë du ventricule gauche, on avait pensé aussi qu'une vaso-dilatation intense produite à la périphérie pourrait vaincre le spasme ventriculaire et rétablir l'équilibre circulatoire dans le réseau pulmonaire. Mais le nitrite d'amyle, à qui on avait songé à s'adresser pour obtenir ce résultat, est susceptible de produire corrélativement de l'œdème pulmonaire et devient en fait inutilisable.

C'est pour parer à cet inconvénient que Winckler[1], dans un travail tout récent et très minutieux, a étudié le *nitrite d'amyle oxycarboné*.

1. Société de médecine de Berlin, séance du 14 janvier 1900.

Ainsi modifié, le poison n'a plus d'influence sur la circulation pulmonaire où il ne détermine plus de suffusions œdémateuses. Le médicament conserve son action vaso-dilatatrice périphérique sans entraîner de congestion intense de la face et il augmente l'énergie contractile du cœur, et cela sans favoriser la transformation de l'hémoglobine en méthémoglobine. Il est possible que dans l'avenir on puisse tirer d'excellents effets de ce genre d'intervention ; pour le moment, la difficulté de se procurer un pareil produit rend les essais très difficiles et ne permet guère d'apprécier utilement le procédé.

L'acide carbonique administré par la voie rectale, suivant la méthode de Bergeon, nous a donné une fois un succès très remarquable. Il s'agissait d'un œdème suraigu généralisé, chez une jeune fille atteinte de rhumatisme articulaire aigu, avec gros cœur, endocardite aortique, anurie et albuminurie massive : la malade était dyspnéique à l'extrême, asphyxiante, une pluie de râles fins s'entendait du sommet à la base des deux poumons ; le pouls était filant, malgré une hypertrophie ventriculaire énorme. Nous fûmes assez heureux pour voir, au bout de deux heures, à la suite d'une application de ventouses scarifiées sur le thorax et surtout de l'administration, à deux reprises, de cinq litres d'acide carbonique en lavement, la dyspnée se calmer, le cœur se relever, et le danger, qui paraissait imminent, définitivement écarté. C'est sans doute en agissant sur le centre respiratoire et en *augmentant la ventilation pulmonaire*, que l'acide carbonique ainsi administré a pu entretenir pendant un certain temps l'hématose pulmonaire et permettre à la malade d'attendre la fin de sa crise sans défaillance.

Un certain nombre de médicaments ont été recommandés encore comme d'utiles adjuvants de la saignée, *qui doit rester toujours la suprême ressource* : le *strophantus* (Mac Grégor) en cas de défaillance avérée du cœur, l'*ergot de seigle* (Renaut), l'*ipéca* dans les cas où l'œdème est greffé sur un état catarrhal ancien des voies respiratoires (Huchard), et surtout l'*apomorphine* dont l'action vomitive est rapide, si l'on a recours à l'administration sous-cutanée, la strychnine aussi en injections hypodermiques, s'il y a menace de parésie des muscles bronchiques et plus particulièrement du diaphragme (Fouineau). C'est là une question d'opportunité et d'indication seconde, à apprécier et à remplir.

En tout cas, il est un fait que personne ne nie maintenant, ce sont les dangers de la morphine, dangers que Brouardel a plus spécialement mis en lumière et qui doivent faire aujourd'hui proscrire définitivement le médicament dans l'espèce.

Il est un certain nombre d'autres procédés auxquels on a fait appel dans les cas désespérés, et qui auraient entre les mains de leurs auteurs donné des résultats favorables. La ponction de l'oreillette droite, pratiquée à l'aide d'une aiguille fine dans le quatrième espace intercostal droit, dans le but de décongestionner rapidement les cavités droites distendues à l'extrême, a été réalisée avec succès par Wisbrok, par Lévy, et trois fois par Dana (1885). Sahli, d'autre part, a fait la trachéotomie, puis, introduisant par la plaie trachéale, jusque dans les bronches encombrées, un tube de caoutchouc souple, il a fait l'aspiration du liquide accumulé et obstruant le champ respiratoire. Cette méthode aurait donné quelques succès. Mais, sur ces divers procédés, que nous ne mentionnons que pour mémoire et dans le but surtout d'être complet, nous n'avons aucune expérience personnelle. Nous les signalons néanmoins à l'attention des cliniciens, peut-être pourront-ils rendre quelques services dans une affection aussi grave, très souvent rapidement mortelle, et où les interventions les plus hardies semblent pouvoir être légitimement autorisées.

DISCUSSION

DE L'ŒDÉME PULMONAIRE AIGU
par M. HUCHARD
(de Paris).

A trois reprises différentes, après Andral qui dès 1857 donna le premier une bonne description de l'œdème aigu du poumon, après Bouveret dont le travail paru en 1890 fait autorité au double point de vue clinique et pathogénique, j'ai étudié cette question (*Société médicale des hôpitaux*, 1890; *Revue internationale de médecine*, 1895; *Académie de médecine*, 1897). Je pourrais donc me dispenser de prendre la parole dans ce débat, d'autant plus que les conclusions expérimentales de l'un des rapporteurs, M. Teissier (de Lyon), reproduisent et confirment absolument les idées pathogéniques que j'ai émises à ce sujet. C'est donc l'observation clinique qui a ouvert la voie, et l'expérimentation, qui est une observation provoquée », comme l'a dit Cl. Bernard, a donné gain de cause à la clinique.

Je n'ai pas à répondre au rapport intéressant de M. Masius (de Liége) ni au savant rapport de M. Basch (de Vienne), celui-ci émettant des idées théoriques qui attendent encore leur sanction pratique. Je répondrai seulement à M. Teissier qui me permettra de rectifier deux légères inexactitudes.

Tout d'abord, je crois qu'il y a lieu de faire une distinction entre la congestion aiguë du poumon telle qu'on l'observe dans le rhumatisme articulaire aigu et dont la thèse oubliée de Houdé en 1861 donne de beaux exemples, et l'œdème aigu du poumon qui est, à proprement parler, un œdème aigu associé à un élément congestif indiscutable, d'où le nom d'*hémo-œdème* qui lui conviendrait. La preuve que ces deux éléments — congestifs et œdémateux — sont associés nous est fournie par l'anatomie pathologique d'abord et par la clinique ensuite. « Souvent — comme je l'ai répété dans mes trois mémoires consécutifs — l'expectoration est de coloration rosée, d'apparence *saumonée* tout à fait caractéristique, ce qui indique l'adjonction d'un élément congestif à la fluxion œdémateuse. » Voilà ce qui distingue l'œdème aigu, ou plutôt l'hémo-œdème aigu du poumon, de la congestion pulmonaire suraiguë du rhumatisme (où il n'y a que de la fluxion sanguine) et de l'expectoration albumineuse après thoracentèse (où la fluxion œdémateuse est prédominante, le plus souvent sans association de congestion pulmonaire).

M. Teissier reconnaît à l'œdème pulmonaire une origine mixte (par infection, intervention nerveuse, troubles mécaniques), et il me range à tort parmi les partisans exclusifs de la « théorie névro-motrice ». Or, pour démontrer que telle n'est pas mon opinion, il me permettra de reproduire plusieurs passages de l'un de mes travaux.

« La filiation pathogénique est donc celle-ci : troubles de l'innervation cardio-pulmonaire par péri-aortite ; augmentation considérable de la tension vasculaire dans la petite circulation ; insuffisance aiguë ou rapide du ventricule droit.

« .... Nous avons insisté sur l'élément *mécanique* (hypertension pulmonaire et insuffisance subite du ventricule droit), sur l'élément *nerveux* favorisé souvent par la péri-aortite et la péricardite de la base. Il faut ajouter encore l'élément *toxique* qui certainement joue un rôle en portant son action sur les nerfs et en mettant le système vasculaire « en instance d'œdème », selon la judicieuse expression de J. Renaut (de Lyon). Voilà une pathogénie certainement très complexe, et cela très heureusement, ajouterai-je ; car la réunion nécessaire de tous ces éléments pathogéniques explique et assure l'infréquence relative de l'accident dans les néphrites.

« Les indications thérapeutiques s'inspirent des trois faits suivants que l'étude pathogénique nous a enseignés :

« 1° Énorme hypertension pulmonaire, affaiblissement subit ou rapide de l'organe compensateur, du ventricule droit vaincu par cette hypertension (élément *mécanique*) ;

« 2° Imperméabilité rénale très fréquente avec intoxication consécutive de l'organisme (élément *toxique*). »

Voilà ce que je disais en 1890 et ce que je répétais encore plus expressément en 1897 à l'Académie de médecine, en m'appuyant seulement sur les enseignements de la clinique. Or, notre collègue de Lyon arrive, par l'expérimentation, à une conclusion absolument semblable exprimée en termes presque identiques. « De quelque côté qu'on se retourne, dit-il, à quelque catégorie d'œdème aigu que l'on s'adresse, on retrouve partout et toujours la même trilogie de conditions génératrices, à savoir la *toxi-infection*, les *accidents nerveux* et les *troubles mécaniques*. » Il ajoute encore, en s'appuyant sur d'intéressantes expériences, que des troubles mécaniques passagers, seuls, quoique violents, sont insuffisants pour provoquer de l'œdème pulmonaire ; qu'une lésion nerveuse, seule, est incapable de le réaliser ; que, pour le produire, « il faut faire intervenir une intoxication préalable ». C'est là une démonstration éclatante, par l'expérimentation, des faits que la clinique nous avait appris, dix ans auparavant.

« Cette notion pathogénique, ajoute notre collègue, paraît d'autant plus rationnelle qu'elle nous apporte une explication très vraisemblable de ces deux faits sur lesquels nous avons dû insister : 1° la *prédilection de l'œdème aigu pour les cas de mal de Bright avec rein scléreux*, c'est-à-dire alors que chez le même sujet se trouvent réunis l'auto-intoxication, les désordres mécaniques (hypertension) les altérations nerveuses (péri-aortite et excitation du plexus cardiaque), et 2° *sa rareté dans la néphrite épithéliale pure*, où ces trois facteurs pathogéniques sont en général écartés. »

Je suis encore très heureux de rappeler que j'étais arrivé aux mêmes conclusions. L'œdème aigu du poumon, disais-je (*Académie de médecine*, 27 avril 1897), ne se rencontre jamais ou presque jamais dans le gros rein blanc (néphrite épithéliale de Teissier), mais dans la néphrite artérielle interstitielle (mal de Bright avec rein scléreux de Teissier) où la lésion rénale, la péri-aortite, les phénomènes mécaniques d'hypertension se réunissent pour produire l'œdème aigu du poumon.

Nous ne saurions donc trop remercier et féliciter M. Teissier (de Lyon) de ses efforts persévérants, de ses expériences multipliées qui ont contribué à confirmer une fois de plus les conclusions très nettement établies par la seule clinique. « L'hypothèse expérimentale — a dit Cl. Bernard — n'est que l'idée scientifique, préconçue ou anticipée. » Pour cette fois (et peut-être pour d'autres fois), l'opinion de notre grand physiologiste ne s'est pas réalisée : ici, c'est l'observation clinique qui a été l'idée scientifique, « anticipée ».

Comme il est entendu que nous sommes toujours du même avis, nous devions arriver aux mêmes conclusions thérapeutiques et affirmer qu'une large *saignée* générale hâtivement prescrite, constitue le moyen le plus sûr d'enrayer les accidents et de prévenir une terminaison mortelle. Sur ce point tous les auteurs, même ceux qui nous ont précédés, sont du même avis. Quant aux dangers de la *morphine* que notre collègue a signalés après d'autres, ils sont réels, quoique très exagérés. Je lui en signale deux autres qu'il a omis : 1° le danger des *résicatoires* qui peuvent contribuer, en fermant le rein, à augmenter l'élément toxique ; 2° le danger des *iodures*, capables de déterminer par eux-mêmes des fluxions œdémateuses, la thérapeutique pouvant devenir ainsi la complice de la maladie.

M. Dieulafoy. — Je ne saurais accepter la théorie de M. Huchard sur la pathogénie de l'œdème pulmonaire aigu. Que, dans les cas d'artério-sclérose, le rein, le cœur et l'aorte jouent un rôle dans cette pathogénie, je n'en disconviens pas, mais j'affirme que les désordres des reins, à eux seuls, et la toxémie qui en est la conséquence peuvent engendrer des crises d'œdème aigu typique du poumon. Cela est surtout frappant dans l'histoire de la néphrite syphilitique, et j'en ai rapporté plusieurs exemples.

Des individus jeunes, non athéromateux, non cardiaques, prennent la syphilis et, de ce chef, présentent des lésions de dégénérescence rénale. A part l'albuminurie, leur maladie paraît simple. Tout à coup, éclate un grand accès de dyspnée, à forme foudroyante, avec irruption de râles fins dans la poitrine, catarrhe suffocant et mort.

On fait l'autopsie : les vaisseaux sont sains, le cœur normal, l'aorte non athéromateuse ; le rein seul est atteint de néphrite parenchymateuse et les poumons sont gorgés d'œdème. Que conclure de ces faits, sinon que la suppression du filtre rénal, en accumulant les poisons dans l'organisme, réalise à elle seule les conditions voulues pour faire de l'œdème pulmonaire ?

M. HUCHARD. — Je répondrai deux mots seulement à M. Dieulafoy : il prétend que l'élément toxique seul, que la lésion rénale seule, est capable de produire l'œdème aigu du poumon. En nous appuyant sur l'observation clinique d'abord, sur l'observation expérimentale ensuite, nous avons et maintenons une opinion très différente, et nous affirmons que le « brightisme », à l'importance duquel Bright lui-même n'avait pas songé, est une conception très insuffisante, quoique de plus en plus envahissante, pour donner la pathogénie d'un grand nombre d'accidents. Il n'est pas possible, je le répète, que, seule, la lésion rénale, le « brightisme », puisse produire l'œdème aigu du poumon, puisque celui-ci survient dans une forme de mal de Bright (rein scléreux) où les œdèmes sont relativement rares et peu accentués, et qu'il ne survient presque jamais dans une forme de mal de Bright (néphrite épithéliale) où les œdèmes sont fréquents et même généralisés.

Dans une discussion, on ne parvient jamais à se convaincre par des paroles. Je n'ai pas convaincu M. Dieulafoy ; il ne me convaincra pas davantage. Ce sont les *faits* cliniques et expérimentaux qui nous donnent raison, pour le présent comme pour l'avenir.

M. DIEULAFOY. — Ce sont précisément des faits que j'apporte : mes malades atteints de néphrite syphilitique ont été très soigneusement autopsiés, et nous n'avons trouvé aucune lésion, ni du cœur ni de l'aorte. Le rein seul était en cause.

ŒDÈME PULMONAIRE ET URÉMIE

par M. le docteur Pierre MERKLEN.

Médecin de l'hôpital Laënnec.

L'œdème pulmonaire aigu est la conséquence habituelle d'états toxémiques et sa cause la plus commune est la néphrite interstitielle chronique ou l'artério-sclérose du rein. Cette étiologie générale est incontestée, mais elle ne résout qu'en partie la question pathogénique, et l'on peut toujours se demander comment agit l'insuffisance rénale, si c'est directement, par une influence directe des poisons sur la circulation pulmonaire, ou indirectement en provoquant la défaillance du cœur. J'ai été amené à penser, en relevant les observations jusqu'ici publiées, et en analysant attentivement un cas récent, que l'œdème pulmonaire peut être une conséquence directe de l'insuffisance rénale et de l'urémie, au même titre que l'œdème cérébral, que ce n'en est pas toujours une détermination isolée, et que la toxémie peut donner naissance en même temps à des poussées phlegmasiques du côté des poumons, des séreuses et même du myocarde.

Je viens d'observer un malade âgé de 56 ans, ancien syphilitique, alcoolique et paludique, pris de grippe au mois de janvier, et, au décours de cette maladie, de céphalée, de bouffissure de la face, de dyspnée avec abondante albuminurie. Entré dans mon service le 16 février, il présentait tous les signes d'une néphrite interstitielle chronique avec poussée aiguë de néphrite parenchymateuse : polyurie avec albuminurie abondante à 5 grammes par litre, hypertrophie ventriculaire gauche et bruit de galop de Potain, hypertension artérielle à 25, oligurie et faible densité des urines. Le malade se trouvait soulagé par la diète lactée quand, pris d'une faim dévorante, il mange en cachette, le 22 février au matin, un gros morceau de pain. Quelques heures après, il était pris subitement, pendant la visite et sous mes yeux, d'une dyspnée subite et intense, avec angoisse, sueurs du front, toux incessante mais sèche, impossibilité de parler autrement que par paroles entrecoupées, d'abord sibilances trachéo-bronchiques, puis bruit caractéristique de bouillonnement trachéal. Une large application de sinapismes, de ventouses sèches et de ventouses scarifiées, des injections sous-cutanées de caféine et d'huile camphrée firent avorter la crise : elle dura à peine une demi-heure. Or, pendant ce temps, la tension artérielle qui la veille était tombée à 22, grâce au régime lacté, s'était relevée à 25. Cette hypertension artérielle indiquait un surcroit de travail du ventricule gauche mais non sa défaillance : d'ailleurs s'il battait avec une fréquence exagérée, il se contractait avec énergie et restait régulier. Par contre l'élimination urinaire s'était montrée particulièrement insuffisante la veille de l'accès. L'avant-veille, la quantité d'urine rendue avait été de 2 litres 5 4, avec une densité de 1009 et 6 grammes 1/2 d'urée par litre ; la veille elle était tombée à 2 litres avec une densité de 1008 et 1 gramme 56 d'urée par litre, soit à peine 3 à 4 grammes pour les 24 heures. Il est vrai que, le jour de l'accès, il y avait eu de nouveau 2 litres 1/2 d'urine, avec 16 grammes d'urée pour les 24 heures, mais en considérant surtout leur pauvreté de la veille, cela faisait une élimination des plus imparfaites. L'exploration comparée de la circulation et de la fonction rénale plaidait donc pour l'origine toxique de la crise de congestion œdémateuse des poumons. Celle-ci laissa à sa suite un petit foyer de broncho-pneumonie de la base droite qui se manifesta le lendemain et les jours suivants par un souffle tubaire entouré d'une zone de râles crépitants fins.

Pendant les jours qui suivirent, le malade sembla se trouver mieux ; la tension artérielle n'était plus qu'à 21 ou 22, et grâce au régime lacté et à la théobromine la sécrétion rénale était meilleure : un jour même le dosage révéla 20 grammes d'urée et la densité urinaire s'était relevée à 1010. Mais l'albumine persistait à la dose moyenne de 2 grammes par litre et bientôt les crises d'œdème pulmonaire reparurent, toujours sans expectoration. Une première, dans la nuit du 9 mars, put encore être conjurée par une large saignée ; les jours suivants l'albumine augmente, montant à 4 grammes par litre et, le 13 mars, survenait une troisième attaque d'œdème aigu sans expectoration et avec véritable bronchoplégie contre laquelle la saignée et les injections d'éther, d'huile camphrée, de caféine se montrèrent impuissantes. Le 14 mars à la visite du matin, les bases pulmonaires étaient encombrées de râles sous-crépitants fins, le cœur restant fort et le pouls régulier, quoique fréquent. Le front était couvert d'une poudre blanche qui, à l'examen, était constituée par des cristaux de chlorure double de sodium et d'urée. Le malade mourut subitement de syncope à midi sous les yeux de mon interne, M. Janot, qui précisément prenait son pouls et qui put ainsi constater l'arrêt brusque des contractions cardiaques, sans aucune irrégularité ni défaillance préalable.

A l'autopsie, les deux poumons étaient le siège d'un œdème intense : de leur coupe, il ruisselait des flots de sérosité sanguinolente, et leur infiltration était totale. Quelques adhérences de la base droite et un petit foyer hépatisé de la grosseur d'un pois marquaient la place de la poussée circonscrite de broncho-pneumonie constatée pendant la vie.

Les reins présentaient les altérations typiques de la néphrite interstitielle chronique : ils pesaient 100 et 130 grammes ; leur capsule était adhérente, leur surface granuleuse, et la substance corticale était notablement réduite d'épaisseur. A l'examen microscopique, fait en collaboration avec mon chef de laboratoire, M. Rabé, nous pûmes constater, avec la destruction par atrophie scléreuse du plus grand nombre des glomérules et des tubuli contorti, l'obstruction par des exsudats granuleux et albumineux des canalicules encore conservés. La substance corticale était d'ailleurs parsemée de nombreux kystes microscopiques, et la plupart des artérioles étaient atteintes d'endartérite sténosante. Somme toute, il s'agissait, conformément au diagnostic posé pendant la vie, d'une néphrite chronique interstitielle compliquée d'une poussée récente de néphrite épithéliale aiguë dans les ventricules et les espaces sous-arachnoïdiens. Du côté du cerveau, on notait un œdème très marqué, avec liquide abondant.

L'aorte, les artères cérébrales, les artères rénales présentaient les lésions d'un athérome manifeste, sans destruction, ni sténose. Il n'existait pas de péri-aortite : d'ailleurs les altérations de l'aorte étaient peu profondes.

Le cœur était hypertrophié, pesant 550 grammes. A l'examen macroscopique, c'était un type de cœur rénal. L'hypertrophie portait sur les deux ventricules, mais particulièrement sur le ventricule gauche dont la paroi avait une épaisseur de 2 centimètres ; la cloison interventriculaire, très épaissie, semblait effacer complètement la lumière du ventricule droit. Le ventricule gauche lui-même n'était le siège d'aucune dilatation : son hypertrophie pouvait être dite concentrique. Il s'était évidemment arrêté en systole. L'oreillette droite seule était dilatée, remplie par un énorme caillot fibrino-cruorique ; en conséquence de la stase dont elle avait été le siège, le foie était lui-même volumineux, congestionné, pesant 1950 grammes.

L'examen histologique du myocarde nous révéla des lésions intéressantes et sur l'interprétation desquelles je reviendrai tout à l'heure. A relever d'abord l'absence d'endartérite des branches et des rameaux des artères coronaires dont les parois ne présentaient pas d'ailleurs de traces d'athérome, il existait par contre une hypertrophie notable de la tunique musculaire de tous les rameaux artériels du cœur. Le myocarde présentait des altérations interstitielles et parenchymateuses très prononcées ; toutes ses fibres étaient altérées, atteintes d'atrophie hyperplasmique et de dégénérescence granuleuse. Malgré cela, il n'existait que peu de dissociation segmentaire, mais il était aisé de constater en plusieurs points des foyers de véritables fragmentation ; à leur niveau les fibres présentaient des extrémités déchiquetées ou pénicilliées, séparées par une gangue souvent abondante de tissu mucoïde au milieu duquel pouvaient se voir de tout petits fragments isolés des cellules musculaires nettement reconnaissables. Les foyers de fragmentation se trouvaient seulement dans la couche sous-endocardique du myocarde, aussi bien dans le ventricule droit que dans le ventricule gauche, quoique plus marqués dans ce dernier. Quant aux lésions interstitielles, elles étaient diffuses, inter et intra-fasciculaires, caractérisées par un véritable œdème inflammatoire, avec exsudat fibrineux, mais surtout distension et néoformation de la gangue conjonctive partout à l'état mucoïde, enfin nombreuses cellules rondes particulièrement abondantes au voisinage des vaisseaux, réunies en amas nodulaires en quelques points des parois ventriculaires droites, et la stase y était plus accentuée qu'au niveau des parois ventriculaires gauches.

L'autopsie nous a donc révélé avec les lésions typiques et avancées de la néphrite interstitielle chronique des altérations secondaires et terminales multiples : œdème pulmonaire, petit foyer de broncho-pneumonie, œdème cérébral, œdème inflammatoire avec dégénérescence granuleuse et fragmentation du myocarde.

A première vue, les altérations du myocarde semblent au premier plan, et l'on peut se demander si elles n'ont pas été la cause directe de l'œdème pulmonaire. Cette hypothèse n'est pas admissible. Il n'existait pas pendant la vie de signe de défaillance cardiaque : le pouls était régulier et fort, quoique accéléré, pendant les crises d'œdème pulmonaire, et la tension artérielle, loin de s'abaisser, s'est élevée de 22 à 25 au sphygmomanomètre de Potain. L'hypertension artérielle a d'ailleurs été signalée par Bouveret et Huchard dans l'œdème pulmonaire aigu ; Sahli, Lenhartz, Romberg ont insisté de leur côté, sur le pouls plein et fort qui invite à la saignée. Avec cette hypertension, nous avons pu constater l'absence de toute dilatation appréciable du cœur gauche et la persistance de l'énergie de ses battements. La mort a été provoquée par une syncope ; mais elle a été instantanée, le pouls s'est arrêté brusquement sans faiblesse, ni irrégularité préalable. Enfin l'autopsie n'a pas montré de dilatation du cœur gauche, mais seulement de l'oreillette droite. Quant à la myocardite aiguë, elle intéressait également les deux ventricules, ce qui ne va guère avec les théories de leur dissociation d'action, par insuffisance ou spasme isolé du ventricule gauche.

Myocardite, bronchopneumonie, œdème pulmonaire et œdème cérébral ont été, somme toute, les déterminations simultanées de la toxémie urémique : leur association montre même la prépondérance de ce facteur étiologique et pathogénique. On sait la tendance aux phlegmasies du poumon et des séreuses dans l'insuffisance rénale. Pourquoi les poisons retenus dans le sang ne pourraient-ils être à la fois œdématogènes et phlogogènes? Il semble bien qu'il en ait été ainsi dans une observation de M. Huchard où une péricardite aiguë s'est développée à la suite d'une crise d'œdème pulmonaire, dans un cas analogue cité dans son rapport par M. J. Teissier, enfin dans un fait d'artério-sclérose du rein avec œdème pulmonaire puis péricardite que j'ai moi-même suivi. Qui ne sait d'ailleurs que l'œdème pulmonaire aigu des brightiques peut être fébrile? Cela vient encore à l'appui de cette double influence de la toxémie rénale. Elle est surtout à prévoir dans les états toxi-infectieux, quand l'œdème pulmonaire survient chez un brightique à l'occasion de quelque maladie infectieuse, grippe ou pneumonie.

L'œdème pulmonaire aigu des néphrites chroniques interstitielles paraît donc être un œdème urémique. C'est une véritable apoplexie séreuse du poumon comparable à l'apoplexie séreuse du cerveau ou à l'œdème cérébral subit des artério-scléreux brightiques. Il est possible et même vraisemblable que la localisation pulmonaire de la fluxion œdémateuse soit préparée par un certain degré de stase des poumons : mais la toxémie en est le facteur essentiel, sans qu'il soit possible de dire si elle agit directement sur les vaisseaux pulmonaires ou sur leur innervation. Le rôle accessoire mais réel du système nerveux est d'ailleurs bien établi par l'influence des causes occasionnelles du coup d'œdème pulmonaire : les écarts alimentaires, le froid, les émotions.

DU FOIE DANS LES ANÉMIES

par MM. GILBERT et GARNIER

L'anémie est un état morbide variable et nous avons pu dans un travail antérieur[1] distinguer une anémie totale où l'appauvrissement du sang frappe également tous ses éléments, et des anémies partielles; celles-ci se divisent elles-mêmes en anémies cruoriques ou globulaires où la diminution atteint à la fois les globules rouges et blancs ou l'un seulement de ces deux éléments (anémie hématique, anémie leucocytique), et en anémies liquoreuses parmi lesquelles on distingue l'anémie aqueuse, et l'anémie séreuse. On conçoit que suivant la variété de l'anémie l'état des organes sera différent; le foie en particulier ne se comportera pas de même s'il s'agit d'une anémie globulaire ou d'une anémie totale. Mais le mécanisme par lequel s'est produite l'anémie n'est pas sans avoir aussi une influence considérable sur la texture et le fonctionnement des viscères et le foie réagira différemment si le sang est soustrait à l'organisme ou si au contraire la destruction a lieu à l'intérieur même de l'économie. Il ne faut donc pas s'attendre à rencontrer un type unique de foie anémique; il y en aura autant de variétés qu'il y de formes à l'anémie.

Parmi ces différentes variétés, deux commencent à être connues. Dans la chlorose, les recherches de l'un de nous faites en collaboration avec M. Castaigne[2] ont montré qu'il y avait une insuffisance hépatique

---

1. A. GILBERT et M. GARNIER. De l'anémie séreuse. (Société de Biologie, 29 janvier 1898.)

2. A. GILBERT et J. CASTAIGNE. Du chimisme hépatique dans la chlorose. (Société de Biologie, 15 avril 1899.)

partielle ou complète, dont la cause principale paraît être l'irrigation défectueuse de l'organe comme l'a montré un de mes élèves Mlle Tarkhaniants[1] dans sa thèse.

Le foie de l'anémie pernicieuse progressive est bien différent de celui de la chlorose : ici il n'y a pas de signe d'insuffisance hépatique et l'examen nécropsique montre au contraire un foie hypertrophié dans sa totalité : c'est cette hypertrophie vraie sans dégénérescence aucune des cellules que nous avons désignée dans un précédent travail sous le nom d'hyperhépatie[2]. La seule modification que l'on rencontre parfois ici est l'accumulation du pigment ferrugineux ; il y a surcharge ferrique du foie mais sans altération du fonctionnement ni de la forme des cellules.

Nous avons cherché à déterminer quel était l'état du foie à la suite de l'anémie posthémorragique ; et pour avoir d'abord des cas simples, où le seul processus en cause soit l'hémorragie, nous avons eu recours à l'expérimentation.

Nos expériences ont porté sur 15 lapins et 2 chiens ; chacun des animaux a été soumis à des saignées plus ou moins abondantes et plus ou moins répétées. Nos lapins se divisent en 5 séries : les uns étaient saignés très souvent tous les deux ou trois jours. mais chaque fois on ne retirait qu'une quantité de sang minime, 5 à 10 centimètres cubes environ ; 2 lapins ont été traités de cette manière et ont été sacrifiés l'un après deux mois, le deuxième après huit mois ; un troisième lapin mourut après cinq mois et demi avec une infection pleurale et péricardique : il est donc à éliminer de notre statistique. Il est intéressant de noter que ces petites saignées sont compatibles avec une santé excellente de l'animal : le lapin qui survécut huit mois pesait 2100 grammes au début de l'expérience et 2700 à la fin, et il avait atteint un moment le poids de 2900 grammes. Chez les animaux jeunes elles permettent le développement : de nos deux autres lapins, l'un pesait 1450 grammes au moment de la première saignée : il atteignit 2800 grammes : puis maigrit par suite d'une infection surajoutée et mourut : l'autre en deux mois de temps passa de 1250 grammes à 1680 grammes. Les lapins de la deuxième série furent soumis à des saignées abondantes (20 à 40 cc) mais rarement renouvelées : parmi les 5 lapins de cette série, un est encore à éliminer qui succomba à une infection surajoutée (c'était notre premier opéré) : deux autres moururent spontanément au bout de vingt-huit jours et de deux mois :

---

1. Mlle Tarkhaniants, Étude du foie dans la chlorose. (Thèse de Paris, 1900.)

2. A. Gilbert et M. Garnier, De l'hyperhépatie dans l'anémie pernicieuse. (Société de Biologie, 29 juillet 1899.)

les saignées d'abord bien supportées déterminèrent bientôt un amaigrissement rapide et la mort ; enfin les deux derniers furent sacrifiés en bonne santé au bout de deux mois et de quatre mois. La troisième série comprend 4 lapins qui furent saignés tous les deux ou trois jours et chaque fois abondamment (20 à 40 cc.) ; la survie fut de 5 jours, 12 jours, 14 jours, 19 jours ; ici encore on observe souvent après les premières saignées une légère augmentation de poids, puis l'animal se met à maigrir et meurt. Enfin il faut mettre à part un dernier lapin qui mourut spontanément trois jours après une saignée de 25 centimètres cubes.

Nos saignées étaient faites soit à une veine de l'oreille, soit à une artère du cou ou des membres ; il est nécessaire d'opérer avec une asepsie parfaite, afin d'éviter l'infection qui a lieu facilement chez les lapins déjà affaiblis par des saignées nombreuses.

Aussi la saignée à l'oreille est-elle en général préférable à l'ouverture de vaisseaux profonds. En ayant soin de suspendre l'animal par les pieds, la tête en bas, on peut recueillir facilement une assez grande quantité de sang, surtout si, au lieu de se servir de la veine marginale, on ouvre la veine médiane et l'artériole qui l'accompagne ; on peut ainsi recueillir en peu de temps 40 à 50 centimètres cubes de sang.

Les résultats que nous avons obtenus diffèrent suivant la quantité de sang soustrait à l'expérience et surtout suivant la durée de l'expérience ; les lésions étaient en effet le plus marquées chez le lapin qui fut soumis pendant huit mois à de petites saignées rapprochées. Elles sont uniquement histologiques ; nous n'avons pas rencontré d'altérations macroscopiques ; le poids du foie ne nous a pas semblé sensiblement différent du poids normal ; l'aspect, la couleur n'étaient pas modifiés. Au microscope, les lésions sont très variables d'intensité, mais présentent dans leur nature une uniformité remarquable ; elles consistent en effet principalement en altérations cellulaires, atteignant surtout le protoplasma ; les cellules dans le cas typique présentaient l'altération connue depuis le travail de MM. Hanot et Gilbert[1] sous le nom de *tuméfaction transparente*.

Chez le lapin qui présentait les lésions les plus intenses, l'examen histologique montre que tout le parenchyme est en état de tuméfaction transparente. Les cellules sont toutes gonflées, augmentées de volume, pressées les unes contre les autres, si bien que la lumière des

_____

1. V. Hanot et A. Gilbert. Notes sur les altérations histologiques du foie dans le choléra à la période aiguë. (*Archives de physiologie*. 1er avril 1885.)

capillaires a disparu et que la disposition en trabécules radiées n'est plus reconnaissable. Le parenchyme semble formé d'une série de cellules disposées sans ordre, juxtaposées les unes aux autres : l'architecture du lobule hépatique a disparu. Chaque cellule est claire, le protoplasma est vitreux, non coloré : la périphérie seule a retenu la matière colorante, si bien que le contour cellulaire est toujours très net ; plus accentué même qu'à l'état normal. Dans l'intérieur du protoplasma on ne rencontre que quelques grains encore colorés : disposés en forme d'amas et quelquefois de traînées allant du noyau à la périphérie ; souvent il y a eu une couronne tout autour du noyau ; entre les grains on voit des espaces clairs, complètement transparents, paraissant comme gonflés et repoussant le protoplasma vers le bord. Le noyau est en général bien coloré ; il est parfois entouré d'une collerette de grains protoplasmiques que l'on voit facilement avec un grossissement fort. Très souvent il y a deux noyaux ; ils sont alors disposés côte à côte ; adossés l'un à l'autre ou même empiétant plus ou moins l'un sur l'autre ; ou bien ils ne se trouvent pas sur le même plan, et paraissent différemment colorés. En général, ces noyaux sont fortement teintés, et il n'est pas rare de rencontrer dans une cellule dont tout le protoplasma a subi la tuméfaction transparente, un ou même deux noyaux bien colorés, témoignant de la vitalité de la cellule. Mais il n'en est pas toujours ainsi : souvent les colorants laissent distinguer dans l'intérieur du noyau des nucléoles très foncés ; parfois le noyau tout entier est à peine visible, et on ne reconnaît plus son existence que grâce à un ou deux nucléoles encore fortement teintés ; rarement le noyau a complètement disparu, on n'en trouve plus trace même à un fort grossissement ; les bords de la cellule deviennent alors indistincts ; l'état de tuméfaction transparente est dépassé ; il y a une véritable nécrose cellulaire. Le tissu interstitiel du foie n'est pas resté indifférent devant cette transformation cellulaire si intense ; les espaces portes sont agrandis, contiennent beaucoup de leucocytes ; leurs angles se prolongent à travers le parenchyme sous forme de traînées leucocytaires allant rejoindre les angles de l'espace voisin ; les lobules se trouvent ainsi plus ou moins complètement circonscrits, et une cirrhose embryonnaire est dessinée. En dehors de l'espace et des traînées qui suivent les fissures de Kiernan, les leucocytes se réunissent parfois en plein parenchyme de manière à former des nodules leucocytaires analogues à ceux que l'on rencontre dans le foie infectieux. Les différents éléments de l'espace, artère, veine porte, canal biliaire, paraissent sains. Les veines portes avec les veines sus-hépatiques sont dilatées, et renferment souvent de nombreux globules rouges.

Un autre lapin soumis lui aussi à des saignées peu abondantes mais répétées, présentait les mêmes lésions mais beaucoup moins accentuées. Ce lapin avait été sacrifié après deux mois d'expérience, tandis que le précédent avait été conservé pendant huit mois. Ici aussi l'examen histologique, montre les veines dilatées; les leucocytes sont un peu augmentés de nombre dans les espaces, et réunis dans le parenchyme sans former de petits nodules, mais beaucoup plus rares que chez le premier lapin. Les cellules elles-mêmes sont beaucoup mieux conservées, et la plupart ont encore leur disposition radiée, et leur protoplasma granuleux : pourtant en certains endroits, à la partie moyenne d'un lobule et vers le centre, les cellules sont gonflées, se touchent, effacent la lumière des capillaires; le protoplasma présente des boules transparentes; les grains colorés sont repoussés à le périphérie, et le reste de la cellule est occupé par des espaces clairs, plus ou moins étendus. Le noyau est bien coloré; beaucoup de cellules en renferment deux; rarement il s'efface, ne retient plus que l'hématine et devient invisible. Ainsi nulle part on ne trouve de tuméfaction transparente totale des cellules, ce n'est que partiellement que le protoplasma a subi cette altération.

C'est encore la même lésion, la tuméfaction transparente que nous allons retrouver chez deux lapins soumis à des saignées abondantes et espacées. L'un d'eux surtout présentait des altérations remarquables. Les foyers de transformation cellulaire très abondants se rencontrent de préférence au voisinage de noyaux portes; plus rarement que les troncs au milieu du lobule ou même près de la veine sus-hépatique. Ils sont formés de cellules tuméfiées, ayant perdu leur coloration normale, et serrées les unes contres les autres. Ces cellules sont toutes ou presque toutes en état de tuméfaction transparente : le bord seul de la cellule est coloré et ressort nettement; le protoplasma est complètement vitreux et clair, le noyau est bien coloré. Mais parfois certaines cellules ne sont pas arrivées à cet état: elles sont gonflées, à bords nets, mais le protoplasma est encore un peu teinté, et n'a pas l'aspect vitreux. En d'autres points le processus est allé plus loin : il y a en effet des cellules en état de nécrose; le noyau disparait, le contour cellulaire s'efface, les grains protoplasmiques se dispersent, la cellule a disparu. Parmi les foyers de dégénérescence cellulaire, les uns renferment uniquement des cellules en état de tuméfaction transparente, d'autres des cellules tuméfiées, mais encore un peu colorées; d'autres enfin renferment à la fois des cellules tuméfiées et colorées, des cellules transparentes et de débris cellulaires. Ce sont donc bien là les 3 degrés d'une même altération : la cellule commence par se mufier: le protoplasma s'éclaircit, pendant que les grains protoplasmiques s'écartent et se déposent surtout à la périphérie; la cellule devient ainsi complètement transparente: puis si le processus va plus loin, le noyau disparaît, et le protoplasma se désagrège complètement. Au milieu de ces foyers on trouve quelques noyaux de leucocytes. Quant aux espaces portes ils présentent ici une altération d'un autre ordre: les canaux biliaires sont très dilatés, le tissu conjonctif épaissi; ce lapin semble porter d'anciennes lésions que l'on doit probablement rapporter à la coccidiose; si bien que l'on peut se demander si les foyers d'altérations cellulaires ne sont pas en rapport avec la lésion des canaux biliaires. En effet l'un de nous a décrit avec Dominici[1] des foyers de tuméfaction transparente au cours d'une angiocholite cholérique, mais alors les éléments nécrosés étaient constamment en rapport avec un espace porte qui souvent formait le centre de l'aire malade: ici au contraire les foyers sont irrégulièrement disséminés dans le lobule, plus souvent sans doute au voisinage de l'espace porte mais jamais en contact direct avec lui: enfin d'autres lapins présentent la même lésion des canaux biliaires, mais nous n'avons pas rencontré de foyers analogues. Il nous paraît donc logique de rattacher cette lésion aux saignées répétées qu'avait subies ce lapin.

L'autre lapin fut sacrifié au bout de quatre mois, il avait augmenté de 110 grammes, bien qu'on lui eût fait dans cet espace de temps 15 saignées et qu'on lui eût ainsi retiré 652 centimètres cubes de sang. Ici les lésions étaient plus diffuses: presque toutes les cellules étaient atteintes, le protoplasma présentait souvent des boules claires écartant les parois colorées: certaines cellules étaient en état de tuméfaction transparente: beaucoup avaient deux noyaux; enfin dans les espaces portes, les leucocytes étaient plus abondants qu'à l'état normal et il y avait quelques nodules lymphatiques disséminés dans le parenchyme.

Les deux derniers lapins de cette série ne présentaient que des lésions légères. L'un auquel on avait retiré 102 centimètres cubes en 4 saignées durant l'espace de vingt-un jours, se mit à maigrir à ce moment et mourut 7 jours après la dernière saignée. Ce foie montre seulement à l'examen histologique de petits foyers assez nombreux mais peu étendus et les cellules ont tendance à se confondre, les protoplasmas se touchent, oblitèrent les capillaires: les noyaux sont bien colorés. L'autre, qui perdit 200 centimètres cubes en 9 saignées dans l'espace de deux mois, fut sacrifié au moment où il maigrissait.

---

1. A. GILBERT et S. A. DOMINICI, Angiocholite et cholécystite cholériques expérimentales. (Société de Biologie, 15 janvier 1894.)

et il était redescendu au-dessous de son poids primitif; son foie montrait seulement un peu d'infiltration embryonnaire des espaces, un certain degré de dilatation des canaux biliaires; les cellules elles-mêmes paraissaient normales.

Notre troisième série comprend 4 lapins qui furent soumis à des saignées abondantes et répétées (20 à 40 cc. tous les deux jours); ici la survie fut en général très courte et les lésions peu marquées. Deux fois l'altération des cellules était diffuse, répandue à peu près uniformément dans tout l'organe; dans les deux autres cas au contraire, les cellules malades étaient réunies en foyers. Un lapin saigné deux fois, et mort aussitôt après la deuxième saignée, présentait seulement des lésions diffuses: nulle part il n'y avait de tuméfaction transparente, mais les cellules étaient plus claires que normalement, les grains protoplasmiques s'écartaient laissant la place à des boules incolores; les noyaux étaient toujours fortement teintés et les lésions étaient plus marquées au centre des lobules; autour des espaces portes les cellules étaient en général saines; les espaces offraient une légère infiltration leucocytaire et dans le parenchyme on voyait quelques nodules embryonnaires. Chez un autre lapin mort en douze jours, après qu'on lui eut soustrait 140 centimètres cubes en 5 saignées, l'examen histologique montre aussi que le protoplasma devient plus clair que normalement sans qu'il y ait en aucun point de tuméfaction transparente. Au contraire chez un troisième lapin qui succomba en dix-neuf jours après 7 saignées qui lui avaient soustrait 210 centimètres cubes de sang, le foie du poids de 76 grammes présentait seulement quelques foyers où les cellules étaient gonflées, irrégulièrement disposées, mais sans que le protoplasma fût altéré; la lésion dans ce cas paraissait donc tout à fait au début. Le deuxième lapin de cette série (159 cc. en 9 saignées, survie 14 jours) offrait des lésions plus marquées; il y avait en effet de véritables centres de nécrose cellulaire; ces foyers situés en plein lobule près de la veine sus-hépatique renfermaient des débris protoplasmiques, des restes de noyaux à peine teintés, et des leucocytes; dans le reste du parenchyme on ne trouvait que des lésions de coccidiose au niveau des espaces portes. Mais ce lapin avait présenté avant de mourir de la suppuration au niveau de ses plaies; faut-il attribuer une certaine part dans la génèse des lésions hépatiques à l'infection terminale? Il est possible qu'il en soit ainsi; remarquons pourtant que nous avons déjà trouvé des lésions en foyer chez un lapin de notre deuxième série, que dans ces foyers il y avait de la tuméfaction transparente à côté de cellules en voie de nécrose; et que la saignée seule est capable de déterminer de semblables lésions; de plus ces foyers nécrotiques étaient au voisinage de la veine sus-hépatique contrairement aux nodules infectieux qui se trouvent en général plus rapprochés des espaces portes.

Les deux chiens que nous avons mis en expérience nous ont montré des lésions semblables à celles que nous avons décrites chez les lapins. L'un de ces deux chiens saigné d'abord deux fois en mai, le 2 et le 5 mai, de 105 et 100 centimètres cubes, fut ensuite laissé au repos parce que la plaie avait suppuré légèrement; à partir du 1er juin, on reprit les saignées, et jusqu'au 11 juillet on lui retira 955 centimètres cubes de sang en 6 saignées; son poids resta 8 kg. 500, ce qu'il était au début. Il fut sacrifié le 18 juillet, 8 jours après la dernière saignée; son foie pesait 550 grammes et il présentait des plaques décolorées sur sa surface; l'examen histologique montre ici une très légère altération de cellules, disséminées dans tout le parenchyme: toutes les cellules en effet sont plus claires qu'à l'état normal, et le protoplasma présente parfois des boules incolores. Mais si de place en place on rencontre des ilots de tuméfaction transparentes: les cellules sont alors gonflées et se touchent, les noyaux bien conservés, le protoplasma complètement vitreux. Enfin on rencontre sur la coupe quelques petits amas leucocytaires irrégulièrement disséminés.

Notre deuxième chien fut saigné 5 fois seulement à trois jours d'intervalle, et on lui retira ainsi 885 centimètres cubes de sang; son poids, quand on le sacrifia trois jours après la dernière saignée, était descendu de 11 kilogrammes à 10 kilogrammes. Le foie pesait 295 grammes, sa coloration était normale : au microscope un certain nombre de cellules avaient subi la tuméfaction transparente, et on voyait des bandes claires sillonnant de-ci de-là les lobules.

Ainsi la lésion que nous avons rencontrée le plus souvent est la tuméfaction transparente; chez les deux chiens beaucoup de cellules hépatiques avaient subi cette transformation; parmi nos lapins, un présentait cette lésion également disséminée dans tout le foie: toutes ses cellules étaient transparentes; deux autres offraient seulement quelques cellules en état de tuméfaction transparente. Chez quatre autres une altération du protoplasma qui peut être regardée comme le début de la tuméfaction transparente; en effet le protoplasma se fragmentait en grains que séparaient des boules incolores: chaque cellule contenait une ou plusieurs de ces boules, et l'on comprend facilement que la confluence de ces zones vitreuses arrive à réaliser la tuméfaction transparente. Enfin parmi les 4 derniers cas, 5 fois il y avait des lésions cellulaires en foyers; dans un cas seulement le foie ne semblait pas présenter de lésions. Les altérations du foie que nous décrivons offriraient déjà un grand intérêt si elles se rencontraient uniquement chez les animaux, mais ce qui augmente encore leur importance, c'est que nous avons avons pu dans un cas les retrouver chez l'homme. Une jeune fille de seize ans et demi, atteinte de purpura hémorragique vint mourir à l'hôpital Broussais en décembre 1899; le début de l'hémorragie remontait à six mois. Le foie de cette malade pesait 1180 grammes et à l'examen histologique on reconnaissait l'existence d'une lésion de même nature que celle que nous avons décrite chez le lapin et le chien. En effet la plupart des cellules étaient atteintes mais d'une façon peu intense; il n'y avait en aucun point de tuméfaction transparente véritable, mais le protoplasma était clair et parsemé de boules vitreuses; les noyaux se coloraient bien. Ces lésions n'existaient qu'au centre des lobules, elles étaient le plus marquées autour de la veine sus-hépatique; là les cellules étaient gonflées; les capillaires diminués de volume, la travée avait perdu sa direction normale et se contournait sur elle-même, de plus les espaces portes étaient augmentés d'étendue, remplis de leucocytes, et leurs angles s'étendaient sous forme de traînées leucocytaires vers l'espace voisin; en certains points, les lobules étaient ainsi complètement circonscrits par les leucocytes. C'était donc la même lésion que celle qui existait chez la plupart de nos animaux. La tuméfaction transparente manquait, mais cet état n'existait chez ces animaux qu'après saignées importantes et répétées pendant longtemps. Bien que le début d'hémorragies remontât à six mois chez notre jeune fille, ce n'était que depuis quinze jours qu'elles étaient devenues véritablement inquiétantes (épistaxis, hématémèse, purpura : la mort eut lieu dans une syncope. On comprend facilement que les animaux qui résistent mieux aux hémorragies présentent des lésions plus intenses.

Les altérations du foie à la suite d'hémorragies abondantes et répétées ont donc un caractère de généralité remarquable; elles se rencontrent chez le chien et le lapin à la suite des saignées faites méthodiquement à ces animaux; elles peuvent se trouver aussi chez l'homme dans certains cas de purpura hémorragique; mais quoique certains cas établissent nettement l'existence de semblables altérations, de nouvelles recherches sont nécessaires chez l'homme. Ces lésions sont surtout cellulaires: l'altération du tissu conjonctif, l'affluence de leucocytes dans les espaces portes, la formation de nodules embryonnaires semblent ici dues à l'infection secondaire à l'altération parenchymateuse: les leucocytes viennent débarrasser le foie de fragments de cellules nécrosés. C'est le protoplasma de la cellule qui est atteint d'abord;

pendant longtemps le noyau est conservé et souvent on le voit bien coloré au milieu d'un protoplasma complètement transparent : il est fréquent aussi que la cellule malade contienne deux noyaux. Ainsi la vitalité de la cellule est pendant longtemps intacte : elle est même exaspérée comme le montre la fréquence des cellules à deux noyaux ; et nul doute que ces éléments ne puissent reprendre leur aspect normal si la cause morbide vient à être supprimée. Remarquons d'ailleurs que cette lésion même généralisée à tout l'organe est compatible avec la vie. et le lapin qui nous l'a présentée à l'état le plus complet paraissait bien portant quand nous l'avons sacrifié. Mais parfois l'altération va plus loin : le noyau qui était resté vivant et actif s'efface. et disparaît : les grains protoplasmiques qui s'étaient groupés à la périphérie ou autour du noyau se désagrègent ; la cellule est complètement nécrosée.

A quoi est due cette lésion ? Est-elle sous la dépendance de la contraction des globules. de la perte du sérum ou de la privation d'eau ? Il est difficile de le dire dès maintenant ; mais il est intéressant de remarquer que la tuméfaction transparente a été décrite pour la première fois par l'un de nous en collaboration avec Hanot, dans le foie de cholériques : et on sait que le choléra amène un épaississement du sang, une véritable anémie aqueuse. Bien d'autres causes sont capables d'agir sur le foie au cours du choléra, et il serait téméraire de vouloir rattacher l'altération qui nous occupe uniquement à la privation d'eau. sans tenir compte de l'intoxication : il nous suffit actuellement d'indiquer ce rapprochement. Dans l'anémie post-hémorragique. il est difficile aussi de décider quelle est la partie du sang dont la suppression a entraîné l'altération du foie. Il faudrait pouvoir soustraire à un animal séparément chaque élément constituant du sang pour déterminer lequel est indispensable au maintien de l'intégrité du foie. Des recherches ultérieures nous éclaireront peut-être sur la cause intime des lésions que nous décrivons aujourd'hui.

SUR LA FIÈVRE INTERMITTENTE HÉPATIQUE

par M. FRIEDEL PICK,

de Prague.

MESSIEURS,

J'ai choisi la fièvre intermittente hépatique comme sujet de ma communication au Congrès, surtout par ce motif que le nom et la définition de ce syndrome appartiennent à l'école française. Charcot, en 1875, a séparé de la fièvre hépatalgique, qui accompagne la colique hépatique, la fièvre intermittente hépatique avec ses caractères principaux : frisson, fièvre parfois rémittente, parfois intermittente et si régulière qu'on l'a pu confondre avec la fièvre paludéenne : il en a déjà cherché la cause dans la résorption d'un poison dérivant de la décomposition de la bile.

Cette conception prophétique, prouvée maintenant par la bactériologie moderne et mieux précisée par l'expression de fièvre bilioseptique de Chauffard, n'est pourtant pas encore admise par tout le monde, et quelques auteurs la considèrent comme une manifestation réflexe d'origine hépatique.

Il est à remarquer que, tandis que l'étude de ce syndrome a été souvent traitée, depuis la communication de Charcot, dans la littérature médicale française et anglaise, elle a passé presque inaperçue en Allemagne. C'est là une lacune qui ne laisse pas de surprendre au premier abord. L'explication de ce fait provient sans doute de ce que chez nous la spécialisation des travailleurs scientifiques est poussée à l'extrême, et que Charcot est surtout connu par ses travaux de neurologie : aussi ses belles études sur le foie sont-elles ignorées de la plupart des neurologistes.

Plusieurs opinions ont été émises sur la nature de la fièvre intermittente hépatique.

La distinction formulée par Charcot entre la fièvre hépatalgique et la fièvre hépatique intermittente n'a pas toujours été maintenue, et quelques auteurs ont confondu ces deux variétés.

D'autres ont considéré la fièvre hépatique comme une fièvre réflexe assimilable au frisson et à l'accès de chaleur qui suit le cathétérisme urinaire : tandis que, par analogie avec les frissons intermittents qui se voient au cours des abcès du foie et de l'angiocholite, certains médecins l'ont considérée comme l'expression d'une suppuration des voies biliaires.

A ces derniers on peut répondre que la fièvre hépatique a été observée dans des cas où les voies biliaires ont été trouvées intactes. La théorie n'est donc pas vraie dans tous les cas, et ceci est très important au point de vue du diagnostic et du pronostic.

Ces controverses sur la pathogénie du syndrome touchent d'autre part à une autre question fort discutée de chimie biologique, celle du rôle du foie dans la formation de l'urée. L'apparition de la fièvre hépatique modifie-t-elle cette formation, et dans quel sens? Tel est le point que j'ai essayé de résoudre : les faits que j'ai étudiés ont été recueillis dans le service de mon maître le professeur Pribram, de Prague, dont j'étais le chef de clinique.

Dans un de ces cas nous avons observé pendant 5 mois 46 accès de fièvre (jusqu'à 41°), dont la durée oscillait entre 6-12 heures. Le plus souvent des douleurs précédaient et accompagnaient les accès, mais il y en avait d'autres avec fièvre très intense, sans aucune douleur. Le foie présentait pendant les accès une augmentation de volume, qui diminuait dans les jours suivants, avec variation correspondante de l'ictère. L'urine donnait souvent le premier et second jour après ces accès la réaction de la bilirubine, mais il y avait aussi des accès très violents avec urobiline et sans bilirubine. La couleur des selles passait par des variations analogues. Dans les dernières semaines de la vie, la douleur et les accès disparurent et la malade offrit le tableau d'une obstruction totale du cholédoque, avec ascite, vomissements et somnolence. A l'autopsie nous trouvâmes un calcul biliaire de la grosseur d'une noix, situé près de l'orifice du cholédoque, qui perforait la paroi de celui-ci et du duodénum ; les voies biliaires fortement dilatées contenaient seulement un liquide muqueux, dans lequel on constatait des microbes d'apparence coli-bacillaire, il n'y avait nulle part de foyer de suppuration. Cette malade aurait été probablement sauvée par une opération, mais elle l'a refusée. Un autre cas avec un tableau clinique fort analogue se termina par la guérison.

Si nous considérons tout d'abord la pathogénie de ces cas, il y a lieu de remarquer que la constatation de plusieurs accès de frisson et de fièvre sans aucune douleur suffit, pour répudier la théorie de la nature réflexe de ces phénomènes comme suite de l'irritation des voies biliaires par un calcul. Dans le même sens parlent les accès sans bilirubine et selles acholiques. Il s'agit manifestement, comme Charcot l'a dit, d'une fièvre toxique, provoquée par des produits toxiques, qui pénètrent de temps en temps dans les voies biliaires et y sont résorbés.

Le principe pyrétogène encore inconnu doit être vraisemblablement cherché dans les toxines microbiennes et, quoique l'examen bactériologique de mes cas ne donne pas de résultat appréciable (le sang pris deux fois pendant la fièvre ne montrait point de microbes et la constatation de ces derniers à l'autopsie doit être interprétée avec beaucoup de réserve, car il s'agit d'organes très voisins de l'intestin), on n'hésitera pas à conclure que la cause des accès de fièvre réside dans une infection de la bile, probablement par le coli-bacille.

L'autopsie a montré qu'il n'y avait aucune suppuration malgré l'intensité de la fièvre et des frissons. C'est là un fait qu'avaient déjà constaté Charcot et Leyden, mais ces auteurs n'indiquent aucun moyen de décider si en pareil cas il y a suppuration ou non. Or, ce diagnostic différentiel est de la plus grande importance, car dans ces cas l'opération est souvent le seul moyen de sauver le malade, et les chirurgiens n'aiment pas beaucoup à opérer des cas avec fièvre et frissons intermittents à cause de l'idée qu'ils se font d'une suppuration presque certaine et d'une pyohémie possible.

L'étude des leucocytes du sang et leur numération semble apporter quelques données intéressantes pour résoudre ce problème.

Le nombre des leucocytes est resté, comme vous le voyez sur ces planches, toujours normal entre les accès ainsi que pendant les accès dans les premiers mois du séjour de la malade à l'hôpital ; plus tard, il y eut une hyperleucocytose passagère au cours des accès. Ce manque de l'hyperleucocytose entre les accès pourra peut-être servir à distinguer cette fièvre des suppurations des voies biliaires et des abcès du foie ; distinction qui est bien importante en pronostic et en thérapeutique.

Un autre point, qui offre un grand intérêt dans cette maladie et qui a spécialement attiré mon attention, a été l'élimination de l'urée.

Depuis la découverte de Schrœder que le foie peut former de l'urée aux dépens des sels ammoniacaux ajoutés expérimentalement au sang, il a été admis par Schmiedeberg que la glande hépatique remplit aussi cette fonction dans l'organisme vivant.

Ce rôle du foie dans la formation de l'urée a été, en Allemagne, le sujet d'une discussion vive entre les expérimentateurs et les cliniciens. Ces derniers ont cherché dans les diverses maladies du foie (cirrhose, intoxication phosphorée, etc., une diminution de l'urée, sans obtenir cependant des résultats rarement appréciables. Cette incertitude des analyses dans les cas de la clinique n'est démonstrative dans aucun sens, car nous savons, d'après les exemples de la thyroïde et du pancréas, que des restes très petits d'un organe suffisent pour remplir certaines fonctions physiologiques de l'organisme, et dans toutes ces maladies la quantité conservée du parenchyme hépatique est assez grande pour justifier l'intégrité d'une telle fonction. Cette manière de voir montre que seulement des résultats positifs, c'est-à-dire la démonstration d'une diminution forte de l'urée, — peuvent trancher cette question, et de celle-là il n'y a rien dans la littérature allemande en dehors des découvertes de *Frérichs* sur l'atrophie jaune aiguë du foie.

Au contraire, nous trouvons en France, déjà depuis longtemps, le foie regardé comme lieu de la formation de l'urée ; surtout par *Charcot*.

qui dans ses arguments se basait surtout sur les analyses faites par *Regnard* dans un cas de fièvre intermittente hépatique. *Regnard* dosait chez ce malade quotidiennement le taux de l'urée excrétée par l'urine, et si l'on regarde les courbes sur la planche ajoutée par *Charcot* à ses leçons sur les maladies du foie, on doit admettre qu'elles sont séduisantes et j'ai toujours été surpris que, du grand nombre d'auteurs allemands, qui ont contribué à cette discussion des deux côtés, personne ne les ait mentionnées. Car on voit dans les deux courbes superposées de la température et du taux d'urée, que, aux jours d'accès, à l'augmentation de la température correspond un abaissement du second. Ce résultat si significatif n'a pas été assez considéré en dehors de la France, c'est pourquoi je me suis servi des cas mentionnés pour le contrôler. *Regnard* n'a dosé que le taux d'urée, moi j'ai dosé dans le premier cas pendant 50 jours quotidiennement dans l'urine l'azote total, l'urée et l'ammoniaque.

Si nous envisageons les résultats que montre cette planche, nous voyons que vraiment, aux jours des accès, surtout quand ceux-là se succèdent vite, la courbe de l'urée baisse très fortement jusqu'à 5 grammes au lieu de 20, 30 grammes aux jours normaux. Mais cet abaissement se montre non seulement pour l'urée, mais aussi pour les courbes de l'ammoniaque et de l'azote total. Il n'y a pas, comme on devrait s'y attendre selon la théorie maintenant dominante de Schroeder et Schmiedeberg, d'accroissement de l'élimination de l'ammoniaque. La proportion des substances azotées ne diffère pas de l'état normal, et si l'on accepte la théorie si répandue, que l'urée est formée aux dépens des sels ammoniacaux, il n'y a pas de signe d'une diminution de la formation de l'urée.

Comment expliquer alors l'abaissement du taux de l'urée? On ne peut pas admettre que ce soit un phénomène d'*inanition*, car, bien que la malade ne prît que très peu de nourriture pendant les accès, ceux-là ne duraient que de 8 à 12 heures, et le taux de l'urée analysée après plusieurs accès subintrants était déjà au troisième jour plus abaissé qu'on ne l'a trouvé chez elle après un jeûne de 11 jours ou chez d'autres jeûneurs après un plus grand temps.

Peut-on supposer qu'il y ait non pas diminution de la formation, mais de l'élimination de l'urée? Il est vrai que la quantité de l'urine est abaissée aux jours des accès jusqu'à 500 centimètres cubes par jour, de sorte que la courbe de la diurèse montre des oscillations pareilles à celles des substances azotées. Mais Regnard a déjà réfuté cette théorie de la diminution de l'élimination, car justement dans son cas, la quantité de l'urine n'était pas diminuée, d'autre part on devrait observer une augmentation énorme des substances azotées aux jours suivants, or cette augmentation faisait défaut dans mes cas.

On ne doit pas oublier, d'ailleurs, que dans les autres formes de la fièvre, même dans le paludisme, nous voyons la diminution de la diurèse correspondre à une augmentation de l'urée. Alors, si rétention et inanition ne suffisent pas à expliquer ce phénomène, il faut bien supposer une diminution de la fabrication de l'urée. Celle-ci est-elle la conséquence de l'abaissement de l'échange total des substances azotées? alors on devrait la rencontrer dans les autres maladies infectieuses, où nous trouvons au contraire toujours augmentation de l'urée. Il faut donc qu'elle dépende d'un trouble de la fonction du foie. Dans le dernier cas, on devrait trouver une augmentation de l'ammoniaque, selon la théorie si répandue de Schroeder et Schmiedeberg, que les sels ammoniacaux sont les substances qui donnent naissance à l'urée. Mais l'ammoniaque n'est pas augmenté, et alors s'offre l'hypothèse que les restes de l'échange des substances albuminoïdes ne parviennent pas au foie comme sels ammoniacaux, lesquels passent si facilement dans l'urine, mais sous une forme qui est retenue par le filtre des reins. Cela est d'autant plus possible, que les substances mères de ces produits, les substances albuminoïdes aussi ne passent pas normalement par les reins. Cette hypothèse reçoit un certain relief aussi par des expériences que j'ai faites dans un second cas en administrant le citrate d'ammoniaque. Là je trouvais après l'administration de l'ammoniaque une augmentation prompte de l'urée, même aux jours de fièvre, ce qui prouve bien que le foie transforme cependant ces sels en urée : ce n'est donc pas par défaut du pouvoir de transformation des sels d'ammoniaque en urée, que la quantité de cette dernière a diminué.

Le jugement sur ces conclusions théoriques doit rester suspendu, car on ne saurait se prononcer définitivement d'après quelques cas observés en clinique, mais pourtant ces études méritent un certain intérêt, car elles démontrent la très grande diminution de l'urée dans une maladie du foie. Je suis heureux d'avoir pu apporter ici un document confirmant si bien le cas célèbre de *Regnard* ainsi que le tableau clinique décrit avec tant de justesse par *Charcot*.

SUR LA FIÈVRE HÉMOGLOBINURIQUE PALUSTRE

par M. Georges KARAMITSAS,

d'Athènes.

L'hémoglobinurie est un syndrome commun à presque toutes les maladies infectieuses. Elle fut observée pour la première fois et le plus souvent chez les paludiques; elle se présente aussi, quoique rarement, au cours des autres maladies infectieuses, comme le typhus, la scarlatine, la syphilis, la diphtérie, l'érysipèle, la variole, etc. Elle se voit également dans les empoisonnements, et cette notion date des temps les plus reculés, car Arétée de Cappadoce en fait mention.

L'apparition de l'hémoglobinurie dans les fièvres paludéennes constitue la maladie qu'on désignait autrefois sous le nom de fièvre bilieuse hématurique. La symptomatologie de cette fièvre a été si admirablement décrite par les médecins français, qu'on ne saurait presque rien ajouter à leur description.

La maladie était classée parmi les fièvres bilieuses. On croyait pendant longtemps que l'état bilieux jouait le principal rôle dans la pathogénie du mal. Il y a plus de vingt ans (1880, dans le journal médical l'Ιατρικός) que je me suis opposé à cette classification, en déclarant que la cause pathogénique de la fièvre bilieuse hématurique attaque en premier lieu le sang et non le foie. La destruction des hématies et la dissolution d'une grande quantité d'hémoglobine dans le plasma du sang constituent, d'après cette explication, la base de la maladie et font de l'hémoglobinurie le symptôme principal et pathognomonique de la maladie. J'ai proposé alors de donner à cette forme paludéenne, au lieu de son ancien nom « fièvre bilieuse hématurique », celui de fièvre hémosphérinurique (hémoglobinurique) palustre, comme beaucoup plus juste et plus adapté à la pathogénie du mal. Cette notion a prévalu depuis.

Si l'on examine les cas de fièvre hémoglobinurique au point de vue de l'ictère, on peut relever les différences ci-dessous : a.) Il y a des malades chez qui l'ictère dure plusieurs jours, quatorze et plus, après la cessation de l'hémoglobinurie, et il y a des malades chez qui l'ictère, au contraire, si intense qu'il soit, disparaît presque en même temps que l'hémoglobinurie. — b.) Les urines des premiers contiennent de la bile pendant toute la durée de la maladie, et même après la disparition de l'hémoglobine; elles ressemblent alors complètement à celles d'un ictérique quelconque. Les urines des seconds malades ne contiennent pas de bile même après la disparition de l'hémoglobine; leur couleur alors est la normale.

Les cas de fièvre hémoglobinurique pourraient donc être divisés en deux catégories, ceux de *fièvre hémoglobinurique ictérique* et ceux de fièvre simplement *hémoglobinurique*. D'après mon expérience les cas de la première catégorie sont très rares, tandis que ceux de la seconde sont les plus fréquents et les plus ordinairement observés.

Dans la marche de la maladie je distingue deux périodes bien prononcées, dont j'appelle la première *période hémoglobinurique* et la seconde période *post-hémoglobinurique*. L'origine aussi des symptômes diffère dans ces deux périodes : pendant la première, les principaux symptômes, c'est-à-dire l'hémoglobinurie et l'ictère, sont expliqués par la séparation de l'hémoglobine; tandis que ceux de la seconde période doivent leur genèse à la grande anémie qui accompagne la destruction d'un grand nombre d'hématies.

Avec l'extension des colonisations européennes dans les contrées tropicales, surtout en Afrique, la question de la pathogénèse de la fièvre hémoglobinurique est de nouveau à l'ordre du jour.

Auparavant on doutait de la possibilité d'une hémoglobinurie par quinine; aujourd'hui on prétend au contraire que la fièvre hémoglobinurique doit être considérée tout simplement comme provoquée par la quinine. Cette opinion fut soutenue et propagée dernièrement par l'éminent professeur de Berlin, M. Koch, dans son étude : *Über Schwarzwasserfieber in Zeitschrift für Hygiene und Infections Krankheiten*. 1889.

Ces deux avis sont deux extrêmes. Certes, je ne veux pas nier l'existence de l'hémoglobinurie par quinine, d'autant moins que j'ai été le premier à la prouver par la voie expérimentale, je reconnais même la possibilité d'une maladie infectieuse spéciale ou d'une intoxication à symptômes cliniques semblables à ceux de la fièvre hémoglobinurique. Mais cette possibilité n'exclut point l'existence d'une fièvre hémoglobinurique palustre.

La nature paludéenne de la fièvre hémoglobinurique se prouve par ce qui suit :

1. La maladie apparaît exclusivement dans les pays paludéens; elle n'est jamais constatée dans les contrées qui ignorent la malaria, dans lesquelles on ne rencontre que des hémoglobinuries dues à des poisons, au froid ou à des maladies infectieuses d'une autre nature. Si quelque cas typique de notre maladie fut jamais observé dans les pays où la malaria n'existe pas, ce doit être chez des personnes non-

vellement venues de parages malariens, ayant subi plusieurs accès
de fièvre ou souffrant déjà de la cachexie palustre. Il est connu que la
malaria peut rester latente pendant un laps de temps assez long, sans
qu'elle se manifeste par des symptômes quelconques; elle peut aussi
devenir latente après quelques paroxysmes francs, pour se manifester
soudainement, même sous la forme hémoglobinurique, à cause d'un
changement de séjour, quand même la nouvelle habitation serait
libre de tout miasme paludéen. Des cas pareils ne doivent pas être
attribués au pays où ils se déclarent, mais bien au pays dans lequel
le malade a subi le miasme, et ces cas-là sont de nature paludéenne.

En Grèce, la maladie est plus fréquente dans les lieux qui souffrent
le plus de la malaria. On a objecté qu'il y a des contrées paludéennes
où, malgré la fréquence de fièvres malariennes, même pendant les
grandes épidémies, la fièvre hémoglobinurique est rare ou inconnue.
Cette objection ne réfute point la nature paludique de la maladie,
attendu qu'il existe d'autres formes malariennes qui sont rares ou ne
s'observent pas du tout pendant certaines épidémies ou pendant certaines époques, et cependant personne ne pourrait contester leur
nature paludéenne. Et, s'il y a des épidémies de fièvre intermittente
dans lesquelles aucun cas de fièvre hémoglobinurique n'a été observé,
il y en a bien d'autres où cette complication s'est montrée commune.
C'est ainsi que pendant la grande épidémie de fièvres intermittentes
à Athènes, en 1865, nous n'avons observé aucun cas de forme algide.
Est-ce une preuve que cette forme n'appartient pas à la malaria?
Pendant cette même épidémie, aucun cas de fièvre bilieuse hématurique, comme nous disions alors, ne fut constaté à Athènes, tandis
qu'en Lamie, où sévissait en même temps une grande épidémie de
fièvres paludéennes, M. Phizopoulos constatait une fréquence extraordinaire de la maladie.

2. La rareté des cas de fièvre hémoglobinurique est parallèle à la
diminution des fièvres palustres, grâce aux progrès de la culture.
Lamie et Labadie souffraient beaucoup il y a quelques années du
miasme paludéen et la fièvre hémoglobinurique y était très fréquente. Ce sont les médecins de ces deux provinces, qui ont fait
connaître cette maladie en Grèce. A présent elle a perdu de sa fréquence, les fièvres intermittentes ayant aussi diminué.

3. La fièvre hémoglobinurique se présente très souvent comme
intermittente, quotidienne ou tierce. Et quoique ces types ne soient pas
exclusifs à la malaria, on ne peut nier qu'ils ne soient surtout propres
aux maladies paludéennes; et c'est pourquoi les noms fièvre intermittente et fièvre malarienne sont devenus synonymes. Il est à remar-

quer qu'une fièvre à type intermittent précède ordinairement l'accès hémoglobinurique et lui succède plusieurs fois comme récidive, ou qu'elle continue pendant longtemps après l'hémoglobinurie et finit par céder à la quinine, sans qu'un nouvel accès hémoglobinurique soit provoqué par cette médication.

4. Dans les cas de fièvre hémoglobinurique on trouve les parasites de Laveran, comme dans la vraie malaria. Quant à moi, je les ai constatés toutes les fois qu'un examen du sang a été possible. J'y ai trouvé des formes rondes, endoglobulaires et libres, avec granules aux mouvements vifs et des parasites en forme de croissant.

M. Koch n'accepte pas la nature paludéenne de la maladie, malgré la présence des parasites affirmée par lui dans quelques cas, prétendant leur absence fréquente dans d'autres. Je me demande pourquoi; faudrait-il pour cela nier la valeur pathogène des parasites dans les cas où ils se trouvent dans le sang? D'ailleurs, est-ce qu'on peut être sûr que dans les cas où l'examen microscopique n'a pas constaté la présence des parasites, ils n'ont pas moins existé dans quelque période de la maladie et qu'on tarde seulement à les chercher? M. Koch lui-même nous donne la solution de cette question, en disant : « Allerdings kann es vorkommen, dass während eines längeren Intervalles zwischen den Anfällen, oder wenn vor der Zeit der Blutuntersuchung Chinin gebraucht wurde, die Parasiten verinsst verden. » Et l'usage de la quinine est si commun avant l'accès hémoglobinurique que beaucoup d'auteurs furent tentés de l'attribuer exclusivement à la quinine. Sur un cas dans l'historique duquel on ne fait pas mention de la quinine, M. Koch remarque : « Leider ist in diesen Falle, weil man damals noch nicht an die ursächliche Wirkung des Chinins dachte, nicht festgestellt, ob Patient von dem Anfalle Chinin genommen hatte. Es ist aber in Anbetracht der Gewohnheit der in Ostafrica lebenden Europäer sehr wahrscheinlich, dass Patient in Folge der Unwohleins vom vorhergehenden Tage seine Zuflucht zum Chinin genommen hatte. » Il ne faut donc pas s'étonner si l'on ne trouve pas toujours des parasites, puisque la quinine précède presque toujours l'accès hémoglobinurique.

Nous citons ici les observations de trois malades chez lesquels on a trouvé des parasites et qui présentent des points intéressants à propos de notre question.

Obs. I. — Ch. Ph...., âgé de 25 ans environ, ouvrier habitant Laurium (lieu par excellence paludéen) fut transporté de la station des premiers secours, où on lui fit des injections sous-cutanées d'éther et de caféine, à l'hôpital, en état comateux, le 21 janvier 1899, à quatre heures et demie du soir.

Température, 58 degrés, pulsations, 80, respiration, 25. État comateux, ronflement, hoquet intense, tremblement du corps entier, secouant le malade à de courts intervalles. Extrémités chaudes, contracture des membres et des masséters. La rate est dure et descend à quatre doigts environ au-dessous de l'arc costal. Tous les autres organes normaux.

M. Triantaphylakos, chef de clinique, examina le sang, y trouva des parasites en forme de croissant, et ordonna tout de suite des injections répétées de 20 grains d'hydrochlorate de quinine.

Une heure après, une sueur profuse baigna le malade. Hoquet plus intense. Tremblement du corps entier. Température, 58°,6, pouls petit, 96, respiration, 25.

Deux heures après, on pratiqua une seconde injection de 10 grains de quinine hydrobromique. L'état ci-dessus mentionné dura pendant toute la nuit; incontinence des selles et de l'urine. Vers cinq heures du matin, il transpira beaucoup et le pouls était très faible.

22 janvier. — Sept heures du matin. Température, 40°,1, pulsations, 158, respiration, 48. Urines sanguinolentes. On examina le sang et on constata 5 590 000 globules rouges et 56 pour 100 d'hémoglobine (par l'instrument de Fleischl). Les globules rouges sont évidemment plus pâles et le nombre de cellules blanches éosinophiles plus grand qu'à la normale. Le sérum du sang, pris à la ventouse, est clair et pas plus coloré par l'hémoglobine. L'examen d'une préparation microscopique démontra, malgré la quinine injectée, la présence de parasites en forme de croissant, ronds, endoglobulaires et libres.

Urines: p. sp., 1027, réaction acide, couleur rouge foncée. Urée, 40,9 pour 100. Hémoglobine abondante. La bile ne s'y trouve pas. Chlorures en quantité augmentée. Réaction de la quinine positive. Sédiment abondant formé en première ligne d'hémoglobine en petits granules amorphes, de quelques cylindres hyalins, des cylindroïdes, des cellules épithéliales, d'un petit nombre de globules rouges décolorés et difformes, et de granules d'urate. Le spectroscope nous prouve la présence de l'oxyhémoglobine et de la méthémoglobine.

Soir. Température, 39°,9, pulsations, 102, respiration, 28; le malade n'urina pas. Sueurs abondantes. État général le même. Caféine.

23 janvier. — Au matin, température, 36°,7; pulsations, 90, respiration, 25, hoquet rare. La transpiration continua. On évacua, au cathéter, les urines, qui étaient plus claires que la veille, mais sédimenteuses encore et contenant beaucoup d'urates, traces seulement d'hémoglobine, et un demi pour 100 d'albumine. Réaction acide. P. sp., 1026. Urée, 44,7 pour 100.

L'examen du sang montra : nombre des globules rouges, 5 456 000, hémoglobine, 60 pour 100. Manque de parasites. Le malade commence à prendre un peu de nourriture.

24-28 janvier. — Apyrexie. Le sensorium, peu à peu, est devenu libre ; le malade dort bien et prend sa nourriture. La quantité des urines, journellement augmentée, atteignit, le 28, à 2800 centimètres cubes.

On put prendre alors l'anamnèse. Le malade habitait Laurium depuis neuf ans. Il y a trois ans, il fut attaqué pour la première fois, en été, par des fièvres intermittentes quotidiennes, qui cédèrent à la quinine, après avoir récidivé en hiver.

Une année plus tard, au mois d'août, la fièvre reparut sous type tierce et céda de nouveau à la quinine et se répétait sous forme tantôt quotidienne, tantôt tierce ou irrégulière, malgré toute thérapie. Pendant les derniers quinze jours, les paroxysmes étaient accompagnés de vomissements et de diarrhée, de sorte que le malade ne se fiait plus à la quinine et faisait un large usage d'eau-de-vie. Un jour avant son entrée à l'hôpital, il arriva de Laurium, souffrant de la fièvre, et tomba sans conscience dans la rue et fut transporté à la station des premiers secours.

Du 29 janvier au 12 février, le malade était sans fièvre; tête libre, appétit bon, selles régulières, urines normales. Il se plaint de faiblesse, de légère céphalée et de vertige; la rate reste tuméfiée. Solution d'arséniate de soude.

15 février. — Matin, apyrexie. Soir, température 57 degrés. Mal de tête, légers frissons.

14 février. — Matin, température, 57°,5, pulsations, 82, respiration, 20. Le malade se plaint aujourd'hui de lassitude musculaire, de céphalée et de vertige. Dans le sang, se retrouvent des parasites ronds, endoglobulaires et en forme de croissant. Globules rouges, 4 400 000; hémoglobine, 85 pour 100. Il faut remarquer que le nombre des globules rouges, après l'hémoglobinurie cessée, augmente très vite.

15 février. — Matin, température, 55°,7, pulsations, 62, respiration, 15. On lui fit prendre par la bouche 10 grains seulement de sulfate de quinine. Les urines restèrent normales; la réaction de la quinine y fut positive. Soir, température, 58°,5, pulsations, 78, respiration, 20; le malade se plaint de céphalée et de faiblesse, langue légèrement chargée, selles régulières, rate tuméfiée. Quinine, 20 grains.

16 février. — Apyrexie. Vingt grains de quinine; les urines restent claires.

17-18 février. Apyrexie, appétit bon, les forces reviennent, la rate reste tuméfiée. Décoction de quinquina et arséniate de soude. Le malade quitta l'hôpital.

Sur ce malade on peut remarquer : a) Les parasites de Laveran ont été trouvés dans le sang du malade dès son entrée à l'hôpital et même avant l'apparition de l'hémoglobinurie; c'est pourquoi on lui fit des injections de quinine à haute dose; b) aussitôt la quinine prise, la fièvre augmenta, et l'hémoglobinurie apparut. L'aggravation de l'état général est due, je suppose, à la grande quantité de la quinine prise, à l'hémoglobinurie survenue, à l'alcoolisme peut-être aussi et même au moment de l'application de médicaments relativement à la période de l'accès. Maintes fois j'ai pu constater que l'état général s'aggrave quand on prescrit la quinine à prendre pendant l'élévation de la température, tandis qu'elle s'abaisse vite quand la quinine est prise après le maximum de la température; c) la cessation de la fièvre fut accompagnée de la disparition des parasites. Le sang ne contenait pas de micro-organismes pendant treize jours au bout desquels le malade se sentait complètement rétabli. Le quatorzième jour de l'entrée du malade à l'hôpital, la fièvre revint et avec elle reparurent les parasites dans le sang. On donna la quinine trois jours de suite, sans qu'une hémoglobinurie se manifestât. La fièvre cessa ainsi et avec elle disparurent les parasites, qu'on n'a plus retrouvés pendant tout le temps que le malade resta sous notre direction.

Pourquoi donc ne pas considérer ce cas comme d'origine paludéenne, puisqu'on a même constaté, au commencement du paroxysme, l'existence des parasites, qui disparurent après l'usage de la quinine?

Obs. II. — Jeune homme de Lamie, de 24 ans, était attaqué de temps en temps par des accès de fièvre intermittente contre lesquels il prenait la quinine. Tout d'un coup, il y a dix ans, ayant eu la fièvre et s'étant servi de la quinine, il subit une attaque d'hémoglobinurie qu'il attribua à ce médicament, et, dès lors, il évitait la quinine.

Mais, quelque temps après, il en essaya de nouveau, et, n'ayant remarqué aucun symptôme fâcheux, il revint sans crainte à la quinine. Il y a cinq jours, il fut soudainement pris par un accès de fièvre. Il se coucha, prit une purge et, le lendemain, se sentit mieux.

Vers le soir, la fièvre reparut avec un frisson intense et la température atteignit un haut degré. Le matin, on fit prendre au malade 20 grains de quinine, après quoi la fièvre augmenta; l'état général s'aggravait, des douleurs aux reins, des vomissements bilieux et une sueur froide l'envahirent. Les urines étaient noires.

Vers le soir, amélioration, et, le matin, il commença à reprendre de la quinine, suivant le conseil de son médecin. Mais peu de temps après avoir avalé la première pilule, et à la même heure que la veille, nouvelle aggravation. C'était alors (5 décembre 1899) que M. le docteur Christomanos le visita. Le malade présente un aspect ictérique intense, langue chargée, pouls, 100, température, 38°,7.

Les *urines* contiennent beaucoup d'hémoglobine, 2 1/2 pour 1000 d'albumine, pas de bile. Couleur rouge foncé, due à l'oxyhémoglobine.

Sang : nombre des globules rouges, 5 220 000; proportion des blancs aux rouges, 1 150; c'est surtout le nombre des cellules éosinophiles qui paraît augmenté. Dans les globules rouges, quelques rares parasites avec des granules en mouvement vif.

6 décembre. — Couleur des urines moins foncée, encore sanguinolente. Dans le sang, des parasites plus rares. Température, 37°,5. État général amélioré.

7-15 décembre. — Apyrexie, amélioration. Urines normales. Plus de parasites dans le sang. Ictère disparu. Rate dégonflée. Le 15 décembre, le nombre des globules rouges, 5 700 000, augmenta de 480 000.

Dans le sang de ce malade les parasites ont été trouvés même après l'usage de la quinine; d'où l'on peut supposer que, si l'on avait examiné le sang avant le début du traitement, on aurait pu trouver un nombre de parasites plus considérable. Dans ce cas, l'hémoglobinurie éclata après l'usage de la quinine, mais peut-elle être considérée comme quinique? Le malade n'a pas voulu reprendre la quinine après sa guérison et la solution définitive de cette question est ainsi entravée. Si l'on pouvait prouver dans ce cas que l'hémoglobinurie était due à la quinine, on aurait affirmé une fois de plus que la quinine en provoquant l'hémoglobinurie coupe en même temps le paroxysme. Ce fait, constaté par moi il y a longtemps, paraît militer en faveur de l'avis de M. Grocco, que la quinine agit d'une manière destructive sur les globules rouges qui portent des parasites.

Obs. III. — P. G...., âgé de 45 ans: je l'ai visité avec M. Christomanos, qui en examina les urines et le sang. Grande prostration, pouls, 150, petit, ictère très prononcé, intelligence obscurcie, la rate augmentée, le ventre douloureux à la pression.

Urines d'une couleur rouge foncé, presque noirâtre, réaction alcaline, odeur ammoniacale, sédiment abondant, p. sp., 1050, urée, 45 pour 1000; albumine, 4 pour 1000, oxyhémoglobine et méthémoglobine en quantité. Par l'instrument de Fleischl, on peut fixer que l'hémoglobine contenue monte à 5 pour 100 à peu près.

Sang. Dans une préparation microscopique récente ont été trouvés des parasites cystiques, ronds, très petits, portant quelques granules de pigment. Nombre des globules rouges, 1 500 000, proportion de ceux-ci aux blancs connue, 1/50; hémoglobine, 25 pour 100.

Le malade mourut le soir même.

Dans ce cas les parasites ont été trouvés en leur premier développement.

Donc, dans le sang de ces trois malades, on a trouvé des parasites de Laveran, qui font la diagnose de la malaria précise et incontestable.

M. Koch n'admet pas que la fièvre hémoglobinurique soit une manifestation malarienne, non seulement parce que très souvent on n'y trouve pas des parasites, mais aussi parce que, même quand on en trouve, leur nombre n'est pas proportionnel à l'intensité de l'hémoglobinurie et parce qu'il existe des fièvres paludéennes avec une quantité énorme de parasites dans le sang, sans que l'hémoglobinurie survienne.

Quant au nombre des parasites dans les maladies paludéennes, nous savons que souvent on trouve des parasites nombreux dans le premier examen du sang, mais il y a des cas de malaria, quelquefois même très graves, dans lesquels pour trouver un seul parasite il faut examiner le sang à plusieurs reprises. Nous ajoutons à cela que la fièvre hémoglobinurique se présente en règle chez des personnes souf-

frant d'une infection paludéenne chronique ou de cachexie palustre
Il résulte des examens microscopiques du sang, pratiqués dans ma
clinique, que, dans les formes chroniques du paludisme et pendant les
paroxysmes de fièvre manifestés dans la cachexie paludéenne, on ne
trouve ordinairement qu'un petit nombre de parasites.

Il est évident que le petit nombre de parasites n'est pas une raison
pour nier la nature malarienne de la maladie, comme on ne s'abstient
pas de diagnostiquer la tuberculose à cause d'un petit nombre de
bacilles de Koch trouvés dans un produit pathologique. La rareté des
parasites n'en diminue pas l'importance, car la valeur d'une cause
pathogène ne dépend pas seulement de sa quantité, mais de sa qualité, ainsi que de la résistance de la personne attaquée. Quand la prédisposition de la personne infectée est bien prononcée, il suffit d'une
petite quantité de la matière infectante pour produire une infection
intense. Il est connu de tout temps que celui qui a subi une fois la
fièvre paludéenne est beaucoup plus prédisposé à une nouvelle
attaque.

Nous avons dit déjà que M. Koch nie la nature malarienne de la
fièvre hémoglobinurique en se basant sur des cas de fièvre intermittente dans lesquels les parasites sont nombreux, sans qu'une hémoglobinurie en soit provoquée. Mais cet argument négatif ne prouve
rien.

5. M. le professeur Tomaselli fut le premier qui exprima l'opinion
que tous les cas de fièvre hémoglobinurique étaient le résultat d'une
intoxication quinique et M. Koch dans ses recherches en Afrique,
l'année passée, arriva à la même opinion.

Qu'il me soit permis de traiter plus au long la question de l'hémoglobinurie provoquée par la quinine, prédilection suffisamment par-
donnable, car c'est en Grèce que l'hématurie malarienne a été observée pour la première fois; c'est en Grèce aussi qu'on a constaté l'hématurie par la quinine et c'est là qu'on a prouvé que l'hématurie par
quinine était à vrai dire une hémoglobinurie. Mais aucun des médecins grecs jusqu'à ces derniers temps n'admet que la fièvre hémoglobinurique provienne *toujours* de l'intoxication quinique.

L'hématurie par quinine était connue en Grèce depuis longtemps;
elle fut même publiée dans l'Ιατρική Εφημερίς, le 25 mars 1859,
par M. Berettas « Sur l'hématurie des fièvres intermittentes et surtout
sur le sulfate de quinine comme cause provocatrice de l'hématurie ».
M. Berettas cite des cas de quelques personnes qui étaient attaquées
par l'hématurie toutes les fois qu'elles prenaient la quinine. Mais, comme
on donnait la quinine toujours contre les accès de fièvre qui précé-

daient d'ordinaire l'hématurie, une partie des médecins l'attribuaient au médicament, tandis qu'une autre à la fièvre elle-même. C'est moi le premier qui ai résolu la question par l'expérimentation. En avril de l'année 1877, se présenta à moi un étudiant en médecine de 22 ans, en apparence bien portant, n'ayant pas la rate tuméfiée et n'ayant pas subi depuis deux ans de fièvres intermittentes, dont il souffrait souvent dès son enfance à Achaïa, lieu par excellence paludéen, et il avait fait usage de la quinine en grande quantité. Mais depuis cinq ans, toutes les fois qu'il en prenait, même à dose très modérée, il avait toujours des urines sanguinolentes. J'ai donné à ce jeune homme, qui depuis deux ans n'avait pas de fièvre, trois grains de sulfate de quinine, et une heure et demie après il fut pris d'un frisson intense et eut des urines sanguinolentes, dans lesquelles j'ai constaté la présence d'hémoglobine. Par cette expérience il fut prouvé que la quinine peut vraiment provoquer une hémoglobinurie. J'ai communiqué ce cas, avec d'autres analogues, à la Société médicale d'Athènes, en finissant par les conclusions suivantes :

1. La quinine provoque une hémosphérinurie (hémoglobinurie), souvent avec un accès de fièvre tout à fait indépendant des fièvres hématuriques paludéennes.

2. Cette hémosphérinurie est aussi provoquée par de petites doses de quinine.

3. La quinine non seulement n'est pas indiquée pour ceux qui ont cette disposition, mais elle est tout à fait nuisible et souvent dangereuse ; par conséquent, on doit en suspendre l'usage aussitôt qu'on observera qu'elle provoque l'hématurie.

Il est ainsi prouvé que la quinine provoque parfois une hémoglobinurie ; mais en examinant la chose plus en détail, nous constatons que d'autres causes préexistantes concourent encore à sa manifestation. a) La quinine ne donne jamais naissance à l'hémoglobinurie, à ce que je sache, chez des personnes qui la prennent pour la première fois. b) Jamais non plus elle n'est la cause d'une hémoglobinurie chez des malades non paludéens. Mais elle apparaît toujours chez des personnes ayant souffert depuis longtemps des fièvres de malaria et qui ont fait une grande consommation de quinine ; ainsi une longue influence du miasme palustre sur l'organisme et un long abus de la quinine sont indispensables pour que ce médicament provoque l'hémoglobinurie. Les personnes étant prédisposées à l'hémoglobinurie quinique perdent cette prédisposition après un séjour assez long dans les pays sains et exempts de malaria. Telles étaient déjà les conclusions de l'étude que j'ai publiée en 1878.

Il résulte donc d'une manière évidente, que, même dans les cas où la quinine provoque une hémoglobinurie, une infection paludéenne précédente est indispensable, et aux trois conclusions de mon étude sur l'hémosphérinurie provoquée par la quinine je devrais ajouter :

4. La quinine peut provoquer une hémoglobinurie seulement chez des personnes ayant souffert depuis longtemps de l'influence du miasme palustre et ayant auparavant consommé de grandes quantités de quinine.

5. Nous ne savons pas encore en quoi consiste cette prédisposition temporelle et pourquoi malgré la présence de deux agents (paludisme et abus de la quinine) elle ne se manifeste pas toujours.

Il est donc certain que la quinine, chez quelques paludiques, provoque une hémoglobinurie ; mais la quinine n'est pas la cause unique des accès hémoglobinuriques ; au contraire, à mon avis, l'hémoglobinurie par quinine n'est pas fréquente. D'ailleurs, il existe incontestablement des cas dans lesquels l'usage de la quinine n'a pas précédé l'hémoglobinurie, comme il est déjà relaté par plusieurs observateurs. Comment nier la nature paludéenne de ces cas, et surtout lorsque dans le sang de tels malades on trouve les parasites de Laveran, quoique peu nombreux ?

6. La nature paludéenne de la fièvre hémoglobinurique est prouvée aussi par les effets du traitement. L'usage de la quinine amène ordinairement la chute de la fièvre et la disparition de l'hémoglobinurie et des parasites de Laveran. Ce n'est que quand la quinine, quoique donnée dans une période appropriée de la fièvre, augmente l'hémoglobinurie et la fièvre, ou les provoque de nouveau, qu'il faut l'éviter. Heureusement cela ne se passe que rarement ; ordinairement, je peux affirmer d'après mon expérience personnelle que dans la plupart des cas d'hémoglobinurie malarienne, ainsi qu'en tout autre cas paludéen, la quinine me donna de bons résultats.

En février de cette année, j'eus l'occasion d'observer avec M. le D Tamichtzis un cas de fièvre hémoglobinurique palustre. Le malade avait habité pendant cinq années l'Afrique du Sud où il avait souffert longtemps de fièvres intermittentes et même deux fois de fièvre hémoglobinurique. Cet individu étant revenu à Athènes, il y a quelques jours, fut pour la troisième fois attaqué par la maladie, après l'usage de la quinine prise pendant les deux jours précédents. Le médecin appelé, quoique hésitant, prescrivit la quinine vers le soir, mais la fièvre et l'hémoglobinurie continuaient. Le lendemain, la température baissait à 37°.7 et les urines étaient plus claires. Le médecin hésitait à répéter la quinine et ordonna la phénocolle. Mais, vers le soir, le malade fut attaqué par un nouveau paroxysme avec un frisson intense. Alors on m'a appelé en consultation. Température, 39°,5, vomissements bilieux, angoisse, rate et foie tuméfiés. Urines sanguinolentes. On ne pouvait attribuer à la quinine cet accès hémoglobinurique, car, en règle, la quinine provoque l'hémoglobinurie environ deux heures après l'usage, tandis qu'ici la quinine avait été prise vingt-quatre heures avant. Je conseillai une injection sous-cutanée de 12 grains d'hydrochlorate de quinine. Le matin suivant, la fièvre disparut; les urines étaient très abondantes et claires; la quinine fut répétée et le malade guérit.

Ce qui précède prouve, à mon avis, suffisamment *l'existence d'une fièvre hémoglobinurique de nature paludéenne*.

———

QUELQUES OBSERVATIONS SUR LE PALUDISME AU VENEZUELA

par le docteur JOSÉ Y CARDENAS.

délégué officiel du Gouvernement de Venezuela

La malaria est si répandue au Venezuela qu'on la trouve, malgré l'opinion courante, même dans les régions élevées. Aussi l'avons-nous choisie comme sujet de cette étude, que nous soumettons à la considération du Congrès international de médecine.

Pour plus de facilité, nous classerons nos observations de la manière suivante :

1° Paludisme dans les contrées chaudes.

2° Paludisme dans les contrées tempérées.

3° Paludisme dans les hautes contrées.

4° Observations particulières.

5° Thérapeutique et conclusions.

I

Sur les côtes si étendues du Venezuela, dont la température moyenne atteint 28° C., le paludisme est endémique.

Là se trouvent les ports principaux de la mer des Antilles, et c'est ordinairement aux personnes qui arrivent d'autres contrées, et qui surtout sont habituées à un climat froid, que s'attaque le paludisme.

La forme la plus fréquente est la fièvre continue, avec petites rémissions matinales; sa symptomatologie ressemble à celle de la fièvre jaune, et, comme cette dernière est endémique dans quelques-uns de ces ports, surtout à Maracaïbo, les erreurs du diagnostic sont faciles. Cependant, dans la malaria, la transpiration est abondante ; tandis que, dans la fièvre jaune la lenteur relative du pouls est un signe qui nous offre, dès le premier moment, le moyen d'arriver à un diagnostic exact.

Il n'est pas rare, même chez les personnes soumises à une bonne hygiène, que pendant la première semaine de leur séjour le paludisme les atteigne, sous la forme mentionnée ; mais on peut observer d'autres formes. Les habitants de ces localités n'échappent pas à ces fièvres continues, qui sont surtout la conséquence des abus des boissons alcooliques.

Les formes intermittentes, quoique moins fréquentes, s'y présentent aussi, mais surtout la quotidienne chez les personnes qui ont déjà été atteintes de fièvres continues.

Les troubles digestifs qui accompagnent toujours les fièvres continues et souvent les intermittentes survivent à la fièvre. J'ai remarqué quelques cas de dyspepsie chronique très rebelle, à la suite de la malaria, et qui ne cèdent qu'aux efforts d'une hygiène très sévère et d'une thérapeutique raisonnée, sans oublier la quinine, qui doit être prise par d'autres voies que la voie stomacale.

Dans l'intérieur du pays il existe aussi une grande étendue de contrées chaudes. Quelques-unes sont d'immenses plaines, qui sont le siège de notre grande production de bétail ; les autres, pour la plupart, sont des forêts vierges. Elles sont toutes traversées par de grands fleuves qui se jettent dans la mer des Antilles et dans l'Atlantique.

Dans les plaines où le sol est sec, et seulement à certaines époques de l'année où les pluies sont très abondantes, les eaux deviennent stagnantes, se décomposent et forment de véritables marécages qui ne disparaissent que sous l'action du soleil de l'été.

Dans les forêts où la végétation est presque toujours exubérante, le sol est moins sec, il est humide aux bords des fleuves et des marécages près des lacs. Les marécages forment souvent de véritables lagunes de boue, que l'on connaît sous le nom de *ciénegas*.

Dans les steppes, nommés *llanos* au Venezuela, la malaria est endémique, et on est si facilement atteint qu'il est très rare que le voyageur ne la contracte point. Quant aux habitants, surtout ceux qui vivent dans les *hatos*, siège de l'industrie du bétail, ils ont le paludisme à l'état chronique ; leur teint est pâle et la rate et le foie sont hypertrophiés.

Dans la saison des pluies, le paludisme sévit, et les miasmes qui se dégagent des marécages avec les émanations des eaux qui sont en état de putréfaction répandent partout les fièvres pernicieuses, surtout dans les premiers jours de l'été, et aussi les fièvres intermittentes.

Dans les forêts, le paludisme est beaucoup plus à craindre, et là, ceux qui dans les plaines ont été épargnés n'y échappent point. Il est aussi plus grave, et quoique la fièvre ordinaire soit l'intermittente, toutes les autres y règnent, surtout les fièvres larvées.

Il suffit de passer rapidement dans ces parages, et d'y coucher, surtout quand il s'agit d'habitants de climats différents, pour être atteint du paludisme. Cependant, quand on a le soin de ne point boire de l'eau de ces endroits et d'éviter les piqûres des moustiques, on peut quelquefois éviter la maladie.

Dans les endroits où la main de l'homme a transformé les bois et les forêts en champs de culture, surtout dans les plantations de cacao, et quand on habite des maisons aérées, et en éloignant le plus possible les animaux, le paludisme disparait, et ces endroits s'assainissent.

Dans toutes les contrées chaudes du Venezuela, l'on voit les moustiques ; et on a remarqué depuis longtemps l'influence de cet insecte qu'on considère comme le véhicule du paludisme. Les moustiques sont plus nombreux dans les endroits humides, de sorte que dans une contrée montagneuse, où il y a des maisons humides, il faut employer des moustiquaires pour se mettre à l'abri de ces insectes pendant la nuit.

Dans les contrées tout à fait humides et marécageuses, quand on plante des arbres hygroscopiques, tels que l'eucalyptus, l'humidité et les insectes disparaissent en même temps.

II

Les contrées tempérées du Venezuela sont les plus peuplées. Situées ordinairement dans les vallées et sur le flanc des montagnes, elles offrent un climat agréable.

Dans ces zones, l'on peut dire que le paludisme est en raison directe de l'humidité du sol, et en raison inverse de la propreté des habitations.

Dans les campagnes humides, le paludisme est plus fréquent que dans les villes qui se trouvent dans les mêmes conditions d'humidité. Peut-être le manque de propreté ou la difficulté de l'y entretenir sont les véritables causes de l'envahissement des campagnes ; ce sont plutôt les moustiques qui peuplent l'air dans les contrées moins propres et plus montagneuses.

Dans cette zone, le paludisme, bien qu'il ne soit pas aussi général que dans les zones chaudes, se trouve de même à l'état endémique. Les fièvres larvées, que l'on peut bien observer aussi au cours d'autres maladies, et les fièvres continues, sont ici moins graves que dans les climats chauds et humides. Les intermittentes sont rares, mais elles s'observent surtout dans les campagnes, et à mesure qu'elles se rapprochent des contrées chaudes. C'est dans cette zone qu'apparaissent le plus souvent la typho-malaria, les entéro-colites, hépatites et pneumonies paludiques, les névralgies, parésies, paralysies, et d'autres affections du système nerveux qui sont d'origine paludique, et beaucoup d'autres, véritables anomalies de la malaria.

Dans beaucoup de campagnes humides et dans la saison de la floraison, l'endémie paludique sévit ; et, à cette même époque, le nombre des insectes est plus considérable.

L'anémie qui est la conséquence ordinaire du paludisme, et qui souvent le précède, est très fréquente dans cette zone. Elle atteint presque toujours les personnes qui vivent dans de mauvaises conditions hygiéniques : les paysans qui se livrent aux travaux fatigants de l'agriculture ; les familles qui habitent des maisons petites et infectées par les animaux domestiques qui quelquefois vivent en liberté dans les appartements. Cette anémie est souvent très grave, et c'est seulement avec l'albuminate de fer que j'ai obtenu des résultats encourageants. Chez beaucoup d'anémiques apparaissent de temps en temps des accès paludiques bien caractérisés.

Dans les climats tempérés, il y a des endroits dont le sol est très sec et où le paludisme est très rare, quoiqu'ils soient à proximité d'autres lieux infectés par la malaria ; et, quand on y constate quelques cas, ils offrent toujours la coïncidence de se développer dans des endroits où, à la suite des pluies, les eaux sont stagnantes et forment des flaques de boue.

Il y a des maisons où pour élever des porcs on conserve de vrais marécages, qui sont des foyers d'infection malarique localisée.

Dernièrement, j'ai constaté six cas de paludisme grave dans une famille de dix personnes qui vivaient dans ces conditions.

III

Dans les Andes et dans les endroits qui se trouvent à plus de mille mètres au-dessus du niveau de la mer, on constate aussi le paludisme, quoique en proportion beaucoup moindre que dans les autres climats. Sous une atmosphère de 15° C., j'ai vu dernièrement trois cas graves chez des enfants qui y étaient nés et qui n'avaient pas encore quitté leur domicile.

Dans ces climats toujours froids, il n'y a pas de moustiques, mais beaucoup de pays sont humides et malpropres, et c'est là où s'acclimate le paludisme. En outre, beaucoup de personnes habitent de petites maisons, et chez les pauvres, il faut encore ajouter le manque de nourriture et la plus grande malpropreté. Ici, on y trouve des puces, qui causent le même mal que les moustiques, et je crois que ces puces sont aussi véhicule du paludisme.

La forme la plus fréquente du paludisme dans ces climats est l'intermittente ; mais c'est là que j'ai vu le plus grand nombre de tierces d'emblée, avec la particularité qu'elles n'ont pas d'heure fixe pour leur apparition. Les accès sont plus longs que dans les autres zones.

Les enfants en sont atteints plus souvent que les adultes, surtout les scrofuleux et les rachitiques.

On trouve aussi des formes larvées du paludisme que l'on constate seulement au cours d'autres maladies, et particulièrement dans les amygdalites, maladie très fréquente dans ces climats.

Une observation importante : le paludisme des climats froids ne cède pas facilement à la quinine, quelle que soit la manière de l'appliquer. Cependant, les injections hypodermiques faites toutes les six heures diminuent l'intensité de la fièvre et la durée de l'accès; mais c'est seulement au bout d'un traitement long, que l'on réussit à éloigner et plus tard à faire disparaître la maladie.

Un cas chez un enfant de six ans a nécessité quatre mois de traitement, et il fallut lui faire prendre environ 500 injections.

Il y a deux symptômes très fréquents chez les enfants paludiques des climats froids : l'anorexie et la diarrhée; mais la quinine les fait disparaître.

Les injections hypodermiques sont mal supportées par les enfants. En outre, soit à cause du nombre d'injections, soit à cause de la maigreur, les abcès consécutifs sont fréquents.

Il existe aussi des formes continues et des formes hybrides. La typho-malaria, quoique moins fréquente que dans les autres climats, est plus grave.

La dysenterie chronique paludique se présente comme cas isolés, surtout dans les endroits humides et parmi les miséreux.

Dans beaucoup de cas de rhumatisme articulaire aigu, j'ai observé la présence du paludisme, et il n'est pas rare que, après une amélioration du rhumatisme, on constate des accès de fièvre, qui disparaissent sous l'action de la quinine.

Chez les personnes qui voyagent dans les contrées chaudes, lorsqu'elles reviennent dans celles qui sont froides, on constate souvent l'atteinte du paludisme, particulièrement sous la forme intermittente.

IV

Dans ce chapitre, je veux exposer les cas curieux de paludisme que nous avons observés.

1° Un sujet de 60 ans, sans antécédents héréditaires et avec des tares de paludisme datant de 10 ans, d'une constitution faible et qui habitait une ville populeuse dans un climat tempéré, souffrait d'une affection de l'appareil respiratoire depuis environ deux ans : toux, dyspnée, douleur dans les fosses suśépineuses. Plus tard, fièvre à 38° tous les soirs, sans frissons et presque pas de transpiration : expectoration abondante muco-purulente. Il maigrissait lentement.

Il avait de l'anorexie, et quelquefois des diarrhées intenses. Il était reconnu comme tuberculeux, lorsque je le visitai, et en examinant le thorax, je trouvai de la matité dans les fosses suśépineuses, respiration saccadée, et des râles muqueux erratiques. L'examen du sang nous fit reconnaître l'hématozoaire et du pigment. La quinine par la voie hypodermique, et un régime alimentaire abondant, du repos et de l'hydrothérapie froide, amenèrent la guérison.

2° Une dame âgée de 45 ans d'une constitution faible, de la classe des miséreux, sans aucun antécédent appréciable que celui d'avoir souffert de la même affection environ dix ans auparavant.

A l'examen général, elle présentait des souffles vasculaires anémiques et une douleur à la pression de l'abdomen dans la région de l'aorte abdominale.

Plus tard, la malade se plaignait d'une douleur au niveau de l'estomac, et après tout l'abdomen était douloureux. Nausées et vomissements. Quelques heures plus tard, les vomissements deviennent porracés. Selles normales, et, malgré le refroidissement de la peau, le pouls n'était ni faible, ni trop rapide. On administre de l'opium et des compresses glacées permanentes sur l'abdomen.

Le même état persistait, quand j'appris qu'à la première maladie dont elle avait souffert, pareille à celle qu'elle avait alors, on lui avait administré de la quinine avec succès, et étant habitué à être témoin des caprices de ce *Protée pathologique*, je n'hésitai pas à lui faire une injection de quinine, et cinq heures plus tard une autre. Douze heures après, l'abdomen était moins douloureux, et les vomissements avaient cessé. Chaque six heures, j'administrai une injection avec 0gr, 50 de quinine, et six jours après la maladie disparaissait.

3° Un individu âgé de 40 ans, d'une bonne constitution, demeurant dans une contrée froide, et avec antécédents d'arthritisme. Il y avait plus de trois mois qu'il souffrait d'une sciatique rebelle.

Nous constatons des petits frissons, suivis d'une élévation de température, 38°. J'eus l'idée qu'il s'agissait d'une névralgie d'origine paludique, et je lui ordonnai de la quinine. Les deux premiers jours il n'y eut pas d'altération, mais à partir du troisième, il supportait mieux les mouvements de la jambe, et la complète guérison arriva au bout de six jours.

Un de ses frères qui venait d'arriver des climats chauds, et qui avait souffert antérieurement de rhumatismes, fut atteint de la même maladie. La quinine amena la guérison au bout de quatre jours.

4° Un enfant âgé de 8 ans et de bon tempérament, habitant une maison très humide, dans une ville de climat tempéré, est atteint d'une amygdalite infectieuse. Au bout de deux jours, il y eut un fort frisson suivi d'une température de 40°. J'ordonnai la quinine et je constatai une amélioration immédiate. Guérison dans trois jours.

Deux autres enfants, dans la même maison, sont atteints de la même maladie, avec cette circonstance en plus : d'avoir eu antérieurement des accès de fièvre. Avec la quinine ils furent guéris.

5° Un jeune homme de 26 ans, de très bonne constitution, qui habitait un climat froid, se rend à une ville de climat chaud, et au bout d'un séjour de trois jours, et malgré l'hygiène qu'il observait, il lui survint une gastro-entérite, avec 38° 5. Vomissements, diarrhée et douleurs à l'abdomen. Malgré un traitement approprié, il passe cinq jours dans le même état. Je soupçonnai le paludisme larvé, et j'ordonnai la quinine par la voie hypodermique. Je pus bientôt me rendre compte du bon résultat du traitement : guérison complète six jours après. Quelques semaines plus tard, il eut quatre accès de fièvre intermittente. La quinine fit disparaître tout.

6° Chez une jeune femme hystéro-neurasthénique, avec des antécédents paludiques, il y avait une névralgie faciale qui se déclarait tous les jours à la même heure. Pas de fièvre. En outre, il apparaissait des névralgies intercostales, tarsalgies, céphalalgies, etc. J'attribuai toutes ces névralgies à sa maladie; vu longtemps après que ni l'hydrothérapie, ni la suggestion, ni les analgésiques n'avaient donné de résultats, je me décidai pour la quinine, régulièrement administrée. Tous les symptômes de l'hystéro-neurasthénie diminuèrent sensiblement et disparurent les uns après les autres. Ensuite, après le secours de la suralimentation. l'hydrothérapie, etc., je puis affirmer que l'on obtint la guérison radicale.

Et maintenant on peut se demander si l'hystéro-neurasthénie ne serait pas occasionnée par la malaria chez un sujet qui offre un terrain favorable à la névrose par suite d'antécédents héréditaires d'arthritisme, d'alcoolisme et d'hystérie.

7° Un médecin âgé de 50 ans, sans antécédents, souffrait d'une diarrhée très fétide et très fréquente. Il y avait deux ans qu'il était malade. Il n'avait pas de fièvre: rien non plus qui fît soupçonner le paludisme. On examina son sang, et on trouva une grande quantité de pigments. Avec la quinine il était radicalement guéri en un mois.

8° Une femme de 40 ans, à la suite d'un refroidissement, fut atteinte d'une pleurésie droite avec épanchement: celui-ci, arrivant au second espace intercostal, et avec l'aspirateur à la main, je lui fis une injection hypodermique de quinine, et six heures après je lui en fis une autre. Je revins le lendemain pour opérer, et quelle ne fut pas ma surprise en trouvant l'épanchement sensiblement diminué. L'urine, auparavant de 800 grammes, était de 1500 grammes. Je continuai le traitement et au bout de deux semaines l'épanchement n'existait plus.

V

Quant à nos observations sur la médication du paludisme, je n'ai pas grand'chose à ajouter à ce que l'expérience nous prouve : la quinine est le spécifique du paludisme.

Il est très utile d'associer les cholagogues, parce que le foie est presque toujours congestionné. Le choix de la voie par laquelle doit être faite la médication est important. La voie digestive, la plus facile, est celle qui convient le moins; c'est aussi la moins sûre. Presque toujours les fonctions du tube digestif sont altérées, et il n'est pas rare, quand on les a conservées intactes, de les voir s'altérer aussitôt après l'ingestion de la quinine.

La voie rectale profite particulièrement aux enfants, et chez les adultes elle offre moins d'inconvénients que la voie digestive.

La voie hypodermique est celle qui inspire le plus de confiance et qui met toujours à l'abri le tube digestif.

Quelquefois j'ai été témoin de cas où la quinine n'a pas réussi. Un des plus remarquables est le suivant : un enfant âgé de 10 ans, dans un haut quartier d'une ville placée à 800 mètres au-dessus du niveau de la mer, climat tempéré et terrain humide ; température de 22° C. L'enfant, de la classe miséreuse, demeurait dans une cabane étroite et où, outre l'encombrement, il y avait des moustiques et des puces; et la nuit, des chiens, des chats et des poules, y couchaient. Auprès de la maison se trouvait une cour avec des porcs. L'enfant souffrait depuis deux ans de fièvres intermittentes tierces, sans qu'il fût possible d'obtenir sa guérison, malgré tous les efforts.

J'étais convaincu de l'inutilité de la quinine dans ce cas, et je le traitai par le quinquina et par les injections d'acide phénique, sans succès, et que j'employai d'après les indications du professeur Dieulafoy, qui d'autres fois m'ont donné beaucoup de résultats. Après avoir tout essayé pendant 4 mois, j'eus l'idée d'employer le fruit du *Bombax Ceiba*, réduit en poudre après dessiccation, et à doses de 0,50 gr., prises trois fois par jour, en ordonnant aussi la décoction de l'écorce et des fleurs. En très peu de temps le résultat se fit sentir. Un œdème de la face, qui existait pendant l'accès, disparut complètement. L'urine, qui avait diminué, augmenta considérablement, et les fonctions digestives, qui étaient anormales, reprirent leur état naturel. Au bout d'un mois, le petit malade était guéri.

Dans quatre autres cas, où j'ai administré ce même produit, j'ai obtenu les mêmes résultats.

Il est très important de continuer à observer sur cette question. Le Bombax Ceiba, nommé à Martinica *Fromager*, est très abondant dans les régions tropicales; et, quant à son utilité pour l'économie, elle serait très grande chez les pauvres qui ordinairement ne possèdent pas les ressources qu'exige un long traitement par la quinine; et peut-être la cachexie paludique, résultat du paludisme, devenue chronique par le manque de traitement, disparaîtrait de la scène.

Conclusions :

1° La malaria existe dans toutes les contrées qui se trouvent au Venezuela, au-dessous de 1500 mètres sur le niveau de la mer.

2° Les formes graves ou paludisme, fièvres hémorragiques et d'autres formes pernicieuses, existent ordinairement dans les régions montagneuses, chaudes et humides.

3° Les formes continues et rémittentes, que l'on trouve dans les climats chauds et tempérés sont le type le plus fréquent dans les villes, les ports et les campagnes de la Côte.

4° Les formes intermittentes, bien qu'elles existent partout, sont le type des contrées chaudes des forêts.

5° Les formes larvées, quoiqu'elles se présentent partout où il y a du paludisme, sont le type courant des villes tempérées et humides.

6° La cachexie est plus fréquente dans les climats chauds et dans les plaines.

7° Dans n'importe quel climat, le paludisme est en raison directe de l'humidité du sol et du nombre d'insectes qui peuplent l'air.

8° Toutes les fois que j'ai fait l'examen bactériologique chez les paludiques, j'ai trouvé du pigment ou des hématozoaires.

9° L'arsenic, pris avant de voyager dans les contrées paludiques, presque toujours donne l'immunité.

10° Dans les climats tempérés et secs, on peut dire que le paludisme n'existe pas ; de même que dans ceux qui sont froids et secs. Mais s'il s'y trouve des demeures étroites entourées de cours pour l'élevage des porcs, poulets, etc., dans ces endroits on trouve des accès paludiques tout à fait localisés.

11° Il est un fait constamment observé, que, au cours de n'importe quelle maladie, on voit des manifestations plus ou moins franches du paludisme.

12° Un autre fait d'observation constante est que les accès paludiques des formes intermittentes se présentent toujours dans l'après-midi jusqu'à minuit, et très souvent à cinq heures du soir.

13° Il existe une forme d'anémie, surtout dans les endroits chauds, humides et montagneux, qui se montre sans qu'elle soit précédée de manifestations paludiques. Cette anémie est quelquefois très grave.

14° Le moyen le plus sûr de chasser le paludisme, c'est l'hygiène des localités et la destruction des marécages et des endroits humides en plantant des arbres hygroscopiques, et en détruisant les insectes.

HÉMORRAGIE INTESTINALE AU COURS D'UNE PNEUMONIE

par M. TOURTOULIS BEY,

du Caire,

J'ai observé, au cours d'une pneumonie, une hémorragie intestinale, complication rare dont la pathogénie m'a paru fort obscure.

M. W...., âgé de 52 ans, homme très actif, obligé par sa profession à de nombreux voyages, et de ce fait surmené, est pris le 26 novembre d'un grand frisson avec fièvre, oppression et toux ; il rentre chez lui au Caire, le 27. Le Dr Bedeir le voit ce jour-là, constate une forte fièvre (39°5), de la dyspnée, et des signes de congestion pulmonaire au sommet gauche. Le lendemain, nous constatons un accroissement de la dyspnée (45) et de la fièvre (40°2) et une extension des lésions aux deux poumons : à droite les signes d'une pneumonie, à gauche les signes d'une bronchite. Les vibrations thoraciques renforcées à droite à partir de l'angle de l'omoplate jusqu'à la base. Les crachats sont ambrés, visqueux, adhérents, mais pas rouges. Les urines rares et rouges contiennent de l'albumine, 1 gramme par litre. Le foie normal, la rate hypertrophiée, le ventre souple, pas le moindre tympanisme, pas de diarrhée, bien au contraire, il n'est pas allé à la selle depuis 48 heures; le cœur normal.

Le 30, le matin, température immédiatement après un bain (car j'avais conseillé des bains tièdes) 58°2, respiration 40, pouls 120, mais l'état pulmonaire le même.

Le soir, température 40°, et la nuit a été très agitée.

Le 31, consultation avec les confrères : Dr Comanos Pacha et le Dr Cotta, qui tous deux considèrent la maladie comme une infection pneumococcique avec localisation pulmonaire double. Vers le soir, les crachats deviennent franchement rouillés, et le souffle s'entend jusqu'en haut à droite.

Le 1er décembre, température 39°8, respiration 45, pouls 155, état local plus accentué, souffle tubaire à droite, multitude de râles à gauche, crachats rouillés, faiblesse plus accentuée, délire tranquille avec hallucinations.

Vers 9 héures 1/2 le malade rend, et c'est ici, Messieurs, le point essentiel de cette communication, une selle moulée formée, mais teinte de sang noir avec très peu de sang rutilant.

Le garde-malade, malgré cela, l'heure du bain arrivée, plonge le malade au bain vers midi et demi, quand celui-ci rend par l'anus du sang en assez grande quantité pour teindre toute l'eau du bain en rouge; on le retire du bain et on me demande en toute hâte.

Je trouve le malade avec 145 pulsations petites mais pas filiformes et 50 respirations. Le ventre est un peu ballonné, le malade se plaint de coliques et d'envies de rendre, il n'a pourtant rien rendu. A 5 heures, malgré l'hémorragie intestinale, la température (40°) et la dyspnée prennent des proportions énormes. Il refuse de boire, il avale d'ailleurs très difficilement, le délire continue, la face et les extrémités commencent à se cyanoser, sueur visqueuse, état comateux, et le malade expire à 10 heures du soir, le septième jour de sa maladie.

Que le malade était atteint d'une pneumonie infectieuse à droite avec une bronchite infectieuse à gauche, pas de doute possible.

On pouvait se demander si l'hémorragie intestinale n'est pas, en pareil cas, comparable à l'épistaxis de certaines pneumonies, ou aux hémorragies graves des grandes pyrexies, varioles, scarlatine, etc. Mais ces suppositions ne me satisfaisaient pas.

La connaissance des gastrorragies, qui surviennent au cours de la pneumococcie et des érosions ponctiformes décrites par M. le professeur Dieulafoy, a été pour moi le trait de lumière. Si l'infiltration pneumococcique de la muqueuse stomacale peut amener des hématémèses, pareil processus peut s'accomplir au niveau de l'intestin.

Chez un malade surmené, voici une pneumonie qui prend dès le commencement une allure très grave. Dès le troisième jour de sa maladie, nous trouvons les deux poumons envahis et la fièvre intense, le délire et les hallucinations surviennent, et malgré cet état grave le malade déclare être bien et même très bien, ce qui indique probablement que nous sommes en présence d'une localisation pneumococcique cérébrale; sur ces entrefaites le malade rend une selle formée mais teinte de sang et quelques heures après une entérorrhagie intense survient.

Les phénomènes observés chez mon malade pendant la vie sont exactement semblables à ceux observés chez les deux malades du professeur Dieulafoy et surtout sur le premier, même état pulmonaire dans les deux cas, même état général, même état cérébral, et en outre hémorrhagie dans les deux cas.

Les deux observations se superposent pour ainsi dire et ne présentent qu'une seule différence, celle-ci : mon malade n'a pas eu des hématémèses comme les malades du professeur Dieulafoy, mais de l'hémorrhagie intestinale.

Mais si la pneumococcie stomacale existe au cours d'une pneumonie grave, pourquoi n'existerait-elle pas dans une autre pneumonie grave, la pneumococcie duodénale ou intestinale? Il est vrai que je ne puis pas vous fournir la preuve nécroscopique, mais vous savez tous mieux que moi si les autopsies sont possibles dans la clientèle privée.

L'honneur de la notion acquise qu'au cours d'une pneumonie peuvent survenir des gastrorragies appartient naturellement au savant professeur de Paris à qui la science médicale doit tant d'autres notions précieuses.

Quant à moi, j'ai voulu vous faire part de l'embarras dans lequel je me suis trouvé quand cet accident insolite est survenu à mon malade, et vous communiquer aussi la satisfaction que j'ai ressentie quand, grâce à cette leçon, j'ai pu tranquilliser mon esprit sur la nature de cette entérorrhagie. Toutefois, si cette manière d'envisager mon cas et d'expliquer l'hémorrhagie intestinale survenue à mon malade est acceptée, cette communication servira comme la première observation clinique d'hémorrhagie intestinale au cours d'une pneumococcie.

DISCUSSION

M. Abyssia (du Caire). — L'observation de M. Tourtoulis Bey, déjà relatée dans le bulletin de la Société médicale du Caire, a été prise juste au moment de l'apparition de la grippe au Caire. De l'analyse de ce fait il semble résulter qu'il s'agit bien d'une affection grippale des deux poumons, comme l'auteur lui-même le dit : à défaut d'autopsie et de biopsie, il n'est donc pas permis de caractériser l'infection comme pneumococcique. D'ailleurs le même jour nous avons observé un cas analogue d'une entérorragie légère au cours d'une grippe typique et dans notre thèse inaugurale de 1890 nous avons cité plusieurs cas d'entérorragie pendant la grande épidémie de grippe de Constantinople (1889-1890).

DU TRAITEMENT RATIONNEL ET PHYSIOLOGIQUE
DES PNEUMONIES ET DES BRONCHO-PNEUMONIES GRIPPALES

par M. VILLARD,

Professeur de clinique médicale à l'école de médecine de Marseille

Depuis les grandes pandémies qui ont acclimaté l'influenza en Europe, la pneumonie et la broncho-pneumonie ont subi visiblement l'influence du génie épidémique et se sont aggravées. L'alcoolisme, toujours croissant, avait déjà rendu rare l'ancien type clinique de la pneumonie franche. A son tour, le bacille de Pfeiffer, en s'associant au pneumocoque, est venu défigurer le processus réactionnel de bon aloi jadis observé dans cette affection. Ces maladies, ainsi modifiées par le fait d'une réceptivité plus spéciale et d'une virulence microbienne exaltée, trop souvent mortelles, réclament une thérapeutique nouvelle dont l'étude me préoccupe depuis longtemps. Pendant plus de trois ans, j'ai appliqué dans ma clinique médicale de l'Hôtel-Dieu de Marseille un traitement dont les bons effets sont prouvés par plusieurs centaines d'observations. Divers journaux médicaux ont relaté le fait, et un de mes internes, M. G. Reynaud, a publié sur ce sujet un travail très documenté récemment couronné par le Comité médical des Bouches-du-Rhône. J'évalue à plus de 500 le nombre des malades soignés ces dernières années à l'Hôtel-Dieu suivant la méthode en question. Pneumonies, broncho-pneumonies grippales affectent des modalités cliniques multiples que je n'ai le temps ni d'exposer ni d'analyser. Cependant, j'ai déjà démontré en 1890, dans mes leçons cliniques sur

la grippe. qu'elles sont toujours précédées par une phase de congestion pulmonaire exclusivement grippale préparant le terrain au pneumocoque. au streptocoque, au pneumobacille de Friedländer. Mais
une fois déclarées. quelle que soit leur variété d'expression clinique,
elles sont caractérisées par une toxémie plus ou moins intense. souvent précoce et que révèlent trois symptômes principaux :

1° L'asthénie résultant de la sidération du système neuro-muscu-
laire :

2° Le faciès plombé, le teint terreux produit par la déglobulisation
toxique. Ce symptôme se manifeste toujours. souvent très vite; il
persiste aussi pendant la convalescence.

3° La teinte bleuâtre, parfois cyanotique, des pommettes et des
ailes du nez traduisant l'asphyxie capillaire.

Enfin. dans ces broncho-pneumonies. il existe un frappant désac-
cord entre les lésions et la réaction de l'organisme. Tantôt on observe
des phénomènes graves de toxi-infection avec des lésions très limitées;
plus souvent, avec des lésions énormes, la tolérance est étonnante.
Ces cas insidieux ne sont pas les moins dangereux.

Ces manifestations pulmonaires grippales, résultant d'associations
microbiennes, réclament une thérapeutique particulière. à la fois
préventive et curative.

Préventive. elle combattra les manifestations congestives si variées
du début: curative. elle s'adressera aux pneumonies et aux broncho-
pneumonies confirmées.

A. Dans les cas légers de grippe thoracique. quand la bronchite
existe seule ou associée à un foyer de congestion limité. en dehors du
régime lacté, du repos au lit. je prescris d'abord un vomitif au
malade. Rejetant l'émétique trop déprimant, je m'adresse à l'ipéca, à
la dose de 2 grammes chez les adultes. Le lendemain. surtout s'il y a
embarras gastrique concomitant. l'action du vomitif est complétée par
celle d'un purgatif salin. Enfin. j'administre encore la poudre d'ipéca
à la dose de 2 grammes dans un julep gommeux à prendre dans les
24 heures. Cette médication réalise. par l'association du vomitif et
du purgatif. une véritable antisepsie intestinale et bronchique. sans
compter que par sa double action vaso-constrictive et expectorante.
l'ipéca décongestionne le poumon et désobstructionne les bronches.

B. Dans les cas plus graves, si les foyers congestifs sont nombreux
et étendus. la bronchite intense est généralisée : dans la fluxion de
poitrine de Dieulafoy, qui, à mon avis. est presque toujours une
polycongestion grippale, je n'hésite pas à recourir au vésicatoire. Ce
révulsif, tant décrié. passé de mode. est fort utile et sans aucun

danger, à la condition expresse d'être bien manié. « Tant vaut le médecin, tant vaut le vésicatoire. » Bien entendu, on s'assurera préalablement de l'intégrité rénale. Si les reins sont suspects, l'on doit employer largement les ventouses scarifiées. J'estime même que les archaïques applications de sangsues sont d'un précieux secours chez les jeunes sujets dont la résistance est plus puissante qu'on ne croit.

C. Cliniquement, on peut assister à la transformation du foyer congestif grippal en foyer d'hépatisation. Les crachats, d'abord bronchitiques, muco-purulents, deviennent visqueux, empèsent le linge. Ils se teintent progressivement et finissent par réaliser les vrais crachats rouillés pneumoniques. Ce changement dans l'expectoration précède toujours infailliblement, ainsi que je l'ai démontré, l'apparition des signes physiques de la pneumonie. Que faire, à cette phase de transition? Que faire, en présence de la pneumonie confirmée?

D. Dans ces deux cas, si l'infection est modérée, la lésion limitée, je reste sur l'expectative armée. Mais, quand la toxémie s'annonce très grave, que les lésions pneumoniques soient à la période de transition ci-dessus décrite ou qu'elles soient définitives, j'abandonne de propos délibéré tous les médicaments pour recourir simultanément à la triade thérapeutique suivante :

1° La saignée;

2° Les injections sous-cutanées de sérum artificiel stérilisé de Hayem;

3° Les enveloppements froids, locaux ou généraux, suivant la gravité des cas.

L'indication précise de cette méthode résulte de l'association des trois signes : l'asthénie, le faciès plombé, l'asphyxie capillaire, constituant à mon avis le syndrome toxémique pneumo-grippal par excellence.

Eichhorst, dans une récente communication, ne recommande la saignée que s'il y a œdème pulmonaire : à mon avis, cette indication est juste, mais trop limitée. Elle rentre du reste dans le cadre que je viens de tracer, car l'œdème péripneumonique résulte de la toxémie et de la paralysie toxique du pneumogastrique. Rentrent également dans ce cadre les formes congestives, apoplectiques, de la pneumonie, auxquelles certains médecins éclectiques veulent bien concéder la saignée.

a. Chez l'adulte, il suffit le plus souvent d'une saignée de 200 à 500 grammes pour amener la détente des phénomènes infectieux. Mais, si ces phénomènes persistent, si le pouls reste tendu, si le sujet est vigoureux, exempt de tares, atteint de pneumonie toxique à forme très grave, il est indiqué de la renouveler. Nous avons eu dans mon service plusieurs malades remplissant ces conditions, dont l'état était presque désespéré. L'amélioration et la guérison définitives n'ont eu lieu qu'après la troisième saignée. La saignée, à notre avis, amène une vraie décharge toxique artificielle en facilitant le travail des émonctoires naturels qu'elle soulage. Elle diminue l'intoxication nerveuse, l'asthénie, la paralysie du pneumogastrique et, par corollaire, la congestion péripneumonique, l'œdème du poumon. Elle permet aux globules rouges de régénérer leur hémoglobine et d'exhaler leur acide carbonique, remédiant ainsi à l'asphyxie capillaire. Enfin, elle tonifie doublement la fibre cardiaque en diminuant son travail mécanique et son imprégnation par les toxines pneumo-grippales. Pour toutes ces raisons d'ordre physiologique, que confirment ma pratique et les nombreux succès que j'ai obtenus, je ne crains pas d'entamer par la saignée les forces réactionnelles des malades. J'estime et je ne cesse de répéter que, dans ces cas, l'émission sanguine est le meilleur des toniques.

b. Le sérum injecté est le sérum de Hayem, soigneusement stérilisé. Ce sérum est très vite absorbé par le tissu cellulaire ; il remplace par un liquide à la fois aseptique et exempt de toxines le sérum sanguin soustrait, et les liquides interstitiels. Il réalise non seulement le lavage du sang, mais encore le lavage de tout le milieu intérieur. En outre, ces injections remédient à l'asthénie, elles excitent le système nerveux prostré, éveillent les processus réactionnels normaux contre l'infection. Je rejette les doses massives ; leur stimulation, en général très énergique, est trop passagère. Dans mon service, on injecte immédiatement après la saignée une quantité de sérum égale à la quantité de sang soustraite, 250 grammes en moyenne. Dans la journée, on répète ces injections à dose moindre, on fait 3 ou 4 injections de 100 à 150 grammes. On obtient ainsi une stimulation suffisante et surtout continue. On provoque la diurèse, ce qui est d'un excellent augure.

c. Les enveloppements froids complètent la triade thérapeutique. Dans les cas de moyenne intensité, je me contente de l'enveloppement thoracique, suivant la méthode de Legendre. Les compresses d'eau alcoolisée sont renouvelées toutes les deux heures. Dans les cas graves j'ai recours au drap mouillé. Cette pratique constitue à mon avis le meilleur des antithermiques ; elle opère une légère révulsion, entretient le malade dans une atmosphère humide facilitant la respiration et favorise aussi la diurèse.

Telle est, dans son ensemble, la méthode qui remplit le mieux, je crois, les indications majeures tirées de l'état infectieux prédominant. Dans les broncho-pneumonies grippales elle est également applicable et relève de l'apparition du syndrome toxémique grippal. L'asthénie, le faciès terreux, l'asphyxie capillaire, jalonnent la voie de la thérapeutique en marquant le point précis où il est indispensable de recourir à la triade.

Cette triade est-elle indissoluble et ses divers éléments ne peuvent-ils être séparément employés?

a. A la période d'état des affections précitées leur parallélisme est indispensable. La saignée pare au danger immédiat, elle est le pilier de la méthode et j'ai constaté que sans elle les injections et les enveloppements froids donnaient à cette période de médiocres résultats. L'association de ces trois moyens amène une réaction salutaire, une abondante diaphorèse, de la polyurie, de l'herpès labial, parfois une diarrhée critique. La saignée n'a que de rares contre-indications. Chez les vieillards, elle peut presque toujours être employée, à la condition expresse de régler la quantité de sang à soustraire sur l'appréciation exacte de la vitalité organique du sujet. Chez les enfants, au-dessous de cinq ans, on la remplacera par des applications de sangsues; au-dessus de cet âge on pratiquera de petites saignées de 60 à 80 grammes.

Les injections de sérum doivent être longtemps continuées; si on les interrompt, la température, dont la chute se faisait rapidement, remonte aussitôt.

b. Cependant, certains malades arrivent à l'hôpital ayant passé la période de danger immédiat. Leur pneumonie, leur broncho-pneumonie, sont en voie de résolution, j'ajouterai même de résolution lente. Tout n'est pas fini pour eux : ils sont sous le coup de complications multiples : abcès du poumon, broncho-pneumonie chronique, appendicite, polynévrites grippales. Même en dehors de ces complications, leur convalescence s'éternise. Chez ces malades pour hâter la résolution, je pratique les injections de sérum. Cette action isolée du sérum n'est pas problématique : nous avons eu à déplorer cet hiver le décès de deux malades à la suite d'abcès postpneumoniques. L'entrée trop tardive de ces malades à l'hôpital n'avait pas permis l'application intégrale du traitement. C'est dans les mêmes conditions que, chez deux autres sujets atteints de pneumonie grippale, s'est déclarée une polynévrite amenant une paraplégie flasque complète. Un dernier malade, dont l'affection pulmonaire avait évolué en dehors de l'hôpital et avait été traitée par des médicaments variés, a succombé dans notre service à une appendicite compliquée d'abcès multiples du foie. Je n'hésite pas à déclarer que ces complications sont exceptionnelles chez les malades traités suivant la méthode que j'expose.

Celle-ci, cependant ne doit pas faire oublier les indications accessoires. Aux alcooliques je donne l'alcool, mais à doses assez faibles et fractionnées : 80 grammes en trois ou quatre fois dans les 24 heures, à prendre dans du lait. Pour parer aux dangers d'une asphyxie imminente, en attendant l'action de la saignée, on pourra avoir recours aux inhalations d'oxygène, aux injections de caféine. Aux cardiopathes valvulaires j'administre la digitale, aux paludiques la quinine. Mais tous ces médicaments ne sauraient s'adresser à l'infection pneumo-grippale, ils parent simplement aux méiopragies préexistant à l'infection. Encore faut-il surveiller leur action ; quelques-uns d'entre eux, la digitale par exemple, sont éminemment toxiques et risqueraient, imprudemment et trop largement maniés, d'ajouter à la toxi-infection une intoxication médicamenteuse. A mon avis, tous les prétendus spécifiques de la pneumonie sont passibles de ce reproche et du reproche de ne répondre à aucune indication physiologique précise. Ainsi en est-il de l'émétique, du kermès, de la digitale administrée systématiquement à doses massives, du salicylate de soude, de l'antipyrine, et même de la quinine dont les partisans fidèles sont si nombreux. A la phase toxémique, quand la congestion fait place à l'hépatisation, la bronchite à la broncho-pneumonie, quand les signes décrits plus haut font leur apparition, le seul traitement rationnel me paraît être celui que je préconise. Il m'a donné de très brillants résultats, soit en ville, soit à l'hôpital. Cet hiver, dans ma clinique, sur 140 malades soumis à cette thérapeutique, tous gravement atteints et infectés, je n'ai eu que 15 décès à déplorer. Encore se sont-ils produits chez des malades atteints de pneumonies et de broncho-pneumonies insidieuses arrivés à l'hôpital du 8e au 12e jour de l'affection, porteurs de lésions fort étendues et souvent de complications comme celles que j'ai signalées plus haut. Ma conviction est qu'à l'avenir, en mettant en œuvre ma triade thérapeutique, on sauvera l'existence du plus grand nombre des malades.

PATHOGÉNIE DES PLEURÉSIES PULSATILES

par M. A. BÉCLÈRE.

Médecin de l'Hôpital de Saint-Antoine.

C'est un problème double que la pathogénie des pleurésies pulsa-tiles, il comprend une question de physique et une question d'étio-logie.

De ces deux questions la première peut être ainsi formulée :

Quelles conditions physiques sont nécessaires à la transmission des pulsations cardiaques à la paroi thoracique, au travers d'une masse liquide épanchée dans la grande cavité pleurale?

La seconde est la suivante :

Quelles conditions pathologiques peuvent réaliser les conditions physiques nécessaires à l'apparition des pulsations thoraciques, au cours des pleurésies?

Le mécanisme de ces pulsations m'occupera surtout. Parmi les diverses interprétations successivement proposées par Traube, Gue-neau de Mussy, Féréol et, plus récemment, par MM. Comby, Keppler et Rummo, plusieurs ont dû être abandonnées parce qu'elles ne con-cordaient pas avec tous les faits observés; l'exactitude des autres ne paraît pas douteuse, mais elles omettent, je crois, un facteur dont l'observation clinique, l'expérimentation et l'examen radioscopique s'accordent à montrer l'importance. C'est cette condition oubliée et cependant indispensable, il me semble, à la production des pulsations thoraciques dans les pleurésies que je voudrais mettre en lumière.

Les gaz sont très facilement compressibles, les liquides sont au contraire incompressibles, il convient de ne pas l'oublier. Il importe surtout de se souvenir du principe de Pascal : si, dans un vase clos rempli de liquide, une pression est exercée sur une portion de la surface du liquide, cette pression est transmise dans tous les sens et sans altération à toutes les portions de même surface de la paroi du vase. Ce principe s'applique exactement au sac pleural rempli de liquide qui, sur une portion de sa surface, reçoit la pression réguliè-rement intermittente exercée par les pulsations cardiaques.

De ces notions élémentaires de physique il convient de rapprocher les renseignements fournis par l'inspection et la palpation de la région précordiale à l'état normal et dans certaines conditions patho-logiques. A l'état normal, la transmission des pulsations cardiaques à la paroi thoracique apparaît sous la forme d'un soulèvement visible

et d'une impulsion perceptible au palper en une région très limitée
d'un espace intercostal, exceptionnellement de plusieurs espaces intercostaux. Cette transmission est immédiate, elle résulte du contact du
cœur avec la paroi thoracique sous interposition de tissu pulmonaire.
D'ailleurs l'examen radioscopique apprend que le soulèvement visible
de la paroi thoracique ne correspond pas toujours à la pointe du
cœur, mais assez souvent à une région de la surface ventriculaire
située plus ou moins haut au-dessus de cette pointe: en un mot,
même à l'état normal, tout ce qui bat n'est pas la pointe. A l'état
pathologique, il arrive fréquemment, dans les cas d'emphysème pulmonaire, qu'une certaine épaisseur du tissu pulmonaire s'interpose
entre le cœur et la paroi thoracique. Alors ni les yeux, ni la main, ne
perçoivent plus les pulsations cardiaques, ces pulsations cessent d'être
transmises à la paroi du thorax. Comment en pourrait-il être autrement puisque la couche d'air contenue dans les vésicules pulmonaires
qui séparent le cœur de la paroi thoracique demeure en constante
communication avec l'atmosphère et doit, par conséquent, être assi-
milée à une couche d'air libre? On peut en dire autant de la couche
d'air contenue dans les vésicules de la face interne des deux poumons,
là où ils se moulent sur le sac péricardique de manière à le recouvrir
et à l'envelopper presque complètement. Ainsi, exception faite pour la
portion de la surface du cœur qui repose sur le centre aponévrotique
du diaphragme et, par son intermédiaire, sur le foie, exception faite
aussi pour la petite portion de la surface du cœur en contact avec la
paroi thoracique, tout se passe presque comme si le cœur battait à
l'air libre. Ses pulsations, bien que propagées dans tous les sens à sa
périphérie, s'éteignent pour ainsi dire partout où le sac péricardique
est contigu au tissu pulmonaire; pour employer une comparaison
quelque peu grossière, elles s'éteignent comme s'amortit un coup de
poing donné dans un édredon.

Quand il existe un épanchement pleurétique assez abondant pour
que le sac péricardique soit, dans une plus ou moins grande étendue,
directement en contact avec le sac pleural rempli de liquide, sans
interposition de tissu pulmonaire, les pulsations cardiaques sont transmises, avec une force variable, au liquide épanché. La démonstration
en est donnée par deux procédés très différents. M. Bouchard nous a
appris que dans certains cas d'hydropneumothorax, aussi bien du côté
droit que du côté gauche, l'examen radioscopique fait voir la transmission des pulsations cardiaques au liquide pleural sous la forme
d'un mouvement continu de la ligne d'ombre correspondant à la surface de niveau de ce liquide, sous la forme d'une ondulation dont les

vagues se produisent suivant un rythme isochrone aux battements du cœur. D'autre part, M. Rummo avait antérieurement montré que dans presque tous les épanchements pleurétiques abondants, surtout du côté gauche, il existe des pulsations pleurales, d'origine cardiaque, alors même que la paroi thoracique ne présente pas de pulsations visibles et palpables. Ces pulsations endo-pleurales, comme les appelle M. Rummo, sont latentes et se révèlent seulement quand on met la cavité pleurale en communication avec un manomètre enregistreur.

On comprend que, plus le poumon du côté malade est rétracté vers le hile, ou plus il est sclérosé, induré, carnifié, plus les pulsations cardiaques sont facilement et largement transmises au liquide pleural. M. Comby a insisté avec raison sur l'importance des lésions pulmonaires ; cependant l'adhérence et la fusion du poumon carnifié avec le péricarde ne suffisent pas et ne semblent même pas nécessaires, comme il le croit, à l'apparition des pulsations thoraciques au cours des pleurésies.

On comprend aussi que du côté malade la parésie des muscles intercostaux, le relâchement d'un ou de plusieurs espaces intercostaux soit une condition très favorable, peut-être même indispensable à la production de ces pulsations. Ainsi en ont jugé justement M. Keppler et M. Rummo.

Les trois auteurs que je viens de citer, préoccupés surtout de l'état de la plèvre, du poumon et de la paroi thoracique du côté malade, ont complètement négligé le côté sain où se trouve, je crois, la condition essentielle de l'existence des pleurésies pulsatiles. Pour préciser, alors que les pleurésies pulsatiles siègent toujours à gauche, ils ne se sont pas demandé ce que devient la paroi droite du sac péricardique, c'est-à-dire la portion du péricarde en contact avec la face interne du poumon droit.

Il est légitime d'admettre que les pulsations cardiaques se propagent de préférence dans la direction où elles rencontrent le moins de résistance. S'il en est ainsi, tant que la paroi droite du péricarde et la cloison médiastine dont elle fait partie ne sont pas trop tendues, c'est surtout l'air contenu dans les vésicules de la face interne du poumon droit qui reçoit et amortit les pulsations cardiaques, à la manière de l'édredon dont j'ai parlé. A mesure que l'abondance de l'épanchement augmente, la paroi droite du sac péricardique se tend davantage et oppose une résistance plus grande à la transmission des pulsations cardiaques. Un moment vient où la résistance de cette cloison fibreuse, distendue au maximum, surpasse celle des muscles intercostaux relâchés de l'hémithorax gauche : c'est alors qu'apparaît la transmission des pulsations cardiaques, au travers du liquide pleural, à la paroi thoracique. A l'appui de cette interprétation j'invoque trois ordres de faits.

J'invoque d'abord le résultat des recherches expérimentales. L'introduction de grandes quantités d'eau dans la plèvre gauche d'un cadavre humain fait voir, par une fenêtre pratiquée du côté droit et après l'ablation du poumon droit, que la cloison médiastine droite, en partie constituée par le sac péricardique, se tend de plus en plus, à mesure que croît l'abondance du liquide injecté et finit par être tellement tendue qu'elle met obstacle à l'introduction dans la plèvre d'une plus grande quantité d'eau.

J'invoque ensuite les enseignements donnés par l'examen radioscopique. Chez deux malades, porteurs d'un empyème pulsatile gauche, que j'ai soumis maintes fois à l'examen radioscopique, j'ai été frappé de l'immobilité du contour semi-circulaire qui limite, à droite de la colonne vertébrale, l'ombre du cœur déplacé ; cette immobilité contraste avec les mouvements rythmiques de l'ombre cardiaque perçus, à droite de la colonne vertébrale, chez d'autres malades porteurs de pleurésies gauches non pulsatiles.

Enfin j'invoque surtout une observation clinique tout à fait exceptionnelle et peut-être unique que j'ai présentée à la Société médicale des hôpitaux, le 18 janvier 1895. C'est l'observation d'un homme atteint de pleurésie gauche et dont la poitrine offre à la vue et au palper, dans toute l'étendue des deux tiers inférieurs du côté gauche, des pulsations expansives, énormes, à maximum axillaire. Contrairement à la règle, l'épanchement pleural est peu abondant et le cœur n'est nullement déplacé. Tout déplacement du cœur à droite est d'ailleurs absolument impossible chez ce malade en raison de la malformation congénitale dont il est porteur. Il présente au plus haut degré la déformation du thorax par enfoncement du sternum connue sous le nom de *poitrine en entonnoir* et on peut calculer que l'espace compris intérieurement entre le rachis et le sternum ne mesure pas chez lui plus de 5 à 6 centimètres. Du fait de l'enfoncement du sternum, le cœur est enserré par son bord droit et sa face antérieure dans une véritable loge osseuse et cartilagineuse contre les parois de laquelle les progrès de l'épanchement ne peuvent que l'appliquer plus étroitement. Dans ces conditions exceptionnelles, on comprend que, malgré la petite quantité du liquide épanché et l'absence de déplacement du cœur, les pulsations cardiaques, arrêtées à droite par un véritable mur se transmettent, au travers du liquide, à la paroi thoracique gauche avec une énergie capable, comme dans le célèbre cas de Stokes, de faire trembler chaque fois le lit du malade.

En résumé, à la question de savoir quelle est la condition physique nécessaire à la transmission des pulsations cardiaques à la paroi thoracique, au travers d'un épanchement pleural gauche, je répondrai : c'est la résistance de la cloison médiastine droite quand elle surpasse la résistance d'une portion plus ou moins étendue des espaces intercostaux du côté gauche. Exceptionnellement cette augmentation de résistance est produite par l'enfoncement du sternum comme dans le cas que je viens de rappeler. Presque toujours elle résulte de l'abondance de l'épanchement, de la forte tension et du déplacement du cœur qui portent au maximum la distension de la cloison fibreuse médiastine.

Telle est, je crois, la condition physique essentielle des pleurésies pulsatiles. Je serai très bref sur les conditions pathologiques qui peuvent la réaliser. Les pleurésies d'une évolution assez lente pour amener une telle compression du poumon, un tel déplacement du cœur sans mettre immédiatement en péril la vie du malade sont, presque sans exception, des pleurésies tuberculeuses; le plus souvent elles méritent le nom d'abcès froids de la plèvre et il n'est pas rare qu'elles soient consécutives à une perforation pulmonaire. On s'explique ainsi facilement que les pleurésies pulsatiles soient presque toujours purulentes, qu'elles soient souvent accompagnées de pneumothorax et que le poumon sous-jacent présente les lésions décrites par M. Comby. Ni la nature tuberculeuse de la lésion, ni la purulence de l'épanchement, ni l'existence du pneumothorax, ni la concomitance des lésions pulmonaires ne sont cependant liées nécessairement à l'apparition des pulsations thoraciques au cours des pleurésies.

QUANTITÉ DE LIQUIDE QU'ON DOIT EXTRAIRE DANS LA THORACENTÉSE ET MANIERE D'ÉVITER ET DE COMBATTRE QUELQUES ACCIDENTS DUS AUX CHANGEMENTS DE PRESSION INTRA-THORACIQUE

par M. Manuel RIBAS Y PERDIGO,

Professeur de clinique à la Faculté de Médecine et membre numéraire de la Royal Académie de Médecine et de chirurgie de Barcelone.

MESSIEURS,

Actuellement les cliniciens se trouvent rarement en face des terribles accidents qu'auparavant on voyait avec une si déplorable fréquence pendant et après l'opération de la thoracentèse. Cela est dû à ce qu'on ne vide plus complètement le sac pleural de son contenu.

Aujourd'hui, au contraire, on laisse dans la poitrine, presque toujours, une certaine quantité du liquide exsudé. Ce n'est que dans les très petits épanchements, et encore pas toujours, que le médecin peut se croire autorisé à faire, d'emblée, une extraction complète.

Généralement on s'accorde à extraire, en une seule fois, la quantité de *mille grammes*; de cette façon, on évite presque sûrement les accidents. Cela ne veut pas dire que dans tous les cas on doive atteindre ce chiffre; ainsi formulé, le précepte n'a qu'une valeur relative.

Avant tout, il convient de ne pas rompre brusquement l'équilibre de la circulation pulmonaire, dans les portions de parenchyme comprimées par l'épanchement. Une décompression trop rapide et trop complète provoque l'œdème du poumon, l'expectoration albumineuse, et même l'asphyxie, tous troubles qu'on peut éviter en procédant avec prudence.

On doit avoir présent à l'esprit que, tout en regardant comme excellent le principe qui proclame la nécessité de limiter la quantité de l'évacuation pleurale, on ne saurait d'avance fixer la quantité de liquide à aspirer. Il y a des cas, et ils sont nombreux, dans lesquels, sans aucun péril, il est bon d'extraire une quantité de liquide un peu supérieure à 1000 grammes, et, par contre, il y en a aussi beaucoup où ce chiffre ne peut être atteint sans inconvénient et danger pour les malades.

Dans les pleurésies à grands épanchements récents, où la dyspnée est considérable et d'origine mécanique, la pression intra-pleurale est fortement positive, et l'on peut extraire parfaitement plus de 1000 grammes de liquide en une seule fois, ce qui permet d'éviter, jusqu'à un certain degré, les répétitions de la ponction de la poitrine, et ce qui soulage grandement les malades. J'ai pu souvent, dans des cas favorables, extraire jusqu'à 1500 grammes de liquide sans aucun contre-temps spécial.

Néanmoins, je reconnais que, dans les cas où on peut extraire cette quantité de liquide pleural sans péril, on aura moins de motif encore pour craindre la production d'accidents secondaires, si d'une façon systématique nous nous bornons toujours à extraire uniquement 1000 grammes de liquide en une seule fois. Tout se réduira alors à répéter plusieurs fois la ponction, s'il y en a besoin et à porter plus de soin encore à l'asepsie dont on doit s'entourer.

Il y a des cas pourtant où il serait dangereux de tirer en une fois une quantité de 1000 grammes ; par exemple, quand on a affaire à des individus de poitrine étroite, de taille courte ou à des enfants,

dont la capacité pulmonaire est faible. Il n'y a pas longtemps, je dus
pratiquer la thoracentèse à un enfant de 2 ans et demi, pour une
pleurésie séreuse qui ne permettait aucun retard, parce que le petit
malade était déjà cyanotique, œdémateux, avec une grosse déviation
du cœur à droite, etc., etc., la capacité thoracique n'était chez lui
que de 550 grammes. Dans des cas de ce genre (ou d'autres semblables), s'obstiner à extraire la totalité des 550 grammes uniquement
contenus serait sûrement une faute clinique.

Dans les épanchements anciens, bien tolérés où la pression intra-
pleurale primitive est petite, ou nulle, ou négative, il y aurait souvent inconvénient grave à vouloir retirer un litre de liquide. Les difficultés que le cœur rencontre en pareil cas pour reprendre sa position
normale, les changements de position que subissent les gros vaisseaux, les obstacles qui s'opposent à la libre expansion pulmonaire
par adhérence, encapsulation de sa surface externe, etc., etc., peuvent
être l'origine immédiate des troubles très funestes. Dans ces pleurésies anciennes, l'extraction du liquide s'accompagne de gêne et
de malaises parfois si grands, de la part du patient, que très souvent
on est obligé de s'arrêter et de suspendre l'opération. La pression
négative, que dans l'intérieur de la cavité pleurale nous déterminerons
par l'aspiration de son contenu, développe les effets d'une puissante ventouse qu'on appliquerait directement sur les organes thoraciques, effets qui se font sentir bientôt sur les points les moins résistants : oreillettes du cœur et grosses veines intra-thoraciques. Quant
au parenchyme pulmonaire, qui est dans ces cas toujours tassé, dur,
atélectasique et atteint de sclérose interstitielle, l'extension forcée
qu'il subit par le fait du vide intra-pleural, l'expose à des phénomènes de congestion et d'œdème aigu, qui peuvent présenter une
haute gravité. La toux très intense, l'asphyxie, la mort subite par
paralysie cardiaque ou par embolie pulmonaire, peuvent être les conséquences d'une intervention peu calculée.

Le caractère hémorragique du liquide de l'épanchement est aussi
une contre-indication à une évacuation complète : il faut s'arrêter
dès qu'on note un soulagement notable dans la dyspnée et dans les
autres malaises du malade ; en poussant l'aspiration plus loin, on
risquerait de voir se reproduire de suite une hémorragie intra-
pleurale.

Dans les cas où la pleurésie est un phénomène intercurrent, compliquant une autre maladie plus ou moins ancienne du cœur ou des
poumons, surtout si la phlegmasie séreuse revêt une certaine chronicité, le clinicien devra extraire l'épanchement avec la plus grande

prudence. Nous nous voyons obligés tous les jours à ponctionner la plèvre d'un cardiaque ou d'un ancien pneumopathique pour soulager ses souffrances et pour prolonger son existence.

Mais c'est précisément dans ces cas que l'intervention est souvent délicate. Il est rare qu'on puisse tirer plus de 1000 grammes de liquide, et bien souvent on n'atteint pas ce chiffre; les mauvaises conditions préalables du poumon et de la plèvre rendent leurs accidents par opération plus fréquents et plus graves.

Il est juste, toutefois, d'ajouter que dans la plupart des cas de pleurésies secondaires, il suffit d'extraire une petite quantité de liquide, 800, 600 grammes, par exemple, pour que les malades éprouvent un réel soulagement, et même pour que cette évacuation devienne le point de départ d'une amélioration persistante et durable, comme cela se voit dans certaines affections cardiaques, où la soustraction du liquide pleural permet au ventricule de se mieux contracter et de compenser la lésion valvulaire.

Le meilleur critérium, dans ces cas ambigus, est d'interroger et de surveiller les troubles fonctionnels éprouvés par le malade, sans s'attacher au chiffre fatidique des 1000 centimètres cubes.

Qu'on ait extrait juste le litre de liquide, ou plus ou moins, il arrive, si l'on a outrepassé la dose tolérante, que le malade, loin d'éprouver un accroissement de bien-être, comme il arrive dans les cas favorables, commence à souffrir d'une sensation de constriction interne, de plus en plus angoissante, et qu'il se prend à tousser avec un timbre sec, spécial, indice de la congestion broncho-pulmonaire qui se produit.

Quand quelqu'un de ces phénomènes survient, le médecin doit suspendre l'extraction de liquide, quelle que soit la quantité extraite, s'il ne veut voir se développer devant ses yeux le tableau de l'œdème pulmonaire et l'asphyxie.

C'est là un précepte d'autant plus essentiel, que les accidents ne se produisent pas toujours au moment même de la ponction; c'est parfois une demi-heure, une heure après, qu'éclatent à l'improviste les grands troubles circulatoires. Ces dangers se présentent surtout sur les sujets atteints de pleurésies secondaires, chez lesquels les reins, les poumons ou le cœur sont antérieurement malades.

Pour combattre avec succès la toux, quelquefois très tumultueuse, la dyspnée, la congestion pulmonaire rapide, l'expectoration abondante et écumeuse, etc., qui peuvent se présenter soit immédiatement, soit peu de temps après la thoracentèse, il n'y a pas de meilleur moyen, outre la suspension immédiate de l'opération, que de pratiquer une injection hypodermique de morphine. C'est le procédé que j'ai toujours employé, en pareil cas, avec un plein succès. En cas de collapsus, il faudrait simultanément revenir aux injections d'éther et d'huile camphrée.

Il va de soi que cette médication ne s'adresse pas aux graves accidents déterminés par une embolie de l'artère pulmonaire qui ne ressemblent en rien, d'ailleurs, à l'œdème aigu d'un poumon trop brusquement décomprimé.

Si l'on regarde les résultats favorables que la morphine procure dans les troubles dyspnéiques et congestifs, le calme qu'elle apporte en diminuant l'excitabilité des bronches et en facilitant la dilatation des vaisseaux périphériques, on peut facilement comprendre qu'administrée par la voie hypodermique avant l'invasion des accidents post-opératoires, elle agira heureusement comme moyen préventif. C'est, en effet, ce qui a lieu chez tout malade où l'on peut craindre l'apparition d'un œdème pulmonaire ; il suffira presque toujours d'une injection d'un 1/2 à 1 centigramme de chlorhydrate de morphine, immédiatement après la thoracentèse, pour prévenir les accidents et pour assurer le calme des heures qui suivent l'intervention opératoire. Je dois à cette méthode de n'avoir jamais eu dans ma clientèle de catastrophe après la thoracentèse.

De ce que nous venons de dire brièvement dans la présente communication, on peut tirer les conclusions suivantes :

1° La quantité de 1000 grammes, comme règle de conduite, pour l'extraction des exsudats pleuraux doit être acceptée, en principe, comme une moyenne normale ;

2° Nonobstant, il y a des cas dans lesquels on peut extraire, sans péril, des quantités plus grandes, comme par exemple : dans les pleurésies aiguës, d'exsudat récent, sans complications, chez les individus à grand développement thoracique ;

3° Dans beaucoup de cas où est indiquée la thoracentèse, il ne sera pas prudent d'atteindre, à ladite quantité, en raison des troubles qui pourraient survenir, telles sont : les pleurésies anciennes, avec complications cardiaques, pulmonaires, ou encore, chez les sujets à thorax étroit, chez les enfants, etc. ;

4° Il est de capitale importance dans l'extraction d'un épanchement pleurétique de se fixer surtout sur les circonstances spéciales du cas et sur les phénomènes que le patient présente ;

5° La suppression de l'évacuation du liquide s'impose rigoureusement dès que se montrent des phénomènes menaçants (dyspnée, toux, angoisse, etc.) ;

6° Pour beaucoup de ces symptômes, provenant du changement de la pression intra-pleurale, le mieux est, une fois suspendue l'aspiration de l'épanchement, de pratiquer une injection hypodermique d'un sel de morphine;

7° Les injections de morphine pratiquées immédiatement après la ponction aspiratrice, exercent, selon les apparences, une avantageuse action préventive contre les mêmes accidents.

DE L'HERPÈS EN GÉNÉRAL ET DU ROLE DE L'HERPÈS
DANS LA PNEUMONIE OU DANS LES AUTRES MALADIES INFECTIEUSES

par M. E. VIDAL,

d'Hyères,

Correspondant national de l'Académie de médecine.

Dans la communication que nous avons faite le 25 juillet 1899, à l'Académie de médecine, nous avons signalé la fréquence de l'herpès zona ou autres, chez les malades atteints de la grippe influenza; il nous semblait, dès cette époque, que depuis sa première invasion, l'influenza avait subi des modifications radicales dans ses manifestations extérieures, que ses rash papuleux, ressemblant si fort à ceux de la dengue, devenaient de plus en plus rares, que l'éruption pointillée en forme *de chair de poule* dont nous avions, en 1890, signalé la constance sur le voile du palais de nos malades, s'atténuait de plus en plus et nous nous demandions en terminant, si l'éruption herpétique n'était pas le signe de l'adaptation de l'influenza à nos climats et à nos races?

Les observations que nous avons recueillies depuis lors nous permettront peut-être de répondre à cette question; mais, pour éviter toute équivoque et avant de parler du rôle qu'il joue dans la pneumonie infectieuse grippale, il nous faut définir ce que nous entendrons par herpès, toutes les fois que nous appliquerons ce terme à un état pathologique d'un organe situé à l'abri de notre vue, non seulement dans un organe communiquant avec l'extérieur, mais encore dans l'épaisseur des muscles, dans l'intérieur des vaisseaux, comme aussi dans des cavités complètement closes.

Il est évident qu'en pareil cas l'herpès, si l'on veut bien accepter ce terme générique, ne peut être anatomiquement le même que l'éruption classique de ce nom, et que, l'étiologie restant la même, les formes de cette éruption seront forcément différentes, parce qu'elles se développeront dans des tissus dissemblables.

Ceci nous amène à déterminer le rôle que joue, selon nous, l'éruption herpétique et pourquoi de cette éruption découle souvent un état infectieux. Nous pensons, en effet, que l'herpès, quelle que soit sa forme et quel que soit son siège, qu'il soit visible, ou qu'il reste caché, est toujours le résultat d'un travail naturel d'élimination des éléments étrangers ou de leurs toxines.

Le bacille pathogène pénètre dans l'organisme par un infarctus ou par une autre voie que nous ne connaissons pas, et s'y multiplie rapidement ; la lutte s'engage, la fièvre s'allume, l'expulsion est tentée et le cycle est complété par l'éruption herpétique.

Mais là s'arrête malheureusement la puissance médicatrice de la nature qui n'est pas organisée pour faire prendre d'office à l'ennemi le chemin des surfaces extérieures, et c'est pourquoi la poussée s'accomplit souvent dans un organe interne ou sur ses enveloppes, au lieu de se traduire soit par un simple herpès labialis, soit par un zona de la peau ou des muqueuses ; c'est aussi pourquoi les moyens d'investigation que possède la science moderne nous permettent de constater la présence, même dans les cavités les mieux closes de certains bacilles, que l'on est fort étonné d'y rencontrer.

Comment expliquer, sans cela, les dépôts des gonocoques dans les arthrites blennorragiques, des gonocoques dans un cas d'ostéo-périostose gonococcique? (M. Hirtz. Soc. méd. des Hôpitaux. 18 juillet 1900.)

Des bacilles de Koch, dans un cas de tuberculose primitive, de la synoviale du genou? (M. Pothérat. Soc. chir., 18 juillet 1900.)

Des streptocoques dans l'endocardite? (M. Daniel Lavastine, service de M. Bourrey, Hôp. Tenon.)

Des diplocoques de Weichselbaum dans l'endocardite? (M. Napoléon Borton.)

Des gonocoques dans l'endocardite proliférente et l'aortite blennorragique? (M. Potain.)

Des bacilles de l'influenza dans l'endocardite proliférente? (M. Ichl. Soc. imp. de Méd. de Vienne.)

Des staphylocoques dans l'endo-péricardite? (M. Barbier.)

Des pneumocoques dans l'aortite pneumococcique? (M. Collard, thèse.)

Des diplocoques, des streptocoques et staphylocoques dans l'endocardite post-rhumatismale? (Docteur Litten, de Berlin, 18ᵉ Congrès méd. allemand.)

Des pneumocoques, streptocoques, staphylocoques et des bacilles de Koch dans la péricardite aiguë? (Docteur Delcarde, Lille.)

Des gonocoques dans les veines du mollet atteintes de phlébite au cours d'une blennorragie? (Docteur Battu.)

Du bactérium coli dans la méningite cérébro-spinale? (Docteur Alloco.)

Des pneumocoques dans l'endocardite et la méningite? (Docteur Cohn, Munich.)

Des pneumocoques dans la péritonite et les thromboses? (MM. Ménétrier et Legroux. Soc. méd. des Hôpitaux.)

Des staphylocoques dans l'endo-péricardite, avec abcès multiples à la peau. (Docteur Barbier. Réponse au docteur Louis Guinon sur un cas d'endo-péricardite au cours d'une fièvre typhoïde.)

Des diplocoques de Weichselbaum en permanence dans le sang, dans un cas de méningite cérébro-spinale à forme prolongée? (Docteur Netter. Soc. méd. des Hôpitaux.)

Comment expliquer ces lésions artério-scléreuses dont M. Huchard dit si bien qu'on en voit la terminaison sans pouvoir en soupçonner le point de départ?

Les endocardites, péricardites et myocardites compliquant le rhumatisme aigu. (Docteur Barié.)

Comment expliquer aussi les myocardites et les myosites produites chez les animaux par des injections de toxines pneumococciques, que M. le docteur Carnot signalait naguère à la Société de Biologie?

Comment expliquer enfin, à moins d'admettre une coïncidence bien extraordinaire, qu'à un certain moment on ne trouve plus de bacilles dans l'intérieur des articulations de certains rhumatisants, tandis que le sang et les végétations vasculaires de ces mêmes malades, atteints de complications cardiaques, fourmillent de diplocoques, de streptocoques et de staphylocoques? Docteur Litten, de Berlin. De l'endocardite, de ses rapports avec d'autres maladies; 18ᵉ Congrès méd. allemand.)

On pourrait peut-être, dans certaines de ces manifestations bacillaires, soupçonner une action de voisinage, mais cette étiologie nous paraît peu probable: nous croyons plutôt que, même pour des organes communiquant entre eux par des voies naturelles, l'infection doit suivre un autre chemin, et que les sécrétions de ces organes les protègent contre les migrations directes des microzoaires; les cas d'infection par voisinage seraient, sans cela, beaucoup fréquents. Du reste, cette hypothèse laisserait encore bien des points obscurs et, si l'on pouvait l'admettre pour la néphrite parenchymateuse, par exemple, elle serait inapplicable à la néphrite interstitielle.

Quelle est donc la voie que suivent en général les produits de ces infections successives, pour rentrer dans la place et pour recommencer la lutte? Pénètrent-ils par le réseau des vaisseaux capillaires veineux, ou bien par celui des lymphatiques?

Nous basant sur l'absence, à peu près constante en pareil cas, de complications inflammatoires du côté du système ganglionnaire, absence qui nous a frappé notamment dans les herpès grippaux de la face, du pharynx, de l'oreille, etc., etc., et que nous avons signalée en 1899 à l'Académie de médecine (*Bulletin acad. de méd.*, n° 50, page 215), nous pensions qu'en pareil cas la septicémie était produite par l'invasion microbienne des veines béantes au milieu des tissus désagrégés par l'éruption herpétique; nous comparions dans notre pensée cette marche de l'infection septicémique à l'absorption des globules du pus qui se produit à la surface de certaines plaies et qui aboutit, par pyoémie, à la formation des abcès métastatiques intra-articulaires et endo-parenchymateux. Nous avions donc adopté l'hypothèse de l'introduction par le réseau veineux, quand, dans deux observations, l'une ayant trait à une pleurésie appendiculaire et l'autre à un abcès cérébelleux d'étiologie otique, M. le professeur Dieulafoy a indiqué ses préférences pour la transmission de l'infection d'un organe à l'autre par la voie des lymphatiques.

L'opinion de M. Dieulafoy est pour nous d'un si grand poids que nous sommes devenus depuis lors beaucoup moins affirmatif sur le transport des bacilles infectieux par les veines; cependant, même en admettant leur pénétration par les lymphatiques, il faudrait encore trouver pour ces atomes une porte de sortie du canal conducteur et un prétexte de localisation en cours de route ascendante, deux choses qui découlent naturellement du développement d'une éruption herpétique. Mais si, au lieu d'une infection directe d'organe à organe, on admettait le dépôt par le retour du courant circulatoire, il importerait peu que les bacilles aient pris au départ la voie des veines, ou bien celles des lymphatiques, ou bien encore ces deux voies à la fois, puisqu'elles aboutissent l'une et l'autre au même point, c'est-à-dire au centre de la circulation sanguine. Dans tous les cas, il faut croire que les bacilles qui passent par le réseau des lymphatiques y sont détruits soit dans les vaisseaux, soit dans les ganglions, puisqu'ils y causent si rarement des désordres, tandis qu'ils laissent de très nombreuses traces de leur passage dans les vaisseaux sanguins et qu'ils y provoquent les phlébites, les artérites, aortites et endocardites dont le nombre va toujours croissant depuis quelques années.

Du reste, quelle que soit la voie que prennent les éléments septicémiques, dans le cours de leurs évolutions successives, il leur faut trouver, dès le début, un infarctus qui leur permette de pénétrer dans le sang; à partir de cet instant, les preuves de leur action abondent et tous les organes sont menacés d'une localisation sans préjudice d'une complication générale infectieuse, si la destruction complète des ennemis n'est pas obtenue pendant la période fébrile.

Il nous serait facile de citer à l'appui de notre thèse plusieurs observations que nous avons recueillies, mais pour éviter le reproche de les voir rédiger sous l'empire d'une idée préconçue, nous avons préféré en choisir deux, prises dans les services des hôpitaux de Paris.

La première observation qui nous a frappé, a été publiée dans le numéro de la *Médecine moderne* du 12 juillet 1899, quelques jours par conséquent avant notre communication à l'Académie de médecine sur l'herpès grippal; elle a été relevée à l'hôpital Saint-Antoine, dans le service de M. le professeur Hayem, par MM. Thiercelin, chef de clinique et Rosenthal, licencié ès sciences, interne des hôpitaux: elle a trait à un cas de méningite cérébro-spinale aiguë de l'adulte, due au méningocoque avec septicémie constatée pendant la vie.

En voici le résumé, nous reviendrons ensuite sur les passages qui nous paraissent applicables à notre thèse :

Le 29 janvier 1898 était envoyé dans le service de M. Hayem un jeune homme de 24 ans qui venait de terminer son service militaire et qui avait été réformé, après un court séjour dans l'hôpital d'Auxerre, où il était entré parce qu'il souffrait de cruels maux de tête; il était porteur en même temps de croûtes écailleuses, irrégulières et sèches recouvrant la muqueuse des cornets.

Pendant qu'il était dans cet état, cet homme subit un traumatisme, la lèvre supérieure a été fendue, elle s'est tuméfiée et s'est recouverte d'une croûte épaisse et jaunâtre semblable à celles qui couvrent les lèvres des enfants atteints de gourme; l'existence de ces lésions est constatée le 29 janvier jour de l'entrée du malade à l'hôpital Saint-Antoine.

Dès ce jour, on note l'infection des ganglions cervicaux gauches postérieurs (infection secondaire), les sommets respirent mal (herpès et œdème pulm.), sans qu'ils soient pourtant tuberculeux; la céphalée persiste et attire l'attention par sa violence. On applique localement des antiseptiques. Therm. 58°,6.

3 févr. État local amélioré, mais céphalée atroce empêchant tout sommeil. Therm. 57°,6.

4 févr. Therm. 58°,4 le matin, 57°,6 le soir.

5 févr. Le tableau pur de la méningite commence à se dérouler.

6 févr. Therm. 59°,0.

7 févr. Symptômes du côté de la face, dilatation anormale de la pupille gauche.

8 févr. La paralysie oculaire a disparu. Therm. 39°,5, signe de Kernig, etc.

9 févr. Assoupissement, pouls à 72, therm. 39°,6 le matin et 39°,2 le soir.

10 févr. Pouls irrégulier à 84 puls. Therm. 38°,8.

11 févr. L'intelligence est abolie, décubitus dorsal, strabisme interne, prolapsus de la paupière gauche, perte involontaire des urines, pouls à 76, therm. 38°,9.

12 févr. État désespéré. Therm. 37°,9.

13 févr. Coma. Therm. 38°,4.

14 févr. Therm. monte brusquement à 40°,6. Décès.

Pendant tout ce temps l'état local ne s'est pas modifié; les parties envahies sont toujours le siège de douleurs qui empêchent les pansements et il s'écoule des plaies un pus crémeux et verdâtre qui est une culture pure de méningocoques.

L'autopsie de ce malade n'a pu être faite à cause de l'opposition formelle de la famille et nous le regrettons tout particulièrement, parce qu'elle aurait très probablement révélé des désordres graves dans le poumon, mais on peut écarter cliniquement le diagnostic de méningite tuberculeuse; de plus, se demandent avec une grande logique les auteurs de l'observation, ce diagnostic pourrait-il concorder avec la présence des méningocoques de Weichselbaum, présence qui a été constatée pendant la vie dans le pus de la plaie labiale, dans le sang du malade plusieurs jours avant le décès, dans le liquide céphalo-rachidien, et après la mort dans le sang contenu dans le cœur? Comment expliquer cette longue phase de céphalée qui semble marquer le début de la maladie et qui a persisté jusqu'à la fin?

Nous partageons leur manière de voir et le drame nous paraît facile à reconstituer, si l'on admet notre hypothèse d'une infection primitive de l'organisme et d'une infection secondaire des organes.

Bien avant son entrée à l'hôpital d'Auxerre, le malade de M. Hayem souffrait de cruels maux de tête et présentait en même temps *au niveau des fosses nasales* des croûtes irrégulières, sèches, recouvrant la muqueuse des *cornets*, dit l'observation, mais il est probable que le point de départ de cet amas de croûtes était la fosse nasale gauche.

Voilà, d'après nous, les indices bien évidents d'une grippe-influenza avec un herpès zona, avec ses douleurs intenses et son éruption. Après un court séjour à l'hôpital, ce militaire va mieux, il est vrai, mais il est réformé parce qu'il a été profondément atteint et qu'il doit attendre pendant longtemps encore sa guérison définitive. Sur ces entrefaites, il reçoit un coup qui lui fend la lèvre supérieure dans la partie qui est recouverte par les croûtes de l'herpès; l'infection générale a lieu par cette plaie cruente, les ganglions cervicaux gauches postérieurs se tuméfient, ce qui, en ce cas, donnerait raison à l'idée de la pénétration par les lymphatiques émise par M. Dieulafoy, les sommets respirent mal et à partir de ce moment la méningite cérébro-spinale se déclare avec son cortège de symptômes classiques.

Ces douleurs subites, cruelles et persistantes, ces vésicules envahissant le pourtour des ailes du nez et la muqueuse des cornets, ou bien siégeant dans la profondeur des sinus de la face ou du front, ces jetages consécutifs, ces croûtes, cette respiration incomplète des sommets, signes de l'œdème pulmonaire, ces états de stupeur fort longtemps prolongés sans élévation notable de la température, nous les avions observés maintes fois chez nos malades atteints de la forme faciale de l'influenza et nous les avons signalés, dans un premier mémoire déposé à l'Académie, comme les symptômes d'un herpès zona ayant envahi la muqueuse qui tapisse des cavités osseuses inextensibles.

Chez nos malades, comme chez celui de M. Hayem, cet état se prolongeait parfois bien longtemps, mais il ne se compliquait ni de septicémie, ni d'engorgement pulmonaire, parce que ni un infarctus, ni un traumatisme, n'avaient ouvert aux bacilles une voie directe de pénétration soit dans les veines, soit dans les vaisseaux lymphatiques.

Ces cas de pénétration des méningocoques par traumatisme doivent être rares, nous pouvons cependant en citer une seconde observation qui a été publiée par M. Fraenkel et qui porte sur un garçon de six ans, chez lequel une méningite cérébro-spinale à méningocoques de Weichselbaum succéda immédiatement à un traumatisme; M. Fraenkel suppose que dans ce cas le méningocoque intra-cellulaire avait pour habitat les voies aériennes supérieures et qu'il a immigré dans la cavité crânienne à la suite du *traumatisme*. Il est évident qu'il y est arrivé, puisqu'on l'y a trouvé, mais comment y est-il parvenu? Il était caserné dans les fosses nasales, l'ictus lui a ouvert le réseau des capillaires, la septicémie en est résultée: jusque-là tout est clair; mais par quelle voie a-t-il été déposé dans les méninges, si ce n'est à la faveur d'une éruption éliminatrice?

Nous avons cité ces deux remarquables observations parce qu'elles ont fixé nos idées, jusque-là très confuses, sur le mécanisme des infections primaires et subséquentes: à partir de ce moment, nous avons pensé que ces herpès zona ou autres, que nous trouvons si fréquemment sur notre route, doivent être une des causes de la septi cémie parce qu'ils dénudent les téguments, parce qu'ils dissocient les parenchymes, et parce que les différents bacilles en profitent pour pénétrer dans les capillaires. Du reste, n'avons-nous pas des exemples de leur pénétration directe quand nous constatons la transmission de la peste par la piqûre de la puce et celle de la malaria par la piqûre du moustique, etc., etc.

La preuve de l'infection des organes par des éruptions secondaires nous semble résulter des observations communiquées il y a quelques jours à la Société médicale des hôpitaux par MM. Ménétrier et Legroux.

Dans la première on trouve à l'autopsie, dans le pus d'une péritonite le pneumocoque encapsulé, sans qu'aucune lésion viscérale puisse expliquer cette péritonite survenue brusquement. Est-on bien sûr que quelques jours auparavant un herpès des bronches ou du poumon n'avait pas ouvert la voie aux pneumocoques?

Dans la deuxième, c'est évidemment la septicémie pneumococcique qui a produit les artérites multiples infectieuses et la péritonite. A l'autopsie, on trouve des infarctus dans les reins, des infarctus dans la rate, avec des fausses membranes fibrino-purulentes et des petits points blanchâtres très abondants dans l'épaisseur même de la séreuse. Quelle était la nature de ces fausses membranes et de ces points blanchâtres dans l'épaisseur de la séreuse? Nous ne pouvons le dire, mais il serait bien possible que cet état anormal de la séreuse ait été dû à une éruption herpétique éliminatrice des pneumocoques.

En résumé, il y a eu d'après nous : 1° au début, un herpès du poumon; 2° un infarctus avec infection générale par les pneumococques; 3° une infection secondaire par ces mêmes pneumocoques, des artères, du péritoine, des reins et de la rate, qui ont dû être le siège d'éruptions herpétiques éliminatrices.

L'éruption herpétique peut donc faciliter la pénétration des bacilles infectieux dans l'organisme, et cela parce qu'à la surface des téguments privés de leur enveloppe protectrice doivent se produire des déchirures; mais il est évident que cette éruption n'est pas la seule cause de la pénétration bacillaire et que la moindre plaie d'une muqueuse ou d'une autre membrane peut aussi bien laisser béants les réseaux capillaires des veines et des lymphatiques.

Dans les infections secondaires et subséquentes, la marche est encore bien obscure, mais là aussi, que ce soit dans les tissus parenchymateux ou dans leurs enveloppes, que ce soit dans l'intérieur des articulations et des vaisseaux, que ce soit même à la surface interne d'un névrilème, il doit se produire des éruptions, causes fatales du dépôt dans ces divers organes des éléments infectieux ou de leurs toxines.

L'éruption herpétique secondaire, qui est un des moyens employés par la nature pour rejeter les toxines peut donc ouvrir aux bacilles une nouvelle voie de pénétration et aussi une porte de sortie hors des vaisseaux, ce qui explique comment le même sujet peut être successivement envahi par les éléments infectieux les plus divers, et que l'on peut rencontrer des gonocoques dans les articulations ou dans le cœur, des pneumocoques dans le cerveau, des méningocoques dans le poumon, le bactérium coli dans la méningite cérébro-spinale, etc. En dehors de cette explication, il serait bien difficile de motiver leur présence dans ces divers organes.

Toutes ces considérations générales peuvent s'appliquer aux cas particuliers de ces malades atteints, en cours de grippe, de cette forme bizarre de la pneumonie que, faute d'être mieux éclairés, on a été obligé de qualifier d'infectieuses et l'hypothèse de la pénétration, par l'herpès, des microbes infectieux devient encore plus séduisante quand on l'applique aux localisations grippales observées sur les bronches ou dans les poumons. Comment expliquer en effet sans elle ces broncho-pneumonies et ces pneumonies qui débutent presque toujours par une douleur intense située dans un point éloigné du lieu d'élection, dans lesquelles la percussion et l'auscultation révèlent un état œdémateux plutôt que pneumonique, dans lesquelles les râles crépitants apparaissent toujours tardivement, sur un espace fort restreint où ils sont bien vite remplacés par du souffle, dans le cours desquelles rien n'est franc, pas même l'expectoration, et qui emportent les malades entre le 10ᵉ et le 15ᵉ jour, alors que le pouls est tombé, que la température a baissé et que la pneumonie semble avoir définitivement accompli son cycle réglementaire.

Ce sont bien là des pneumonies grippales infectieuses, à forme d'œdème pulmonaire, avec infarctus diffus et festonnés, semblables à celles dont M. le professeur Renaut, de Lyon, nous a donné une si exacte description et auxquelles il attribue, faute de mieux, une origine cardiaque.

En dehors de la septicémie, quelle cause trouver à ces décès survenus à la suite de brusques défaillances cardiaques?

Par quelle voie la pénétration des éléments d'infection a-t-elle pu s'effectuer dans la circulation sanguine?

Quelle est la cause qui a produit ces œdèmes inexplicables et privé les capillaires du poumon de leur enveloppe protectrice?

Nous ne pouvons accuser de ces méfaits qu'une éruption herpé-

tique qui sera venue déchirer ces tissus si délicats, éruption qui aura
été primaire, si le sang des viscères contient seulement des pneumocoques ou leurs toxines, et secondaire si le liquide sanguin est infecté
par les bacilles d'une autre espèce.

On pourrait citer des malades atteints, comme celui qui a succombé dans le service de M. Dieulafoy à une méningite cérébro-
spinale caractérisée par des méningocoques de Weichselbaum et chez
lequel, d'après M. Griffon, l'autopsie a révélé la présence d'une hépatisation à pneumocoques virulents du côté inférieur du poumon droit.
On peut même trouver, paraît-il, trois ou quatre bacilles différents sur
le même sujet; c'est ainsi que dans certains cas de méningite cérébro-
spinale, M. Netter a rencontré le pneumocoque de Talamon, le microbe
de Bonome, avec le diplocoque de Weichselbaum, et que M. Delearde,
de Lille, a pu isoler sur le même malade atteint de péricardite aiguë,
des pneumocoques, des streptocoques, des staphylocoques et des
bacilles de Koch.

A moins d'admettre que les bacilles changent facilement de forme
et qu'ils se modifient pendant leur évolution, il faut bien croire
qu'en pareil cas le même malade avait subi successivement plusieurs
invasions, dont le mécanisme nous avait échappé jusqu'à ce jour.

La marche générale de l'infection nous paraît dans ces cas avoir
été la suivante : des pneumocoques ont pris position dans les plus
fines ramifications des bronches, comme les méningocoques dans les
sinus des fosses nasales, comme le bacille de Löeffler sur les replis
pharyngiens, comme le bactérium coli sur la muqueuse intestinale,
comme les gonocoques peuvent le faire sur les téguments intérieurs
des organes sexuels de l'homme et de la femme; ils y restent inoffensifs tant qu'ils ne peuvent profiter de la moindre solution de continuité pour pénétrer dans les vaisseaux et envahir l'organisme. C'est à
partir de ce moment qu'ils deviennent dangereux et que commencent
des luttes sans merci: si les envahisseurs sont vaincus, ils sont
réduits à l'état de ptomaïnes bacillaires et rejetés par les voies ordinaires dont l'herpès labialis est une des formes; mais s'ils ont le
dessus, les accidents graves se déroulent rapidement, se traduisant
par de nouvelles éruptions herpétiques et par le dépôt des bacilles
victorieux dans les organes les plus importants de l'économie.

Ces localisations secondaires, qui peuvent frapper en même temps
plusieurs organes, sont toujours compliquées de septicémie et facilitent le mélange des éléments les plus divers en ouvrant la porte
d'entrée à des espèces nouvelles.

Telle est la seule explication que nous puissions donner de la présence simultanée des différents bacilles dans l'intérieur de certains organes. Nous devrons nous en contenter, tant que la plus grande obscurité régnera sur les évolutions bacillaires, sur les modifications que peuvent subir les types microbiens et surtout sur leurs migrations dont le microscope nous donne aujourd'hui la preuve. Sous ce rapport, c'est à peine si nous sommes plus avancés que nos anciens maîtres qui les avaient devinées et qui les appelaient soit des crises, soit des mouvements des humeurs.

Quoi qu'il en soit, la connaissance des migrations intérieures de ces hordes microbiennes doit nous fournir des indications précieuses au point de vue du traitement à leur opposer et nous suggérer l'idée que l'on peut les arrêter en chemin sur un point déterminé des téguments; c'est probablement à la suite d'une dérivation de ce genre que nous avons vu guérir des malades atteints de pneumonie infectieuse grippale, chez lesquels se sont produites des cystites cantharidiennes, et que les abcès de fixation de M. le professeur Fochier, de Lyon, employés par un médecin d'Amsterdam, ont amené la guérison d'un malade atteint de polynévrite, survenue à la suite d'une grippe compliquée d'engorgement pulmonaire et de rhumatisme infectieux.

Ce malade était atteint, d'après nous, de trois manifestations secondaires de l'herpétisme grippal : 1° la polynévrite grippale; 2° l'engorgement pulmonaire; 3° le rhumatisme infectieux, et il a guéri !

Pourquoi ne pas généraliser ces traitements et ne pas chercher à provoquer chez nos malades atteints de complications infectieuses, soit des cystites cantharidiennes, soit des abcès de fixation?

Ces indications peuvent être facilement remplies dans le cas où la succession des accidents septicémiques se présente rapide et menaçante; mais dans ces grippes à répétition, dont les manifestations sont parfois espacées d'une manière régulière, nous conseillerions volontiers, quand la quinine a échoué, l'usage de la levure de bière, qui nous a donné les meilleurs résultats chez deux de nos malades atteints d'accidents consécutifs à une pneumonie infectieuse.

Quant au traitement prophylactique de la grippe-influenza, nous n'oublierons pas de prier MM. les membres du Congrès de remarquer que, le premier, nous avons signalé dans une communication à l'Académie de médecine (juillet 1899) les résultats remarquables obtenus grâce à l'usage des vapeurs d'aldéhyde formique.

Telles sont, messieurs et chers confrères, les réflexions que nous vous soumettons, sur l'herpès en général, sur l'herpès grippal et sur la pneumonie infectieuse; elles vous paraîtront parfois un peu trop absolues, mais notre théorie donne si bien la clef de certains états morbides actuellement inexplicables, elle s'applique si facilement à toutes les évolutions bacillaires, à leurs répétitions, à toutes les évolutions ainsi qu'à leurs localisations successives sur les organes différents, qu'il serait prudent, croyons-nous, de l'adopter jusqu'au jour où l'on pourra faire la preuve du contraire.

SAMEDI 4 AOUT

Séance de l'après-midi.

INJECTIONS DE CULTURES VIRULENTES ET STÉRILISÉES
DIRECTEMENT DANS LA RATE
ET COMPARATIVEMENT DANS LE FOIE ET DANS LE SANG

par M. le professeur N. DE DOMINICIS,

de Naples.

Le fait que la rate est ordinairement engagée dans les infections a suscité le besoin d'étudier quelle est la part qu'elle y prend, d'autant plus qu'étant un organe hémopoiétique, elle a avec le sang des rapports immédiats.

Mais, d'après les innombrables observations faites dans la clinique et dans les laboratoires expérimentaux, il résulte des affirmations contradictoires sur la manière de se comporter de cette glande dans les infections, et sur l'influence qu'elle exerce sur l'immunité et sur les toxines.

Selon divers observateurs, on a attribué à la rate la propriété de produire des globules jouissant de puissantes propriétés germicides ; d'après Hanquin et dans cette conviction elle fut considérée comme un organe de défense contre les infections.

D'autres, au contraire, croient que la rate sert de réceptacle favori aux germes infectieux et leur offre des conditions favorables à leur multiplication.

Expérimentalement quelques-uns ont observé que le sang des animaux privés de la rate perd, au moins pendant un certain temps, le pouvoir germicide ; tandis que d'autres affirment avoir observé que le manque de rate développe une influence bienfaisante sur le cours et sur la marche des infections.

D'autres affirment enfin avoir prouvé expérimentalement que le suc de la rate d'animal sain, de même que celui d'animal empoisonné uni à la toxine tétanique ne modifie ni la durée de l'intoxication, ni les phénomènes nerveux, ni la diminution du poids qui pendant son cours se vérifie normalement. (Chimici dans le laboratoire de Maffucci à Pise.)

Bardac rapporte avoir vu mourir par injection de charbon directement dans les veines et dans les mêmes conditions plus facilement des chiens dératés que des chiens sains.

Sondakervitch a obtenu le même résultat en traitant des singes dératés et sains avec infection de la fièvre récurrente.

D'autres contrairement à ces résultats, ont vu que pour le virus charbonneux les lapins dératés peuvent survivre davantage que des lapins sains, et vice-versa; et ainsi de même pour le bacille de la fièvre récurrente, de la diphtérie, des bacilles du typhus, de la pustule maligne et des pyogènes.

Notre jeune ami le professeur Montuori a étudié l'action bactéricide dans le sang sur des chiens et des lapins, après les avoir privés de la rate, et il a observé des différences très significatives en rapport avec l'âge de l'animal et avec la date de l'ablation de la rate.

Il me suffit d'avoir indiqué que les opinions sur l'état de la rate envers les infections et les intoxications sont nombreuses et différentes, même contradictoires dans les points les plus saillants.

Ces opinions, cependant, se sont fondées sur des observations faites sur le sang des animaux *in vitro* ou sur des cas cliniques.

Dans l'une et dans l'autre situation, cependant, les conditions sont si complexes qu'il n'est pas permis d'en tirer une conclusion certaine, et la „différence des résultats en est la preuve.

Les choses étant ainsi, j'ai cru utile pour la solution du problème d'expérimenter les effets de cultures actives ou, stérilisées, injectées directement dans la rate, afin de les isoler de toute autre influence ou complication.

J'ai injecté les mêmes cultures directement dans le foie ou dans le sang d'animaux témoins, afin de comparer les effets dans des conditions différentes d'expérimentation.

Dans le but de pouvoir commodément exécuter les expériences projetées, qu'il me semble n'avoir pas été faites par d'autres, j'ai transplanté la rate sous la peau de l'abdomen, sans en altérer les rapports naturels, et puis j'ai procédé aux injections directement dans son parenchyme. Je n'ai pu faire la même chose pour le foie, et j'ai dû pratiquer l'ouverture de l'abdomen chaque fois pour être sûr de pénétrer directement dans l'organe et dans la partie d'élection.

Comparativement j'ai étudié l'effet des mêmes toxines injectées dans l'intestin grêle.

J'ai expérimenté jusqu'à présent des cultures de typhus, de colibacille et de charbon[1] toujours sur des chiens et voici un résumé bref des résultats obtenus :

1re *Série* : Tvenes.

Pour ces expérimentations j'ai employé comparativement des cultures actives préparées depuis deux ou même six jours, et des cultures stérilisées au moyen d'une température à C° + 60. Les effets ont été les mêmes tant avec l'une qu'avec l'autre qualité de culture.

A) Des injections dans le parenchyme splénique d'une dose de 5 à 8 millimètres cubes par kilogramme de poids du corps de l'animal ont déterminé la mort en cinq ou huit heures au plus tard avec des phénomènes de paralysie générale analogues à ceux provoqués par le cyanure de potassium.

Quelques moments après l'injection, les animaux commencent à saliver et à jeter de la bave par la bouche, puis vient le vomissement, et en dernier lieu un abattement, une prostration et la mort tranquillement.

Avec une dose moindre les animaux ont présenté de légers troubles de courte durée, et se sont parfaitement rétablis au bout de deux heures.

B) La même culture, active ou stérilisée, injectée directement dans les veines d'animaux témoins dans une proportion double, triple et quadruple, n'a pas produit de malaise.

C) Aussi bien les injections de petite quantité dans la rate que les injections de petite ou de grande quantité directement dans le sang ont déterminé en vingt-quatre heures seulement une forte et résistante immunisation, car en injectant dans la rate, après un bref espace de temps, une quantité trois fois plus grande que celle qui devenait rapidement mortelle, elle était bien tolérée, moins quelques efforts de vomissement et de légers troubles généraux pendant une heure, et même cela n'arrivait pas toujours.

D) Cette immunisation, obtenue cependant comme je viens de le dire, n'a pas empêché les cultures virulentes d'exercer leur action pathogène dans l'intestin. Sur des animaux qui avaient bien toléré et qui étaient devenus indifférents après diverses injections successives jusqu'à de fortes doses dans la rate ou dans le sang, lorsque j'ai injecté dans l'intestin grêle une quantité si petite qu'elle était bien tolérée par la rate, de cultures virulentes, j'ai vu au bout de huit

---

1. Préparées dans l'Institut bactériologique et sous la direction de M. le professeur de Giaxa.

jours se manifester la diarrhée typhoïde caractéristique et violente qui a tué les animaux en peu de jours.

Jusqu'à présent je n'ai pu observer si les injections faites primitivement dans l'intestin réussissaient, ni dans quelle mesure, à immuniser les animaux. Il est certain cependant que le laboratoire intestinal est bien différent de celui du sang et de la rate.

E) La température du corps n'est pas modifiée, ou au moins d'une manière appréciable aussi bien dans les animaux immunisés que dans ceux qui sont morts, sauf dans ceux qui eurent des injections dans l'intestin, chez lesquels il y a eu des élévations thermiques, mais non de degré élevé.

Dans le sang, de notables leucocytoses.

Dans les urines, on n'a jamais vérifié la réaction diazoïque, et le coefficient urotoxique n'a pas présenté de modification constante ni égale.

Un autre fait qui m'a semblé de grande importance et qui est constamment observé dans les animaux immunisés à petites doses auxquels j'ai successivement injecté de grandes quantités de cultures virulentes ou stérilisées est celui-ci : une grave et progressive cachexie avec un amaigrissement rapide et progressif, avec polydipsie, polyurie, polyphagie, parésie du train postérieur, tout le tableau en somme du diabète pancréatique. Dans les urines, cependant, absence de sucre, quelquefois de traces d'albumine, mais une notable perte d'azote et de phosphates.

L'examen anatomique de la rate, du pancréas, du foie, des reins, de la moelle épinière et des thyroïdes d'un grand nombre de ces animaux que j'ai sacrifiés pour cette étude et de ceux qui sont morts de cachexie épuisante, a donné les résultats suivants :

Atrophie notable avec dégénérescence du foie, de la moelle épinière et du pancréas de préférence, faits importants pour les applications cliniques.

IIe Série : COLIBACILLE.

Ce bacille, funeste lorsqu'il est injecté directement dans la rate ou dans le foie, reste indifférent dans le sang. Il est mortel comme celui du typhus, mais en quantité plus grande, puisque, s'il suffit d'une dose de 5 à 8 millimètres cubes de culture de typhus injectée dans la rate pour tuer 1 kilogramme d'animal, le même effet ne s'obtient avec le colibacille que par une dose de 12 à 15 millimètres cubes. Les phénomènes sont à peu près les mêmes : paralysie foudroyante, vomissement et mort qui est vérifiée entre une heure ou huit heures au plus tard. A la différence du typhus, la mort par colibacille est précédée de brefs accès de tétanie avec émission de cris forts et aigus.

Les injections dans les veines de quantités beaucoup plus grandes sont si bien tolérées que nous pouvons dire qu'elles ne sont pas senties.

Quant à l'immunisation, le colibacille présente une différence remarquable avec le typhus, en ce qu'on ne l'obtient pas, et si même une certaine immunisation a lieu, elle est faible et s'en va, car elle se perd vite, déjà au bout de deux ou trois jours, ou bien elle ne résiste pas à de grandes quantités virulentes.

Chez quelques chiens du poids de 6 à 7 kilogrammes j'ai injecté directement dans le foie, en épargnant les grands vaisseaux, 5 centimètres cubes de culture très virulente de colibacille. Les animaux après 5 minutes sont tombés à terre comme foudroyés, avec des phénomènes de paralysie et un tremblement dans tous les membres. Peu à peu ces phénomènes ont cessé : mais les animaux ne se sont pas rétablis. Ils ont présenté l'ictère et la polyurie, mais dans les urines il y avait absence de sucre et d'albumine ; et, outre cela, pendant trois jours ils ont refusé toute espèce de nourriture. Ensuite ils se sont rétablis et ont mangé régulièrement. Trois jours après j'ai injecté dans la rate 5 centimètres cubes de culture virulente du même bacterium coli qui a été bien tolérée. Après cinq autres jours une injection dans la rate de 5 centimètres cubes de culture préparée depuis quatre jours les a tués en quatre ou cinq heures avec les phénomènes ordinaires, terminés par des cris et des accès de tétanos.

Les animaux qui ont survécu à la virulence du colibacille n'ont pas présenté d'altérations générales comme celles déterminées par le typhus, si l'on en excepte la leucocytose.

Je dois faire observer, cependant, que dans ces cas je n'ai pas pu multiplier la quantité de la culture du colibacille comme j'avais fait pour le typhus, parce que le colibacille n'immunise pas et par suite ne permet pas une accumulation de toxines.

IIIe *Série*.

Action réciproque des deux virulences du typhus du colibacille et du charbon injectées dans la rate, dans le foie et puis aussi dans le sang.

Ces virulences n'ont exercé aucune influence entre elles, puisque des animaux immunisés avec le virus typhique n'ont pas supporté une quantité même un peu plus forte du colibacille pas plus que des animaux sains et ainsi il en est arrivé aussi pour le charbon.

Les animaux inoculés d'une de ces virulences se sont montrés sensibles aux autres non différemment que les animaux sains.

IVe *Série* : Charbon.

Les cultures de ce virus préparées depuis trois ou quatre jours, injectées directement dans la rate ou dans le foie, dans la proportion de 8 à 12 millimètres cubes pour chaque kilogramme d'animal, m'ont tué six chiens en trois ou six heures sans aucun phénomène de paralysie, de tétanie, de vomissement et autre.

L'animal se replie et reste tranquille et conscient jusqu'à la mort. Deux seulement ont survécu dix-huit heures.

Les mêmes cultures injectées dans le sang en même proportion ont été parfaitement tolérées sans aucun phénomène, pourvu qu'elles aient été introduites dans le courant sanguin. Dans quelques cas, où il en est tombé un peu dans les tissus sous-cutanés, cela a produit de fortes irritations.

Une dose un peu plus grande (15 millimètres cubes) injectée dans une veine a tué également les animaux en cinq ou huit heures.

Ni les injections directes dans le sang, ni celles directes dans la rate ou dans le foie, n'ont produit d'immunité durable, car, après deux ou quatre jours de l'injection pratiquée en petite quantité, une nouvelle injection à dose mortelle a tué les animaux (toujours des chiens) comme si elles étaient primitives.

Voilà les premiers résultats d'une série de recherches qui seront continuées et élargies et dont je fais une simple exposition, en laissant à tous le soin d'y faire les appréciations que l'on croira.

DISCUSSION

M. Widal demande à M. de Dominicis s'il n'a opéré que sur des chiens, car les résultats sont variables selon les espèces animales en expérience. Avec M. Lesné, M. Widal a expérimenté sur des lapins et des cobayes, en injectant dans le foie et dans la rate de ces animaux des doses considérables de cultures typhiques vivantes, mortes, ou seulement leurs toxines. Bien que la rate normale d'un lapin ne pèse que 1 gramme à 1 gr. 40, on peut y injecter jusqu'à 1 cent. 1 2 de culture. Il se forme une boule d'œdème bridée par la capsule splénique, et l'animal supporte l'opération sans difficulté. On pouvait supposer que les phagocytes, si nombreux dans la rate, augmenteraient la tolérance de l'animal. Il n'en est rien, et chez le lapin l'inoculation dans la rate n'a rien donné de plus que celle faite dans le tissu cellulaire sous-cutané. Il en est de même pour le foie. Enfin l'inoculation dans la rate n'augmente pas la propriété agglutinative.

ÉTUDES HÉMATOLOGIQUES SUR LA CHLOROSE
LA CHLOROSE EST-ELLE UN TYPE DE DIABÈTE?

par M. le professeur N. DE DOMINICIS,
de Naples.

A la chlorose, qui se présente avec un ensemble de phénomènes relatifs aux différentes sphères de l'économie humaine, qui préfère la puberté de la femme et qui a une physionomie tout à fait singulière, ne correspondent pas des lésions anatomiques, ni des causes déterminées : la pathogénie en est obscure, et pour cela elle est l'objet d'études assidues et de discussions animées.

Tout le monde convient que les notes caractéristiques de ce type morbide sont les altérations du sang, mais ces altérations mêmes ne sont pas bien connues ni définies de plein accord. De telle façon que de la chlorose nous ne possédons qu'une figure clinique schématique, et une donnée hématologique irréfutable, c'est-à-dire une notable diminution de l'hémoglobine non proportionnée à une réduction numérique des hématies.

Déjà dans le précédent Congrès international, qui a eu lieu à Moscou, j'ai présenté quelques considérations sur l'essence de la chlorose, et je me suis arrêté sur les effets thérapeutiques de la transfusion du sang hétérogène.

En continuant mes recherches, j'ai voulu les approfondir relativement au sang chlorotique, au point de vue de la forme clinique, et ces études, appuyées par les observations d'autres, m'ont toujours persuadé davantage que la chlorose doit être considérée comme un véritable type de diabète, analogue au type sucré, uratique, phosphatique, oxalique, etc., et qu'il ne faut pas la confondre avec l'anémie.

L'olighémie peut suivre, comme il arrive souvent, peut-être, à l'état chlorotique ; mais elle ne représente qu'une phase successive, un effet, une progression de la chaîne des altérations constituant la forme clinique de la chlorose, mais ce n'est pas la chlorose.

Le manque d'hémoglobine, comme le fait bien observer M. Riva, est déjà par lui-même la conséquence d'une altération structurale du globule par suite de laquelle celui-ci perd et ne peut réparer sa matière colorante, c'est-à-dire qu'il ne peut pas prendre, et ne peut pas former d'hémoglobine[1].

---

1. Actes du Congrès annuel de médecine interne, Rome, 1900.

Si entre la chlorose et les anémies il n'y a pas une ligne nette de démarcation, il est nécessaire de chercher dans la chaîne grande et compliquée des phénomènes que l'on observe le premier anneau pour pouvoir trouver la pathogenèse.

Dans la chlorose l'altération primitive, pour ce qui concerne le sang, probablement n'est pas dans le globule, mais dans le milieu dans lequel il vit.

On sait que le sérum chlorotique a un pouvoir hémolitique supérieur au sang normal, mais la connaissance des conditions de ce sérum, ou mieux du plasma, sont encore très pauvres, tandis qu'elles ont peut-être le secret de la pathogenèse de la chlorose.

Souvent nous nous reposons aisément sur certaines idées tradition-nelles, et, sans liberté de critique, nous jugeons, en obligeant le fait à se plier à nos suppositions.

Il résulte d'observations sans esprit de passion que l'olighémie non seulement n'est pas un événement principal dans le développe-ment de la chlorose : mais c'est au contraire un fait secondaire et plus ou moins tardif. Il est certain que bien des fois, surtout dans les chloroses récentes, le nombre des globules rouges non seulement n'est pas diminué, mais au contraire il est souvent enrichi, comme cela a été affirmé par plusieurs observateurs, et comme moi-même je l'ai constaté. Et l'on ne peut dire que dans ces cas il s'agissait tou-jours de formes développées depuis peu de temps. Une longue durée de l'état chlorotique est reconnue par tous, et sera même avec toute probabilité une condition très favorable à la détermination de l'olig-hémie, mais nous ne pourrons pas nier qu'elle dépend non seulement de la durée, mais d'autres conditions qui nous échappent encore.

J'avais déjà enregistré une première casuistique des sujets à pré-férence chloro-anémique, chez lesquels était manifeste l'olighémie, et avec une diminution d'hémoglobine s'associait une réduction numé-rique d'hématies, bien que disproportionnée, en moyenne 5 000 000.

Mais parmi ces observations, faites sous l'impression d'une supposi-tion, j'ai trouvé des cas qui m'ont fait douter, et pour cela je fis des recherches plus soignées en étudiant le sang des chloroses le plus pos-siblement pures et de date récente.

Dans un certain nombre de chloro-anémies j'ai pu choisir douze cas, entre seize et vingt-sept ans, appartenant tous au sexe féminin, dont je veux tracer brièvement les phénomènes principaux.

1° V. Panarella, femme du peuple, robuste, âgée de vingt-sept ans, bien développée et bien portante. Elle a toujours eu régulièrement la menstruation.

2° Mlle S. G..., de vingt ans, d'une complexion médiocre : fortes palpitations, et phénomènes indiquant un vice organique du cœur.

Menstruation au-dessous de l'état normal, mais sans accidents.

3° Rose Esporito, femme du peuple, âgée de vingt-trois ans, de bonne constitution, mariée. — Elle a eu deux enfants sains. — Désordres de la menstruation.

4° Mlle E. Testa, âgée de vingt-quatre ans, de forte constitution, elle a été toujours bien portante. A présent, leucorrhée et dysménorrhée. Céphalagie, insomnie, convulsions.

5° M. Cerbone, âgée de vingt ans, de saine et robuste constitution, femme du peuple. Menstruations régulières.

6° Mlle Marie A...., âgée de vingt-quatre ans, avec développement gigantesque du squelette. Coloris jaunâtre pâle très marqué, et sensation d'un profond épuisement. Menstruations toujours régulières et à présent plus copieuses que d'ordinaire, sans accidents.

7° Mlle E. Raimo, âgée de vingt-deux ans, et d'une constitution médiocre. Elle a toujours eu une menstruation régulière, à présent insuffisante ; fortes palpitations.

8° Carmèle Marotta, âgée de seize ans, paysanne non encore réglée.

9° Julie Gargano, âgé de dix-huit ans, domestique. Elle a la menstruation deux fois par mois, présente une pâleur mortelle. Ne se tient pas debout. A l'échelle d'Hénoque est découvert même le 4, mais au compte-globules de Thoma on trouve plus de 4 000 000 d'hématies.

10° Philomène Carbone, âgée de vingt et un ans, de forte constitution, tendant à l'obésité, elle se plaint d'oppression et de douleurs vagues. Menstruation régulière.

11° E. P...., âgée de dix-neuf ans, corps haut et maigre, coloris jaunâtre marqué. Aucune irrégularité dans la menstruation. Hémoglobine 4 pour 100. Hématies 6 000 000. Sucre dans le sang 2 1 2 pour 100.

12° Vincente de Vila, âgée de 16 ans. Squelette déformé, intelligence bien développée, la menstruation n'est pas encore commencée.

Dans ces douze cas il faut signaler les faits suivants plus ou moins accentués, mais presque uniformes :

a) Après un malaise indéterminé de plusieurs mois, qui formait l'exorde de la maladie, et sous l'influence de différentes causes morales et physiques, les malades ont commencé à ressentir une sensation d'une lassitude générale et continuelle, de palpitations, d'oppression, accentuée dans les mouvements, céphalalgie, quelquefois des douleurs répandues dans les membres, et différents phénomènes nerveux.

Cette scène variée est précédée d'anorexie, qui arrive à une sensation de cauchemar, surtout après l'ingestion, même petite, d'aliment, et elle est accompagnée ordinairement de coprostase ou de diarrhée. Le goût même est perverti après un certain temps.

b) Coloris jaunâtre de la peau, mêlé à une pâleur caractéristique, sans dépérissement, parce que le tissu adipeux est conservé. Pulsations accentuées du cœur et des artères, rumeur veineuse dans les jugulaires, quelquefois même souffle cardiaque anorganique.

c) Urines. — En moyenne : densité 1020. Urée 12 pour 100. Absence de sucre et d'albumine. Chlorures diminués. Phosphates quelquefois diminués, d'autres fois augmentés. Acide urique en très petite quantité. Urobiline le plus souvent absente. Indican souvent en médiocre quantité.

d) Sang. — Globules incolores : quantité normale.

Hématies sensiblement décolorées, mais en nombre non inférieur à l'état normal, ou même augmentées, peut-être un peu rapetissées, et avec isotonie diminuée; et avec une forme ordinairement conservée, les déformations étant rares. L'hémoglobine de 4 à 7 pour 100 à l'hématoscope d'Hénocque.

e) La découverte d'une quantité notable de sucre, trouvée constamment dans la proportion de 2 pour 100 environ dans le sang tiré toujours à jeun, ou pour mieux dire, à la distance d'environ seize heures du dernier repas, des veines du bras, est singulière.

Cette quantité se trouve réduite, après la guérison, à 0,50 ou à 0,70 pour 100 proportionnellement à l'augmentation de l'hémoglobine.

Il est à noter qu'une proportion égale à 2 pour 100 a été trouvée dans le sang des diabétiques qui en ont présenté 10 à 40 pour 100 dans les urines.

Un autre fait, notable selon moi, c'est que, avec une glycémie plus forte, comme dans le diabète sucré, même dans le pancréatique, qui est fatalement mortel, les notes hématologiques des érythrocytes propres de la chlorose manquent.

On observe aussi une différence entre le sang de la chlorose et de la cachexie strumiprive.

Et dans un cas de goitre exophtalmique de degré avancé, avec une profonde cachexie, et avec une légère albuminurie, à une forte diminution d'hémoglobine (4 0 0) correspondait un nombre peu au-dessous de l'état normal de globules rouges, mais de notables déformations globulaires, et une petite quantité de sucre dans le sang (0,50 0,0).

M. Grawitz a rappelé justement l'attention sur certaines altérations des érythrocites rencontrées dans les cas d'anémies graves et qu'il n'a jamais trouvées dans la chlorose, altérations interprétées de différentes manières[1]. Il les considère comme des dégénérescences par suite d'action toxique, tandis que d'autres voudraient les considérer comme le résultat de karyokinese. Les idées de Grawitz semblent justes.

---

1. Société de médecine de Berlin. Séance du 14 janvier 1900.

Deux femmes à l'aspect classiquement chlorotique, maigres, cependant, comme ne le sont pas les chlorotiques pures, âgées de trente-sept et quarante-quatre ans, ont présenté dans le sang : hémoglobine 6 pour 100 ; hématies en nombre presque normal, isotonie augmentée, leucocytosis, sucre 0.75 pour 100. — Ces deux femmes étaient toutes deux affectées de tumeurs fibro-sarcomateuses.

Dans les cas de chloro-anémie, qui se rencontrent le plus fréquemment, surtout s'ils sont compliqués de maladies spéciales de quelques organes, comme le foie, la rate, les glandes lymphatiques, etc., le nombre des hématies se trouve toujours diminué, bien qu'il ne soit jamais en proportion du manque d'hémoglobine : et en même temps le nombre des globules incolores est absolument augmenté, et la quantité de sucre est pauvre.

Je ne sais si ces formes de chloro-anémie sont vraiment des phases avancées d'une chlorose, ou si elles sont des types différents, ainsi nés.

Le fait que dans les douze cas observés, à l'exception de deux, bien qu'ayant la forme clinique et hématologique de la chlorose, les fonctions des organes sexuels n'ont pas montré d'anomalies appréciables, est digne de considération.

Enfin le fait plus intéressant est que les conditions hématologiques pendant la cure jusqu'à la guérison ont constamment été parallèles à l'amélioration de la fonction digestive, et que les récidives, si faciles, sont dans une étroite dépendance des désordres gastro-intestinaux. Tout cela induit à croire que dans la genèse de la chlorose et des chloro-anémies les conditions de l'appareil digestif prennent une part de non légère importance : mais par elles seules elles ne donneraient pas une raison suffisante des événements qui constituent la chlorose, parce que nous ne pourrons pas comprendre pourquoi dans mille cas de maladies graves et durables du susdit appareil elles ne la déterminent pas.

Je n'ai pas l'intention de faire une exposition des questions soulevées par tant d'observateurs relativement à l'étiologie et à la pathogenèse de la chlorose, et d'autant moins de les discuter ; mais me limitant à ce propos, je suis porté à en aborder le mécanisme pathogénique.

Aucune des théories soutenues jusqu'à présent n'arrive à nous en donner une idée exacte. Ni la théorie ovarique, ni la vasculaire, ni la nerveuse, ne sont pas par elles-mêmes suffisantes parce que chacune d'elles laisse une partie du problème irrésolu, ou se trouve en contradiction avec quelques faits. Il est certain, cependant, que la constitution du sang chlorotique n'a pas d'égale dans d'autres maladies, dans lesquelles on trouve aussi des altérations du sang. Les anomalies du globule rouge sont singulières et distinctives.

La manière dont se développe la maladie, la prédilection du sexe féminin et l'époque de la puberté, sans une étiologie déterminée et circonscrite montre que le globule chlorotique naît avec une disposition spéciale à devenir tel, également comme les tissus tirent de l'histomatrice une spéciale tendance à la *goutte*, à la *polysarcie* ou *diabète sucré*, etc. Mais cela ne suffit pas. Le globule qui a une telle disposition ne subit pas les modifications chlorotiques si le rechange organique ou par des raisons propres des tissus, ou par une influence du système nerveux, ne modifie pas le milieu dans lequel il vit d'une modalité déterminée. Ce travail anormal du rechange nous donnerait raison de la notable glycémie que j'ai trouvée constamment dans la chlorose pure, et qui est devenue pour moi une donnée diagnostique importante dans la filiation de la forme clinique. Cette glycémie, qui nous révèle une profonde anomalie de la nutrition générale, n'est qu'un phénomène coordonné à celui du globule rouge, car dans le diabète sucré à une glycémie semblable et encore plus forte, ne correspondent pas des altérations chlorotiques du sang, et la forme clinique générale est très différente.

Une prédisposition spéciale, que nous sommes obligés d'invoquer dans tant de variétés de types et de physionomies de maladies, qui obéissent aux lois de l'évolution nous explique la prédilection du sexe et de l'âge.

En soumettant tout le mécanisme de la pathogenèse de la chlorose sous le manteau patriarcal du système nerveux, il semble qu'on en ait résolu le problème ; mais cela n'est pas tout.

Si nous réfléchissons un peu, nous verrons qu'il arrive pour la chlorose la même chose qui arrive dans le myxœdème et dans le diabète pancréatique. Dans ces deux figures morbides classiques nous connaissons parfaitement deux choses, c'est-à-dire : une lésion organique qui est l'anneau principal des altérations, de la thyroïde dans la première, et du pancréas dans la seconde ; et montre des altérations, au moins en partie, bien connues du système nerveux. Malgré cela, le mécanisme pathogénique de l'une et de l'autre est présentement obscur.

Que pouvons-nous dire de la chlorose, dont nous ne connaissons autre chose qu'un syndrome spécial dans lequel le phénomène distinctif est représenté par les altérations du sang ?

Bien des fonctions de l'organisme sont troublées ; mais de quelle manière et par quelle coordination ? cela est obscur.

Avec la théorie nerveuse nous pouvons certainement expliquer beaucoup de choses, mais pas toutes ; et des altérations de ce système il nous manquerait encore la raison. L'appareil sexuel, que je crois la victime de la chlorose plutôt que l'excitateur, n'est pas toujours manifestement altéré : au contraire, dans plusieurs cas, comme l'on observe, il fonctionne bien.

Avec certitude il n'y a qu'un assemblage de faits et de facteurs, et la chlorose présente une grande analogie avec toutes ces formes morbides que nous appelons *diabète*, et c'est pour cela que je considère la chlorose et avec elle aussi le myxœdème comme deux types spéciaux de diabète.

NOTE SUR DEUX CAS DE LYMPHADÉNIE ET UN CAS DE LEUCÉMIE MYÉLOGÈNE

par M. le professeur BOINET,

de Marseille, Correspondant de l'Académie.

OBS. I. — *Lymphadénie avec leucémie tardive* (professeur Boinet, de Marseille, correspondant de l'Académie). L. M..., 36 ans, sans antécédents morbides héréditaires ou personnels, indemne de syphilis, de tuberculose et de toute maladie infectieuse. Au mois de novembre 1894, en pleine santé, elle remarque, au niveau de sa région sus-claviculaire gauche, 5 à 6 ganglions hypertrophiés, durs, mobiles, isolés, peu adhérents les uns aux autres. En 1896, les ganglions sterno-mastoïdiens du même côté sont atteints à leur tour. Vers le mois de mars 1897, le creux axillaire gauche est rempli de ganglions volumineux, mobiles, non douloureux. Il existe une poussée d'œdème dur qui se propage dans les régions voisines. Le sein gauche est énorme ; son volume apparent a doublé ; la glande mammaire paraît intacte ; le tissu-cellulaire sous-cutané est infiltré, dur, et offre une consistance lardacée. On ne trouve ni dans son épaisseur ni dans les téguments de petits nodules indurés indiquant l'existence de la généralisation de sarcome ganglionnaire. La peau est épaisse, boursouflée, infiltrée ; sa surface rugueuse et grenue rappelle celle des grosses oranges de Jaffa. Une poussée œdémateuse semblable envahit le côté gauche de la face. La peau est tendue, épaisse, sans souplesse. La conjonctive gauche est infiltrée d'une sérosité claire, transparente, s'accumulant vers l'angle interne de l'œil et formant une sorte de chémosis tremblottant dont le volume gênait la vision et nécessita une incision conjonctivale. En février 1898, les mêmes lésions atteignent les ganglions occipitaux, péri-auriculaires gauches, sous-maxillaires, sous-mastoïdiens, sus-claviculaires et axillaires droits. Au mois d'août 1898, la rate s'hypertrophie et dépasse de quatre travers de doigt le rebord costal. Le foie a son volume normal. L'examen du sang ne révèle ni augmentation des globules blancs, ni diminution des globules rouges.

Ces ganglions s'hypertrophient par poussées successives qui s'accompagnent habituellement d'œdème dur, passager dans le tissu cellulaire voisin et dans le sein gauche; puis, au bout de deux à trois mois, survient une période de rétrocession qui est favorisée par les *moyens thérapeutiques* suivants; mais cette accalmie ne dure pas. La liqueur de Fowler a été donnée à plusieurs reprises, de 1895 à 1899, parfois à la dose de quarante gouttes par jour, l'injection de ce médicament dans la profondeur des ganglions sous-maxillaires et mastoïdiens a été inutile. Nous n'avons pas eu d'amélioration sensible à la suite de vingt injections sous-cutanées de 2 à 5 centimètres cubes de sérum antilymphadénomateux de Delbet. Même insuccès en faisant pénétrer 1 centimètre cube de ce produit dans l'épaisseur d'une série de ganglions hypertrophiés. Les courants de haute fréquence longtemps prolongés et fréquemment renouvelés ont fait diminuer l'intensité de ces poussées congestives et œdémateuses et en ont hâté la disparition. L'injection de naphtol camphré dans les ganglions malades n'a pas produit d'effets utiles. Les mêmes remarques s'appliquent à l'iodure de potassium donné à de fortes doses et aux injections intra-rectales de cacodylate de soude.

En janvier 1899, on trouve dans les régions précédemment indiquées des ganglions durs, lisses, mobiles; certains atteignent le volume d'un petit œuf de poule. Aucun ne présente des traces de ramollissement. L'aisselle gauche est remplie d'une masse ganglionnaire ayant le volume du poing. Le tissu cellulaire n'est pas infiltré. Un réseau de veines sous-cutanées fortement dilatées recouvre la région axillaire gauche, la partie antérieure gauche du thorax. La rate a son volume normal.

Dans une seconde phase, les ganglions *trachéo-bronchiques* s'hypertrophient à leur tour et donnent une légère matité, en arrière, au niveau de la 5ᵉ vertèbre dorsale et, en avant, vers le tiers supérieur du sternum : ils paraissent former une chaîne ininterrompue avec une masse ganglionnaire sterno-mastoïdienne gauche qui a 6 centimètres de largeur et se prolonge sous la clavicule. A partir de février 1899, cette adénopathie trachéo-bronchique se manifeste encore par une toux sèche, quinteuse, pénible, rauque, à timbre métallique, parfois coquelucheïde, sans expectoration. Ces quintes sont surtout provoquées par une inspiration énergique, poussée à fond. Peut-être à ce moment les filets du pneumogastrique sont-ils plus fortement tiraillés par ces masses ganglionnaires péribronchiques? La gène respiratoire est accrue par un épanchement pleurétique gauche. Le 24 juin 1899, nous enlevons 4 litres d'un liquide séreux, citrin, se prenant en masse, quelques minutes après son issue de la cavité pleurale. Une série de thoracentèses faites les 2, 15 juin, 5 et 20 juillet 1899 permettent d'évacuer successivement 3, 2, 2 et 1 litre de sérosité. Puis, le côté gauche du thorax se rétracte, les côtes s'imbriquent, les espaces intercostaux s'effacent. Tantôt l'aiguille de l'appareil Potain ne pénètre pas, tantôt elle reste emprisonnée dans une masse fibreuse, épaisse. Aucun liquide ne s'écoule. La gène respiratoire augmente, elle est accrue par des accès de toux suivis de vomissements alimentaires, bilieux ou muqueux. Le cœur est dilaté, abaissé, dévié à droite; on sent des battements dans le creux épigastrique. Les lèvres sont cyanosées; la dilatation des veines sous-cutanées de la partie gauche de la paroi thoracique antérieure est très considérable. En décembre 1899, il n'existe ni ascite, ni œdème des extrémités. Le nombre des globules blancs ne parait pas augmenté à un simple examen direct. On voit sur les deux poignets et dans le dos des placards symétriques circinés, formés de saillies rouges, indurées, squameuses à la surface, psoriasiformes. Cette affection rappelle les lésions décrites en pareil cas par Danlos, Leredde et Hallopeau.

Dans les premiers jours de janvier, de nouvelles poussées ganglionnaires coïncident avec de violents accès de suffocation avec dyspnée externe et tachycardie. On compte de 160 à 170 pulsations par minute. Dans l'intervalle des accès, l'inspiration est faible, l'expiration prolongée, sifflante, entrecoupée de quelques râles muqueux, ronflants, un peu comparables au roucoulement de la tourterelle. Les pupilles sont égales. Le 21 janvier 1900, un millimètre cube de sang contient 58 150 globules blancs et 4 495 000 globules rouges. Leur rapport est de $\frac{1}{118}$. Le 25 janvier, la dyspnée est telle que l'on pratique une nouvelle thoracentèse qui ne donne issue à aucun liquide pleural. Un chirurgien extrait de l'aisselle gauche une grosse masse de ganglions volumineux, bien isolés, durs, résistants, d'aspect lymphadénomateux, ressemblant assez à du riz de veau. La surface de leur coupe est homogène, sans foyers de ramollissement, ni noyaux hémorragiques. Il ne s'écoule pas de suc à la pression; seul le raclage permet d'enlever une très petite quantité de substance blanchâtre, non lactescente. La cicatrisation se fait par première intention. Les ganglions des régions voisines diminuent de volume. Le 9 février, on constate de l'œdème malléolaire, plus accusé à gauche. La dyspnée est considérable. On entend à distance un sifflement expiratoire, une expiration bruyante, prolongée. Des râles fins d'œdème pulmonaire sont perçus à la base et le long du bord postérieur du poumon gauche. Les accès de tachycardie (avec 170 pulsations par minute) se renouvellent fréquemment. Le cœur est dilaté. Le foie et la rate affleurent le rebord costal. Les symptômes de compression intra-médiastinale vont en augmentant et la malade meurt le 20 février 1900. L'autopsie n'a pas été faite ; mais les ganglions extirpés sur le vivant ont été le point de départ de recherches *anatomo-pathologiques, bactériologiques* et *expérimentales*. Leur structure histologique est analogue à celle qui a été signalée dans les observations de Griffon, Clerc, Bezançon, Labbé, etc.

EXAMEN ANATOMO-PATHOLOGIQUE. — On trouve : 1° un épaississement de la capsule du ganglion et sa transformation en tissu fibreux ; 2° une subdivision du ganglion en lobules par suite du développement de travées conjonctives, souvent fibreuses, issues de la capsule ; 3° une infiltration de petits lymphocytes typiques semblables entre eux ; 4° des cellules volumineuses à noyaux multiples, à protoplasma abondant, généralement isolées les unes des autres et rappelant les cellules analogues que l'on rencontre exceptionnellement dans les ganglions normaux. L'ensemble de ces lésions indique qu'elles dépendent probablement d'une infection subaiguë.

Recherches bactériologiques et expérimentales. — I. La ponction intra-ganglionnaire pratiquée pendant la vie donna issue à une petite quantité de liquide sanguinolent. Son ensemencement dans divers milieux de culture fut suivi de développement de colonies de *streptocoques*. L'inoculation de ces microbes à divers animaux (cobayes, lapins, chiens) ne produisit pas de lésions ganglionnaires. — II. Deux heures après leur ablation chirurgicale, des fragments de ces ganglions furent inoculés dans le pli de l'aine et dans le péritoine de 2 chiens, 2 rats, 2 lapins, 2 cobayes. Aucun de ces animaux n'a eu de tumeur ganglionnaire. Les masses volumineuses de ganglions qui avaient été introduites dans le péritoine se sont résorbées en grande partie. Cependant un rat mort un mois et demi après une inoculation de ces ganglions présentait des adénites multiples. Les ganglions axillaires et inguinaux étaient augmentés de volume, durs, blanchâtres, sans trace de suppuration. Leur examen histologique ne montra qu'une forte prolifération embryonnaire avec épaississement marqué du tissu fibreux. Sur des coupes colorées à la thionine, on voit des cocci tantôt disposés deux par deux, tantôt formant des groupes: ils sont noirs, nombreux dans les parties centrales du ganglion. — III. L'ensemencement des parcelles et de suc ganglionnaires dans du bouillon et de l'agar sont restés stériles. On ne constate pas de bacilles de la tuberculose dans les ganglions extirpés pendant la vie. Sur certaines coupes colorées à la thionine, on remarque quelques petits bâtonnets, assez épais, courts, à extrémités arrondies dont le rôle pathogène n'a pu être établi ni par les cultures, ni par les inoculations.

Obs. II. *Lymphadénie avec leucémie.* — Dauphin, 52 ans, cultivateur, n'a aucun antécédent morbide héréditaire ou personnel. Il raconte qu'en juillet 1899, à la suite d'un grand effort, il a éprouvé une vive douleur dans le cou et a remarqué un commencement d'hypertrophie des ganglions sterno-cléido-mastoïdiens gauches. Ils n'ont pas tardé à devenir volumineux, indurés. En mars 1900, nous constatons une atteinte analogue des ganglions droits correspondants. Le creux axillaire gauche est rempli de ganglions durs, rénitents, ramollis, mobiles, distincts les uns des autres, sans empâtements voisins, recouverts d'un lacis veineux très apparent. Tout le membre supérieur droit est le siège d'un œdème dur, sous-cutané, assez marqué, surtout au niveau du dos de la main. Cet œdème gagne la partie antérieure du thorax et s'arrête à deux travers de doigt de l'ombilic où il forme un gros bourrelet transversal. Les ganglions axillaires droits sont atteints à un moindre degré. Quant aux ganglions inguinaux, ils restent indemnes.

On trouve, le 26 mai 1900, globules rouges 3 596 000 et globules blancs 12 617. A ce moment, la numération des globules donne un leucocyte pour 29 globules rouges. Cette proportion varie peu ultérieurement : globules rouges 4 278 000 : globules blancs 14 508, sur des préparations traitées par l'hématine et l'éosine ; certains éléments possèdent 2 et 5 noyaux bien distincts : dans d'autres globules, le noyau est volumineux, polylobé. Deux mois plus tard, l'accroissement continu des ganglions de la base du cou et en particulier de ceux qui entourent la trachée et sont situés dans la région sus-sternale donne d'une façon frappante l'aspect du cou proconsulaire ; la dilatation des veines thoraciques sous-cutanées augmente surtout à gauche ; l'œdème atteint le membre supérieur gauche, le thorax respecte l'abdomen et envahit le scrotum et les deux membres inférieurs. Il n'existe ni ascite, ni albumine dans les urines. L'examen du sang pratiqué à

plusieurs reprises, montre une leucocytose considérable, presque exclusivement à polynucléaires. Vers la fin du mois de juin, le malade
présente une forte dyspnée due surtout à l'existence d'un abondant
épanchement dans la plèvre gauche. Une première ponction permet de
retirer 2 litres 1/2 de sérosité citrine ; une seconde thoracentèse donne issue à une quantité deux fois moindre de liquide séreux ;
enfin, quatre autres ponctions, faites à 10 jours de distance, n'apportent qu'un faible soulagement, il est probable qu'un cloisonnement
fibreux s'est formé dans la cavité pleurale gauche : car, on ne parvient
à extraire que 800 grammes de sérosité. Dans les derniers jours de
juillet, des ganglions volumineux occupent les régions sterno-mas-
toïdiennes maxillaires, susternales, axillaires ; l'œdème s'est propagé
au membre supérieur gauche, au thorax, au scrotum, aux membres
inférieurs. Il existe des signes de compression intra-médiastinale par
les ganglions hypertrophiés et la gêne respiratoire est encore accrue
par l'épanchement pleurétique gauche qui se reforme rapidement
après chaque ponction. La rate et le foie sont douloureux à la pression
et dépassent de deux travers de doigt le rebord costal.

L'analyse des urines a donné les résultats suivants à M. Weil :

Volume : 705 c. cubes par 24 heures.
Densité : 1 025.
Réaction : Légèrement acide.
Résultats rapportés à 1 000.
Urée : 16 789.
Azote de l'urée : 7.809 à 0° et 7 60°.
Résidu organique : 20.561.
Résidu total : 29.75.
Acide urique : 0.44.
Azote total : 8.005.
Azote incomplètement oxydé : 0.194.
Base alloxurique : 0.102.
Glycose et albumine : 0.
Chlore total : 8.49.
Acide phosphorique total : 2.25.
Acide phosphorique des terreux : 0.26.
Acide phosphorique des alcalis : 1.99.
Urohématine et indican : 0.

Le 1er août, une nouvelle thoracentèse permet de retirer 4 litres
de sérosité citrine. Le malade est momentanément soulagé : mais l'état
général reste toujours très grave.

Obs. III. *Leucémie myélogène à type liénal* (professeur Boinet). —
Montagné, douanier, 51 ans, n'a pas d'antécédents héréditaires mor-

bides. Pas d'impaludisme. Sa première maladie a été un abcès dentaire, pour lequel il est entré, en 1896, à l'hôpital de Toulon. L'année
suivante, il tombe avec sa brouette dans un ruisseau. Cette chute d'une
hauteur de 1ᵐ.50 ne détermine aucune lésion. M... reprend son service
le lendemain. Le 16 octobre 1898, arthrite rhumatismale du genou
gauche. Le 9 mars 1899, douleurs rhumatismales, pleurodynie,
arthralgie violente du genou gauche qui persiste 1 mois. A partir
d'avril 1899, M... se présente assez souvent à la visite du Dr Chapplain
(qui a bien voulu nous donner ces détails), pour des douleurs rhumatismales et surtout des troubles digestifs (digestion difficile, diarrhée).
Au commencement de juillet 1899, les troubles digestifs s'accusent
davantage. Dès que M... prend un aliment, il est obligé d'aller à la
selle et rend des matières non digérées. Au niveau de la région stomacale, on trouve une légère voussure avec induration marquée. (Il
s'agit, comme nous le verrons plus tard, d'une hypertrophie de la
rate.) 5 mois de congé. Le 8 octobre 1899, M... revient et la voussure
épigastrique a augmenté. On sent, à la palpation, une tumeur splénique qui se prolonge dans l'hypocondre gauche et descend dans
l'abdomen. Les troubles digestifs sont un peu moins accusés. A partir
de cette époque, il prend de l'arséniate de soude. Le 2 décembre 1899,
on compte 5 875 000 globules rouges pour 50 550 globules blancs. Les
leucocytes sont de dimensions anormales, se colorent difficilement: il
existe parmi eux nombre de leucocytes éosinophiles. En janvier 1900,
le bord inférieur de la rate atteint l'ombilic. Le 18 janvier, les urines
sont très chargées et deviennent troubles et d'aspect lactescent sous
l'influence du refroidissement.

Résultats de l'analyse. — Densité, 1023. Dépôt très abondant,
presque entièrement soluble à chaud, formé d'urate de soude. Matériaux solides, 49,40. Eau, 959,60. Urée, 27,40. Acide urique,
1ᵍ,60. Acide phosphorique, 5ᵍ,40. Chlorures, 9 (par litre). Pas de
sucre. Albumine, 0,01, par litre. Le 5 février, l'examen du sang
donne : globules rouges, 4 072 000 ; globules blancs, 20 700. Épistaxis
assez abondantes. Depuis le mois d'avril, les poussées hémorroïdales
et les hémorragies sont telles qu'il cesse son service. Le 12, la rate
occupe tout l'hypocondre et le flanc gauche, descend jusqu'à un
travers de doigt au-dessus du pli inguinal gauche, déborde de 5 travers de doigt. Le foie est légèrement hypertrophié ; on sent son bord
inférieur à 5 centimètres au-dessous du rebord costal. Tous les
ganglions sont normaux. Le 17 avril, l'analyse des urines fournit les
résultats suivants : Densité, 1022. Chlorure, 12 grammes. Albumine,
0,20. Dépôt entièrement formé d'acide urique. Le 16 avril, gros

paquets hémorroïdaux donnant lieu à de fortes hémorragies depuis 8 jours ; troubles digestifs sans vomissements. M... ne boit qu'un peu de lait et de bouillon, il est très faible : il a maigri énormément : il a des sueurs profuses, surtout la nuit, sans signe de tuberculose pulmonaire. La rate donne une matité verticale de 52 centimètres et transversale de 25 ; elle mesure 20 centimètres au-dessous des fausses côtes ; elle dépasse l'ombilic, à droite, de 8 centimètres. Le bord inférieur du foie se trouve à 12 centimètres du rebord costal : la surface de cet organe est lisse, sans bosselures. Il n'existe ni arborisations des veines sous-cutanées abdominales, ni ascite, ni œdème malléolaire. Les ganglions sont indemnes. En juin, on constate : que les veines sous-cutanées de l'abdomen sont légèrement dilatées, que la matité verticale de la rate atteint 54 centimètres, que le foie ne dépasse le rebord costal que de 1 travers de doigt. On note un léger œdème péri-malléolaire, sans lésion cardiaque. Le 1er août 1900, le malade est toujours dans le même état.

L'examen du sang, pratiqué à 6 reprises différentes par M. E. Weil, lui a fourni des résultats semblables à ceux de l'observation de leucémie myélogène qu'il a communiquée avec Bezançon le 22 juin 1900 à la Société médicale des hôpitaux de Paris. Chez notre malade, le rapport des globules blancs aux globules rouges a été de $\frac{1}{15}$, vers la fin du mois de mai 1900. L'examen du sang frais et du sang coloré montre les mêmes particularités dans les deux cas.

Le sang de M... contient un certain nombre de globules rouges avec un noyau ; quelques-uns sont en karyokinèse ; il renferme aussi de gros leucocytes mononucléaires qui sont en grande majorité mélangés à des leucocytes plus petits. On trouve aussi des cellules à granulations éosinophiles, mais elles sont peu nombreuses. Enfin, certains leucocytes ont un noyau polylobé, échancré. Les globules présentant deux noyaux distincts sont exceptionnels.

Conclusions. — Les trois observations précédentes indiquent la nature probablement infectieuse de ces affections. Chez nos deux premiers malades atteints de forme ganglionnaire, l'affection a progressé de proche en proche, a envahi successivement les ganglions cervicaux, axillaires, médiastinaux. Ainsi que le fait remarquer M. le professeur Rendu, la généralisation se fait à la façon du cancer. Du reste, l'examen des coupes des ganglions a montré l'existence de micro-organismes dans le premier de nos cas. La porte d'entrée de l'infection n'a pu être déterminée (les amygdales, les gencives étaient saines et la tuberculose ne pouvait être incriminée).

Enfin, l'antériorité des troubles digestifs, de la diarrhée, dans notre cas de leucémie myélogène à forme liénale, plaide en faveur de l'opinion de Rendu qui attribue l'origine de cette leucémie à une infection intestinale et à la pénétration de l'agent toxique dans les veines mésaraïques et dans la veine splénique. La rate s'hypertrophie sous l'influence de la pénétration de ces toxines. C'est le même mécanisme qui préside à l'hypertrophie de la rate soit dans la fièvre typhoïde, soit dans certaines formes de maladie de Hanot [1] spléno-mégalique, d'origine dothiénentérique, soit de quelques ictères spléno-mégaliques.

DES TROUBLES NERVEUX D'ORIGINE PALUSTRE

par M. le professeur BOINET,

Correspondant de l'Académie de médecine.

Cette communication, basée sur les nombreux faits que nous avons observés soit au Tonkin, soit dans les hôpitaux de Marseille, complète un mémoire sur les *troubles moteurs palustres* que nous avons publié dans la « Revue de Médecine » 1889 et les travaux sur les *troubles psychiques dans l'impaludisme* que nous avons présentés en collaboration avec le Dr Rey, en 1897, au Congrès des Aliénistes et Neurologistes, à Toulouse et, en avril 1898, au Congrès de médecine interne, de Montpellier.

L'impaludisme peut provoquer à lui seul des troubles *sensitifs*, *moteurs*, *psychiques*. Nous indiquerons rapidement leurs diverses variétés.

I. *Troubles de la sensibilité.* — Ils consistent tantôt en *simples névralgies* (trijumeau, sciatique, nerfs intercostaux, etc.), tantôt ils dépendent de véritables névrites palustres. Elles atteignent souvent le sciatique; des troubles sensitifs précèdent souvent les troubles moteurs et se manifestent alors par de la **paresthésie** (hyperesthésies cutanée, musculaire, picotements, fourmillements), puis plus tard par des **anesthésies** partielles ou généralisées, coïncidant parfois sur le même membre, avec les zones d'hyperesthésie. Nous en avons vu plusieurs cas au Tonkin. Enfin, surviennent aussi des *douleurs* lancinantes,

1. BOINET (*Archives générales de médecine*, avril 1898, Paris, et Congrès de Pédiatrie de Marseille, octobre 1899. — Voir aussi Jean DE ROUX, *De la lymphadénie maladie infectieuse*, (Thèse de doctorat, Toulouse, 1899.)

térébrantes, suivant la direction et le trajet des troncs nerveux. Telles sont les formes à début lent. Elles sont plus fréquentes dans nos régions (Camargue). Au Tonkin, on trouve plus souvent un début brusque avec douleurs vives d'emblée, accompagnées ou non de troubles paralytiques. Ces névrites palustres ont été récemment étudiées avec soin par MM. Sacquépée et Dopter dans la « Revue de Médecine (avril et juin 1900). A leur bibliographie, on peut encore ajouter les cas de Regnault (*Revue de médecine*, 1897, p. 558), de Soloro (*Riforma medica*, Napoli, 1897), les travaux de Chiarini (*Suppl. al Policlin.*, Roma, 1900).

II. *Troubles moteurs.* — Habituellement, ils succèdent aux troubles sensitifs, consistent en parésie, atteignant, au début, les extrémités ; la paralysie, souvent incomplète et partielle, augmente progressivement d'étendue et d'intensité, elle se localise aux groupes musculaires dépendant du nerf intéressé. Il en résulte parfois des déformations dues à la rétraction des muscles antagonistes. Nous avons observé chez plusieurs soldats annamites de l'atrophie des extenseurs avec steppage. Chez certains, la paralysie avait atteint brusquement avec troubles insignifiants de la sensibilité les deux membres inférieurs : elle avait été suivie d'une atrophie progressive donnant à cette forme l'aspect clinique du béribéri. D'autres troubles trophiques ou vasomoteurs ne sont pas rares. Ils sont bien indiqués par Sacquépée et Dopter. Les réflexes sont souvent diminués ou abolis. Il n'existe pas de troubles sphinctériens. Cette donnée indique qu'il s'agit dans ces cas de polynévrite ; mais la myélite palustre existe néanmoins. Dans un précédent mémoire, nous avons cité des cas de lésions médullaires constatées à l'autopsie. Moscato (Morgagni Milano, 1895) a vu dans le cours d'un impaludisme chronique une mélanodermie névrotique qu'il rapporte à une origine centrale. Signalons encore à titre d'exception l'hémiplégie consécutive à une fièvre malarique grave. Nous avons vu au Tonkin un cas analogue à celui de Vespa *Suppl. al Polycl.*, Roma, 1895-1896). Citons aussi le fait d'hémiparésie que Mazzarecchio attribue à une embolie d'origine malarienne *Giorn m. di. R. Esercit*, Rome, 1896).

Enfin, les troubles moteurs peuvent exceptionnellement se manifester par des crampes, du tremblement, des mouvements athétosiques (Métin), une pseudo-sclérose en plaques (Triantafillades).

L'impaludisme est assez souvent un agent provocateur de l'hystérie. Nous pourrions citer plusieurs cas personnels d'hystérie palustre. Nous traitions dernièrement, dans notre service, un docteur et un courrier de poste dont l'*hystéro-neurasthénie* était nettement d'origine palustre.

En 1886, 1887, nous avons observé au Tonkin des *troubles psychiques* : 1° dans les manifestations aiguës de l'impaludisme (accès simples, pernicieux, fièvre rémittente bilieuse, fièvre continue palustre). Il s'agissait le plus souvent de délire avec impulsion se rapportant aux faits de la vie militaire (lutte contre des pirates imaginaires, cris, frayeurs, mouvements de fuite). Ces idées délirantes dont nous avons cité une série d'exemples dans notre communication au Congrès de Toulouse, 1897, de Montpellier, 1898, avaient souvent le caractère des délires toxiques, d'origine alcoolique, par exemple. Dans un certain nombre de cas, l'alcool jouait certainement un rôle; mais nous connaissons des faits dans lesquels les paludéens très sobres présentaient ces délires de rêve, ces délires oniriques qui n'étaient imputables qu'à l'élément palustre. Postérieurement à notre communication, M. Chabal a publié, sous l'inspiration de M. Régis, une thèse sur les délires dans l'impaludisme (Bordeaux, 1898, n° 26).

2° Nous avons observé encore une série de troubles psychiques dans la convalescence de manifestations aiguës et dans l'impaludisme chronique.

3° Enfin, dans notre communication au Congrès de Montpellier, nous citons de nombreux exemples de troubles plus ou moins lointains liés à l'impaludisme, négligeant à dessein les faits dans lesquels l'alcoolisme, la syphilis, l'hérédité, l'insolation, pouvaient être invoqués. M. Salles a publié une thèse de doctorat (Montpellier, 1897) sur les psychoses palustres. Il a relaté quelques-unes des observations utilisées déjà par le D' Rey, médecin en chef de l'asile, pour notre communication au Congrès de Toulouse. Ces troubles lointains consistent en démence, dépression mélancolique, débilité mentale, indifférence, traversées parfois d'excitation maniaque passagère, d'idées de persécution, de délire mystique, d'hallucinations auditives et visuelles, de craintes imaginaires. Plus tard, ces malades tombent quelquefois dans la torpeur, la mélancolie. Certains sont sortis très améliorés de l'asile. D'autres ont offert les symptômes attribués aux pseudo-paralysies générales. Si ces troubles psychiques évoluent de préférence chez les dégénérés, ils ne dépendent parfois que de la seule intoxication palustre qui peut agir sur les centres nerveux comme sur les nerfs périphériques. Il n'y a pas plus de raison de nier ces psychoses que les névrites palustres. Du reste, Collineau (*Revue mensuelle d'anthropologie*, Paris, 1898), Yanniris (*Méd. orient.*, Paris, 1898), Silva, Telles (*Arch. de méd.*, Lisbonne, 1898), Yvanoff (*Méd. Obozr.*, Mosk, 1900), Chiarini, etc., ont décrit ultérieurement des *psychoses palustres*, dont l'existence ne peut plus être contestée.

L'ASPERGILLOSE, MALADIE PRIMITIVE

par M. le docteur Louis RÉNON.

Médecin des Hôpitaux de Paris.

Il y a dix ans, MM. Dieulafoy, Chantemesse et Widal attiraient l'attention sur une mycose pulmonaire humaine professionnelle, développée primitivement, et due à l'action pathogène de l'*aspergillus fumigatus* sur les voies respiratoires[1].

Après M. Potain, avec MM. Gaucher et Sergent, avec Lucet, j'ai largement contribué à rendre classique en France l'idée du rôle parasitaire du champignon[2]. A la conception ancienne, soutenue par Virchow, Spring et Robin, qui considéraient toujours l'aspergillose comme une lésion secondaire, j'ai opposé la conception française de l'action pathogène primitive de l'*aspergillus fumigatus* chez l'homme et chez les animaux; j'ai affirmé qu'il s'agissait d'un parasite jouissant d'une action spécifique aussi nettement déterminée que celle de l'actinomyces et du bacille de Koch.

Cette assertion était basée sur un ensemble de faits cliniques et expérimentaux indiscutables. Je dois à la vérité de dire que je ne possédais qu'une seule autopsie personnelle chez l'homme, et qui n'était pas démonstrative, en raison de la complexité des lésions: nous l'avions interprétée avec Sergent, dans le sens d'une action sclérosante du champignon[3]. J'ai d'ailleurs été toujours embarrassé pour la classification nosologique de cette affection mycosique primitive, puisque dans la série de mes travaux, de 1895 à 1899, on peut relever les trois dénominations de pseudo-tuberculose aspergillaire, tuberculose aspergillaire et aspergillose, terme qui a définitivement prévalu. L'assimilation directe de la maladie de l'homme à celle de l'animal était très plausible, et l'on sait que chez l'animal la mycose est indiscutablement de forme pseudo-tuberculeuse après certaines voies d'inoculation; un fait clinique et anatomique d'une aspergillose vertébrale,

1. DIEULAFOY, CHANTEMESSE et WIDAL. Une pseudo-tuberculose mycosique. (Congrès de Berlin, 1890.)

2. L. RÉNON, *Rech. clin. et exp. sur la pseudo-tuberculose aspergillaire*, Paris, 1895 (Communications à la Société de Biologie, 1895-1896 ; *Étude sur l'aspergillose chez les animaux et chez l'homme*, Paris, 1897.

3. RÉNON et SERGENT, Lésions pulmonaires chez un gaveur de pigeons (Soc. de Biologie, 27 avril 1895.)

ayant complètement simulé un mal de Pott, avait été très suggestif à cet égard[1].

Mes idées ont été vivement combattues en Allemagne, où Max Podack[2] a nié que mes cas fussent des cas primitifs : j'avais forgé des armes contre moi-même en affirmant que, chez deux malades, j'avais à la fois trouvé des bacilles et des champignons dans l'expectoration. Depuis cette époque, les faits d'aspergillose primitive se sont partout multipliés, et l'opinion de l'école française reçoit une éclatante confirmation.

Dans une très remarquable monographie, Saxer[3], après avoir étudié les lésions aspergillaires du poumon de l'homme, n'hésite pas à dire qu'il se « joint avec une pleine conviction à la majorité des récents auteurs qui reconnaissent aux champignons le pouvoir de léser et de nécroser primitivement le poumon de l'homme ». Il croit, de plus, « que l'action pathogène de ces champignons et surtout de l'*aspergillus fumigatus*, dans le processus destructeur du poumon, est beaucoup plus fréquente que la plupart des auteurs ne l'ont supposé ». Saxer serait presque de l'opinion des auteurs français, si ceux-ci voulaient renoncer à l'identification qu'ils ont faite de l'aspergillose avec la vraie tuberculose. On voit qu'on est bien près de s'entendre, d'autant plus qu'il est impossible de nier l'extraordinaire ressemblance des deux affections : chez l'animal, l'aspergillose revêt souvent l'apparence d'une pseudo-tuberculose, et, chez l'homme, elle aboutit à la formation de cavités pulmonaires, qui en ont tellement imposé pour la tuberculose, que presque toujours les bacilles ont été recherchés dans les crachats.

Le terme d'aspergillose, qui a prévalu, me paraît devoir clore le débat.

Je tiens à faire remarquer que presque en même temps, Kalindero[4], en Roumanie, Thomas Andrew Rothwell[5], en Angleterre, Vittorio Colla[6], en Italie, confirmaient de la façon la plus absolue le rôle pathogène primitif de l'*aspergillus fumigatus*. D'ailleurs l'action du champignon est tellement spécifique que, selon toute vraisemblance, certains des cas décrits autrefois comme secondaires doivent être

1. Rénon, Mal de Pott aspergillaire. (Soc. de Biologie, 25 janvier 1891.)
2. Max Podack (*Virchow's Archiv*, 1895, t. CXXXIX).
3. Fr. Saxer, *Pneumonomykosis aspergillina*, Iéna, 1900, p. 101 et 159.
4. Kalindero, Un cas de pseudo-tuberculose aspergillaire. (*La Médecine mentale*, janvier 1898.)
5. Thomas Andrew Rothwell, *Dissertation on aspergillosis*, Manchester, 1899.
6. Vittorio Colla, Un caso di pseudo-tubercolosi polmonare de aspergello fumigato in individua diabetico. (*Clinica medica italiana*, N° 8, 1899.)

interprétés aujourd'hui comme des cas primitifs. L'association de la tuberculose de Koch et de l'aspergillose primitive, que m'avait tant reprochée Max Podack, vient d'être constatée anatomiquement dans le poumon de l'homme par Saxer.

A l'heure actuelle, toutes les connaissances acquises sur l'aspergillose, maladie primitive, me paraissent devoir être comprises dans les conclusions suivantes :

1° L'aspergillose est une maladie spontanée commune à l'homme et aux animaux.

2° Chez les animaux, elle atteint les mammifères et les oiseaux; elle se développe dans les œufs en incubation et peut contaminer les embryons contenus dans les œufs (Lucet)[1].

3° Chez l'homme, elle se développe sur la cornée, sur la peau, mais elle évolue surtout dans l'appareil respiratoire, créant des mycoses pulmonaires ressemblant à la tuberculose et à la gangrène du poumon sans odeur fétide; elle peut guérir par l'expulsion au dehors du foyer aspergillaire nécrosé : elle peut coexister avec la vraie tuberculose de Koch. Elle amène parfois la terminaison fatale, résultat d'un processus aspergillaire primitif inflammatoire et nécrotique, aboutissant à la formation de cavités pulmonaires. Elle peut enfin envahir l'appareil bronchique seul, déterminant des bronchites membraneuses particulières et à longue évolution (Obici[2], Rénon et Devillers[3]).

4° Dans l'étiologie et la pathogénie de cette mycose, la contamination par les graines joue un rôle capital, les personnes qui les manient étant beaucoup plus atteintes que les autres.

5° Expérimentalement, les lésions sont chez l'animal presque toujours pseudo tuberculeuses et parfois nécrotiques et ulcérantes, selon la voie d'inoculation.

6° L'aspergillose primitive est une affection relativement fréquente. Elle est complètement différenciée et absolument spécifique.

1. Lucet. *De l'aspergillus fumigatus chez les animaux domestiques et dans les œufs en incubation.* Paris. 1897.

2. Obici. Ueber der Pathogenen Eigenschaften der Aspergillus fumigatus. (*Ziegler's Beiträge*, 1899, Bd XXIII.

5. Rénon et Devillers, Bronchite membraneuse chronique aspergillaire primitive. (*Soc. méd. des hôpitaux.* 1er décembre 1899.)

FAVISMO NUOVO CONTRIBUTO CLINICO-SPERIMENTALE

Dott. MONTANO GIOVANNI - Lavello.

Nell' XI Congresso Internazionale Medico di Roma, 1884, richiamammo l'attenzione dei patologi sopra una particolare forma morbosa prodotta dalla fava comune, *vicia faba*, che denominammo *Favismo*.

Questa malattia acuta, peculiare di certe località, è dovuta esclusivamente all' azione patogena che detta leguminosa spiega su taluni individui con particolare predisposizione, sia con le sue emanazioni al tempo della fioritura, sia con l'uso dei suoi semi, a preferenza teneri, mangiati crudi o cotti, anche in pochissima quantità.

È caratterizzata, ne' suoi sintomi principali, da ingiallimento della pelle, gravi fenomeni nervosi, disturbi degli organi addominali, emoglobinuria e da aumento, non sempre costante, della temperatura.

Ordinariamente si verifica a primavera, in aprile, più spesso a maggio: in talune annate è più frequente di altre.

Il clima, la qualità del terreno, ove vegeta tale pianta, le sue speciali erbe parassite, *orobanche major* ed *uromices appendiculatus*, non hanno alcuna relazione con la proprietà nociva della stessa, come non ne hanno le solfare, gli stagni, acquitrini, i punti malarici.

L'affezione, nei predisposti, colpisce ambo i sessi, tutte le età, quantunque più frequente nei fanciulli.

Può anche svilupparsi nei teneri bambini con l'allattamento, quando la madre, senza soffrirne, abbia fatto uso di fave.

La predisposizione al *Favismo* può essere individuale e, per lo più, ereditaria. Vi sono famiglie i cui componenti, nel maggior numero, ne vanno soggetti, ad altre che hanno perduto parecchi figli per questo morbo. Questa atavica predisposizione può scomparire in una generazione per riapparire nei nipoti e nati da loro.

Le malattie pregresse, le condizioni sociali, i patemi di animo, i trapazzi, il freddo non hanno alcuna influenza predisponente.

Il morbo non è contagioso e non lascia immunità.

Nelle diverse specie di fave sono state rinvenute la *vicina*, la *convicina*, la *colina*, la *betaina*, e nei germogli della *vicia sativa* la *guanidina*. Qualcuna di queste basi organiche, come la *colina*, è un potente veleno. Non si sa ancora se, oltre a queste, siavi qualche altro elemento nel fiore, nel frutto, a preferenza tenero, e nella pianta di questa papiglionacea, che sia la causa del *favismo*.

Al riguardo abbiamo istituite delle ricerche sperimentali.

Il sangue e l'urina d'individuo affetto da classico *favismo* presentava le alterazioni da noi primieramente esposte nella precedente pubblicazione : diminuzione degli eritrociti, l'emoglobina sciolta nel siero, discreto numero di poichilociti e delle ombre del Pontfich, leggiero grado di leucocitosi; nell'urina, albumina 5·5 °/₀₀, grande abbondanza di emoglobina allo stato diffuso, rarissimi e scoloriti globuli rossi, aumento degli urati, marcata l'urobilina, assenza per lo più di pigmenti biliari.

Inoculato a conigli e cavie detti liquidi, tranne brevissimo convellimento convulsivo nei primi, il risultato è stato negativo.

L'esame batteriologico dei medesimi nei soliti mezzi di cultura non ha fatto scorgere microrganismo speciale.

Inettato nella safena di un cane del liquido proveniente dalla macerazione di fave tenere, mondate dell'episperma, l'animale è rimasto intontito ed immobile, indi barcollante col treno posteriore, dopo qualche tempo è ritornato gaio allo stato primiero. Numerati i corpuscoli del sangue prima e dopo l'esperimento se ne sono trovati circa un milione in meno per mm. c.

Queste esperienze, analoghe a quelle del prof. Bernabei, dottori Piga e Grande, confermarono le nostre conclusioni emesse nella comunicazione del 1884 : che l'agente patogeno contenuto nelle fave è di natura *tosso-chimica* e non *microbica* ed il *favismo*, malattia d'*intossicazione* e non d'*infezione*.

Le conclusioni diverse del dott. Cipriani sono inattendibili.

Questo tossico favaceo, penetrando, nell'organismo per le vie respiratorie e digestive, agisce sul sistema nervoso, centrale e gran simpatico, e sul sangue, provocando rapida ed esagerata distruzione dei globuli rossi, uno fino a due milioni per mm. c., donde l'emoglobinemia, l'emoglobinuria, l'urobilina e gli altri sintomi che l'accompagnano. Alterazioni e sintomi che si avverano in altre tossemie e per altre sostanze emolitiche, la cui presenza e gravità sta sempre in diretto rapporto coll'intensità causale, con la resistenza e predisposizione dell'individuo affetto.

Questi fatti non debbono meravigliare, rientrando essi nelle ordinarie leggi biologiche, essendo noto che, come è varia la resistenza delle specie, razze, varietà ed individui per certi veleni, parassiti non microbici e specialmente di fronte a certi virus, così è anche varia e diversa la loro attitudine agli abituali stimoli fisiologici, potendo agire come veleni su alcune specie ed individui certe sostanze affatto innocue per altri. Perciò nello studio di questa singolare entità morbosa, accanto all'elemento etiogenico contenuto nelle fave, non deve trasandarsi quello dei singoli organismi, per determinare le condizioni peculiari, nelle quali il fenomeno si avvera.

Sotto il punto di vista clinico il morbo varia nel suo decorso, durata ed esito, dandosi casi di *favismo* lievi, gravi e gravissimi.

La diagnosi nel medesimo è facile tenendo presente il momento causale ed i sintomi che l'accompagnano.

Finchè non sarà nota l'intima costituzione del tossico favaceo non si può parlare di una cura diretta o antitossica della malattia.

Vi ha, per ora, solo una cura igienico-profilattica e quella sintomatica.

I predisposti al *favismo* o *favofobi* eviteranno passare vicino ai favai in fioritura e si asterranno di mangiarne i semi specialmente teneri.

Alle donne lattanti bambini di tali famiglie è fatto lo stesso divieto.

Utili i purganti ripetuti, i clisteri ed enteroclismi con disinfettanti gastro-enterici; i bagni tiepidi, le bagnature sull'addome, la neve internamente con delle limonee subacide, gli eccitanti, caffè, marsala e dieta lattea.

La scienza non ancora ha pronunziato la sua ultima e decisiva parola su questa affezione, la quale venne rilevata, pel primo, in Italia, dal dott. Minà La Grua nel 1856, e designata con diversi nomi.

Per questa ragione abbiamo creduto portarla novellamente innanzi a questo dotto Congresso Mondiale, affinchè gl'illustri Clinici e Patologi che lo onorano, vogliano colmarne le lacune e completarne lo studio con i mezzi d'indagine e speciale competenza, che mancano ad un modesto medico di provincia.

A PROPOS DE LA BACTÉRIOLOGIE DU RHUMATISME ARTICULAIRE AIGU

par M. le docteur H. TRIBOULET,

Médecin des Hôpitaux de Paris

Par son étude clinique, le rhumatisme aigu franc nous fait reconnaître :

a) Des formes *simples* (arthropathies fébriles sans complications);
b) Des formes *compliquées* (d'une ou de plusieurs complications).

1° Rhumatisme avec endocardite; 2° rhumatisme avec péricardite; 3° rhumatisme avec endopéricardite, avec manifestations pleuro-pulmonaires; 4° rhumatisme avec manifestations nerveuses; 5° rhumatisme avec mélange de ces diverses complications et avec d'autres manifestations variées encore, de nature non définie : angines, dermo-cellulites, phlébites, etc.).

Par la bactériologie (qui a le tort d'étudier d'ensemble toutes les formes cliniques qu'il faut absolument séparer, afin de ne comparer dans les recherches que des observations similaires), nous reconnaissons :

a) Que le bon nombre de rhumatismes francs, *simples*, ne donnent aucun résultat bactériologique positif;

b) Qu'il en peut être de même pour plusieurs rhumatismes compliqués.

Par contre :

a) Dans le rhumatisme simple, il arrive (constatation d'ailleurs rare, sinon exceptionnelle) qu'on peut rencontrer parfois tel germe : tantôt un, tantôt un autre;

b) Dans le rhumatisme compliqué, il peut en être de même des constatations microbiennes étant ici très fréquentes, sinon de règle.

Ces constatations microbiennes, quelles sont-elles?

Dans une proportion qui varie avec les diverses statistiques (toutes entachées d'erreur par confrontation de faits dissemblables), nous trouvons signalés isolément, ou conjointement :

1° Des variétés de staphylocoque, des variétés de streptocoque;

2° Un gros bacille anaérobie bien étudié par Achalme;

3° Un diplococcus étudié par Triboulet et A. Coyon. *Aucun* de ces germes ne s'est montré *spécifique*, permettant de reproduire expérimentalement le rhumatisme (polyarthrite rhumatismale avec fièvre).

Manquant parfois, apparaissant parfois, ces germes, en se surajoutant, sont-ils en rapport avec des allures cliniques particulières de la maladie?

C'est à nous d'établir leurs connexions probables avec le type morbide considéré : formes bénignes, formes graves, *complications*.

Notre travail c'est d'étudier *dans des chapitres distincts* :

a) Ce qu'est la bactériologie dans les rhumatismes simples, légers, moyens, graves, mais sans complications;

b) Ce qu'est la bactériologie dans les rhumatismes compliqués d'endocardite, de péricardite, etc. (les unes légères, les autres graves, durables, mortelles).

En suivant l'enseignement des faits, nous avons cru voir :

a) Que les rhumatismes reconnus amicrobiens par examen direct du sang et par cultures successives, sont en général d'un pronostic favorable;

b) Que les rhumatismes avec infection sanguine décelable appartiennent aux variétés à complications possibles.

Il semble, sous des influences que nous ignorons, que le sang du rhumatisant devienne éminemment infectable, et nous voyons que certains germes passent alors dans le courant sanguin comme de véritables agents d'infection secondaire. (Nous avons pu déceler, par lamelles et par culture, *trois* formes microbiennes dans le sang d'un rhumatisme grave.)

L'infection secondaire qui manque aux uns, qui se surajoute aux autres, voilà la raison d'être des différences cliniques (complications légères, graves, mortelles), si surprenantes dans l'évolution de rhumatismes francs aigus, à début souvent identique.

Distinguer, *d'une façon précoce*, parmi les variétés cliniques, celles qui sont de moindre importance, qui ne compromettent pas l'existence et dont on ne garde aucune tare pathologique; reconnaître, par contre, celles *dont on peut mourir*, ou dont on peut garder *une lésion durable*, c'est à la bactériologie de le faire.

La documentation personnelle trop faible que nous possédons nous laisse entrevoir que certaines infections (*staphylocoque et streptocoque* non définis encore) semblent de moindre importance; que, par contre, la présence dans le sang du *diplococcus*, par nous décrit, semble conférer au rhumatisme un caractère de permanence à l'état subaigu, singulièrement favorable aux complications endocardiques par ce microbe (nous avons pu reproduire expérimentalement, chez le lapin, avec la culture de ce microbe, une endocardite mitrale fibreuse très caractéristique); qu'enfin le *bacille d'Achalme* se rencontre rarement, exceptionnellement, chez le vivant, et qu'il se trouve, par contre, à l'autopsie des formes prolongées ou foudroyantes, multicompliquées, dans lesquelles la polyinfection est fréquente.

En attendant la découverte (probable ou non) du microbe spécifique, c'est à établir, sur des données statistiques *rigoureusement comparables* et de plus en plus nombreuses, *le rapport entre telle et telle variété clinique et telle infection microbienne* que doivent tendre nos recherches bactériologiques dans le rhumatisme.

Prévenus par la bactériologie de la présence de l'infection, nous chercherons la porte d'entrée de celle-ci et nous pourrons tenter une *thérapeutique préventive* de complications que nous sommes toujours impuissants à combattre une fois déclarées.

DISCUSSION

M. PAPILLON. — A la question de la bactériologie du rhumatisme, il faut joindre la notion d'épidémicité.

Des faits de contagion ont été rapportés autrefois par M. le professeur Potain.

M. Papillon rapporte quelques autres cas où le rhumatisme a pris l'allure d'épidémie de maisons, les foyers restant toujours très limités. Certains rhumatismes s'accompagnent d'infection secondaire.

C'est ainsi qu'un rhumatisant placé dans une chambre occupée antérieurement par un malade atteint d'amygdalite phlegmoneuse fut pris quelques jours après d'endocardite et conserva ultérieurement une lésion mitrale.

M. WIDAL. Tout le monde admet la nature infectieuse du rhumatisme articulaire aigu, mais l'agent infectieux est encore à l'étude : les streptocoques et staphylocoques sont des agents d'infection secondaire. A côté de la polyarthrite articulaire fébrile existent les formes atténuées qui sont ou des rhumatismes francs atténués, ou des pseudo-rhumatismes.

MM. Widal et Ravaut ont trouvé dans la sérosité pleurale des rhumatisants de nombreux polynucléaires qui sont des éléments de lutte contre les microbes ; et dans les cas de polyarthrite aiguë il n'y a que des polynucléaires, tandis que la sérosité est toute différente dans les arthrites traumatiques. Donc dans la polyarthrite fébrile existe une véritable marque infectieuse, et dans le rhumatisme franc, dénué de toute infection secondaire, le liquide pleural renferme exclusivement des polynucléaires.

LE CAILLOT ET LE SÉRUM DES PURPURAS
LEUR VALEUR CLINIQUE, PRONOSTIQUE ET PATHOGÉNIQUE

par M. E. LENOBLE.

de Brest.

Ancien interne des Hôpitaux de Paris, Médecin suppléant de l'Hôpital civil de Brest

Depuis la communication du professeur Hayem en 1885, au Congrès de Grenoble, les ressources cliniques que peut fournir l'étude du caillot et du sérum n'ont attiré qu'assez peu l'attention des observateurs. Pourtant la nécessité de l'examen complet du sang dont elle constitue la base s'impose si l'on veut dégager nettement l'expression clinique de certains états morbides mal définis. En 1895, le professeur Hayem [1] faisait connaître que, dans le purpura hémorragique, l'une des caractéristiques des altérations sanguines était représentée par la non-rétractibilité du caillot. Notre collègue Bensaude, en 1896, publiait à la

---

[1]. HAYEM, Du purpura. (*Presse médicale*, 22 juin 1895.) — *Leçons sur les maladies du sang*. Paris, 1900 ; Masson, édit.

Société médicale des hôpitaux[1] le résultat de ses recherches, toutes confirmatives de l'opinion du professeur Hayem. Nous-même, dans notre Thèse inaugurale[2] et, plus tard, à la Société médicale des hôpitaux[3], nous avons essayé d'établir une classification des purpuras, basée sur leurs particularités hématologiques surtout sur les anomalies du sérum et du caillot, et de dégager de ce dernier examen une formule anatomo-clinique et un pronostic. Depuis cette époque, nous avons poursuivi cette étude et ce sont les résultats de l'examen d'un certain nombre de cas nouveaux que nous allons faire connaître[4].

— Cliniquement les modifications du caillot et du sérum peuvent revêtir 3 caractères :

1re Variété. — Il y a absence absolue de transsudation.

2e Variété. — La séparation existe mais à *un degré atténué*, le caillot reste plus ou moins infiltré de sérum.

3e Variété. — Les phénomènes se passent comme à l'état normal.

— Dans tous les cas où le sérum n'a pas transsudé (purpura hemorrhagica surtout) la coagulation s'est produite d'une manière générale dans le temps normal (5 à 10 minutes).

— Parfois cependant elle a demandé plus de temps pour apparaître : 20 minutes à une demi-heure. C'est là l'exception. Dans un de ces cas il était venu se greffer sur l'état morbide antérieur une maladie intercurrente (érysipèle), et la coagulation avait été celle des états phlegmasiques francs. Nous n'insisterons pas sur les caractères du caillot en pareil circonstance : ils sont ceux décrits par le professeur Hayem et par nous-même (surface libre creusée en cupule, coloration rouge dans le tiers supérieur, noire dans les deux tiers inférieurs, aspect d'une éponge imbibée de liquide, diminution de l'élasticité, etc.).

— Dans la 2e variété (transsudation atténuée), la coagulation est normale, *mais il y a toujours un retard notable dans le début de la séparation*, et ce n'est qu'après une heure et demie qu'apparaissent les premières gouttes de liquide libéré. La transsudation se produit du reste dans les limites ordinaires (douze à dix-huit heures). La quan-

1. Séance du 15 janvier 1897.
2. *Caractères sémćiologiques du caillot et du sérum.* Paris, 1898.
3. Séance du 17 mars 1899.
4. Nos observations sont au nombre de 11 : 2 maladies de Werlhoff chroniques; — 3 maladies de Werlhoff subaiguës; — une observation d'érythème noueux avec taches purpuriques; — 2 observations de purp. rhumatoïde; — 2 P. avec phénomènes scorbutiques; — 1. P. au cours d'une affection rénale ancienne avec hémoglobinurie.

tité de sérum exsudé est variable depuis quelques gouttes jusqu'à un demi-centimètre, un centimètre cube, parfois un peu plus[1]. — On conçoit qu'il est difficile de déterminer exactement la limite extrême de la transsudation atténuée.

— Dans la 5e variété, le caillot et le sérum se comportent absolument comme à l'état normal. Il est possible du reste que le sérum présente des modifications pathologiques étrangères au purpura : aspect lactescent, fluorescence, sérum hémoglobinifère (sérum laqué). Il s'agit là en somme d'un caillot et d'un sérum indifférents.

Ainsi constitués, le caillot et le sérum des purpuriques subissent des modifications évolutives en rapport avec l'intensité de la maladie, la période considérée, la variété morbide, les médicaments, le repos et même les maladies intercurrentes.

— Si l'on en croit l'opinion de Bensaude, l'absence de transsudation du sérum est la caractéristique du seul purpura hemorrhagica. Cette loi, vraie d'une façon générale, comporte de nombreuses exceptions. A l'heure actuelle notre opinion est qu'il n'y a qu'une variété de purpura hemorrhagica dans laquelle il y ait absence absolue et constante de rétraction du caillot, c'est la variété décrite sous le nom impropre de maladie de Werlhoff chronique (Marfan, Hayem, Bensaude, Millard, Apert et Rabé. Observation personnelle). *A quelque moment de la maladie que l'on pratique l'examen du sang, le résultat reste identique, il n'y a jamais de séparation franche entre le coagulum et le liquide qui l'infiltre.* Dans un cas typique que nous étudions depuis bientôt deux ans, nous n'avons jamais trouvé cette loi pathologique en défaut : tout au plus avons-nous pu voir une goutte bientôt résorbée apparaître à la partie supérieure du caillot, une à deux gouttelettes se creuser une logette sur les parois latérales de la gelée sanguine. Remarque intéressante : sous l'influence d'un état phlegmasique franc intercurrent (érysipèle), en même temps que les hématoblastes, très rares jusque-là (7100), subissaient une notable augmentation de nombre (15 500), nous avons vu après 17 heures une très petite quantité de sérum (exactement 15 gouttes) baignant la partie profonde et les faces latérales du caillot dans son tiers inférieur. Dans ce cas que nous avons fait connaître dans une communication antérieure, l'absence de rétraction du caillot avait fait place à la transsudation atténuée et les caractères morphologiques du sang avaient passé de la 1re à la 2e variété. L'influence des médicaments est

---

1. Le sang était recueilli dans l'éprouvette de l'hématimètre Hayem, dont la contenance est de quatre centimètres cubes.

restée nulle : le chlorure de calcium, l'extrait de foie, l'arsenic n'ont en rien modifié les caractères de cette loi qui domine la formule hématologique de la maladie de Werlhoff chronique. On sait que MM. Gilbert et Weil[1] ont pu obtenir artificiellement la transsudation en recueillant en pareil cas le sang sur une petite quantité d'extrait hépatique. La même expérience ne nous a rien donné : après une demi-heure d'attente nous avons vu apparaître une goutte de sérum rosé au point de contact du caillot et de l'extrait hépatique, mais au bout de six heures la gouttelette de liquide s'était résorbée.

L'influence du repos n'a pas été plus marquée : tout récemment encore, après une période de séjour à la campagne, le sujet nous est revenu avec toutes les apparences extérieures de la santé la plus parfaite. La numération était des plus satisfaisantes. Le nombre des globules rouges s'élevait à 6 524 000 dont l'équivalence en globules sains représentait 2 216 506 hématies. Le nombre des hématoblastes (comptés dans le nouveau liquide de M. Hayem) égalait 151 900. Même alors le caillot restait irrétractible. On doit en conclure qu'en pareil cas l'adultération de l'hématopoïèse est bien profonde, puisqu'un nombre d'hématoblastes sensiblement égal à la normale ne parvient pas à déterminer la transsudation du sérum. Si l'on accepte l'opinion du professeur Hayem que l'irrétractilité du caillot est la conséquence des altérations hématoblastiques, on devra reconnaître que les troubles de la sanguification portent surtout sur les hématoblastes et que les lésions qualitatives de ces éléments sont au moins aussi importantes que leurs altérations quantitatives. Il y aurait là un phénomène analogue à ce qui se passe dans les grandes infections. Ce qui démontre bien cette altération sanguine, c'est qu'après un mois le sujet avait perdu plus de deux millions de globules ($N = 3\,921\,000$) après avoir repris sa vie ordinaire.

Il nous reste à parler d'une particularité observée au cours des nombreux examens du sérum pratiqués chez cette malade. Après un court séjour dans sa famille, le sujet revint consulter pour une formidable épistaxis qui nécessita de nouveau son entrée à l'hôpital. A deux reprises différentes (30 janvier 1899. — 1ᵉʳ février), le sang recueilli dans l'éprouvette se sépara très rapidement (2 ou 3 minutes) en deux parties, une inférieure cruorique, une supérieure liquide, d'aspect blanchâtre, qui ne tarda pas à se prendre en gelée (après 18 minutes au cours du 2ᵉ examen). Cette gelée, représentant à ce moment le 1/5 supérieur de la totalité du contenu de l'éprouvette.

<hr>

1. Société médicale des hôpitaux, 1898.

occupait après une heure et demie la moitié de la hauteur du récipient. Examinée après 24 heures, elle était très épaisse à la superficie qui formait une sorte de membrane emprisonnant un sérum clair comme de l'eau. Cette substance, même récente, était difficile à dissocier et constituée au microscope par des granulations, les unes amorphes, les autres nettement arrondies et ressemblant à des hématies naines ou revenues sur elles-mêmes après avoir perdu leur hémoglobine. Le sérum proprement dit renfermait des granulations polymorphes, des globules rouges, les uns mûriformes, les autres normaux et des leucocytes (coloration à l'eau iodo-iodurée forte). Le caillot au bout de quatre jours était déliquescent et se fragmentait dans l'eau. Il était surmonté d'une partie blanche et opaque représentant la gelée enrobant le sérum. À ce moment cette dernière, dissociée et colorée par une goutte d'eau iodo-iodurée forte, se montrait histologiquement constituée par une matière amorphe granuleuse analogue à de la fibrine.

Le sérum ne présentait rien de particulier aux divers examens auxquels nous l'avons soumis (alcalimétrie, réaction de Gmelin, examen spectroscopique). Son volume était de 1 à 1 1/2 centimètre cube.

Il nous est difficile d'interpréter ce phénomène. On sait que le caillot des purpuriques agité dans la palette laisse transsuder son sérum qui surnage rapidement (Bensaude). Mais il n'y a rien de commun entre cette séparation artificiellement obtenue et la prise en gelée du sérum dont nous venons de parler. La numération du sang pratiquée parallèlement au 2ᵉ examen ne nous fournit aucun renseignement explicatif (1ᵉʳ février 1899, $N = 4464000$ — $R = 2955075$ — $G = 0.62$ — $B = 17050$ — $H = 186000$ — $Rn = 14$. On sait que M. Roger a observé la prise en gelée du sérum dans l'intoxication par l'oïdium albicans ou à la suite d'injection dans les veines de papaïne. Ce phénomène est du reste inconstant[1]. Nous-même nous l'avons signalé dans un travail antérieur[2] chez deux fillettes atteintes, l'une d'une diphtérie légère sans albuminurie, l'autre de néphrite parenchymateuse ancienne. Dans les deux cas le sérum opalescent s'était pris en gelée sous l'influence de l'éther, la coagulation avait été rapide. Chez notre purpura elle avait été relativement lente, 15 à 25 minutes. Nous insistons sur ce fait d'une coagulation normale, car M. Roger n'a observé la prise en gelée du sérum qu'après un retard notable dans cette période du phénomène (1 2 heure à 3 4 d'heure). M. Roger semble

---

1. Roger, Intoxication (*Traité de pathologie générale*, t. I, p. 899, 1895). — Normand, Recherches sur le champignon du Muguet (Th. Paris, 1898, p. 110).

2. *Loc. cit.*, p. 222.

disposé à admettre (communication orale) que cette coagulation, lente
à apparaître, se continue plus longtemps « par exemple que le ferment se dégage peu à peu et qu'il agit alors sur le plasma qui aurait
eu le temps de se séparer des éléments figurés ». D'autre part, à propos de l'oïdomycose expérimentale, M. Noirette dit : « Cet état (la coagulation du sérum) a toujours coïncidé avec la plus grande confluence
des lésions rénales ». Il est intéressant de remarquer que dans l'un
de nos cas, mais dans un seul, il s'agissait d'une néphrite parenchymateuse chronique. Au surplus, nous ne ferons que signaler cette
intéressante particularité, laissant à d'autres le soin de l'expliquer.

Nous terminerons cette étude du caillot de la 1re variété des purpuras en faisant remarquer que le coagulum se conserve relativement
longtemps sans subir les phénomènes de la putréfaction, et qu'après
une période de 5 à 8 jours il n'a guère perdu son élasticité que dans
ses parties inférieures noirâtres dépourvues d'oxyhémoglobine, qui se
laissent seules facilement effriter et perdent spontanément leur
hémoglobine.

Ce premier type de caillot est considéré par certains auteurs, en particulier par M. Bensaude (*loc. cit.*) comme caractéristique des purpuras avec grandes hémorragies. Nous nous étions déjà élevé contre
cette manière de voir, à notre avis trop absolue (Thèse, p. 85). Depuis
l'année 1898, nous avons pu observer un cas de purpura rhumatoïde
simplex dont la séparation du caillot et du sérum ne se produisit pas;
nous avons vu d'autre part des purpuras hémorragiques avec caillot
rétractile. Cette opinion est donc conforme à l'idée exprimée par
M. Hayem se refusant (Soc. méd. hôpit. 12 février 1897, p. 229) à
considérer « l'absence de rétractilité du caillot comme caractère
propre au purpura hémorragique ».

Dans les autres variétés de purpuras hémorragiques comme dans
la maladie de Werlhoff ordinaire, l'irrétractilité du coagulum, quand
elle se montre, n'est plus qu'un phénomène transitoire. Elle n'existe
aussi marquée que dans la période d'état de la maladie. Elle peut
même n'être pas absolue, le caillot peut se rétracter laissant transsuder
une quantité variable de liquide, mais toujours il reste infiltré dans
une certaine mesure, comme le montrent sa mollesse relative et la
sérosité qui s'en échappe par expression. En même temps que les phénomènes hémorragipares disparaissent, le sang du premier type
prend les caractères de la 2e variété (*transsudation atténuée*): puis
après une période plus ou moins longue, mais toujours tardive, les
phénomènes de la coagulation se comportent comme à l'état normal.
On doit donc s'associer pleinement aux conclusions de M. Bensaude

lorsqu'il affirme que la disparition de la lésion hématique n'a lieu que
d'une façon très lente. Cela est d'autant plus vrai que les rechutes sont
fréquentes dans cette variété de P. H. et que chacune d'elles est annoncée
par une nouvelle modification dans les phénomènes de la transsudation. Nous n'avons pu toutefois nous assurer de la vérité de l'assertion
de M. Bensaude, qui a constaté « que la lésion du sang atteint son
maximum avant ou pendant les poussées hémorragiques ; au contraire elle est moins marquée ou peut même disparaître dans l'intervalle de ces poussées, ce qui semble démontrer le lien qui existe
entre la non-rétractibilité et la production des hémorragies. C'est
ainsi, ajoute-t-il, que dans certains cas, on peut prévoir à l'avance
une poussée hémorragique par le seul examen du sang ». Cela doit
être vrai pour certaines variétés de P. H., mais dans les divers types
de maladie de Werlhoff que nous avons étudiés, le phénomène est
toujours resté égal à lui-même, au moins à la période d'état.

On conçoit l'importance d'une pareille lésion au point de vue du
diagnostic des maladies hémorragipares. Le purpura s'accompagne parfois d'un cortège symptomatique qui le rend malaisé à distinguer de
l'hémophilie accidentelle. Les phénomènes de la coagulation tranchent
cette difficulté : dans cette dernière maladie, ainsi qu'il résulte des
remarques de Tardieu et des recherches du professeur Hayem, la
coagulation est retardée et le sang met pour se prendre en masse
dans la petite éprouvette « un temps qui varie d'une demi-heure à
une heure et demie » (Hayem). Si l'on ajoute qu'après la transsudation, le caillot est recouvert d'une couenne plus ou moins épaisse, que
ce coagulum est remarquable par sa fermeté et son élasticité, on aura
signalé des caractères différentiels de tout premier ordre. Il en est de
même pour le scorbut (Hayem, Leçons cliniques). Il ne fait pas de
doute que l'on pourrait par ce procédé définir nettement la nature de
certains cas morbides encore mal classés. Pour n'en citer qu'un, la
maladie de Barlow, dont la signification est encore très imprécise, ne
saurait prendre sa place définitive dans le cadre nosologique qu'après
l'étude de sa formule anatomo-sanguine et la marche de sa
coagulation.

En raison même de l'importance des altérations sanguines que
nous venons de signaler dans le purpura, on doit se demander si l'on
ne saurait établir une classification des diverses variétés de ce syndrome par les seuls caractères du caillot et du sérum. Nous l'avons
déjà essayé dans notre Thèse et nous devons reconnaître que les seules
données fournies par ce mode d'examen sont insuffisantes. Tout au
plus pourrait-on dire que l'absence absolue et constante de la trans-

sudation est la caractéristique avant tout de la maladie de Werlhoff chronique, secondairement des purpuras hémorragiques graves et de bon nombre de maladies de Werlhoff à évolution rapide. Les cas à transsudation atténuée peuvent être regardés comme se rencontrant surtout dans les formes légères de cette dernière variété où elles établissent la transition avec les types de purpura simplex, rhumatismal ou trophonévrotique dans lesquels les phénomènes de la coagulation sont tout à fait normaux. Mais nous avons vu que dans ces derniers cas la transsudation peut faire défaut. D'autre part, on sait que les purpuras cachectiques et infectieux peuvent s'accompagner de l'absence de rétraction du caillot. Enfin cette altération sanguine est réalisée (Hayem) dans la variété d'anémie dite pernicieuse progressive protopathique, qui peut s'accompagner du reste de symptômes hémorragiques dont l'interprétation peut prêter à l'erreur. Les phénomènes de la coagulation ne représentant qu'une partie de l'examen complet du sang, toujours indispensable, c'est à l'étude des modifications de la formule anatomo-sanguine tout entière que l'on doit s'adresser pour établir une pareille classification. C'est ce que nous avons tenté de faire, et bien que nos recherches ne reposent encore que sur un nombre de cas restreint, nous allons faire connaître les résultats auxquels nous sommes arrivés, en spécifiant bien que nos conclusions ne sont pas définitives et que nous aurons probablement l'occasion de les modifier, au moins pour les questions de détail, dans une prochaine étude.

Le syndrome clinique improprement nommé maladie de Werlhoff chronique représentant l'expression symptomatique la plus élevée du groupe des purpuras, c'est elle qui nous paraît réaliser dans son acception la plus pure la formule anatomo-sanguine de ce genre d'affection. Elle est ainsi constituée :

A TITRE PRINCIPAL :

1° *Absence de rétraction du caillot.* — L'irrétractilité est constante et absolue comme nous nous sommes efforcé de le démontrer.

2° *Modifications profondes des hématoblastes.* — Dans leur nombre (rareté), dans leur volume (augmentation), ainsi que l'a depuis longtemps établi le professeur Hayem. Ils sont de plus altérés dans leur structure intime *perte plus ou moins absolue de leur altérabilité spontanée spécifique et de leur tendance à se grouper en amas, en dehors de certains liquides propres à leur numération).

3° *Présence constante des hématies nucléées dans le sang* — Le professeur Hayem les avait déjà signalées dans quelques-unes de ses observations[1]. Mais pour lui leur apparition est placée sous la dépendance directe de l'anémie. Il nous a paru que c'était surtout au moment des poussées purpuriques du côté de la peau ou à l'occasion des grandes hémorragies que ces éléments apparaissent ou augmentent de nombre. Leur proportion serait donc en raison directe de l'infection sanguine.

Ces trois caractères primordiaux s'enchaînent et sont en rapport direct l'un avec l'autre. Ce que nous disions dans un précédent travail (S. M. des Hôp., mars 1899) reste vrai : les altérations profondes des hématoblastes dominent et entraînent comme conséquence l'apparition des normoblastes dans le sang et la non-rétraction du caillot.

À TITRE ACCESSOIRE :

1° *Leucocytose légère* (le nombre des globules blancs varie de 10 à 1700) avec bouleversement de la formule leucocytaire physiologique. En particulier les polynucléaires éosinophiles sont un peu plus nombreux qu'à l'état normal (de 4 à 8 pour 100). C'est là un caractère que l'on retrouve dans d'autres variétés de purpura. Il est probable qu'il existe aussi de très rares myélocytes éosinophiles. (Les fonctions de la moelle osseuse entrent donc en jeu.)

2° *Présence constante d'un réticulum n° 2* à grosses fibrilles écartées). On trouve déjà mentionnée, dans les observations du professeur Hayem, la présence de fibrilles trapues dans le sang pur.

3° Opposition entre N (nombre de globules rouges) pouvant être très élevé, et la valeur de G (valeur globulaire) restant très faible, indice d'une anémie intense, comme l'indiquent d'autres caractères du sang, en particulier l'avidité avec laquelle le protoplasme des leucocytes se charge d'hémoglobine (propriété facilement reconnaissable avec les colorants ordinaires). On voit encore les polynucléaires présenter de fines granulations colorées en rose par l'éosine après fixation par l'acide osmique à 1 pour 100.

Dans la maladie de Werlhoff légère et curable et dans les purpuras hémorragiques graves, la formule hématologique participe des grands caractères de la variété précédente et établit une transition avec les variétés de purpuras où le sang présente des caractères normaux ou bien se montre peu altéré.

1° L'absence de rétraction du caillot *n'est plus absolue.* Si elle existe souvent dans les P. H. graves, la transsudation atténuée est relativement fréquente et le caillot peut s'entourer d'une atmosphère

1. *Leçons cliniques* (1900), p. 570.

de sérum suffisante pour que l'on puisse facilement étudier ses
caractères.

2° Les altérations des hématoblastes restent profondes. Ces éléments sont encore diminués de nombre, augmentés de volume. Mais
ils apparaissent moins atteints dans leur essence même, ce qui nous
semble expliquer la rétractilité possible du caillot.

3° La présence des globules rouges à noyau est moins constante et
ne se rencontre que dans les cas où le sang réalise la formule anatomique précédente. En particulier ils n'apparaissent jamais quand le
caillot s'entoure d'une atmosphère de sérum. Signalons une exception
à cette règle : Chez un enfant de 7 ans, six mois après le premier
examen et alors que tout semblait être rentré dans l'ordre, nous avons
constaté sur une préparation la présence de deux globules rouges à
noyau très petits, répondant à la variété des microblastes d'Ehrlich.
Le sérum ne représentait encore que le 1,4 de la masse totale du
contenu de l'éprouvette.

À TITRE ACCESSOIRE :

1° La présence d'une leucocytose légère avec éosinophilie
atténuée.

2° L'apparition dans le sang pur d'un réticulum fibrineux n° 2 (à
grosses fibrilles écartées).

3° Une anémie intense mais facilement et spontanément curable,
bien plus par les mesures d'hygiène que par l'action des médicaments.

Les autres variétés de purpura (simplex, rhumatoïde, infectieux,
scorbutique, cachectique) ont un sang sensiblement normal. L'éosinophilie atténuée peut s'y rencontrer. En outre il est fréquent d'y
constater l'absence absolue de la rétraction du caillot. Le chiffre des
hématoblastes restant physiologique, il faut bien admettre une altération *qualitative* du sang placée sous la dépendance d'une infection
analogue à celle que M. Gley a reproduite expérimentalement par l'injection de quelques centimètres cubes de toxine diphtérique dans les
veines d'un chien[1]. Il s'agit là évidemment d'une adultération hématique « par la présence des substances chimiques pouvant exercer
une certaine influence sur les qualités de la fibrine[2] ».

On voit donc que jusqu'à un certain point la formule hématologique des purpuras correspond aux différentes variétés de caillot que

1. *Soc. Biologie*, 19 décembre 1896, p. 1075.
2. HAYEM, Comptes rendus Ac. des sciences, 23 nov. 1896.

nous avons prises comme base de notre description. Ce parallélisme des lésions est une fois de plus la preuve que ces divers procédés d'examen du sang s'enchaînent mutuellement et représentent un tout indissoluble dont les éléments se contrôlent rigoureusement.

A cette classification histologique correspondent divers types cliniques. En 1895[1], M. Marfan a dégagé du cadre des purpuras une variété chronique de maladie de Werlhoff. Plus récemment dans une clinique faite à l'hôpital des Enfants-Malades[2], cet auteur a de nouveau insisté sur cette forme dont la durée peut être « longue et tout à fait indéterminée » (9 ans-14 ans). M. Marfan l'appelle : « purpura à grandes ecchymoses ». Malheureusement les examens du sang font défaut dans la plupart de ses observations ou bien ce liquide a été trouvé normal. Enfin l'action des médicaments, en particulier du chlorure de calcium associé au repos, a toujours paru à l'auteur exercer une action certaine.

1° Nous croyons nécessaire, à l'exemple de M. Marfan, d'admettre l'existence d'une variété de purpura très spéciale et nettement distincte de la maladie de Werlhoff telle que la comprenait Lasègue, qui désignait sous ce vocable les formes bénignes et curables du purpura hemorragica. *Véritable hématodermite essentielle chronique hémorragique primitive.*

Celle-ci se caractérise cliniquement : par des poussées cutanées de pétéchies plus ou moins profuses, pouvant peut-être faire défaut, véritable « purpura sans taches purpuriques », analogue à la forme décrite par M. Widal à la Société clinique de Paris[3] ; par des hémorragies profuses ; par des ecchymoses. Son évolution est indéfinie : elle remonte aux premiers âges de la vie ; l'influence des médicaments ou du repos sur sa marche reste absolument nulle ; elle paraît compatible avec une longue survie. En outre, et sur ce point nous différons d'avis avec M. Marfan, sa caractéristique essentielle est la formule hématologique que nous avons donnée plus haut et qui représente dans son acception la plus pure et la plus élevée les altérations possibles du sang au cours des purpuras. Cette formule est constante : en particulier le caillot ne se rétracte jamais franchement.

2° A côté de ce type primordial de P. primitif nous rangeons *la maladie de Werlhoff toujours curable et bénigne.* Sa formule hématologique peut revêtir absolument tous les caractères de la précédente, mais elle se modifie à mesure que la cause essentielle des altérations

1. Mal. de Werlhoff à forme chronique. (*Méd. moderne.* 1895, p. 255.)
2. *Journal de médecine et de chirurgie pratiques.* 1er avril 1900, art. 18512.
3. Séance du 12 juillet 1878, p. 174.

sanguines prend fin elle-même et que l'amélioration se prononce.

3° *Les purpuras hémorragiques primitifs graves* avec ou sans fièvre tels qu'ils ont été décrits par MM. Gomot et Landouzy, Mathieu, Hayem, etc., et dans lesquels, selon ce dernier auteur, la formule sanguine est la suivante :

a) Absence de lésions anatomiques appréciables des globules rouges (pas de globules rouges à noyau).

b) Altérations spéciales des hématoblastes (rareté, augmentation de volume de ceux qui persistent).

c) Pas de modifications constantes des globules blancs. Dans un cas seulement le nombre de ces éléments était augmenté indépendamment de toute lésion phlegmasique.

d) Coagulabilité de sang normal (le réticulum fibrineux reste invisible ou au contraire est formé de fibrilles d'une grosseur exagérée).

e) Absence de transsudation du sérum coïncidant avec une faible rétractilité du caillot.

« Les deux caractères constants et pathognomoniques sont donc la rareté des hématoblastes et l'absence de transsudation du sérum après la coagulation du sang[1]. »

4° *Les autres variétés de purpuras primitifs* (infectieux, rhumatoïdes, simplex) (Marfan, Hayem). Dans celle-ci la formule sanguine est variable : le caillot est ou non rétractile ; l'anémie est de règle, mais les altérations hématiques ne sont jamais profondes et se bornent à des variations numériques de certains éléments, par exemple des éosinophiles.

5° *Les purpuras deutéropathiques* que l'on peut avec M. Hayem ranger dans divers groupes : *a.* P. des maladies infectieuses ou chroniques. — *b.* P. toxique. — *c.* P. par troubles vaso-moteurs ou trophiques. — *d.* P. cachectique.

La formule sanguine est ici indifférente et dépend bien plutôt de la cause qui détermine les manifestations cutanées que du syndrome proprement dit. C'est dans ce cas que l'absence de rétraction du caillot peut s'observer à titre de manifestation de l'adultération sanguine.

La valeur pronostique de l'irrétractilité du coagulum est variable suivant les cas considérés. Mais d'une façon générale, l'absence de retrait du caillot est d'un pronostic grave soit qu'elle indique que l'hématopoïèse reste constamment sous l'influence d'un trouble pro-

---

1. *Du purpura*, 1895 ; *Leçons sur les maladies du sang*, p. 552-555.

fond intéressant sa source, ou qu'elle soit l'expression d'une infection intense. Toutefois nous revenons sur la sévérité de la formule que nous avons donnée naguère, et nous croyons *que l'absence absolue et constante de l'exsudation du sérum n'est d'un pronostic fatal que dans les purpuras hémorragiques primitifs à évolution rapide ou dans certaines variétés cachectiques ou infectieuses.*

Les autres conclusions auxquelles nous étions arrivé alors restent vraies :

Dans les P. H. qui doivent guérir, l'irrétractilité absolue du caillot n'est que transitoire ou bien il existe une légère quantité de sérum.

La guérison est annoncée par la coïncidence de la transsudation et d'une crise hématoblastique. Mais longtemps encore le trouble hématique reste profond.

D'une manière générale le diagnostic de la variété et son pronostic sont soumis à des examens répétés du sang.

Avant de terminer cette étude, qui n'est que le prélude d'un travail plus complet que nous préparons sur les purpuras, il nous faut nous demander si l'on ne saurait retirer de l'examen des phénomènes de la coagulation une interprétation satisfaisante de leur nature intime. Déjà M. Hayem, dans ses leçons sur les maladies du sang, rapprochant ces formes de l'anémie pernicieuse progressive, établit d'une façon irréfutable qu'il s'agit ici encore d'une intoxication aboutissant en dernière analyse à une lésion des hématoblastes par toxémie. M. Sicard, étudiant la façon dont se comporte le sang des purpuriques en présence du chlorure de calcium, admet que la non-rétractilité du caillot serait due à des phénomènes de nature diastasique. Dans ces cas « le fibrin ferment ou le zimogène du fibrin ferment n'est pas en quantité suffisante ou est en partie frappé d'inactivité ne pouvant donner naissance qu'à la première variété de fibrine : fibrine qui coagule, et non à la fibrine qui rétracte[1] ». Quelle que soit la façon dont l'intoxication se manifeste dans le sang, il est intéressant de mettre ces altérations en parallèle avec celles que M. Leredde décrit dans les « *Hématodermites d'origine toxique* » qu'il rapproche du purpura, « autre hématodermite[2] ». Cliniquement, à côté des manifestations cutanées d'ordre hémorragie, un de nos sujets était porteur d'un prurigo de Hébra tenace, remontant aux premières années de l'enfance. Le rapprochement s'impose pour la variété rhumatismale : ici

1. *Soc. Biologie*, 1ᵉʳ juillet, 1899. In *Presse méd.*, 1899, n° 55, p. 5.
2. *Presse médicale*, 1898, n° 106, p. 567.

le rhumatisme produit des pétéchies, comme il peut s'accompagner ailleurs d'éruptions diverses (Dieulafoy) : l'eczéma, le sycosis, le psoriasis, l'acné rosé, l'acné pilaire cicatriciel. Peut-être en est-il de même pour le purpura trophonévrotique : il n'est pas impossible d'admettre que l'altération nerveuse détermine une toxémie entraînant en définitive les manifestations cutanées hémorragiques comme elle peut déterminer l'urticaire, le lichen plan, le lichen rosé de Wilson, etc. Histologiquement, la constatation d'une éosinophilie atténuée, la présence possible d'éléments de la moelle osseuse (globules rouges à noyau, myélocytes éosinophiles) semblent bien plaider dans le même sens. Malheureusement, M. Leredde a négligé de se rendre compte des modifications possibles des phénomènes de la coagulation chez ses malades. C'est là une étude à reprendre pour compléter les idées originales de l'auteur. C'est ainsi que le professeur Hayem a pu établir par un pareil examen les relations qui existent entre le xanthélasma et les altérations de la glande hépatique. Il en est de même pour les purpuras : les altérations du sang déterminent des modifications profondes du revêtement cutané. A ce titre on doit les ranger dans le cadre des « hématodermites toxiques » de Leredde.

En résumé : 1° Le caillot des purpuriques peut être irrétractible. Il peut y avoir transsudation atténuée. Les phénomènes de la transsudation peuvent se comporter comme à l'état normal.

2° L'importance de ces caractères est considérable au point de vue du pronostic et du diagnostic.

3° Une classification des purpuras doit être basée sur les altérations du sang. Cette étude fournit en quelque sorte chez le sujet vivant l'anatomie pathologique de la variété considérée.

Les caractères de la transsudation sont insuffisants à eux seuls pour établir une pareille classification. Seule la formule hématologique peut donner des résultats précis.

4° Les allures cliniques et les modifications de la formule sanguine permettent de ranger les diverses catégories de purpuras dans la classe des hématodermites de Leredde.

DISCUSSION

M. APERT. — Il convient de distinguer entre les différentes variétés de purpura. Dans les purpuras hémorragiques on trouve bien les modifications dans la coagulation du sang signalées par M. Lenoble. Mais dans les purpuras exanthématiques il n'y a pas d'altérations du sang. Dans les purpuras infectieux on observe une augmentation des polynucléaires. Dans la maladie de Werlhoff il existe des altérations du sang parmi lesquelles la non-rétractilité du caillot. Ce fait, pour M. Lenoble, est caractéristique des formes graves du purpura. M. Apert ne le pense pas. On peut trouver l'irrétractilité du caillot dans d'autres cas sans tendance hémorragique, notamment dans la typhoïde. Donc la non-rétractilité du caillot n'est pas un caractère spécifique.

M. Widal confirme les idées de M. Apert. En recueillant du sang chez les typhiques, on observe assez souvent la non-rétractilité du caillot. Pour éviter ce fait, il suffit de décoller le caillot peu de temps après sa coagulation, alors qu'il adhère à la paroi du vase. Il suffit de briser cette adhérence pour voir le caillot se rétracter.

M. Apert. — Certaines précautions sont nécessaires pour étudier la non-contractilité du caillot, et en particulier il ne faut pas le détacher des parois du vase auquel il adhère.

M. le prof. Potain rappelle à ce sujet qu'autrefois Bouillaud avait signalé les caractères particuliers du caillot chez les typhiques, caractères qu'il opposait à ceux du caillot des pneumoniques.

LES MALADIES DE CHRISTOPHE COLOMB ET SES MÉDECINS : LEUR RAPPORT AVEC LA DÉCOUVERTE DE L'AMÉRIQUE

par M. le docteur A. M. FERNANDEZ de YBARRA,

de New York.

One of the most important events in the history of humanity, and perhaps second only to the birth of Christ in beneficial results, is, without any doubt, the discovery of America by the Spaniards under the leadership of Christopher Columbus. A number of times willing and unwilling visitors certainly did come before that date from the Old World to the New. In the fifth century of the Christian era a few Buddhist misionary priests came, either directly from China to a country which they called *Fou-sang Fusang*, and known to us now as Mexico, or they first, and most probably, settled in Japan and afterwards crossed from there to the Pacific coast of America : the voyages of the Northmen in the tenth and eleventh centuries, the traditional narratives of which tell us of the deeds of the dring sail or, Eric the Red, and the discovery of what they called *Helluland* (i. e. slate land), *Markland* (i. e. wood-land), and *Vinland* (i. e. vine-land), by his famous son, Leif Ericsson the story of the Venetian brothers, Nicolo and Antonio Zeno, the first wrecked in 1390 upon one of the Faroe Islands, his subsequent visit to Greenland and return, and the second embarking on an unsuccessful voyage of discovery in the Atlantic Ocean, about the year 1400, to verify some fishermen's reports of the exis-

lence of land a thousand miles or more to the west from the Faroe
Islands; the Egyptian legend, mentioned by Plato in his dialogue of
Timæus, respecting the Island of Atlantis; the no less wonderful myth
of the great Island of Antilla or of the Seven Cities, lying far to the
west of the Azores; the old and often repeated rumors, concerning the
fancied Island of St. Brandan, which several Portuguese and Spanish
captains imagined they had beheld far off from Madeira; the statement
in regard to the Spanish pilot, Alonso Lanohez de Huelva, who, sailing
in 1484 which should have been said, to give it a semblance of truth
(1674), one year more or less, as it is stated in that fable, from the
Canaries to Madeira, had been tempesttossed by violent easterly
winds upon an unknown island (the Island of Hispaniola or San
Domingo), where he landed, took an altitude, and wrote an account
of all he saw, and all that had occurred on the voyage; he succeeded in returning, arrived at Terceira (one of the Azores) sick and
worn out, and soon after died in the Island of Porto Santo, leaving
Columbus, who had hospitably received him there in his house and
nursed him, heir to his valuable papers.

All these, and many more, pre-Columbian voyages, legendary reports,
traditional accounts, and fanciful descriptions of America, which I do
not mention here for the sake of brevity, are completely divested of
true historical importance, and did not contribute in the least to our
geographical knowledge or to the betterment of mankind. To speak
of them as to imply, in any sense whatsoever, that they constitute a
discovery of America is perfectly absurd. To expatiate about them with
the mental reservation of robbing Columbus of his well-earned title of
discoverer of the New World is the height of folly. In the year 1492
American continent was, to a certain degree, as unknown to the rest
of the world as the nebulous inhabitants of the planet Mars are to us
to day.

If modern anthropological science can justly boast of having made
clear the intimate relations existing between the shape, volume,
proportional right and left measures, outside appearance, and
minute structure of the different parts and organs of man and
his outward manifestations, both physical and psychical the
influence of heredity, and the indications of atavism, it is evident that
in speaking as a physician of such a profoundly important historical
figure as Christopher Columbus an unpretentious attempt on my
part to examine his origin, his education, his personal appearance,
manners, habits, and particularly his temperamentphysical ailments,
and the cause of his untimely death may greatly help to form a more

accurate appreciation of his mental characteristics and morale nature.

The place of his birth was in the suburbs of the city of Genoa.

The date of his birth is a *vexata questio* which it would be out of my power in the limits of this paper to discuss, but I may confidently state it to be at about the year 1447.

He learned to read, write, and cipher in the public schools of that then republican city of Genoa, and afterwards studied a little grammar, geography, drawing, and the rudiments of latin in the university of Pavia, which he left when still a lad to go to sea as a ship's boy. Later on in life, being studious by natural inclination, reflective, and fond of talking with educated people, he learned a little geometry, astronomy, cosmography, and the art of navigation, expanding with the careful reading of old and celebrated authors his knowledge of physical geographie. His learning, however, was tinctured with pedantry to a certain extent, and also with much superstition.

From the accounts of his personal appearance in middle life given by his son Fernando, Las Casas, Andrés Bernaldez, Pietro Martire d'Anghiera, the Portuguese historian Joao de Barros, Agostino Giustiniani, Antonio Gallo, and others who knew him well, I gather that Columbus was a man of commanding presence, tall and well built, with fair ruddy complection somewhat fleckled, oval face with rather prominent cheek bones, broad and high forehead, medium-size mouth with thin lips, aquiline nose, grayish-blue eyes, very light reddish hair and beard prematurely turned gray.

He was of a genial disposition, courteous and graceful, his conversation agreeable and interesting to such a point that strangers were quickly attracted to him and felt at ease. An indefinable air of dignified command surrounded him, owing, most probably, to the exalted mission for which he fanatically believe himself predestined, and the magnetism of his impassioned soul was perceptible in the intense glance of his glowing eyes, whenever his religious enthousiasm was kindled by the divine spark of genius that abided in him. Of a great nervous susceptibility, his mind was highly imaginative and somewhat poetical, though his early piratical life had left in his heart an inclination to greediness. Deeply abstensious by nature and early training, he was temperate in eating and drinking, plain in his dress, and correct in his habits, which in his later years very much resembled those of a conventual.

Regarding hereditary predisposition to disease, I may safely say he had none. His father, Domenico Colombo, a wool-weaver or carder of the little village of Quinto al Mare, about four miles east of Genoa, died at an extreme old age (in 1496 or 1498), and his mother, Lussana Fontanarossa, born at the village of Quezzi, in the valley of the Bisagno, died a few years before (at Savona in 1483), both of perfectly natural causes. Christopher was the eldest of five children, four boys and a girl, named Giovanni, who was born in 1448 (one year after Christopher), Bartolomeo, born in 1450, Bianchinetta in 1464, and Giacomo in 1468, two of whom died before Columbus (Giovanni and Bianchinetta) and two survived him (Bartolomeo and Giacomo), but none of them showed hereditary taint of any kind. Their parents belonged to the healthy, strong, sound, hearty, and frugal types of the Ligurian peasantry, or Terrarubra, as Columbus'father, himself, and his brother Bartholomew often proudly signed after their names.

The piratical character of the seafaring life of Columbus'time, and the peculiar construction of the vessels, necessarily exposed its followers to unceasing hardships, privations, and many unavoidable dangers to health. The severity of this early manner of living in a man of such unmistakable sanguino nervous temperament as that of the immortal sailor, must have very insidiously tended to undermine his natural strong constitution, after being at sea twenty-three years without remaining on shore any space of time worth accounting (as he himself avows), and render him liable, at the age of 45 years, to the ailments and sicknesses he subsequently suffered during his four voyages of discovery to America; to which must be added the grief, bitter disappointment, mental anxiety and moral depression he endured, altogether combining in the production of the progressively chronic and rheumatic disease that furt an end to his imperishable career at a comparatively premature period of life.

On Friday, August 3,1492, Columbus sailed, westward from the little seaport of Palos de Moguer, Spain, to plough the Sea of Darkness in quest of a new route to India. On Friday, October 12, of the same year, he discovered America, and also on Friday, March 15,1493, he dropped anchor, back from his mission, at the same little harbor of Palos. He spent 225 days in this first round trip to the Western hemisphere, in which time I have found no record whatever of his having suffered any sickness, except casual references to sore eyes. This slight and transitory ocular affection which he several times experienced afterwards, I consider to have been probably due to blepharitis, or styes, or to granular ophthalmia brought on by straining the eyes in search of land in a diaphanous atmosphere where the sun'srays of light are most intense. Perhaps the Admiral's leaning towards albi-

noism also contributed to it.   His excellent eyesight at night of whichs
he gave proof by being the first one who saw a light on land the
night before its discovery, seems to lend weight to this opinion of
mine.

He put to sea again on his second voyage of discovery, from Cadiz,
September 25, 1495: this time with a fleet of three galleons or carracks
and fourteen caravels, carrying 1.500 people on board, instead of 120
in three very small caravels who accompanied him in his former un-
paralleled hazardous cruise.   Early in March, 1496, the immortal
navigator sailed back for Spain; but he did not arrive there until
June 11, having exhausted all their provisions, and the famine was
indead such that the crew came near eating up, or throwing overboard
to save feeding them, some of the thirty or more Indian captives
whom they were taking to Spain.   The haggard and starving party
dropped anchor in then same harbor of Cadiz, from which many of
them had joyously and full of illusory hopes set sail for America with
Columbus two years, eight months, and sixteen days previously.

The day after leaving the three little islands of Beata Saona, and
Mona, in the passage between San Domingo and Porto Rico, on September 25, 1494, worn out with the toil and hardships of a five months
cruise among people who, though very kind and generous, could not
afford him the relief and comfort he so much needed, and in which
time his incessant watching on deck, his nervous excitement, and
high hopes of finding in the imaginary kingdom of the Great Khan
large quantities of gold, jewels, precious stones, and rich spices had
sustained him wonderfully, the inevitable reaction at last overtook
Columbus, and his whole system suddenly collapsed.   He lay in a
stupor knowing little, remembering nothing, his eyes dim and vitality
oozing, until the little fleet sorrowful, but gladly entered the harbor
of Isabella.   Columbus himself acknowledges that for thirty-three
days he had slept next to nothing, and he began to feel very tired and
fell into a lethargical state which, almost deprived him of his life.
He remained sick five months at the town of Isabella, in the island of
San Domingo, under the care of doctor Diego Alvarez Chanca, a distinguished physiciar of the city of Seville who had accompanied him
in his second voyage to America.

In the early part of April of that year Columbus had been seized with
intermittent fever at Isabella where the same principles of heat humidity
porosity of the soil, and presence of decaying vegetable matter which have
an extraordinary fecundity to the uncultivated fields, worked havoc
among the Spaniards.   Many of them are also said to have suffered

under the torments of a disease called the scourge, and in Spanish *bubas* (syphilis?), the origin of which, whether American or European or Asiatic, has been a subject of great dispute for over three centuries.

Doctor Chanca, in his letter to the Municipality of Seville, expresses himself on the situation thus. One third of our people have fallen sick within the last four or five days, which I think have principally arisen from the toils and privations of the journey, and another cause has been the variableness of the climate. In another place, further on in his letter, he says : The Admiral had at one time determined to leave the search for the mines until he had first dispatched the ships which were to return to Spain on account of the great sickness which had prevailed among the men. Does he perchance refer here to the existence of venereal diseases? I incline to the affirmative, but in the sense of gonorrheal and not syphilitic diseases, because he does not say a word in regard to any new and extraordinary sickness. That the libidinous abuse of venereal pleasures with the highly deluded Indian women, who regarded those strange voyagers as celestial visitors, could have given origin among the Spaniards to *bubas* or buboes (which the native Indians called in their language *hipas* or tumors about the hips), to soft chancres, epididymitis, painful urination, and all the other characteristic manifestations of specific urethritis, rendered perhaps worse by that impure mixing up of the two races, seems to me perfectly logical and natural, but I doubt very much that the sickness in question was true syphilis.

Concerning doctor Chanca first statement that one third of the colonists had fallen sick in four or five days after their arrival, I firmly believe it was due to the bad quality and scarcity then of the provisions brought from Spain, but principally to malarial infection, not very well understood in those days. The miraculous *pulvis febrifugus orbis americani* was not yet known to Europeans. The existence and wonderful virtue of « quinquina » — which later on saved the life of Charles II. of England, Louis XIV. of France, and Friedrich the Great — were then only known to the native inhabitants of the yet undiscovered kingdom of Peru.

What was that dangerous disease from which Columbus did not entirely recover for five months? Was it may be a disease of the nervous system? The only affections of that kind most likely to have developed are acute softening of the brain or idiopathic meningitis. But acute softening occurs always in very old persons, is apt to be preceded by mental confusion, a feeling of numbness, and some slight impairement of motion; and in idiopathic meningitis there are from the begining an intense headache, vertigo, nausea, and vomiting. These two diseases also run their courses generally in a short time, the usual termination in acute meningitis being death; cerebral softening always leaves behind permanent disorder of the mental, sensory, or motor functions.

Could it have been scurvy? Decidedly no, because although scorbutus was in those days a very familiar disease among soldiers and sailors, arising from a deficiency of fresh meat and vegetable diet; and sometimes to be found also in badly ventilated, dark, and damp prisons, owing to the want of proper assimilation of food, neither insomnia, stupor, nor delirium form a part of the onset of this disease. Besides, scurvy is so slow and gradual in its developement that patient suffering from it do not know themselves when it began.

In the absence of a clinical history of the case, let us scrutinize a little more the simple historical account of the disease. In going from the island of Mona to Porto Rico (called by the natives *Borinquen* and by the Spaniards San Juan Bautista), Columbus' fatigue and weakness and want of sleep and proper food « cast him into a dangerous disease between a pestilential fever and lethargy, which deprived him of his sense and memory ». This is his own way of expressing his malady. It certainly was then one of the following three low-type fevers : typhus, typhoid, or relapsing.

We must not lose sight of the fact that he had just got over a protracted attack of paludal poisoning, which consequently left him in an anœmic and debilitated condition at the time of embarking in this five months' cruise; thus offering, an inviting soil for the favorable incubation of a specific, blood-disorganizing fever such as any of those above named.

Not knowing the exact bodily temperature, nor the characteristics of its daily variations (and for the best of reasons the clinical thermometer had not yet been invented), nothing whatever in regard to the peculiarities of the pulse (the discovery of the circulation of the blood not having been announced until the year 1628), the respiration, the actual condition of the skin, the tongue, the bowels, the presence or absence of skin eruption, epistaxis, lung symptoms, nausea or vomiting, the anomalies of the urinary excretion (its physical characteristics were those only studied up to 1849), etc., we can not make a good differential diagnosis between those three low, specific fevers. As a rule, we find in all of them the same symptoms of general malaise, weakness, drowsiness, at the beginning of the attack; but my opinion is, nevertheless, that it was typhus because of the prolonged convalescence, which must have been due to some pulmonary complication, partial paralysis, secondary scurvy, dysentery, suppurative inflammation of the parotid, submaxillary, or inguinal glands, or more probably of the joints. There is another important circumstance which leads me to make the diagnosis of ship fever, and that is that Columbus, as a general rule, very seldom went ashore but remained on board while waiting at the different harbors, coves, anchorages, and roadsteads, thus necessarily exposing himself more to the infection from the foul emanations of the hole of the ship than the average of his companions, whose nervous systems could not evidently have been in such an unstrung and depressed state as his.

When Columbus recovered consciousness at Isabella, he found his dear brother Bartholomew, whom he had not seen for six years, and had only arrived with an expedition from Spain but a few days before, seated by his bedside and tenderly nursing him. This happened on the 9th of October, 1494, which shows that the stupor lasted during the first two weeks of the disease — another diagnostic symptom in favor of typhus.

Columbus started on his third voyage of discovery to America with a fleet of six ships, carrying about 200 men besides the sailors — among whom were many convicts and even murderers, liberated for that purpose from the Spanish jails and penitentiaries — from the little seaport of San Lucar de Barrameda on May 30, 1498. On June 21, at the island of Ferro (the most westerly of the Canaries), the Admiral divided his fleet, sending three ships directly to Hispaniola or Santo Domingo, while with the other three he steered southwest.

Prosecuting his voyage toward the Cape Verde Islands, in the last days of June, and « as he advanced within the tropics, the change of climate and the close and sultry weather, brought on a severe attack of the gout, followed by a violent fever », says the eminent historian Washington Irving. On the 31st of July, Columbus discovered the Island of Trinidad, and caught a glimpse for the first time of terra firma at the delta of the Orinoco River: coming out through (*Boca del Dragon*) from a northern passage, which he called Dragon's Mouth the land-locked Gulf of Paria, which he had entered through a narrow and precipitous inlet at the South, appropriately called by him Serpent's Mouth (*Boca de la Sierpe*), during the second week of August. « he suffered a great deal from gout and ophthalmia », says the illustrious Spanish historian Fernandez de Navarrete.

These two are the first distinct and positive historical references to

Columbus suffering from gout. As for the transitory ophthalmia, I have already stated my opinion about it, only adding here that this ocular affection is a frequent complication of rhumatism but not of gout. And now I shall endeavour to prove that Christopher Columbus was not affected with gout, which is contrary to the belief of all accepted standard, but nevertheless non-professional, historical authorities.

Gout is more decidedly hereditary than rhumatism, and occurs in those who live high or drink large quantities of malt liquor, or is seen in persons whose systems have been impregnated with lead. The greatest maritime genius of the fifteenth century, and I dare say of all centuries, was of too humble birth to have inherited the gouty diathesis, and too frugal in his habits to have acquired a malady the result of over-indulgence in the pleasures of the table, especially when cruising in strange seas and with very scanty provisions; surely there could not have been much lead in his system.

Gout is characterized by the occurrence of paroxysms of severe pain in a small joint, — the great toe usually. Gout in the foot is called *podagra*; gout in the hand, *chiragra*; and gout in the knee, *gonagra*. But Columbus suffered pain in several joints, of the upper as well as the lower extremities, whose movement was slow, rigid, and jerking, so that it was accomplished with difficulty, and his disorder therefore could not very well be placed under any of these three divisions of gout.

There are two very important diagnostic factors against the theory of gout, viz : 1st, the season of the year in which exist the greatest tendency to the occurrence of the seizures (winter), these two first attacks taking place in the middle of the summer; and 2d, that we meet in the course of the distemper with no cardiac complication, at least no valvular affection, as so constantly happens in rhumatism, which sequel was the ultimate result of the disease that launched Columbus into eternity; and, furthermore, in complete possession of all his mental faculties, which does not occur in gout, where the morbid changes induced in the kidneys give rise to cerebral symptoms at the time of death.

The Admiral after leaving the Gulf of Paria headed for the North, and arrived at Isabella on the 30th of August. He was immediately put in irons and thrown into prison by order of Don Fernando de Bobadilla, who had only come from Spain a week before fully authorized by the King to investigate the conduct of Columbus, and had made up his mind, even before he landed, to punish and humiliate him. While confined in prison, and deprived of intercourse with any one (which is called *incomunicado*, and the favorite style of imprisonment with the Spaniards even to the present time), loaded with fetters and chains, in the fort of the little town, he was sick intermitten fever and rheumatic pains, improperly called gout. Thus shackled he was put on board a vessel and sent to Spain early in October, 1500, arriving at Cadiz at the beginning of December.

While on board he wrote a long and eloquent letter, full of profound emotion and pathetic lamentations to Doña Juana de la Torre, the nurse (*aya*) of Prince Juan, a lady high in favor with Queen Isabella, to whom her brother Antonio, a fellow-voyager of Columbus on his second cruise, and appointed by him first Governor of the town of Isabella, straightforth carried the epistle to Grandda, where the Court was then, and owing to this fact the liberation of Columbus was immediately ordered.

In studying the ideas and wording of this remarkable letter of Columbus, I find that his reason was beginning to lose equipoise under the strain of th great humiliation he was then enduring, and the disordered condition in which his unexpected, unwarranted, and unworthy arrest, as also that of his two brothers, Bartholomew and James, accompanied by the seizure of the property of all three, had thrown his private affairs. This clouded state of his intellect suffered a more aggravated relapse on three other occasions, when in moments of despair and heart rending anguish his intensely religious affections completely overpowered his understanding, and of which I will speak later on.

During the seventeen months elapsing between his arrival from the third voyage and his departure again on the fourth, not a word is said in history about Columbus being afflicted with attacks of gout, which is a convincing argument against the theory of his suffering from that malady. When much better fed, in company of high officers of the Court and rich men, he should have had more paroxysms of that « eminently respectable disease », as Sydenham used to call it, than when living as a sailor on unknown seas, short of the most necessary provisions.

The equipment of the fleet on the fourth and last voyage of Columbus consisted of four small caravels (the largest of them not over 70 tons burden, with crews numbering, all told, 150 men; which fact was visibly and eloquently in contrast with the sailing, shortly before (February 13th of the same year), of a powerful fleet of 52 vessels (five of them from 10 to 150 tons burden) carrying

2,500 persons, commanded by Don Nicolas de Ovando, the newly-appointed Governor of the colony, and among whom there were a physician, a surgeon, and an apothecary. Columbu's brother Bartholomew, his younger son Fernando, then a boy of fourteen, and a ship's surgeon named Maese Bernal, accompanied him. They sailed from Cádiz on the 14th of May, 1502, and on the 7th of November, 1504, after a tempestuous voyage and narrow scape from shipwreck, he landed back at San Lúcar de Barrameda, so sick and thoroughly worn out that he could not personally go to Court to give an account of his new discoveries, but had to send in his place his youthful son, Fernando.

While sailing along the coast of Honduras, in the middle of August, 1502, there was an incessant tempest with heavy rains and such thundering and lightning that, as Columbus wrote, « it seemed as if the end of the world was at hand ». The vessels had been so violently tossed about that theirs seams opened, and the provisions were damaged by the rain and by the leakage. During a great part of this time Columbus « suffered extremely from the gout, aggravated by his watchfulness and anxiety », says Washington Irving. Columbus himself acknowledges that « many times he was so ill that he thought his end approaching ». In such a damp, hot, and stormy weather rheumatism is much more likely to have developed than gout; and if to this probability we add that all the provisions on board were damaged by rain water and salt water, the chances against Columbus suffering paroxysms of gout are still further removed, to say the least.

The little fleet at last succeeded in passing the Cape Gracias-à-Diós, on September 14th, after struggling with the wind and the waves and the currents for about forty consecutive days; and when on the coast of Veragua (now Republic of Costa-Rica), in the middle of October, many days of constant mental disturbance and nights of sleeplees anxiety, preyed upon a constitution undermined by a slow blood poison, by grief and disappointment, by severe physical suffering, the hardships of a sailor's life at that period, and by unhygienic surroundings, finally producing an illusory vision, deemed by Columbus in his religious conceit of private revelation to be really God-sent and supernatural. In a letter to the sovereings of Spain, he gives a very solemn account of this hallucination, in which he heard in the course of a vivid dream a piteous voice reminding him of Scriptural passages to comfort and encourage him to trust in the Almighty.

Such psychical perturbation can be explained if we take into consideration Columbus' highly imaginative cerebration, his exalted religious conceptions, especially his fixed idea in regard to the deliverance of the Holy Sepulchre, his daily devotional exercises, his recent superstitious performance to avoid the danger from an advancing water-spout, and, last but most important of all, his deep-rooted, vain glorious belief that he was the chosen one from among men to carry the light of the true faith into far-distant, unenlightened, and pagan lands.   In a person so psychologically constituted a momentary phonomania can without great difficulty be produced during sleep.   Like the invariably pertinacious trust of all impassioned religious or political reformers, the sublime reliance of Christopher Columbus in his lofty predestination undoubtedly served him, as it has served many others similar to him, in old and modern times, to overcome the multitude of seemingly-insurmountable obstacles he always encountered in his path.   And here we find the proof once more of the undiscernible and undefinable boundary between insanity and genius!

Whilst visiting Jamaica in the latter part of June, 1503, — in which island he was obliged to spend a year owing to his two leaky and worm-eaten ships having been purposely beached to save them from sinking, and because the crafty and cruel Don Nicolás de Ovando, the new Governor of the Island of Hispaniola, would not send him a vessel in which to sail from there, though well knowing that Columbus was the victim of all sorts of calamities — he suffered these another attack of the so-called gout, and malarial fever of long duration, on the shores of the harbor of Santa Gloria, known to-day as St. Anne's Bay, which sufferings rendered him a cripple.

On the 7th day of July of that year, 1505, Columbus wrote to the Spanish sovereigns his memorable letter known to historians as *Lettera rarissima*, in which he shows again a temporary deficiency in his mental equipoise, brought on by the sad distress and immemorable perils in which he then found himself anew.

During all this fourth voyage his mental and physical condition was very much weakened, though hope, to be sure, had not altogether departed from his ardent and sanguine nature; but it was a hope that had experienced many reverses, and its pinions were sorely clipped. His voyages of discovery always involved hardships enough to wear out the strongest human frame, having to navigate among unforeseen dangers, without chart or pilot or previous knowledge of the countries, their inhabitant or language: to keep a constant and anxious watch on deck at all hours in all kinds of weather, subject entirely to the caprices of the wind, and, what was worse, without proper food.   Age was already rapidly making itself felt when Columbus undertook this, his last, and most disastrous cruise (55 years old), the ultimate ten years of which were filled with care, disappointment, physical ailments, and troubles of many sorts. For several weeks, before he landed back at San Lucar de Barrameda, his tiny ship was thrown hither and thither in mid-ocean by violent winds and hill-like waves, combined with tropical showers ; all that time Columbus was suffering the most excruciating pains from his old malady, until at last his crazy and shattered little bark anchored in the harbor, with her haggard, emaciated, crippled, and almost blind master aboard.

From San Lucar he had himself conveyed to Seville, where he hoped to enjoy the much-needed rest of mind and body, and to recruit his health : but Fortune continued to frown upon him, for he ascertained on arriving at that city that all his private affairs were in a state of confusion and legal entanglement. Since he had been sent to Spain from San Domingo, shackled like the vilest of culprits, when his house and effects had been seized and confiscated by order of Bobadilla, his rents and dues had been for four years unlawfully retained in the possession of Governor Ovando, the successor of Bobadilla in command of the island. He was, therefore, at the end of his glorious career, in actual penury. He remained at Seville during the rest of that winter and part of the following spring, a victim of his chronic and painful illness.

At the beginning of May 1505, feeling a little better, he went with his brother Bartholomew to Court, then sojourning at Segovia, a distance of about 400 miles, and riding all the way on a mule to personally plead to the king for his rights. While in Segovia, he was once more confined to his bed by a tormenting attack of the gout, aggravated by the sorrows and disappointments which preyed upon his heart ". From this couch of anguish, seeing that his personal interview with the king had had no effect, he addressed him one more pathetic appeal, in the form of a very persuasive and meek letter, but, alas for the eternal dishonor of that monarch, all in vain !!!

Poor Columbus sought consolation in devoutly reading the predictions of the Holy Scriptures and the writings of the Fathers of the Church, finished then his extravagant religious book entitled " Profesias " (Prophesies), and wrote a final long letter, full of pious mysticism, to that selfish, ungrateful, and double-faced king Ferdinand, the noble, magnanimous and open-hearted queen Isabella having expired the year before. In making a slight psychological study of these two writings, I find that for the fourth time the intellect of

Columbus was full of wild fancies and religious vagaries due to a deep despondency. But the extravagances of his mournfully over-wrought imagination must not, however, be judged as they appear at the present day. They were in concordant sympathy with the quintessence of those times, when the spirit of the crusaders was still alive and rampant all over Christian Europe; when the conquest of the Mohammedan invaders of the Peninsula had just been accomplished, after a perpetual and epic war of over seven centuries, in which Spain fought as the champion of Christianity against Islamism ; when the brutal expatriation of three hundred thousand native Spanish Jews had been so recently and cruelly carried out (1492), followed shortly after by that of the native Spanish Moors (1510) ; and when, finally, the powerful Inquisition had completely invaded, enslaved, and terrorized all the Spanish dominions.

So poor, sick, sad, and helpless at last he found himself, after uselessly following the Court from Segovia to Salamanca, and from place to place, always asking justice as a mendicant, that he finally accepted the modest home offered him by kind-hearted and charitable Gil Garcia an old sailor, keeper of an inn, at Valladolid, Magdalen street (now Colón), house n° 7. There, propped up in his lowly bed, suffering just as much from the cardiac complications of chronic articular rheumatism as from mental anguish and dejection, and want of proper medical attendance : looking a great deal older than he really was (59 years), but with loftiness of heart, the religious enthousiasm of an old prophet, and Christ-like forgiveness for all his persecutors, under those long, curling white hairs of his, and the gray robe of the Third Order of S¹ Francis — of whom he had always been a great devotee — in which he begged to be clothed and buried, together with the chains he had so unjustly borne, he was uttering words which, to anybody unacquainted with his life, would have seemed very strange indeed. For he was calmly speaking to his two sons there present, to his confessor Fray Gaspar de la Misericordia and to his two loyal and noble-hearted companions, Diego Méndez and Bartolomeo Fieschi, of little else but of another world not the world of the unknown and unknowable, nor the house not made with hands external in the heavens, to which he was soon to go — but of New World on this planet of ours, where he four times had been ; of which he was the first to give a faithful account, and to bring away from there men and women of an unheard, of race, and most wonderful specimens of the animal, vegetable, and mineral kingdoms : a world, in fact, which should be forever associated with his name, and which is, and will continue to be without any doubt for all coming ages an inexhaustible fiel for commerce, for industry, for agriculture, for benevolence, philanthropy, and liberty, including that of conscience, which is the most supreme — a true material salvation of the whole human race.

Christopher Columbus took his departure from this life on Ascension day, May 20, 1506, like the truly-devoted Christian he had always been, like a servant satisfied of the work he had done, and honorably dismissed by his master from the visible terraqueous globe he had very much enlarged for the benefit of humanity, to go to the invisible and everlasting hereafter, wither all of us are marching on, pronouncing with great unction, akin to the Sublime '' Redeemer on the cross, these very lofty Latin words : *In manus tuas, Domine, commendo spiritum meum.*''

What was the cause of Columbus'death, and who were the physicians that in some way are connected with the discovery of America ?

I have just remarked that he died from the cardiac complications of chronic articular rheumatism, thus contradicting the historical authorities who assert he was a victim of gout. My humble opinion on this point is that the chronic form of poly-articular rheumatism of which he suffered was not primarily developed slowly, as sometimes happens, but succeeded to an acute attack, and that this first invasion of the disease occurred on the last days of June, 1498, after Columbus left the Capa Verde Islands, on his third voyage.

'' The atmosphere was loaded with clouds and vapors ; neither sun nor stars were to be seen ; a sultry, depressing temperature prevailed '', says Washington Irving. A little farther along in his narrative the same high historical authority adds that on July 15th the ships had entered a region where the whole sea was like a mirror, and the vessels remained almost motionless, with flapping sails ; the crew panting under the heat of a vertical sun, unmitigated by any refressing breeze''. The sailors lost all strength and spirits, and there was in the atmosphere, owing to drizzling showers, that combination of heat and moisture so well adapted for a genuine attack of acute rheumatism, and entirely unfavorable for the development of a paroxysm of gout. But the presence of the rheumatic poison was clearly evident in the accompanying '' violent fever''. Gout is not ushered in by high fever, and during the hours of severe suffering the skin usually remains dry, a general sense of relief being experienced just as soon as a profuse perspiration sets in. A warm climate exerts for that reason a beneficial effect on the occurrence of the seizures of gout.

Those writers who have minutely described the last few months of the life of Christopher Columbus state that when he was confined in bed *his body was extraordinarily swollen from the chest downwards.* Here we have the cardiac dropsy met with as the final and fatal result of an old inflammation of the endocardium, brought about almost invariably by an attack of acute rheumatism. The shrinking and induration of the valve curtains of the heart and their tendons, as a sequel of endocarditis, and the hypertrophy and dilatation of the cardiac walls to which these pathologic changes give rise, owe their chief importance to the purely mechanical disturbance of the blood circulation thereby induced, the action of the heart becoming more and more feeble every day until death at last closes the scene.

The cardiac complications of rheumatism (endocarditis, pericarditis, myocarditis) are by far the most frequent, being present in more than 50 per 100, of all cases, and constitute the commonest cause of death in this disease. The eminent Bouillaud was the first to recognize the frequency of such accidents, and his important discovery that " their occurrence is the rule rather than the exception in rheumatic fever", has stood the test of all subsequent observers, and remains to-day one of the best established facts in clinical medicine.

Having finished saying what I had to say about the diseases of the immortal discoverer of the New World, I shall end this paper by putting upon record the names of those belonging to our noble profession who in some way contributed to the realization of such a momentous event in history.

The clear intuitions of Avicenna, "the Prince of Physicians", as he was called, concerning the roundness and different climatic zones of the Earth; the advice and encouragement given to Columbus by the Florentine physician and distinguished cosmographer, Paul Toscanelli; the modest village doctor, Garcia Fernandez, who, as an improvised expert in mental diseases, won for the perambulating genius the respect and sympathy of the worthy Prior of the Monastery of La Rábida; the very important fact that, although it is proved beyond doubt that no priest accompanied Columbus on his first voyage, there were two representatives of our profession among his 120 followers — Maese Alonso and Maese Juan — two ship surgeons or *fisicos*, as they were then called; the learned author of the first scientific report on America, D' Diego Alvarez Chanca, who went with Columbus on the second voyage, accompanied by two surgical assistants or dressers named *practicantes*, and saved his life during his protracted and dangerous attack of typhus fever; also Maese Bernal, who sailed with Columbus on his unfortunate fourth voyage, and attended him all through his long sickness while in Jamaica.

All these historical truths, scattered in many old books and pamphlets, worm-eaten in dusty and inextricable Spanish archives, are here collected and presented for the first time as *pieces justificatives* of the noteworthy part taken by physicians in the discovery of the Western Continent, where the natural rights of man were first proclaimed, and the veritable government of the people by the people and for the benefit of the people first organized.

Almost every one who has written the life and voyages of the immortal Genoese navigator — and their name is legion — speaks of the probable sources of his information about the existence of a western route to the East Indies. But only one of them (Las Casas) refers to the writing of Avicenna as a possible fountain of suggestion. This eminently successful physician and most wonderfully learnedman, whose full name was Abu Ali el Hossein Ebn Sina Avicenna, was born at the village of Afshena, in the province of Bokhara, Turkestan, Central Asia, in the year 980 A. D., and died in 1057. Besides his resplendent medical knowledge, he was a profound philosopher, a skilful rhetorician, an excellent geometer, well versed in astronomy and astrology, a shrewd theologian, an accomplished naturalist, and a very fine musician. During the last fourteen years of his life he wrote a considerable number of works on widely different subjects, among which his treatise entitled *De Complexionibus*, section I, chapitre IV, where he indicates the opinion of Aristotle as expressed in his work, "*De Causis Proprietatum Elementorum*", is an able speculation on the existence of the Antipodes.

Paolo dal Pozzo Toscanelli was born at Florence, Italy, in 1597, studied medicine at the university of Padua, and became one of the most famous astronomers and cosmographers of his time. On account of his great reputation in nautical science he was constantly consulted by bold navigators from different countries, who unhesitatingly followed his advice and the course marked down for them in the charts Toscanelli himself drew. He was thourroughly acquainted with the scientific and geographical literature of the Greek and Latin classics; became one of the keepers of the celebrated Florentine Library at the age of 50 years; erected, about 1468, the famous gnomon in the dome of the Church of Santa Maria del Fiore, at Florence; died in that city on the 15th of May, 1482. To this distinguished member of our profession Columbus applied, beseeching his opinion and advice in regard to his contemplated stupendous enterprise, as had also done a few days before, on the same subject, and with the intention to play a shabby trick on Columbus (as he actually did play it), the powerful king of Portugal. Like the truly scientific and generous man that he was, not only did he immediately answer the two letters written to him by that then obscure sailor, confirming him in his views of the figure and size of the Earth, the belief that the torrid zone was inhabited, and the praticability of a voyage westward to India, but also sent him a chart drawn by his own hands, and similar to the one he had sent to Joao II of Portugal, in which was marked and explained the course Columbus should follow to reach there in safety. This very chart was the one used by the admiral on his first voyage of discovery. He showed a copy of it to Martin Alonso Pinzón, captain of the caravel *Pinta* while sailing on the *mare incognitum, tenebrosum*, and both often discoursed upon its merits. The historian Las Casas, a contemporary and friend of Columbus, says he saw the original and had it for some time in his possession. But it has been irretrievably lost. Perhaps it was among the private papers of Columbus, seized when his arrest by Bobadilla.

The ancient convent of Franciscan friars, dedicated to Santa Maria de la Rabida — where Columbus halted to ask for something a eat, accompanied by his young son Diego, hungry thirsty, his clothes worn out, full of dust and tired from having tramped many miles in coming there from Portugal — is situated about half a league from the village of Palos de Moguer, in Andalusia, Spain. The humble physician of this little maritime town was Doctor García Fernandez, who enjoyed the friendship and high regard of the respected and venerated Prior of the Monastery, Juan Pérez de Marchenia. This benevolent friar detained Columbus there as his guest and diffident of his own judgment as to the sanity of the distinguished-looking foreigner, who spoke strangely and well nigh sacrilegiously, about our planet, sent for his scientific friend, the village doctor, to converse with him and inquire into his mental state. Doctor Fernandez was equally struck with the intelligent appearence and entertaining conversation of Columbus. He discussed with him several geographical and astronomical topics, and became convinced that by no means was he talking to a madman but to a genius. His clear discernment at once detected, from the very first explanations given him by Columbus of his plans, and in spite of the scientific darkness and religious fanaticism then universally ruling, the possibility of the adventure that unknown sailor was pursuing, and won for him, with his favorable report to the Prior, the good will and invaluable aid of that influential religious man. What would have been the result if the unassuming and kind village doctor of Palos de Moguer had given an unfavorable opinion of the mental condition of Columbus, at such times as those, when insanity was looked upon very much in the light of a demoniacal possession, nobody can tell!

Among the brave men who dared accompany Columbus on his first voyage of discovery to America were, as I said before, two representatives of our philanthropic profession. Maese Alonso was the name of one, and Maese Juan that of the other. The first seems to have been the better known of the two, and came over in the caravel *Santa Maria*, commanded by Columbus, while the second was more of a friend of Vicente Jañez Pinzón, and embarked with him in his vessel *Niña*. This last remained ad the little fort of La Navidad, in the island of San Domingo, when Columbus returned to Spain, being one of the thirty-eight men massacred by the native Indians, and thus paying with his life for his professional devotion. That small band of foolhardy Spanish colonizers were left under his medical care.

I have already referred to Doctor Diego Alvarez Chanca, who went with Columbus on his second voyage, and saved his life and that of many hidalgos at the point of death in the island of Hispaniola of Santo Domingo. The account give by this distinguished man of science to the Municipal Council (called then in Spanish *Cabildo* and now *Ayuntamiento*) of his native city of Seville is undoubtedly an unpretentious evidence of the wide range of his scientific knowledge, and constitutes the first sketch of the flora, the fauna, the ethnology, and climatology of the American continent. He was Physician-in-Ordinary to the king and queen of Spain, and had attended their eldest child, princess Isabella (widow then of Alonso, heir to the Crown of Portugal, and married afterwards to king Emanuel, brother of her first husband), during a serious illness the year before embarking with Columbus. He also wrote, on his returned to Spain, a controversial work entitled *Comentum Norum in Parabolis Divi Arnaldi de Villanova*, published at Seville in 1514.

There is no record of any physician having accompanied Columbus on his third voyage, but on the fourth Maese Bernal went with him and treated him in his almost continuous infirmities.

In conclusion, I ask to be allowed to say the following :

Among men really worthy of our gratitude, some have given renown to an epoch, others to a nation or to a branch of human knowledge, and yet others, by their genius or their noble work, have served all mankind, and their glorious names are always pronounced with reve-

rence generation, after generation, and century after century, in all the
benefited nations.   The former class possess only a relative value. limited, no matter how great and incontestable their individual merit may
be : the second class has an absolute value — universal estimation.
For this last category of men, therefore, ought to be most particularly
reserved the title, so beautiful and so much abused, of *great men*.

Nobody can rightfully deny, if only thinking but for a few minutes
of the immense series of benefits that discovery of America has con-
fered upon mankind. that Christopher Columbus is second to no
human being in that regard : and further more rising. through
his prolonged physical and moral sufferings, and the iniquity with
which he was finally treated. to the splendid apotheosis of martyr of his
beneficent work.

COMMUNICATION SUR LA MÉDECINE DANS L'ANCIEN MEXIQUE

par M. le docteur Louis RAFFOUR,

de Paris.

MESSIEURS,

Dans sa savante communication sur « Les maladies de Christophe
Colomb : les médecins et leur rapport avec la découverte de l'Amérique, » notre éminent confrère le Dr Ibarra vous a dit ce que furent
les médecins qui accompagnèrent en Amérique les premiers conquérants espagnols.

Permettez-moi de préfacer en quelque sorte le sujet traité par lui
en vous disant brièvement ce que fut la médecine mexicaine avant
l'arrivée de ces conquérants. Le sujet est d'autant plus intéressant,
qu'il nous montre à quel degré de perfectionnement parvint l'évolution médicale de civilisations absolument aborigènes, et qui ne
durent rien à l'ancien continent. pas plus aux Bouddhistes qu'aux
Phéniciens et aux Grecs, aux Hébreux qu'aux Chinois et aux Japo-
nais. aux Assyriens qu'aux Malais et aux Celtes. aux Égyptiens et aux
Irlandais qu'aux nègres d'Afrique. et sur lesquelles n'eut même
aucune influence la découverte scandinave du xie siècle.

Dans l'ancien Mexique. les médecins. probablement hiérarchisés.
étaient très honorés et très protégés. mais cependant faiblement rétri-
bués ; ils étaient d'ailleurs fort nombreux. Leur savoir était solide.
très supérieur en tout cas à celui des médecins espagnols qui les

remplacèrent, comme le montre entre autres choses une curieuse anecdote rapportée par Herrera. Dans les traités spéciaux étaient consignées, de rudimentaire mais suffisante façon, les observations et les expériences des maîtres. Dans les hôpitaux richement dotés, les malades étaient soignés par des docteurs, des doctoresses et par des gardes-malades expérimentés. On faisait des cures d'air, principalement au Michuacan.

L'hygiène, surtout préventive, était tenue en haute estime. Leurs soins de la bouche ne seraient pas désavoués aujourd'hui par nos meilleurs dentistes.

Parmi leurs principales pratiques hygiéniques, les bains froids et surtout les bains de vapeur occupaient une place prépondérante. Ces derniers étaient même dans un certain nombre de cas employés comme remèdes. Les parturientes en prenaient fréquemment sous l'attentive surveillance des sages-femmes.

Les débauches de toutes sortes, et au premier rang l'alcoolisme, étaient combattues non seulement par des lois draconiennes, mais aussi par une éducation morale très élevée de l'enfant et de l'adolescent, et par de fréquentes et éloquentes allocutions des principaux chefs de la tribu.

Quoique basée presque uniquement sur l'observation des maux et l'expérimentation des remèdes, la pratique médicale n'était pas cependant dénuée de tout raisonnement et de vues générales, ainsi que le prouve ce fait, qu'ils n'agissaient pas toujours *in loco dolente*, mais assez fréquemment, à l'aide par exemple de la révulsion ou de la saignée, en des points éloignés des organes malades. La diète totale ou partielle était souvent prescrite.

Bien que fréquemment tirés du règne animal et aussi du règne minéral, leurs remèdes appartenaient surtout au règne végétal. Ils avaient donc minutieusement étudié l'action des plantes sur l'organisme; aussi Hernandez dans son *Rerum medicarum Novæ-Hispaniæ Thesaurus*, a-t-il cité plus de 1200 plantes et de 200 espèces d'oiseaux et nombre de quadrupèdes, poissons, reptiles, insectes et minéraux. Ils employaient des diurétiques et des fébrifuges en très grand nombre, des purgatifs, des émétiques, des sudorifiques, des sternutatoires, etc., sous forme d'électuaires, apozèmes, décoctions, extraits, poudres, emplâtres, onguents, huiles, baumes.

Le commerce de la pharmacie était libre.

Quelques-uns de leurs remèdes passèrent dans notre thérapeutique : le liquidambar, le copal, l'aloès, la salsepareille, le jalap, le gayac, etc.

Médecins et prêtres savaient fort bien se servir de certaines plantes intoxicantes et *anesthésiantes*, ne dédaignaient nullement la suggestion et semblent avoir quelque peu connu les procédés de l'hypnotisme.

Certes les médecins américains s'aidaient de pratiques superstitieuses et parfois charlatanesques, mais au xv° siècle cette méthode n'était point chose inconnue en Europe; Cortez et d'autres conquistadores nous disent, le sachant par expérience personnelle, combien habiles et prompts étaient les chirurgiens mexicains, merveilleusement secondés d'ailleurs par le climat. Ils suturaient fort bien à l'aide d'un cheveu les plaies accidentelles, n'hésitant pas à faire une nouvelle incision et une nouvelle suture en cas de cicatrisation vicieuse. L'incision cruciale des abcès de toute nature, suivie d'un lavage abondant, était d'une pratique courante. Ils appliquaient, comme pansement, sur les nombreuses dermatoses dont ils étaient affligés et sur les plaies divers baumes et emplâtres.

Ils saignaient magistralement au moyen de lancettes d'obsidienne ou d'épines de maguey.

Ils réduisaient et coaptaient les fractures et les luxations, immobilisant ensuite au moyen d'emplâtres adhésifs et d'attelles.

Contre le gonflement des articulations (probablement des hydarthroses), ils employaient des ponctions.

Ils étaient experts dans la chirurgie du crâne et pratiquaient la trépanation.

Leur traitement des morsures et piqûres venimeuses était presque identique au nôtre : scarification, succion, cautérisation, pansement.

Fort habiles, leurs sages-femmes examinaient longtemps à l'avance et surveillaient avec grand soin la femme enceinte à laquelle elles faisaient de très fréquentes et très minutieuses recommandations, quant au régime alimentaire et aux rapports sexuels, elles lui interdisaient tout travail fatigant, toute émotion, l'obligeant ainsi à ne s'occuper, comme le réclame énergiquement pour la mère moderne le professeur Pinard, de nulle autre chose que de faire mûrir le fruit qu'elle portait en elle pour que naquît à terme un enfant qui pût devenir un être sain, vigoureux et intelligent.

Si le fœtus ne se présentait pas en bonne position, la sage-femme pratiquait, vers la fin de la grossesse, la version par manœuvres externes, ayant aussi recours à la version interne ou mixte lors de l'accouchement. Si malgré les efforts tentés, celui-ci était impossible, on pratiquait l'embryotomie avec un couteau d'obsidienne.

Messieurs,

Le peu de temps dont je dispose et mon infirmité scientifique ne me permettent pas d'étudier ici le caractère des bubas et l'origine de notre syphilis. C'est à peine si j'ose vous renvoyer sur ce point à ma thèse inaugurale : *La médecine chez les Mexicains précolombiens*, dans laquelle, acceptant l'opinion de tant de maîtres sur le caractère syphilitique des bubas, je pense que peut-être notre terrible syphilis moderne est une *totalisation* d'une très antique vérole européenne, moins contagieuse et peut-être moins grave, et de ces bubas, elles aussi moins contagieuses et moins graves.

LUNDI 6 AOUT

à 9 heures.

―――

LA PATHOGÉNIE DE LA GOUTTE

RAPPORT

par sir Dyce DUCKWORTH M. D. LL. D..

Médecin et professeur de médecine de l'Hôpital St-Barthélemi, Londres
Médecin honoraire de S. A. R. le prince de Galles,

Monsieur le Président, Messieurs,

Le sujet que nous avons à discuter dans la réunion d'aujourd'hui est éminemment digne de ce grand Congrès international.

En m'efforçant de résoudre un des problèmes les plus obscurs de la médecine, je dois déclarer d'abord que ma position est celle de l'investigateur clinique, et que mes recherches antérieures sur la goutte ont été en grande partie dirigées vers le but d'exposer les manifestations précises de cette maladie, les distinguant d'autres états morbides avec lesquels on la confond souvent. Comme nous le verrons, le secret de son exacte pathogénie n'a pas encore été arraché à la nature par les maitres les plus éminents en chimie ou en pathologie, bien que quelques-unes de nos meilleures conceptions dérivent de cette source. Le clinicien a beaucoup à faire s'il veut mener à bonne fin cette enquête.

Dans un des meilleurs ouvrages modernes de médecine, celui de mon ami le professeur Osler, de Baltimore, on trouve que « la nature de la goutte est inconnue ».

Est-ce trop m'avancer que de dire qu'après nos délibérations d'aujourd'hui nous serons à même de réfuter cette opinion, ainsi que celle de M. Rendu qui fait remarquer : « Il est encore impossible de formuler une pathogénie définitive comme aussi de donner une définition exacte et complète de la goutte ».

Sans trop présumer, j'ose réclamer pour mes compatriotes, et surtout pour le vétéran Alfred Garrod, qui est encore plein d'enthousiasme dans ses recherches scientifiques, une part remarquable dans l'élucidation de ce sujet abstrait. Je dirai en plus que pendant que mon pays a été depuis longtemps, et est encore, le terrain classique de la goutte, elle est moins répandue dans la forme aiguë qu'elle ne l'était il y a un siècle.

En commençant l'étude de la question qui nous occupe, il me paraît plus sûr d'établir les faits fondamentaux qui caractérisent la goutte, et que tous les médecins admettent.

Nous reconnaissons donc, dans les sujets goutteux, une habitude diathésique spéciale, c'est-à-dire un penchant, plus marqué dans certains pays et dans certaines races que dans d'autres; tendance qui comme les autres diathèses peut être héréditaire et se communiquer, et peut aussi s'acquérir et se modifier graduellement. Nous reconnaissons ensuite une certaine condition du sang qui est anormal, par suite de la présence de l'acide urique (uricémie) et enfin nous trouvons dans différentes parties du corps des dépôts d'urate de soude. Chez tous les malades présentant des symptômes marqués de la goutte nous nous attendons à rencontrer la première et la seconde de ces conditions tout au moins. Dans bien des cas, toutefois, nous ne pouvons trouver aucune trace *ante mortem* de dépôts uratiques, et en vérité nous ne les trouvons pas toujours *post mortem*. De plus il est certain qu'on peut souffrir plus ou moins d'une goutte, présentant toutes les variétés depuis l'état aigu jusqu'à l'état chronique, y compris les cas de goutte irrégulière ou incomplète.

La cause première de la goutte est due sans aucun doute à un défaut de nutrition qui permet tôt ou tard à ces symptômes de se développer. Je dirai avec Noël Gueneau de Mussy *que ce défaut est la maladie elle-même*, « un trouble profond, primordial, qui a sa racine dans l'ensemble de la constitution et dans la race elle-même ». C'est dans cette direction que nous devons faire notre enquête. Les tissus et leurs modes intimes de nutrition diffèrent dans le goutteux des sujets qui sont différemment affectés[1]. En quoi consiste cette différence?

Plusieurs de ceux qui ont fait une étude sérieuse de la goutte ont depuis longtemps remarqué le fait que la goutte à l'état morbide ne saurait se définir ou s'expliquer en se fondant sur les simples relations sans suite de l'acide urique dans le corps. L'uricémie d'une variété particulière est certainement un agent actif dans ce cas, mais elle est elle-même le résultat d'un métabolisme nutritif antérieur et vicieux, « le trouble primordial ».

[1]. Ne pouvons-nous donc pas affirmer avec Jaccoud, « au fond la goutte est toujours une maladie chronique »?

Dans ces dernières années, on a fait de grands efforts pour arriver à déterminer le siège ou les sièges de production de l'acide urique dans le corps, mais actuellement les plus grandes autorités physiologiques ne s'accordent pas sur ce sujet. La vraie solution de cette question en ce qui regarde la goutte ne saurait probablement se trouver qu'en étudiant les procédés métaboliques dans le corps humain, en tant que l'origine de l'acide urique peut très bien différer chez les différents animaux, et on peut concevoir qu'il possède des sources spéciales et anormales dans le sujet goutteux. Là se trouve une des plus grandes difficultés du problème. Le temps m'empêche d'énumérer les différentes opinions entretenues sur le siège et la formation de l'acide urique. Contentons-nous de constater que les dernières recherches désignent les reins comme étant les seuls organes où il peut seulement se produire d'une combinaison d'urée et de glycosine; et cette opinion est professée par Garrod, Latham et Luff, qui maintiennent de plus que l'acide urique n'est jamais présent dans le sang à l'état normal, mais est toujours excrété par les reins qui le produisent.

Charcot et Murchison considèrent le foie comme le principal foyer de la formation de l'acide urique, mais les investigations les plus récentes tendent à prouver qu'à l'état goutteux le foie ne fait simplement que fournir, par une stimulation anormale, un excès d'urée et de glycosine avant leur changement par les reins en acide urique.

Garrod et Luff sont d'opinion que la source de l'acide urique est la même chez le sujet goutteux que chez une personne en bonne santé, mais sont d'opinion que les reins chez le goutteux sont incapables de l'excréter.

Ce manque d'efficacité est sans doute une propriété particulière des tissus du goutteux. Ebstein attribue comme étant une partie de l'anormalité chez ces personnes un champ beaucoup plus vaste à la production de l'acide urique, et croit que les sujets goutteux peuvent le former dans les muscles et la moelle des os aussi bien que dans les reins. (Nous attendons les preuves de ces assertions de la part de l'éminent professeur de Göttingen dans le cours de cette réunion.) Nous appuyant sur ce que nous savons, nous dirons que cette incapacité rénale d'excréter l'acide urique de temps en temps d'une façon normale ne se manifeste par aucun changement de tissu que le microscope puisse découvrir. Elle est entièrement distincte de tout degré de néphrite interstitielle qui est apte à se produire dans l'état avancé de la goutte.

Le docteur Kolisch, de Vienne, nous dira aujourd'hui que quelques

antécédents ou alliés de la goutte constituent la *materia peccans*
(la matière fautive) de la goutte, et que certaines bases alloxanes
favorisent une certaine forme de dégénération rénale qui précède le
développement de la goutte. Je pense, au contraire, que la présence
de l'uricémie dans la goutte est prouvée, et je nie qu'aucune dégénération rénale appréciable existe parmi la majorité des malades qui
souffrent de la véritable goutte, du moins dans les premiers accès
de la maladie.

Donc, en tant que la goutte dépend de l'uricémie, nous avons à considérer si ces manifestations sont associées avec (A) un surplus de
production, ou (B) une diminution d'excrétion de l'acide urique.

Nous savons qu'un surplus de production de cet acide se produit
dans d'autres maladies sans déterminer de symptômes goutteux :
comme, par exemple, dans l'anémie et la leucémie, et il a été prouvé
qu'une excrétion plus faible est la règle dans le cas de goutte. De plus,
on sait que les agents qui diminuent l'excrétion de l'acide urique ont
une tendance à provoquer des symptômes goutteux chez ceux qui y
sont prédisposés. Les dernières recherches faites indiquent qu'en raison
de l'incapacité rénale d'excréter l'acide urique formé par ces organes,
son absorption dans le sang a lieu avec une tendance à la goutte.
D'autres variétés d'uricémie paraissent dépendre de la transformation
de nucléine dérivée de leucocytes, ou de la production d'acide urique
dans des sphères en dehors des reins, et cet état uricémique ne détermine en aucune façon la goutte, les fonctions rénales restant suffisantes. J'accepte l'opinion de Garrod, de Roberts et de Luff en ce qui
concerne la condition du sang dans l'uricémie goutteuse. L'acide urique
est là sous la forme d'un quadri-urate de soude, soluble mais inconstant. Il n'est pas toxique et ne fournit aucune preuve de sa présence
dans le système, mais il est facilement changé par le carbonate de
soude dans le sang en bi-urate qui est un sel cristallin et nuisible. La
précipitation du bi-urate insoluble de soude, du quadri-urate gélatineux, peut se présenter toutes les fois que le sang en est surchargé, et
ce phénomène paraît coïncider avec une attaque spécifique de goutte
localisée. Les cristaux ainsi formés irritent les tissus quels qu'ils soient,
dans lesquels ils peuvent être déposés.

L'apparition plus fréquente de la goutte chez les individus qui
prennent peu d'exercice, qui mangent généralement une nourriture
très forte, et absorbent plus de liqueurs que leur tempérament physiologique n'en admet, doit s'attribuer sinon entièrement, du moins
en partie, au métabolisme hépatique ainsi déterminé.

Que l'acide urique se forme dans le foie et dans d'autres tissus de personnes ayant une tendance à la goutte, cela n'est, comme nous l'avons vu, pas encore déterminé. Je suis enclin à adopter l'hypothèse d'Ebstein que parmi les caractères distinctifs d'un sujet goutteux, il peut exister une tendance à former l'acide urique dans les conditions anormales, et aussi à adopter son opinion que cette propriété particulière des tissus peut être transmise aux générations suivantes à un degré varié, quelquefois peut-être à un état latent, capable toutefois d'être mis en activité par une manière de vivre sujette à provoquer la goutte.

Messieurs, nous sommes ici, toutefois, sur le terrain des conjectures, et la réalité la plus rapprochée que nous puissions attendre pour le moment est de considérer cette partie humorale de la pathogénie de la goutte comme dépendant d'une condition spéciale du tissu métabolique inhérent à son possesseur, implanté à des degrés différents, et pouvant se transmettre. Cette vue d'envisager la question est établie par notre connaissance de cas de ce que nous appelons *poor gout*, dans lesquels nous trouvons que la maladie est bien accentuée quoique le malade mène une vie réglée et tempérée. Le vice métabolique intime est présent, et les développements de la goutte se présentent sans aucune provocation extérieure. Le malade hérite de ce vice particulier des tissus, d'une dégradation, comme on pourrait le dire, de la condition normale, constituant, comme l'a suggéré Sir William Gull, un retour à un type de métabolisme animal d'un degré inférieur, condition particulière, qui, comme a pu le croire Sir William Roberts, serait d'un caractère vestigial.

Avec Bouchard, nous pouvons le considérer comme « un ralentissement diathésique de la nutrition ».

Dans le règne de la pathologie il y a sans doute d'autres tendances et d'autres états qui se transmettent de la même manière.

Les idées que nous avons émises sont supportées par les doctrines applicables à d'autres conditions diathésiques.

Jusqu'ici, toutefois, la théorie émise est fondée sur un vice basique de tissu nous conduisant à une pathologie purement humorale en ce qui concerne la goutte. Je considère cette théorie comme incomplète et incapable d'expliquer tous les phénomènes de la goutte. Il nous reste à discuter les relations de l'uricémie avec les différents symptômes de la maladie, et en particulier à déterminer l'action de l'urate de soude sur les articulations, surtout dans l'état peu avancé de la forme classique. Suivant moi, on doit considérer un autre élément qui influe matériellement sur le caractère de la maladie. C'est l'élément nerveux, et nous aurons maintenant à diriger notre attention sur ce point. J'adopte dans toute son intégrité le dogme de l'école parisienne en ce qui concerne la diathèse arthritique[1]. Voici, je crois, l'idée originale de Féréol adoptée par Pidoux, G. de Mussy, Charcot et autres; quelques autorités britanniques l'ont aussi acceptée maintenant. Les sujets affectés par cette disposition basique du corps sont surtout exposés à souffrir de désordres rhumatismaux et goutteux. Lorsqu'elles sont provoquées soit par la *materia peccans* du rhumatisme, soit par l'uricémie de la goutte, les manifestations spécifiques de ces états sont généralement localisées dans le système articulaire. Je note en passant cette influence nerveuse ou neurotrophique et corroborée par l'analogie avec d'autres conditions arthropatiques; elle me décide à accepter l'opinion de ceux qui mettent en avant l'existence d'un centre nutritif pour les articulations, situé probablement dans la *medulla oblongata*. Bien des raisons tendent à établir que le dérangement de ce centre trophique cause des changements remarquables dans les articulations, tels que ceux qui ont lieu dans l'arthrite rhumatoïde ou dans l'ataxie locomotrice. Je suis donc d'avis que le second agent dans la pathogénie de la goutte est une condition maladive ou une névrose de ce centre au moyen de laquelle l'uricémie s'accentue d'une manière spéciale dans les articulations. Je crois aussi que cette névrose spéciale a une influence sur les caractères de la fièvre rhumatismale, maladie infectieuse qui attaque les personnes d'habitudes arthritiques. Dans les cas de goutte abarticulaire nous avons à traiter les phases chroniques et irrégulières de la maladie, et nous nous trouvons ainsi en présence d'une cachexie goutteuse envahissant le système tout entier. (« Totum corpus est podagra. ») Tout observateur attentif et clinique de la goutte ne saurait manquer de reconnaître l'élément nerveux dans la maladie. La production d'un paroxysme est souvent due à une influence de ce genre. La condition de l'uricémie arrive, pour ainsi dire, à la saturation. Une tempête de nerfs est soulevée par des influences mentales, ou est produite par un choc, un abattement ou une surexcitation et immédiatement la crise se produit et l'attaque est localisée[2].

Il y a vingt ans, j'osai mettre en avant l'opinion que les caractères de dispositions goutteuses n'étaient que le résultat d'une trophonévrose. Mon ami, feu le professeur Ball, de cette école, en passant

1. J'accepte aussi les opinions de M. Bouchard sur les différentes diathèses.

2. Le moindre excès, soit dans le régime, soit dans l'exercice excitera la maladie chez ceux qui y sont disposés. Lorsque tout est préparé, un verre de bordeaux en plus peut mettre le feu à la mèche; mais dans tous les cas, l'explosion se produirait *si tout autre stimulant que le bordeaux avait été employé*. (*Diète et régime*, Dr Paris, 1857.)

en revue ma théorie, me reprocha d'avoir essayé de localiser dans des limites trop étroites les lésions primordiales d'une maladie essentiellement générale, qui est, et qui sera toujours le type d'une des meilleures conditions diathésiques. J'avoue maintenant que sa critique était juste, et une étude plus approfondie du sujet m'incline à limiter l'influence du système nerveux aux phénomènes de paroxysmes, de métastases, et à la détermination de foyers de dépôts uratiques. Je m'en tiens fermement à l'idée qu'aucun d'entre eux ne se présente par hasard et sans distinction, mais que des conditions locales de tissu sont assignées par influence neuro-trophique pour les dispositions à la goutte. Il doit y avoir une force directrice et déterminante dans ce cas. Je ne puis concevoir qu'un pareil procédé spécifique se produise indépendamment d'une influence nerveuse.

Permettez-moi de vous faire observer que ce point de notre enquête est entièrement en dehors de la sphère expérimentale des laboratoires chimiques ou physiologiques. C'est le clinicien seul qui peut trouver la clef de ce mystère.

Je réclame donc pour la goutte une double pathogénie et en parle comme d'une maladie neuro-humorale. Cette interprétation n'est pas nouvelle. Elle fut certainement mise en avant par Sydenham dans la curieuse phraséologie du XVII° siècle. Cullen, d'Edimbourg, rejeta le côté humoral et développa exclusivement la théorie de l'origine nerveuse de la goutte. Ce faisant, il arrêta longtemps l'étude avantageuse du sujet par l'enquête. Garrod et la majorité des investigateurs modernes ont avec un talent et une intuition rares développé la théorie humorale, et ont en partie, sinon complètement, rejeté l'élément nerveux dans la pathologie de la goutte. Pour arriver à une solution satisfaisante de cette maladie, nous devons inclure et l'élément nerveux et l'élément hématique qui se présentent; telle était la doctrine de Laycock qu'il enseignait il y a quarante ans à Edimbourg. Le temps ne me permet pas d'entrer dans de nombreux détails intéressants et importants concernant la maladie dans son intégrité. J'ajouterai que nous devons considérer la goutte habituelle et la tendance à la goutte comme étant produites et transmises à différents degrés, et comme étant jointes à d'autres états diathésiques, et les modifiant.

Toutefois elle est toujours spécifique et prête à faire valoir ses droits. Il y a des gens qui ne deviennent pas et ne peuvent devenir goutteux aussi bien que d'autres ne deviennent pas et ne peuvent devenir scrofuleux.

Je crois que la tendance à la goutte peut prendre son origine chez des personnes qui n'y sont pas prédisposées par une manière de vivre qui, on le sait, la provoque, ainsi que par suite d'un épuisement nerveux excessif; et si ces conditions ne peuvent provoquer la goutte dans certains individus, elles peuvent influencer et modifier les manifestations des procédés trophiques dans leurs descendants, de manière à produire en eux des symptômes goutteux. A moins que les descendants de ces parents ne vivent d'une façon tout autre que leurs progéniteurs, ils auront peine à échapper aux effets les plus désastreux de leur héritage, et même quand ces enfants mènent une vie tempérée et active on peut souvent dénoter en eux les signes d'une goutte irrégulière et incomplète.

Quant aux dépôts uratiques indiquant d'une façon permanente une goutte ancienne dans n'importe quelle partie du corps, j'oserai dire que ceci n'est pas toujours le cas. Il est plus probable qu'elle se localiserait dans des tissus non vasculaires tels que le cartilage, mais du cartilage même et d'autres tissus, je crois possible de l'extirper à temps et bien, pourvu que le malade ne soit plus sujet à des attaques répétées.

Il est aussi certain que des dépôts d'urate peuvent se former en abondance sans aucun paroxysme douloureux de goutte. Mon expérience m'a démontré de plus que les malades qui ont une tendance à des dépôts excessifs n'ont pas toujours, comme on l'a mis en avant, les reins nécessairement malades. Il peut n'y avoir que des changements interstitiels peu apparents. Les traits particuliers qui entraînent l'incapacité, et le manque de pouvoir dans les tissus d'un goutteux sont, comme je l'ai déjà dit en parlant des reins, incapables d'être mis à jour par des méthodes histologiques. Il en est de même dans le diabète sucré dont on n'a encore pu trouver les causes histologiques, mais dans lequel un important vice métabolique existe. Nous les reconnaissons seulement par les symptômes qu'elles provoquent, et nous savons que le métabolisme particulier de pareils individus est morbidement disposé à s'y assimiler au système des agents tels que le fer, le plomb et l'alcool.

En résumant mes idées de la pathogénie de la goutte, j'ose affirmer que :

1° La goutte, comme condition morbide, dépend d'un vice de nutrition, qui se manifeste par un métabolisme imparfait dans certains organes et dans certaines parties du corps, peut-être dans les reins et probablement dans le foie;

2° Le désordre trophique ou l'insuffisance (ralentissement de nutrition) tend à former de l'acide urique, probablement en excès et sa rétention périodique dans le sang (uricémie goutteuse);

3° L'histologie n'élucide en aucune façon la nature intime de ce vice qui de cette manière se rapporte à la potentialité cellulaire, peut-être sous une influence neuro-trophique, et non pas, que nous le sachions, à un changement structural;

4° Cette impuissance structurale, ou toute tendance vers elle, peut s'acquérir d'abord et aussi se transmettre comme vice, produisant ainsi de temps en temps l'uricémie avec effets de goutte chez les descendants;

5° Dans la plupart des cas, dans des conditions provocatrices et dans quelques cas indépendamment d'elles, les attaques de goutte peuvent s'intensifier et en arriver à une crise. Ces crises sont accompagnées d'un changement dans la stabilité du sel uratique en conséquence duquel des cristaux irritants de bi-urate de soude se forment, et sont précipités dans certaines parties du corps;

6° Un paroxysme de goutte, le siège de son apparence, et ses métastases sont déterminés par des influences nerveuses se ralliant peut-être au centre bulbeux. Les attaques locales se fixent soit dans les jointures, soit dans les tissus qui ont été affaiblis ou rendus vulnérables par une nutrition ralentie, en conséquence de son affaiblissement passé, ou d'abus;

7° Cette névrose centrale est un trait caractéristique essentiel, et pouvant se transmettre dans la pathogénie de la goutte, et se rattache généralement à la diathèse arthritique;

8° L'uricémie de la goutte est originale, et ne ressemble pas à celle qui est produite par d'autres conditions morbides; mais la présence de l'uricémie chez le goutteux n'a pas le pouvoir de produire de soi-même des attaques de goutte;

9° Les dépôts uratiques dans n'importe quelle partie du corps peuvent être éliminés graduellement, mais sont propres à devenir permanents dans les tissus de moindre vascularisation;

10° Les dépôts uratiques peuvent se former en quantités énormes chez les goutteux sans l'apparition de douleur ou de paroxysme;

11° Les caractères cliniques de la goutte indiquent que des changements hématiques (dus à un métabolisme morbide des tissus) et un désordre neuro-trophique agissent comme agents pathogéniques, et par conséquent la goutte doit être regardée comme une maladie neuro-humorale.

LA PATHOGÉNIE DE LA GOUTTE

RAPPORT

par M. le docteur Paul LE GENDRE.

Médecin de l'Hôpital Tenon.

Pour être satisfaisante, une théorie pathogénique de la goutte devrait tenir compte des notions positives suivantes.

C'est une maladie chronique qui n'apparaît en général qu'après l'adolescence et demeure latente dans l'intervalle des paroxysmes révélateurs. Ces attaques paroxystiques consistent d'abord en arthropathies à caractères cliniques et anatomo-pathologiques spéciaux, coexistant ou alternant avec des manifestations congestives, inflammatoires ou douloureuses, qui peuvent affecter tous les organes, appareils et tissus ; elles deviennent moins accentuées et plus rares quand la goutte s'invétère et tourne à la cachexie.

Une artério-sclérose coexistante à localisations viscérales et surtout rénales mêle le plus souvent ses effets à ceux de la goutte.

Acquise, la goutte est toujours préparée par une période d'hygiène défectueuse : abus d'aliments azotés ou riches en acide oxalique et de certaines boissons fermentées, insuffisante activité physique et surmenage du système nerveux. Jadis l'apanage des riches et des intellectuels, elle frappe aussi parfois des artisans contemporains qui ont imité leurs mauvaises habitudes.

Elle apparaît aussi comme une des conséquences de l'intoxication par le plomb.

Héréditaire de mâle en mâle dans la moitié des cas, la goutte peut alors se montrer même si les enfants n'ont pas suivi les errements de leur procréateur.

L'existence de dépôts tophacés d'urate acide de soude soit au niveau des articulations, soit en certains autres points de prédilection, différencie nettement la goutte de toutes les formes de rhumatisme, qui d'ailleurs peuvent coexister chez le même sujet ou se rencontrer chez ses proches, y compris l'arthrite rhumatoïde ou rhumatisme noueux qu'on a appelé indûment la goutte de la femme.

Quoiqu'il dût être fort intéressant de présenter un tableau historique des innombrables théories pathogéniques qui ont été émises au sujet de la goutte depuis les premiers temps de la médecine, ce ne peut être ici le lieu.

Le remarquable ouvrage récemment paru de notre savant et spirituel collègue A. Delpeuch permettra à ceux qui le voudront de connaître l'opinion des anciens jusqu'à l'aurore des temps modernes. On peut dire que de tout temps la persuasion qu'il existe une *matière peccante dans l'organisme des goutteux* a régné sur la conscience médicale.

Les causes générales de la production de cette matière peccante, les moyens que l'organisme met en œuvre pour s'en débarrasser ont été de bonne heure entrevus, ainsi que le prouvent les quelques propositions essentielles formulées par Delpeuch comme résumant la *conception antique de la goutte* et des maladies arthritiques. « 1° Il y a un rapport nécessaire entre l'alimentation et le travail. Quand la première dépasse les exigences du second, la pléthore survient et, avec elle, l'encombrement de l'organisme par des matières superflues, c'est-à-dire inassimilables, par de véritables poisons formés au sein de l'économie. 2° Les diverses parties du corps, même les plus humbles, ou les petites, sont dans un état continuel de lutte, chacune repoussant loin d'elle ce qui pourrait lui nuire et le rejetant sur la partie qui, pour une raison ou pour l'autre, est la plus faible et se défend le moins, qui est un lieu de moindre résistance, comme on dira plus tard. — 3° Une conséquence directe de ce conflit, c'est le déplacement possible du principe morbide d'un organe à l'autre selon les changements survenus dans les conditions de résistance de chacun d'eux, que ces changements restent inexpliqués ou qu'ils soient manifestement dus à un accident, à une erreur de régime ou à une faute thérapeutique. De là les suppléances morbides et les métastases. — 4° L'organisme entier a, lui aussi, sa défense à assurer. Il le fait de lui-même, qu'il y soit aidé ou non. « Le corps de l'homme, selon l'expression même d'Hippocrate, est son propre médecin. » Le rôle des paroxysmes dans les maladies chroniques, comme celui des crises dans les maladies aiguës, attestent l'effort réactionnel de l'organisme contre la matière peccante.

Mais ce que les médecins de l'antiquité, ni des temps modernes jusqu'à notre siècle, n'ont pu éclaircir, c'est la nature de cette matière peccante de la goutte et, pour entrer dans le vif de l'étude pathogénique, il faut arriver à l'époque où on a constaté la nature uratique des tophus et l'uricémie chez les goutteux. A partir de ce moment presque tous les efforts des théoriciens ont eu pour but d'élucider le mécanisme de l'accumulation de l'acide urique dans l'économie et de la précipitation de l'urate de soude dans les tissus.

En 1775, Scheele avait découvert l'acide urique dans l'urine; Murray-Forbes en conclut que ce corps doit exister aussi dans le sang et dans les divers liquides de l'économie : il croit que les concrétions des goutteux sont des dépôts d'acide urique et, rapprochant la goutte de la gravelle, il établit un rapprochement entre les graviers qui se déposent dans les voies urinaires et les tophus qui seraient constitués par le dépôt d'acide urique dans l'intimité des tissus fibreux.

Tennant et Wollaston, en 1787, montrent presque à la même date que les concrétions tophacées consistent en urate de soude, et cette démonstration chimique vient étayer l'hypothèse d'un excès d'acide urique dans le sang, qui est acceptée par les principaux pathologistes de la goutte dans la première moitié du siècle, Parkinson, Wollaston, Home, Holland, Robertson, Cruveilhier, Rayer.

En 1848, Sir Alfred Garrod établit par une série d'expériences et d'observations mémorables trois faits capitaux :

1° Excès d'acide urique dans le sang des goutteux ;

2° Présence d'urate de soude dans les humeurs au niveau du point où se manifeste une inflammation goutteuse ;

3° Moindre élimination d'acide urique par les reins au moment de l'attaque de goutte.

Sur ces faits il édifie la théorie suivante : — il y a toujours chez le goutteux, avant et pendant l'accès, une proportion excessive d'acide urique sous forme d'urate de soude. Cette uricémie, condition nécessaire de l'accès de goutte, n'est pas suffisante: car dans d'autres états morbides elle peut exister sans produire de manifestations articulaires. Mais dès le début de la goutte la fonction rénale est troublée et l'insuffisante élimination de l'acide urique achève d'en saturer l'organisme. De cette saturation découlent d'abord les troubles morbides qui précèdent l'attaque de goutte, puis l'attaque articulaire par suite de la précipitation de l'urate de soude à l'état cristallin dans les interstices des tissus ; cette inflammation articulaire réactionnelle a pour effet de détruire l'urate de soude dans le sang de la partie affectée et, par suite, dans tout le système circulatoire.

Origines de l'acide urique dans l'organisme.

Étant admis le rôle pathogène de l'acide urique on a, depuis Garrod, proposé toutes sortes d'explications chimiques et physiologiques pour l'uricémie.

Quel rôle revient à l'alimentation dans la production d'acide urique en excès ?

L'opinion générale est que l'alimentation trop riche en matériaux azotés a pour effet l'accumulation d'acide urique en excès et que l'alimentation exclusivement animale conduit à la goutte. — Toutefois Virchow a dit qu'il avait souvent observé la goutte chez des condamnés pauvrement nourris. On trouve des dépôts uratiques dans les jointures d'oiseaux en captivité nourris exclusivement de graines, et dans l'urine de quelques carnivores l'acide urique n'existe pas.

Haig admet que l'acide urique excrété par l'urine provient de deux sources : une partie est formée dans le corps aux dépens des aliments azotés ; une partie est introduite préformée dans la viande, l'extrait de viande, la soupe, le thé, le café. Suivant lui, l'alimentation carnée accroît les deux sources d'acide urique. — Toutefois, il n'est peut-être pas exact de dire que la nourriture animale accroît l'excrétion quotidienne d'acide urique. Si la nourriture végétale produit moins d'acide urique, c'est qu'elle est plus pauvre en matière protéique et qu'il faudrait en ingérer de trop grandes masses pour consommer autant de matière protéique que sous la forme animale. Si la même quantité d'azote existe dans les deux alimentations, la différence de l'urine en acide urique n'est pas grande.

Bleibtreu examine les urines comparativement après trois jours d'alimentation animale et après trois jours d'alimentation végétale.

Dans la première il y a élévation considérable du taux de l'urée, mais la teneur en acide urique a peu varié. C'était, par vingt-quatre heures, 0 gr. 859 dans le premier cas, 0,791 dans le second. De même Hirschfeld a trouvé, après une alimentation très pauvre en azote, 0 gr. 417 d'acide urique ; avec une alimentation riche en albumine 0,586, et avec une alimentation très riche en albumine, 0,492.

Il est difficile d'admettre que la production d'acide urique puisse dépendre exclusivement de la nourriture, quand on réfléchit que la même nourriture produit, suivant l'espèce animale, tantôt de l'acide urique et tantôt de l'urée. Dans l'urine des lions et des tigres il y a beaucoup d'urée et très peu d'acide urique ; le python et le boa, carnivores eux aussi, excrètent de l'acide urique et pas d'urée. Les oiseaux granivores excrètent de l'acide urique et pas d'urée ; les mammifères herbivores, beaucoup d'urée, très peu ou pas d'acide urique.

L'acide urique résulte-t-il d'oxydations incomplètes ?

Mais l'acide urique doit-il être sans conteste considéré comme une étape dans la formation de l'urée, comme de l'urée qui serait restée en route par le fait d'une oxydation incomplète ? Plusieurs physiologistes contemporains ont émis des doutes à ce sujet. Lambling fait remarquer que « si l'acide urique était comme un reste physiologique de la production de l'urée, il devrait y avoir un rapport constant entre les quantités d'acide urique et d'urée ou d'azote total ; or, les recherches faites au moyen de la méthode de Salkowski ou de Salkowski-Ludwig, et non suivant celle trop inexacte de Heintz (précipitation par l'acide chlorhydrique) par une quinzaine d'observateurs que résume C. von Noorden, montrent « qu'une relation directe ne saurait être établie entre la grandeur de la désassimilation azotée et celle de l'excrétion d'acide urique ; que, si l'excrétion de l'acide urique augmente souvent en même temps que celle de l'azote total, cette augmentation n'est pas proportionnelle ; que, suivant Salkowski, la production d'acide urique est particulière à chaque individu et capable d'osciller entre de si larges limites qu'on ne peut fixer un taux normal moyen. Comment expliquer l'absence assez fréquente d'acide urique dans l'urine du chien et du chat ?

A l'opinion classique suivant laquelle l'élimination d'acide urique s'exagère lorsque les oxydations sont ralenties, on oppose que l'urine des oiseaux, dont la respiration est si active et les combustions intenses, ne contient presque que de l'acide urique. Il est vrai que pareille est la composition de l'urine des serpents chez qui les combustions sont lentes. Senator n'a pu augmenter l'acide urique en entravant artificiellement la respiration des chats, des chiens et des lapins. Naunyn et Riess non plus en diminuant la respiration interne des animaux par des saignées.

Il résulterait de recherches et observations dont le détail se trouve dans Noorden que l'urine des goutteux, analysée avec les méthodes chimiques plus précises que celles dont se sont servi les classiques, ne présente, soit entre les accès, soit au moment, pas de caractéristique spéciale au point de vue de l'excrétion d'acide urique et que les variations de celui-ci n'excèdent pas les limites de l'état normal. Quant à la richesse du sang des goutteux en acide urique, elle reste incontestée, mais, pareille uricémie existant dans des états pathologiques très différents (saturnisme, néphrite, pneumonie, emphysème), l'interprétation de sa cause demeure obscure.

D'une part, l'excrétion d'acide urique est doublée et même triplée dans la leucocythémie et on peut être tenté d'invoquer la diminution des oxydations par suite de l'altération du sang, mais l'examen des échanges respiratoires montre que le taux de la consommation d'oxygène et de l'élimination d'acide carbonique demeure normal.

D'autre part, le taux d'acide urique excrété reste normal dans la chlorose et l'anémie pernicieuse, où la respiration des tissus est affaiblie et où les oxydations sont entravées par l'altération des hématies.

Enfin on objecte des cas d'adipose où, malgré la diminution des combustions, le rapport de l'azote de l'acide urique à l'azote total était normal (Noorden).

L'acide urique provient-il des nucléines ?

Les adversaires de la théorie qui fait dériver l'acide urique d'oxydations incomplètes n'aboutissant pas à l'urée, lui opposent une autre théorie qui voit la *source de l'acide urique dans la désassimilation des nucléines des noyaux.*

On sait que le dédoublement hydrolytique des nucléines donne naissance aux bases xanthiques appelées aussi nucléines ou alloxuriques (xanthine, hypoxanthine, adénine, guanine), dont la parenté avec l'acide urique est attestée par ces deux faits, entre autres, qu'elles subissent le même dédoublement que lui sous l'influence de l'acide chlorhydrique à chaud, et que l'acide urique a pu être transformé par Kossel en xanthine, en hypoxanthine, en guanine et en adénine.

Horbaczewski avait fait remarquer que dans la leucocythémie, si l'urine élimine des quantités considérables d'acide urique il y a accumulation de corps du groupe xanthique (hypoxanthine, adénine) dans le sang où surabondent les globules blancs, riches en nucléine.

Puis il a extrait de la pulpe splénique, tissu riche en nucléine, tantôt de l'acide urique en quantité assez importante au contact du sang bien aéré, tantôt de la xanthine et de l'hypoxanthine, si le sang a subi l'action du vide ou de l'hydrogène. L'acide urique n'existant qu'à l'état de trace dans le tissu splénique frais et les bases xanthiques n'y existant pas, d'autre part, l'oxydation ne transformant pas les bases xanthiques en acide urique, on a conclu que l'acide urique et les bases xanthiques sont issues d'un précurseur commun, dérivant lui-même de la nucléine, et qui donne par oxydation l'acide urique, par réduction les bases xanthiques.

L'expérimentation et l'observation clinique montrent que les aliments riches en nucléine augmentent l'excrétion d'acide urique. Par injection de thymus de veau (Weintraud) on peut faire excréter jusqu'à 2 gr. 50 d'acide urique par 24 heures, et cette excrétion cesse si on supprime le thymus, pour reparaître quand il est repris. L'acide phosphorique subit des variations parallèles. Avec le foie, le rein, la cervelle l'augmentation d'acide urique est moindre.

L'albumine du blanc d'œuf (qui est dépourvu de nucléine), le jaune d'œuf, les œufs de poisson (contenant de la paranucléine qui ne donne pas de bases xanthiques), n'augmentent pas l'excrétion de l'acide urique et des corps alloxuriques.

Par l'alimentation végétale, qui ne contient que très peu de nucléines, on diminue d'ordinaire le taux de l'acide urique. La viande, l'extrait de viande augmentent l'acide urique.

Mais l'acide urique résulte-t-il *directement* de la désassimilation des nucléines des noyaux contenues dans les aliments (Pace et Zagari)?

Ou bien est-ce la leucocytose active, produite par certains aliments, qui fait augmenter l'excrétion d'acide urique *indirectement*, par suite de la destruction d'un plus grand nombre de globules blancs?

C'est Horbaczewski qui a émis cette seconde opinion après avoir constaté parallèlement l'excrétion d'acide urique et la leucocytose après ingestion ou injection sous-cutanée de nucléine extraite de la pulpe splénique. Comme arguments à l'appui on a cité la leucocytose et l'excrétion accrue d'acide urique par l'usage du salicylate de soude (3 à 5 gr. par jour, Bohland), par injection de pilocarpine, de tuberculine (Kubnan et Weiss).

L'excrétion de l'acide urique est diminuée par la quinine qui arrête les mouvements des leucocytes.

L'excrétion d'acide urique et la leucocytose sont plus considérables après un repas de viande et, inversement, l'alimentation végétale ne produit qu'une faible leucocytose et peu d'acide urique : chez les enfants, chez les sujets bien nourris il y a plus de leucocytes dans le sang et plus d'acide urique dans l'urine que chez les adultes et les individus mal nourris.

Rappelons que chez les leucémiques l'acide urique est excrété en grand excès. On a signalé l'existence simultanée de l'hyperleucocytose et d'une excrétion exagérée d'acide urique dans la pneumonie (3 fois plus pendant la résorption de l'exsudat que pendant l'ascension thermique), dans l'empoisonnement par le phosphore, les vastes brûlures, la paramétrite, l'angine phlegmoneuse, diverses cachexies.

En résumé, un groupe d'observateurs contemporains voit dans l'acide urique non plus un produit de la désassimilation des albuminoïdes en général, mais un déchet issu spécialement de la désagrégation des nucléines, celles-ci engendrant les corps alloxuriques (acide urique et corps xanthiques), comme l'albumine aboutit à l'urée.

Horbaczewski a édifié une diathèse xanthique parallèlement à la diathèse urique.

Les bases alloxuriques et la goutte.

Ainsi la matière peccante, la substance chimique dont la présence intoxique le goutteux, serait suivant M. Kolisch, non pas l'acide urique, mais ce groupe de corps générateurs ou proches parents de l'acide urique, les bases alloxuriques. Ces bases ont été trouvées par lui en excès dans l'urine des goutteux, et il les juge capables de déterminer dans le rein des lésions parenchymateuses : par suite de cette lésion le rein perd la propriété d'excréter comme à l'état physiologique les bases alloxuriques à l'état d'acide urique, et de cette accumulation de bases alloxuriques découlent les effets toxiques de la goutte. L'existence d'un excès de substances alloxuriques dans l'urine des goutteux a été confirmée par Weintraud ; par contre, elle ne l'a pas été par Schmoll, His, Laquer et Mafatti.

Rôle du foie dans l'uricémie.

La physiologie attribue un rôle important au foie dans la formation de l'acide urique. La clinique montrant des troubles hépatiques variés très fréquemment associés à la dyspepsie goutteuse, on comprend que plusieurs observateurs aient fait intervenir les perturbations fonctionnelles du foie dans la pathogénie de la goutte, en attribuant à cet organe la formation excessive de l'acide urique ou une insuffisante transformation de l'acide urique en urée.

Murchison a considéré la goutte comme une maladie héréditaire résultant de la transmission d'une perturbation fonctionnelle du foie par suite de laquelle le métabolisme de l'albumine serait arrêté au stade de l'acide urique au lieu d'aller jusqu'au stade final, l'urée.

Georges Harley a admis une relation étroite entre les dérangements du foie et la goutte.

Suivant Sir Dyce Duckworth, « le foie est l'organe où l'acide urique est surtout formé dans l'état de santé et c'est probablement au dérangement de sa fonction que doit être attribuée la surproduction d'acide urique ».

Pour les uns, il s'agirait d'une sorte de torpeur, de diminution fonctionnelle du foie.

Pour d'autres, il y aurait insuffisance d'un ferment indispensable à la transformation de l'acide urique en urée.

Les partisans de la formation de l'acide urique dans le rein, comme Luff, ne s'étonnent pas qu'il y ait un lien entre la perturbation hépatique et la goutte, le foie étant le lieu de production des générateurs de l'acide urique, l'urée et le glycocolle, dont ils admettent la conjugaison finale dans le rein.

Rôle du rein dans l'uricémie.

Une théorie admet que l'acide urique, loin d'être un produit intermédiaire entre l'albumine et l'urée, une étape vers l'urée, est le résultat de l'union de l'urée avec un ou plusieurs autres corps, le glycocolle étant probablement l'un d'eux, et que cette fabrication de l'acide urique se fait dans le rein.

Garrod et Luff professent que chez les mammifères, y compris l'homme, et chez les oiseaux, l'acide urique ne se trouve pas dans le sang à l'état de santé, tandis que l'urée y est toujours présente, et que d'autre part le sang de l'artère rénale est plus riche en urée que celui de la veine rénale dans la proportion de 2 à 1 ou de 5 à 1.

L'absence d'acide urique dans le sang de l'homme sain et des mammifères est un argument très fort contre l'hypothèse de sa formation par le foie, la rate ou les tissus conjonctifs. D'autre part, dans le sang des oiseaux il y a de l'urée et pas d'acide urique; il est donc excessivement probable que l'urée est au moins une des sources de formation de l'acide urique et que la conversion d'urée en acide urique se fait dans le rein.

Or Garrod admet que le métabolisme des matériaux azotés est le même chez les oiseaux que chez les mammifères.

Il pense donc que le rein est chargé de fabriquer l'acide urique avec les matériaux azotés que lui apporte le sang, et au moyen de certaines cellules spéciales, tandis que d'autres cellules seraient destinées à l'excrétion de l'urée, la proportion de ces deux sortes de cellules variant suivant les espèces animales, ce qui expliquerait les différences entre la teneur de leurs urines en acide urique et en urée.

La formation de l'acide urique dans le rein aux dépens de l'urée requiert l'apport d'un autre corps, qui serait le glycocolle suivant Latham : les corps amidés, glycocolle, taurine, leucine et tyrosine, sont normalement convertis en urée dans le foie; mais si pour une cause quelconque, le métabolisme du glycocolle est interrompu, il y aurait présence dans le foie de glycocolle et d'urée qui produiraient de l'acide hydantoïque; l'acide hydantoïque se déshydrate et devient l'hydantoïne; ce dernier corps, facilement soluble, passerait dans la circulation et s'unirait dans le rein avec l'urée ou avec le biuret résultant de l'excès d'urée, pour former un sel ammonié d'acide urique. Suivant Latham, le métabolisme imparfait du glycocolle est le point de départ de la formation anormale d'acide urique dans l'organisme humain.

Le rôle d'une perturbation fonctionnelle ou organique des reins dans la goutte a préoccupé beaucoup les pathogénistes.

On pensait autrefois que des reins sains ne peuvent éliminer qu'une quantité déterminée d'acide urique et que, s'il s'en forme dans l'organisme plus que la quantité éliminable, il doit y avoir accumulation de cet acide dans le sang. Mais d'après les recherches de Laache, Bartels, Stadhagen, Bohland et Scherz, dans la leucocythémie où le sang est chargé d'acide urique, les reins peuvent en éliminer deux à six fois plus qu'à l'état normal sans que cette excrétion surabondante d'urate endommage ses cellules.

Cependant Garrod, Roberts, Levison ont attribué l'accumulation d'acide urique dans le sang des goutteux plutôt à l'insuffisante excrétion du rein qu'à un accroissement de production. Nous avons vu que, suivant Garrod, une insuffisance fonctionnelle du rein provoque l'attaque de goutte aiguë, et que c'est une lésion chronique des reins qui fait la goutte chronique. Levison considère que la cause de la goutte est presque invariablement une lésion interstitielle des reins, même quand il n'y a pas chez les goutteux les signes classiques de néphrite, ils se comportent, dit Vogel, comme les malades atteints de maladies des reins : car, ayant fait le dosage de l'azote des aliments ingérés, des urines et des matières fécales chez plusieurs goutteux chroniques, il a constaté la rétention d'une quantité d'azote de beaucoup supérieure à celle qui pouvait être attribuée à la rétention d'acide urique.

On a fait aussi remarquer qu'il est fréquent de constater la coexistence des maladies des reins avec la présence d'acide urique dans le sang et des dépôts uratiques dans les jointures. Dans le sang de tous les malades atteints de maladies des reins von Jaksch et Klemperer ont trouvé beaucoup d'acide urique.

On trouve souvent des incrustations uratiques des cartilages articulaires à l'autopsie des sujets qui n'avaient pas présenté de manifestations goutteuses, mais chez lesquels il y avait des lésions du rein (18 fois sur 96 cas de lésions rénales : Ord et Greenfield). Norman Moore a trouvé des dépôts uratiques dans une ou plusieurs jointures 25 fois sur 55 cas de néphrite interstitielle, 2 fois sur 11 cas de néphrite parenchymateuse. Levison, de Copenhague, en a trouvé à toutes les autopsies de reins granuleux faites en 14 mois, même chez des sujets qui n'avaient pas eu d'attaques de goutte. Sur 77 autopsies de reins granuleux, faites par Ogle, Smith, Hebb, J. Clarke, 41 fois il y avait des dépôts uratiques (dans 10 de ces cas il s'agissait de goutteux). On a dit que, si l'insuffisance rénale était la cause de la goutte, les premières manifestations de celle-ci devaient toujours être précédées des signes de la maladie rénale. Les partisans de la théorie rénale répondent qu'il y a des néphrites latentes. On leur a objecté l'hérédité de la goutte : ils ont riposté qu'on pouvait hériter d'une prédisposition aux affections rénales (Dickinson, Eichhorst). Certains agents toxiques qui sont connus pour provoquer des lésions rénales, sont aussi des facteurs de goutte. Dans l'intoxication saturnine chronique, qui produit la néphrite interstitielle et la goutte, il y a un excès d'acide urique dans le sang (Garrod). Dans des cas où l'acétate de plomb avait été administré comme médicament, il a vu diminuer aussitôt l'excrétion d'acide urique. Le plomb exerce donc une action inhibitoire sur le fonctionnement des cellules du rein chargées d'excréter l'acide urique, mais non pas sur la formation d'acide urique, puisque dans le saturnisme il y a excès d'acide urique dans le sang. L'alcool en quantité excessive produit des lésions rénales et peut aussi produire la goutte.

Pathogénie rénale de la goutte.

Luff, partisan de l'origine rénale de la goutte, récapitule ainsi les arguments en faveur de cette pathogénie :

1° Présence d'acide urique dans le sang dans les maladie du rein toutes les fois qu'on l'a cherché.

2° Fréquence des dépôts uratiques dans les jointures des gens ayant eu des maladies des reins sans avoir la goutte.

3° Maladies des reins fréquemment rencontrées à l'autopsie des goutteux.

4° Prédisposition simultanée à la goutte et aux maladies des reins créée par certains agents toxiques (plomb, alcool).

Cet auteur fait remarquer que, si on trouve des dépôts uratiques dans les jointures des sujets atteints d'affections rénales sans qu'ils aient eu des symptômes de goutte, c'est que chez eux les dépôts de biurate se sont faits lentement et graduellement; il faut, pour que l'accès de goutte aiguë ou subaiguë éclate, qu'il y ait un dépôt abondant et rapidement formé, et la présence d'une grande masse de biurate est nécessaire dans une jointure pour y produire les déformations de la goutte chronique.

Luff admet donc que c'est une lésion primitive des reins qui empêche ceux-ci d'excréter l'acide urique, permet la résorption de ce corps par la circulation générale et crée l'état goutteux. L'insuffisance du rein peut être d'abord un simple trouble fonctionnel, puis devient une lésion organique. Le siège probable de la lésion lui paraît être l'épithélium des tubes contournés, qui serait atteint primitivement dans le rein granuleux, suivant Levison, dans la néphrite saturnine (Olivier), l'hypertrophie du tissu interstitiel étant secondaire.

Le facteur héréditaire de la goutte se réduirait à une prédisposition au trouble fonctionnel de cet épithélium rénal tandis que dans la goutte acquise les causes perturbatrices de la fonction rénale seraient variées : alimentation trop azotée, usage abusif de certains vins et de certaines bières, intoxication par le plomb, influences nerveuses (chocs mentaux, accidents graves, etc.).

C'est pour concilier les diverses contradictions auxquelles aboutissent les recherches des physiologistes et les observations des médecins que Luff a été amené à admettre que l'acide urique peut être formé de deux différentes façons dans l'état de santé et dans certains états pathologiques.

Il distingue ces deux modes sous les noms de *formation urée* et de *formation nucléine* de l'acide urique.

A l'état normal, l'acide urique serait formé uniquement dans le rein probablement par conjugaison de l'urée et du glycocolle, comme nous l'avons dit, aussitôt éliminé par l'urine. Mais si, par suite d'un trouble fonctionnel ou d'une lésion organique des cellules du rein éliminatrices de l'acide urique, l'excrétion de ce corps est inhibée, il se trouve résorbé par la circulation générale et son accumulation aboutit à la formation des dépôts uratiques de la goutte.

D'autre part, dans les maladies accompagnées de leucocytose, l'acide urique peut être formé par la destruction de la nucléine des leucocytes soit dans la rate, soit dans l'organisme entier ; mais cet acide urique s'élimine aisément par les reins, dont les cellules excrétantes spéciales sont demeurées saines ; aussi jamais on n'observe de dépôts goutteux dans ces maladies.

Rôle du système nerveux dans la pathogénie de la goutte.

L'observation clinique mettant en évidence le rôle important des réactions nerveuses dans la symptomatologie de la goutte et dans la provocation des attaques, la fréquence du tempérament nerveux chez les goutteux, leurs ascendants et leurs descendants, il était naturel qu'on cherchât à prendre le système nerveux comme pivot même de la pathogénie.

Déjà Cullen voyait dans la goutte une affection du système nerveux et expliquait principalement le processus pathogénique par des réactions plus ou moins efficaces de celui-ci contre la tendance de l'économie à une atonie, qui se manifeste surtout dans les extrémités et du côté de l'estomac. Dans la goutte régulière, le cerveau, ayant encore conservé sa vigueur, réussit à rétablir le ton des parties, en excitant une affection inflammatoire.

De notre temps plusieurs auteurs attribuent un rôle pathogène plus ou moins exclusif au système nerveux. Ainsi Edw. Liveing (1873), P. W. Latham (1886) pensent qu'une perturbation du système nerveux est le principal facteur de la goutte. Cette perturbation est localisée dans la moelle allongée, la moelle épinière ou dans les deux, et ce désordre nerveux peut être héréditaire ou acquis. Si la portion de la moelle allongée contenant les noyaux du nerf vague est affectée, le métabolisme du foie peut être troublé et la formation d'acide urique accrue. Lorsque, pour une cause quelconque, l'acide urique circule dans le sang en excès, il peut agir comme un poison sur les parties de la moelle qui président à la nutrition des articulations : d'où la production dans celles-ci de troubles nutritifs ou inflammatoires, qui aboutissent au dépôt de biurate de soude dans les articulations ou les tissus voisins. Le paroxysme goutteux résulterait de l'excitation directe des nerfs sensitifs par l'acide urique. L'association de la goutte à l'intoxication saturnine chronique s'expliquerait parce que le plomb exerce alors plus particulièrement son action sur les parties de la moelle qui sont en cause dans la goutte.

Pour Ralfe, l'accumulation de l'acide urique dans le sang du goutteux est due à ce que l'acide urique normalement formé dans les tissus n'est pas converti en urée, et c'est par une perturbation de l'innervation qui s'oppose à la destruction normale de l'acide urique dans les tissus.

Sir Dyce Duckworth, tout en acceptant que la goutte a pour un de ses facteurs un vice de la nutrition, un métabolisme imparfait de certains organes, peut être des reins et probablement du foie, fait intervenir un désordre du système neuro-trophique à l'origine de ce trouble nutritif ; il invoque encore le système nerveux comme agent provocateur du paroxysme goutteux par inhibition temporaire de l'excrétion rénale.

Dans ses premières publications (1885) il incriminait principalement la moelle allongée comme centre trophique des articulations et il utilisait ingénieusement la parenté clinique indéniable entre la goutte et le diabète pour établir que les parties du système nerveux intéressées dans ces deux maladies ne peuvent être éloignées l'une de l'autre.

Actuellement il n'insiste plus sur la localisation de la perturbation nerveuse dans une partie limitée de l'axe cérébro-spinal.

Voici la distinction qu'il établit entre la pathogénie de la goutte hé-

réditaire et de la goutte acquise. Dans la première, la toxémie dépend
de l'hérédité de la névrose goutteuse. Dans la goutte secondaire ou
acquise, la toxémie résulte d'un surmenage des organes digestifs et ex-
créteurs : si en même temps que la toxémie il y a dépression ou épuisement du système nerveux, la névrose goutteuse peut s'établir, parce
que l'état morbide du sang affecte la nutrition du système nerveux.

La soudaineté avec laquelle survient un accès de goutte, après avoir
été précédé, comme cela arrive d'ordinaire, d'une sensation de bien-
être du patient, indique, suivant Sir Dyce Duckworth, que l'attaque
est d'origine nerveuse et que les manifestations du paroxysme sont
dues à l'instabilité excessive du système nerveux chez les goutteux.

Théories qui négligent l'uricémie.

Il y a des auteurs qui ont pensé que la cause primaire de la goutte
réside dans certaines altérations inflammatoires ou dégénératives des
tissus affectés de manifestations goutteuses, sans que les urates jouent
un rôle pathogène.

Ainsi Ord, comme Norman Moore et Bowlby, croient que les dépôts
uratiques ne peuvent se produire que dans les tissus qui ont commencé à dégénérer. Mais c'est une dégénérescence spéciale de quelques-
uns des tissus fibreux qui aboutit à une excessive formation d'urate
de soude : celui-ci, déversé dans le sang, se déposerait dans les parties
les moins riches en vaisseaux et en lymphatiques.

Ainsi Berkart, qui ne voit dans la formation de dépôts uratiques que
la conséquence d'une affection inflammatoire des jointures, une pa-
narthrite, atteignant surtout les petites jointures des extrémités.
Bien qu'il n'identifie pas formellement l'arthrite déformante et la
goutte, il pense qu'il y a dans ces cas à l'origine une sorte d'atrophie
de la substance des os, puis le processus dégénératif s'attaquerait aux
cartilages et aux tissus fibreux de l'articulation pour y déterminer
une nécrose. C'est ce travail nécrosant qui se traduit par la douleur,
l'hyperémie, l'œdème collatéral et la desquamation de la peau au niveau de la jointure affectée. La dégénérescence nécrosante des tissus
articulaires résulterait elle-même d'un trouble profond de la nutrition.
L'uricémie s'expliquerait en partie par la leucocytose, en partie par
une désintégration des tissus : en tous cas les dépôts uratiques ne seraient qu'un épiphénomène des paroxysmes goutteux.

Résumé des hypothèses relatives à la cause de l'uricémie.

En résumé, l'accord est unanime pour admettre que chez les goutteux il y a excès d'acide urique dans le sang.

Cette surcharge d'acide urique pourrait être expliquée théoriquement de plusieurs manières.

On pourrait admettre que sa production est normale, mais qu'il n'est pas détruit, comme il l'est à l'état physiologique, parce que les oxydations sont ralenties ou parce qu'il n'est pas converti en urée.   Mais on a contesté que le processus d'oxydation pût détruire l'acide urique, et d'autre part on a dit que l'acide urique résultait, au contraire, d'un processus d'oxydation. On a contesté que l'acide urique soit produit à l'état de santé dans les organes ou les tissus, pour être ultérieurement détruit, et des auteurs admettent que, formé dans le rein, il n'apparaît dans la circulation générale que par résorption dans le rein dans des circonstances pathologiques.

On pourrait dire que chez le goutteux il y a surproduction d'acide urique, l'excrétion rénale demeurant normale. — Mais les objections les plus fortes s'élèvent pour expliquer la production de la goutte par la seule surproduction. On connaît nombre de maladies où il y a une surproduction d'acide urique, la leucocythémie, l'anémie pernicieuse entre autres, sans que la goutte apparaisse; les reins suffisent à excréter l'excès d'acide urique. D'ailleurs, c'est dans l'enfance et la jeunesse que la formation d'acide urique est la plus grande; elle diminue avec l'âge, et c'est, au contraire, à partir de l'âge moyen de la vie que la goutte se montre avec la plus grande fréquence.

L'acide urique peut être produit seulement en quantité normale chez les goutteux, mais l'excrétion en est ralentie ou supprimée et il s'accumule plus ou moins vite dans le sang.

Variations dans l'excrétion de l'acide urique dans la goutte.

Plusieurs auteurs récents estiment, comme le pensait Garrod, que chez les goutteux la quantité d'acide urique quotidiennement excrétée est moindre que chez les individus sains. Ainsi Pfeiffer, John Fawcett, Luff; d'après ce dernier, l'analyse de la totalité de l'excrétion urique pendant huit jours a fourni les moyennes suivantes (quantité d'acide urique en grammes pour 100 kilogr. de poids du corps) :

Sujet sain.	1 gr. 148
Goutte chronique.	0 - 572
Goutte subaiguë.	0 598

Cette opinion n'est pas celle qu'ont admise M. Bouchard et M. Lecorché. M. Bouchard, ayant pesé l'acide urique total des urines excrétées en vingt-quatre heures par les goutteux dans la période intercalaire aux accès, a trouvé des chiffres oscillant entre 0 gr. 40 et 1 gr. 50, c'est-à-dire des chiffres égaux ou notablement supérieurs à la normale.

Il a vu quelquefois l'acide urique diminuer chez des malades dont la goutte se compliquait de néphrite interstitielle et quelquefois aussi dans la goutte cachectique. Il estime que le rein des goutteux, en dehors de ces complications, n'est imperméable pour l'acide urique, ni hors des accès, ni pendant l'accès.

Cette imperméabilité fût-elle réelle, comment expliquer par elle la goutte, alors que dans les néphrites, les oblitérations des uretères et toutes les oliguries où l'imperméabilité des reins doit être plus accentuée, on ne voit pas apparaître d'accès de goutte? — A cette objection les partisans de l'accumulation de l'acide urique par rétention rénale répliquent avec Luff que l'on a trouvé de l'uricémie dans toutes les affections rénales et des incrustations uratiques assez fréquemment chez des sujets atteints de néphropathies non goutteuses, et que, si les accès de goutte ne se sont pas montrés chez ces individus, c'est que les dépôts uratiques s'étaient faits trop lentement pour provoquer la réaction inflammatoire autour d'eux.

Lecorché admet que les urines des goutteux dans la période prémonitoire aux accès ont une teneur excessive en acide urique et en urée que, si une attaque survient, on voit diminuer les jours précédents la quantité d'urine, leur richesse et en acide urique en urée ; enfin que, pendant l'accès, cette excrétion redevient supérieure à la normale. Une constatation identique a été faite par W. Œttinger.

Variations de l'état moléculaire ou physique et de la solubilité de l'acide urique dans la goutte.

Pfeiffer a jugé que l'acide urique peut d'ailleurs se trouver dans l'urine sous une forme faiblement combinée qui rende sa précipitation plus facile. En filtrant comparativement sur de l'acide urique cristallisé une urine normale et une urine de goutteux, il constate que la première dissout et entraîne une certaine quantité de l'acide urique du filtre, tandis que la seconde abandonne sur le filtre une partie de son acide urique propre. Schetelig et Posnaz ont obtenu des résultats analogues qui leur font admettre que l'acide urique est surtout à l'état libre dans les urines de goutteux.

A côté de la richesse des urines en acide urique, il y a à tenir compte des circonstances qui peuvent modifier la solubilité de l'acide urique, par exemple, de la présence dans l'urine de substances qui empêchent l'acide urique d'y rester dissous, puisque Mendelsohn, ayant fait dissoudre de l'acide urique au moyen de pipérazine ou de lysidine précipite l'acide urique de cette solution en y ajoutant de l'urine.

On peut encore admettre qu'il y a dans la goutte à la fois surproduction habituelle d'acide urique, rétention à certains moments et moindre solubilité.

Lecorché pense que, si les cellules de l'organisme sont douées d'une force de transformation plus grande ou si les sucs sont plus riches en matière azotée, on voit augmenter la somme de l'urée, de l'acide urique, et se constituer la diathèse urique, dont la goutte n'est qu'une des manifestations. Pour lui donc la goutte, loin d'être due à un ralentissement de la nutrition, a pour caractéristique une dissociation exagérée des matières azotées, une suractivité des cellules organiques. La formation en excès ou la rétention dans le sang de l'acide urique est la cause immédiate de la diathèse goutteuse, son passage à l'état d'acide biurique est la cause déterminante des manifestations articulaires ou viscérales de la goutte.

Sous quel état l'acide urique existe-t-il dans la circulation ?

L'acide urique ne peut exister à l'état libre dans le sang. Il faut ici rappeler que l'acide urique forme des sels neutres et de sels acides. Les urates neutres ne peuvent exister dans l'organisme vivant et par suite ne peuvent jouer aucun rôle dans la pathogénie de la goutte.

On ne comprend pas bien que les biurates, acides par leur constitution, étant peu solubles puissent circuler habituellement dans les humeurs sans se précipiter. Mais W. Roberts soutient que l'acide urique circule sous la forme d'une troisième classe de sels, les quadriurates, dérivés de deux molécules d'acide urique dans lesquelles le sodium est substitué à un quart de l'hydrogène déplaçable, autrement dit, combinaison moléculaire de biurate de soude avec l'acide urique. Le quadriurate, comparativement plus soluble, mais instable, s'unit à du carbonate de soude du sang pour former du biurate, qui, s'il est produit en quantité plus grande que ce que les humeurs du corps peuvent tenir en dissolution, se dépose dans différents tissus sous la forme cristalline. Le biurate de soude, avant de précipiter à l'état de cristaux, passerait probablement par l'étape de biurate hydraté ou gélatineux, forme beaucoup plus soluble que la forme cristalline ; mais,

au fur et à mesure qu'il s'accumule, il arrive à la condition anhydre
et cristalline, presque insoluble, sous laquelle il est en imminence de
précipitation.

Le temps qu'il faut pour que le quadriurate se convertisse en biurate varie suivant plusieurs facteurs : la masse de quadriurate présent
dans le sang et la proportion des constituants salins du sang.

Localisation des précipités uratiques.

On sait que la formation des dépôts uratiques des goutteux se fait
presque exclusivement dans les tissus connectifs, dans les cartilages,
les tendons et les ligaments, tandis qu'on ne les rencontre pas dans
le tissu musculaire, dans la substance du foie, de la rate, du cerveau
ni des poumons. On a trouvé des dépôts uratiques dans les valvules
mitrale et aortiques, dans les plaques athéromateuses de l'aorte, les
parois des veines, les ligaments crico-aryténoïdiens et thyro-aryténoï-
diens, les parois des tubes bronchiques, les follicules muqueux du
pharynx, les méninges encéphaliques et spinales, les gaines des nerfs
spinaux, la sclérotique et l'enveloppe fibreuse de la rétine, dans les
crachats. Roberts n'hésite pas à expliquer les névroses viscérales,
les thromboses et les embolies chez les goutteux par la précipitation
de mêmes cristaux de biurate soit dans les parenchymes, soit dans le
sang.

Pour les cartilages le dépôt uratique se fait dans la partie centrale,
le plus loin du réseau des capillaires, là où la nutrition est plus facilement ralentie. C'est peut-être aussi le point où s'exerce la plus forte
pression mécanique : ainsi s'explique qu'une marche prolongée ou un
exercice violent quelconque provoque un accès de goutte. Pour les ligaments, la synoviale et les franges, le dépôt se fait non à la surface,
mais dans le tissu sous-séreux.

Ebstein a signalé qu'immédiatement sous la surface du cartilage
existe une couche de tissu exempte de cristaux uratiques, qui se montrent au contraire très abondants dans la couche sous-jacente. Il
s'accorde avec Garrod pour reconnaitre que d'ordinaire les deux tiers
seulement de l'épaisseur des cartilages sont infiltrés : Cornil et Ranvier ont vu exceptionnellement le cartilage infiltré en entier. Les cellules du cartilage sont considérées comme les centres primitifs de
cristallisation par Cornil et Ranvier, Charcot, Rindfleisch, Budd et
Garrod. Cornil et Ranvier admettent que les cellules doivent avoir subi
des troubles nutritifs préalables, dont Rindfleisch et Budd ne reconnaissent pas la nécessité. Sir Dyce Duckworth professe que les dépôts

se font indistinctement sans sélection pour aucun élément : Brainson.
Rokitansky. Aug. Förster, placent les dépôts dans la substance inter-
cellulaire.

Circonstances qui favorisent la précipitation du biurate de soude.

Théorie de la nécrose préalable.

Le professeur Ebstein admet que l'urate de soude ne peut se déposer à l'état cristallin que dans les tissus déjà altérés par un processus
de nécrose. La première étape du processus goutteux consisterait en
une stase du courant lymphatique contenant en dissolution de l'urate
neutre de soude qui infiltrerait les tissus dans les aires circonscrites.
L'urate neutre agirait là comme agent chimique et nécrosant. L'irritation des parties voisines par la présence de l'agent nécrosant et des
tissus nécrosés produirait les phénomènes inflammatoires de la goutte
et c'est le processus de la nécrose qui, engendrant un acide libre,
transforme l'urate neutre présent dans les humeurs en urate acide
se déposant sous la forme cristalline dans les zones de tissus nécrosés.

Les expériences principales sur lesquelles le professeur Ebstein a
fondé sa théorie sont de deux espèces. Il a d'abord cherché à produire
un état analogue à la goutte en empêchant chez des oiseaux l'excrétion de l'acide urique, soit en leur liant les uretères, soit en leur injectant sous la peau de petites doses répétées de chromate neutre de
potasse. qui par son action sur le parenchyme rénal inhiberait l'élimination de l'acide urique. Chez ces oiseaux M. Ebstein a trouvé des
dépôts uratiques non seulement dans les articulations, les gaines des
tendons, mais dans le foie et les tissus musculaires. Les dépôts étaient
plus abondants et plus diffus après les injections de chromate de plomb.
parce que les oiseaux survivent plus longtemps. Ebstein conclut que
sous l'influence d'un agent irritant des processus nécrotiques se développent dans divers organes, que dans les aires nécrosées se font de
dépôts uratiques ayant l'apparence des dépôts goutteux, et qu'autour
des foyers nécrosés existe une réaction inflammatoire avec infiltration
de petites cellules.

Luff a objecté à ces conclusions que les processus provoqués par
l'auteur ne sont pas identiques à ceux de la goutte, puisqu'il a produit
des dépôts uratiques dans le foie et les tissus musculaires. qui paraissent indemnes chez l'homme goutteux. L'abondance de l'élimination
urique chez les oiseaux est telle que l'arrêt brusque de cette excrétion

amène une accumulation rapide dans le sang et les tissus où, suivant W. Roberts, après avoir été collecté à l'état de quadriurate soluble, il se précipite à l'état de biurate gélatineux, pour se déposer à l'état de biurate cristallin.

Ebstein a voulu montrer qu'une combinaison d'acide urique avec la soude agit comme irritant, et ayant fait une solution saturée d'acide urique dans une solution de phosphate de soude à 5 p. 100, il l'a injectée dans la cavité péritonéale. le rein, le cartilage de l'oreille, la chambre antérieure de l'œil et la cornée d'un lapin. Il a aussi introduit de l'acide urique en poudre dans le repli conjonctival. Des altérations notables se sont produites et Ebstein les a étudiées comme une forme d'inflammation goutteuse. Au contraire, il n'a pas observé d'altérations inflammatoires dans la cornée de l'autre œil où il n'avait injecté que du phosphate de soude ou de l'eau tenant en suspension de la magnésie calcinée.

On a objecté à ces expériences que la solution d'acide urique dans le phosphate de soude ne contient pas l'urate neutre de soude auquel Ebstein attribue le processus de nécrose, mais le quadriurate. le biurate ou un mélange des deux qui ne tarderait pas à précipiter sous la forme de biurate gélatineux, capable à la vérité de produire des lésions d'irritation mécanique. Neubauer, en injectant 12 gr. d'acide urique à des lapins, ne leur a causé aucun dommage. ce qui ne conduit pas à admettre que l'urate soluble en circulation puisse agir comme irritant chimique et nécrosant. Si les solutions d'urate étaient si irritantes. les reins qui les éliminent physiologiquement devraient toujours en souffrir. L'urate neutre de soude qu'Ebstein incrimine ne peut exister dans le corps humain : instable, il se décomposerait dans le sang en présence des carbonates. Pfeiffer a montré en outre que le biurate de soude dans la solution si faible qui peut être injectée peut produire de la douleur et de l'irritation, mais non de la nécrose. W. Roberts dit que l'acide urique circule dans le sang et la lymphe sous la forme, non pas d'urate neutre de soude, mais de quadriurate, et la formation comme le dépôt de biurate cristallisé ne sont pas favorisés par l'intervention d'un acide. Enfin, on a fait remarquer que dans les affections accompagnées d'hyperuricémie considérable, comme la leucocythémie, l'anémie pernicieuse, on ne voit pas se produire de nécroses.

Après avoir fait dissoudre les cristaux uratiques dans les tissus où ils étaient déposés, Ebstein a signalé l'existence de la nécrose dans les endroits primitivement occupés par ces cristaux. Mais Garrod, Roberts, Dyce Duckworth, Cornil et Ranvier, Luff ont constaté, non pas des lésions de nécrose, mais des altérations qui s'expliquent en partie

par la pression mécanique des cristaux, en partie par l'inflammation
et la dégénérescence secondaire qu'ils provoquent. Avec Roberts on
peut encore se demander comment expliquer la présence des cristaux
de biurate de soude à l'état libre dans la synovie d'une jointure goutteuse, s'ils ne se déposaient que dans des tissus préalablement nécrosés.

Rôle de la richesse du milieu en sels de sodium.

W. Roberts a constaté que le biurate de soude est dix fois moins
soluble dans le sang que dans l'eau à la même température. Cette
moindre solubilité tiendrait aux sels du sérum : car, après les avoir séparés par dialyse, on donne au sérum la même capacité dissolvante
que l'eau. C'est aux sels de sodium et plus spécialement à la soude
que serait attribuable la faiblesse du pouvoir dissolvant du sérum pour
le biurate, et les acides de ces sels ne jouent pas un grand rôle, puisque des solutions de bicarbonate, de chlorure, de sulfate, de phosphate,
de salicylate, préparées avec un même pourcentage de soude, ont la
même faible action dissolvante. Le rôle de la concentration de la solution de biurate est moindre que celui de la présence de la soude,
puisque la tendance à la précipitation est faible dans un milieu riche
en urates, mais pauvre en sels de sodium et inversement. Les tissus
connectifs seraient riches en sodium et par conséquent favorables à la
précipitation d'urate, tandis que les muscles, le cerveau, le foie et la
rate, pauvres en sodium, sont ceux où ne se font qu'exceptionnellement des dépôts uratiques.

Roberts admet que la précipitation d'urate se fait primitivement
dans la synovie qu'il a toujours trouvée fort chargée de cristaux, et
non dans le cartilage, parce que sur les coupes verticales de celui-ci
le dépôt est aux maximum dans les couches superficielles et s'amoin-
drit graduellement dans les couches profondes. Le dépôt dans le cartilage se ferait d'une façon purement passive et physique, le liquide
synovial saturé d'urates dissous pénétrant par diffusion dans les couches superficielles, et la précipitation se faisant à un moment donné
partout à la fois. La conséquence ultérieure de ces dépôts serait seulement l'inflammation réactionnelle en présence de corps étrangers.

Les articulations les plus prédisposées à la goutte seraient celles où
existerait la synovie la plus concentrée, contenant la plus forte proportion de sels de soude et peut-être de biurate de soude. Il est curieux
de signaler que, suivant Frerichs, la synovie des chevaux nourris à
l'écurie et des bœufs menant une existence oisive, serait plus fluide,

plus riche en sels de soude et deux fois plus abondante que celle d'animaux de même espèce travaillant ou errant en liberté.

Rôle du ralentissement circulatoire.

La précipitation des urates serait favorisée par la lenteur de la circulation humorale dans les tissus. Charcot a constaté des dépôts uratiques exclusivement du côté hémiplégique. Roberts dit que, si on trouve plus de dépôts uratiques dans les cartilages que dans les tissus fibreux, c'est parce que le courant lymphatique y est plus lent, et si les cristaux de biurate se voient plutôt dans la synovie que dans le sang ou la lymphe, c'est parce que la première ne subit que peu de mouvement.

La goutte saturnine.

La présence dans le sang de certaines substances toxiques favorise la précipitation des dépôts uratiques. Tel est le rôle que jouent le plomb et l'alcool.

Il est évident que la coexistence de la goutte et du saturnisme n'est pas fortuite. Garrod admettait le même mécanisme pour la goutte saturnine que pour la goutte ordinaire, accumulation d'acide urique dans le sang par insuffisante excrétion rénale. Il avait constaté que l'acétate de plomb ralentit l'excrétion urique. Charcot admettait avec réserve l'influence du plomb comme facteur étiologique suffisant à lui seul. Renaut a été plus dubitatif encore.

Mais Bouchard, Jaccoud, Lecorché, Rendu admettent que le saturnisme peut à lui seul engendrer la goutte ou créer un état dyscrasique analogue à celui du goutteux vulgaire, de sorte que la moindre cause occasionnelle, refroidissement, traumatisme, excès, fait éclater l'attaque articulaire. Lancereaux suppose un trouble primordial de l'innervation nutritive dû à l'action du plomb sur le système nerveux. Bouchard professe que l'imprégnation plombique produit dans toutes les cellules de l'organisme une perversion de la nutrition, un ralentissement des oxydations intra-cellulaires, des échanges interstitiels.

Roberts juge que la goutte et le saturnisme sont des maladies différentes à tous autres points de vue, mais ont une tendance commune à l'*uratose* ; il veut qu'on dise uratose goutteuse et uratose saturnine.

Influence des acides et des alcalins.

L'alcalinité plus ou moins accentuée du sang et des humeurs est-elle un facteur de la précipitation des urates? — La question est résolue affirmativement par la majorité des observateurs. Mordhorst croit que les tissus affectés par la goutte sont moins alcalins que le sang. Haig pense que la diminution de l'alcalinité du sang provoque les dépôts d'acide urique dans les tissus fibreux et même les viscères et que, si le sang et les tissus redeviennent plus alcalins, les dépôts uratiques se redissolvent. La présence d'acides en excès dans l'organisme, l'acide oxalique surtout, l'acide lactique, serait pour Beneke et Bouchard la cause de la diminution de l'alcalinité du sang. Mais d'après Roberts la solubilité du biurate de soude n'est pas diminuée par la diminution de l'alcalinité du milieu et l'attaque de goutte n'est pas nécessairement accompagnée d'une moindre alcalinité du sang.

Influence du système nerveux.

L'influence des chocs nerveux (fatigues physiques, morales, intellectuelles, excès vénériens) est de l'avis de tous une cause provocatrice de l'accès de goutte. Mais les uns pensent que ces influences agissent directement sur la nutrition, sur les échanges interstitiels, d'autres qu'elles affectent d'abord le pouvoir excréteur du rein.

Explication des localisations articulaires.

Pourquoi les dépôts d'urates se font-ils de préférence sur les jointures et sur certaines d'entre elles? — On a invoqué la circulation et la nutrition moins actives à ce niveau, les traumatismes réitérés. On a dit notamment que si le gros orteil est le lieu d'élection pour le dépôt des tophus, c'est parce que l'articulation métatarso-phalangienne supporte tout le poids du corps, qu'elle est plus exposée à des chocs soudains (Garrod, ayant examiné cette articulation chez 20 sujets non goutteux, avait trouvé 14 fois des ulcérations sur cette jointure à l'un des pieds ou aux deux et après cinquante ans chez tous les sujets); que la circulation y est plus lente, parce qu'elle est éloignée du cœur et d'une pauvre vascularité. Ces conditions sont admissibles en partie pour l'hélix du pavillon de l'oreille, autre siège de prédilection pour les dépôts tophacés.

Enfin quelle relation doit être admise entre la présence des dépôts uratiques dans le tissu des jointures et le paroxysme inflammatoire ? — Les cristaux en aiguilles agissent uniquement dans les tissus comme corps étrangers irritant mécaniquement. Cependant on voit des dépôts uratiques se faire lentement sans provoquer de réaction paroxystique.

La goutte, maladie primitive de la nutrition.

A toutes les théories pathogéniques que nous venons d'énumérer on peut faire cette critique qu'elles ne peuvent avoir la prétention d'expliquer autre chose que le mécanisme des accès de goutte et des déformations tophacées, ou de certaines manifestations symptomatiques. Mais elles ne nous rendent pas compte de ces deux caractéristiques si spéciales de la goutte, l'hérédité et la latence pendant une partie de la vie du goutteux.

L'hérédité directe a été observée dans la proportion de 44 pour 100, et la goutte a pu être suivie dans toute la série ascendante mâle d'un goutteux pendant trois cents ans. Seule une perturbation de la nutrition, de la manière de vivre de chacune des cellules de l'organisme humain peut être transmise ainsi indéfiniment de génération en génération, se « continuant à travers l'ovule ou les spermatozoïdes dans la série des cellules qui dérivent de cet ovule ou de ces spermatozoïdes et, par conséquent, dans la série des êtres de sa descendance » (Bouchard).

Seul, également, un trouble nutritif peut, nous semble-t-il, ne manifester sa présence qu'à un certain âge sous la forme d'accidents goutteux, quoiqu'il existât dans l'enfance et l'adolescence, se révélant par certains indices aux yeux d'un observateur informé. Comment admettre, par exemple, si l'hérédité de la goutte se résumait par l'hérédité de l'insuffisance d'excrétion rénale, que l'insuffisance d'une fonction si capitale mit tant d'années à se manifester? Au contraire, il ne répugne pas de penser que le mode nutritif défectueux de chaque cellule de l'organisme, existant dès la naissance et ne cessant jamais d'exister, puisse n'aboutir pendant de nombreuses années qu'à ces troubles fonctionnels de divers appareils, qui incidentent l'enfance et l'adolescence des goutteux héréditaires jusqu'au jour de l'explosion des accès de goutte.

Ce qui est non moins frappant que l'hérédité directe de la goutte, c'est l'association si fréquente de la goutte dans une même famille et chez les mêmes individus, chez les ascendants et les descendants, avec certaines maladies toujours les mêmes, obésité, diabète, lithiases; c'est la statistique clinique qui a permis à M. Bouchard de mettre en évidence ces parentés morbides. « La connaissance des rapports suivant lesquels les maladies se trouvent associées conduit à l'interprétation pathogénique », dit très légitimement le professeur Bouchard. C'est donc à la statistique clinique qu'il convient de demander des lumières sur la pathogénie.

Or, le dépouillement de plusieurs milliers de cas a permis à cet observateur de prouver que la goutte se montre presque exclusivement chez des individus dont les ascendants étaient atteints de diabète, d'obésité, de lithiases, etc., — ou qui présentent eux-mêmes ces maladies avec une fréquence insolite chez les individus non goutteux, — ou qui engendrent des individus devant être atteints, à leur tour, de l'une ou l'autre de ces maladies.

Les relations numériques établies entre les maladies du groupe arthritique, telles qu'elles se dégagent d'une masse imposante de documents cliniques, conduisent à attribuer à chacune d'elles la pathogénie démontrée vraie pour l'une d'entre elles. M. Bouchard se croit autorisé à affirmer que la goutte, comme l'obésité, est de même nature que le diabète.

Or, il a démontré que le diabète consiste en un trouble de la nutrition caractérisé par une diminution de l'aptitude des tissus à brûler le sucre, à pousser les transformations des hydrates de carbone jusqu'à l'eau et à l'acide carbonique ; il a rendu presque évident que l'obésité résulte d'une impuissance de l'organisme à détruire la graisse. Par analogie il y a donc de grandes vraisemblances pour que chez le goutteux il y ait aussi une moindre aptitude des cellules à transformer correctement la matière azotée, à élaborer d'une façon parfaite l'albumine. C'est la vie de la cellule qui régit la destruction normale de la matière et qui modifie cette destruction dans un sens pathologique.

L'élaboration imparfaite de l'albumine a pour conséquence d'inonder les humeurs de matériaux normaux en excès, comme l'acide urique, ou de matériaux anormaux moins connus comme les corps de la série xanthique. Mais, si à ce moment il y a altération humorale, on ne peut méconnaître que les humeurs sont ce que les fait la vie des cellules : la goutte est plutôt à l'origine une maladie de la nutrition de la cellule qu'une maladie humorale.

C'est le plus souvent, d'ailleurs, en empruntant la médiation de ferments que la cellule opère le métabolisme de l'albumine, comme celui du sucre ou de la graisse, et c'est le système nerveux qui favorise ou inhibe le conflit entre les ferments et la matière à transformer.

On peut donc supposer que l'insuffisance des ferments médiateurs entre la cellule et l'albumine est sous la dépendance des troubles fonctionnels de tel ou tel appareil : à ce point de vue, les défectuosités du foie, du rein, des organes leucocyto-poiétiques peuvent trouver une place dans la pathogénie.

Dans la symptomatologie si riche des goutteux une part est à réserver sans doute aux conséquences de l'artério-sclérose, si fréquente chez eux, et aux névroses qui se manifestent si souvent chez eux avant, pendant et après les accès de goutte.

Parmi les conséquences de l'incomplète destruction des déchets prend place l'encombrement de l'organisme par certains acides, oxalique, acétique, lactique, etc., qui peuvent diminuer les conditions de solubilité de l'acide urique sans que celui-ci soit nécessairement en excès dans le sang ; ou par certains corps organiques dont la toxicité peut contribuer à la genèse des accidents multiples de la goutte.

La statistique clinique met encore en évidence les affinités morbides de la goutte avec l'albuminurie simple, avec la néphrite interstitielle, comme la fréquence et l'intensité des perturbations du système nerveux chez les goutteux ; on peut déduire de ces coexistences que les perturbations fonctionnelles du rein, comme celles du système nerveux, jouent un rôle dans la préparation de la goutte et dans l'explosion de ses paroxysmes, soit par entrave apportée à l'élimination des déchets toxiques de la dénutrition des tissus, soit par inhibition neuro-trophique du métabolisme intracellulaire.

DISCUSSION

Dr Chalmers Watson (Édimbourg). — I wish to refer to the results of some recent personal investigations into the etiology of the disease, but before doing so would offer some criticism of the views that have been advanced by the leaders of the discussion.

The basis of Professor Ebstein's views is shortly put in statements n°s 4, 5, and 6 in his resumé.

These are, in brief :

I. Uric acid appears to be the poison (the materia peccans) of gout.

II. Uric acid is a *chemical* poison.

III. There is a primary renal, and primary articular gout.

In so far as we can regard this a complete theory, we are I think justified in doubting whether it is adequate to explain all the known facts of the disease. The condition of leucocythaemia, to which he refers, alone presents some features which are difficult to reconcile with this theory. And if time allowed other states of disordered nutrition might be referred to, as emphasising this point. But if we consider leucocythaemia alone, what do we find? As has been shown, the amount of uric acid present in the blood, and voided in the urine, even over prolonged intervals, may be far in excess of that present, even in aggravated cases of gout, and yet we find neither the clinical features of gout nor the pathological conditions characteristic of that state.

Now if this be so, when we have regard the aetiological significance of uric acid in the blood, we must pass from a consideration of any injurious effects possessed by it, to a study of the underlying state of metabolism which leads to its presence. In this connection I am afraid that a study of the histological appearances in pronounced cases of gout will give us little information of value. With regard to the point suggested by him as to the existence of a primary renal and a primary articular gout, it is I think doubtful if that conception adapts itself to the various clinical pictures of acute, chronic and irregulare gout familiar to english physicians.

A crucial point may be found in the statement made by sir Dyce Dickworth. « That the urichaemia of gout is peculiar and unlike that which is induced by other morbid conditions, but that the occurrence of urichaemia in the gouty is by itself inadequate to induce attacks of gout. » Precisely so! The secret of gout lies in that peculiarity, and not in the urichaemia itself, and we shall, I think, be well advised in devoting less attention to the uric acid or nuclein bases, *per se* as the all important factor in the etiology of the disease.

Can the secret of this peculiarity, or a part of it, be found in the nervous system? Is a central neurosis an essential feature in the pathogeny of gout? Is a paroxysm of gout determined by nervous influences? I venture to take up a different position on these points from that adopted by Sir Dyce Duckworth. It seems to me that the facts at our disposal hardly warrant a complete adoption of that view, and there are, I think, many facts which indicate that we must have regard to general intra-cellular metabolism and not to any one organ or tissue or their controlling nervous mechanism.

I do not wish to add any to the numerous théories that are entertained as to the etiology of the disease, but will merely throw out a few suggestions which occur to me as important. These remarks, or questions, will be based mainly on the following two points.

a. There is ample evidence to prove that the uric acid in the blood is not the primary factor in gout, and

b. Uric acid can be deposited in the cartilages and other tissues, even in very considerable amount, without the association of an inflammatory phenomena.

Now, these points clearly prove that the uric acid is not the factor which causes the inflammatory phenomena characteristic of the acute attack, and we may therefore ask the following questions.

I. What are the toxic principles present in the blood prior to the acute attack, which possess the power of inducing this characteristic inflammation? and

II. What are the factors which determine the incidence of there toxic substances from the blood into the tissues?

In connection with these questions we must consider the all important part played by the alimentary canal. Here we have, doubtless, one of the important keys to the solution of the problem. It is I think, mainly along the lines indicated by M. Bouchard, that we must travel in search of the exciting causes. The little we know with certainty regarding gout indicates that we are dealing with a disease in which the primary characteristic is an unstable nitroginous equilibrium. Whether the results of that instability an mairly exhibited in the kidney or in the liver cannot be stated. Probably the change is a more general one, altthrough it may well be, that the liver plays a leading rôle. Be that as it may, our attention should, I think, be focussed on the metabolism of the proteids in the alimentary canal, and also in the tissues. Is it not possible that we find an explanation of the phenomena of acute gout, and also chronic and irregular manifestations, in the absorption of the products of abnormal digestion of proteids from the alimentary canal. This abnormal digestion may arise from quite a number of circumstances e. q. excess of proteid food, faulty admixture of foods, the effects of alcohol, the result of fatigue from excessive muscular exercise, various bacillary poisons, etc. Such an explanation is I think a more likely one than that which attributes to the nervous system, a leading part in the production of the symptoms. If this view be correct what is desired to know, is the nature of these toxines, and, secondly the reaction of the tissues — blood, blood glands, bone marrow and tissues generally — to their influence.

These points were mainly suggested to me by the results of recent personal investigations. In the course of investigation into the metabolism in a pronounced case of gout, I made a detailed examination of the blood by means of stained films, specially prepared to reveal the characters of the leucocytes, and was interested to find that the degree of leucocytosis present depended on the presence of cells which in general appearance more closely resembled myelocytes in a state of exhaustion or degeneration than any of the normal or abnormal constituents of the blood. These cells appeared to be quite distinct both from the lymphocytes, and the finely granular oxyphile leucocytes, and from the fact that they, with their poorly stained, swollen nuclei, and vacuolated cytoplasm, also imperfectly stained, could be seen alongside of beautifully stained lymphocytes and finely granular oxyphile leucocytes; one was I think justified in thinking that these cells were not artificial products, but were distinctive cells with some significance. A more recent examination of another case has revealed the appearance of somewhat similar cells, and in both instances there was a striking increase in their number during the paroxysm.

With so limited observations it is well to refrain from forming any deductions as the nature and significance of these cells, but I would suggest the advisability of a further enquiry into the histo-chemical characters of the blood, with the view of determining whether the above results were merely accidental, and were without etiological significance.

A few words regarding the influence of Nucleins. As I considered it important to ascertain the reaction of the tissues in gout to nucleic acid have recently investigated this, and found that, with regard to the excretion of the two end products — P_2O_5 and uric acid — the condition was fairly comparable to that obtaining in health. This result is in conformity with that recorded by Knoll as the result of feeding a gouty patient with large doses of Thymus, and similar results (even if fully confirmed by other observers) with great caution, they tend to my mind to suggest that there is no primary special defect in the kidneys, at any rate with regard to their excretion of uric acid. The observation on the granular leucocytes in the blood derives additional interest from recent experimental work on the metabolism of the nucleins under physiological conditions. Milroy (Edinburgh) has shown that injections of nucleic acid can produce distinct changes in the granular leucocytes, changes somewhat resembling the appearances I have described. In conclusion, while advocating a greater concentration of attention on the whole subject of general intra-cellular metabolism, and less concentration on any one or two by products of that general metabolism, we may, I think, rest assured that the various problems of gout will never be solved by reference to a study of the human subject only. A long extended line of enquiry into comparative pathology, especially in its experimental aspects, will be necessary, before we can determine the exact nature of these influences, which give to the tissues that trait of defective metabolism which is so characteristic of the hereditary disease.

LA PATHOGÉNIE DE LA GOUTTE
par M. J. TEISSIER

Les éminents rapporteurs chargés d'élucider la pathogénie de la goutte viennent d'exposer d'une façon tout à fait complète les causes connues de l'*uricémie* : ils ont passé en revue toutes les conditions morbides susceptibles d'entraîner cette altération humorale, et à cet égard, il ne semble pas qu'il soit possible de rien ajouter à leurs savantes dissertations. Mais la solution de ce point important du problème constitue-t-elle une réponse suffisante à la question posée? Et, en nous montrant comment l'acide urique s'accumule dans le sang, en allant de la goutte typique à la leucocythémie, nous explique-t-on comment cette uricémie dont les origines sont si variées va devenir, dans certains cas, susceptible de constituer la *goutte vraie*, c'est-à-dire aboutir à la production du tophus, caractère essentiel, et signature nécessaire de la goutte proprement dite? Il y a là un côté de la question tout particulièrement délicat et qui ne nous semble pas encore suffisamment éclairci.

Sans doute, nous sommes tous d'accord pour reconnaître dans la goutte une maladie générale, héréditaire ou acquise, caractérisée par un ralentissement des actes nutritifs aboutissant à une élaboration vicieuse de la matière albuminoïde, que cette évolution viciée soit le fait d'un fonctionnement imparfait de la cellule vivante (Ch. Bouchard), ou qu'elle résulte d'un trouble profond et primordial du système nerveux trophique (Dyce-Duckwerth). Mais pourquoi l'acide urique accumulé dans le sang, où il circule à l'état d'*urate sodique soluble*, va-t-il brusquement se transformer en *biurate insoluble* qui se déposera soudainement au niveau des tissus périarticulaires pour constituer des tophus entraînant les réactions locales plus ou moins accusées de la goutte aiguë ou de la goutte torpide? Quelle part à faire dans ce mécanisme aux ferments ou aux infections? Ou bien faut-il admettre des troubles surajoutés de la nutrition accentuant la subalcalescence du sang et restreignant la solubilité de l'acide urique? Tout autant de questions fort difficiles à résoudre, mais cependant qu'il est nécessaire de fouiller minutieusement, si l'on veut saisir sur le fait le mécanisme de la grande dyscrasie, et se trouver à même de lui opposer une thérapeutique vraiment pathogénique.

Ces conditions humorales secondes nous semblent particulièrement utiles à déceler, car elles seules peuvent donner la clé et conduire à une interprétation plus exacte de faits cliniques restés jusqu'ici assez difficiles à classer.

Nous prendrons à ce sujet un seul exemple : Nous avons proposé, il y a quelques années déjà, de réserver le nom de *rhumatisme goutteux* à ces faits pathologiques, assez fréquents d'ailleurs, que caractérisent des arthropathies multiples de type déformant, mais sans avoir les allures progressives et envahissantes du rhumatisme noueux typique dont ils se distinguent d'ailleurs par des parentés morbides très nettes et des affinités étroites avec les maladies de type bradytrophique : (asthme, diabète, gravelle, obésité, etc.) L'hématologie elle-même rattache intimement ces états morbides au groupe de dyscrasies acides (acide urique en excès, présence de l'acide oxalique, lactique, acides gras ou autres). Des manifestations symptomatiques multiples enfin relient nettement ces différents faits avec la goutte vraie (céphalées de l'enfance, vertiges, palpitations, albuminurie même, et plus tard, les pseudo-lipomes, les œdèmes partiels, l'aortite et la néphrite interstitielle : tout justifie donc l'épithète additionnelle de « goutteux » donnée à ces formes de rhumatisme dont l'uricémie est le substratum hématologique le plus saillant, et qui pourtant ne sont pas la goutte commune, car le tophus manque, l'arthrite domine, et si l'acide urique se dépose, c'est autour des stalactites osseuses, ou au niveau des insertions tendineuses, parfois encore sous forme de nodosités d'Heberden : mais l'infiltration urique n'est plus ici que l'accessoire.

Pourquoi donc ces différences? Faut-il les chercher dans des oppositions originelles, la goutte vraie étant le fait surtout de l'innéité, le rhumatisme goutteux, celui de l'uricémie acquise? soit que, en pareil cas, celle-ci provienne d'une entrave apportée à la fonction cutanée, soit qu'elle résulte des troubles digestifs prolongés (l'uricémie pouvant résulter de la synthèse de l'acide lactique provenant de fermentations gastriques anormales avec l'urée sécrétée en excès par le foie si fréquemment hyperémié dans la dilatation de l'estomac (Bouchard), soit enfin qu'elle soit consécutive à de l'insuffisance rénale latente? Peut-être. Mais très certainement aussi il faut en chercher la cause dans les différences humorales qu'on arrivera peut-être quelque jour à mettre plus aisément en évidence. C'est ainsi que dans le cas auquel nous faisons allusion ici, et qui est un type de nutrition retardante avec uricémie, mais sans production de tophus, il est facile de constater que *l'expérience de Garrod est presque constamment négative*; mais si l'on ne voit appendus au brin de fil que quelques rares cristaux uriques, par contre les cristaux d'acide oxalique abondent dans la sérosité recueillie. Or cette oxalhémie si nette n'indique-t-elle pas l'existence d'une évolution spéciale, d'un état moléculaire nouveau favorable à des transformations particulières des sels uriques? Si dans l'intoxication saturnine la présence du plomb dans le sang favorise la transformation de l'urate de soude circulant en biurate insoluble apte à se déposer dans les tissus, pourquoi dans certaines modalités de l'arthritisme, des substances toxiques ou des acides accumulés parallèlement dans le sang ne favoriseraient-ils pas l'incessante mutation de l'acide urique, par exemple sa transformation en urée, alloxane et acide oxalique? Cette transformation n'a rien d'invraisemblable dans l'état de nos connaissances chimiques[1]: bien plus, en nous montrant l'acide urique en voie de mutations incessantes, elle nous expliquerait pourquoi les dépôts tophacés vont ici manquer : l'acide urique a perdu la stabilité de combinaison favorable à sa précipitation.

Ce n'est là assurément qu'une hypothèse, mais une hypothèse qui répond à des faits minutieusement observés et permet à l'esprit d'en comprendre la raison d'être, hypothèse enfin qui nous montre tout l'intérêt qu'il y a pour le médecin à fouiller plus minutieusement encore cette question si difficile de la pathogénie de la goutte, en orientant ses recherches futures dans le sens des travaux délicats d'hématologie, dont la chimie biologique finira peut-être un jour par creuser tous les mystères. Sans doute, comme l'a dit le savant rapporteur M. Legendre, « les humeurs sont ce que les fait la vie des cellules », mais en étudiant les altérations de ces humeurs, on peut espérer saisir plus aisément peut-être le sens même des troubles de la vie cellulaire et arriver à une conception plus précise des types morbides que ces troubles vont entraîner.

1. La formule suivante, empruntée à M. A. Gautier *Chimie de la cellule vivante*, permet de saisir facilement le sens de ces tranformations :

$$C^5H^4Az^4O^3 + H^2 + O = CH^2Az^2O + C^3H^2Az^2O^3.$$
$$\text{Acide urique.} \qquad \text{Urée.} \qquad \text{Alloxane.}$$

$$C^3H^2Az^2O^3 + 2H^2O + 2O = CH^2Az^2O + C^2H^2O^4 + CO^2.$$
$$\text{Alloxane.} \qquad \text{Urée} \qquad \text{Acide oxalique.}$$

DISCUSSION

Professor His (Leipzig) lenkt die Aufmerksamkeit auf folgende 3 Punkte :

1. Es ist nicht wahrscheinlich, dass ein so leicht oxydabler Körper, wie die Darmsäure, unzerstört im Blute circulirt, wenn er nicht in einer nicht oxydablen chemischen Verbindung vorhanden ist.

2. Bei der Resorption der harnsauren Ablagerungen spielen die Phagocyten eine wichtige Rolle : sie vermögen grosse Mengen von Darmsäure, die sie in ihren Zelleib aufgenommen haben, zu zerstören.

3. Es ist nicht möglich, durch Basen, die mit Darmsäure leichtlösliche Salze bilden, harnsaure Ablagerungen zu lösen, solange Basen vorhanden sind, die schwerlösliche Salze bilden.

M. le Dr Aug. Rocha, de Coïmbre (Portugal). — Au sujet de la pathogénie des tophus, je me permets d'appeler l'attention de la section sur les conditions physiques ordinaires de la formation des cristaux; elles expliquent, ce me semble, la formation des tophus. Les tophus se précipitent particulièrement dans les petites articulations, et surtout dans l'articulation classique du gros orteil, et surtout dans les personnes, chez lesquelles les petites articulations sont grosses, très accentuées. Dans ce cas je comprends que la précipitation des urates se produise autour de cette sorte de noyaux de cristallisation. Les individus aux articulations lisses, peu accentuées, sont beaucoup moins prédisposés. C'est certes une hypothèse, mais elle en vaut bien d'autres : et en tout cas elle s'appuie sur des connaissances exactes sur la formation et le dépôt des cristaux.

CLINICAL OBSERVATIONS ON THE DIAGNOSIS OF DIABETES,
AND ON ITS CONSTITUTIONAL TREATMENT

by ELMORE S. PETTYJOHN, M. D.

Alma (Michigan).

The increasing number of cases of this disease, and the increased per cent compared with other diseases, leads us to a further consideration of its cause and treatment. It occurs in young children, in men and in women from twenty to sixty years of age. In the Hebrew race more frequently, probably on account of their irregular and high living; in the negro race less frequently, because of their simple, plainer living; in the American Indian not at all, as known ; in youth more frequent in girls, in adults in men. Heredity has a bearing on the cause in a neurotic inheritance as a general constitutional consideration. More than half the cases of this disease die within two

years of the onset, regardless of our best treatment. Yet patients
have lived twenty years with a glycosuria.

The disease is less frequent in those who do physical labor, no
doubt on account of the elimination produced by exercise. It is
found most frequently in intellectual workers and those of sedentary
habits, professional people furnishing from 7 to 10 per cent of all the
cases. In laborers and mechanics and housewives the urianalysis
of 672 cases showed absence of sugar in every instance.

All authorities agree that diabetes is a peculiar pathological state of
the body, the result of some disease or irritation of the nervous
system and blood vessels, or the loss of the functional powers of the
pancreas and liver, as well as that of the kidneys which produces
great weakness, prostration, and in the young people early death.

Granting that the blood in diabetic patients has less glycolytic
action than in health, according to the study of Lepine and others,
this *does not prove* the *presence in health* of a SPECIAL *glycolitic ferment* produced by the *pancreas*, the *lack* of which permits accumulation of sugar in the blood.

Pathological investigation finds the pancreas diseased in only a
small portion of the cases, but no more frequently than the arteries,
the liver, and the kidneys. In *enlarged pancreas* (called among the
laity " ague-cake "), as is found quite frequently in malarial districts,
especially in the South, both in temporary acute and in chronic enlargement of the pancreas, in the study and observation of 125 such
cases during the past five years, *no cases of diabetes have been found*.
In the literature of this subject and the study of experimental pathology the *relation* of *malarial enlarged pancreas* to *diabetes* is unmen-
tioned.

Pancreatitis occurs (with enlargement), pancreatic hemorrhage in
fat people, or in cases of arterio-sclerosis, fat necrosis of the pancreas,
abscesses of the pancreas, pancreatic concretions accompanied by
colic and only distinguished from intestinal calculi by examination of
the stools and urine; atrophy of the pancreas, cysts of the pancreas
from stasis; carcinoma of the pancreas, primary or secondary, *do* and
HAVE *all* occurred *frequently*, thus *inhibiting* the *physiological function*
of *this gland*, and WITHOUT ANY OF THE SYMPTOMS OF DIABETES. The relation, therefore, of the *pancreas* to DIABETES IS UNDETERMINED. But that its
diseased condition is coincident with abnormal states elsewhere, and
the *effect*, *rather* than the CAUSE, of diabetes, IS TENABLE.

That diabetes is a true neurosis and its seat in the nervous system
seems proved. It is *closely* ALLIED to the various forms of *neurasthenic*

polyuria (or so-called diabetes insipidus) and to *nervous dyspepsia*.

It is closely associated with mild forms of depression, and general morbid mental conditions, and melancholia. It *often* follows *mental shock*, or great physical excitement. Various alterations in the mental powers, the loss of memory and changes in the special senses, are *present* in *some from*, in *nearly every case*, especially those having a *neurotic heredity*. *Ataxic symptoms*, the abnormal condition of the reflexes, *psychical* and *nervous symptoms*, any or all of these conditions are present in every case to greater or less degree.

The above conditions, while being symptoms or complications of the disease diabetes, are also as well both remote and exciting causes.

Experimental observations.

The puncture of the floor of the fourth ventricle conveys release from the medulla to the vaso-motor nerves of the *liver*, and *inhibits* the *capacity* of the *hepatic cells* to *retain* the GLYCOGEN, which is then *set free*, to be taken into the circulation and eliminated by the kidneys, the breath and the perspiration. *Arterio-sclerosis* in *this* region of the brain through the sympathetic ganglia, *increases* the *polyuria* and *prevents oxydation* and *assimilation* of *proteids*. While the most *direct relation* seems to exist between the MEDULLA and the *liver*, with reference to the retention of *glycogen*, injuries or disease of the *various parts* of the *nervous system* are *frequently* followed by *glyco-suria*. An illustration from one of a number of such cases : A patient now under my treatment fell over 400 feet in a snowslide, and thought every moment he would be killed; the longest distance fall was 150 feet. He was confined to bed sixteen weeks, but entirely recovered from the injuries. The urine, which was examined several months previously and *found normal*, showed *after* the *accident* the *presence* of *sugar*, which has been present *ever since* in variable quan-tities. The quantity of urine has varied, being from 1500 to 1000 c. cm. to the normal, the amount depending upon the patient's *general condition* and the *nervous excitement which he is under*. During the past year his neurasthenic condition and general health have improved greatly, and the *diabetic symptoms* have subsided with the *general* treatment constitutional rest from business and a *whole-some unlimited diet*.

NOTES ON DIAGNOSIS

As in every other disease, an early diagnosis and prompt treatment from the beginning are all important. In every patient an urianalysis should be made every six months. The entire amount of urine for twenty-four hours should be used, or if not possible to obtain this, that on arising in the morning, or within an hour after the hearty meal of the day.

The fermentation test is reliable and accurate, as well as the best, to determine the amount of sugar with the use of the saccharometer. The Haine's cupric test is equally reliable and is quickly made.

The phenyl-hydrozin test is definite, but requires longer time. The *amount* of sugar is not so important, as its *presence*, which shows the changes occurring in the body, of which this is only an index. Some diabetics feel better when passing some sugar. A trace even of sugar is not present in a normal urine. It may be absent in cases of high sp. g. when there is abundance of urates and free uric acid.

Polyuria and thirst are usually the first symptoms noted, with the urine water color and of sp. g. 1020 to 1040, except in case of granular kidney with diabetes, when the sp. g. may be low and yet sugar be present.

The amount may be from a quart to a gallon and the polyuria and low sp. g. exist for several weeks before the detection of sugar. It is impossible to tell whether or not a polyuria will eventuate in a diabetes, so we are warranted in beginning treatment at once. A polyuria may exist for many weeks and disappear with no sugar, and this may recur several times and finally sugar be found, which may rapidly increase in the amount until the case becomes a grave one.

The polyuria is increased at night or from four until nine o'clock in the morning, during which time two-thirds to three-fourths of the amount for the entire twenty-four hours is secreted, although the amount of urine often corresponds somewhat with the amount of liquid taken. The sugar often disappears and reappears during the progress of the disease, so that every case needs constant watching and medical care.

Thirst and *hunger* are increased in most cases, though there are cases where there is *little thirst* and entire loss of appetite. Defective stimulation of the salivary glands, causing lessened secretion, as in many other nervous conditions, is the chief cause of the thirst, and may often be relieved by water held in the mouth, although the longlass of liquid in the polyuria must be supplied.

There is a *notable disturbance* of the *nutrition* of the entire body: general debility and neurasthenic symptoms, with indefinable weakness and prostration; headache, sleeplessness, various neuralgias and cramps with formication and numbness. There is usually mental *depression* and a *morbid exaggeration* of the symptoms. The patient is often *determined* to make daily analysis and measurements of the urine. In fact, he presents the whole group of symptoms of nerve starvation.

Treatment should be essentially constitutional. Four to six weeks of rest care, with all its accompaniments, a good doctor, a good nurse, frequent and full quantities of wholesome, nutritious food, faradization, massage, hydrotherapeutics and remedies to increase the digestion and assimilation of the carbo-hydrates, I would place first.

The maintenance of the highest degree of health in the entire system, with the removal of every source of irritation and every abnormal physical condition, is essential. This treatment should be followed by the gradual convalescent treatment, as in any other manifestation of general neurasthenia. The complications should be treated symptomatically.

I believe the profession has been relying too much upon the patient, and too much upon the miller and pharmacist, and too much upon the special diet. There is no such thing per se as a diabetic diet, " diabetic flour ", or even genuine gluten flour. These things have been given too much commercial importance, to the detriment of the physician and the patient. Saccharin and crystallose have no especial nutritive value, levulose and dextrose are unimportant for consideration here.

Of 1.90 pounds (dry) food, the average amount taken by a healthy person, 1.00 pound, or more than all other solids combined, is starch; proteids, 50 pounds; salts, 40 pounds.

The quantity of starch or any other food should be limited to the ability of the patient to assimilate that particular kind of food, with digestants to aid its appropriation, and an abstemious diet should be directed in these cases as in any others, according to the judgment of the physician in charge.

The patient should be ordered a definite diet, according to the *climate*, the *season*, and his *condition* of *nutritive* needs. It should be changed according to *his nutrition* and *his* ability to care for certain kinds of food, with but little reference to the increase or decrease of the amount of sugar, which is variable under every kind of treatment, or no treatment.

From four to six ounces of rye bread a day, which contains 65 to 80 per cent of carbohydrates. Thoroughly cooked rice once a day, a well baked potato every other day, with milk, cream, fish, meats (except pork), all green corn, green vegetables, fruits, nuts, cheese, may be eaten. A light breakfast, a hearty dinner and moderate supper is a good division.

Eggs may be taken in quantity when the liver is active, and fat and flesh in large quantities in absence of excess of uric acid.

Patients should drink all the milk and cream they want for its lactose. A full milk diet is good treatment for a time.

Allow the patient all the water he needs, giving it acidulated, although the blood should be kept alkaline and the urine neutral or slightly acid.

Cabbage will slake the appetite for sugar, while spinach, cress and onions contain salts and other alkaline bases that are valuable. Lithia waters and sodium salicylate and phosphate, with chloride of sodium, help the condition of the blood. As two-thirds of the water escapes through the kidneys, when the polyuria is excessive, saline laxatives and hydriatic treatment, to aid elimination from the bowels and skin and equalize the blood pressure, is of very great value. Intestinal auto intoxication and constipation should be treated vigorously and systematically.

In the convalescence *outdoor life* and *appropriate exercise* are extremely important. Muscular exercice consumes the sugar and diminishes the glycogen, but exercise should be prescribed and directed as definitely as the dietary. A dry, warm, equable climate, where transpiration through the skin is augmented, and where the patient can have good food and the recreation and exercise of outdoor life and occupation, are as valuable in this as in any other general nervous disease. Where the patient's nutrition is too low for exercise and the eliminative organs are at fault, systematic massage and hydrotherapeutics offer every advantage under a competent physician's direction.

ARTHRITIS DEFORMANS

by Thomas V. HAMMOND,

of Washington, D. C.

I

ARTHRITIS DEFORMANS

The object of the presentation of this brief paper, is to draw the attention of the Medical Profession to the causes and treatment of the malady designated as Arthritis Deformans.

The diagnosis of this disease becomes an easy matter to the practitioner who has had even a limited experience. The signs and symptoms are so very characteristic, that once recognized are never forgotten.

Of the several forms met with, the most common is the progressive, or « general progressive », next « Heberden's nodosities » and less often the « mono-articular » form.

The structural changes in the joints are principally of the cartilages and synovial membrane, with bony deposits around the articulations.

The relationship of this disease to gout and rheumatism is very doubtful, as the history of may cases show no connection whatever with the latter disease.

The recoveries from the treatment which I have persued in this disease have absolutely forced me to the belief that the accepted authorities, as to its cause, are mistaken. Neurotic conditions, so frequently stated as the cause, are not the cause, but the result.

The same is true of some of the ablest writers, who contend that nitrogenous food should be interdicted in the diet of these patients.

I believe the cause of this disease is due entirely to the malassimilation of food and especially to the acetic fermentation, that takes place, in the intestinal tract from starch, fats and sweets.

The prevention and cure of the disease can only be accomplished by recognizing these facts.

It has been my practice for more than twelve years to eliminate, as far as possible, from the diet of these patients all foods containing sweets fats and starch the most harmful.

When it is practical, I confine patients almost entirely to a diet of fresh, lean (red) meats, excepting pork: with a small quantity of ripe fruit and a few green vegetables: tea or coffee, *plain*.

I insist upon the patient drinking, when the stomach is empty, large quantities of water, that has been boiled, and waiting from one o two hours before taking food.

After the patients have been on this diet for several months, mechanical treatment benefits the crippled joints considerably.

Medicine has no specific action whatever upon the disease and should be used, if at all, in the most moderate way.

Climatic conditions has nothing to do whith the cause but as all invalids are better in pure air, so are these patients helped.

When patients can be made to follow this diet, rigidly, the disease will surely be arrested and gradually the injured joints will regain their usefulness. Often have I seen cases that were apparently hopeless and disparate make wonderful recoveries.

Most emphatically do I contend that Arthritis Deformans *is* a curable disease.

EL KELLAH ET LA GRAVELLE

par HASSAN MAHMOUD PACHA,

du Caire.

El Kellah est une plante de la famille des Ombellifères, connue des botanistes sous le nom d'*Ammi visnaga*. Elle n'était pas rangée parmi les plantes employées en médecine, lorsque en 1888, je découvris ses propriétés médicales que je vais décrire.

Cette plante pousse en Égypte sans le secours d'aucune culture, on la trouve surtout dans la Basse-Égypte, au printemps, dans les champs de blé, de trèfle, de fèves, de pois chiches, etc. Il ne faut pas la confondre avec l'*Ammi majus*, qui est très commune dans l'ouest de la France. On la trouve pourtant, mais peu abondante, en Languedoc et en Provence.

Les fleurs de l'*Ammi visnaga* sont disposées en ombelles. Sa racine pivotante est garnie de radicelles et surmontée d'une tige de la grosseur d'un petit roseau renfermant une moelle blanchâtre. La hauteur de cette tige atteint un mètre environ : elle porte des rameaux assez nombreux, ses feuilles sont alternes et engainantes à leur base. Les fleurs sont blanches, disposées au sommet des branches en ombelles.

Ses fleurs ont une odeur aromatique agréable ; ses fruits sont secs, petits, verdâtres et striés, de forme ovale, leur saveur est très amère.

Composition chimique.

D'après les recherches faites par M. Malosse, professeur agrégé à l'École supérieure de pharmacie de Montpellier, si on brûle 100 parties d'*Ammi*, on obtient 9.1 de cendres qui contiennent les substances suivantes :

Chlorure, sulfate et carbonate de potassium et de sodium avec traces de chlorure et de sulfate de calcium et de magnésie   5,860
Phosphate de calcium, de magnésium, oxyde de fer et de manganèse   4,719
Silice et charbon   0,521

$$\text{Total.} \quad \overline{9,100}$$

M. M. Ibrahim, ancien professeur à l'École de médecine du Caire, a extrait d'El Kellah une substance nouvelle qu'il a appelée Kelline. C'est un corps ternaire comme les corps glycosides. Le procédé employé par M. Ibrahim pour obtenir la Kelline consiste à traiter par l'alcool un mélange composé en parties égales de fruits d'*Ammi visnaga* pulvérisés et de chaux hydratée. Après filtration, il évapore à sec la liqueur alcoolique, il traite le résidu sec par l'éther et évapore le liquide éthéré. Ensuite le produit sec est traité à l'eau bouillante. La dissolution est filtrée encore chaude et se dépose en cristaux par le refroidissement. Ces cristaux sont dissous dans l'acide acétique chaud, la dissolution est filtrée et donne de nouveaux cristaux en se refroidissant; on traite de nouveau à l'eau bouillante et on obtient par le refroidissement la Kelline cristallisée.

Les expériences faites sur les animaux en leur administrant la Kelline ont donné les résultats suivants : vomissements répétés, paralysie des membres postérieurs, ralentissement non constant des mouvements de la respiration et irrégularité des battements du cœur. L'action de la Kelline la rapprocherait des poisons narcotiques.

J'ai répété les mêmes expériences sur des animaux en donnant aux uns l'extrait de Kellah et en administrant aux autres une injection sous-cutanée de la dissolution de Kelline au 20/1000°, je n'ai pas obtenu les résultats indiqués. Un des lapins injectés a succombé au bout de dix-huit heures. En faisant l'autopsie, j'ai constaté que le cerveau et la moelle était congestionnés, le cœur contenait du sang liquide, les intestins renfermaient une grande quantité de gaz.

Thérapeutique.

L'*Ammi visnaga* est un remède très actif dans le traitement de la gravelle **urique**, son activité est beaucoup plus forte que celle de la

Pipérazine et du Lycétol. J'en emploie les graines sous forme de décoction, j'en prends 10 grammes, environ une cuillerée à café, que je fais bouillir dans 10 grammes d'eau pure et filtrée. J'ordonne au malade d'en prendre une petite tasse le matin, une à midi et une le soir pendant trois jours consécutifs, traitement qu'il doit renouveler chaque mois.

Les sujets à la diathèse arthritique ou les graveleux qui répètent l'absorption de cette décoction, comme je viens de l'indiquer, parviennent à se guérir complètement. J'ai donné ce remède à de nombreux malades, de différents âges, depuis cinq à soixante ans, et j'ai obtenu de bons résultats : ainsi des graveleux, avancés en âge, avaient des coliques néphrétiques qui leur revenaient tous les deux ou trois mois, bien qu'ils prissent tous les remèdes indiqués pour le traitement de la gravelle. Une fois qu'ils eurent employé El Kellah, selon mes indications, pendant quatre ou cinq ans, ils n'eurent plus ni colique, ni gravelle. J'ajoute à ce traitement un régime comprenant un peu de viande blanche, des légumes et du lait, enfin le malade doit se livrer à un exercice modéré.

J'ai également employé la décoction d'El Kellah avec succès dans les maladies suivantes :

1° Le rhumatisme;

2° La goutte;

3° La gingivite chronique, sous forme de gargarisme. Les feuilles d'El Kellah peuvent aussi être utilisées sous forme de cataplasmes astringent et calmants.

Telles sont quelques-unes parmi les nombreuses observations que j'ai constatées en faisant usage de cette plante comme remède.

Conclusions.

El Kellah est, on le voit, un remède utile dans le traitement de la gravelle, elle empêche la formation des gravelles par les sels qu'elle contient, et elle agit sur les muqueuses des voies urinaires par la résine qu'elle possède : elle calme, par la Kelline, les douleurs atroces qui accompagnent la gravelle. Il en est de même dans le rhumatisme articulaire chronique.

El Kellah constitue un tonique par la matière amère qu'elle contient et à ce titre peut être employée sous forme de sirop. Les habitants de l'Égypte se servent de ses porte-fleurs comme cure-dents.

Tels sont les premiers essais que j'ai tentés sur El Kellah, et je

pense que de nouveaux travaux nous donneront le moyen de trouver
d'autres applications de cette plante en médecine.

NATURES ALKALINE TREATMENT OF GOUT AND RHUMATISM
BY THE USE OF NATURAL ALKALINE THERMAL WATERS

by CARL N. BRANDT, M. D.

Resident Physician, hot springs Virginia. U. S. A.

My only excuse for attempting any addition to the already overdone
subject of Rhumatism and Gout, is, that in an experience of a number
of years in the treatment of these conditions solely, certain clinical
facts have been impressed upon me to so great an extent, that I feel
that the lessons learned by clinical work may be of some value to
those of the profession who are called upon to deal with the sub-
acute and chronic forms so-called Gout and Rhumatism.   To go
into the theories that have been advanced in the past is not my
purpose, but merely to try and show why and how results are
obtained by the use of Natural Alkaline Thermal Waters, internally
and externally, in a large number of cases where all other means
had failed.   That such is the case can, I am sure, be testified to
by almost all the leading medical men of the day, and my only
surprise is that they fail to understand how such results are obtained.

No treatment gives rise to so much disbelief as the use water as a
therapeutic agent, and the idea that after use of all the drugs and so
called specifics, the Alkalies, Salines, that relief should be given by
the use of water, is by many considered absurd, and the man who
advocates such treatment is dubbed a fanatic.   The Profession as a
rule may be said to be satisfied that the most approved treatment for
the conditions is the so-called Alkalin treatment, and yet they express
surprise that good results should be obtained by the use of Alkaline
Waters.   Have they ever stopped to consider that after all the so
called Water Cures or treatment fort Gout or Rhumatism are nothing
more nor less than Alkaline treatment, differing only in the fact that
the Alkali is, on the one hand, supplied by the chemist, and on the
other by nature.   Such is the case. All the Water cures for these
conditions consist in the use of Alkaline waters, not only internally,
but also in the form of baths   The use of the Alkaline Waters is but
one factor in the proposition.   The others are that when properly

used we have the application of the Alkaline treatment under the best circumstances, and with the best possible surroundings.

Quite possibly the patient's physician at home will have laid the fullest stress upon the proper diet, exercice, mental rest, etc., that the patient is to have, in addition to the medication advised; but, (and herein lies the kernel of the nut) the patient does *not* follow these instructions. He will take his pill or teaspoonful of medicine, with absolute precision and regularity, but he has no time for exercise or dietry. After finishing his business and following his pleasure he may give these a half hearted attention for a day or two, but there it as a rule ends. These are not conditions to be helped solely by medication. On the other hand, when taking a so called cure, he not only has his medicine; i. e. *Alkaline Water Internally and Externally*, but having no business to attend to, no pleasures to follow, his one occupation is to conscientiously carry out in every detail his regime as laid down for him by his advisor, who has him constantly under observation. Given then, that the Alkaline treatment i. e. in this case supplied by use of *Alkaline Waters*, good air, a carefully regulated diet, proper exercise, absolute cleanliness, free action of the skin i. e. brought about by the use of the *Alkaline baths*, free action of the kidneys and bowels i. e. due to the internal *administration* of the Alwaline water, add to these the knowledge which the patient has that he is doing that for his condition which in best. Can any patient fail to improve?

The first clinical fact which has been impressed upon me the absence of any clearly defined line of demarkation between the symptoms of cases which have presented themselves in which a diagnosis of either *rhumatism* or gout has been made. I have been unable to demonstrate to my own satisfaction any different pathological condition in these so called diseases, the clinical picture in either case being practically the same.

The diagnosis it would seem is most ofter settled by the exciting cause. On the one hand, if the initial attack followed xeposure to cold, dampness, etc., we are most frequently told that is a case of Rhumatism. If on the other hand the primary attack was apparently induced by excesses at the table or by indigestion, we are said to have a case of gout. The absence of difference in the symptomatology and pathology of the many cases which have come under my observation of so called *Rhumatism* and *Gout* has led me to discard the terms Rhumatism and Gout and bring these conditions under the one general head of *URIC ACID TOXEMIA*. My own belief being that in the absence of any clearly defined pathological condition neither Rhumatism nor Gout are true diseases, but are groups or symptoms arising from improper metabolism, or in other words, the effects produced by the retention in the system of the products of metabolism, or waste. I am strengthened in this belief by the observance of two clinical facts. *First,* that in all the cases which have come under my personal observation in which either a diagnosis of Gout or Rhumatism has been made, the retention of Urid Acid has always been readily demonstrated.

Secondly, that immediately the free excreation of Uric Acid was brought about the symptoms have disappeared, irrespective as to whether the diognostis had been Rhumatism or Gout. My universal experience has been that on presentation the so called case of Rhumatism or Gout is found to be excreating less than the normal amount of Uric Acid, and after being put under treatment, this amount gradually increases, and with its increase a diminution of the symptoms.

The amount of Uric Acid excreated under treatment is frequently found to be twice or three times greater than before treatment was begun, and then gradually diminishes until the normal mark is reached, at which it remains so long as the patient continues to so conduct his life and habits as will insure his maintaining a proper relation between waste and repair. The ground being taken that Uric Acid Retention is the indication at least, if not the prime factor in the causation, of such a condition, or conditions which I name Uric Acid Toxemia, it follows that the knowledge of the exact amount of Uric Acid daily excreated it most essential. The ordinary routine of instructing a patient to bring to his medical man a bottle of urine, no instruction as to amount or how and when same is to be collected being given, in useless.

Neither a qualitative analysis nor a microscopic determination will suffice. The first, owing to the fact, that particular portion of the daily amount of urine, may contain a greater or lesser percentage or the entire output of uric acid. The second, owing to the fact, that drop or drops examined may contain all or none of the crystalized uric acid present, and thus lead to error in, judging the amount excreated. Obviously a quantitative analysis in necessary.

My procedure is as follows. A thoroughly clean glass vessel, large enough to contain the output of urine for 24 hours is given the patient with instructions to collect all urine passed for the following twenty-four hours; he is also instructed to first empty the bladder whenever having a bowell movement, so no urine may be lost.

From this a quantitative analysis is made, no change of diet having been ordered up to this time. From the evidence gathered from this first analysis treatment is the following day begun, and the patient instructed as regards diet, exercise and the use of the waters. The second day following a second analysis is made, the treatment as regards diet, baths, etc., being changed in accordance with the results uric acid excretion, as showno by said analysis. Analyses are continued every two or three days throughout the treament, which is ended when the excreation of Uric Acid has reached the normal. The patient then being allowed to return to his home after having been instructed as to his manner of living, so as to maintain a

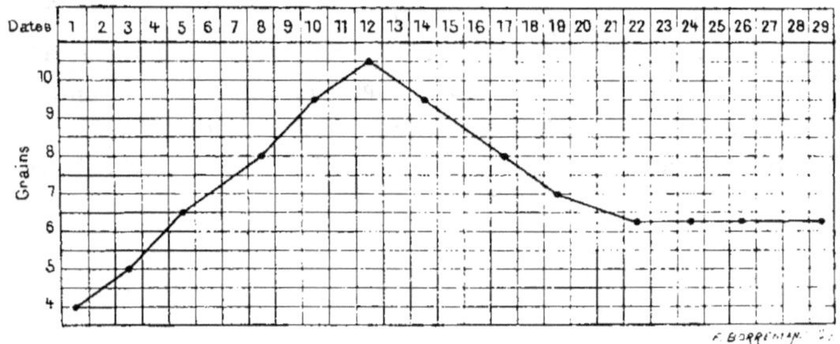

proper excreation of uric acid. A record of the amount of Urid Acid excreated is kept on a *Uric Acid* Chart as here shown. From *Right* to *Left* at top of chart is indicated the number of the day of treatment.

From *below, up* on left hand side of chart is shown the number of grains. The *red* line representing the normal physiological output or Uric Acid, 6 1/4 grains being taken as the unit representing this normal excreation. The chart is kept in the same way as is a temperature chart. The chart here given would show that at the time of the first analysis four (4) grains were excreated, at the second, five (5) grains, the third 6 1/2 grains, and so on. The greatest amount excreated is shown to have been 10 1/2 grains on the 17 th day of treament, from which time it steadily diminished until normal was reached on the 22nd day. A record is in this way kept in each case from day to day, and on this record, as I have said is based any change in diet, baths, etc. It is not claimed that use of the Alkaline treatment as supplied by nature is a specific, but that its employment, owing to the conditions by which it is surrounded, gives a larger percentage of good results. In my experience I may say that next to the internal administration of the Alkalies and their external appli-

cation in the form of baths. Diet plays the most important part, and
by which Haig has shown and my own experience has proven, Uric
Acid excreation can be controlled.   A dietry is to be carefully followed not by any set rule to be applied to all cases alike, by suiting
the diet to each patient innaccordance with the indication as show by
the Urinary Analysis, remembering the importance of personal indi-
viduality.

The utility of the Alkaline bath has been a vexed question, many
practical men holding that there is no absorption of the mineral
contents of the water and many experiments have been made to
prove this.

My own experience leads, me to believe that the taking of the Alkaline baths alone will induce an increased uric acid excreation, my
theory being that we here again have applied that old physical of
Exos and Endosmosis, an acid condition of all the tissues.   An
Alkaline medium, i. e. the bath, and an animal membrane, i. e. the
skin intervening.

The alkaline treatment as supplied by alkaline thermal waters I
use in the following manner.   A patient is given a daily alkaline
bath, varying in temperature from 90° to 150° F. for a period of from
5 to 25 minutes.   He is given none but alkaline water to drink, a
portion being taken on an empty stomach.   He takes from 2 to 4 hours
active exercise daily, his diet is specifically ordered him.   No alcoho-
lics are permitted, all the different factors of the treatment being regulated by the excretions of uric acid as shown by the analysis.   The
results in an experience of a number of years have been most satis-
factory.

I would call attention to the following essential points in the use of
alkaline water for the treatment of uric acid toxemia :

1. Frequent quantitative urinary analysis;

2. Changing the diet, amount of exercise and amount of water
taken, until there is a free excretion of uric acid;

3. The taking of sufficient exercise for the thorough oxidation of
the foods taken;

4. The putting aside of all mental work;

5. A specific diet ordered, not depending upon the patient's knowledge as to what contains or does not contain the proximate principles
which are to be avoided;

6. Teach the patient what nature's laws are as pertaining to his
health and well being and how to follow them.

In conclusion, let me deny the statement that has so often been made that there is a great difficulty in making patients follow stringent rules. Such has not been my experience, when I have had ability sufficient to impress them with the importance of these restrictions.

This treatment, as I have tried to show, is in no way specific. It is not claimed that there is any magic in the waters used, but that it is merely an application and use of the recognized utility of the alkalies, augmented by the surroundings and conditions possible, when the patient is so placed as to be constantly under the observation of his physician. The treatment is a rational one and a true exponent of the practice of physiology — a step, I trust, towards brushing away some of the mysteries which unfortunately have surrounded many medical measures.

I hope in the near future that it may be said of our profession : " They practice physiology and not medicine. "

VALEUR DU CHIMISME GASTRIQUE DANS L'APPRÉCIATION
ET LE TRAITEMENT DES ÉTATS DYSPEPTIQUES GASTRO-INTESTINAUX

par M. le docteur DUBARD,

de Dijon.

Est-il raisonnable de dire que les indications tirées du chimisme stomacal pour le diagnostic, le pronostic et le traitement des dyspepsies seraient inutiles :

Parce que les chiffres du chimisme stomacal sont variables d'un moment à l'autre sur le même sujet, ce qui est très discutable;

Parce que chez les gens sains, ou en apparence sains, il y a des variations individuelles notables;

Parce que les méthodes employées sont toutes entachées d'erreur et que les indications fournies par elles sont inférieures aux données chimiques;

Parce que la thérapeutique n'en a tiré aucun bénéfice réel, — point à établir;

Parce qu'enfin l'histoire si compliquée des dyspepsies s'est vue encore embrouillée davantage depuis les nombreuses classifications proposées par les chimistes. Ne perdons pas notre temps à réfuter ces mauvaises raisons.

Ceux-là mêmes qui dénigrent le chimisme appellent leurs malades des hyper ou hypochlorhydriques peptiques, comme si tout cela au fond ne revenait pas au même.

Les mots ne signifient rien si on sait bien ce qu'est la chose.

Qu'est-ce donc qu'un dyspeptique? C'est un malade dont l'équilibre entre les fonctions stomacales, intestinales, hépatiques, etc., est rompu. Et chose curieuse, comme pour une balance, c'est aux deux extrémités que se manifeste de la manière la plus sensible la répercussion des troubles.

Hyper ou hyposécrétion colique, hypo ou hypersécrétion gastrique, hypo ou hypermotricité gastrique ou colique, tandis que toute la masse abdominale reste comme une zone muette.

Tant que la suppléance entre les organes se fait sans fatigue trop considérable pour l'un d'eux et sans répercussions douloureuses pour le sujet, celui-ci ne nous consulte pas. Il ne vient que lorsqu'il souffre.

Dans cette étude, ne nous occupons que de ce qui se passe dans l'estomac.

Celui-ci a réagi aux influences morbides comme un estomac peut réagir par sa puissance sécrétoire et sa motricité, fonctions inséparablement unies et corrélatives l'une de l'autre.

Si l'exploration manuelle, l'interrogation, etc., nous renseignent sur le fonctionnement du pylore, quelles que soient les présomptions tirées de la présence du clapotage, des désordres intestinaux causés par la stase gastrique plus ou moins durable, seul le chimisme peut nous dire la valeur sécrétoire de l'estomac. Plaçons-nous à un point de vue pratique. Que cet état sécrétoire vicié soit une résultante réflexe d'un spasme intestinal pylorique ou cystique, d'un trouble de l'incurvation stomacale ou d'une lésion irritative de la muqueuse, il faut y remédier et cela le plus vite possible, en évitant les tâtonnements, car chez tous nos malades la dyspepsie est doublée d'un état nerveux qui leur rend très pénibles les échecs thérapeutiques.

Comment le faire, si le chimisme ne nous a pas renseignés sur l'exagération ou l'insuffisance des sécrétions acides ou peptiques, sur la viciation du processus digestif, devenus à leur tour facteurs secondaires de réflexes pyloriques et sous-pyloriques dont les effets s'additionnent pour augmenter les malaises du malade?

Dans les cas où le chimisme n'éclaire pas d'un jour suffisant l'obscurité que l'examen clinique n'a pu percer à lui seul, est-ce qu'il a vraiment été inutile? Non, et si nous n'en saisissons pas les nuances, si les désaccords ne nous renseignent pas, la faute en est plus à l'ouvrier qu'à l'instrument.

C'est ainsi qu'avec 0,25 de HCl libre, pour ne nous occuper que de ce facteur, on peut être justiciable du traitement de l'hyperchlorhydrie et soulagé par le bicarbonate de soude, et hypochlorhydrique avec 0,50 de HCl libre, chiffre normal cependant.

Enfin dans les cas où le chimisme est purement négatif, variable chez le même sujet, il nous enseigne qu'il faut chercher ailleurs que dans l'estomac les causes de la dyspepsie, en dessous du pylore, autour de la vésicule et du foie, dans l'intestin, dans une mauvaise statique abdominale, etc., et rétablir l'harmonie par le massage, le port d'une sangle, l'hydrothérapie, la guérison d'une lithiase biliaire, etc.

C'est en partant de ces données que nous avons toujours eu recours à l'exploration chimique de nos dyspeptiques et que nous nous en sommes bien trouvé.

En général, nous pratiquons l'interrogatoire du malade et son examen la veille et nous posons un diagnostic éventuel. Puis le chimisme est pratiqué le lendemain, les résultats viennent ou confirmer ou modifier le diagnostic et le traitement à instituer.

Notre repas se compose de 1/2 blanc d'œuf cuit dur, 50 grammes de pain, 2 tasses de thé ou d'un peu de vin dans un 1/2 verre d'eau.

Nous confions à M. Vincent, professeur de chimie à l'École de médecine, l'analyse de ces repas. Procédant toujours de la même façon, apportant toujours les mêmes précautions, il nous donne des résultats toujours comparables entre eux.

La méthode d'analyse employée est une modification de la méthode d'Hayem-Winter, dans laquelle l'HCl libre est dosé au moyen du réactif de Gunsbourg; la méthode d'Hayem étant mauvaise pour le dosage de HCl libre, ou du moins délicate à manier et variable dans ses résultats.

Sur 150 examens d'estomacs pratiqués depuis août 1899 jusqu'à fin juin 1900, que nous avons revus au moins une fois, ou avec lesquels nous avons correspondu une fois le traitement institué, nous avons vu le chimisme confirmer le diagnostic approximatif fixé la veille dans 100 cas, l'infirmer dans 20 cas, ne donner aucune indication dans le reste des cas. Nous confessons que dans ces cas, le traitement a été très laborieux et peu fructueux pour les malades.

Enfin sur 185 malades que nous avons observés et suivis, depuis plusieurs années, quatre malades avaient présenté à l'examen chimique un type hyperchlorhydrique très net.

Et cependant nous avons assisté à l'évolution rapide chez deux, classique chez les autres de cancers stomacaux: l'un a subi une gastro-entérostomie qui l'a prolongé de 14 mois; les autres ont refusé toute intervention.

Le chimisme doit-il être condamné pour ces grossières erreurs de diagnostic qu'il nous a conduit à commettre momentanément? Non. Car ces malades réagissaient aux premières atteintes du cancer, comme à une irritation sourde, par des symptômes d'hyperexcitation gastrique, d'intolérance des vomissements. Et cette école nous a rendu défiant à l'égard de ces faux hypersécréteurs.

En résumé, comme l'analyse des urines, le chimisme ne peut être négligé. Car il confirme l'examen clinique ou ajoute à celui-ci des points d'interrogation qui obligent à chercher davantage la cause de l'état dyspeptique.

Seul il ne vaut rien, mais s'il ne donne pas tout, il donne de précieuses indications.

Condamnerait-on l'analyse des urines sous prétexte que la quantité de sucre et d'albumine qu'elle décèle ne présage pas l'imminence d'une attaque d'urémie?

SUR L'ACTION PATHOGÈNE DE L'AMŒBA COLI

par M. Ignace FENOGLIO,

Professeur et directeur de la clinique médicale de Cagliari (Italie).

En 1890 je publiai une étude sur l'entéro-colite par amœba coli : avant cette époque ce sujet avait été fort peu traité, mais depuis lors les observations s'étant multipliées, on en publia plusieurs.

Les différents observateurs ne sont pas tombés d'accord pour affirmer ou exclure l'action pathogène de l'amœba coli. Mes observations personnelles de ces derniers temps m'ayant convaincu de cette action réellement pathogène m'ont décidé à revenir sur cet argument. Je ne reproduirai pas ici les remarques de ceux qui ont traité ce sujet : je me bornerai à dire que des observations furent faites en Égypte, en Asie, aux États-Unis, en Europe, etc., ce qui démontre l'importance de ce sujet.

Ainsi que M. Schuberg, je crois opportun de diviser en trois groupes les opinions des observateurs.

Le premier de ces groupes, en tête duquel se trouvent Cunningham et Grassi, n'admet aucun pouvoir pathogène de l'amœba coli.

Le second, dirigé par Kartulis regarde la dysenterie comme l'effet d'un processus spécifique de l'amœba coli.

Le troisième refuse aux amibes le pouvoir d'occasionner certaines maladies des intestins, mais leur attribue la faculté d'aggraver par leur présence les processus morbides existants. Loesh appartient à ces derniers. La disparité des opinions qui règnent sur ce sujet provient d'une foules de causes différentes, c'est-à dire : des lieux où ces observations furent faites, de l'association des bactéries avec les amibes, et plus encore du manque d'animaux réceptibles en manière spécifique pour telle maladie, et d'un terrain de culture convenable.

En effet, pour pouvoir prouver le pouvoir pathogène de l'amœba, les différents observateurs ont eu recours aux injections sur divers animaux, de selles dysentériques soit par la bouche, soit par l'anus.

Les animaux choisis pour les expériences furent : le chien, le singe, le lapin, le poulet, les cobayes, le chat.

Roos obtint des résultats importants en inoculant aux chats des selles contenant des amibes.

J'eus l'occasion d'observer deux chiens qui, plusieurs fois et dans des jours différents, avaient avalé des selles contenant de nombreuses amibes : ils n'en éprouvèrent aucun dérangement, et même leurs excréments ne présentaient aucune amibe. J'essayai ensuite, sur les chats, des injections rectales de selles riches en amibes, et, malgré ces injections répétées, le résultat fut nul : les chats continuèrent à se bien porter.

Mais ces injections, même réussies, laissent toujours un doute aux observateurs, attendu que l'on ne peut pas injecter des amibes seules avec les selles, mais presque toujours des amibes unies à des bactéries dont l'innocuité n'est pas prouvée : aussi peut-on supposer que des lésions produites chez les animaux sont l'effet des bactéries plutôt que des amibes, ou même de l'action réunie de ces deux agents.

Kartulis recourut aux injections de pus stérile contenant des amibes extraites des abcès du foie, mais ceci ne suffit pas à résoudre le problème : d'abord, à cause de la difficulté de supposer un pus stérile, ensuite, parce que le pus peut contenir des bactéries qui, même détruites, auraient laissé des toxines capables de provoquer la dysenterie.

N'ayant pas rencontré dans tous les abcès la présence des amibes, mais celle des bactéries, on en conclut que les bactéries, plutôt que les amibes, avaient provoqué ces abcès, d'autant plus que ces dernières absorbant une certaine quantité de bactéries, quelques auteurs admirent la possibilité que les abcès du foie fussent produits par les bactéries et les amibes réunies.

Les injections sur les animaux n'ayant pas fourni la preuve positive de l'action pathogène des amibes, on recourut à leur culture : à cet

effet on employa plusieurs terrains de culture tels que : la décoction
de foin, de paille et d'agar; l'infusion d'excréments de cheval, auxquels on ajouta des peptones, du sérum, du sang, du bouillon, etc. On
employa aussi l'infusion de chanvre, de fucus crispus à 5 pour 100
alcalinisé avec du carbonate de soude stérilisé à l'étuve à vapeur.

Je tentai la culture, en joignant aux selles une solution stérilisée de
chlorate de soude à 0.75 pour 100, et les exposant à la température
de 57 degrés du thermomètre, mais sans résultat.

Je tentai aussi la décoction de paille et de foin avec l'agar, d'agar
simple, de fucus crispus, mais sans obtenir aucun résultat positif.

Des observations de la plus grande partie de ces auteurs, il résulte
que tous ces moyens de culture ne sont pas adaptés pour l'amœba coli,
car dans la décoction de paille il se développe les amibes de la paille ;
de même les amibes développées dans la culture du fucus crispus
n'appartiennent pas à l'amœba coli, mais à d'autres variétés d'amibes
qui, accidentellement, pouvaient se trouver dans les intestins ; il faut
donc conclure que, jusqu'à présent, on n'a trouvé aucun terrain adapté
à la culture des amibes.

Il résulte de là que pour prouver l'action pathogène de l'amœba coli
nous devons nous baser sur les observations cliniques et thérapeutiques, vu que les cultures et les injections sur animaux ne fournissent
pas cette preuve indiscutable, considérée comme la meilleure et la plus
sûre d'après les recherches modernes.

J'ai pu soigneusement étudier plusieurs cas, les uns à Cagliari, les
autres en Piémont. Chez tous la maladie présenta une longue durée,
une grave anémie et les symptômes d'une entéro-colite chronique, c'est-
à-dire de fréquentes évacuations mélangées à une quantité plus ou
moins grande de sang, de mucus et de pus ; des douleurs de ventre et
une sensation de brûlure étendue à tout le côlon, des borborygmes,
de forts ténesmes ; dans tous ces cas, on n'obtint auparavant aucune
amélioration par la cure habituelle de l'entéro-colite.

Je pus faire la diagnose de l'entéro-colite et d'amœba coli avec l'observation microscopique des selles, dans lesquelles la quantité des
amibes était très grande. Dans ces cas ne figurent pas ceux où le
nombre des amibes n'était pas grand, car j'ai constaté que les amibes
peuvent se trouver aussi bien chez des êtres atteints par d'autres maladies que chez des individus sains, et dans ce cas, je me convainquis
aisément que les petites quantités d'amibes ne peuvent occasionner
aucune conséquence, et ne peuvent produire cet ensemble saisissant
de phénomènes qui se présentent lorsqu'elles sont en plus grand
nombre.

L'amélioration dans ces cas se manifesta par la diminution des évacuations, des douleurs, de la sensation de brûlure au côlon, des borborygmes et des ténesmes, et plus que tout par la forte diminution du mucus, du pus que l'on trouvait dans les selles, diminution qui était aussi en rapport avec la diminution de la quantité d'amibes ; la guérison était assurée par le bien-être du patient, par la disparition de l'anémie, par l'augmentation du poids, par la cessation complète des douleurs, de la brûlure, des ténesmes ; par les évacuations qui devenaient normales et par la disparition des amibes dans les selles.

Je ne donnerai pas la description des amibes que j'ai observées, il me suffira de dire qu'elles étaient tout à fait semblables à celles observées par Loesch, et que, pour l'observation microscopique, je me servis toujours, pendant la saison froide, de la table chauffante de Löwit ; lorsque la température extérieure était de 25 degrés on pouvait observer les mouvements des amibes sans recourir à cet appareil. Mes observations personnelles me prouvent donc avec évidence :

1° Qu'il existe une entéro-colite produite produite par l'amœba coli, laquelle, par ses caractères morphologiques, ne se distingue pas de celle qu'on rencontre dans des individus sains ;

2° Que l'on peut supposer que l'amœba coli, cause de cette entéro-colite, puisse être différente de celle produisant des abcès du foie, car, malgré la longue durée de la maladie, aucun de mes malades n'en présenta jamais ; que ces amibes, n'ayant pas pu se reproduire et que nulle preuve n'ayant réussi sur les animaux, on doit accepter la preuve chimique et thérapeutique, qui vient pleinement à l'appui du pouvoir pathogène des amibes, car celles-ci étant éliminées, les malades vont bientôt mieux, sentant toutes leurs souffrances disparaître, augmentant de force et de poids, et pouvant se remettre au travail qu'ils avaient été forcés d'abandonner avant la cure ;

3° On peut à présent, voulant concilier les diverses opinions, admettre qu'il existe des amibes pathogènes et d'autres qui ne le sont pas ; et qu'actuellement, ni morphologiquement, ni par la culture, ni par les injections chez les animaux, nous ne pouvons les différencier.

Il est, en outre, absolument impossible de confondre les amibes avec les cellules dégénérées et les leucocytes avec mouvements amœboïdes.

Ces conclusions tirées de mes observations personnelles sont en complète opposition avec l'opinion de ceux qui considèrent l'amœba coli comme non pathogène, et même comme un commensal utile à l'organisation. Or, quelles seront les raisons de cette diversité d'opinions et de faits observés ? Certes, on ne pourra donner une réponse décisive que lorsque, grâce aux progrès des études, on aura trouvé un milieu de culture favorable à l'amœba coli, et la possibilité d'en rendre réceptibles quelques animaux. Par ces deux moyens on pourra décider s'il existe une amœba coli pathogène différente d'une autre non pathogène, ou si le milieu où elles vivent est cause que ces amibes soient oui ou non pathogènes, ou bien si cela dépend de l'individu sur lequel elles vivent, ou enfin si ces amibes, en pénétrant dans l'organisme, ont apporté avec elles des germes propres à causer et à entretenir l'entéro-colite pendant toute la durée de leur présence dans l'organisme.

Outre les amibes, dans les cas de dysenterie aussi bien que dans les cas d'entéro-colite, on peut rencontrer maintes formes bactériennes, comme par exemple les streptocoques, les pyocyaniques, les colibacilles, etc. Or, toutes ces bactéries peuvent s'associer aux amibes et aggraver l'état du malade, puisque l'étiologie de cette maladie peut être multiple, mais cela n'empêche pas que, en plus de la dysenterie proprement dite et de toutes les formes sus-énoncées, il n'existe encore une entéro-colite d'amœba coli qui se présente sporadique avec marche chronique et rebelle aux remèdes usuellement employés pour l'entéro-colite dépendant d'autres causes. Cette preuve thérapeutique est enfin celle qui démontre que mon assertion est exacte, puisque ayant deux données si nettement tranchantes, comme la présence des amibes pendant la maladie, et la coïncidence absolue de leur disparition avec la guérison du malade, je pense pouvoir leur attribuer la cause de la maladie, sans être accusé de tomber dans l'erreur séculaire de : *Post hoc, ergo propter hoc.*

Quant à la cure pratiquée par moi dans les cas d'entéro-colite d'amœba coli, outre celle diététique suivie dans toute affection intestinale, j'eus recours à plusieurs médicaments tels que: le calomel, les clystères de quinine, ceux de solutions de nitrate d'argent ou de tannin, des entéroclysmes d'eau stérilisée; dans les formes plus graves, j'obtins de bons résultats avec une sorte d'électuaire composé de 6 grammes d'extrait éthéré de fougère mâle, 2 grammes de thymol et lycopode: quantités suffisantes pour faire un électuaire à prendre en deux ou trois jours dans des cachets, de façon à consommer 5 grammes de fougère mâle par jour.

Je recourus aussi à des décoctions de feuilles de noyer pour clystères lorsqu'une sensible amélioration s'était déjà produite.

Pour calmer les douleurs je me servis des préparations d'opium. Quelques auteurs se sont servis du bleu de méthylène, d'ipéca cuanha, de poudre de Dower, de lavements de naphtaline, etc.

MODIFICATIONS DE STRUCTURE DES LEUCOCYTES A NOYAUX POLYMORPHES DANS LES INFECTIONS

par M. le docteur Jean MARINI

(Clinique médicale de Cagliari.)

En analysant le sang d'un malade atteint de pneumonie lobaire gauche avec envahissement des lobes moyen et inférieur, j'eus la chance d'observer dans les préparations à sec du sang, fixées par la chaleur et colorées par la solution triacide d'Ehrlich, des formes caractéristiques de leucocytes à noyaux polymorphes neutrophiles, formes que je n'ai pas trouvées décrites malgré toutes mes recherches. C'est pourquoi je vais tâcher de donner brièvement un aperçu de leur structure intime en essayant encore de faire ressortir leur grande importance comme éléments de prognose.

Pour simplifier je réduirai les modifications observées par moi dans les leucocytes à trois types principaux, quoique l'on ne puisse exclure l'idée qu'il y ait entre eux plusieurs formes de passage.

1er *type*. — Le leucocyte est constitué par un noyau polymorphe qui est distinctement coloré, surtout dans son réticule chromatinique, et par un cytoplasme, plutôt abondant, mais profondément modifié : la petite portion qui sert à limiter le noyau est la seule qui se colore, et la seule qui contienne de nombreux granules neutrophiles, plus serrés en s'approchant du noyau, plus rares en s'en éloignant. Le reste du cytoplasme résiste à la coloration, se présentant transparent, limité à la périphérie par une mince couche à peine teintée, laquelle tantôt arrondie, tantôt ellipsoïdale, se soulève parfois en certains points, en forme de protubérance produite par la zone de cytoplasme incolore et transparent qui peut être mis en communication avec lui ou rendu indépendant par une cloison très mince intermédiaire, légèrement colorée ainsi que la couche limitante du leucocyte.

2e *type*. — Le trait de cytoplasme colorable granuleux qui entoure le noyau normal est à peine un peu plus grand que dans les leucocytes du premier type : la différence essentielle est dans le fait que, dans les leucocytes de ce type, on ne trouve pas une zone de cytoplasme uniformément colorée et transparente, mais que l'on y trouve des granules irrégulièrement disséminés, ceux-ci plus nombreux au centre, diminuant vers le bord, où ils peuvent même disparaître. Un grand nombre de leucocytes de ce type présentent de grosses protubérances constituées en grande partie par un protoplasme incolore, quoique souvent des granules puissent s'y introduire.

3e type. — Les leucocytes appartenant à ce groupe ne diffèrent des normaux que par une mince zone périphérique de protoplasma incolore, transparent où l'on ne rencontre nul granule ; mais elle peut occasionner de petites protubérances, privées de granules, il est vrai, mais souvent indépendantes du reste du leucocyte. La couche bornant le leucocyte est ici aussi très mince et légèrement colorée.

Plus loin j'ai indiqué que ces formes de leucocytes ont été observées par moi dans des préparations à sec du sang fixées par la chaleur et colorées par la solution triacide d'Ehrlich ; je dois à présent ajouter que j'eus l'occasion d'observer les formes sus-indiquées des leucocytes aussi dans des préparations à sec fixées par l'alcool et colorées avec la méthode sus-dite, ainsi que dans des préparations fixées par la chaleur, mais colorées par l'hématoxyline et l'éosine ou le bleu de méthylène et éosine, ou par une solution concentrée de bleu de méthyle chimiquement pur. J'ai déjà parlé de l'importance que peuvent avoir ces formes de leucocytes dans la prognose des maladies infectieuses, et je ne dissimulerai pas ma conviction acquise de pouvoir faire une prognose absolument fatale, me basant uniquement sur la présence des formes de leucocytes que je viens de décrire et surtout de celles que j'ai insérées dans le premier type. Et cette conviction n'est pas seulement fondée sur les observations faites sur le sang du malade sus-indiqué et sur celui d'un autre atteint pareillement de pneumonie lobaire, chez lequel on trouva des leucocytes pareils à ceux décrits au troisième type, quoique ces deux cas aient eu un résultat funeste, mais surtout je le fondai sur les résultats que j'obtins par les recherches que je fis sur le sang de chiens artificiellement infectés. J'ai choisi cet animal comme étant le plus réfractaire au micro-organisme que j'allais inoculer et qui était précisément le *Staphylococcus pyogenes hæmorrhagicus* isolé pour la première fois par le Dr Sinna et par moi-même des squames des morbilleux. (Pour la pathogenèse de ce micro-organisme, voir : *Recherches bactériologiques dans les squames des morbilleux,* par le Dr G. Sinna et G. Marini).

Je fis mes recherches sur le sang avant et après l'inoculation durant tout le cours de l'infection et je pus de cette façon constater que dans le sang du chien, seulement après l'inoculation, il paraît des formes de leucocytes ressemblant parfaitement à celles décrites par moi dans le premier type, formes qui augmentent toujours plus en nombre, à mesure que l'animal approche de sa fin, tandis qu'elles disparaissent tout à fait aussitôt que l'animal se remet de l'infection et commence à guérir.

Je dois encore faire remarquer que la petite zone de protoplasma coloré qui entoure le noyau ne laisse pas apercevoir des granules distincts : du reste cela apparaît normalement chez les leucocytes neutrophiles des chiens, de même que l'on ne remarque aucune protubérance à la périphérie des leucocytes mêmes.

Quant au rôle fonctionnel des formes de leucocytes décrites par moi, je suis autorisé à croire qu'elles représentent les leucocytes dans différentes phases du processus d'excrétion, excrétion qui admise dans des limites restreintes, se vérifiant dans les cas normaux, a dû, dans les cas d'infection grave, comme ceux étudiés par moi chez l'homme et chez les chiens, subir une excessive augmentation.

DISCUSSION

M. Rocha (de Coimbra). — J'appelle l'attention de M. Marini sur les modifications éprouvées par les leucocytes dans un cas de tétanos, que j'ai dernièrement soigné dans ma Clinique. J'ai fait moi-même beaucoup de préparations pendant la vie. Elles ont été examinées fraîches, et colorées par le bleu de méthylène, l'éosine, l'hématoxyline, et particulièrement par le vert de gentiane à l'acide acétique. Dans tous ces cas j'ai été frappé de la rapidité de la transformation leucocytaire. Les leucocytes prenaient des formes gigantesques, après le nucléus se divisait en trois ou quatre sections régulières qui remplissaient tout le corps de la cellule avec disparition du protoplasme, le périmètre des sections remplissant tout le corps du leucocyte jusqu'à la membrane limitante. Ces nucléus prenaient le vert de gentiane, mais très mal le bleu de méthylène. Ensuite le noyau et tout le leucocyte se déversaient dans un protoplasme granuleux. Pendant toute la vie du malade, qui a vécu quatre jours, les choses se passaient ainsi. La transformation du leucocyte se produit surtout dans le nucléus avec disparition primaire du protoplasme et dissociation granuleuse totale consécutive.

DU TRAITEMENT DE LA PÉRITONITE TUBERCULEUSE A FORME ASCITIQUE
PAR LA PONCTION
SUIVIE DU LAVAGE AVEC DE L'EAU STÉRILISÉE CHAUDE

par M. le docteur J. BAYLAC,

de Toulouse.

La péritonite tuberculeuse à forme ascitique est une des manifestations les plus bénignes de la tuberculose, une de celles dont l'organisme arrive le plus facilement à triompher.

Cette tendance naturelle à la guérison explique les nombreux succès attribués aux médications les plus variées.

La laparotomie, qui a été, dans ces dernières années, l'opération de choix dans le traitement de la péritonite tuberculeuse, paraît devoir son efficacité au lavage de la cavité péritonéale.

Or, pour laver le péritoine, il n'est point nécessaire de l'ouvrir. Une simple ponction peut suffire et permettre le lavage après l'évacuation du liquide ascitique. On peut ainsi procurer au malade tous les avantages de la laparotomie, sans l'exposer aux dangers toujours grands de cette opération, qu'il est préférable d'éviter lorsqu'elle ne s'impose pas.

A M. Debove[1] revient l'honneur d'avoir publié, le premier, un cas de guérison de péritonite tuberculeuse par la ponction suivie du lavage avec de l'eau bouillie saturée d'acide borique.

La communication de M. Debove et les nombreux succès obtenus chaque jour en chirurgie par l'emploi de l'*eau chaude* nous ont inspiré l'idée de pratiquer, dans un cas analogue, après la ponction, un lavage avec de l'eau stérilisée portée à une température élevée.

Le 20 décembre 1894, pour la première fois, nous avons eu l'occasion de traiter ainsi un cas de péritonite tuberculeuse dans le service de M. le professeur Caubet, dont nous avions l'honneur d'être, alors, le chef de clinique. Notre intervention fut suivie d'une guérison complète et cette observation faisait, un an après, l'objet d'une note à la Société médicale des hôpitaux[2] en collaboration avec M. Caubet.

1. Debove. (*Bulletin de la Soc. méd. des hôpitaux*, 10 octobre 1890).

2. Caubet et Baylac, Note sur un cas de péritonite tuberculeuse traitée par la ponction suivie du lavage avec de l'eau stérilisée chaude. (*Soc. méd. des hôpitaux*, décembre 1895).

Depuis cette époque, nous avons traité, par cette méthode, plusieurs cas de péritonite tuberculeuse à forme ascitique, soit dans le service de M. Caubet, soit depuis, dans notre service, soit dans la clientèle de la ville, grâce à l'extrême obligeance de notre maître, M. André, et de plusieurs confrères de la ville tels que M. le Dr Bonneau, chirurgien en chef honoraire des hôpitaux et M. le Dr Garipuy, que nous sommes heureux de remercier ici.

Ce sont les résultats, que nous avons obtenus, que nous désirons vous présenter avec les observations résumées de nos malades.

Obs. I (recueillie dans le service de M. le professeur Caubet). — Raymond P... 17 ans, entré salle Notre-Dame, le 15 décembre 1894.

Ses parents sont en bonne santé et lui-même n'a jamais eu de maladie sérieuse.

Pendant l'hiver de 1893-1894, il contracte la grippe : céphalalgie, fièvre et bronchite, avec amaigrissement notable. Vers la même époque, augmentation de volume du ventre et crises de diarrhée. En octobre, ascite abondante. Le 20 décembre, le malade entre dans le service.

A l'examen, état général médiocre, émaciation légère, micropolyadénites en grains de plomb généralisées, phénomènes congestifs au sommet du poumon droit ; épaississement des parois abdominales ; empâtement sus-ombilical ; ascite très abondante. Nous portons le diagnostic de *péritonite tuberculeuse ascitique*.

Le 20 décembre 1894, ponction abdominale, évacuation de 7 litres et demi de liquide jaune citrin et lavage du péritoine avec 10 litres d'eau stérilisée à l'autoclave et portée à la température de 45°.

Suites opératoires excellentes : ni douleur, ni vomissement, ni fièvre. L'empâtement sus-ombilical disparaît, la paroi abdominale devient plus souple, le ventre reprend son volume normal.

Le malade quitte l'hôpital le 20 janvier : augmentation de poids, bon appétit ; toute trace d'épanchement a disparu.

En décembre 1895, le malade contracte un engagement dans l'armée. Nous l'avons revu en 1897, 1898 et 1899 : il jouit d'une robuste santé.

L'analyse du liquide, faite par M. le professeur agrégé Gérard, a donné les renseignements suivants :

Liquide légèrement alcalin, visqueux, jaune verdâtre.

Matières totales dissoutes	67 gr. 80 pour 1000
Matières solides	5 gr. 15
Substances organiques	64 gr. 65
Albumine (sérine)	57 gr. 40
Chlorure de sodium	2 gr. 24
Phosphates salins	traces
Hydropisine	néant
Urée	0 gr. 42 pour 1000

Présence d'un peu de fibrine.

Obs. II (recueillie dans le service de M. le professeur Caubet). — Auguste R.... 24 ans, chiffonnier, entre salle Notre-Dame, le 2 juin 1897.

Pas de tuberculose dans la famille. Bonne santé habituelle, malgré alcoolisme avéré depuis l'âge de 17 ans.

Le début de son affection remonte au mois de mars 1897 : troubles digestifs, inappétence, alternatives de diarrhée et de constipation, amaigrissement considérable (21 kilogrammes en 3 mois); ballonnement très notable du ventre.

A son entrée (juin 1897) : état général mauvais, émaciation très accusée, fièvre avec exacerbations vespérales; ascite abondante avec hydrothorax double; pas d'œdème des membres; dyspnée intense.

Le diagnostic de pleuro-péritonite tuberculeuse s'impose.

Le 14 juin, ponction abdominale, évacuation de 9 litres de liquide et lavage de la cavité péritonéale avec 10 litres d'eau stérilisée chaude à 45°.

Les jours suivants, amélioration de l'état général, diminution de la fièvre et de la diarrhée. Le malade accuse un grand soulagement; la dyspnée disparaît. Les épanchements pleuraux se résorbent; l'amélioration devient de jour en jour plus sensible; le ventre reprend son volume normal; signalons une douleur persistante au niveau de l'ombilic. En juillet, le malade sort dans la cour; il mange avec appétit et a augmenté de poids.

Voici l'*analyse du liquide* faite par M. Gérard, professeur agrégé.

Réaction : à peine alcaline.
Couleur : jaune verdâtre.
Densité : 1020.

Éléments totaux dissous	65 gr. 60
Sels fixes	6 gr. 50
Matières organiques	57 gr. 50
Sérine	51 gr. 70
Chlorure de sodium	6 gr. 25
Phosphates salins	traces
Urée	0 gr. 82
Hydropisine	en petite quantité
Urée	0 gr. 92
Fibrine	0 gr. 54

Présence de fibrinogène.

Nous inoculons le liquide péritonéal à deux cobayes : l'un reçoit 10 centimètres cubes, l'autre 5 centimètres cubes. Le premier succombe 45 jours après à une tuberculose miliaire aiguë généralisée; le deuxième est sacrifié à la même époque : le péritoine et les plèvres sont criblés de tubercules.

Le diagnostic clinique reçoit, ici, la confirmation expérimentale. Il s'agit bien d'une pleuro-péritonite tuberculeuse guérie par la ponction suivie du lavage avec l'eau stérilisée chaude. La tuberculose, elle-même, paraît avoir été enrayée dans son évolution; car, l'amélioration, survenue après l'opération, a persisté pendant plusieurs mois. Nous avons pu assister, néanmoins, chez ce malade à l'évolution d'une péricardite très probablement de nature tuberculeuse terminée par symphyse cardiaque.

Obs. III. — Antoinette V... 55 ans, ménagère, entrée à l'Hôtel-Dieu en août 1897.

Parents bien portants; elle-même jouit d'une bonne santé habituelle, elle n'accuse qu'une variole à l'âge de 12 ans. Mariée à 18 ans : 5 grossesses, 5 enfants qu'elle a allaités. Depuis sa dernière grossesse, diminution des forces et de l'appétit.

En mai 1897, augmentation de volume du ventre, avec gêne de la marche et essoufflement; pas d'œdème des jambes.

Lorsque nous examinons la malade, nous constatons un amaigrissement notable, une dyspnée très accusée, de la fièvre. L'abdomen présente un volume, qui fait songer à une grossesse de 7 mois environ : il renferme une quantité notable de liquide libre dans la cavité abdominale. Hydrothorax double, surtout accusé à gauche. Respiration rude et expiration prolongée au sommet droit. Rien du côté des autres viscères. Traces légères d'albumine dans les urines. Il s'agit d'une pleuro-péritonite tuberculeuse.

Par la ponction abdominale, nous retirons 7 litres d'un liquide jaune citrin, très dense, foncé en couleur et légèrement louche. Immédiatement après l'évacuation, nous procédons au lavage du péritoine avec 6 litres d'eau stérilisée chaude (45-44°), un litre de liquide est abandonné dans l'abdomen.

Suites opératoires très bonnes, disparition de la fièvre, diminution de la dyspnée, l'ascite ne se reproduit pas et l'épanchement pleural disparaît.

Nous revoyons la malade le 2 novembre 1897 : elle a augmenté de poids, le ventre est souple, elle a repris ses occupations. Il y a quelques jours (juillet 1900), nous avons reçu d'elle d'excellentes nouvelles.

OBS. IV. — Mme X..., 55 ans.

Antécédents tuberculeux et alcooliques très accusés.

Bonne santé habituelle, Mariée à 24 ans : 7 grossesses, dont 5 fausses couches à 4 mois.

Les premiers symptômes de l'affection remontent au mois de février 1897 : augmentation de volume du ventre; en juillet, on croit à une grossesse de 5 mois. En août, apparition de l'œdème au niveau des membres inférieurs. Inappétence, diarrhée, amaigrissement notable. Fièvre continue, avec exacerbations vespérales.

Le 2 novembre, nous sommes appelé, près de la malade, par MM. les Drs André et Garipuy qui ont bien voulu préconiser, dans ce cas, la ponction abdominale suivie du lavage avec l'eau stérilisée chaude.

Nous constatons une ascite très abondante avec hydrothorax double, plus marqué à droite. L'état général est très mauvais : l'œdème est très accusé, il remonte jusqu'au niveau de l'abdomen; la fièvre est élevée (39°5); le pouls, régulier, est petit et rapide (115 pulsations à la minute).

Nous hésitons à pratiquer l'opération chez cette malade; mais, devant l'insistance de M. le Dr Garipuy, médecin ordinaire de la malade, nous décidons de faire la ponction et le lavage le 4 novembre.

Nous retirons 9 litres d'un liquide visqueux, verdâtre, et nous faisons suivre cette évacuation d'un lavage avec 9 litres d'eau stérilisée chaude à 44-45°. L'opération s'est faite dans d'excellentes conditions.

Le lendemain, 5 novembre, la malade a uriné 5 lit. 250; cette diurèse abondante persiste les jours suivants. L'œdème des membres disparaît rapidement; au bout de huit jours, on ne retrouve plus trace d'hydrothorax. La fièvre tombe. La malade accuse plus de forces; son ventre a considérablement diminué. Elle quitte le lit le 20 novembre et commence à faire quelques pas vers le 25.

L'ascite ne s'est plus reproduite. A l'heure actuelle, Mme X... a augmenté de 20 kilogrammes ; elle jouit d'une santé excellente.

Voici l'analyse du liquide faite par M. Duffour, pharmacien distingué de notre ville.

Réaction légèrement alcaline.
Densité : 1015.

Matières fixes	31 grammes pour 1000
Matières minérales	7 — —
Matières organiques	24 — —
Albumine sérine	21 — —
Globuline	2 — —
Chlorure de sodium	6 — —
Phosphates	1 gr. 50
Fibrine	0 gr. 14 —

Obs. V. — A... V.... 16 ans.

Depuis le mois d'août 1896, elle éprouvait des douleurs dans le ventre, principalement à gauche, douleurs parfois assez vives pour la forcer à garder le lit ; vers la même époque, alternatives de diarrhée et de constipation.

Vers le 1ᵉʳ février 1897, le ventre augmente de volume, les douleurs sont si vives que la marche est impossible.

La petite malade est alors renvoyée de la pension où elle était dans sa famille. Dès son arrivée dans sa famille, elle est examinée par MM. les Dʳˢ André et Barneau, qui portent le diagnostic de *péritonite tuberculeuse* et nous font appeler pour pratiquer la ponction suivie de lavage avec l'eau stérilisée chaude (24 février 1897).

Nous nous trouvons en présence d'une fillette très pâle, très anémiée et considérablement amaigrie. Le ventre est volumineux, il contient une ascite notable. Nous ne constatons pas de lésion du côté de l'appareil pleuro-pulmonaire. Les divers appareils et les divers organes paraissent normaux. Pas d'albumine dans les urines.

Par la ponction abdominale, nous retirons 5 litres d'un liquide jaune verdâtre, très sirupeux. Nous faisons un lavage avec 10 litres d'eau stérilisée chaude à 42-45°. L'opération se fait sans incident d'aucune sorte. Elle est suivie d'une amélioration rapide de l'état abdominal et de l'état général.

La malade part, à la fin du mois de mars, pour la campagne ; l'appétit est bon, les forces sont revenues, son poids a augmenté sensiblement.

En août 1897, l'augmentation du poids est de 5 kilogrammes. Toute trace de liquide ascitique a disparu. La menstruation s'est établie. Elle peut marcher et courir sans fatigue, ni douleur.

A l'heure actuelle, elle a 19 ans ; c'est une superbe jeune fille, grande et forte, jouissant d'une santé parfaite.

Les cinq observations, que nous venons de rapporter, constituent le premier groupe de nos observations, le groupe de celles dans lesquelles la ponction suivie du lavage avec l'eau stérilisée chaude a été suivie de *guérison complète*. A côté de ces faits heureux, nous allons en citer trois autres dans lesquels l'intervention n'a pas produit de résultats aussi favorables. Il est vrai de dire que dans ce deuxième groupe d'observations, la ponction suivie du lavage n'a jamais été la première intervention chirurgicale ; les malades avaient tous subi des ponctions multiples ; dans un cas même, la laparotomie avait été faite sans succès.

Obs. VI. — Marie-Louise S..., 55 ans.

Le début de l'affection remonte à 1892 : tumeur de nature indéterminée dans la fosse iliaque droite et douleurs violentes dans la région épigastrique.

En 1893, le ventre augmente rapidement de volume. En juin 1894, M. le Dr Chamayon, chirurgien des hôpitaux, porte le diagnostic de *péritonite tuberculeuse ascitique*. Le 8 juillet 1894, il fait une laparotomie avec lavage péritonéal et constate l'existence d'un magma adhérentiel dans la fosse iliaque droite constitué par le cæcum, l'appendice ; le péritoine est tapissé en outre de granulations tuberculeuses. Dans le cours de 1894-1895, la santé générale est bonne, l'augmentation de volume du ventre est très lente et avec oscillations.

Le 15 novembre 1895, ponction simple (16 litres de liquide).

Le 25 janvier 1896, 2e ponction suivie de lavage péritonéal à l'eau salée bouillie chaude à 40°.

Le 27 mai 1896, 3e ponction.

Le liquide se reproduit rapidement. L'état général devient plus mauvais, une poussée tuberculeuse se fait du côté des plèvres et la malade présente une double collection pleurale, du reste peu considérable, qui coïncide avec l'ascite. C'est dans ces conditions que nous sommes appelé par notre ami le Dr Chamayon à pratiquer, le 15 octobre, une ponction et un grand lavage abdominal avec 15 litres d'eau stérilisée chaude à 45°.

Il se produit une *amélioration passagère* et *un retard notable dans la réapparition de l'ascite*. Une ponction (la sixième) ne devient nécessaire que cinq mois après, le 15 mars 1897. Le 15 juin, 7e ponction.

Depuis cette époque, le liquide se reproduit de plus en plus rapidement, la masse située dans la fosse iliaque droite augmente graduellement de volume et la santé va déclinant. A l'heure actuelle, juillet 1900, une ponction est nécessaire tous les mois.

Obs. VII. — Mme C..., 58 ans.

Rien d'important à signaler dans les antécédents héréditaires ou personnels. Elle a toujours joui d'une bonne santé. Réglée à 14 ans et depuis régulièrement ; mariée à 19 ans, grossesse à 20 ans, enfant bien constituée. Les premiers symptômes de la maladie ont apparu en septembre 1895, à l'âge de 55 ans : fatigue générale, essoufflement, ballonnement du ventre, palpitations. Au mois d'octobre, pleurésie double traitée par l'application de vésicatoires, ascite très abondante et œdème des membres inférieurs.

1re ponction simple en décembre 1895 ; 2e ponction en septembre 1896 ; 3e ponction en février 1897. Le liquide se reproduit très rapidement et 3 ou 4 jours après la ponction l'ascite paraît aussi abondante. On fait ainsi une série de ponctions. Le diagnostic de péritonite tuberculeuse est porté.

Au mois d'avril 1898, nous sommes appelé par M. le Dr Garipuy à voir la malade et à pratiquer la ponction et le lavage.

L'ascite est abondante, il y a du liquide dans les deux plèvres, l'œdème est très accusé aux membres.

Le 5 mai 1898, nous retirons 10 litres de sérosité et nous lavons la séreuse péritonéale avec 9 litres d'eau stérilisée chaude à 44°.

Pendant un mois environ, le liquide ascitique ne se reproduit pas, mais il réapparait fin juin, beaucoup moins abondant que précédemment.

Nous avons eu, dans ce cas, une *amélioration passagère réelle*, sinon une guérison.

Obs. VIII. — Hélène S.... 17 ans.

Depuis trois mois environ, elle présentait des troubles gastro-intestinaux avec alternatives de diarrhée et de constipation, quand il se produisit du ballonnement du ventre et de l'ascite. Le diagnostic de *péritonite tuberculeuse* fut porté par M. le professeur André, fin décembre 1899.

Nous voyons la malade, le 8 janvier 1900, avec M. le Dr Coulon. Nous constatons tous les symptômes de la pleuro-péritonite tuberculeuse subaiguë. L'ascite, qui a été ponctionnée déjà, à deux reprises, est assez abondante. Il existe un peu d'œdème au niveau des malléoles.

Nous faisons une ponction abdominale et nous retirons 6 litres environ; nous faisons suivre cette évacuation d'un lavage avec 9 litres d'eau stérilisée chaude à 44°. Suites opératoires bonnes : pendant quelques jours, le liquide ne s'est pas reproduit, mais il a reparu bientôt et a nécessité une évacuation nouvelle dès le deuxième mois.

Nous n'avons obtenu ici, qu'un retard dans la réapparition de l'ascite.

En résumé, sur 8 cas de péritonite tuberculeuse ascitique traités par la ponction suivie du lavage avec de l'eau stérilisée chaude (45°-45°), 5 fois la guérison a été complète, et, 5 fois, il n'y a eu qu'une amélioration passagère.

Dans ces trois derniers cas il est vrai, le lavage avec l'eau chaude n'a été fait qu'après plusieurs interventions antérieures. Il est naturel de penser que la séreuse péritonéale avait, déjà, perdu son extrême sensibilité et qu'elle n'a pu être modifiée, d'une manière suffisante, par l'eau stérilisée chaude.

Nous sommes, néanmoins, autorisés, par nos observations, à considérer l'eau stérilisée portée à une température élevée (45°-45°), comme un excellent agent modificateur du péritoine dans la péritonite tuberculeuse.

L'injection, d'ailleurs, dans la cavité péritonéale, de liquides antiseptiques n'est pas toujours sans danger.

A côté des cas favorables de MM. Rendu[1], Spillmann[2], Catrin[3], et

1. Rendu (Soc. méd. des hôpit., 10 octobre 1890).
2. Spillmann (Soc. méd. des hôpit., 27 octobre 1895).
3. Catrin (Soc. méd. des hôpit., 5 mai 1895).

du Cazal[1], les expériences de MM. Legendre et Desesquelle[2], Baylac[3] et les observations de MM. Netter[4] et Rispal[5] démontrent la susceptibilité du péritoine vis-à-vis de certains agents chimiques (naphtol camphré, sublimé, etc.).

Avec l'eau stérilisée chaude, plus d'accident à craindre, plus d'intoxication possible. Elle paraît agir aussi efficacement que les diverses solutions antiseptiques employées et elle met la séreuse, débarrassée de son épanchement septique, dans les conditions les plus favorables à la guérison. Nous pensons que, par sa température élevée, elle détermine une augmentation du nombre des leucocytes, elle favorise, en outre, leur activité et elle atténue la virulence du bacille de Koch.

L'augmentation du nombre des leucocytes est le résultat d'une diapédèse abondante de ces éléments à travers les parois des vaisseaux. Les cellules fixes du tissu conjonctif et de l'endothélium de la séreuse elle-même, sous l'influence de la chaleur, prolifèrent également et donnent naissance à une grande quantité de leucocytes. Enfin, les ganglions lymphatiques eux-mêmes doivent donner issue à un grand nombre de globules blancs.

L'action de la chaleur sur l'augmentation de l'énergie des leucocytes a été démontrée par les travaux de notre maître, M. le professeur Maurel[6]. Les leucocytes atteignent leur maximum d'activité entre 39 et 44 degrés. Or la température de l'eau injectée dans le péritoine est de 43-45 degrés, tandis que celle de l'épanchement abdominal n'excède pas 39 degrés environ. Il doit s'établir un équilibre entre ces deux liquides; finalement la température du mélange ne doit pas dépasser 41 et 42 degrés. C'est celle qui convient le mieux aux leucocytes; leurs mouvements sont alors très actifs et leurs déplacements considérables.

On doit encore à M. le Dr Maurel[7] la connaissance exacte de l'action de la chaleur sur les microbes pathogènes en général, et sur le bacille de Koch en particulier. Dans des expériences fort intéressantes, il a démontré que la chaleur diminuait sensiblement la virulence du bacille de Koch.

1. Du Cazal (Soc. méd. des hôpit., 14 mai 1897).

2. Legendre et Desesquelle (Soc. de Thérapeutique, juin 1808). Recherches sur la toxicité du naphtol camphré.

5. Baylac (Soc. de méd. de Toulouse, 11 juin 1898, et in Thèse Dr Gonda, Toulouse, juillet 1898.)

4. Netter (Soc. méd. des hôpit., 10 mai 1895).

5. Rispal (Soc. méd. de Toulouse, juillet 1898).

6. Maurel, *Recherches expérimentales sur les leucocytes du sang.* 1 et 4 fascicules.

7. Maurel (Académie des sciences, Toulouse, 1895).

En nous basant sur ses travaux, nous sommes autorisé à dire que le lavage avec de l'eau stérilisée chaude, dont la clinique nous montre les bons effets, agit dans le traitement de la péritonite tuberculeuse :

1° En débarrassant le péritoine du liquide ascitique, « véritable bouillon de culture où pullulent les micro-organismes »;

2° En déterminant une augmentation du nombre des leucocytes;

3° En augmentant leur activité et en diminuant la virulence du bacille de Koch.

TUBERCULOSE ET SYPHILIS

par M. le docteur S. BERNHEIM.

de Paris.

I. *Considérations générales et Historique.* — De toutes les maladies infectieuses, ce sont la tuberculose et la syphilis que nous rencontrons le plus souvent sur notre route médicale. Dans les grands centres, la bacillose compte pour un quart dans la mortalité totale. D'après les syphiligraphes les plus autorisés, un quart et même un tiers de l'ensemble des habitants des grandes villes auraient été touchés directement ou héréditairement par la syphilis. Il n'est donc rien d'étonnant que les cliniciens rencontrent fréquemment l'association de ces deux maladies. Pour notre part, nous avons eu l'occasion d'observer quarante-trois fois les deux maladies greffées sur le même terrain et la présente étude est le résumé de l'ensemble des faits que nous avons pu recueillir.

Michelet, le grand historien français, a prédit que les races latines finiraient par la syphilis. Aujourd'hui, frappé de la grande extension et de la gravité de la tuberculose, nous pourrions dire plutôt que les races latines s'éteindraient de phtisie. La vérité est, sans doute, dans une conciliation de ces deux opinions. Les races latines — comme toutes les races humaines, d'ailleurs — sont frappées à la fois et décimées par la syphilis et par la tuberculose. De cette association morbide, résulte le plus souvent une exaspération de chacune ou de l'une des deux infections. Il semble que les microbes s'exaltent ou puisent des forces nouvelles, une virulence intense, en s'unissant. Il y a comme une excitation mutuelle à la nocuité. Et en matière de tuberculose, comme en matière de syphilis — comme en matière d'infection quelconque — on tient généralement pour un facteur d'aggravation cette association des microbes pathogènes.

Autrefois, alors que les théories récentes de l'origine parasitaire des maladies n'avaient pas encore été produites, on croyait plus volontiers à l'antagonisme des maladies. Il y avait presque des maladies heureuses. — accidents qui, en soi, pris isolément, pouvaient être considérés comme malheureux, comme regrettables, et qui, par exception, du seul fait d'antécédents morbides différents, prenaient la valeur d'accidents heureux, capables d'entraver les premiers dans leur succession fatale.

Aujourd'hui, on ne croit plus guère à cet antagonisme des étiologies et des facteurs morbides. On ne croit plus, pathologiquement parlant, qu'à l'instar de bonnes et de mauvaises fées dont l'existence était due à l'imagination des conteurs, il existe ce qu'on aurait pu appeler de bons et de mauvais microbes.

En thèse générale, toute association microbienne est regardée comme une aggravation. Une infection pyogène banale, venant se surajouter, par exemple, à une infection spécifique quelconque est considérée comme une complication de la maladie persistante. Il en est de même de la tuberculose et de la syphilis qui sont deux sources de complications graves. Il n'existe entre elles, comme nous le verrons plus loin, aucun antagonisme; bien au contraire, et une infection semble appeler l'autre ou au moins en préparer, en faciliter l'accès.

Telle n'était cependant pas l'opinion de Hunter : « On suppose, dit cet auteur, que la maladie vénérienne peut se trouver combinée avec d'autres maladies. Cette hypothèse me paraît fondée sur une erreur. Je n'ai jamais vu aucun cas de cette nature, et ces faits me semblent incompatibles avec les lois qui président à la manifestation des actions morbides dans l'économie animale. Il est hors de doute, pour moi, que deux actions ne peuvent avoir lieu simultanément dans la même constitution ou dans la même partie. »

C'est bien l'affirmation de l'antagonisme des accidents morbides — et du traitement du mal par un autre mal. Du pire par un moindre mal.

Et Ricord répond : « Hunter ne croit pas à la possibilité de l'existence simultanée de deux actions morbides différentes dans les mêmes parties. La doctrine de Hunter, prise à la lettre, constituerait une erreur fort grave. Non seulement la pratique montre tous les jours des individus ayant eu les scrofules avec les mêmes accidents syphilitiques, cas dans lesquels il y a complication de deux affections concomitantes qui s'aggravent isolément ou à la fois. »

Cette question de l'influence réciproque de la syphilis et de la tuberculose a reçu ainsi de tout temps des solutions fort différentes.

Laënnec écrit dans son traité : « A Douarnenez, il meurt par an 5 phtisiques sur 140 personnes — et pourtant. il y a dans cette population de nombreux marins. attaqués depuis déjà plusieurs années de syphilis constitutionnelle palliée à plusieurs reprises par des traitements incomplets. circonstance que tous les praticiens regardent comme propre à développer la phtisie — et, quoique ce fait ne soit pas encore démontré par des expériences positives, il est au moins probable que les excès, les affections syphilitiques dégénérées, l'abus de préparations mercurielles débilitantes et surtout du sublimé, sont quelquefois la cause occasionnelle du développement des tubercules, mais cela ne prouve pas que ces causes suffiraient pour produire la phtisie chez des sujets qui n'y seraient pas naturellement prédisposés. »

Dès 1810, Lemonnier, dans sa « Dissertation sur la phtisie pulmonaire syphilitique, et la phtisie considérée comme complication de la syphilis ». écrivait ces mots qui témoignent qu'il distinguait entre la syphilis pulmonaire proprement dite, et la phtisie pulmonaire d'origine occasionnellement syphilitique, l'une maladie spécifiquement simple, l'autre de spécificité ou plutôt d'étiologie double. reconnaissant le microbe pathogène à titre de cause immédiate et le virus syphilitique à titre d'élément de prédisposition.... « Je traiterai, dit Lemonnier :

1° De la phtisie pulmonaire syphilitique qui ne reconnaît d'autres causes que la vérole, — et n'exige d'autre traitement que celui qui convient à cette dernière maladie ;

2° De la phtisie pulmonaire qui paraît dépendre du traitement anti-vénérien ;

3° Des symptômes précurseurs. ou de la phtisie même. qui existent très souvent avant la syphilis et sont quelquefois la seule cause de la perte des malades :

4° De la phtisie pulmonaire qui survient pendant le traitement anti-syphilitique. et qui est produite par toute autre cause que la vérole ou son traitement. »

C'est. qu'en effet. dans cette question des rapports de la syphilis et de la tuberculose. il y a lieu d'établir des distinctions et de préciser les points de la discussion. Si elle a reçu des solutions aussi opposées, c'est parce que les cliniciens l'ont considérée à des points de vue tout différents et ont comparé entre eux des phénomènes qui n'étaient point comparables. Précisons donc les points qu'il importe d'élucider :

Il est clair tout d'abord que la question est double.

D'une part l'influence de la syphilis sur la tuberculose

D'autre part. l'influence de la tuberculose sur la syphilis.

Et chacune est susceptible de réponses et de conclusions différentes selon qu'on considère les deux maladies — la maladie influençante et la maladie influencée — à des époques différentes de leur évolution. Chaque maladie a des allures différentes et par suite une influence autre aux différentes dates de son histoire. La maladie influençante étant, par exemple, la syphilis et la maladie influencée — la tuberculose — il y aura lieu de nous demander comment agit cette syphilis à ses différentes périodes sur la tuberculose au cours de son évolution. Une syphilis secondaire agit-elle comme une syphilis tertiaire sur la tuberculose, et son action est-elle la même si la tuberculose, maladie primitive et influencée, est à la première ou à la seconde période?

On voit que le problème clinique soulevé par cette question très simple en apparence est infiniment complexe. Sans lui donner des conclusions susceptibles de généralité et empreintes de vérité, il est indispensable d'analyser les divers aspects de la question, comme nous allons le faire ci-après.

Ou bien la syphilis précède la tuberculose; celle-ci vient, à un moment donné de son évolution, la compliquer; elle évolue sur un terrain syphilitique et nous aurons à nous demander quelle allure elle imprime à la maladie préexistante — et quelle allure elle en reçoit elle-même. — Ou bien la tuberculose précède la syphilis: cette dernière se surajoute à la phtisie et la complique à l'une de ses périodes; elle évolue sur un terrain tuberculeux et nous aurons à nous demander comment elle modifie la maladie première, comment elle agit sur elle aux diverses étapes de son histoire — et quelle influence aggravante ou retardante elle reçoit elle-même de l'infection primitive.

Examinons tout d'abord le cas où la syphilis complique la tuberculose. Nous avons affaire ici à la tuberculose, maladie première, et nous devons nous demander, d'une part, ce qu'elle va devenir sous l'influence du terrain tuberculeux où elle a germé.

Là encore il y a lieu d'établir des distinctions.

Il n'est pas indifférent que la tuberculose se complique de syphilis à l'une ou à l'autre période de l'évolution bacillaire.

La tuberculose, au moment où la syphilis vient se surajouter à elle, est-elle latente ou, au contraire, confirmée; et, dans ce cas, à quelle période de son évolution clinique était-elle arrivée, quand la syphilis a fait son apparition?

II. *L'influence de la syphilis survenant chez un sujet tuberculeux.* — Prenons un de ces sujets que nous avons observés si fréquemment: un individu qui contracte la syphilis sans être encore un tuberculeux : il est seulement tuberculisable, c'est-à-dire que sa constitution est telle qu'elle semble prédisposée à l'infection bacillaire, qu'elle paraît en puissance de tuberculose, qu'elle est, selon l'expression du professeur Landouzy, en état d'opportunité morbide. L'organisme est faible naturellement ou affaibli ; il est de souche dégénérée, et, sans qu'il soit nécessaire de supposer une hérédité bacillaire directe, il a parmi ses ascendants des types morbides qui trahissent une diathèse, c'est-à-dire une maladie générale, un vice organique quelconque — qui traduisent l'épuisement de sa race et qui font de lui, de par sa naissance, un être de moindre résistance devant la maladie. Il est, non pas bacillaire, de par sa naissance, mais il est tuberculisable.

Ou bien, au contraire, nous avons affaire à un individu robuste et issu de parents sains : on ne relève rien parmi ses antécédents qui ait compromis la vitalité de sa race et amoindri sa résistance, qui ait troublé, comme disaient les anciens auteurs, la pureté de son sang. Son histoire, au point de vue héréditaire, est vierge de toute tare organique. Et, pourtant, l'individu se trouve actuellement en puissance de tuberculose. Son organisme s'est peu à peu épuisé, sa résistance à la fatigue, à l'infection et aux maladies s'est peu à peu amoindrie — et d'un organisme sain, tout d'abord, de naissance robuste, plusieurs maladies et surtout les excès, une mauvaise hygiène, l'intempérance, l'alcoolisme, les privations, les soucis, la misère, bref, toutes les causes de déchéance organique ont fait un organisme morbide, préparé à toutes les infections et désormais incapable de résistance.

La syphilis survient.

Quelle sera son influence sur ce terrain en état de tuberculose latente ?

Chose curieuse et qui semble paradoxale au premier abord, elle semble se comporter de façons différentes chez l'un ou l'autre individu que nous avons supposés, par deux voies diverses, préparés à la tuberculose.

Chez le tuberculisable de par son origine, chez celui qui tient de ses ascendants un organisme affaibli, il semble que la syphilis soit moins maligne en soi et moins désastreuse vis-à-vis de l'infection redoutée que chez le malade, de souche pourtant résistante, mais qui a gâché sa santé, à plaisir, dans toutes les fautes contre l'hygiène, et ruiné sa constitution par tous les excès.

L'hérédité morbide qui, on pouvait le craindre, semblait devoir être un facteur d'aggravation vis-à-vis de l'infection syphilitique, se

comporte un peu comme ces antagonistes auxquels les anciens cliniciens accordaient tant de foi.

De fait, non seulement, chez ce tuberculisable de naissance, la
syphilis n'évolue pas avec plus d'intensité que chez l'individu le plus
robuste et le plus sain — mais encore, elle n'éveille pas fatalement
la bacillose redoutée — et n'actualise pas toutes les puissances morbides que semble recéler ce terrain prédisposé. Il y a là, sans doute, de
très nombreuses exceptions à ce qui n'est pas même une règle, à ce
qui n'est qu'une généralité clinique. Les cas sont nombreux qui
s'inscriraient en faux contre cette remarque. Mais l'exception n'in-
firme pas nécessairement une conclusion générale, surtout quand
celle-ci n'est donnée pour vraie que sur un vaste ensemble de faits.

Beaucoup plus redoutable est la syphilis qui survient chez l'autre
variété de terrains bacillisables. Vigoureux à l'origine et de souche
intacte, l'individu s'est lui-même affaibli par sa faute ; il a été l'artisan
de sa déchéance. Le mépris de toute hygiène, une confiance souvent
excessive dans sa santé, toutes les passions dépressives et dégradantes,
ont transformé sa constitution et l'ont amené à cet état de déchéance
dont le dernier degré, selon l'expression de Pidoux, semble être la
phtisie. Qu'il se garde, pour comble de malheur, de contracter la
syphilis ! Ce serait alors la goutte d'eau qui ferait déborder le verre.
Outre que, chez l'alcoolique, chez l'individu dont la santé est ruinée
par les excès, la syphilis acquiert une gravité toute particulière,
qu'elle évolue rapidement vers le tertiarisme et qu'elle provoque
volontiers les accidents parasyphilitiques du tabes, de la paralysie
générale, etc..., la syphilis augmente les prédispositions à la tuberculose et presque fatalement la fait éclore là où on la redoutait.

Par conséquent, il vaut mieux, au cas où un individu contracte la
syphilis et qu'il est en puissance de tuberculose, — qu'il tienne cette
prédisposition morbide de naissance plutôt que de l'avoir acquise lui-
même à la suite de maladies répétées ou d'excès. Tandis que, dans le
premier cas, l'infection latente pourra ne pas être éveillée par l'infection syphilitique, dans le second elle le sera presque fatalement —
et la syphilis elle-même est beaucoup plus maligne. Si l'on tenait à
chercher une explication de ce fait clinique, peut-être pourrait-on la
trouver dans cette loi générale que toute infection a une tendance à
s'atténuer par l'hérédité, qu'après avoir passé par un maximum de
virulence, la courbe de son intensité décroît lentement de génération
en génération, que l'espèce s'accoutume peu à peu à la diathèse — et
que s'y accoutumant les individus de cette souche finissent par y
mieux résister : loi de l'accoutumance et de l'atténuation qui est vraie

de l'hérédité comme elle l'est de l'individu vis-à-vis d'une infection et d'une intoxication à laquelle il finit par résister quand elle n'est pas d'emblée trop virulente. Ceci explique la bénignité relative de ces formes de tuberculose dites latentes, de ces scrofules, ou tuberculoses torpides qui évoluent avec tant de lenteur et qui sembleraient bien justifier le proverbe populaire sur la résistance du pot fêlé.

Par contre, l'individu qui, né robuste, passe rapidement par toutes les phases de la déchéance organique, n'a pas contre l'infection cette résistance que confère l'accoutumance fixée par l'hérédité. La déchéance, une fois commencée, se précipite. Elle suit une marche rapidement croissante. Et c'est dans ce cas que la syphilis provoque l'éclosion de la tuberculose comme le dernier terme de cette dégénérescence acquise.

En résumé, nous avons observé que s'il est quelque espoir pour l'individu, issu de souche morbide, qui contracte la syphilis, il en est peu pour celui qui s'est acheminé rapidement vers la tuberculose en accumulant les fautes contre l'hygiène et en gâchant une santé qui, par là même qu'elle semblait ignorer la maladie, offre peu de résistance contre elle et rapidement semble s'avouer vaincue.

III. *Influence de la syphilis survenant chez un tuberculeux avéré.* — Jacquinet et Stieffel, dans leurs thèses, rapportent des observations qui prouvent que dans ces cas, lorsque la syphilis survient chez un tuberculeux confirmé, elle paraît ne pas avoir d'influence sur la tuberculose, mais que, si elle en a une, elle est toujours aggravante.

Stieffel rapporte, entre autres, l'histoire d'une malade de 24 ans qui toussait depuis 4 ans et chez laquelle la tuberculose pulmonaire ne faisait aucun doute. Elle attrapa la syphilis, et en peu de temps l'affection pulmonaire s'aggrava.

Au moment où elle entra à l'hôpital, on lui fit suivre le traitement antisyphilitique que — il faut bien le dire — la malade avait fort négligé jusque-là. Mais le protoiodure de mercure et l'iodure de potassium contribuèrent à l'affaiblir, et on dut en suspendre bientôt l'emploi. La malade se cachectisa rapidement et ne tarda pas à succomber.

Quand la tuberculose est nettement installée, quand le bacille a envahi l'organisme, presque toujours c'est une aggravation de la tuberculose qui résulte de la syphilis survenant dans ces conditions. Rien, d'ailleurs, qui ne soit très conforme à ce qu'on sait des associations morbides. Les infections s'ajoutent, loin de se neutraliser; elles s'aggravent mutuellement. Le bacille en devient plus virulent. Et la cause de la malignité de ces cas tient sans doute à la fois à la virulence excessive des bacilles, et au peu de résistance de l'organisme, affaibli par une infection antérieure.

La syphilis est donc un élément de pronostic le plus sombre lorsqu'elle se greffe sur une tuberculose en voie d'évolution. Lorsque la tuberculose précède la syphilis, celle-ci aggrave fatalement celle-là, et en précipite le dénouement.

Le fait peut s'expliquer encore par des considérations tirées du traitement. Ou bien le tuberculeux soigne sa syphilis, ou bien il la néglige : s'il la soigne, il risque, tout en améliorant sa syphilis, d'aggraver la tuberculose, sur laquelle le mercure et l'iodure de potassium surtout ont une si néfaste influence. S'il la néglige, c'est pis encore : la syphilis devient maligne pour son propre compte et ne tarde pas à retentir fâcheusement sur l'évolution de la tuberculose.

Mauvais cas, par conséquent, que celui du tuberculeux qui contracte la syphilis.

Examinons maintenant celui, ou plutôt ceux (car nous aurons de nombreuses distinctions à faire) du syphilitique qui devient tuberculeux.

IV. *L'influence de la tuberculose survenant chez des syphilitiques.* — L'examen de cette question comporterait tout d'abord la solution d'un problème préliminaire, à savoir : la syphilis prédispose-t-elle à la tuberculose? Nous préférons ajourner l'examen de ce problème au moment où nous traiterons du côté pathogénique de la syphilis. Elle y trouvera naturellement sa place et sera plus facile à résoudre après l'étude que nous aurons faite de la tuberculose examinée en tant que complication précoce ou tardive de la syphilis.

Comment donc se comporte la tuberculose survenant pendant la période secondaire de la syphilis ?

Jacquinet, Stieffel, Ghidoux, Galliard, Hirschfeld, etc., ont rapporté de nombreuses observations de malades présentant cette association morbide. De ces observations citons, *in extenso*, l'une des plus typiques, celle que Galliard publia, dans la *France médicale* du 22 février 1887.

Observation. — Mme X...., 52 ans, m'est amenée par son mari, le 29 novembre 1886. Je suis frappé immédiatement de l'aspect de cette personne, de son anxiété respiratoire. Elle se plaint, en effet, de toux, de dyspnée, d'agitation nocturne, d'inappétence, de soif vive. Elle a la peau chaude et je compte 46 pulsations. La langue est chargée d'un enduit épais, la bouche sèche. Il y a des râles dans toute la poitrine avec prédominance au sommet droit — et un peu d'expiration pro-

longée sous la clavicule droite. L'expectoration est simple, mais purulente.

... Je songe dès l'abord à une tuberculose à marche rapide. J'engage
la malade à rentrer chez elle et à se mettre au lit sans tarder. Je
prescris une potion au bromure et à l'opium et un vésicatoire au-
devant de la poitrine. On m'appelle auprès de la malade le 5 décembre.

Elle se dit fort soulagée par mon traitement. L'agitation est, peut-
être, moindre, mais tous les autres phénomènes graves persistent.
Traitement *ut supra*. Cognac.

Le 6, signes de ramollissement du sommet droit. Craquements
humides indubitables au-dessous de la clavicule, s'exaspérant par la
toux. Dans la fosse sus-épineuse droite, souffle, râles très humides.
Face animée, colorée ; trémulation des lèvres et de la langue. Bouche
sèche. Pouls 120. Température 39°5, à 5 heures du soir. Expectoration purulente. Le diagnostic me parait indubitable, malgré l'absence
d'examen histologique des crachats.

Connaissant les antécédents de la malade, je songe à la possibilité
d'une pneumonie syphilitique. Mais la rapidité de l'évolution, la soudaineté des accidents graves survenus sans préparation, sans prodromes, m'enlèvent toute hésitation. Il s'agit là d'une phtisie galopante.

Le pronostic est fatal à bref délai.

Cependant j'essaie le sulfate de quinine et je prescris un second
vésicatoire. Le 8, délire nocturne et menace d'une accentuation des
lésions du sommet droit. De plus, il y a des râles nombreux à la base
gauche.

Le 15, pointes de feu. Le sulfate de quinine n'a produit aucun effet.
Il est suspendu. Deux cuillerées de vin créosoté.

Le 18, on est frappé de la maigreur et de l'affaiblissement de la
patiente. Signes d'excavation au sommet droit. A la base gauche et
dans l'aisselle, râles et souffle. Œdème des membres inférieurs avec
endolorissement très marqué. Pouls, 116. Langue sèche. Hallucination de la vue et de l'ouïe. Constipation. Toux pénible avec expectoration rare.

Le 23, la cachexie progresse. La caverne du sommet droit augmente.
A la base gauche on constate aussi des signes d'excavation.

Le 27, l'affaiblissement est tel qu'on ne peut plus faire asseoir la
patiente pour l'alimenter. Le délire est continu. Cris, paroles incohé-
rentes, hallucinations.

Le 31, tous les phénomènes s'aggravent. Évacuation involontaire.
La malade meurt le 6 janvier.

La phtisie a évolué sous mes yeux en quarante jours. Quelle est la cause de cette phtisie galopante?

D'abord, pas d'antécédents héréditaires. Père mort d'affection cérébrale. Mère vivante et saine. Pas de tuberculose chez les collatéraux. Ensuite pas de contagion. Le mari est bien portant. Dans la boutique où travaillait ma cliente, il n'y avait pas d'ouvrier malade.

C'est dans l'histoire personnelle de Mme X... qu'il faut chercher les causes de son mal. Elle était petite, atteinte de scoliose légère. Elle avait eu une pneumonie à 17 ans, mais ne portait pas de traces de lésions scrofuleuses. A l'âge de 27 ans, elle avait épousé un garçon robuste, bien portant en apparence. C'était en juillet 1882. A la fin de l'année, elle faisait une première fausse couche à trois mois; deuxième accident à trois mois et demi, en septembre 1884. Or, à la fin de 1884, elle me consultait pour une céphalée qui l'inquiétait fort, et je découvris chez elle des syphilides papulo-squameuses, des ulcérations de la gorge. La syphilis était certaine. J'interrogeai alors le mari, et j'appris qu'il avait eu la syphilis au régiment. Depuis huit ans, il se considérait comme guéri par le traitement du début. Il avait même reçu d'un médecin l'autorisation de se marier. Du reste, la syphilis de la femme parut bénigne. Le protoiodure d'hydrargyre conjura les premiers accidents. Et, malgré l'extrême négligence de la femme, elle souffrit peu de sa vérole. Cependant le 30 août 1886, elle faisait sa quatrième fausse couche à trois mois. Hémorragie assez abondante nécessitant un repos de dix jours.

Voilà donc un premier facteur étiologique : la syphilis avec quatre avortements en quatre années. Il faut ajouter que la malade mangeait peu, se livrait depuis son mariage à de nombreux excès alcooliques. De là une agitation incessante, un nervosisme symptomatique très inquiétant pour son entourage.

Cette observation, intéressante à plus d'un titre, montre une tuberculose qui évolue rapidement sur un terrain syphilitique. Tous les médecins en ont d'analogues dans leurs souvenirs, et tous ont pu faire cette remarque clinique : c'est que la tuberculose est particulièrement maligne chez les syphilitiques de période secondaire. Les cas graves de tuberculose pulmonaire appartiennent à la période où la syphilis a le plus grand degré d'activité et de virulence.

De cette observation peut être rapproché un cas fort typique relevé par M. Fabry. Ce dernier auteur eut l'occasion d'observer une lésion hybride du prépuce, ulcération irrégulière avec l'induration caractéristique du chancre syphilitique. Cette ulcération qui guérissait très lentement fut suivie d'un bubon dans le pus duquel on décela le bacille de Koch. Les accidents secondaires se manifestèrent avec grande violence ainsi que les lésions bacillaires du poumon, et le malade succomba en peu de semaines de phtisie suraiguë.

C'est un fait sur lequel insiste Stieffel dans son travail : Sur quarante cas graves de tuberculose entée sur un terrain syphilitique, voici leur répartition par rapport à l'âge de la syphilis :

Cas où l'origine de la syphilis est inconnue . . . . 9 cas
Tuberculose survenant pendant la période secondaire, ou

au bout de quelques mois . . . . 15 »
Tuberculose survenant de deux à quatre ans après la syphilis 10 »
Tuberculose survenant de cinq à huit ans après la syphilis.   6 »

A ce sujet, M. le professeur Landouzy disait au Congrès de la tuberculose, en 1891 : « Mauvaise, très mauvaise association morbide que celle de la tuberculose et de la syphilis marchant de pair. Dans cette association la syphilis trouve le sujet sans résistance : et, d'autre part, n'offrant aucune prise à la thérapeutique spécifique. Terrible association sous les coups de laquelle tombe le malade d'ordinaire dans la fièvre, dans le processus de ramollissement et l'étisie. Le tuberculeux pulmonaire doublé d'un syphilitique devient, comme je l'ai vu trop souvent, un phtisique rapide. La pire association morbide que je connaisse est l'union d'une tuberculose pulmonaire avec une syphilis commençante. »

Le fait qui se dégage de la clinique quotidienne, c'est que si la tuberculose survient au cours d'une syphilis secondaire, elle évolue avec une rapidité inexorable. La plus maligne de toutes les tuberculoses est celle de la période primaire ou secondaire de la syphilis.

En est-il de même de la période tertiaire ?

« Tout autres, dit encore M. Landouzy, m'ont paru les choses, quand il s'est agi d'un ancien syphilitique ayant quelque vingt années de syphilis, auquel venait s'attaquer la tuberculose. Les malades ressortissant de cette variété chronologique d'association morbide m'ont paru, dans une dizaine de cas au moins, faire une tuberculose toute particulière, laquelle tuberculose s'affirmait, au point de vue anatomo-pathologique, plutôt fibreuse, et au point de vue de l'évolution, lente, torpide, apyrétique, non diffusante. C'est à propos de cette catégorie de malades, anciens syphilitiques, néo-tuberculeux, que j'ai l'habitude de dire familièrement, qu'ils aboutissent au sclérolate de tuberculose. »

Jaquinet, dans sa thèse, rapporte quatre observations à l'appui de cette manière de voir. Dans la première, le tuberculeux succomba huit ans après le début de sa tuberculose et vingt ans après le début de la syphilis. Dans une seconde, la malade a succombé trente ans après le début de la syphilis et huit après le début de la tuberculose. Dans la troisième, la malade succomba à un cancer de l'estomac vingt-cinq ans après le début de la syphilis, et l'on trouva à l'autopsie, au sommet du poumon gauche, une petite caverne en partie cicatrisée et contenant en un point un gros dépôt crétacé. Enfin, dans la quatrième observation, le malade succomba douze ans après le début de sa syphilis, mais un an seulement après le début apparent de la tuberculose. Toutefois, à l'autopsie, le lobe supérieur des deux poumons était très induré, présentant l'aspect d'un bloc fibreux, très dur à la coupe, criant sous le couteau et farci de tubercules.

Nous soignons nous-même depuis plusieurs années quatre sujets qui sont devenus tuberculeux à une période éloignée du début de la syphilis. Chez trois d'entre eux, l'évolution bacillaire fut extrêmement lente, très bénigne, et quoiqu'ils n'aient jamais quitté Paris, ni renoncé à leurs occupations, ils se trouvent dans un excellent état de santé. Le quatrième malade ayant eu à plusieurs reprises des hémoptysies, a dû quitter la capitale et il vit actuellement dans un village d'altitude en Auvergne, d'où il m'écrit qu'il se considère comme guéri.

Stieffel a réuni une trentaine de cas de tuberculose considérés par lui comme légers. Il les répartit ainsi, par rapport à l'âge de la syphilis :

Syphilis ancienne (sans date)	11	cas
» de 6 à 10 ans	7	»
» de 11 à 15 »	2	»
» de 15 à 20 »	5	»
» de 20 à 25 »	5	»
» de 25 et au-dessus	2	»

En résumé, on voit, qu'au contraire de la tuberculose compliquant une syphilis primaire ou secondaire, la tuberculose évoluant au cours du tertiarisme est un accident intercurrent souvent à allure torpide. La tuberculose des vieux syphilitiques est une tuberculose lente, pouvant et devant se terminer par la guérison.   Tels sont les faits.

Quelle explication en donner? En d'autres termes, quel est le rôle pathogénique de la syphilis vis-à-vis de la tuberculose?

On sait que la syphilis « aime les artères », que le tertiarisme s'attaque souvent aux vaisseaux et qu'il fait du malade un artério-scléreux. Cette influence sclérogène est-elle la cause retardante de la syphilis ancienne vis-à-vis de l'évolution tuberculeuse?

Marfan distingue avec raison plusieurs formes de sclérose : la sclérose pérituberculeuse, processus de guérison, qui n'a probablement rien de commun avec la sclérose dystrophique des artério-scléreux. « Pour produire la transformation de la zone embryonnaire du tubercule en tissu fibreux, le tuberculeux, comme le dit Grancher, a besoin d'une nutrition parfaite. Or, les artério-scléreux ont une nutrition ralentie. »

Huchard remarque, dans le même ordre d'idées, que l'artério-sclérose favorise chez les sujets prédisposés le développement de la tuberculose ; il décrit une phtisie des artério-scléreux et des athéromateux.

Par contre, Handford soutient que chez les artério-scléreux la tuberculose se développe très rarement et est relativement bénigne. Selon lui, ce résultat n'est pas dû à la sclérose artérielle, mais à l'élévation de la tension sanguine dans les vaisseaux.

Landouzy émet une opinion analogue : « Les alcooliques à sclérose artérielle (nous ne disons pas athéromateux), les arthritiques (que leur état diathésique soit héréditaire ou acquis), les saturnins, les goutteux, en un mot tous les atteints d'état dyscrasique sclérogénisant, et les *anciens* syphilitiques, les diathésiques de par la syphilis, comme disaient nos pères, ont incontestablement des manières de réagir vis-à-vis de la tuberculose en train de faire un peu partout et à propos de tout des processus de sclérose. Ils répondent d'ordinaire à la tuberculose, en sclérogénisants qu'ils sont. »

V. *Rôle pathogénique de la syphilis*. — Le rôle pathogénique de la syphilis dans ses rapports avec la tuberculose peut être considéré à deux points de vue :

1° La syphilis aggrave ou prépare la tuberculose.

2° La syphilis, de par ses lésions sur les surfaces de revêtement, sur les épithéliums, crée autant de portes d'entrée au bacille de Koch.

Tout d'abord on peut se demander si la tuberculose est fréquente au cours de la syphilis?

Sur 518 observations de Tharesen, on ne l'aurait rencontrée que seize fois, et dans chacun de ces cas la syphilis avait-elle été précédée de prédispositions héréditaires à la tuberculose? Même dans cette faible moyenne, tout ne serait donc pas imputable à la syphilis seule. Et celle-ci n'aurait préparé l'éclosion de la bacillose qu'avec le consentement d'une hérédité prédisposante.

Sandovill, à l'hôpital du Caire, a observé, en 1891, quatre cents cas de tuberculose ; la plupart étaient d'anciens syphilitiques ; ceux-ci sont nombreux dans le pays.

Fraentzel, de Berlin, rapporte deux cents quarante-sept cas de phtisie chez les syphilitiques et n'en a trouvé que cinq où il fut impossible de trouver le bacille. L'association des deux maladies est donc fréquente à l'hôpital, car les recherches ont surtout porté dans les milieux hospitaliers. Mais, ainsi que le remarque Jaquinet, « il est difficile d'établir une statistique exacte et même approximative pour savoir quel est le taux de la mortalité par la tuberculose au cours de la syphilis, et quel est le rapport de la tuberculose pulmonaire avec la syphilis, c'est-à-dire le pourcentage de la syphilis comme cause occasionnelle ou aggravante de la tuberculose. »

Ce qui est certain, c'est qu'à Paris, aussi bien qu'à Berlin et au Caire, on trouve très fréquemment la tuberculose se greffant sur un terrain syphilitique. Comment en serait-il autrement, puisque, d'après certains syphiligraphes, un quart et même un tiers des habitants de nos grands centres ont été touchés personnellement ou héréditairement par la syphilis.

Comment agit la syphilis en tant qu'élément morbide, que perturbatrice de la santé? Quels organes, quels tissus frappe-t-elle?

Ainsi qu'il est toujours permis de le supposer pour une maladie infectieuse, on a dit qu'elle s'attaquait au tissu sanguin, qu'elle en modifiait la composition grâce aux toxines sécrétées par son agent virulent. En effet, Wolfer, Silbert, Pellizari ont mis expérimentalement en évidence les propriétés virulentes du sang pendant la période secondaire de la syphilis.

On sait, d'autre part, que le bacille tuberculeux oppose une résistance très grande aux phagocytes, probablement à cause de l'enveloppe de cellulose qui l'entoure. Mais lorsque la tuberculose se double de syphilis, d'après ce qu'on sait de l'action du virus syphilitique sur le globule sanguin, n'est-il pas permis de supposer que le poison syphilitique, toxine ou même virus, diminue l'activité des phagocytes, et les paralyse dans leur action défensive — ou bien encore que « la toxine microbienne du plasma fait de celui-ci un bon milieu pour le bacille tuberculeux? »

Il se passerait alors, pour la syphilis dans ses rapports avec la tuberculose, ce qui se passe dans le diabète vis-à-vis de la tuberculose.

Roux et Nocard ont montré que l'hyperglycémie des humeurs en fait un milieu de culture pour le bacille de Koch; d'où la fréquence et la gravité de la tuberculose comme complication du diabète. L'organisme faiblit, se livre, on peut dire, aux atteintes du bacille, parce que le sérum sanguin est altéré par la glycosurie diabétique. Pareillement, il est probablement altéré par la syphilis. Les mêmes complications sont donc possibles.

D'un autre côté, on n'ignore pas quelle place prépondérante occupent dans l'étiologie de la tuberculose toutes les influences dépressives, toutes les causes qui altèrent la nutrition : misère, chagrin, soucis, alimentation insuffisante ou vicieuse, surmenage, excès, alcoolisme, etc.... La syphilis doit être rangée au nombre de ces causes anémiantes. Elle « exerce une triple action : dénutritive, fébrigène et irritante, comme la plupart des maladies infectieuses. Mais, dans la syphilis, les troubles généraux de nutrition l'emportent de beaucoup sur la réaction fébrile ; et les altérations des viscères n'ont le plus souvent qu'une importance secondaire par rapport à celle du système lymphatique, dont le rôle phagocytaire est par là même profondément troublé ».

La syphilis prédispose donc à la tuberculose par l'anémie qu'elle provoque dans l'économie. « La vérole, dit Ricord, est un branle-bas dans l'organisme, susceptible d'exalter les vices organiques, d'éveiller toutes les diathèses en puissances. » L'antagonisme invoqué par Hunter entre la syphilis et la tuberculose est donc bien peu probable, et d'ailleurs ne se comprendrait guère. « Cela, dit le professeur Fournier, le bon sens le dit, la clinique le prouve. Pour ma part, j'ai déjà vu un nombre de jeunes sujets, chez lesquels la syphilis avait exercé puissamment son influence dépressive, devenir tuberculeux dans les premiers mois ou les premières années de l'infection. J'ajoute même que, développée dans ces conditions, la phtisie suit quelquefois une évolution hâtive, fait des progrès rapides et tue à bref délai. Aussi, d'après ce qu'ont dit sur ce point les observateurs les plus autorisés, n'hésiterai-je pas à inscrire la syphilis au chapitre étiologique de la tuberculose pulmonaire. »

Si de la syphilis acquise nous passons à la syphilis héréditaire, nous voyons que son influence sur l'apparition de la tuberculose est encore plus marquée.

Les affections scrofulo-tuberculeuses sont fréquentes chez les enfants issus de souche syphilitique, et avant la découverte du bacille de Koch, on a souvent discuté sur la transformation possible de la syphilis en scrofule. Le terrain syphilitique est, en effet, éminemment favorable au bacille ; les hérédo-syphilitiques sont des prédisposés à toutes les manifestations de la scrofulo-tuberculose, surtout aux tuberculoses osseuses (mal de Pott, coxalgie) et au lupus tuberculeux.

Enfin, le syphilitique donne naissance à des enfants chétifs, malingres, dégénérés, véritable graine de tuberculose qui ne demande qu'à germer, pourvu que les conditions du milieu s'y prêtent un peu.

La syphilis héréditaire, comme la syphilis acquise, prédispose donc à la tuberculose.

Mais la vraie raison, ou plutôt la cause ordinaire de l'association de la syphilis et de la tuberculose, doit être surtout cherchée dans les lésions directes spécifiques qui se développent sous l'influence du virus syphilitique et qui, en compromettant l'intégrité des muqueuses, en altérant les épithéliums, ces barrières naturelles opposées à l'envahissement des microbes, créent autant de portes d'entrée au bacille tuberculeux.

On sait combien sont fréquentes les altérations de la gorge, les plaques muqueuses du pharynx, chez les syphilitiques. Or, le larynx est proche, premier organe de l'appareil respiratoire, qui peut être envahi à son tour. « J'ai remarqué, dit Cadier, que presque tous les phtisiques chez lesquels on voit survenir des accidents très graves du larynx avaient été antérieurement atteints de syphilis. Ne serait-ce là qu'une simple coïncidence de ma statistique personnelle? Je crois plutôt que le cumul sur le même individu de ces deux états morbides qui, l'un et l'autre, sont souvent caractérisés par des manifestations laryngées, amène fatalement des lésions plus précoces et plus graves du larynx par le fait même de l'existence d'anciennes lésions syphilitiques qui constituent alors un appel pour la localisation de la tuberculose. »

Le larynx, dans ces conditions, devient donc, à la suite des lésions syphilitiques, un « *locus minoris resistentiae* », c'est-à-dire un foyer d'appel pour les manifestations bacillaires. « Le laryngopathe syphilitique même guéri, dit Landouzy, a des titres acquis pour une candidature à la tuberculose laryngée qui peut s'ouvrir d'un jour à l'autre. »

A côté des lésions laryngées de la syphilis, il convient de placer les lésions pulmonaires comme porte d'entrée directe de l'infection, comme point d'élection où le bacille localisera son inoculation.

C'est ainsi que M. Potain a insisté, à différentes reprises, sur le rôle joué par la bronchite syphilitique dans l'éclosion de la tuberculose pulmonaire. La syphilis se développe parfois de toutes pièces dans le poumon : lésions bronchiques, lésions pulmonaires d'origine syphilitique — autant de portes d'entrée pour le bacille. On a remarqué encore que les pleurésies de la période secondaire de la syphilis surviennent chez des individus qui ont des tendances, des prédispositions à l'infection bacillaire.

« La syphilis, dit Potain, détermine des lésions pulmonaires parfaitement connues, mais qu'on a souvent confondues avec la tuberculose : par elle-même, la syphilis produit des lésions de pneumonie interstitielle, des gommes ou des lésions diffuses scléro-gommeuses. Or, ces lésions sont justiciables du traitement spécifique. Appliqué judicieusement, ce traitement donne des résultats miraculeux. Ces lésions peuvent n'être pas uniques et s'associer à la tuberculose. Dans ce cas, en même temps que les symptômes, on trouve des tubercules nets, crus ou ramollis. Ces lésions s'accolent, sans se confondre, mais doit-on dire que cette association est purement accidentelle ? La syphilis, ce n'est pas douteux, peut exagérer la tuberculose et peut provoquer, en des points où elle a donné des lésions, une généralisation de la bacillose. » Dans une autopsie de sujet syphilitique, M. le professeur Potain put constater qu'en même temps que les lésions de la pneumonie blanche située à la base, lieu que n'envahit pas d'ordinaire le bacille de Koch, il se trouvait des nodules tuberculeux.

Nous demanderons-nous maintenant pourquoi la syphilis secondaire favorise et aggrave la bacillose, tandis que le tertiarisme (fait clinique sur lequel nous avons insisté) paraît l'arrêter ou, au moins, l'entraver ?

L'explication hypothétique, bien entendu, nous paraît découler des considérations qui précèdent. A cette différence, il nous semble y avoir deux raisons :

1° Si la syphilis primaire ou secondaire se complique souvent d'une tuberculose grave, c'est parce qu'à cette étape surtout de son évolution elle fait sentir son influence dépressive, dénutritive et irritante, c'est parce que, à cette époque seulement, le virus syphilitique agit sur le tissu sanguin, le modifie, l'altère, et que le sérum sanguin, n'exerçant plus son action de défense sur le bacille tuberculeux, celui-ci peut faire sentir, sans antagonisme, son influence sur l'organisme et y développer, sans entraves, les lésions.

2° Si la syphilis tertiaire n'admet le plus souvent qu'une tuberculose relativement bénigne, lente, torpide, à allure fibreuse, c'est parce que le tertiarisme est sclérogénisant, qu'il favorise le processus fibreux, lequel en matière de tuberculose est synonyme du processus curatif et bénin.

Tuberculose grave au début de la syphilis parce que déchéance profonde de l'organisme, défaillance de nos moyens de défense organiques, et altération du sérum sanguin, avec diminution de vitalité des phagocytes.

Tuberculose bénigne à la période tertiaire de la syphilis, parce qu'il semble bien qu'à cette période le sang ait perdu sa virulence et recouvré ses propriétés — parce que surtout le tertiarisme est la terre bénie de la sclérose et que la sclérose provoque un processus bénin de tuberculisation.

Traitement. — Quel sera et quel pourra donc être le traitement du tuberculeux syphilitique? C'est un point pratique des plus embarrassants, car la médication antisyphilitique spécifique exerce une action désastreuse, au moins dans la majorité des cas, sur la tuberculose.

Dans sa thèse, Jaquinet conclut ainsi : « Le plus souvent le traitement antisyphilitique a une influence déplorable sur l'évolution de la tuberculose pulmonaire, si bien que, perdant, comme tuberculeux, le droit au traitement syphilitique, le malade qui mène de front les deux infections, est dans la pire situation, menacé, s'il veut conjurer sa syphilis, d'aggraver sa tuberculose. »

Cependant, quand on peut gagner du temps, quand on s'éloigne de l'époque primaire de la syphilis, on peut, à un moment donné, administrer de l'iodure de potassium au tuberculeux syphilitique. On peut même, chez les phtisiques soignés dans un sanatorium et entourés de bonnes conditions d'hygiène, pratiquer des injections hypodermiques d'un sel de mercure. En outre, le malade est soumis à un régime réconfortant, à une alimentation abondante et riche et à un repos absolu dans un climat particulièrement favorable.

Conclusions. — De cette étude nous pouvons tirer les conclusions pratiques suivantes :

1° La tuberculose étant la maladie la plus répandue du monde et la syphilis ne lui cédant que peu dans sa fréquence, rien de surprenant que les deux affections soient souvent associées sur le même terrain. De nombreux faits cliniques nous ont, du reste, démontré la fréquence de cette association des deux maladies.

2° La syphilis, sans pouvoir causer la tuberculose, prédispose cependant à cette dernière affection, d'abord parce qu'elle débilite profondément l'organisme, ensuite, parce qu'elle crée de nombreuses portes d'entrée (plaques muqueuses, ulcérations cutanées, gommes ulcérées) au bacille de Koch. Un syphilitique *ouvert* ne doit donc jamais approcher un tuberculeux dont il deviendra facilement la proie.

3° La marche de cette affection n'est pas toujours identique. Chez un tuberculeux qui gagne la syphilis, l'infection secondaire exerce une influence variable suivant la période à laquelle est déjà arrivée la tuberculose. Cette influence est presque nulle chez les candidats à la tuberculose ou chez les bacillaires au premier degré dont l'état général est bon. L'effet est, au contraire, déplorable chez des tuberculeux affaiblis par des excès ou par la maladie. Le pronostic est quasi fatal chez tous les malades arrivés à la période tertiaire de la tuberculose.

4° Quand la tuberculose se greffe sur un terrain syphilitique, le pronostic varie: très grave à la période du chancre induré et de la période secondaire de la syphilis, la bacillose revêt une forme bénigne, de par sa marche et par ses accidents, à la période tertiaire. Cette bénignité tient moins à la tendance sclérogène de cette période tertiaire qu'à l'épuisement du virus syphilitique.

5° La médication antisyphilitique est mal tolérée par le tuberculeux syphilitique, du moins aux deux premières étapes de la syphilis. Il faut, dès qu'on a constaté cette association fâcheuse, placer le malade dans d'excellentes conditions hygiéniques et diététiques et lui administrer quotidiennement des injections hypodermiques d'un sel de mercure.

CYTO-DIAGNOSTIC DES ÉPANCHEMENTS SÉRO-FIBRINEUX
DE LA PLÈVRE ET DE QUELQUES AUTRES ÉPANCHEMENTS
SÉREUX ET PATHOLOGIQUES

par MM. WIDAL et RAVAUT.

L'examen des cellules éparses dans le liquide des pleurésies séro-fibrineuses peut fournir des indications intéressantes au point de vue du diagnostic, de la pathogénie et de l'étiologie, comme nous l'avons déjà indiqué à la Société de biologie le 30 juin dernier. Il y a là les éléments d'un véritable cyto-diagnostic.

Quelques centimètres cubes de liquide puisés par ponction exploratrice doivent être complètement défibrinés puis centrifugés. On peut défibriner immédiatement après la prise; on peut encore dissocier le coagulum s'il est déjà formé en l'agitant avec des perles de verre. On colore à l'éosine-hématéine, à la thionine et au triacide d'Ehrlich.

Pour les recherches cytologiques la centrifugation après défibrination est la méthode de choix, la seule applicable en clinique, car il sera toujours difficile de se transporter au lit du malade avec un centrifugeur. Des recherches comparées faites sur des liquides pathologiques humains nous ont montré, en effet, que le sens général de la formule restait le même si avant toute formation du coagulum on a soin immédiatement après la prise de centrifuger pendant cinq à huit minutes avec un appareil faisant 5000 tours à la minute. Les différences sont, nous allons le voir, sans importance pour l'interprétation du cyto-diagnostic.

Les planches que nous vous présentons montrent combien la formule histologique est variable suivant la nature de l'épanchement séro-fibrineux. Nos observations ont porté sur 66 cas.

La pleurésie, dite idiopathique ou encore *a frigore*, dont M. Landouzy a prouvé la nature tuberculeuse, est caractérisée par la présence à peu près exclusive des petits lymphocytes mêlés à un certain nombre de globules rouges.

Quelle que soit la manipulation employée, cette variété de pleurésie est toujours caractérisée par la lymphocytose. C'est ainsi qu'en cas de centrifugation immédiate on trouve parfois de très rares polynucléaires et quelques grandes cellules mononucléaires un peu plus nombreuses qu'après la défibrination. La formule reste toujours lymphocytique.

Nous avons rapporté que dans 5 cas sur 7 ce liquide des pleurésies dites idiopathiques avait tuberculisé le cobaye; il est, de plus, de tous les liquides pleuraux séro-fibrineux expérimentés, celui qui est doué du pouvoir toxique le plus considérable.

Le liquide des pleurésies développées secondairement chez des tuberculeux avérés, porteurs de lésions ulcéreuses ou caséeuses des poumons ainsi que l'épanchement des hydro-pneumothorax tuberculeux ont une formule histologique différente. Les éléments figurés sont en général rares et on constate un certain nombre de polynucléaires qui peuvent être vieillis et déformés. Les globules rouges sont en petit nombre. Ces liquides sont très pauvres en fibrine.

Dans le liquide d'une pleurésie séro-fibrineuse streptococcique nous n'avons trouvé que des polynucléaires neutrophiles.

La pleurésie pneumococcique est de toutes les pleurésies séro-fibrineuses celle dont la formule histologique donne le plus l'impression de lutte et de défense. Elle est caractérisée par la présence de globules rouges et de quelques lymphocytes, mais surtout par l'abondance des polynucléaires et par l'existence d'un plus ou moins grand nombre de cellules mononucléées d'origine, endothéliales pour la plupart, et dont quelques-unes, véritables macrophages, englobent des polynucléaires dans leur protoplasma.

Les pleurésies mécaniques et aseptiques survenant chez les cardiaques, chez les brightiques, chez les cancéreux ou encore développées par compression ou par irritation de voisinage sont caractérisées par la présence au sein de l'épanchement de grandes cellules endothéliales tombées de la séreuse. Elles sont isolées ou soudées par groupes de deux, trois, quatre éléments et forment alors des placards caractéristiques de cette variété de pleurésie. Dans les vieilles pleurésies brightiques, les placards endothéliaux, tout en persistant toujours, peuvent diminuer de nombre et être encadrés par de nombreux lymphocytes. Au cours des pleurésies cardiaques, une poussée de congestion pulmonaire peut faire apparaître des polynucléaires autour des placards endothéliaux.

Après centrifugation immédiate, comme après défibrination, les pleurésies pneumococciques ou streptococciques sont toujours caractérisées par l'abondance des polynucléaires et les pleurésies mécaniques et aseptiques par la présence de placards endothéliaux.

Les recherches que nous poursuivons sur les différents épanchements nous ont déjà montré que la plupart des liquides d'hydrocèles ne contenaient guère que des cellules endothéliales desquamées : cette constatation histologique semble indiquer qu'il s'agit le plus souvent, dans ce cas, d'épanchements purement mécaniques. Dans une vaginalite symptomatique développée, au contraire, autour d'une orchite blennorragique, nous n'avons guère trouvé que des polynucléaires.

Dans la sérosité limpide retirée de synoviales au cours du rhumatisme articulaire aigu, nous avons trouvé en abondance des polynucléaires neutrophiles, contrairement à ce que nous avons observé dans la sérosité d'une arthrite traumatique et d'une arthrite tabétique.

Dans une arthrite traumatique du genou, le liquide retiré huit jours après le début était épais, filant et légèrement hémorragique. Au milieu des globules rouges on trouvait un grand nombre de leucocytes. Les lymphocytes et les grands mononucléaires étaient beaucoup plus nombreux que les polynucléaires qui étaient peu avariés pour la plupart.

Le liquide clair d'une synovite à grains riziformes, dont la nature tuberculeuse est aujourd'hui nettement établie, était caractérisé par une formule lymphocytique et par contre le liquide séropurulent de deux arthrites tuberculeuses anciennes ne renfermait guère que des polynucléaires.

L'observation nous montre donc que pour tirer des éléments exacts de cyto-diagnostic, il faut examiner les cas particuliers et éviter les généralisations.

Le liquide céphalo-rachidien de trois méningites tuberculeuses examinées avec M. Sicard présentait après centrifugation une prédominance de lymphocytes.

MARDI 7 AOUT

Séance du matin.

DIAGNOSTIC DE L'INSUFFISANCE RÉNALE

par Ch. ACHARD.

Le rein est le principal organe dépurateur. Reconnaître comment il s'acquitte de ses importantes fonctions est un problème auquel s'attache en clinique un intérêt de premier ordre. Chaque jour, cette question se pose au praticien : tantôt c'est pour établir de bonne heure le diagnostic d'une affection rénale afin d'instituer à temps un traitement approprié, tantôt c'est pour ne pas transformer en effet toxique l'action thérapeutique de certains médicaments éliminés par l'urine, tantôt encore c'est pour démêler, parmi les désordres simultanés de plusieurs grandes fonctions, la part qui revient en propre à la défaillance des reins.

A vrai dire, il n'est pas facile de fixer où commence au juste l'insuffisance rénale. Pour les reins, comme pour bien d'autres organes, la capacité fonctionnelle dépasse largement à l'état physiologique les besoins courants de l'économie : une partie du parenchyme peut être mise hors de service sans que la santé paraisse en ressentir aucune atteinte, la tolérance se maintenant si toutefois les substances nuisibles que doit rejeter l'urine ne dépassent pas dans l'organisme une proportion modérée. De plus, il est rare que le trouble des fonctions rénales soit d'emblée profond : le plus souvent, c'est peu à peu qu'il se développe : une sorte de compensation a le temps de s'établir, à la faveur d'un mécanisme complexe auquel prennent part la suractivité d'autres émonctoires, l'hyperémie et peut-être même l'hyperplasie du parenchyme rénal encore apte à fonctionner, enfin certaines modifications de la circulation générale. L'apparition des symptômes caractéristiques se trouve ainsi retardée pour un temps parfois assez long. Mais c'est précisément à cette période, où le trouble reste latent et où la compensation n'est pas encore compromise, que le médecin doit s'efforcer de dépister l'insuffisance rénale.

Il dispose, pour établir ce diagnostic, de plusieurs modes d'exploration, que nous allons examiner successivement.

I. — Symptômes généraux et fonctionnels.

L'observation clinique a depuis longtemps fait connaître un ensemble de symptômes généraux et fonctionnels qui permettent de soupçonner l'existence des lésions rénales et parfois d'en faire le diagnostic avec une quasi-certitude, avant même d'examiner l'urine. Ces symptômes, qui offrent le précieux avantage de pouvoir être constatés sans aucun artifice de technique, sont trop connus pour que nous insistions ici sur leurs caractères et sur leur valeur. Il nous suffira de les mentionner brièvement.

Les nombreux accidents nerveux, respiratoires et digestifs de l'*urémie*, qui marquent en quelque sorte la rupture de la tolérance dans l'insuffisance rénale, comme l'asystolie indique la fin de la compensation dans les affections cardiaques, semblent devoir être les symptômes les plus décisifs. Cependant, ils ne sont pas toujours bien caractéristiques et souvent leur signification n'est fixée qu'alors que l'albumine a été constatée dans l'urine. Dus en partie, sans doute, à l'insuffisance d'organes autres que le rein, ils sont bien loin d'avoir une intensité proportionnelle au degré de l'insuffisance rénale. On ne saurait, d'ailleurs, attendre leur apparition pour poser le diagnostic.

La même remarque s'applique au bruit de galop de l'*hypertrophie cardiaque*, qui se manifeste d'ordinaire à une période relativement avancée de la sclérose rénale.

Les *petits signes de brightisme* — tels que vertiges, doigt mort, cryesthésie, démangeaisons, crampes, induration des artères périphériques, pollakiurie nocturne — dont M. Dieulafoy a montré l'intérêt, permettent de songer à l'insuffisance rénale à une période précoce de la néphrite interstitielle. Toutefois, ils n'indiquent pas non plus le degré de cette insuffisance, et plusieurs d'entre eux n'en sont peut-être pas l'expression directe, mais relèvent plutôt de troubles circulatoires développés secondairement ou produits par la même cause que les altérations des reins. Ils peuvent, d'autre part, se rencontrer, soit isolément, soit plus ou moins groupés, sans qu'il existe de lésion rénale.

Les *œdèmes*, ou d'une façon plus générale les *hydropisies*, revêtent, dans les affections des reins, des caractères assez spéciaux. Mais ces épanchements, qui sont la manifestation d'un trouble survenu dans les échanges osmotiques, ont une pathogénie complexe, encore mal précisée, et qui ne réside pas tout entière dans l'insuffisance des fonctions du rein, laquelle peut, d'ailleurs, exister sans œdème.

Les troubles généraux et fonctionnels, s'ils ont une importance extrême en tant que signes révélateurs dénonçant au médecin l'existence d'un état pathologique et attirant son attention sur les reins, ne sauraient donc suffire aux exigences d'un diagnostic approfondi. C'est dans les produits mêmes de la sécrétion rénale que le clinicien doit chercher le supplément d'information dont il a besoin; c'est là qu'il doit trouver d'abord la confirmation du désordre dont les fonctions des reins sont frappées, puis le moyen d'en apprécier la nature et l'étendue.

II. — Signes tirés de la sécrétion rénale.

Le rein a pour fonction de sécréter l'urine. Par analogie avec d'autres glandes, on a tenté dans ces dernières années de lui attribuer aussi une *sécrétion interne*. Mais les expériences physiologiques sur lesquelles repose cette interprétation sont encore insuffisamment démonstratives. A plus forte raison les déductions pathologiques qu'on en voudrait tirer seraient-elles absolument conjecturales et la clinique ne saurait-elle prétendre à reconnaître l'insuffisance d'une fonction hypothétique.

C'est donc la *sécrétion externe* qui seule nous occupera. Nous allons passer en revue les divers points que comporte son étude.

§ 1. *Conditions générales qui influencent la sécrétion de l'urine.*

La sécrétion de l'urine résulte d'échanges accomplis dans le parenchyme du rein, conformément aux lois générales qui président aux échanges moléculaires entre les liquides de l'organisme.

On distingue trois modes d'échanges de ce genre. Certaines parois vivantes laissent passer, en proportion variable il est vrai, tous les éléments d'une solution, eau, substances cristalloïdes et substances colloïdes; il s'agit d'un phénomène comparable à une filtration, plus complexe assurément que celle qui s'effectue aux travers de nos filtres usuels, mais aboutissant, en somme, au même résultat, et particulièrement au passage d'albumines à travers une paroi perméable. D'autres membranes organisées se laissent traverser seulement par les matières cristalloïdes dissoutes : c'est ce qui caractérise la dialyse, et c'est ce qui forme en quelque sorte le fond de la sécrétion de l'urine. Enfin certains tissus, le tissu scléreux, les poches fibreuses d'anciennes hydronéphroses et pyonéphroses, tendent à réaliser le type des membranes dites semi-perméables, qui ne laissent guère passer que l'eau.

Le rein malade peut offrir des exemples de ces trois modes d'échanges : dans le même organe, certaines portions du parenchyme se laissent traverser par l'albumine ; d'autres continuent à ne livrer passage, avec plus ou moins de facilité, qu'à des substances cristalloïdes ; d'autres enfin, profondément sclérosées, ne sont plus guère perméables qu'à l'eau.

On voit par là combien la perméabilité du rein est une chose autrement complexe que celle des membranes homogènes utilisées pour les expériences de laboratoire. Dans un organisme vivant, les qualités physiques d'une paroi perméable sont susceptibles de varier non seulement aux différents points de cet organe, mais encore d'un moment à l'autre en un même point, les éléments doués de vie étant exposés en maintes circonstances à subir dans leur volume, leur tension, leur contenu, des changements plus ou moins passagers.

Aussi ne doit-on pas s'étonner qu'un même rein, dont l'ensemble du parenchyme a une perméabilité notablement réduite, retienne en partie les substances dialysables et laisse pourtant échapper de l'albumine, ce qui est tout le contraire d'un phénomène d'imperméabilité. L'inégalité des lésions aux divers points de l'organe donne la raison de cette apparente contradiction.

Les parois osmotiques sont formées dans le rein par les membranes des capillaires sanguins, par la membrane de Bowmann et par l'épithélium des tubuli. Or, ces diverses parties sont frappées de façon assez inégale dans les différentes espèces de néphrites. C'est la néphrite interstitielle qui produit au maximum l'épaississement scléreux des parois capillaires et de la membrane de Bowmann, ainsi que l'atrophie des cellules tubulaires ; c'est donc a *priori* cette affection qui doit produire la plus forte imperméabilité, et l'expérience confirme, en effet, cette prévision théorique.

Le résultat des échanges accomplis à travers le parenchyme rénal dépend donc en première ligne de l'état de ce parenchyme, c'est-à-dire des qualités de la paroi perméable. Mais il est soumis à d'autres influences.

Il varie suivant la composition des liquides entre lesquels s'opèrent les échanges, et ainsi la nature et le taux des substances normales ou accidentelles du plasma sanguin sont susceptibles de modifier la composition du liquide sécrété.

Enfin la vitesse et la pression du sang qui circule dans le rein exercent encore une action sur la nature et surtout sur la quantité de l'urine. L'accélération circulatoire et l'accroissement de la tension sanguine provoquent la polyurie et diminuent le taux des échanges au niveau des tubuli. La stase et l'abaissement de la tension sanguine produisent le résultat inverse.

Il nous faudra donc, pour interpréter l'état de la fonction rénale d'après l'examen de l'urine, tenir compte de toutes ces conditions essentielles qui règlent le mécanisme de la sécrétion.

§ 2. *Quantité des urines.*

La physiologie enseigne que l'abondance de l'urine dépend surtout de l'activité circulatoire du rein, c'est-à-dire de la quantité de sang qui traverse les glomérules dans l'unité de temps[1]. Les qualités des parois osmotiques ne tiennent donc pas ici le premier rôle.

Aussi la polyurie et l'oligurie, contrairement à une confusion souvent faite dans le langage médical, ne nous fournissent-elles pas de données directes sur la perméabilité du rein. De deux filtres, le plus perméable n'est pas celui sur lequel on a jeté le plus d'eau, mais celui qui laisse passer, dans l'unité de temps, la plus grande quantité d'une même substance. On sait du reste que le défaut de parallélisme est assez fréquent entre la perméabilité du rein et le volume des urines.

La polyurie, par exemple, se rencontre communément dans la néphrite interstitielle, alors que l'imperméabilité est la règle[2]. Inversement l'urine rare et chargée peut s'observer chez des cardiaques asystoliques dont la perméabilité rénale est assez bien conservée.

Toutefois, l'oligurie liée à l'insuffisance de l'irrigation vasculaire des reins ou à l'obstruction des voies d'écoulement de l'urine, au niveau des tubes ou de l'uretère, contribue à rendre imparfaite la dépuration urinaire. Dans ces cas, les conditions qui gênent l'entrée ou la sortie des liquides entre lesquels s'accomplit l'échange sécrétoire agissent en amont ou en aval de la paroi perméable, mais n'altèrent pas, primitivement du moins, les qualités osmotiques de cette paroi. Il n'en est pas moins évident que le résultat fonctionnel équivaut alors à l'imperméabilité.

1. Voir, à ce sujet : A. WALLER. Éléments de physiologie humaine. (Trad. de l'anglais par A. Herzen. Paris, 1898, p. 269.

2. Cette polyurie ne serait pas, d'ailleurs, constamment un phénomène compensateur de l'imperméabilité rénale, d'après MM. Pierre Merklen et André Martin. *Bull. et Mém. de la Soc. méd. des hôpit.*, 25 mars 1900, p. 575.

En somme, la quantité des urines mérite qu'on lui accorde la plus grande attention pour apprécier la marche et le pronostic de certains états morbides affectant plus ou moins les reins, mais elle ne fournit à elle seule que de médiocres renseignements sur la valeur sécrétoire du parenchyme rénal. Les données les plus utiles à cet égard sont tirées de la composition des urines.

§ 3. *Albuminurie.*

Depuis la découverte de Bright, l'albuminurie est le symptôme fondamental que l'examen des urines fournit au diagnostic des affections des reins. Son importance n'a plus besoin d'être mise en valeur. Toutefois, malgré les travaux sans nombre dont il a fait l'objet depuis près de trois quarts de siècle, on n'a pu parvenir encore à fixer d'une façon tout à fait précise ni la pathogénie, ni la signification de ce symptôme.

Sa présence n'indique pas toujours l'existence d'une lésion indélébile, car l'albuminurie peut se montrer d'une façon passagère et sans aucun autre signe de néphrite. On ne peut guère, à la vérité, se refuser, en pareil cas, à en placer la cause dans une modification fort légère et transitoire de la paroi perméable : il y aurait toujours, suivant l'expression imagée de M. Talamon, un trou au parenchyme rénal[1].

La constatation de l'albuminurie ne renseigne pas non plus d'une façon certaine, à elle seule, sur le siège histologique de l'altération, durable ou non, du parenchyme. En effet, si l'on s'accorde à penser que les glomérules malades laissent échapper l'albumine, il est vraisemblable aussi qu'une partie de l'albumine urinaire peut encore provenir des cellules tubulaires enflammées, qui se laissent exsuder comme le fait l'épithélium des muqueuses irritées par les divers agents pathogènes, physiques, chimiques ou animés. L'albuminurie pourrait donc résulter non seulement d'une transsudation vasculaire, mais encore d'une exsudation cellulaire[2].

L'albumine se rencontre dans l'urine principalement à l'état de sérine et de globuline, mais jusqu'ici ni la nature, ni l'abondance, ni la proportion relative des diverses albumines urinaires n'ont pu four-

---

1. Ch. Talamon, Le pronostic des albuminuries. (Comptes rendus du troisième Congrès français de médecine, Nancy, août 1896, p. 489.)

2. Cette hypothèse a été émise par Gubler (Art. « Albuminurie », *in Dictionnaire encyclopédique des sciences médicales*), et soutenue par M. X. Arnozan. Comptes rendus du troisième Congrès français de médecine, Nancy, août 1896.

nir de renseignements précis sur le degré ou l'origine des altérations rénales[1].

On a même pu, avec M. Dieulafoy, qualifier l'albuminurie de symptôme *inconstant*, car elle peut manquer pendant des périodes parfois longues dans les scléroses rénales très prononcées, et *infidèle*, puisqu'elle se montre parfois alors qu'il n'existe pas de trouble profond ni durable des fonctions des reins.

Cela dit, il n'en reste pas moins que l'albuminurie est un signe matériel des plus précieux et dont aucun clinicien ne consentirait à se priver pour établir un diagnostic de néphrite. Seulement sa valeur, comme celle de tant de symptômes, ne se juge bien que par son rapprochement avec l'ensemble des phénomènes morbides.

§ 4. *Sédiments organisés.*

Les *cylindres urinaires*, décrits en premier lieu par Henle (1842), se forment dans les tubes du rein. Il est possible, quoi qu'on ait dit, qu'ils proviennent non seulement de la terminaison de ces tubes, mais aussi des tubes contournés, car les cylindres et les anses grêles de Henle sont dilatables et parfois dilatés sous l'influence de l'état pathologique.

On a beaucoup discuté sur la valeur séméiologique qu'il convient d'attribuer aux diverses variétés de cylindres. L'accord est fait pour refuser toute importance aux cylindres dits hyalins.

Les cylindres épithéliaux et hémorragiques se rencontrent en grande quantité dans les néphrites aiguës diffuses. Les premiers se formeraient seulement dans les canaux collecteurs, d'après von Czylharz[2].

Les cylindres granuleux s'observent aussi dans les néphrites. M. Bard leur a, dans ces derniers temps, accordé une assez grande valeur pour le diagnostic des néphrites dites épithéliales, dont la lésion essentielle consisterait, d'après lui, en une fermentation du protoplasma épithélial sous l'influence des virus. D'après cet auteur et son élève Péhu[3], dans les néphrites infectieuses aiguës les cylindres

---

1. On sait seulement que, même à l'état physiologique, les albumines étrangères à la composition du sang normal sont rejetées par le rein; sous leur influence, probablement, les éléments de cet organe éprouvent transitoirement des modifications matérielles qui font varier la perméabilité.

2. Von Czylharz. Beitrag zur Lehre von der Abstammung der Harncylinder. *Wien. klin. Wochenschr.*, 4 janvier 1900.

3. Péhu. De la valeur des cylindres urinaires dans le diagnostic et le pronostic des maladies rénales. *Rev. de méd.*, fév. 1899, p. 110.

granuleux seraient nombreux, cohérents, à granulations compactes, d'un diamètre étroit. Dans l'état subaigu, ils seraient plus rares, moins cohérents, plus larges. A l'état chronique, ils diminueraient de nombre et de cohésion, pour disparaître tout à fait en cas de guérison. Leur absence coïncidant avec la persistance de l'albuminurie indiquerait une lésion cicatricielle.

Dans la néphrite interstitielle, les cylindres font défaut quand il n'y a pas d'albuminurie.

D'autres éléments figurés, des *globules rouges* et surtout des *globules blancs*, se voient encore dans les urines albumineuses. M. Arnozan estime que dans les néphrites l'abondance des leucocytes, marchant de pair, comme dans les inflammations des autres organes, avec la diapédèse et l'exsudation albumineuse, permet d'apprécier l'intensité du travail phlegmasique dont le rein est le siège.

Au cours des néphrites chroniques, les globules blancs font généralement défaut dans l'urine, mais ils y apparaissent à l'occasion des poussées aiguës ou subaiguës intercurrentes.

Ces leucocytes appartiennent aux types mononucléaire et polynucléaire, et les proportions respectives de ces deux variétés sont les mêmes dans l'urine et dans le sang, comme cela résulte de quelques recherches que j'ai faites avec M. Lœper. La surabondance des polynucléaires signalerait un processus suppuratif, mais ne prouverait pas l'origine rénale de cette suppuration.

Enfin, dans les néphrites aiguës, l'urine peut renfermer des *cellules épithéliales* provenant des tubes urinifères.

L'albumine, les cylindres, les éléments figurés du sang constituent autant de matériaux que le rein devrait retenir et qu'il laisse échapper parce qu'il est malade. Mais, pour intéressant que soit ce phénomène, il est loin de former le principal élément de l'insuffisance rénale. La perte de l'albumine par le rein est, en effet, le plus souvent minime et ne suffit nullement à expliquer les troubles de l'état général. Peut-être, à la vérité, passe-t-il en même temps que l'albumine des principes plus actifs, ferments ou autres, dont la privation entraînerait pour l'organisme des conséquences plus sérieuses : mais ce n'est là qu'une pure hypothèse. Quant à la perte des globules blancs, c'est-à-dire d'éléments qui représentent une réserve d'énergie déjà plus riche que la matière inerte, elle est également peu abondante.

Aussi, suivant l'opinion généralement admise, l'insuffisance rénale consiste-t-elle beaucoup moins dans le passage à travers le rein de substances qu'il devrait retenir que dans la sortie imparfaite des principes qu'il a pour mission d'éliminer. En d'autres termes, la fonction du rein étant essentiellement dépuratrice, pour apprécier ses défaillances, il importe avant tout de connaître non ce qui passe en trop, mais ce qui passe en moins. C'est donc dans le déficit des matériaux éliminés par l'urine que doit être cherché l'élément fondamental du diagnostic.

Plusieurs méthodes, que nous allons passer en revue, ont été proposées pour évaluer ce déficit. Les unes se fondent sur l'étude des produits que le rein sécrète spontanément : elles consistent en des recherches chimiques (dosage), physiques (cryoscopie) et physiologiques (toxicité). Les autres ont pour principe l'élimination provoquée d'une substance étrangère à l'urine normale, que l'on introduit à dose connue dans l'organisme et dont on suit méthodiquement le passage dans l'urine.

§ 5. *Dosage des matériaux de l'urine.*

Les composants normaux de l'urine traversent plus difficilement le rein, lorsque cet organe est atteint de sclérose et d'atrophie. A cet égard, les recherches de MM. Guyon et Albarran[1] ont la netteté démonstrative d'une expérience physiologique. Chez des sujets atteints de lésions unilatérales d'un rein, notamment de pyonéphrose, ces auteurs ont recueilli séparément, à l'aide du cathétérisme de l'uretère, l'urine du rein sain et celle du rein malade. Or, l'analyse chimique a montré que l'urine du côté atteint, souvent assez abondante, était notablement plus pauvre en matériaux fixes, surtout en phosphates, en urée, en potasse. Comme le sang qui traverse les deux reins a évidemment la même composition, il est clair que les différences trouvées dans les urines étaient exclusivement imputables à l'état différent des parenchymes.

De même, dans les néphrites chroniques, l'analyse des urines montre que les principes normaux sont en général peu abondants. Dans la néphrite interstitielle, notamment, l'urine est pâle, de faible densité, elle renferme peu d'urée, de phosphates et de sels de potasse[2]. On en

1. F. GUYON et J. ALBARRAN. Physiologie pathologique des rétentions rénales. *Ann. des mal. des organes gén.-urin.*, nov. 1897, p. 1200.

Voir aussi : J. ALBARRAN et L. BERNARD. La perméabilité rénale étudiée par le procédé du bleu de méthylène dans les affections chirurgicales des reins. *Ann. des mal. des organes gén.-urin.*, avril et mai 1899.

J. ALBARRAN, L. BERNARD et F. BOUSQUET. Sur la cryoscopie appliquée à l'exploration de la fonction rénale. Association française d'urologie. Paris, 1899.

A. GOSSET. Étude sur les pyonéphroses. *Thèse de Paris*, 1er févr. 1900, n° 186.

2. CHARRIER. Contribution à l'étude de l'élimination de la potasse urinaire dans les néphrites. *Thèse de Paris*, 4 nov. 1897, n° 24.

conclut que le rein malade ne laisse plus passer aussi bien ces principes.

De fait, certaines analyses chimiques ont décelé, en même temps que la diminution de l'urée urinaire, l'élévation de l'urée sanguine. Toutefois cette augmentation n'est pas constante : elle a fait défaut dans quelques cas (Wurtz et Berthelot). Et il est, d'ailleurs, difficile d'admettre que, dans les néphrites chroniques, la diminution des principes normaux de l'urine soit due tout entière à leur rétention dans le sang.

En effet, les substances normalement éliminées par l'urine sont versées incessamment dans le sang, en quantités à peu près égales chaque jour. Elles s'y accumulent donc lorsque l'excrétion rénale devient imparfaite. Par suite, leur proportion s'élève peu à peu dans le sang et à ce taux plus élevé correspond une élimination rénale de plus en plus forte, qui peut finalement approcher du taux physiologique. Les effets de l'imperméabilité du rein peuvent être ainsi masqués [1].

Si l'on ajoute que le rapport des divers composants de l'urine est sujet à varier selon le régime alimentaire, la nutrition générale et l'état d'autres organes que le rein, — que l'urée, par exemple, s'abaisse chez les cancéreux et dans les affections hépatiques, que les chlorures diminuent sous l'influence du régime lacté, que la phosphaturie est fréquente chez les tuberculeux, — force est bien de conclure qu'on s'exposerait à de grandes incertitudes si l'on voulait évaluer le fonctionnement rénal d'après la seule analyse chimique des urines.

Ce qu'il faudrait connaître, en effet, c'est le rapport entre le taux de ces principes dans l'urine et leur proportion dans le sang : la diminution de la perméabilité rénale aurait pour conséquence d'abaisser la valeur de ce rapport, qui tendrait alors vers l'unité. Or, l'évaluation des composants normaux de l'urine nécessiterait déjà des recherches chimiques assez compliquées, et quant à celle du second terme de comparaison, c'est-à-dire de leur taux dans le sang, elle deviendrait tout à fait impraticable [2].

1. L'étude de l'élimination du bleu de méthylène pris à doses répétées rend bien compte de ce fait. En raison de l'accumulation, des malades brightiques, dont la perméabilité rénale est très diminuée, arrivent au bout de quelques jours à éliminer en vingt-quatre heures un taux de matière colorante aussi élevé que les sujets sains. Voir, à ce sujet : Ch. ACHARD et A. CLERC, L'élimination des doses répétées de bleu de méthylène, *Bull. et Mém. de la Soc. méd. des hôpit.*, 50 mars 1900, p. 405.

2. Kornblum (*Arch. f. pathol. Anat. u. Physiol.*, CXXVII, 5) a constaté que, lorsqu'on fait varier dans le régime alimentaire la ration azotée, les modifications

§ 6. *Cryoscopie.*

Une méthode nouvelle, la cryoscopie, a pour objet de tourner l'insurmontable difficulté que présente la comparaison chimique du sang et de l'urine, en substituant la recherche d'une qualité physique à celle d'une valeur chimique. Au lieu de doser dans le sang et dans l'urine la proportion relative de chacun de leurs matériaux, cette méthode évalue seulement la quantité totale des molécules contenues dans ces deux liquides, sans distinction de nature. Le procédé relativement simple qui permet de connaître la teneur en molécules ou *concentration moléculaire* d'un liquide consiste à en déterminer le point de congélation ; en effet, d'après la loi de Raoult, l'abaissement du point de congélation d'une solution est proportionnel au nombre des molécules dissoutes dans l'unité de volume du dissolvant, quelles que soient la grosseur et la nature de ces molécules[1].

Connaissant la concentration moléculaire de l'urine et celle du sérum sanguin, il est facile d'établir leur rapport : les variations de celui-ci permettront d'apprécier les différences de concentration qui résultent de l'état pathologique des reins.

A l'état normal, l'urine renferme toujours plus de molécules que le sérum. Le point de congélation (Δ) de l'urine oscille, en effet, de — 1",50 à — 2", et celui du sérum, qui varie fort peu, est voisin de — 0",56. Le rapport cryoscopique des deux liquides est donc de 2,6 à 3,5.

Si un nombre plus grand de molécules est retenu dans le sang par le fait de l'imperméabilité rénale, la concentration moléculaire de l'urine diminue, tandis que celle du sérum s'élève: toutes deux se rapprochant, leur rapport tend vers l'unité. On a même vu des cas exceptionnels où l'urine était moins concentrée que le sérum, le rapport tombant au-dessous de 1[2].

D'ailleurs, sous des influences accidentelles et en dehors de toute imperméabilité rénale, lorsque l'urine est sécrétée rapidement en

corrélatives de l'urée dans l'urine se font avec plus de lenteur chez un brightique que chez un sujet sain. On pourrait donc, en opérant ainsi, obtenir des indications sur le fonctionnement du rein et se passer de la comparaison avec le sang. Mais ce serait là une recherche longue et difficile.

1. La densité de l'urine est généralement abaissée dans les néphrites avec imperméabilité. Toutefois, la présence de l'albumine peut relever la densité, alors que les autres matériaux de l'urine sont diminués de proportion. Aussi la recherche de la densité est-elle inférieure à la cryoscopie.

2. Winter. De l'équilibre moléculaire des humeurs. *Arch. de physiol.*, avril 1896, p. 529.

grande abondance, après l'ingestion de copieuses boissons par exemple, ou par l'effet de certains médicaments, le rapport cryoscopique s'abaisse bien au-dessous de la normale[1], car le sang se débarrasse trop promptement de l'eau pour que sa concentration moléculaire varie beaucoup; au contraire, l'urine se dilue, et sa concentration diminue très vite.

Aussi a-t-on conseillé de faire les déterminations cryoscopiques sur l'urine émise le matin à jeun, ou mieux sur l'urine de vingt-quatre heures, le sang étant recueilli (au moyen de ventouses scarifiées le plus souvent) à la fin de ces vingt-quatre heures. C'est pourquoi aussi l'accroissement de la concentration moléculaire du sang paraît avoir plus d'importance pour le diagnostic de l'imperméabilité rénale que l'abaissement de la concentration moléculaire de l'urine[2].

Les recherches de von Koranyi ont établi que, dans les néphrites, l'imperméabilité rénale peut abaisser le rapport cryoscopique du sérum et de l'urine au-dessous de 2. C'est ce qui a lieu notamment dans la néphrite interstitielle. Mais il ne paraît pas en être toujours de même dans les autres formes[3].

L'inconvénient de cette méthode est qu'elle nécessite l'emploi d'une certaine quantité de sérum et partant une prise de sang assez considérable[4]. De plus, l'urine recueillie pendant vingt-quatre heures doit être pure, sans addition d'aucun antiseptique ni d'aucune substance étrangère, et exempte de fermentation et de précipité.

Par contre, on a pu demander à la cryoscopie le moyen d'apprécier autre chose encore que la perméabilité des reins et de pénétrer plus

1. DRESER. Ueber Diurese und ihre Beeinflüssung durch pharmakologische Mittel. *Arch. f. exper. Pathol. u. Pharmakol.*, XXIX, 5-6, p. 305.

2. Dans les néphrites toxiques produites expérimentalement, on a observé l'accroissement de la concentration moléculaire du sérum. Voir : P. F. RICHTER et W. Roth. Experimentelle Beiträge zur Frage der Niereninsufficienz. *Berlin. klin. Wochenschr.*, 24 et 31 juillet 1899.

3. Voir, pour la bibliographie de cette question : F. BOUSQUET. Recherches cryoscopiques sur le sérum sanguin, la plasmolyse et l'isotonie chez les êtres vivants. *Thèse de Paris*, 26 janv. 1899, n° 185.

A.-M. CHAVOZ. Considérations sur la pression osmotique et quelques propriétés des dissolutions; applications à la biologie. *Thèse de Lyon*, 15 juill. 1899, n° 166.

Voir aussi les recherches de L. Lindemann, *Deutsch. Arch. f. klin. Med.*, LXV, 1-2, de Kümmell. Communication au vingt-neuvième Congrès de la Société allemande de chirurgie, avril 1900, de Vaquez. *Bull. et Mém. de la Soc. méd. des hôpit.*, 9 fév. 1900, p. 155.

4. Dans les cas de lésion unilatérale du rein où il est possible de recueillir séparément l'urine de chaque rein par le cathétérisme de l'uretère, on peut se passer du sérum sanguin, l'urine du rein sain servant de témoin et les différences de concentration moléculaire résultant alors uniquement de l'état différent des deux reins. Voir : J. ALBARRAN, L. BERNARD et F. BOUSQUET. *Loc. cit.*

loin dans l'étude du mécanisme de la sécrétion urinaire. Si l'on accepte la théorie de von Koranyi, d'après laquelle les chlorures filtrent au niveau des glomérules et s'échangent ensuite en partie, molécule à molécule, avec la plupart des autres principes constituants de l'urine, au niveau des tubes contournés, on peut, d'après la proportion relative des molécules de chlorures et des autres molécules non chlorées, se rendre compte de l'échange sécrétoire qui s'effectue dans les tubes. Le taux de cet échange est faible si l'urine s'écoule vite dans l'appareil sécréteur, et fort si elle y séjourne plus longtemps. Or, la vitesse du courant de l'urine dans les canalicules urinifères étant proportionnelle à la vitesse du sang dans les capillaires des glomérules, on est ainsi renseigné sur l'activité circulatoire du rein. Il suffit, en somme, pour cela, de déterminer la valeur Δ qui donne le nombre total des molécules de l'urine et de doser les chlorures (évalués en grammes de chlorure de sodium, pour 100 centimètres cubes d'urine). Le rapport de ces deux termes $\dfrac{\Delta}{\mathrm{Na\,Cl}}$ représente ainsi le taux de l'échange moléculaire, d'autant plus faible que la vitesse circulatoire est plus forte. D'après von Koranyi, il ne dépasse pas 1,7 à l'état normal; il s'élève au-dessus de 2 dans les cas de stase chez les asystoliques.

On peut encore, après avoir dosé les chlorures, calculer le nombre des seules molécules chlorées. Sachant qu'une solution à 1 pour 100 de chlorure de sodium a pour point de congélation — 0°61, on en déduit que le nombre de molécules chlorées pour 100 centimètres cubes de l'urine sera 61 fois le chiffre obtenu par le dosage des chlorures dans 100 centimètres cubes de cette urine.

Connaissant le nombre total des molécules (Δ) et le nombre des molécules de chlorures qui ont seules filtré dans les glomérules, il est facile de calculer par différence le nombre des molécules dites élaborées (δ) qui ont passé, en s'échangeant contre des molécules chlorées, au niveau des tubuli.

En notant le volume des urines de 24 heures (V) et le poids du sujet (P), on obtient, soit le nombre total des molécules éliminées en 24 heures par kilogramme du poids du corps $\left(\dfrac{\Delta\,V}{P}\right)$, soit le nombre des molécules élaborées (non chlorées), également en 24 heures et par kilogramme $\left(\dfrac{\delta\,V}{P}\right)$.

Le rapport entre ces deux valeurs, qui se réduit en rapport $\dfrac{\Delta}{\delta}$, donne le taux de l'ensemble des échanges moléculaires qui s'accomplissent dans le rein, c'est-à-dire la valeur de la dépuration urinaire, telle qu'elle résulte, non seulement de la perméabilité du rein, mais aussi de l'état de la circulation dans cet organe. Chez les sujets sains, le rapport, qui est compris entre 1,49 et 1.69, se maintient dans un parallélisme assez exact avec la valeur des molécules totales $\left(\dfrac{\Delta V}{P}\right)$. Mais le parallélisme est rompu quand la dépuration urinaire est défectueuse.

Tel est, d'après les intéressantes recherches de MM. Claude et Balthazard[1], le parti que l'on peut tirer de la cryoscopie des urines. Il y aurait là une source d'indications précieuses, non seulement sur la perméabilité du rein et l'état de sa circulation, mais aussi sur la nutrition générale, et cette méthode pourrait apporter des lumières à la fois au diagnostic du trouble rénal et au pronostic de la maladie.

Toutefois ces calculs fort ingénieux sont peut-être un peu plus compliqués que ne le comportent les exigences de la clinique journalière[2].

§ 7. *Toxicité*.

Parmi les substances dont l'imperméabilité rénale entrave l'excrétion, il en est dont la rétention dans l'organisme est à peu près indifférente ; tel paraît être le cas de la plupart des principes les mieux étudiés de l'urine. Or, c'est au contraire à des poisons encore indéterminés que les théories pathogéniques de l'urémie accordent actuellement une importance majeure. Il faudrait donc connaître, plutôt que la valeur numérique ou chimique des substances retenues par le rein malade, leur valeur physiologique, c'est-à-dire l'action qu'elles exercent sur l'organisme.

La recherche de la toxicité, préconisée par M. Bouchard, a tenté de satisfaire à ce desideratum. Disons tout de suite que cette recherche doit porter en même temps sur l'urine et sur le sang. Limitée, en effet, à l'urine, elle encourrait toutes les objections faites au dosage chimique des principes normaux dans ce liquide seul. Au contraire, étendue à la fois à l'urine et au sérum, elle semble théoriquement devoir réaliser le procédé idéal pour reconnaître et mesurer l'insuffisance fonctionnelle des reins. Malheureusement, dans la pratique, les difficultés surgissent de toutes parts.

---

1. H. Claude et V. Balthazard. La cryoscopie des urines dans les affections du cœur et des reins. *Presse médicale*, 17 fév. 1900, p. 85.
2. D'après les recherches que j'ai faites avec M. Loeper, l'interprétation des résultats obtenus par cette méthode n'est pas toujours facile, en particulier dans les maladies aiguës et au cours des incidents divers qui traversent l'évolution des affections cardiaques et rénales.

L'urine dont on veut déterminer la toxicité doit être recueillie pendant vingt-quatre heures et demeurer aseptique, ou du moins n'avoir subi aucune fermentation.

L'injection intra-veineuse, pratiquée d'ordinaire chez le lapin, doit être faite avec une vitesse et une pression constantes, autant que possible, pendant toute la durée de l'expérience et toujours identiques aussi dans les diverses expériences. La durée de l'injection peut encore exercer une action sur les résultats.

L'urine ou le sérum injectés déterminent parfois des coagulations dans le système vasculaire de l'animal : des troubles mécaniques de la circulation viennent alors compliquer les effets toxiques[1]. On a proposé, pour éviter cette circonstance perturbatrice, d'injecter en même temps que le liquide d'essai une substance anticoagulante, l'extrait de têtes de sangsues (Joffroy et Serveaux) ; mais M. Bernard accuse ce produit de modifier la toxicité[2].

On sait que l'injection d'un liquide non isotonique dans le sang d'un animal produit des altérations globulaires susceptibles d'entraîner des troubles indépendants de l'effet toxique proprement dit. Or, c'est ce qui a lieu quand, suivant la technique ordinaire, on injecte dans les veines d'un lapin l'urine humaine telle qu'elle a été émise, c'est-à-dire ordinairement à un état très différent de l'isotonie. Comme la dilution qu'il faudrait lui faire subir pour l'amener à cette isotonie introduirait dans l'expérience une cause d'erreur, on a cherché à corriger les résultats donnés par l'épreuve de la toxicité. Mais si la nécessité de ces corrections est généralement admise, les auteurs sont divisés sur la manière de les établir[3].

Outre ses difficultés d'ordre pratique, la recherche de la toxicité est encore passible de quelques objections théoriques.

En déterminant la toxicité du sérum, on ne connaît pas celle du sang complet, car il se pourrait que le caillot retint une partie des substances toxiques les plus intéressantes : on sait que la fibrine fixe d'une façon remarquable certains corps, et particulièrement les ferments.

Il serait encore possible que le sang, malgré l'imperméabilité

---

1. Ce fait a été surtout mis en lumière par M. Hayem et par MM. Joffroy et Serveaux. M. Bernard pense que la fréquence de cet accident a été exagérée, mais il reconnaît qu'il se produit quelquefois, ce qui suffit évidemment à constituer une cause d'erreur.

2. L. Bernard. Étude critique des méthodes de détermination de la toxicité du sérum sanguin et de l'urine. *Rev. de méd.*, fév. 1900.

3. Voir la discussion qui a eu lieu récemment sur ce point à la Société de biologie (2 juin 1900) et le travail critique de L. Harrison et H. Cabanon. À propos de la toxicité urinaire. *Presse médicale*, 30 juin 1900, p. 521.

rénale, fût peu toxique, les poisons ayant été retenus dans les tissus. En effet, la composition du sang tend manifestement à conserver sa fixité, et peut-être, lorsque le rein fonctionne mal, le sang se charge-t-il seulement d'une minime quantité des produits cellulaires dont il ne parvient pas à se débarrasser par l'émonctoire habituel.

En outre, la toxicité d'un corps pour le lapin n'est pas forcément la même, toutes choses égales d'ailleurs, que pour l'homme. Il est bien connu que les diverses espèces animales réagissent parfois de façons très différentes à un même poison. Il y a plus : des individus de même espèce possèdent aussi des idiosyncrasies inégales à cet égard. Peut-être ces variations de susceptibilité sont-elles des causes d'incertitude dans la mesure de la toxicité.

Enfin, dans ces derniers temps, on a montré que les divers organes sont très inégalement sensibles aux poisons, et l'on a cherché la toxicité en injectant ces poisons, non dans la circulation, mais directement dans les organes, notamment dans le cerveau ou dans les espaces sous-arachnoïdiens[1]. La question semble particulièrement intéressante en ce qui concerne les poisons urinaires, car les principales manifestations de l'urémie portent sur le système nerveux. Mais l'emploi de ce procédé pour l'urine a montré que l'injection ajoute aux effets toxiques des effets mécaniques en proportion variable, que le liquide injecté diffuse lentement, que la vitesse de l'injection et la dilution des poisons modifient les résultats; de sorte que cette méthode ne saurait convenir.

En somme, la recherche de la toxicité est théoriquement fort intéressante. Elle est capable de donner *grosso modo* des indications probantes lorsqu'on peut faire la moyenne d'expériences assez nombreuses portant sur un objet donné. Mais les résultats obtenus avec un même liquide (et surtout un même sérum) étant sujets à varier, on ne saurait accorder une valeur précise à un essai unique. Or, il est impossible en pratique de multiplier les expériences dans chaque cas. Ces incertitudes et ces difficultés techniques doivent donc faire réserver ce procédé pour les recherches de laboratoire et l'empêchent de passer dans le domaine de l'investigation clinique.

§ 8. *Élimination provoquée.*

Les substances qui passent accidentellement dans l'urine s'éliminent moins bien lorsque les reins sont malades. Ce fait, depuis

1. ED. LESSÉ. Étude de la toxicité de quelques humeurs de l'organisme au point de vue expérimental et clinique. *Thèse de Paris*, 29 juin 1899, n° 467

longtemps démontré pour divers médicaments, a été mis à profit par la thérapeutique. L'idée d'en tirer parti pour le diagnostic avait été émise incidemment, mais aucun procédé pratique n'en avait été déduit, lorsque nous avons proposé, avec M. Castaigne, l'emploi du bleu de méthylène pour explorer les fonctions du rein[1].

Le bleu de méthylène est un corps à molécule complexe, notablement moins diffusible que certaines autres substances, les iodures, par exemple. Ceux-ci n'accusent pas aussi bien les différences de temps qui peuvent se manifester dans l'élimination.

On a dit, il est vrai, et ce point a été bien mis en lumière par M. Lépine[2], que le rein n'élimine pas tous les corps indistinctement suivant le même mode, en sorte que l'épreuve faite avec une substance déterminée pourrait n'indiquer nullement comment passent les autres. Toutefois, en comparant l'ensemble des résultats obtenus pour le bleu et pour les principaux éléments de l'urine normale, on voit qu'il existe un certain parallélisme dans leur élimination et que la perméabilité générale du rein pour la plupart des corps auxquels il sert d'émonctoire correspond, avec une approximation suffisante, à la perméabilité pour le bleu de méthylène[3].

Il est donc hors de doute que le choix du réactif indicateur n'est pas indifférent, parce que toutes les substances qui s'éliminent par l'urine ne sont pas également diffusibles et vraisemblablement ne passent pas toutes au même point de l'appareil excréteur élémentaire. Mais, d'autre part, ce choix est d'importance secondaire. Quel que

1. Voir pour plus de détails : Ch. Achard et J. Castaigne. L'examen clinique des fonctions rénales par l'élimination provoquée. *L'Œuvre médico-chirurgical*, n° 25, 30 juillet 1900.

2. Lépine. Sur la perméabilité rénale. *Soc. nation. de médecine de Lyon*, 15 févr. 1898, et *Lyon méd.*, 20 fév. 1898. — Cet auteur a préconisé l'emploi d'une couleur rouge, le rosaniline-trisulfonate de soude; voir sur ce point : J. Dreyfus. Contribution à l'étude de la perméabilité rénale. *Thèse de Lyon*, 30 juillet 1898, n° 167. La fuchsine acide, corps très voisin sinon identique, que nous avons expérimentée avec M. Clerc, ne nous a pas paru présenter d'avantage sur le bleu, ni donner des résultats bien différents, ainsi que nous l'avons exposé à la Société médicale des hôpitaux dans la séance du 2 février 1900, p. 104.

3. C'est notamment ce qui résulte des faits publiés dans les travaux suivants :
Ch. Achard et J. Castaigne. Perméabilité rénale et composition des urines dans la congestion d'origine cardiaque et le mal de Bright. *Bull. et Mém. de la Soc. méd. des hôpit.*, 14 janv. 1898, p. 5.
A. Chauffard et J. Castaigne. Valeur séméiologique de l'épreuve par le bleu de méthylène chez les hépatiques. *Bull. et Mém. de la Soc. méd. des hôpit.*, 22 avril 1898, p. 559.
J. Albarran et L. Bernard. *Loc. cit.*
L. Bernard. Les fonctions du rein dans les néphrites chroniques. *Thèse de Paris*, 1900.

soit le corps employé, le principe de la méthode n'en subsiste pas
moins. La différence des résultats obtenus avec les diverses substances prouverait seulement que la méthode se prête à des investigations variées et comporte des applications multiples.

Épreuve du bleu de méthylène.

Le bleu de méthylène, qui est généralement employé pour l'épreuve
de l'élimination provoquée, passe dans deux sécrétions : la bile et
l'urine. Il est probable que le bleu rejeté par la bile est rapidement
résorbé dans l'intestin, en sorte qu'en définitive c'est encore le rein
qui demeure la grande voie d'élimination de ce produit.

Le bleu ne s'élimine pas seulement en nature, mais aussi à l'état
de dérivé incolore, découvert dans l'urine par MM. J. Voisin et
G. Hauser. Nous avons, avec M. Castaigne, donné à ce dérivé le nom
de chromogène, car il est susceptible de reprendre une couleur bleue
par oxydation : l'action de l'acide acétique à chaud est le procédé usité
pour opérer cette transformation.

La production du chromogène a lieu dans les divers tissus, dont le
pouvoir de réduction, étudié déjà par Ehrlich (1886), est variable. La
formation du leuco-dérivé n'est donc pas un phénomène rénal. Mais
comme c'est dans le rein que cette dernière substance, apportée par
le sang, repasse en proportion plus ou moins considérable à l'état de
bleu, il en résulte que l'élimination de la matière colorante sous ses
deux formes est sous la dépendance immédiate de l'état des fonctions
rénales. Il importe donc de connaître à la fois l'élimination du bleu
en nature et celle du chromogène pour apprécier les résultats de
l'épreuve.

L'exploration se fait d'ordinaire en injectant sous la peau 5 centigrammes de bleu de méthylène et en recherchant dans l'urine, à
intervalles plus ou moins rapprochés, la présence de la matière colorante soit en nature, soit à l'état de chromogène.

Le passage du bleu dans l'urine fournit plusieurs éléments d'appréciation qui sont :

A. Le début de l'élimination ;

B. Sa durée ;

C. La quantité de substance éliminée ;

D. Les variations et irrégularités du rythme de l'élimination.

A. Le *début de l'élimination* a lieu rapidement après l'injection,
au bout d'un quart d'heure à une demi-heure à l'état normal. À l'état
pathologique, il peut être retardé d'une ou de plusieurs heures.

Mais le passage de la matière colorante dans les délais normaux ne saurait indiquer à lui seul l'intégrité de la perméabilité rénale. Il suffit, en effet, qu'une petite portion du parenchyme soit en état d'éliminer d'une façon normale pour qu'une quantité minime de substance colorante puisse être très rapidement décelée dans l'urine.

B. La *durée de l'élimination* est assez variable. Chez les sujets normaux, elle est de trente-cinq à soixante heures. A l'état pathologique, elle peut rester comprise dans ces délais, ou bien elle est abrégée ou prolongée.

Abrégée, elle résulte d'un passage rapide et excessif du bleu dans l'urine, c'est-à-dire d'un excès de perméabilité, suivant l'opinion de M. Bard, qui attribue ce mode d'élimination aux néphrites épithéliales[1]. Ou bien elle coïncide avec une imperméabilité très accentuée et la quantité de matière éliminée est alors excessivement faible. On peut, croyons-nous, expliquer cette éventualité de la manière suivante :

Pour qu'un rein très peu perméable laisse passer une petite quantité de bleu, il faut que le sang qui le traverse lui en apporte une assez forte proportion : c'est ce qui a lieu à la période qui correspond d'ordinaire au maximum de l'élimination. Puis, dès que le taux du bleu vient à baisser dans le sang, le rein n'en laisse plus passer ou n'en élimine que des quantités trop faibles pour qu'on puisse les déceler.

Prolongée, la durée de l'élimination est souvent en rapport avec l'imperméabilité rénale[2]. On conçoit aisément, d'ailleurs, que, le champ de la dépuration urinaire étant rétréci, l'élimination ne puisse se terminer aussi promptement qu'à l'état physiologique, en sorte que les parties restées saines dans le parenchyme rénal continuent à excréter la matière colorante au delà des délais normaux[3].

D'après MM. Albarran et L. Bernard, l'hypertrophie compensatrice du parenchyme sain serait, dans certains cas, la cause de la prolongation[4]. Toutefois, dans les faits visés par ces auteurs, la prolongation est directement proportionnelle à l'imperméabilité du parenchyme

1. Bard. De l'excès de perméabilité du rein dans les néphrites épithéliales. *Gaz. hebd. de méd. et de chir.*, 27 mai 1897, p. 494.

2. Ch. Achard et J. Castaigne. L'élimination prolongée du bleu de méthylène dans l'imperméabilité rénale. *Bull. et Mém. de la Soc. méd. des hôpit.*, 24 févr. 1899, p. 245.

5. Telle est l'interprétation que nous avons proposée, avec M. Castaigne, dans deux communications, déjà citées, à la Société médicale des hôpitaux, 14 janv. 1898, p. 8 et 24 févr. 1899, p. 245.

4. J. Albarran et L. Bernard. *Loc. cit.*

malade et inversement proportionnelle à l'hypertrophie compensatrice du parenchyme sain. Elle augmente avec l'imperméabilité et diminue avec l'hypertrophie. Aussi nous paraît-il préférable de faire de cette élimination prolongée, non pas le signe de l'hypertrophie compensatrice, mais plutôt l'indice d'une compensation insuffisante.

C. La *quantité de substance éliminée* nous paraît être l'élément le plus important de l'épreuve. Mais c'est assurément celui qu'il est le moins facile d'apprécier. Il est nécessaire, en effet, de recueillir la totalité des urines renfermant la matière colorante. Or, il faut, pour cela, que les malades soient étroitement surveillés ou se prêtent aux recherches avec une grande docilité. La diarrhée, l'incontinence d'urine peuvent donner lieu à la perte d'une quantité plus ou moins considérable de ces urines.

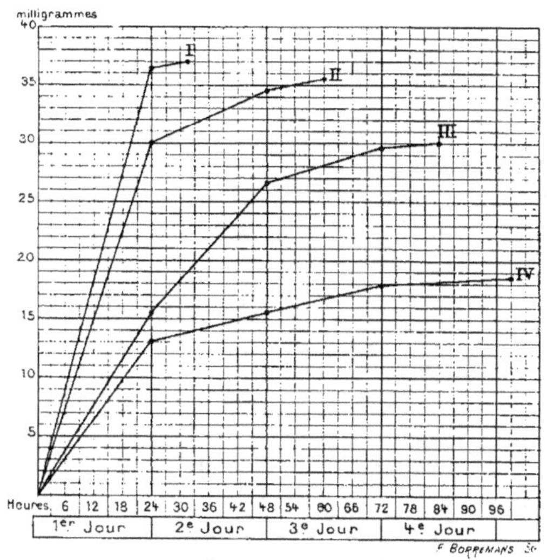

Le dosage est pratiqué par les procédés chronométriques. A l'état normal, le taux d'élimination dans les vingt-quatre premières heures atteint au moins (bleu et chromogène réunis) la moitié de la dose injectée, soit 0 gr 025 à 0 gr. 050 milligrammes[1].

En pratiquant des dosages successifs, toutes les vingt-quatre heures, s'il y a lieu, jusqu'à la fin de l'élimination, on peut établir des graphiques qui donnent une bonne idée de la façon dont passe la matière colorante à travers le rein et permettent la comparaison entre les divers sujets.

Sur ces tracés, la ligne horizontale, ou ligne des abscisses, correspond au temps écoulé depuis l'injection, et la ligne verticale, ou ligne des ordonnées, à la quantité de matière colorante éliminée.

Un type de perméabilité normale est figuré par la courbe II du gra-

1. CH. ACHARD et A. CLERC. L'épreuve du bleu de méthylène; la durée et le taux de l'élimination. *Bull. et Mém. de la Soc. méd. des hôpit.*, 2 fév. 1900, p. 96.

phique ci-dessous. Les courbes III et IV montrent l'élimination prolongée et diminuée de quantité chez deux malades atteints de néphrite chronique. Quant à la courbe I, elle pourrait être rapportée aux faits visés par M. Bard, où la perméabilité est exagérée : il s'agissait d'un jeune homme atteint de fièvre typhoïde avec albuminurie légère et non persistante; l'élimination fut de courte durée et rapidement considérable.

Certains malades éliminent lentement et arrivent, en y mettant plus de temps, à une proportion presque aussi forte que les sujets sains. On ne peut, évidemment, tenir pour normal ce mode d'élimination. Aussi importe-t-il de considérer, plutôt que la quantité finale éliminée, celle qui passe à travers le rein dans un temps toujours le même, par exemple dans les vingt-quatre premières heures qui suivent l'injection.

D. Le *rythme de l'élimination* peut offrir des particularités remarquables. A l'état normal, si l'on observe les teintes successives que prend l'urine recueillie à des intervalles très rapprochés, on voit que ces nuances sont régulièrement croissantes, puis, après avoir atteint un maximum, décroissent régulièrement : c'est ce que M. Chauffard appelle l'*élimination continue cyclique*. Mais il peut arriver que cette régularité soit rompue : les teintes subissent des alternatives de diminution et de renforcement : c'est l'*élimination continue polycyclique*. Enfin, à un degré de plus, l'élimination s'interrompt complètement pendant quelque temps pour reprendre ensuite; ces intermittences correspondent à l'*élimination discontinue*.

Or, les recherches faites par M. Chauffard avec MM. Cavasse et Castaigne ont montré que les troubles du rythme d'élimination, c'est-à-dire le type polycyclique et le type discontinu, se rencontrent dans les affections du foie et caractérisent l'insuffisance hépatique[1]. Le foie, suivant l'hypothèse émise par MM. Chauffard et Castaigne, agirait sur la sécrétion rénale en livrant par intermittences à la circulation des principes toxiques qui exerceraient sur les reins une action inhibitoire[2]. L'insuffisance rénale serait ici un phénomène transitoire et secondaire, l'insuffisance hépatique étant le fait primitif.

1. A. Chauffard. La perméabilité rénale au cours des ictères infectieux. *Presse méd.*, 8 janv. 1898, p. 15. — A. Chauffard et A. Cavasse. Contribution à l'étude de la perméabilité rénale chez les hépatiques. *Presse méd.*, 12 mars 1898, p. 129. — A. Chauffard et J. Castaigne. *Loc. cit.* Voir aussi : P. Oettmont et F. Ramond. Insuffisance hépatique au cours d'une fièvre ortiée. *Presse méd.*, 29 avril 1899, p. 201.
P. Ménétrier. Foie syphilitique; gommes et cirrhose avec hypersplénomégalie. *Bull. et Mém. de la Soc. méd. des hôpit.*, 22 juin 1900, p. 706.
2. A. Chauffard et J. Castaigne. L'épreuve du bleu et les éliminations urinaires chez les hépatiques. *Journ. de physiol. et de pathol. gén.*, mai 1899, p. 476.

Peut-être d'autres influences encore sont-elles capables de briser la continuité régulière de l'élimination du bleu : telles seraient certaines actions nerveuses, certaines altérations rénales.

Résultats. — Les recherches dont le procédé du bleu de méthylène a été l'objet sont assez nombreuses. Nous ne pouvons ici en donner une analyse complète, mais nous indiquerons dans quel sens elles ont été dirigées et les résultats principaux qui s'en dégagent.

C'est naturellement dans les *néphrites* que la perméabilité rénale a été surtout explorée par le bleu[1].

L'imperméabilité paraît être la règle dans la néphrite interstitielle : le taux d'élimination est diminué, la durée est habituellement prolongée et le moment d'apparition de la matière colorante est fréquemment

1. ACHARD et J. CASTAIGNE. Diagnostic de la perméabilité rénale. *Bull. et Mém. de la Soc. méd. des hôpit.*, 30 avril 1897, p. 657.

BARD. *Loc. cit.*

G. H. LEMOINE. Application du procédé de MM. Achard et Castaigne dans deux cas de néphrite à caractères différents. *Gaz. hebd. de méd. et de chir.*, 17 juin 1897, p. 565.

CH. ACHARD et J. CASTAIGNE. Sur l'application du bleu de méthylène au diagnostic de la perméabilité rénale. *Bull. et Mém. de la Soc. méd. des hôpit.*, 18 juin 1897, p. 851.

P. DÉBRAY. Contribution à l'étude du diagnostic de la perméabilité rénale par le procédé du bleu de méthylène dans les différentes formes cliniques de l'albuminurie. *Thèse de Paris*, 11 juillet 1897, n° 559.

L. BORIE. Essai sur le diagnostic de la perméabilité rénale par le bleu de méthylène. *Thèse de Paris*, 25 juillet 1897, n° 620.

J. BAYLAC et PÉRÈS. Note sur la recherche de la perméabilité rénale par l'emploi du bleu de méthylène. *Bull. et Mém. de la Soc. méd. des hôpit.*, 25 juillet 1897, p. 1076.

PÉRÈS. Contribution à l'étude de la perméabilité rénale; son diagnostic par l'emploi du bleu de méthylène. *Thèse de Toulouse*, 1897.

CH. ACHARD et J. CASTAIGNE. Sur l'élimination du bleu de méthylène. *Bull. et Mém. de la Soc. méd. des hôpit.*, 30 juillet 1897, p. 1128.

L. BARD et L.-M. BONNET. Recherches et considérations cliniques sur les différences de perméabilité rénale dans les diverses espèces de néphrites. *Arch. gén. de méd.*, février, mars et avril 1898, vol. I, p. 129, 283 et 464.

R. LÉPINE. Sur la perméabilité rénale. *Soc. nat. de méd. de Lyon*, janv.-fév. 1898 et *Lyon méd.*, 20 fév. 1898.

A. MUGGIA. Sulla diagnosi della permeabilità renale nei bambini. *Gazz. med. di Torino*, 10, 17 et 24 fév. 1898, p. 101, 121 et 141.

H. GILLET. Albuminuries intermittentes des jeunes sujets et perméabilité rénale. *Ann. de la policlin. de Paris*, mars 1898.

GIBRAT. Recherche de l'état fonctionnel des reins au moyen des injections de bleu de méthylène. *Thèse de Montpellier*, 1898.

G. NESTI. Sulla diagnosi della permeabilità renale colle iniezioni di bleu di metilene. *Settimana med. dello Sperimentale*, 16 et 25 juillet 1898, n° 29 et 30.

DEVOTO. Funzioni renali a permeabilità renale. *Clinica med. ital.*, 1898, n° 9.

VAN SWIETEN. Diagnostic de la perméabilité rénale par le bleu de méthylène. *Clinique*, 20 oct. 1898, p. 689.

retardé. On a pu ainsi, dans plusieurs cas, reconnaître l'existence de cette affection, alors que l'examen du malade ne permettait pas d'en affirmer le diagnostic et que l'urine, du moins au moment de cet examen, ne contenait pas d'albumine. Ce seul fait suffirait à montrer l'utilité pratique de l'épreuve du bleu.

Dans les néphrites aiguës ou subaiguës et dans les néphrites chroniques diffuses, la perméabilité paraît pouvoir se maintenir pendant un certain temps : les observations de M. Bard, de M. Bernard, de M. Widal, celles que j'ai rapportées avec MM. Castaigne et Clerc en font foi. On peut même constater en pareil cas une véritable exagération de la perméabilité, c'est-à-dire l'élimination rapide et intense du bleu. Mais il serait téméraire d'ériger ce fait en règle générale, et l'on peut, au contraire, chez des sujets présentant des signes classiques d'une néphrite subaiguë ou aiguë, avec œdème et albuminurie, observer, comme j'en ai vu quelques exemples, un abaissement du taux d'élimination.

D'après MM. Bard et Bonnet, qui ont comparé l'élimination du bleu à celle de l'iodure de potassium, la perméabilité serait diminuée pour ces deux substances dans la néphrite interstitielle, abaissée seulement pour l'iodure dans les néphrites parenchymateuses avec atrophie, exagérée pour le bleu dans les néphrites épithéliales.

CH. ACHARD et J. CASTAIGNE. L'élimination prolongée du bleu de méthylène dans l'imperméabilité rénale. *Bull. et Mém. de la Soc. méd. des hôpit.*, 24 févr. 1899, p. 243.

L. PRUD'HOMMEAUX. De l'élimination prolongée du bleu de méthylène dans l'imperméabilité rénale. *Thèse de Paris*, 11 mars 1889, n° 247.

E. VON CZYCHARZ et J. DONATH. Ueber die Ausscheidung des Methylenblau durch normale und pathologische Nieren. *Wien. klin. Wochensch.*, 15 juin 1899, p. 649.

A. PÉDENKO. Recherches cliniques sur l'épreuve de la perméabilité rénale par le bleu de méthylène dans les diverses formes de néphrite (en russe). *Bolnitchn. gaz. Botkina*, 21 juillet 1899.

FR. MÜLLER. Ueber die Ausscheidung des Methylenblau durch die Nieren. *Deutsch. Arch. f. klin. Med.*, 1899, Bd. LXIII, 1-2, p. 150.

G. REYNAUD et D. OLMER. Valeur clinique de l'épreuve du bleu de méthylène dans 543 observations inédites. *Marseille méd.*, 1er oct. 1899, p. 577.

L. BERNARD. Les fonctions du rein dans les néphrites chroniques. *Bull. et Mém. de la Soc. méd. des hôpit.*, 26 janv. et 9 fév. 1900, p. 71 et 144. *Thèse de Paris*, 21 févr. 1900, n° 227.

CH. ACHARD et A. CLERC. L'épreuve du bleu de méthylène; la durée et le taux de l'élimination. *Bull. et Mém. de la Soc. méd des hôpit.*, 2 fév. 1900, p. 96.

F. WIDAL. Les fonctions rénales dans les états urémiques. *Bull. et Mém. de la Soc. méd. des hôpit.*, 2 fév. 1900, p. 114. — Modifications de la perméabilité rénale chez un même sujet. *Bull. et Mém. de la Soc. méd. des hôpit.*, 30 mars 1900, p. 409.

CH. ACHARD et M. LOEPER. Albuminurie orthostatique. *Bull. et Mém. de la Soc. méd. des hôpit.*, 22 juin 1900, p. 757.

La perméabilité au bleu paraît rester assez bonne dans la dégénérescence amyloïde du rein.

L'élimination du bleu a été étudiée dans certaines *maladies infectieuses* (notamment par MM. Reynaud et Olmer[1] dans la fièvre typhoïde), dans des *intoxications*[2], dans les *maladies cardiaques*[3], dans les *affections dermatologiques*[4], dans le *diabète*[5], dans l'*épilepsie* et divers *troubles nerveux*[6]. M. Frenkel l'a trouvée amoindrie chez les malades atteints de *cataracte*[7].

1. G. Reynaud et D. Olmer. Sur la perméabilité rénale dans la fièvre typhoïde. *Bull. méd.*, 14 oct. 1899, p. 905.

2. Richet. Influence des lésions rénales sur l'infection; rôle de l'organisme; élimination du bleu de méthylène. *Compt. rend. et Mém. de la Soc. de biol.*, 5 mars 1898, p. 261.

Millian. Intoxication mercurielle et perméabilité rénale. Communication à la Société de dermatologie, 10 fév. 1898.

R. Galeazzi et A. Grillo. L'influenza degli anestetici sulla permeabilità renale. *Policlinico*, 15 septembre 1899, n° 18.

3. Ch. Achard et J. Castaigne. La perméabilité rénale et la composition des urines dans la congestion d'origine cardiaque et dans le mal de Bright. *Bull. et Mém. de la Soc. méd. des hôpit.*, 14 janv. 1898, p. 5.

A. Martin. Contribution à l'étude de la polyurie chez les cardiaques. *Thèse de Paris*, 51 mai 1899, n° 580.

4. Danlos et Lereddé. *Soc. de dermatologie*, 4 mai 1899.

L. Bernard. Pelade, vitiligo et prurigo par auto-intoxication dans le cours d'une néphrite chronique probablement de même origine. *Bull. et Mém. de la Soc. méd. des hôpit.*, 5 mai 1899, p. 464.

5. Ch. Achard et E. Weil. Imperméabilité rénale et hyperglycémie dans le diabète. *Bull. et Mém. de la Soc. méd. des hôpit.*, 21 janv. 1898, p. 29.

Troisier. Perméabilité rénale dans le diabète. *Bull. et Mém. de la Soc. méd. des hôpit.*, 28 janv. 1898, p. 88.

6. J. Voisin et G. Hauser. *Bull. et Mém. de la Soc. méd. des hôpit.*, 18 juin 1897, p. 841.

J. Voisin. De l'élimination du bleu de méthylène chez les épileptiques. Comptes rendus du neuvième Congrès des médecins aliénistes et neurologistes, Angers, août 1898.

J. Voisin et A. Marie. Note sur l'élimination du bleu de méthylène chez les épileptiques. *Arch. de neurol.*, sept. 1898, p. 189.

Ch. Féré et Ch. Laubry. Note sur la plus grande rapidité de l'élimination du bleu de méthylène par les urines à la suite des accès chez les épileptiques. *Compt. rend. et Mém. de la Soc. de biol.*, 25 oct. 1897, p. 907.

H. Duroux. Note sur l'élimination du bleu de méthylène chez une malade atteinte de périodes alternatives de dépression et d'excitation. *Compt. rend. et Mém. de la Soc. de biol.*, 2 juillet 1898.

P. Bodoni. *Riv. di patol. nerv. e mentale*, oct. 1898, vol. III, p. 460.

R. Bastelli. Sulla eliminazione del bleu di metilene nell'epilessia, nell'isterismo ed in alcune forme mentali. *Riv. sperim. di freniatria e di med. leg.*, XXV. 2.

7. H. Frenkel. Recherches sur la perméabilité rénale chez les personnes atteintes de cataracte. Comptes rendus du quatrième Congrès français de médecine. Montpellier, avril 1898.

La *chirurgie urinaire*[1] a tiré parti de ce procédé pour assurer le diagnostic et fixer les indications opératoires. M. Bazy, l'un des premiers, a mis en lumière son utilité. L'association du cathétérisme de l'uretère à l'épreuve du bleu, réalisée tout d'abord sur notre demande par M. Imbert dans le service de M. Schwartz[2], a fourni, surtout entre les mains de MM. Guyon, Albarran et Bernard, des résultats particulièrement instructifs, en ce que l'on peut, de cette manière, apprécier séparément la perméabilité de chaque rein.

La pathologie obstétricale[3], enfin, en a tiré des données utiles à l'étude de l'*éclampsie*. De l'ensemble de ces recherches, inaugurées par M. Potocki, il résulte que l'imperméabilité est très inconstante et ne saurait être considérée comme la cause des accidents éclamptiques.

En somme, et tout en tenant compte des différences de diffusibilité propres aux diverses substances qui passent dans les urines, l'élimination du bleu de méthylène parait donner une assez bonne idée de la perméabilité générale du rein et de la manière dont cet organe accomplit ses fonctions dépuratrices.

Mais il serait excessif de faire de cette épreuve du bleu le pivot du

1. Tuffier. Chirurgie rénale. Comptes rendus du douzième Congrès international de médecine, Moscou, août 1897.

F. Guyon et J. Albarran. Physiologie pathologique des rétentions rénales. *Ann. des mal. des organes gén.-urin.*, nov. 1897, p. 1200.

P. Bazy. Diagnostic des lésions dites chirurgicales des reins; de l'emploi du bleu de méthylène. *Rev. de gynécol. et de chir. abdominale*, avril 1998, p. 275. Voir aussi, du même auteur, une communication au douzième Congrès français de chirurgie, 1898, p. 59.

J. Albarran et M. Bernard. La perméabilité rénale étudiée par le procédé du bleu de méthylène dans les affections chirurgicales des reins. *Ann. des mal. des organes gén.-urin.*, avril et mai 1899.

Dans une discussion récente à la Société de chirurgie, contrairement à l'opinion de MM. Bazy et Tuffier, M. Albarran semble ne plus accorder la même valeur à l'épreuve du bleu de méthylène.

2. Ch. Achard et Castaigne. Application du bleu de méthylène au diagnostic de la perméabilité rénale. *Bull. et Mém. de la Soc. méd. des hôpit.*, 15 juin 1897. — Sur l'élimination du bleu de méthylène. *Bull. et Mém. de la Soc. méd. des hôpit.*, 30 juillet 1897.

3. Potocki. Sur la perméabilité rénale chez les éclamptiques. *Bull. méd.*, 2 fév. 1898, p. 105.

P. Bar, Menc et R. Mercier. Perméabilité rénale de la femme enceinte. *Soc. d'obstétr. et de gynécol. de Paris*, 9 mars 1898.

Ch. Grévard. Étude sur la perméabilité rénale chez les éclamptiques par le procédé du bleu de méthylène. *Thèse de Paris*, 51 mars 1898, n° 281.

E. Goix. Sur quelques résultats obtenus par l'étude de l'élimination du bleu de méthylène dans l'urine des éclamptiques. *Thèse de Paris*, 19 juillet 1898, n° 545.

Th. H. Van de Velde. Methyleenblauw-uitscheiding en Nierenfunctie; waarnemingen, in't bijzonder bij lijderessen aan Eclampsie. *Thèse de Leyde*, 1899.

diagnostic et du pronostic : ce serait évidemment lui demander plus qu'elle ne peut fournir.

En effet, les indications qu'elle donne sont d'ordre physiologique et non anatomique ; elle renseigne sur la valeur d'une fonction et non sur l'état histologique d'un organe. Il est donc nécessaire de compléter ses résultats par ceux que l'on obtient d'autres méthodes, pour être à même de reconnaître la nature et l'étendue des lésions rénales.

D'autre part, l'épreuve du bleu ne révèle pas non plus à elle seule la gravité de la maladie, car le pronostic dépend de conditions multiples. L'insuffisance de nombreux organes s'ajoute à celle des reins pour déterminer l'ensemble des accidents qualifiés d'urémiques. Si donc on peut voir l'imperméabilité au bleu exister sans urémie, et inversement l'urémie survenir sans imperméabilité, on n'en saurait conclure, à notre sens, que l'épreuve est en défaut, ni que la perméabilité diffère complètement pour le bleu et pour les poisons, d'ailleurs indéterminés, de l'urémie. Car c'est peut-être seulement la théorie qui est en défaut, en attribuant tous les accidents observés en pareil cas à une élimination rénale imparfaite. En outre, si l'urémie n'est pas tout entière comprise dans l'insuffisance rénale, l'insuffisance rénale, à son tour, n'est pas uniquement contenue dans les troubles de la perméabilité du rein : des phénomènes plus complexes que de simples actions physiques contribuent peut-être à la produire. Il faut donc se garder de prendre comme équivalents les termes d'urémie, d'insuffisance rénale et d'imperméabilité.

§ 9. *Phénomènes chimiques de la sécrétion rénale.*

Nous n'avons étudié jusqu'ici dans l'émonctoire rénal que la partie physique de son mécanisme, ou, comme on dit de façon un peu impropre, le *rein considéré comme filtre*. Or, c'est là un point de vue un peu trop restreint. Le rein n'est pas un filtre purement passif, c'est un filtre électif, un filtre vivant. Sans doute, il serait contraire à tout esprit scientifique de le considérer comme un organe susceptible d'échapper aux lois physiques. L'idéal de la physiologie et de la pathologie doit être, au contraire, de dépouiller peu à peu les phénomènes vitaux de toute apparence de caprice et de les faire rentrer dans l'ordre des phénomènes naturels, dont le déterminisme est précis. Mais il ne faut pas oublier que la vie résulte de variations incessantes, engendrant un équilibre perpétuellement mobile, en sorte que les conditions physiques qui interviennent dans les actes vitaux changent elles-mêmes à tout moment.

Ainsi, comme nous l'avons déjà fait remarquer, le rein, même envisagé comme une simple paroi perméable, non seulement ne possède pas en tous les points de son parenchyme les mêmes qualités de perméabilité, mais peut encore, en un même point, subir, par le fait des changements vitaux de ses éléments, des modifications de perméabilité qui font varier la nature des échanges et la qualité de la sécrétion.

De plus, les manifestations de l'énergie physique ne constituent pas à elles seules la totalité des actes cellulaires qui s'accomplissent dans les organes affectés aux échanges nutritifs. Dans ces organes, et dans le rein en particulier, des réactions chimiques interviennent, qui sont capables de modifier la nature des substances échangées, peut-être même les qualités physiques des éléments servant à l'osmose. Il y aurait donc lieu d'examiner maintenant l'activité chimique du parenchyme rénal, ou comme on a dit, *le rein considéré comme glande*, et de voir quels renseignements cette étude pourrait fournir au diagnostic.

Malheureusement, il faut l'avouer, les phénomènes chimiques qui s'accomplissent dans le rein sont encore bien mal connus. Le retour à l'état de bleu du chromogène contenu dans le sang paraît dû à une action chimique de l'ordre des oxydations. Aussi la comparaison du bleu et du chromogène de l'urine semble-t-elle appelée à fournir des renseignements sur l'activité chimique du parenchyme rénal. Mais nous ne possédons pas encore des données précises sur la valeur des résultats obtenus de cette manière, ni sur le mécanisme de ce processus.

La formation de l'acide hippurique aux dépens de l'acide benzoïque et du glycocolle est à peu près la seule manifestation de l'énergie chimique des éléments rénaux sur laquelle on ait, grâce aux expériences de circulation artificielle réalisées par Bunge et Schmiedeberg[1], quelques indications positives. Mais les tentatives que j'ai faites avec M. Chapelle pour rechercher si les altérations rénales mettent une entrave à cette synthèse biologique n'ont pas abouti à des résultats démonstratifs[2].

1. Bunge et Schmiedeberg, *Arch. f. exper. Pathol. u. Pharmakol.*, 1876, VI, p. 255. — Récemment MM. Abelous et Ribaut ont découvert dans le parenchyme rénal un ferment soluble qui opère cette synthèse, *Compt. rend. et Mém. de la Soc. de biol.*, 2 juin 1900.

2. Ces recherches ont été faites en injectant sous la peau 1 gramme de benzoate de soude (ce qui correspond théoriquement à 1 gr. 24 d'acide hippurique) et en recherchant dans l'urine l'acide hippurique et l'acide benzoïque. Or, jamais nous n'avons pu trouver d'acide benzoïque dans les urines préservées de toute fer-

Par contre, il n'en est pas tout à fait de même d'un autre phénomène biologique qui s'accomplit également dans le rein, je veux parler de la glycosurie déterminée par la phloridzine. Bien qu'on ne sache
pas de façon certaine si la phloridzine rend le parenchyme rénal plus
perméable au sucre du sang ou provoque, de la part des cellules du
rein, une véritable élaboration de glycose, il paraît acquis, d'après
l'ensemble des données physiologiques et surtout par les expériences
de Zuntz [1], que cette glycosurie est due à un phénomène rénal et
que l'action chimique de la phloridzine sur les éléments du rein modifie leurs fonctions. En tout cas, il est certain qu'il ne s'agit pas là du
passage pur et simple d'une substance à travers le rein, car cet organe
élimine autre chose que le corps introduit dans la circulation.

Or, en comparant avec M. V. Delamare les effets de la phloridzine
chez les sujets sains et chez les malades porteurs de lésions rénales,
nous avons observé des différences qui nous ont permis d'utiliser ce
corps pour l'exploration clinique du rein [2].

Dans certains cas pathologiques, la glycosurie présente une exagération portant sur sa durée ou seulement sur sa quantité. Mais c'est
principalement l'insuffisance de la glycosurie et même son absence
qui s'observent dans les affections rénales. On peut noter cette hypo-
glycosurie, voire l'anaglycosurie complète, de même que l'imperméa-

mentation, même chez des sujets dont les reins étaient profondément altérés.
Nous avons seulement constaté que la production d'acide hippurique était moindre
lorsque la perméabilité rénale était diminuée.

Ainsi, chez deux sujets normaux, l'acide hippurique, dosé vingt-quatre heures
avant et après l'injection, subit une augmentation de 1 gr. 12 et 1 gr. 16 sous
l'influence de benzoate de soude. Dans deux cas de néphrite interstitielle, il ne
s'éleva que de 699 milligrammes et 440 milligrammes. Chez une malade atteinte
de sclérose ancienne avec poussée aiguë récente et en pleine crise d'urémie terminale, alors que l'imperméabilité au bleu était très accusée, la quantité d'acide
hippurique excrétée s'accrut seulement de 210 milligrammes.

1. Zuntz. *Verhandl. der physiolog. Gesellschaft zu Berlin*, 1894-95, p. 51.

2. Ch. Achard et V. Delamare. L'exploration clinique des fonctions rénales par la
glycosurie phloridzique. *Bull. et Mém. de la Soc. méd. des hôpit.*, 7 avril 1899, p. 579.

V. Delamare. La glycosurie phloridzique; son application à l'exploration clinique
des fonctions rénales. *Thèse de Paris*, 1er juin 1899, n° 585.

Caouret. Contribution à l'étude clinique des fonctions rénales à l'aide de la phloridzine. *Thèse de Toulouse*, 1899, n° 544.

Le procédé auquel nous nous sommes arrêtés pour pratiquer l'épreuve de la
phloridzine consiste à injecter sous la peau une dose minime, de 5 milligrammes
seulement, de ce corps et à rechercher ensuite comment se fait l'élimination du
sucre. Il faut s'assurer, bien entendu, que la glycosurie ne préexiste pas à
l'épreuve.

Nous considérons la glycosurie comme régulière lorsque le sucre apparaît pendant la première heure qui suit l'injection, disparaît au bout de trois ou quatre
heures et atteint le taux de 50 centigrammes à 2 gr. 50.

bilité au bleu de méthylène, chez des patients atteints de néphrite interstitielle dans les périodes où l'albuminurie fait défaut. Assez fréquemment, ces phénomènes apparaissent d'une façon transitoire, par exemple au cours de l'albuminurie passagère des infections aiguës. L'épreuve de la phloridzine paraît donc capable d'accuser des modifications purement fonctionnelles des reins [1].

On peut très facilement associer l'exploration par le bleu de méthylène à celle par la phloridzine, et comparer les résultats simultanés de cette double épreuve. Le plus souvent, la diminution de la perméabilité au bleu coïncide avec l'absence ou la diminution de la glycosurie phloridzique. Il est pourtant des cas où les résultats sont discordants : ainsi, dans les néphrites aiguës ou subaiguës qui laissent à peu près intacte la perméabilité au bleu, la glycosurie peut manquer absolument.

En faut-il conclure que l'une des deux méthodes est en défaut et que l'une est meilleure que l'autre? Évidemment non. La production de la glycosurie sous l'influence de la phloridzine est un phénomène plus complexe que la simple élimination du bleu de méthylène par le rein. Il n'y a donc nullement lieu d'être surpris de voir deux phénomènes dont le mécanisme physiologique est différent influencés de façon également différente par les conditions pathologiques.

Nous connaissons moins bien, à vrai dire, la signification de l'épreuve de la phloridzine que celle de l'épreuve du bleu. Mais n'est-il pas intéressant néanmoins de constater que, dans des lésions indéniables et profondes des reins, alors que l'élimination du bleu et de divers matériaux contenus dans le sang se fait bien, l'injection de phloridzine nous donne un moyen de vérifier que le fonctionnement des éléments rénaux pèche au moins par certains côtés ?

Et n'est-il pas permis d'entrevoir, à la lumière de cette donnée, la possibilité d'autres désordres fonctionnels, frappant des actes biologiques encore indéterminés du parenchyme rénal et jouant peut-être un rôle dans la pathogénie de l'urémie ?

---

1. L'épreuve de la phloridzine a été utilisée tout récemment par MM. L. Casper et P. Fr. Richter. Ueber functionelle Nierendiagnostik, *Berlin. klin. Wochenschr.*, 16 juill. 1900, p. 645), qui l'ont associée au cathétérisme urétéral. La rapidité de l'élimination du sucre leur a permis de ne laisser la sonde dans l'uretère que 1/2 heure ou 1 heure, ce qui rend l'opération notablement plus facile. A l'état normal, les deux reins éliminent dans le même temps exactement autant de sucre, et, d'une façon générale l'élimination du glycose est proportionnelle à celle de l'urée et à la concentration moléculaire de l'urine. Les auteurs concluent de leurs importantes recherches que l'épreuve de la phloridzine est la réaction la plus délicate pour apprécier l'état de la fonction rénale.

Conclusions.

Le diagnostic de l'insuffisance rénale reposait tout entier naguère sur un ensemble de troubles généraux et fonctionnels, tels que phénomènes urémiques, hydropisies, petits signes du brightisme, bruit de galop, et sur un examen très simple de l'urine, consistant dans la mesure du volume et de la densité, la recherche des cylindres et surtout de l'albumine. Grâce à la facilité de leur constatation et à la longue expérience acquise à leur sujet, ces signes restent toujours la condition première de tout diagnostic d'affection rénale. Mais ils sont plus propres à établir l'existence et la nature des lésions des reins qu'à faire connaître les troubles de leurs fonctions.

Or, l'altération anatomique et le désordre physiologique ne marchent pas toujours de pair, et, d'autre part, les fonctions rénales peuvent être sérieusement compromises alors même que les symptômes précédents restent frustes, que la santé générale conserve une apparence trompeuse et qu'une compensation plus ou moins précaire dissimule le danger pourtant réel qui menace l'organisme.

Un complément d'enquête concernant l'état de la fonction devient donc nécessaire. A cet effet, on a imaginé toute une série de recherches qui ont pour objet d'explorer la sécrétion urinaire surtout en comparant l'urine et le sang, par des procédés chimiques (*dosage*), physiques (*cryoscopie*) et physiologiques (*toxicité*). En outre, au lieu d'étudier le produit de la sécrétion spontanée du rein, on a proposé de chercher comment cet organe accomplit un travail qu'on lui impose et qui consiste dans *l'élimination provoquée* d'une substance étrangère, introduite à dose connue dans l'organisme.

De ces méthodes, deux seules ont un caractère suffisamment pratique : la cryoscopie et l'élimination provoquée.

La cryoscopie comparée de l'urine et du sérum fait connaître le nombre total de molécules, sans distinction de nature que renferment ces deux liquides : le rapport de ces deux valeurs indique la perméabilité du rein. Joint au dosage de certains matériaux de l'urine, ce procédé paraît susceptible de fournir aussi des renseignements très instructifs sur l'état de la circulation rénale et sur l'ensemble de la nutrition ; mais peut-être les calculs ingénieux qui permettent de tirer toutes ces déductions manquent-ils un peu de la simplicité qui convient à la clinique journalière.

Quant à l'épreuve de l'élimination provoquée, faite généralement avec le bleu de méthylène, elle permet de juger dans quelles limites de temps et en quelle proportion le rein parvient à débarrasser l'organisme des substances auxquelles il sert d'émonctoire.

Différentes par leur mécanisme, ces explorations peuvent fournir des indications quelque peu différentes. Il y a donc tout avantage à en combiner l'emploi.

Elles sont intéressantes sous deux rapports :

D'abord, elles constituent un moyen d'étude applicable aux recherches pathogéniques et sont aptes à éclairer certains points restés obscurs dans le domaine de la théorie.

Ensuite, elles ont une utilité pratique, car elles confirment en les précisant les notions acquises par le simple examen clinique, tel qu'il est fait couramment au lit du malade, et parfois même elles suffisent à déceler des troubles de la fonction rénale qui fussent restés incertains ou méconnus, notamment dans certaines néphrites interstitielles à marche insidieuse.

SUR L'INSUFFISANCE RÉNALE. CONSIDÉRATIONS CLINICO-THÉRAPEUTIQUES

par S. LAACHE,

de Christiania.

L'important sujet qui nous occupe ce matin est de nature clinico-physiologique. Des états analogues du cœur (le *weak heart*) et de l'estomac (*atonia ventriculi*) ont, il y a longtemps, été décrits. La présence d'altérations anatomiques palpables ne sera pas exclue et il est évident qu'en pareil cas les troubles fonctionnels en auront une importance d'autant plus grande.

La pathologie d'un organe quelconque, prise dans son acception la plus étendue, peut naturellement en général être classée comme insuffisance de cet organe et par conséquent, des études qui ne s'attacheraient qu'à cette insuffisance sembleraient offrir certains avantages surtout en ce qui concerne les affections rénales, dont la définition purement anatomique, comme celle de *Bartels*, par exemple, n'a pu être réalisée qu'à un degré assez restreint.

Pourtant, nous ne devons pas — et personne ne le veut d'ailleurs — renoncer aux découvertes dont l'anatomie nous a gratifiés par les *Morgagni*, les *Rayer*, les *Frerichs*, les *Gull* et *Sutton*, etc., mais à côté de la vieille maladie de *Bright*, il est certain que les recherches sur l'insuffisance rénale commencées par *Bouchard* et poursuivies avec tant de zèle et de persévérance par *Achard* et par d'autres ont servi à nous procurer une connaissance plus claire et plus profonde de la pathologie des reins.

Lorsque, à mon tour, j'appellerai l'attention sur quelques points pathologico-thérapeutiques de cette question, je dois faire d'avance mes réserves quant à la possibilité d'établir une ligne de démarcation bien exacte entre les symptômes venant d'altérations anatomiques évidentes et ceux ayant seulement une origine tout à fait fonctionnelle.

Eh bien ! s'il y a de l'insuffisance, celle-ci ne devra cependant pas nécessairement se déclarer aussitôt, mais comme pour les intoxications métalliques cliniques, la règle est même qu'elle ne fait son apparition au grand jour qu'au bout de quelque temps. Dans ce cas, l'urine témoigne des anomalies tant quantitatives que qualitatives. La diurèse diminue, l'anurie complète peut se produire, quoique rarement. La substance spécifiquement toxique nous est encore inconnue, la diminution de l'urée éliminée sera pourtant en général le point sur lequel il importera de diriger notre attention, un déficit permanent dans l'élimination de cette matière étant trop souvent l'avant-coureur d'une explosion menaçante. Un autre symptôme de grande valeur est, il va sans dire, l'*albuminurie*. Qui sait si la forme cyclique, soi-disant physiologique de celle-ci, n'est pas justement l'expression d'une certaine insuffisance, puisqu'elle disparaît souvent lorsque l'individu a atteint son plein développement.

L'abaissement de la diurèse occasionne l'hydrémie avec les hydropisies, ces dernières variant de « l'œdème fugax » jusqu'à l'anasarque généralisé. Quand dans des cas prononcés les œdèmes font entièrement défaut, la cause en est — vous le savez — imputable au cœur, qui à la façon d'un « Deus ex machina », est intervenu à temps à titre de régulateur. Et comme suivant la théorie classique de *Traube*, l'hypertrophie du ventricule gauche progresse parallèlement à l'insuffisance toujours croissante des reins, la maladie persiste à l'état latent d'une année à l'autre pour ne parvenir peut-être à notre connaissance qu'au jour de l'autopsie. Cette intervention extrêmement salutaire du muscle cardiaque a d'ailleurs aussi son revers, résultant de ce que l'organisme est entièrement à sa merci — de là l'imminence d'une catastrophe dans ces circonstances.

Je ne puis pas à cette occasion ne pas rappeler le genre de compensation toute particulière, qui peut se produire dans les affections rénales *unilatérales* en ce que l'autre rein s'hypertrophie à proportion et se charge ainsi des fonctions incombant aux deux organes. L'agrandisse-

ment compensatoire des glomérules se laisse directement poursuivre
sous le microscope.

Dans des cas avancés, il y a très souvent des phénomènes dyspeptiques; des embarras respiratoires, des perturbations du système nerveux ou des organes sensoriaux figurent à l'ordre du jour. De là à
l'urémie pleine et entière, au « grand brightisme », si vous voulez, il
n'y a qu'une différence de degré.

Afin, si possible, d'écarter à temps ce danger, la *diagnose* est de
toute première importance. Elle intéresse le praticien au point de vue
de l'administration journalière de ses médicaments qui pour leur
élimination exigent des organes émonctoires intacts, elle constitue un
des écueils les plus insidieux pour l'assurance sur la vie et par là pour
le pronostic général, elle intéresse l'obstétrique aussi bien que la
chirurgie et à ce dernier égard personne n'a plus vivement que *Verneuil* en son temps insisté sur son importance. Celle-ci est plus grande
encore, si l'on veut bien se rappeler, à propos de l'extirpation d'un
rein, qu'après cette opération moderne, conformément à ce que nous
avons expliqué il y a un instant, toute la responsabilité se trouve impi-
toyablement rejetée sur l'autre rein, dont l'intégrité infaillible
devient une condition *sine quâ non* pour le malade. C'est pourquoi
suivant Kummell une réduction de l'urée à seize grammes par jour
est la contre-indication absolue de cette opération.

La symptomatologie du « petit brightisme » de *Dieulafoy* est d'une
grande valeur, mais il est à désirer qu'on dresse son diagnostic dans
une période encore moins avancée et c'est précisément dans cet ordre
d'idées que la méthode d'*Achard* et de *Castaigne* nous a montré la
voie. *V. Koranyi* et plusieurs autres après lui ont, en s'occupant du
point de congélation du sang, poussé l'étude de notre question dans
une direction tout à fait nouvelle. D'après l'expérience acquise dans
la « glycosurie phloridzinique » il y a, suivant *Casper* et *Richter*, dans
les cas d'affection unilatérale entre les deux reins, une différence qui
peut servir pour la diagnose spécialisée.

La *thérapie* doit tout d'abord être prophylactique. Ceux qui cherchent la pierre philosophale sous la forme d'un remède pour la prolongation de la vie humaine devraient avant tout ne pas oublier les
reins, car nulle part l'usure n'est plus fatale. La lutte internationale
organisée contre l'alcoolisme ne tardera pas — espérons-le — à porter
ses fruits. En raison du rôle capital joué par l'artério-sclérose l'apho-
risme de *Cazalis* : « Chacun a l'âge de ses artères » trouve ici son
application la plus directe.

Malheureusement, il n'y a pas de médicament spécifique. L'organothérapie ne nous a pas non plus jusqu'ici préparé un palliatif dans ce domaine. Notre mission se bornera donc à remplir deux tâches principales : rendre à l'organe insuffisant son énergie et en cas d'imperméabilité débarrasser les canaux rénaux de produits pathologiques. C'est dans cet ordre d'idées que le repos au lit, le régime lacté, le végétarisme aussi dans une certaine mesure, le lavage de l'organisme par ingestion d'une quantité abondante d'eau, ou s'il le faut par l'injection sous-cutanée de sérum artificiel, seront des remèdes plus ou moins actifs : l'effet presque immédiat de l'hypodermatoclyse n'est nulle part plus évident que dans le choléra asiatique où la diurèse réduite à zéro s'est laissée ainsi rétablir, quoique, il faut l'avouer, ce ne soit trop souvent qu'à titre simplement transitoire.

Lorsqu'il y a polyurie un pareil principe trouvera plus rarement à s'appliquer et on a énoncé comme l'a fait *V. Noorden* une opinion diamétralement opposée se rapprochant davantage de la méthode d'*Oertel* pour le traitement des maladies circulatoires.

Comme l'état du cœur est le vrai pivot sur lequel tourne dans un grand nombre de cas l'existence du malade, il faut user de moyens tonifiants dans la plus large acception du mot, tant au point de vue du climat qu'à celui de la nourriture, etc. Il va sans dire que la digitale pourra, d'après des indications bien connues, être d'un bon secours.

Une hydrothérapie modérée a aussi, par son action sur la peau, fourni de beaux résultats.

Le traitement de l'insuffisance aiguë coïncide en des points essentiels avec la thérapie de l'urémie. En terminant, je n'ai que deux mots à dire des évacuations de sang soit locales, soit sous forme de saignée, remède qui a justement une si longue histoire en France. Si on le combine avec l'injection de sérum artificiel, le principe du lavage complétera l'action régulatrice exercée sur la circulation par la saignée et leur résultat réuni devra donc dans des cas appropriés, c'est-à-dire dans ceux combinés avec élévation marquée de la pression sanguine, contribuer puissamment à rendre aux reins malades leur perméabilité et leur suffisance.

DISCUSSION.

M. DE DOMINICIS (de Naples). — On a prétendu que la glycosurie phlorydzique était un phénomène rénal. C'est une erreur, ainsi que le démontrent mes expériences personnelles.

Si l'on analyse la quantité de sucre contenue dans le sang avant et après l'injection de phlorydzine, on trouve qu'après l'injection elle est toujours considérablement accrue. La proportion, de 0,20 pour 1000 avant l'injection, s'élève à 1,75 pour 1000 après. Or, ceci arrive même après l'ablation des reins, ce qui prouve bien que la glycosurie phlorydzique est la conséquence, non de la fonction rénale, mais de modifications profondes des tissus de l'organisme.

M. P.-F. Richter (Berlin). — Meine Herren! Da sowohl Herr Achard als auch Herr Laache in ihren Ausführungen sich auf Arbeiten von mir berufen haben, gestatten Sie mir einige kurze Bemerkungen zu dem Thema der Niereninsufficienz.

Auch ich bin der Ansicht, dass die Einführung des Begriffes der Sufficienz oder Insufficienz in die Nierenpathologie einen Fortschritt bedeutet. Denn für die meisten Fälle können wir uns nicht mit einer blossen *anatomischen* Diagnostik, einer Feststellung der anatomischen Läsion begnügen, sondern wir wollen den Grad der *Funktionsfähigkeit* der Nieren kennen; wir wollen wissen, ob die Leistung der Nieren eine für den Organismus ausreichende ist, oder nicht.

Sie haben aus den eingehenden Berichten der Herrn Referenten entnommen, welche Zahl von Methoden für diesen Zweck erdacht worden ist. Aber wir müssen eingestehen, dass ganz sicher, bis jetzt wenigstens, keine derselben ist, am allerwenigsten diejenigen, welche die Leistung der Nieren am Produkte der Nierenthätigkeit, am Harnmessen. Denn nicht die *absolute Zahl* der durch den Harn ausgeschiedenen Zerfallsprodukte kann einen Indicator für die ausreichende Nierenarbeit abgeben, sondern von Wichtigkeit ist nur ihr *relativer* Wert, die Beziehung zwischen *ausgeschiedenen* und im Organismus *zurückgehaltenen* Stoffen. Darum ist es vor allem notwendig, letztere kennen zu lernen. Der einzige Weg dazu ist die von A. von Korany in die Praxis eingeführte Methode der *Gefrierpunktsbestimmung* im *Blut*. Herr Achard hat ja diesen Punkt bereits berührt. Ich stimme Herrn Achard vollständig darin bei, dass diese Methode für die Praxis etwas compliciert ist, dass man sich in der Deutung der Resultate einige Reserve auferlegen muss. Immerhin erscheint sie, wie mir meine eigenen Untersuchungen (mit Roth) ergeben haben, theoretisch völlig begründet und der Aufmerksamkeit der Praktiker werth.

Aber, meine Herren, für die Bestimmung der Niereninsufficienz kommt noch eine andere Frage in Betracht und auf diese hauptsächlich möchte ich Ihre Aufmerksamkeit lenken : Das ist die Frage : *Wie teilen sich die beiden Nieren in die Arbeit* und wie *gross ist die Arbeit jeder einzelnen Niere?* Bei dem grossen Aufschwunge, den die Nierenchirurgie in letzter Zeit genommen hat, ist das ein eminent wichtiger Punkt.

Nun hier haben wir in den letzten Jahren doch verschiedene Fortschritte gemacht. Das danken wir zunächst dem Umstande, dass durch die Initiative meines Freundes Casper (Berlin) die getrennte Auffangung des Secretes jeder Niere, der sogenannte Ureterenkatheterismus, eine praktisch brauchbare Methode geworden ist. Wir (J. Casper und *ich*) haben aber weiterhin auch den Ureterenkatheterismus für die *funktionelle* Nierendiagnostik auszunutzen gesucht. Wir haben uns dabei, neben andern Untersuchungen, auf die ich hier nicht näher eingehen will, der Methode bedient, die Herr Achard zuerst (nach dem ursprünglichen Vorgange G. Klemperers's) in so ausgezeichneter

Weise bei Nephritiden verwendet hat, nämlich der *Phloridzinmethode*. Wir haben feststellen können, dass nach Injection kleinster Mengen von Phloridzin, *wenn die Nieren gesund sind, jede von beiden die gleichen Zuckermengen produciert*. Das ändert sich sofort bei *Erkrankung einer Niere : Die kranke Niere scheidet weniger Zucker aus*, als die gesunde und bei erheblicher Schädigung des Nierenparenchyms kann die Zuckerausscheidung fehlen. Die *Menge des ausgeschiedenen Zuckers* nimmt also, und Autopsieen wie Autopsieen *in vivo* (bei Operationen) haben uns vielfach davon überzeugt, *gradatim mit dem Schwunde des Nierenparenchyms ab.*

Ich möchte dabei ausdrücklich betonen, dass man die Phloridzinmethode nicht mit der Methylenblaumethode identificieren darf. Denn in Methylenblau handelt es sich nur um einen Stoff, der die Nieren *passiert*. *Hier* dagen, beim *Phloridzin*, haben wir einen Körper der die Nieren zu einer bestimmten *Thätigkeit, zur Zuckerbildung*, veranlasst, und damit in der That einen exacten Massstab für *Nierenarbeit*.

Zusammen mit den andern Methoden, welche wir bei der getrennten Untersuchung des Secretes jeder Niere anwenden, der Cryoskopie, der Harnstoffuntersuchung, u. s. w., können wir auf diese Weise die Grösse der Nierenarbeit mit möglichster Exactheit bestimmen.

Ich habe diese Resultate hier in Kürze mitteilen wollen, möchte aber nicht verfehlen, hervorzuheben, dass es gerade die Arbeiten französischer Autoren, und insbesondere von Herrn Achard, gewesen sind, welche uns ermöglicht haben, sie zu gewinnen.

DISCUSSION.

Sur la perméabilité rénale.

M. BARD. — Lorsque j'ai émis pour la première fois l'affirmation que la perméabilité, diminuée dans les néphrites interstitielles, était au contraire augmentée dans les néphrites épithéliales, l'opinion générale admettait comme une donnée indiscutée que la diminution de la perméabilité du rein était commune à toutes les néphrites. Aujourd'hui, et le fait résulte des rapports que nous venons d'entendre, tout le monde admet qu'il existe une différence marquée entre les deux ordres de néphrites; la plupart reconnaissent que la perméabilité n'est pas diminuée dans les néphrites épithéliales, et même qu'elle est augmentée pour le bleu de méthylène : par contre bien peu, si même il en existe, me suivent jusqu'à admettre avec moi que l'excès de cette perméabilité est en pareil cas le trait essentiel de la perturbation des fonctions rénales, et que les accidents pathologiques qui en résultent sont le fait d'une dysurie sanguine par déperdition, et nullement celui d'une intoxication par rétention.

Pour refuser à l'excès d'élimination indiscutable du bleu de méthylène sa valeur démonstrative, on objecte, notamment Lépine et Wissel, que le coefficient d'élimination des différentes substances est variable et qu'il est impossible de conclure du bleu aux toxiques qui créent l'urémie. Je ne nie pas qu'il n'y ait des différences dans l'intensité et dans le mode d'élimination des différentes substances, et j'ai moi-même opposé à ce point de vue l'iodure de potassium au bleu de méthylène; mais j'ai constaté la conservation ou l'excès d'élimination pour toutes les substances étudiées, et si on ne peut conclure de l'excès de perméabilité pour le bleu à ce même excès pour tous les autres corps, il serait encore plus singulier de conclure de cet excès pour le premier à la rétention pour les derniers.

La cause d'erreur provient tout entière de ce fait que les œdèmes dyscrasiques des néphrites parenchymateuses peuvent, suivant leur localisation, produire des symptômes très semblables à ceux des intoxications urémiques; le progrès doit consister précisément à établir un diagnostic différentiel précis entre ces deux ordres de symptômes de pathogénie différente, au lieu de les confondre dans une description commune.

Cette donnée de l'excès de perméabilité du rein peut entraîner des conséquences cliniques plus étendues encore que la distinction qu'elle impose entre l'urémie et son contraire, la dysurie par déperdition; elle est de nature à rendre compte de quelques particularités de la pathologie rénale. C'est par elle que me paraît devoir être expliquée l'extrême rareté de la fièvre chez les malades atteints de néphrite épithéliale, alors même qu'ils sont atteints de complications ou d'affections intercurrentes fébrigènes par elles-mêmes. Je possède, en effet, un assez grand nombre d'observations de cas de cette nature, dans lesquels des pyohémies, des pneumonies, des tuberculoses ulcéreuses ont entraîné la mort sans jamais s'accompagner des températures fébriles qui leur sont habituelles. Il n'en est pas de même pour les malades atteints de néphrites interstitielles, chez lesquels les maladies pyrétogènes se comportent comme chez les sujets normaux.

Je pense que l'absence de fièvre en pareil cas, au cours de la néphrite chronique épithéliale, est due à l'élimination facile et rapide des toxines pyrétogènes. J'avoue que je ne suis pas encore à même de donner une preuve absolue de cette manière de voir; je ne me proposais pas, d'ailleurs, de la soumettre au Congrès et la discussion ouverte m'a seule amené à l'indiquer dès aujourd'hui. Cette preuve sera peut-être fournie par les résultats d'injections expérimentales d'urines chez les animaux; on sait, en effet, que l'urine normale de l'homme, injectée sous la peau ou dans les veines, est hypothermisante pour le lapin; or, j'ai eu l'occasion récemment de constater l'action hypothermisante pour cet animal de l'urine d'un malade atteint de néphrite épithéliale chronique avec tuberculose, chez lequel les phénomènes d'auscultation et l'évolution de la tuberculose s'accordaient mal avec l'absence de fièvre constatée au thermomètre. Ce cas est le premier dans lequel j'ai fait cette recherche; ce résultat unique est encore insuffisant, il a besoin d'être confirmé pour d'autres malades, mais il plaide déjà en faveur des notions de l'excès de perméabilité du rein et de l'élimination exagérée des agents toxiques que je soutiens.

DE LA PERMÉABILITÉ RÉNALE. VALEUR COMPARÉE
DE SES MODES D'EXPLORATION. SON RÔLE DANS LES AFFECTIONS DU REIN

par le docteur Léon BERNARD,

de Paris

I

La perméabilité rénale doit être définie « la fonction » du rein ;
c'est la valeur du rein comme organe d'émonction. Cette définition
nous paraît avoir l'avantage d'élargir le sens de ce terme, et de le
rendre indépendant des différentes méthodes, qui ont été proposées
pour étudier la fonction qu'il désigne. La perméabilité rénale ne sera
pas plus la perméabilité au bleu de méthylène qu'à l'urée, au salicylate
de soude ou à l'iodure de potassium qu'aux phosphates de l'urine ou à
la glycose : la perméabilité rénale est la fonction par laquelle l'épithélium rénal élimine l'ensemble des corps dont il a charge normalement
ou accidentellement de débarrasser l'organisme. Reste à savoir si
cette élimination est égale pour chaque corps : si, pour tel état anatomique ou fonctionnel du rein, telle substance passera alors que telle
autre sera retenue. C'est là une première question de la plus
haute importance à poser : et ce n'est qu'en multipliant les procédés d'exploration de la perméabilité rénale qu'on pourra essayer de
la résoudre.

On peut diviser les différents procédés qui ont été proposés en deux
catégories : les uns introduisent expérimentalement une substance
dans l'organisme et en étudient l'élimination : ils visent ce que nous
avons proposé d'appeler la *perméabilité expérimentale* : on a successivement préconisé à cet effet l'iodure de potassium : le bleu de
méthylène (Achard et Castaigne) : la glycose, engendrée par l'injection
de phloridzine (Achard et Delamare) : le salicylate de soude, etc....
Les autres procédés s'adressent à ce que nous avons appelé la *perméabilité vraie* : ils étudient la perméabilité du rein aux matériaux de
l'urine, et le font de différentes manières que nous verrons.

L'avantage des procédés d'exploration de la perméabilité expérimentale est de pouvoir étudier la réaction du rein vis-à-vis d'une
substance connue, dont on sait le mode et la durée d'absorption et de
migration dans l'organisme, la dose qu'on y a introduite, sur la-

quelle, en un mot, on possède toutes les notions qui permettent d'attribuer au rein sa véritable part, dans l'élimination urinaire de cette substance. Malheureusement ces notions sont restées assez vagues à l'égard du bleu de méthylène, qui se détruit partiellement dans l'organisme, qui y donne naissance à des dérivés dont la valeur sémiologique vis-à-vis de la perméabilité rénale est difficilement appréciable, enfin qui est difficilement et peu exactement dosable dans l'urine. Malgré ces inconvénients, le procédé d'Achard et Castaigne, interprété complètement dans ses différentes données, fournit des indications précieuses sur la perméabilité rénale dans un grand nombre de cas. Mais il est des cas où les résultats de l'épreuve du bleu sont d'une interprétation difficile; le nombre de ses données peut être un avantage, en augmentant ainsi la sensibilité du réactif; mais il n'est pas sans inconvénients, car il en complique la signification, qui reste quelquefois obscure.

Enfin l'objection capitale que l'on peut adresser à ce procédé comme aux procédés analogues, c'est qu'il ne donne d'indications que sur l'élimination d'une seule substance, et qu'il n'est pas prouvé que toutes les substances, en particulier celles dont la rétention détermine des accidents, s'éliminent de même manière. Et, si les cas que nous avons étudiés nous ont montré une élimination sensiblement parallèle entre le bleu de méthylène et les substances urinaires, il n'en est pas moins vrai que le parallélisme n'est pas absolu, et qu'on a cité des faits où l'élimination du bleu, de l'iodure, et des sels urinaires était discordante (Lépine, Bard, Widal). C'est pourquoi il semble que les procédés qui s'adressent à la perméabilité vraie soient plus satisfaisants.

L'idéal serait de connaître exactement les substances, dont la rétention détermine les accidents toxiques, et d'en étudier l'élimination. Mais cet idéal ne paraît pas près d'être réalisé, et provisoirement il faut s'efforcer d'obtenir des conditions moins parfaites, bien qu'encore assez malaisées à remplir. Ces conditions sont les suivantes : pour être valable, un procédé d'investigation de la perméabilité vraie doit : 1° fournir des mensurations numériques; 2° s'appliquer à l'ensemble des substances urinaires, puisque nous sommes dans l'ignorance de celles qui sont particulièrement nocives, il convient d'étudier l'élimination globale; ainsi aurons-nous chance de comprendre dans cette étude l'élimination des substances toxiques; enfin, 3° pouvoir s'appliquer en même temps au sang et à l'urine : en effet, les modifications de l'élimination urinaire peuvent être dues non seulement à un trouble fonctionnel rénal, mais encore à des

modifications de la composition du sang : ce n'est donc que par la
mesure du rapport de la composition du sang à celle de l'urine qu'on
peut attribuer à la perméabilité rénale sa véritable valeur. Il y a à ce
desideratum une exception : dans les affections unilatérales des reins,
la perméabilité vraie du rein malade peut être mesurée indépendamment de l'étude du sang : il suffit de la comparer à la perméabilité du
rein opposé, ce que permet de faire le cathétérisme urétéral.

Il est peu de méthodes, parmi celles qui sont en usage, qui réalisent ces conditions. Ces méthodes se proposent de mesurer l'élimination urinaire par différents procédés dont aucun n'est à l'abri d'objections importantes. Les plus anciennement pratiquées sont l'analyse
chimique et la recherche de la densité de l'urine. Mais l'analyse
chimique, assez longue et délicate, ne mesure qu'un nombre assez
restreint de substances, et peut-être les moins intéressantes au point
de vue de leur toxicité.

En outre, la composition de l'urine ne dépendant pas seulement
de la qualité du parenchyme rénal, mais encore de conditions
indépendantes de la fonction rénale, telles que l'état de la nutrition
générale ou de certains organes comme le foie, il est ici de toute
nécessité de comparer les données fournies par l'étude de l'urine à
celles que fournit la même étude, appliquée au sang. Or l'analyse
chimique du sang comporte des manipulations d'une longueur et
d'une difficulté incompatibles avec les nécessités de la clinique.

De même la recherche de la densité présente les mêmes inconvénients ; en outre la densité d'une solution ne dépend pas seulement
de la quantité de substances dissoutes, du nombre des molécules en
solution, mais encore du poids spécifique de ces substances, du poids
de ces molécules. Or cette notion de poids moléculaire n'entre pas en
rapport avec la fonction du rein ; et la présence dans l'urine de
substances de poids moléculaire élevé, telles que l'albumine, pourrait
élever le chiffre de la densité, sans que l'urine fût plus riche en
substances dissoutes, ce qui seul importe au point de vue de la perméabilité rénale.

La recherche de la toxicité urinaire semble devoir obvier à ces
inconvénients. C'est une manière indirecte de connaitre la composition de l'urine, et particulièrement sa composition globale en
substances toxiques. Mais ce procédé manque de rigueur ; les diverses
difficultés pratiques et les nombreuses causes d'erreur qu'il comporte
ne permettent pas de lui demander des mesures exactes, mais simplement des valeurs approximatives, ainsi qu'avec d'autres auteurs,
j'ai contribué à le démontrer. En outre, nous avons encore montré,

après bien d'autres, que la recherche de la toxicité du sang, dont les résultats devraient être confrontés avec ceux de la toxicité urinaire, pour la mesure de la perméabilité rénale, ne donne même pas des valeurs approximatives : par des causes qui nous échappent, ses résultats sont infidèles et impossibles à interpréter scientifiquement. Pour toutes ces raisons, il semble bien que l'étude de la toxicité urinaire ne puisse être actuellement applicable à l'exploration de la perméabilité rénale. Toutes les méthodes que nous venons de passer rapidement en revue sont donc passibles d'objections théoriques et pratiques importantes ; néanmoins, l'étude de la multitude des renseignements qu'elles ont fournis a pu conduire à des notions du plus haut intérêt.

Reste la méthode cryoscopique. Appliquée en pathologie rénale par Koranyi, Bousquet, Lindemann, Claude et Balthazard, elle a été utilisée dans deux ordres de recherches : Koranyi et ensuite Claude et Balthazard ont édifié avec elle des méthodes, basées sur une théorie hypothétique de la fonction rénale ; et ces méthodes leur ont donné les résultats les plus intéressants. Mais elles ont l'inconvénient d'être entièrement basées sur une hypothèse physiologique, d'après laquelle la sécrétion rénale est due à des phénomènes physiques relevant de la tension osmotique par un mécanisme complexe, qu'ont exposé les auteurs précités. Or cette hypothèse n'est pas démontrée ; certains faits seraient même inexplicables par les seuls phénomènes de la tension osmotique ; c'est ainsi qu'à la suite d'autres auteurs nous avons observé quatre cas où le point Δ de l'urine est plus faible que le point Δ du sérum sanguin.

Obs. I.	Sérum.	Δ :	- 0,67
Néphrite saturnine.	Urine	Δ :	0,54
Obs. II.	Sérum.	Δ :	0,70
Insuffisance rénale.	Urine	Δ :	0,55
Obs. III.	Sérum.	Δ :	- 0,76
Néphrite saturnine.	Urine	Δ :	- 0,66
Obs. IV.	Sérum.	Δ :	0,755
Polyurie hystérique.	Urine	Δ :	0,595

Ces faits sont contraires aux lois de la tension osmique, suffisent à montrer que ces lois ne peuvent régir exclusivement les phénomènes de la sécrétion rénale.

Mais la cryoscopie peut être utilisée d'une manière plus sûre : le point de congélation (Δ) d'une solution indique, comme l'a montré Raoult, sa concentration moléculaire, c'est-à-dire le nombre de molécules qu'en contient l'unité de volume. Ce procédé peut donc nous donner une mesure exacte et globale des substances dissoutes dans l'urine; en outre, comme il est facilement applicable au sang, il peut nous fournir la mesure d'un rapport $\frac{\text{sérum}}{\text{urine}}$, que nous devons rechercher. De fait, les recherches que nous avons déjà publiées avec MM. Albarran et Bousquet, sur les lésions unilatérales des reins, nous ont montré que ces lésions influencent directement le point Δ urinaire, ce que nous pouvons conventionnellement appeler *l'élimination moléculaire*. Aujourd'hui nous pouvons publier des résultats, qui montrent ce que peut donner l'application de cette méthode aux lésions bilatérales des reins.

Toutes nos déterminations ont été faites le matin, le malade étant à jeun, et le sang recueilli au moyen de ventouses scarifiées, au même moment que l'urine qui par conséquent lui correspondait. La recherche des points Δ a été faite suivant la technique et avec l'appareil indiqués par Bousquet.

Le plus souvent, la concentration moléculaire de l'urine est diminuée dans les néphrites; nous avons vu qu'elle peut même tomber au-dessous de 0,56 à 0,57, valeur du Δ du sérum ; ordinairement elle oscille entre ces chiffres et celui de — 1. Cependant elle peut dans certains cas être plus élevée, et sensiblement normale; nous l'avons vue osciller autour de — 1,50 dans des cas de néphrites anciennes compensées et de néphrites aiguës récentes et guéries. Enfin dans un cas de néphrite parenchymateuse chronique, nous avons eu Δ : — 1,55. Mais les modifications de cette valeur doivent être nécessairement interprétées par la confrontation avec la valeur de Δ du sérum sanguin.

En effet, cette dernière valeur n'est pas indistinctement augmentée dans toutes les néphrites, comme l'ont avancé certains auteurs. Elle est élevée dans les néphrites chroniques interstitielles et dans les néphrites aiguës, où nous l'avons vue osciller entre — 0,60 et 0,76 ; certains auteurs ont même cité des chiffres plus élevés. Mais elle nous a paru normale ou abaissée dans cette forme assez rare de néphrite qu'est la néphrite chronique parenchymateuse. Nous citerons en exemple les trois observations suivantes :

Obs. V.

Néphrite parenchymateuse chronique à grands œdèmes et albuminurie abondante.   Sérum. . Δ : — 0,45   Urine . . Δ : — 1,55

Obs. VI.

Tuberculose pulmonaire. Néphrite parenchymateuse.   Sérum. . Δ : — 0,56   Urine . . Δ : — 0,70

Obs. VII.
*Tuberculose pulmonaire. Né-
phrite parenchymateuse.* $\left\{\begin{array}{l}\text{Sérum . . } \Delta : -0,54 \\ \text{Urine . . } \Delta : -0,97\end{array}\right.$

Il est évident que la diminution de Δ de l'urine de ces deux dernières observations doit être attribuée au moins en partie à la diminution de Δ en sérum sanguin. De même, certaines élévations de Δ du sérum sanguin ne représentent pas nécessairement une diminution de la perméabilité rénale. C'est alors ce que démontre l'élévation correspondante de Δ de l'urine : nous citerons un cas de diabète, où les chiffres furent : Δ du sérum : 0,725; Δ urine : 2,185.

Il est donc indispensable d'étudier toujours parallèlement les points Δ sanguin et urinaire, et dans la plupart des cas l'étude de ces valeurs donnera des indications utiles sur la perméabilité rénale. On peut les traduire par l'évaluation du rapport $\dfrac{\Delta \text{ sang}}{\Delta \text{ urine}}$.

Mais l'étude des faits montre qu'il faut aussi tenir compte de la quantité d'urine excrétée en vingt-quatre heures, ce que l'on obtient en multipliant r par V, volume des urines rendues en vingt-quatre heures : $r \times V = R$. Nous n'oserions pas encore formuler de conclusions fermes sur l'évaluation exacte de ces termes dans leurs variations normales et pathologiques, car la constitution numérique de ces rapports est viciée du fait que les variations de Δ urinaire se font sur une plus large échelle que celles de Δ sanguin. En outre certaines conditions, dont toutes ne sont pas encore exactement déterminées, viennent modifier les volumes des deux Δ, indépendamment de la perméabilité rénale : c'est ainsi que r était au-dessous de 1 dans le cas de polyurie hystérique que nous avons rapporté. Or, il n'y avait pas ici imperméabilité rénale, mais simplement dilution extrême des substances dissoutes dans l'urine. L'avenir dira dans quelle mesure ces perturbations diminuent la valeur de la cryoscopie, et aussi quelle méthode il conviendra d'employer parmi celles qu'elle a engendrées. Nous avons simplement voulu montrer quelques faits bien établis par elle.

En résumé, la méthode cryoscopique paraît la plus exacte parmi celles qu'on a proposées pour explorer la perméabilité rénale; théoriquement au moins, elle n'est passible d'aucune des objections qui ont pu être adressées aux autres. Mais en pratique elle n'a pas encore fait la preuve qu'elle puisse fournir des indications que ne donnent les autres méthodes.

II

Nous avons passé en revue les procédés qui permettent d'explorer la valeur de la perméabilité rénale. Cette exploration est du plus haut intérêt clinique, car elle aide au diagnostic et au pronostic. Mais il ne faut pas croire cependant que le diagnostic et le pronostic des affections et des lésions des reins soient uniquement attachés au mode de la fonction excrétée de ces organes, comme on l'a quelquefois avancé. Nous avons contribué à montrer, après Bard et Bonnet, qu'on peut observer des urémiques, dont la perméabilité rénale explorée par les différentes méthodes connues, s'est montrée normale ou exagérée ; nous en avons rapporté dans notre thèse plusieurs cas, étudiés par le procédé du bleu de méthylène, la toxicité et l'analyse chimique des urines. Nous sommes en mesure aujourd'hui de dire que la méthode cryoscopique confirme cette donnée ; nous rappellerons les observations V et VII citées tout à l'heure, où les points Δ du sérum et de l'urine montrent une élimination normale et dont les sujets présentaient des phénomènes rentrant dans le cadre clinique de l'urémie : le premier, des accès de céphalée avec nausées et vomissements, le second des crises dyspnéiques.

Inversement nous avons rapporté des cas où l'élimination chimique et toxique urinaire de même que l'élimination du bleu étaient tout à fait insuffisantes, sans que les malades souffrissent d'accidents urémiques inquiétants. C'est ce que nous a encore montré la cryoscopie : nous citerons le cas d'une néphrite interstitielle bien compensée et qui donna :

Obs. VIII.
$$
\begin{cases}
\text{Sérum} & \Delta : -0,64 \\
\text{Urine} & \Delta : -0,89
\end{cases}
$$

De même cet autre cas, cliniquement analogue :

Obs. IX.
$$
\begin{cases}
\text{Sérum} & \Delta : -0,69 \\
\text{Urine} & \Delta : -0,85
\end{cases}
$$

Il est juste de dire que la diminution de l'élimination moléculaire, exprimée par les rapports précédents : $r = 1,590$ (p. l'obs. VIII), $r = 1,558$ (p. l'obs. IX), est moins accentuée que dans les cas cités d'autre part, où l'imperméabilité rénale s'accompagnait d'accidents urémiques (obs. I : $r = 0,805$; obs. II : $r = 0,785$).

Néanmoins ce fait capital doit être souligné : on peut observer des urémiques présentant une perméabilité rénale conservée par tous les moyens d'exploration dont nous disposons, et des cas d'imperméabilité rénale, appréciés par ces mêmes moyens, sans urémie. Tel est le fait clinique : il comporte des conséquences pratiques et théoriques, sur lesquelles nous avons insisté dans notre thèse ; comme conséquence pratique, il diminue la valeur qu'on a voulu quelquefois attacher aux modes d'exploration cités, toxicité urinaire, bleu de méthylène, au point de vue du pronostic des néphropathies. On ne peut exclusivement baser le pronostic sur les données d'aucun des procédés d'exploration de la perméabilité rénale.

Théoriquement, ce fait peut être interprété de deux manières différentes : on peut soit en conclure que les poisons, dont la rétention détermine l'urémie, ont un mode d'élimination différent de celui des substances étudiées par les procédés d'exploration clinique (Widal) ; mais il paraît invraisemblable qu'il y ait une sélection aussi absolue, le rein ne retenant que certaines substances toxiques d'ailleurs inconnues, alors que toutes celles que l'analyse physique, chimique ou physiologique sait déceler passent, ou *vice versa*. On peut au contraire conclure que c'est la théorie régnante de l'urémie qui est en défaut, et non les procédés d'exploration, et que l'urémie n'est pas exclusivement due, comme l'enseigne la doctrine actuelle[1], à la rétention dans l'organisme de substances toxiques non éliminées par le rein devenu imperméable. C'est cette dernière opinion que nous avons soutenue ; nous nous sommes élevé contre l'équivalence classique admise entre les termes d'imperméabilité rénale et d'urémie, nous avons essayé de dégager ce qui, dans l'urémie, ressortit à l'imperméabilité rénale. Et, comme il est possible que le rein soit doué d'autres fonctions que la fonction d'excrétion, nous avons au moins théoriquement séparé cette dernière et distingué l'imperméabilité rénale de l'insuffisance rénale, et ces insuffisances de l'urémie. Nous remercions notre maître, le Dʳ Achard, d'avoir dans son rapport donné à ces idées l'appui de son autorité.

Quoi qu'il en soit, il ressort de tout ce qui précède que des reins peuvent être très altérés, et les accidents cliniques très accusés, sans que la perméabilité rénale apparaisse diminuée à nos modes d'investigation. Les lésions rénales n'entraînent pas nécessairement la diminution de la perméabilité rénale, et il faudrait reprendre l'étude des modalités de cette fonction dans les diverses altérations, dont le rein

1. Cette doctrine due aux travaux du professeur Bouchard est clairement résumée dans cette définition du maître, reprise par M. Chauffard dans le dernier article didactique paru sur le sujet : « L'urémie est un empoisonnement complexe, auquel contribuent, dans des proportions inégales, tous les poisons introduits normalement ou fabriqués dans l'organisme, lorsque la quantité du poison fabriquée ou introduite en 24 heures ne peut plus être éliminée dans le même temps par les reins devenus trop peu perméables ».

peut être le siège. Ce sont les quelques jalons déjà posés dans cette
voie que nous voudrions rapidement parcourir.

Il nous a semblé que la diminution de la perméabilité rénale marchait de pair avec l'existence de lésions de sclérose, quelle qu'en soit
l'origine, au niveau du rein. C'est ainsi qu'elle n'est pas diminuée
dans la première période de la *néphrite parenchymateuse chronique*,
et que l'imperméabilité n'apparaît qu'avec la seconde période, où les
lésions de sclérose envahissent le rein. Au contraire la perméabilité
rénale est d'emblée diminuée dans les néphrites interstitielles médicales, comme dans les scléroses rénales des urinaires. J'ai constaté
avec M. Albarran que la perméabilité rénale était notablement diminuée dans la pyélo-néphrite infectieuse et dans les rétentions rénales :
ici le trouble fonctionnel est d'autant plus accusé que le parenchyme
est plus détruit. De même la tuberculose chirurgicale du rein entrave
considérablement la perméabilité de l'organe. Ce fait est à opposer
à la perméabilité conservée des reins atteints de la néphrite surtout
épithéliale que détermine l'élimination des poisons tuberculeux éla-
borés en dehors du rein. Enfin, nous avons récemment observé dans
le service du professeur Guyon un malade atteint de reins polykystiques, chez qui l'élimination du bleu comme l'élimination moléculaire montraient une diminution accusée de la perméabilité rénale.

Obs. X.　　　　} Sérum . . . . Δ : — 0,64
　　　　　　　　/ Urine . . . . Δ : — 0,69

Mais les lésions de sclérose ne sont peut-être pas les seules à entraîner l'imperméabilité rénale ; il semble, d'après quelques recherches
entreprises avec M. René Monod, que les néphrites aiguës à grands
œdèmes s'accompagnent également d'imperméabilité rénale[1]. Nous
citerons le cas d'un individu atteint de néphrite aiguë post-pneumo-
nique avec hématurie, albuminurie considérable (12 gr.) et anasarque, qui n'élimina aucune trace de bleu, mais seulement du chro-

---

[1]. Il convient de distinguer nettement, malgré la similitude de certains de leurs
symptômes (albuminurie, anasarque) ou de certaines de leurs lésions épithéliales
la néphrite aiguë de la néphrite parenchymateuse ; la marche et l'évolution symptomatique en sont différentes, régies précisément par les différences fonctionnelles
du rein ; celui-ci paraît être imperméable dans la première et perméable dans la
seconde, au moins un très long temps. Cette distinction n'est pas toujours faite
par les auteurs, ce qui leur fait attribuer aux néphrites parenchymateuses une
physiologie pathologique variable selon les cas ; ces termes de *néphrite aiguë*,
néphrite parenchymateuse et interstitielle chronique, désignent des affections, dont
seule l'évolution clinique est caractéristique, commandée à notre sens par la
physiologie pathologique et non par certains symptômes ou des lésions.

mogène de la troisième à la cinquième heure après l'injection, et dont l'élimination moléculaire fut la suivante :

$$\text{Obs. XI.} \quad \left\{ \begin{array}{l} \text{Sérum.} \ldots \ldots \ldots \ldots \quad \Delta : -0,74 \\ \text{Urine} \ldots \ldots \ldots \ldots \quad \Delta : -1,05 \end{array} \right.$$

Or il n'existe pas de sclérose dans les reins de néphrite aiguë, et il est probable que dans ces cas l'imperméabilité rénale est due à la congestion intense qui les caractérise.

Quoi qu'il en soit, l'imperméabilité rénale entraine une série d'accidents, dont le complexus n'est pas exactement l'urémie, et que nous avons essayé de grouper sous le nom de syndrome d'imperméabilité. Ce syndrome s'observe à l'état pur dans les néphropathies locales, de nature chirurgicale, avec sclérose : notamment nous l'avons observé chez le sujet atteint de reins polykystiques, dont il a été question plus haut. Ce syndrome comprend des troubles d'intoxication, dont les phénomènes primordiaux sont : la céphalée et divers troubles nerveux allant jusqu'au coma, les phénomènes dyspeptiques (vomissements), et certaines variétés de dyspnée, notamment le rythme de Cheyne-Stokes. Ces phénomènes décrits classiquement dans l'urémie nous paraissent imputables en propre à l'imperméabilité rénale. Mais ce n'est pas tout : ce trouble fonctionnel engendre une série d'autres accidents mécaniques ; en effet, le rein représente un barrage jeté dans les voies circulatoires, qui par l'excrétion urinaire établit l'équilibre hydraulique dans cette canalisation ; lorsque le rein est imperméable, il s'ensuit une concentration suivie d'élévation de tension en amont ; ainsi se produit l'hypertension artérielle, qui tient sous sa dépendance une série d'accidents d'origine cardio-vasculaire, que nous n'énumérerons pas, depuis le bruit de galop jusqu'à la plupart des « petits signes du brightisme » du professeur Dieulafoy.

Tels sont les accidents de l'imperméabilité rénale. On peut observer des phénomènes objectivement analogues (dyspnée, diarrhée, etc.), dans des cas où la perméabilité rénale est conservée ; malgré cette analogie apparente, la dyspnée ou la diarrhée relèvent alors d'un processus autre que l'imperméabilité rénale, l'œdème par exemple. Des causes diverses peuvent entrainer des manifestations objectives analogues ; l'analyse clinique, aidée des techniques perfectionnées actuelles, doit apprendre à les distinguer, à les tirer de la confusion où elles ont été tenues jusqu'alors sous la dénomination d'urémie.

En résumé, nous pensons que la perméabilité rénale n'est pas toujours modifiée ni de la même manière dans les diverses néphropathies; il n'y a pas nécessairement diminution de la perméabilité là où il y a lésion rénale. C'est là un phénomène contingent qui ne tient sous sa dépendance qu'une certaine catégorie d'accidents morbides que le médecin doit savoir reconnaître dans chaque cas par l'analyse clinique et les recherches techniques, et qu'il ne faut pas invoquer *a priori*, sous l'empire de conceptions théoriques. Au lieu de réunir les variétés de néphrite chronique sous l'appellation vague de « mal de Bright » et de leur imputer la même physiologie pathologique, il convient désormais de distinguer entre ces variétés, dont l'évolution symptomatique différente est, comme nous avons essayé de le montrer dans notre thèse, précisément déterminée par une physiologie pathologique différente.

SUR L'OPOTHÉRAPIE RÉNALE

par le docteur TARRUELLA,

de Barcelone.

La valeur thérapeutique de l'opothérapie rénale est actuellement un sujet de vive discussion. Sous l'impulsion créatrice de Brown-Séquard est née l'hypothèse de l'existence d'une sécrétion rénale interne; les travaux d'expérimentation réalisés par Meyer, Bunge et Schmiedeberg, Ajello y Parascandalo, Popof, Charrin, Bernard et nombre d'auteurs ont donné une ferme base biologique à la nouvelle conception en montrant que, si la fonction éliminatrice — ou fonction de filtre, comme nous avons l'habitude de l'appeler — est d'une importance très grande et peut-être même la première dans le travail que l'organe rénal développe pour le soutien de la vie, tout, cependant, ne se borne pas à cela, car on doit placer à côté un autre travail nouveau qui, quoique inconnu dans son essence même, est néanmoins révélé par maintes expériences qu'il serait oisif d'énumérer ici, tant elles sont connues de tout le monde.

Une fois cette fonction interne conçue et acceptée en principe, bientôt on songea à l'appliquer à la thérapeutique des néphropathies; et ce fut Dieulafoy, le premier, au moyen du suc rénal glycériné, et peu de temps après Schiperowitz, Guénin, Concetti, Teissier et Frenkel, Bose et Mairet, Bozzolo et autres qui portèrent sur le domaine de la clinique l'étude de l'opothérapie rénale.

Or, quels sont les résultats qu'on a obtenus de cette nouvelle organothérapie? Le bilan actuel est réellement par trop contradictoire. Il est des cas où le succès thérapeutique a été tout à fait complet : les malades, à en croire leurs observateurs, se sont améliorés d'une façon nette sinon guéris définitivement de leur affection rénale; par contre, en d'autres cas, on n'a obtenu aucune modification dans l'évolution de la maladie, la médication rénale s'étant montrée presque absolument indifférente; et chez quelques-uns on a vu se rétablir la sécrétion urinaire, bien que pour peu de temps, à la façon d'un stimulant fugace, les néphritiques revenant bientôt à leur état antérieur d'anurie et d'intoxication urémique.

Comment faut-il interpréter et définir ces faits discordants? Est-ce que dans cette même contradiction thérapeutique on peut trouver la clef pour arriver à la résolution de ce problème si obscur? Je n'ai certes pas la prétention de croire que mon travail doive élucider cette question extrêmement intéressante; mais j'estime cependant que le résultat de mes observations cliniques à ce sujet, que je vous livre d'une façon succincte, peut être une contribution réelle pour aider à son éclaircissement.

C'est dans sept cas de néphrites qu'il m'a été donné d'employer l'opothérapie rénale. De ces néphritiques, il y en avait : quatre de forme interstitielle ou sclérosique chronique, un de forme hématurique chronique, sans œdèmes et avec albuminurie constante qui oscillait entre 1 et 2 grammes pour 100, et deux de forme parenchymateuse ou diffuse, l'une d'elles aiguë et l'autre subaiguë.

Chez les quatre premiers, le résultat a été presque nul. Il s'agissait, dans un premier cas, d'un malade polyangiosclérosique arrivé au stade de grande insuffisance cardio-rénale, urémique, hyposystolique, avec œdème pulmonaire, oligurique, hypoazoturique, albuminurique, chez qui toutes les médications usuelles se montraient impuissantes; la néphrine réussit à augmenter pendant trois jours le taux d'urine, l'urée s'accrut aussi quelque peu et l'état général s'améliora : mais l'action fut passagère et le malade succomba au bout de quatre jours.

Dans un second cas, il s'agissait d'une pyélo-néphrite suppurée chronique, vieille de douze ans, avec oligurie, pyurie et hypoazoturie accentuée, en état d'urémie gastro-intestinale prédominante (vomissements, soif vive, langue sèche et grillée, hypothermie, insomnie); on avait pratiqué la néphrotomie et malgré cela aucune modification ne s'était opérée dans l'état général comme dans l'état urinaire : c'est alors qu'on eut recours à l'opothérapie rénale; pendant quatre jours l'urine totale réussit à atteindre jusqu'à 500 grammes par jour et le chiffre de l'urée augmenta de 2 pour 100 jusqu'à 10 pour 100 : mais l'état général ne suivit pas l'amélioration rénale et la malade vint à mourir en pleine urémie comateuse.

Dans les deux autres cas de néphrite interstitielle l'un et l'autre dans la période de compensation cardio-rénale, la médication avec le suc rénal ne réussit à imprimer de modification sensible ni dans les fonctions du rein ni dans l'état général. Les observations ont été poursuivies pendant quatre mois environ et les variations par rapport à la quantité de l'urine, au taux de l'urée, à l'albuminurie et à la perméabilité au bleu de méthylène ont été tellement insignifiantes qu'on peut affirmer qu'il n'y eut dans ces deux cas aucune action développée par la néphrine.

Dans le cas de néphrite chronique à forme hématurique avec albuminurie de 1 gramme pour 100, taux d'urée qui oscillait entre 8 et 14 grammes par jour, sans œdèmes et avec des cylindres hyalins et hémorragiques, le suc rénal n'apporta aucune modification appréciable à l'état général ni à l'état urinaire.

Dans les deux cas de néphrite parenchymateuse, avec albuminurie profuse (chez le premier malade, 8 et 12 grammes par litre; chez le second se produisait par l'échauffement un bloc albumineux qui se prenait en masse dans le tube d'essai) avec œdèmes des membres abdominaux et du scrotum, oligurie avec urine sédimenteuse et cylindres, avec une extrème perméabilité à la preuve d'Achard et Castaigne (filtre percé de Bard), la reprise des fonctions rénales fut rapide et complète (chez le second malade il ne restait, au bout de huit jours, plus de traces d'albuminurie, bien que dans le premier cas ou celui de néphrite subaiguë l'albuminurie ne réussit point à s'effacer complètement. Chez ces deux malades l'état général s'améliora au point qu'on ne vit plus aucun signe externe de maladie: leurs forces reparurent avec rapidité, la diète lactée put être remplacée par un régime mixte et enfin ils purent vaquer de nouveau à leurs occupations habituelles, sans ressentir aucun malaise. Il faut ajouter que la guérison s'est maintenue après douze et quatre mois de leur traitement respectif.

Ce chiffre de sept cas est assurément peu pour fixer un critérium, une opinion définitive; cependant, le résultat obtenu chez ces patients représente par lui-même un fait d'une signification réelle et qui méritait d'être signalé. Dans les formes de rein sclérosé, dans la néphrite interstitielle, primitive ou secondaire, la médication rénale est pauvre en action thérapeutique. Dans le cas de Dieulafoy on obtint le même résultat: la sécrétion urinaire se releva un peu; mais le malade mourut urémique. Les cas de Guénin eurent le même sort. Nous retrouvons des observations analogues chez d'autres auteurs. Cette identité dans les effets semblerait indiquer que dans les états de rein cirrhotique, atrophique, devenu un moignon de tissu fibreux, l'opothérapie ne peut exercer aucune action bienfaitrice. Par contre, dans les cas de néphrite parenchymateuse ou épithéliale, la guérison s'est produite d'une façon presque absolue. Concetti a noté avec son *renadene* des résultats tout à fait comparables aux miens. Et cela me décide à croire que c'est sans doute dans cette forme de néphrite que l'opothérapie rénale doit montrer toute sa force thérapeutique réelle.

Il serait long — et je ne peux le faire dans cette simple note — de discuter comment agit la médication rénale, et pourquoi elle montre ses effets dans la néphrite parenchymateuse, tandis que son action est nulle dans la forme interstitielle. Dans ma communication à l'Académie des sciences médicales de Barcelone, en 1898, j'avais avancé l'hypothèse que le suc rénal agissait en stimulant la fonction excrétoire (en me basant sur le fait d'avoir vu survenir de véritables crises de polyurie azoturique dans le cas de néphrite subaiguë) et par substitution de la sécrétion interne annihilée par le processus de glomérulite et infiltration œdémateuse intertubulaire avec desquamation épithéliale. Maintenant j'incline à croire avec Léon Bernard que l'œdème et l'albuminurie de la néphrite parenchymateuse constituent la fonction pathologique qui est le résultat de la destruction de la fonction ou sécrétion interne rénale, et c'est pourquoi la néphrine vient améliorer les cas de néphrites où cette fonction est la plus directement atteinte. Les éloquents travaux de Bernard légitiment cette opinion que, jusqu'à plus ample information, j'accepte aujourd'hui comme étant celle qui s'accorde le mieux avec mes propres résultats cliniques obtenus par l'opothérapie rénale.

NOUVELLE MÉTHODE DE MASSAGE
EMPLOYÉE COMME AGENT THÉRAPEUTIQUE ET COMME MOYEN DE DIAGNOSTIQUE

par le docteur J. DECREF.

Médecin directeur de l'Institut de Physique thérapeutique de Madrid.

En el primer congreso de Cirugia Ispano-Portugués celebrado en Madrid en Abril de 1898, presenté una comunicación sobre un nuevo método de amasamiento ideado por mi en 1889 y con el cual he obtenido resultados que ningún otro método de mecanoterapia ha obtenido en ciertas lesiones y sobre todo en aquellas en que el amasamiento vulgar conocido hasta entonces, no tiene rival, con la única diferecia de que mi procedimiento abrevia extraordinariamente el tiempo que tardan en curarse las lesiones y el exito terapeútico es mucho más seguro. Es además un utilisimo medio de diagnóstico en ciertas artritis dudosas.

El procedimiento es tan racional, que sólo por su descripción se alcanza á comprender su gran utilidad. En Madrid y aun en muchos puntos de España es bien conocido por sus resultados, de muchos médicos españoles que lo han utilizado, especialmente los cirujanos, y porque desde hace diez años vengo publicando en la Revista de Medicina y Cirugia Prácticas algunos de los casos más notables. Mi tesis de Doctorado publicada en 1894 trata del mismo asunto.

He aqui la descripción del procedimiento, copiada de la comunicación que yo hice al citado Congreso de Cirugía.

« Hace mucho tiempo que los médicos dedicados á las prácticas de mecánica médica, libres en absoluto de las preocupaciones industriales que son tan frecuentes en los empiricos, se convencieron de que el amasamiento era un auxiliar poderoso de todos los medios físicos empleados en terapeútica y que aquel, por si solo, resolvía un muy limitado número de problemas. Debido á estas razones, la clinica modificó los procedimientos, y especialmente los de aplicación del amasamiento.

Entre estas modificaciones, la de mas importancia y utilidad es la de la aplicación simultánea de la hidroterapia y el amasamiento, que, para diferenciarlo del resto de las manipulaciones de mecanoterapia, denominé amasamiento húmedo.

Empezaron los prácticos á darle gran importancia por los resultados obtenidos, y en muchos establecimientos extrangeros se hacen, desde tiempo immemorial, aplicaciones simultáneas con duchas de agua y baños de vapor.

Este último, combinado con el amasamiento, quedó como práctica higiénica de las mas agradables en las principales capitales del mundo, á semejanza de las antiguas costumbres romanas y aun puede juzgarse de su importancia en estas épocas por los restos que quedan de las admirables instalaciones en muchas termas, y especialmente en Pompeya y la Alhambra de nuestra Granada. Vemos, pues, que las aplicaciones generales del procedimiento que nos ocupa son de antiguo conocidas. Pero no ocurre lo mismo con las aplicaciones locales, que por ser nuevas luchan con inconvenientes en la práctica.

Se empleaban, y aun se emplean, aparatos especiales que proyectaban el agua á temperatura y presión, variables á voluntad, sobre la región que se amasaba, pero tienen gravísimos inconvenientes que mencionaremos. Las aplicaciones de agua fria, por lo rápidas, no necesitan ser simultáneas, sino seguidas ó precedidas del amasamiento; además, la acción que buscamos con el agua fria, que es la más generalmente conocida, necesitará algún auxiliar antes ó después de efectuarse; pero, en el mismo momento de producirse, no solo no conviene distraer á la naturaleza de ninguno de los fenómenos en que ha de intervenir, sinó que : aunque quisiéramos, no lo conseguiríamos, pues son de tal importancia, que todos los demas que puedan verificarse se supeditan á ese principal que contal impetu se verifica. Pero el calor húmedo es muy distinto en sus efectos y permite que estos sean aumentados poderosamente por otros medios. Su acción, aplicada localmente á una región cualquiera del cuerpo, determina la dilatación vascular periférica, haciendo que la afluencia de sangre sea mayor en aquel sitio; saliendo de los órganos en que tal fenómeno se produce los productos de descomposición que estuviesen contenidos en su trama orgánica, haciendo que afluya mayor cantidad de sangre á los órganos internos, reforzando su función, facilitando las combinaciones químicas, orgánicas, y, por lo tanto, la eliminación de aquellos elementos ajenos al organismo. Exactamente la misma acción del amasamiento; sino que, así como en la acción del calor húmedo predomina la dilatación vascular, en el amasamiento predomina el aumento de cantidad y velocidad en la corriente, ajustándose perfectamente estas dos acciones para producir el mayor efecto apetecido. Con aquel, aumenta de diámetro, el cuerpo de bomba : con este, aumenta la fuerza de impulsión del émbolo.

Estos efectos, que son los más esenciales de todos los que produce el amasamiento húmedo, bastan para comprender, dadas las corrientes que hoy dominan en nuestra ciencia, la importancia de tales medios en la terapéutica médica y quirúrgica, auxiliados de otros elementos no menos importantes que tiene la mecanoterapia, como, por ejemplo, el ejercicio : Estos medios, con ser solo ampliadores de las funciones fisiológicas, son, sin género de duda, la base, el único sosten de la física terapéutica racional, y como prueba de este aserto está la clínica, que podrá dudar de la acción fisiológica y terapéutica, por consiguiente, de un baño electro-estático ó de una corriente eléctrica, pero jamás de la acción del amasamiento húmedo, por lo claro y sencillo que resulta su mecanismo y lo fácil que es, por consecuencia, prever sus efectos.

Sus aplicaciones, poco conocidas hoy, necesitan ser estudiadas por los clínicos, pues tanto en Cirujía como en Medicina es un medio de tratamiento insustituible, sobre todo en las lesiones articulares.

Describiré los aparatos que son más útiles para su empleo. El amasamiento húmedo hecho con ducha de agua caliente se hace inaplicable, entre otras razones porque no se localiza bien su acción, el agua salpica y baña otras regiones, enfriándolas; el enfermo y el operador necesitan estar completamente desnudos. Esto constituye un grave inconveniente para la aplicación, pues por la índole de las lesiones, no deben confiarse á ningún amasador y si hacerlas el médico exclusivamente, por ser su mano intérprete fiel de la inteligencia, para que ésta se dé cuenta exacta del estado normal ó patológico de la región que amasa, porque en muchos casos ha de servir como medio decisivo de llegar al diagnóstico.

Como se comprenderá, no sería fácil la realización de semejantes operaciones, por mucho que se sacrificara la comodidad del profesor y las condiciones sociales que el ejercicio exije, pues ni su salud ni la premura de ocupaciones de su profesión lo consentirían.

Yo he logrado vencer estos obstáculos utilizando el vapor como medio mucho mas seguro de proporcionar una limitada y constante atmósfera de calor húmedo, que por no ser en absoluto molesto, pues no necesita mas que descubrir el sitio de aplicación y ser sumamente agradable para el enfermo y el médico, lo creo el más útil hasta ahora conocido. Los aparatos que la industria construía para hacer aplicaciones sencillas de ducha de vapor son también inutilizables para el objeto nuestro, porque aquel sale con exceso humedecido por el agua condensada, que tiene el peligro de quemar al operador y al operado; así es que la necesidad me obligó á idear el aparato que desde hace diez años uso, sin que en este largo período de tiempo haya tenido que arrepentirme de su empleo. El vapor engendrado en un generador debe tener cuatro atmósferas de presión, y de la tubería general de distribución pasa á una serie de condensadores que lo purga constantemente de agua líquida. Después atraviesa un depósito donde se colocan las sustancias sólidas ó semisólidas, ya aromáticas ó medicinales, por ejemplo, hierbas, ó se pone en comunicación con un pulverizador que proyecta con el chorro la substancia líquida en él contenida, lubrificando el sitio afecto, como, por ejemplo, el aceite esencial de trementina, de gran utilidad en las lesiones reumáticas.

La habitación donde se verifican estas operaciones debe tener amplios medios de ventilación, que gradualmente se han de ir utilizando conforme suba la temperatura de la cámara, y de esta forma nunca se hace molesto el ambiente, manteniendolo á una temperatura constante. De esta manera obtengo un chorro de vapor perfectamente puro, sin mezcla de agua condensada, cuya temperatura puedo graduar desde 55 grados hasta 28, á voluntad, que por un sencillo mecanismo se hace transportable y dirigible en todos sentidos, y que permite toda clase de comodidades para el enfermo y el médico.

Para los casos en que el enfermo no puede trasladarse á un establecimiento, he construido otro aparato igual, aunque mas reducido, y que se alimenta de un generador pequeño, fácilmente transportable con toda clase de seguridades de resistencia, de modo que todo puede ser trasladado á domicilio por un mozo.

Nunca este aparato pequeño cumple su objeto como los mayores, porque no es posible, pero llena una necesidad hasta que la lesión permite que el enfermo salga para poder hacerlo con todas las comodidades en un establecimiento. El procedimiento descrito resulta completamente nuevo y desconocido, á pesar de los diez años que lo vengo empleando, pues ni en el extranjero ni en España lo he visto ni he leído ninguna obra, tanto de Terapeútica como de Patologia, que lo mencione : sólo en Madrid es mas conocido, y los menos lo han visto aplicar. La tecnica operatoria de la manipulación debe ser, como siempre que se haga amasamiento, hacerlo suave, pues el secreto de las maravillas que con este tratamiento se consiguen consiste en activar la circulación de retorno, y de la forma que generalmente se emplea, que es una forma brutal, no se sacarán nunca mas resultados que martirizar á los enfermos, agravando extraordinariamente sus lesiones. Hay que hacer cundir la idea de que el amasamiento es uno de los medios mas diplomáticos de la terapeútica, que no tiene nada de guerrero. Por esta razón, ejecutado por ciertas manos, cae en el descrédito. Ahora bien, continuando con lo que anuncié de emplear este método como medio diagnóstico, diré que los resultados obtenidos con el amasamiento y vapor trementinado en las localizaciones reumáticas son de un éxito tal, que no hay medio conocido que lo aventaje. Con estos datos, empleado en ciertas artritis dudosas, que después de largo tiempo están afectadas de inflamaciones crónicas, empastadas con los tejidos engrosados, y en las cuales el cirujano duda si es oportuna ó nó una intervención cruenta, presta un gran servicio. Artritis en estas condiciones, que empiezan á mejorar, modificándose su forma anormal, cediendo ; los dolores, etc., etc. puede asegurarse que con solo el amasamiento húmedo cederán, porque habiendo empezado por ser reumáticas, continúan con el mismo carácter : pero si, después de ocho ó nueve sesiones, no mejoran nada, puede asegurarse que han cambiado de intención. Como el efecto es rápido, la duda dura poco tiempo; y además, aunque la artritis sea infecciosa, no se la perjudica en nada si está hecha la aplicación con la destreza é inteligencia que en estos casos se requiere.

No quiero cansaros más; pero podría presentaros cantidades respetables de casos en que este sencillo medio ha sido de gran utilidad, alguno en que estaba decidida y preparada la operación por creer asegurado el diagnóstico. Si este se hubiera verificado, ¿no hubiera aumentado la estadística de éxitos operatorios en las tuberculosis locales? Y, sin embargo, no lo era desde el momento en que la enferma á que me refiero, con treinta sesiones de amasamiento húmedo, curó hace tres años por completo, sin que hasta ahora haya tenido que dejar de utilizar su rodilla por la más mínima molestia.

Por este procedimiento he tratado las siguientes lesiones:

De origen reumático, 42 artritis agudas, 56 crónicas, 26 sinovitis, 59 reumatismos musculares de distintas regiones, 45 lumbagos, 28 torticolis agudos, 7 crónicos, 51 neuritis de distintos nervios, 28 ciáticas agudas, 8 crónicas.

De origen traumático : 44 distensiones articulares, 161 rigideces articulares, anquiloxis mas ó menos completas, 82 lesiones consecutivas de fracturas de guso, 7 artritis blenorrágicas, 4 lesiones articulares y periarticulares de origen sifilítico, 5 retracciones cicatriciales por quemaduras, 5 higromas de la rodilla, 4 infartos ganglionares en individuos raquíticos y 6 paralisis faciales á frigore.

De la enseñanza dada por estos 645 casos de lesiones bien caracterizadas aparte de otra porción de casos que por su dudoso diagnóstico ó incompleto tratamiento no menciono, he sacado las siguientes consecuencias prácticas:

El amasamiento simultáneo con el chorro de vapor trementinado por el aceite esencial, es en las lesiones reumáticas, tanto musculares como articulares y de nervios, de un éxito tal que quizás no pueda compararse á ningún otro medio terapéutico. Los torticolis á frigore desaparecen en el corto periodo de una á tres sesiones, así como los lumbagos, siempre que se traten en los primeros dias de su aparición. En las artritis, ayudado por la mecánica médica que constituye el amasamiento intraarticular, en las neuralgias, etc., etc., la curación es rápida en el periodo agudo y se nota el alivio desde la primera aplicación. En los 7 torticolis crónicos que he tratado, dos se aliviaron sólo respecto á la deformidad, aunque el dolor desapareció, por no querer operarse de tenotomia, que se hacia indispensable por haber las contracturas musculares tan sostenidas, determinado degenera-

ciones mas ó menos intensas musculares ; uno se operó y por no
hacerse las aplicaciones de amasamiento húmedo después, no quedó
tampoco bien : en cambio en los 5 restantes que en muy malas condiciones fueron operados y se sometieron luego después al tratamiento, el
éxito fué completo. Debo advertir el importante servicio que después
del amasamiento me ha prestado el aparato de suspensión de Ollà,
modificado por mi para estos casos, en la corrección de las deformi-
dades cervicales.

De las 8 ciáticas crónicas, en dos casos muy antiguos sólo conseguí
aliviarlos ; de uno no he vuelto á saber, del otro sé que persiste la me-
joría después de algunos años.

En las anquiloxis articulares no completas por soldadura ó sea consecutivas á fractura, pero en las que se creía indispensable la resección, se han obtenido resultados admirables.

En los operados de resección de codo, alguno de ellos muy completa, en que el miembro quedaba en absoluta impotencia funcional,
se ha restablecido muy bien la mecanica, desapareciendo aquella y
adquiriendo los enfermos la utilidad de su brazo.

Es de notar la ventaja inmensa en las fracturas recientes, donde
anestesia el foco y permite hacer movimientos en las articulaciones
vecinas, acelera la formación del callo, en una palabra, facilita y
asegura el exito en procedimiento tan ventajoso como es el de Lucas
Championnière. He de hacer mención que en un caso de fractura
antigua del húmero que se habia hecho sutura metálica de los frag-
mentos se intentó y no se consiguió la consolidación.

En las artritis blenorrágicas durante el periodo algido infeccioso, no
he intentado usarlo por no parecerme prudente, pero si cuando desa-
parece aquel, en las consecuencias ; dependiendo el éxito, como es
natural, de la clase é intensidad de los destrozos articulares que se
hayan originado.

Es notable también la gran acción resolutiva que ha determinado
en los infartos ganglionares de algunos raquíticos.

En todos estos casos, asi como en las lesiones sifilíticas locales en
que estaba indicado el amasamiento aparte del tratamiento especí-
fico, he hecho estudios comparativos entre las aplicaciones corrientes
de amasamiento seco y el procedemiento que he descrito, resultando
que, tanto por el mas completo resultado como por obtenerse este en
general en la mitad del tiempo, resulta en favor de mi métoda una
ventaja grandisima.

El mismo resultado he obtenido en las paralisis faciales á frigore,
alternando la sesión eléctrica co el amasamiento y vapor.

Nada digo respecto al curioso hecho del diagnóstico diferencial de las artritis, porque al copiar mi última comunicación anteriormente, ya lo menciono y si solo recordaré la indispensable integridad de la piel en las regiones donde se opera por éste y por todos los métodos de amasamiento para evitar infectiones cutáneas que hagan imposible la aplicación hasta conseguir el resultado apetecido.

Conclusions

1° Le massage humide, c'est-à-dire le massage effectué, sous une douche de vapeur, simplement aqueuse ou médicamenteuse dirigée sur la région malade, constitue une excellente méthode massothérapique supérieure à tout autre procédé.

2° Le massage sous la douche de vapeur aqueuse térébenthinée produit les meilleurs et plus sûrs effets curatifs dans les lésions rhumatismales de l'appareil locomoteur, principalement par son action anesthésiante qui se produit rapidement dès les premières applications.

3° Cette action rapidement curative, évidente dans les lésions articulaires rhumatismales, ne se produit pas dans les arthrites dont l'origine et l'évolution rendent le diagnostic difficile, comme dans les lésions tuberculeuses, qui ne souffrent aucune amélioration par ce traitement tout à fait inoffensif.

Cette différence d'action sur les arthrites selon leur origine nous permet d'employer la massothérapie sous vapeurs comme un moyen très utile de diagnostic différentiel.

4° Toutes les indications du massage ordinaire, lésions traumatiques accompagnées ou non d'inflammation, douleurs, difficultés mécaniques de la circulation, traitement des fractures, lésions syphilitiques ou blennorragiques, etc., trouvent une application avantageuse dans le massage sous vapeur, principalement par la rapidité de ces effets qui ne réclament pour apparaître qu'une moitié du nombre de séances nécessaires au massage ordinaire pour arriver au meilleur résultat.

5° J'emploie ce procédé depuis 1888, après l'avoir décrit dans les publications depuis cette époque.

Je me permets de présenter au Congrès la MASSOTHÉRAPIE SOUS VAPEUR comme une nouvelle médication très simple dans sa technique, dont l'effet est sûr et rapide.

SUR LA DÉCOUVERTE DE L'URÉINE, LE CONSTITUANT ORGANIQUE PRINCIPAL DE L'URINE ET LA VRAIE CAUSE DES SYMPTOMES URÉMIQUES

par le docteur William Ovid MOOR,
de New York.

J'ai commencé il y a un an à étudier certaines substances organiques, qui se laissaient facilement oxyder, donnant comme preuve de cette faculté avec une solution de ferricyanure de potasse et de perchlorure de fer la même réaction bleue caractéristique, laquelle nous observons mettant la morphine en contact avec une solution de ces deux sels de fer. A mon grand étonnement j'ai trouvé que l'urine humaine contient une grande quantité d'une substance organique, qui produisait cette intéressante réaction bleue d'une manière très prononcée. Des recherches nombreuses et très exactes m'ont obligé de faire la conclusion, qu'aucun des constituants organiques ou inorganiques connus ne pouvait expliquer cette intense réaction bleue et qu'un corps chimique inconnu jusqu'à présent devait être la cause de cet étrange phénomène. Pendant les trois derniers mois, je cherchais en vain de trouver et d'isoler ce corps mystérieux, étant déjà sur le point d'abandonner cette tâche, qui me paraissait impossible, lorsque enfin, le 5 juillet 1900, j'ai fait la découverte *que l'urine humaine contient un liquide organique en quantité supérieure à celle de l'urée.*

Je voudrais constater tout de suite que ce liquide organique est l'ingrédient le plus caractéristique de l'urine, et que, pour cette raison, je le désignerai sous le nom de « *Uréine* ». Il ne faut pas s'étonner que ce produit de métabolisme soit resté jusqu'à cette heure-ci inconnu, parce que toutes les analyses de l'urine ont été faites avec l'idée que l'urine est composée d'eau et de matières solides organiques et inorganiques.

Pour isoler ce corps organique, deux règles principales doivent être observées :

1° Il faut éviter la température trop haute ;

2° Employer le moins possible de substances chimiques. Il faut mettre l'urine dont on veut isoler l'uréine dans un large récipient plat et peu profond et le faire évaporer à la température pas plus haute que 50° C. Au moment où l'on ne voit plus de vapeur au-dessus de la coupe, il faut traiter le liquide avec une forte solution de nitrate d'argent jusqu'à ce que la formation du chloride d'argent cesse.

Alors il faut abaisser suffisamment la température pour aider à la séparation des phosphates salins et terreux et puis filtrer le liquide en lavant le filtre avec de l'eau, jusqu'à ce que le liquide ne sorte que parfaitement incolore. Le filtrat doit être versé dans une petite coupe plutôt profonde et chauffé à la température de 55° C., pour évaporer le reste de l'eau. Des vapeurs aqueuses se formeront de nouveau, lesquelles deviendront pourtant bientôt invisibles, si même l'évaporation continue encore pour quelque temps. Pour déterminer exactement, si le reste de l'urine contient encore une partie considérable d'eau, l'épreuve suivante est indispensable : on met dans le liquide un long thermomètre à mercure, qu'on retire rapidement juste à 65° C.: on verra probablement un peu de vapeur monter de la boule à mercure, ce qui prouve qu'il y a encore trop d'eau dans la coupe. Ce procédé doit être répété à brefs intervalles jusqu'à ce qu'on ne voie plus de vapeur monter du bout du thermomètre. Après avoir mesuré le reste de l'urine nous ajoutons à ce dernier la moitié de son volume d'alcool absolu ensemble avec de l'acide oxalique pulvérisé, comptant un gr. (1,0) sur chaque 100 centimètres cubes de la quantité originale de l'urine : ayant laissé à l'oxalate de l'urée le temps de descendre au fond, nous ajoutons, avec précaution, encore autant d'une solution concentrée alcoolique d'acide oxalique (5,0 sur 10 c.c. d'alcool chauffé) qu'il faut pour convertir toute l'urée présente en oxalate d'urée. Alors on recommence la filtration rinçant avec de l'alcool absolu une ou deux fois le filtre, et puis on expose le filtrat à la température de 55° C. pendant à peu près une heure ou une heure et demie, l'agitant de temps en temps. Pour faciliter la séparation des sulfates et des autres ingrédients solides de notre liquide organique, on réduit le reste de l'urine à une température basse et on le laisse filtrer ajoutant de l'alcool absolu froid pour faciliter la filtration. A la fin, il ne reste plus que l'*uréine* mêlée aux matières colorantes de l'urine et à l'alcool; pour éloigner ces matières colorantes, le liquide doit être traité prudemment avec une solution saturée de nitrate mercurique de mercure ($Hg(NO^3)^2$), jusqu'à ce que la formation d'un précipitat continue, et puis on neutralise et rend un peu alcalin le liquide avec du carbonate de soude. On filtre le tout encore une fois et on le laisse évaporer à la température de 52° C.

Enfin on obtient l'*uréine*, le constituant organique fluide de l'uréine, ce mystérieux corps chimique, qui est la cause de l'intense réaction bleue résultant du contact de l'urine avec une solution de ferricyanure de potasse et de perchlorure de fer. L'uréine a la couleur jaune clair, ressemblant à l'huile d'olives; son goût est un peu amer.

L'uréine fait au toucher l'impression d'une substance grasse et laisse sur le papier des taches ressemblant aux taches de graisse. Sa gravité spécifique est à peu près 1270. On peut la mêler facilement avec de l'eau et avec de l'alcool, mais difficilement avec l'éther. Sa propre réaction est un peu alcaline, presque neutre. Mes recherches préliminaires m'ont laissé croire que ce produit de métabolisme appartient à la classe des alcools de la série aromatique; à la température de 80° C., l'uréine commence de se décomposer en plusieurs corps appartenant à la classe des oxyacides aromatiques, et chauffée jusqu'à la température d'à peu près 150° C., laisse du charbon pur. Ce liquide organique a une odeur caractéristique; en effet, l'odeur spécifique de l'urine est causée par ce constituant de l'urine. Frottée sur la peau, l'uréine produit la sensation d'une légère irritation, ce qui me fait conclure qu'elle est sans doute la cause principale des qualités irritantes de l'urine. Une des qualités caractéristiques les plus remarquables de l'uréine est sa faculté d'absorber facilement de grandes quatités d'oxygène; par exemple, 100 centimètres cubes de l'urine d'une femme enceinte au neuvième mois ont pu oxyder plus de 4 grammes de permanganate de potasse. Il est important de constater que la faculté de l'urine d'absorber l'oxygène ne dépend pas seulement de la quantité d'urine présente, mais plutôt de la qualité de cette uréine, d'une force mystérieuse intrinsèque appartenant à ce corps organique merveilleux. L'uréine exposée pendant quelque temps à la température de 70-80° C. perd une grande partie de sa capacité d'absorber l'oxygène, et laissée pendant une demi-heure à la température de 90° C. perd 75 pour 100 de sa force déoxydisante. Elle n'absorbe pas tout d'un coup tout l'oxygène qu'elle est capable d'absorber, mais l'engloutit avec une grande avidité au commencement et puis l'absorbe avec de moins en moins d'énergie; sa force déoxydisante n'est pas complètement détruite avant quatre ou cinq semaines. L'uréine surpasse l'urée en quantité; jusqu'à présent j'ai pu constater qu'il y a deux fois plus d'uréine dans l'urine que d'urée. La plus grande quantité d'uréine se trouve dans l'urine faite entre 5-7 heures de l'après-midi. J'ai examiné l'urine d'une dame diabétique et j'ai trouvé 6 pour 100 d'uréine et seulement 2,1 pour 100 d'urée; l'urine a été émise à 6 heures de l'après-midi; sa gravité spécifique était 1025; quantité totale en 24 heures : 1250 c. c.

Une autre fois, à 9 heures du matin, j'ai trouvé dans l'urine de la même dame seulement 2,5 pour 100 d'uréine. — L'urine d'une dame enceinte contenait quelquefois seulement 1 pour 100, et d'autres fois, quand la dame se sentait particulièrement bien, 5 pour 100 d'uréine;

une fois elle n'avait que 0,6 pour 100 d'urée dans l'urine de l'après-midi. L'urine d'un homme de 60 ans contenait 4 pour 100 d'uréine par volume. L'urine d'un homme de 55 ans, qui souffrait de polyurie, contenait 2 pour 100 d'uréine; cette urine était émise à 8 heures du matin. La quantité totale de l'urine ayant été 3500 c. c. en 24 heures, la quantité de l'uréine produite en 24 heures a dû être au moins 70 c.c., mais montait probablement en réalité à 80-90 c. c., pesant 100-115 grammes; l'urine du même homme reçue à 9 heures du soir contenait seulement 0,5 pour 100 d'urée, correspondant à 17-18 grammes d'urée en 24 heures.

Il doit nous donner une grande satisfaction, qu'au moins sous un rapport l'importance pathologique de l'uréine soit établie.

J'ai bien pu m'attendre *a priori*, que le principal constituant organique de l'urine, auquel j'ai donné le nom d'*uréine*, devait être la vraie cause de ce groupe des symptômes toxiques, qu'on avait l'habitude de désigner sous le nom collectif de l'*urémie*, sachant des œuvres des grandes autorités que les autres ingrédients organiques et inorganiques de l'urine ne pouvaient expliquer ces terribles phénomènes toxiques. Quelques expériences faites sur des lapins m'ont définitivement convaincu de la vérité de mes suppositions. Plusieurs de ces animaux pesant chacun plus d'un kilogramme ont succombé au bout de 5-8 heures après des injections sous-cutanées de 3 1/2 à 4 c. c. 1/2 d'uréine. Pour le moment je ne parlerai que d'une seule expérience, puisque les autres lui ressemblent plus ou moins.

Le 22 juillet 1900, à 4 h. 10 de l'après-midi, j'ai fait dans le dorsum d'un lapin noir et très vif, pesant à peu près 1 kilogramme, une injection sous-cutanée de 3 c. c. 1/2 d'uréine.

Tout de suite après l'injection, l'animal reste quelques minutes prosterné sans mouvement, puis il fait lentement quelques pas, parait excité, mais bientôt après retombe dans son état de prostration, cherchant à se cacher, la tête appuyée à une colonne, les jambes étendues, les oreilles plates, la respiration 124 par minute. À 5 heures de l'après-midi, toujours sans mouvement, les oreilles plates (comme dans l'intoxication par la morphine), la vessie et le rectum relâchés. À 5 h. 50, l'animal représente un tableau de prostration complète, reste étendu sur le ventre, la tête plate sur le plancher, les jambes étendues, ne faisant aucune attention à la nourriture qu'on lui offre, ne bougeant pas à l'approche d'une personne, faisant de temps en temps des mouvements spasmodiques, la respiration difficile, 88 par minute. À 6 heures, le lapin tombe sur le côté, quatre minutes plus tard il se redresse sous l'influence d'une courte convulsion générale, fait lentement deux ou trois fois le tour d'un cercle: à 6 h. 5, il retombe sur son côté droit, évidemment moribond; à 6 h. 17, la respiration est très difficile; l'animal a des convulsions: à 6 h. 25, la respiration est 63 par minute: à 6 h. 50, l'animal paraît presque mort, n'ayant qu'une respiration superficielle, représentant le tableau parfait du *coma urémique*: de temps en temps ses jambes se meuvent convulsivement: à 6 h. 45, il a une longue convulsion générale avec opistothonos, tout le corps prenant la forme d'un demi-cercle; après cela la respiration est spasmodique, 50 par minute: il ouvre et ferme la bouche à chaque respiration, manquant d'air; à 7 h. 6, les dernières respirations spasmodiques à de longs intervalles: à 7 h. 15, le lapin est mort.

Le manque de temps me force de conclure cette communication, mais avant de finir je voudrais constater que *l'uréine est la cause principale de la fermentation ammoniacale de l'urine*, parce que, sans l'uréine, l'urée ne peut pas être décomposée en ammoniaque et carbon dioxyde. Ni le micrococcus ureæ de Pasteur, ni le bacterium ureæ de Leube, ainsi qu'aucun autre micro-organisme, ne peuvent transformer l'urée. En effet, sous beaucoup de rapports l'urée est tout autant indestructible que le fer, l'argent ou tout autre élément, parce que les acides minéraux les plus forts ne sont pas capables de le décomposer, se combinant chimiquement avec cette substance. Seulement la température de 130°-140° C. est capable de convertir l'urée en ammoniaque et en carbone dioxyde.

L'uréine, par conséquent, *est un ferment, qui a l'énergie potentielle de la chaleur d'au moins 130° C.* Sans l'uréine, toutes les matières organiques seraient transformées en urée, laquelle resterait dans la nature sans aucune utilité et, par conséquent, toute la vie végétale et animale de ce globe terrestre serait en peu de temps anéantie.

En vérité, ce liquide organique merveilleux mérite toute notre attention et nos études les plus sérieuses et j'espère que mes faibles efforts donneront quelque inspiration pour faire des recherches détaillées, qui pourraient nous conduire bientôt vers la connaissance parfaite de l'uréine et de son importance pour la médecine.

LA MALADIE D'ADDISON ET LE SYNDROME DE L'INSUFFISANCE CAPSULAIRE

par Émile SERGENT et Léon BERNARD.

Dans un travail antérieur[1] nous avons soutenu qu'il convenait de distinguer de la maladie d'Addison classique le syndrome de l'insuffisance capsulaire proprement dite. Pour nous, ce dernier, qui relève uniquement des lésions destructives des capsules surrénales, mérite une description spéciale, car, s'il peut faire partie du cortège addisonien, il n'est *pas toute* la maladie d'Addison et peut apparaître en dehors d'elle.

Nous nous basons, pour établir cette distinction, sur les considérations suivantes :

D'une part, la maladie d'Addison est inséparable de la mélanodermie : SANS MÉLANODERMIE, PAS DE MALADIE BRONZÉE ; — la maladie bronzée n'est pas liée fatalement à l'existence de lésions destructives des surrénales; — enfin, la mélanodermie n'a jamais pu être reproduite par la destruction expérimentale de ces glandes. Il n'est donc pas possible de poser entre les deux termes, maladie bronzée et lésions des surrénales, une équation formelle; — la littérature médicale renferme d'ailleurs des observations assez nombreuses pour autoriser, dans une certaine mesure, la théorie de l'origine nerveuse de la maladie d'Addison et la théorie de l'origine capsulaire est loin d'être acceptée universellement.

D'autre part, la destruction expérimentale des surrénales reproduit une série d'accidents qui ne sont pas superposables à la symptomatologie addisonienne et relèvent directement de l'insuffisance capsulaire. Or, les cliniciens peuvent rencontrer des faits dans lesquels les symptômes observés coïncident avec une altération profonde des surrénales et rappellent, de plus ou moins près, le tableau des accidents expérimentaux. Ce sont ces faits qui sont actuellement décrits, par la majorité des observateurs, — et cela en raison de l'absence des signes essentiels de la maladie bronzée et particulièrement de la mélanodermie, — sous le nom de formes frustes ou larvées de la maladie d'Addison. Cette nomenclature a, selon nous, le grand tort de reposer sur un simple postulat, car elle suppose, entre les lésions des surrénales et la maladie d'Addison, un rapport de cause à effet, dont la réalité n'est pas rigoureusement démontrée. Aussi bien, nous semble-

1. E. SERGENT et L. BERNARD. Sur un syndrome clinique non addisonien, à évolution aiguë, lié à l'insuffisance capsulaire. *Archives générales de méd.*, juillet 1899.

t-il plus rationnel de considérer purement et simplement ces faits comme des exemples cliniques d'insuffisance capsulaire, sans préjuger en aucune façon des rapports plus ou moins étroits qu'ils peuvent affecter avec la maladie bronzée, telle que l'a décrite Addison.

En d'autres termes, dans le but de mettre fin à une confusion regrettable, nous pensons qu'il convient de consacrer à la *pathologie des capsules surrénales* un chapitre général comprenant :

1° *Le syndrome de l'insuffisance capsulaire*, c'est-à-dire l'ensemble des accidents morbides liés nécessairement aux lésions destructives des surrénales et comprenant la presque totalité des faits cliniques décrits actuellement sous le nom de formes frustes ou larvées de la maladie d'Addison.

2° *La maladie bronzée d'Addison*, proprement dite, qui présente trop d'affinités avec les altérations anatomiques des surrénales (sans toutefois leur être nécessairement associée), pour qu'il soit possible de l'en séparer complètement. — D'ailleurs, dans la maladie d'Addison classique, le syndrome de l'insuffisance capsulaire peut apparaître, soit sous forme d'accidents passagers, soit sous forme d'accidents terminaux et il est possible, comme l'a montré M. Chauffard[1], de faire la part des symptômes qui relèvent de l'insuffisance fonctionnelle des surrénales dans le complexus morbide addisonien.

Pour ce qui est de l'étude analytique et descriptive du syndrome de l'insuffisance capsulaire nous nous bornerons à renvoyer à notre mémoire et aux publications qui l'ont suivi[2], en rappelant que nous avons en vue surtout les formes aiguës du syndrome, dans lesquelles les accidents évoluent sous le type le plus pur.

Nous désirons seulement aujourd'hui préciser l'interprétation qu'il convient de donner aux faits cliniques sur lesquels repose notre étude.

Pour nous, l'insuffisance capsulaire est aux lésions des surrénales ce que l'insuffisance hépatique, par exemple, est aux lésions du foie. Elle peut rester longtemps latente ou tolérée avant de se manifester par des symptômes bruyants. Elle peut être relative ou absolue : absolue, elle relève de la destruction totale des glandes surrénales ; relative, elle découle de l'infériorité où l'organisme, privé seulement d'une partie plus ou moins grande de glandes surrénales, se trouve placé vis-à-vis d'une circonstance pathologique intercurrente. Dans

1. CHAUFFARD. L'intoxication addisonienne, *Semaine médicale*, 1894.
2. CHESNEAU. Tuberculose des capsules surrénales et insuffisance capsulaire. *Thèse de Paris*, 1900.

l'un et l'autre cas, l'effet produit est identique: le mécanisme seul diffère : ici, l'organe est supprimé, là, la fonction est insuffisante.

Dans le premier cas, le syndrome d'insuffisance se déroule à l'état de pureté; dans le second, il se combine à la symptomatologie de la cause intercurrente et perd sa caractéristique.

Mais, quel que soit le mécanisme des accidents, quelle que soit la cause qui préside à leur apparition, nous pensons que l'insuffisance capsulaire joue le rôle principal et que la maladie intercurrente n'agit qu'à titre de circonstance occasionnelle. Elle rompt brusquement l'équilibre physiologique, instable jusqu'alors; sous son influence, l'insuffisance capsulaire, jusque-là latente, manifeste son existence par des symptômes bruyants et le malade succombe.

C'est souvent à la suite d'une infection, parfois même très légère, telle qu'une simple angine pultacée, qu'apparaissent les premiers symptômes alarmants. Aussi certains observateurs, et en particulier M. Nattan-Larrier, ont-ils pensé qu'en pareil cas l'insuffisance capsulaire préalable, mais latente, plaçait simplement l'organisme en moindre état de résistance et que la mort était la conséquence du caractère de gravité ainsi imprimé à l'infection occasionnelle. En d'autres termes, les accidents observés seraient des symptômes directs de l'infection et non des signes d'insuffisance capsulaire.

Nous ne saurions partager cette opinion: en effet, ce n'est pas toujours une infection qui marque le début des accidents; dans beaucoup d'observations c'est un simple traumatisme aseptique, telle qu'une chute; parfois même, sans cause appréciable, les accidents éclatent brusquement; d'autre part, quelle que soit la nature de la cause occasionnelle, les éléments symptomatiques affectent toujours une allure identique, rappelant celle du syndrome d'insuffisance.

Aussi bien, pensons-nous que les faits de cet ordre sont imputables à l'insuffisance surrénale et que, celle-ci, jusque-là relativement bien tolérée ou complètement latente, n'attendait en quelque sorte qu'une occasion pour se manifester.

D'ailleurs, cette interprétation est conforme aux enseignements de la pathologie générale. Ne voit-on pas l'insuffisance hépatique absolue, par exemple, éclater brusquement à l'occasion d'une cause intercurrente, infectieuse ou non, — tel qu'un érysipèle, — au cours d'une hépatite jusque-là bien tolérée, et soutient-on, en pareille occurrence, que les accidents observés sont des symptômes de l'infection érysipélateuse et non des signes de l'insuffisance hépatique?

L'érysipèle intercurrent n'a été qu'une occasion; — mais au milieu du cortège des accidents qui le suivent, le clinicien peut constater l'existence des signes caractéristiques de l'insuffisance du foie.

Or, la connaissance de ces signes découle de celle des fonctions physiologiques normales de cet organe. Que si les fonctions des capsules surrénales nous étaient aussi parfaitement connues, nous pourrions plus aisément dresser le bilan des troubles morbides qu'engendrent leurs lésions et définir, d'une façon précise, les symptômes pathognomoniques de leur insuffisance. Pour le moment nous ne pouvons que recueillir les faits cliniques ; de l'analyse de leur symptomatologie diffuse, nous pouvons déjà extraire un groupement synthétique qu'il appartient aux recherches physiologo-pathologiques de rendre plus précis et plus complet. Mais, il nous paraît que, dès maintenant, des jalons assez nombreux sont posés, pour que le syndrome de l'insuffisance capsulaire trouve sa place dans les descriptions pathologiques.

DISCUSSION

M. le professeur Boinet demande à faire quelques remarques à propos de la communication de MM Sergent et Léon Bernard.

I. Il a publié au Congrès de Montpellier, 1898, et dans la thèse d'un de ses élèves, le docteur Bœuf (Montpellier, 1898-99), des cas de maladies d'Addison dans lesquels l'insuffisance capsulaire avait été singulièrement favorisée par l'existence concomitante de profondes lésions rénales et hépatiques qui gênaient certainement l'élimination des substances toxiques.

II. La mélanodermie peut être reproduite expérimentalement et M. Boinet présentera comme preuve une série de préparations histologiques prélevées sur des rats d'égout morts quelques mois après l'ablation simultanée de leurs deux capsules surrénales. On observe, en effet, sur ces pièces, du pigment noir et ocre dans le sang, dans le tissu cellulaire de la région hypogastrique, dans les ganglions lombaires, dans la rate, dans le poumon et même dans la paroi d'un kyste du foie chez un rat qui avait survécu 52 mois.

RECHERCHES EXPÉRIMENTALES
SUR LES FONCTIONS DES CAPSULES SURRÉNALES

par M. le professeur BOINET,

Correspondant de l'Académie.

I. — Chez le rat, les capsules surrénales présentent une mobilité et une indépendance qui permettent de pratiquer facilement et avec traumatisme léger leur ablation simultanée par la voie lombaire. Nous avons observé des *survies* de plus d'une année ; habituellement le tiers de ces rats décapsulés survit. Nous en avons un assez grand nombre qui sont privés de leurs 2 capsules depuis plusieurs mois. Les jeunes rats supportent mieux cette double décapsulisation et 6 rats doublement décapsulés le 11 mai sont toujours très vigoureux.

II. — Ces résultats ne concordent pas avec les recherches de Brown-Séquard, Abelous et Langlois, etc. : il était naturel de chercher à les expliquer par la persistance de capsules surrénales accessoires. Mais de nombreuses dissections nous ont montré qu'elles sont moins répandues chez le rat d'égout que chez l'homme, qu'elles sont restées introuvables chez des rats doublement décapsulés qui avaient succombé au bout de quelques mois avec ou sans pigmentation. Chez le rat *blanc*, elles sont encore moins développées que chez le rat d'égout. De même, les capsules surrénales vraies sont près de deux fois moins grosses sur cette première variété de rats. La double décapsulisation simultanée est moins bien supportée par le rat blanc. Ainsi sur 20 de ces animaux doublement décapsulés depuis 3 mois, 4 seulement survivent encore. Ils succombent avec les phénomènes bien connus d'autocurarisation. Aucun d'eux n'a présenté d'infiltration de pigment noir sur les divers organes.

III. — Sur plusieurs centaines de rats décapsulés nous avons observé une vingtaine de fois des phénomènes de *maladie d'Addison expérimentale*. On peut voir sur ces préparations du pigment noir et du pigment ocre, soit dans le sang, soit dans le tissu cellulaire, soit dans divers organes (foie, rate, ganglions). Nous ne reviendrons pas sur ces faits que nous avons communiqués à la Société de biologie de Paris et aux Congrès de médecine interne de Lyon, Bordeaux, Montpellier. Nous avons remarqué, en outre, que les rats doublement décapsulés, qui succombaient à la suite d'une splénectomie ultérieure, avaient assez souvent du pigment noir dans le sang retiré des ventricules du cœur, qui est habituellement rétracté en systole.

IV. — Nous avons indiqué dans une note à la Société de biologie (22 juillet 1899.) les effets des extraits aqueux des organes provenant de ces rats décapsulés et splénectomisés, lorsqu'ils sont injectés à des rats déjà décapsulés et à des rats normaux du même poids. Ces derniers succombent rapidement avec des symptômes d'autocurarisation et un aspect hémorragique des capsules surrénales vraies.

V. — Enfin la résistance offerte au poison des flèches des Somalis (dont le principe actif est l'ouabaïne) par les rats décapsulés et splénectomisés est bien moindre que celle des rats normaux.

VI. — La toxicité de ce poison et du venin des vipères cornues n'est pas atténuée par leur mélange avec du suc capsulaire.

VII. — On trouve souvent des capsules hémorragiques après l'injection de ces poisons ou des extraits d'organes d'animaux morts après une double décapsulisation.

VIII. — Dans ces derniers cas, des substances curarisantes s'accumulent dans les diverses parties de l'organisme et en particulier dans les muscles, le foie. Leur inoculation, soit à des rats déjà décapsulés et en bon état, soit à des animaux sains, les tue avec des phénomènes d'autocurarisation et de la congestion des poumons, de la rate, parfois des reins, du corps thyroïde et du thymus.

RECHERCHES EXPÉRIMENTALES SUR LES FONCTIONS DE LA RATE

par M. le professeur BOINET.

Correspondant de l'Académie.

I. — Depuis quatre ans, nous avons pratiqué 86 splénectomies sur le rat d'égout, 8 sur le cobaye, 10 sur le lapin. Ces animaux supportent bien cette opération, ils se rétablissent vite et, dans les expériences de Blumreich et Jacoby (*Zeitsch, f. Hyg u. Infections. K. XXIX. 1899*), les cobayes dératés ont mieux résisté que les témoins à des injections de cultures de charbon, de bacille pyocyanique, de choléra. J. Courmont et Duffau (*Arch. de méd. exp. t. X, 1898*) concluent de leurs recherches que la rate n'est pas un organe de défense contre toute invasion microbienne indistinctement et qu'elle sécrète des substances qui sont tantôt utiles, tantôt nuisibles à la défense de l'organisme suivant l'espèce de microbe pathogène qui l'attaque. Nous indiquerons plus loin les recherches que nous avons faites dans ce sens.

Les animaux qui succombent spontanément, un à plusieurs mois après la splénectomie présentent parfois une sorte de cachexie caractérisée par une diminution des globules rouges, une augmentation des globules blancs. On trouve habituellement dans ces cas des poumons pâles non congestionnés; un foie d'aspect graisseux, des reins moins rouges qu'à l'état normal, des capsules surrénales ischémiées. Si la survie est de plus courte durée et ne dépasse pas quelques jours, la congestion pulmonaire est la règle. L'examen du sang extrait du cœur révèle assez souvent de l'hyperleucocytose avec certains globules rouges plus petits, plus rétractés qu'à l'état normal. Dans quelques cas, on voit des débris globulaires qui, physiologiquement, sont absorbés par la rate. Enfin la moelle osseuse de plusieurs rats splénectomisés offrait les signes d'une hématopoïèse plus marquée;

on constatait sur ces préparations une plus grande quantité de globules blancs et de petits globules rouges : ce fait indique l'existence de deux fonctions vicariantes entre la rate et la moelle osseuse.

II. — La ligature de tout le pédicule splénique avec maintien de la rate dans la cavité intra-péritonéale a été faite 30 fois chez le rat d'égout, 10 fois chez le cobaye, 4 fois chez le lapin. Nous n'avons pas multiplié ces expériences sur ces deux dernières catégories d'animaux parce qu'elles confirment les conclusions de la note communiquée par MM. Carrière et Vanvers à la Société de biologie (1899, page 244). Les rats d'égout ne meurent pas toujours avec du sphacèle de la rate. Dans certains cas, la survie atteint dix-huit jours, et quatre mois. On trouve alors une rate atrophiée, rouge, jaunâtre, parfois enkystée au milieu de fausses membranes; le pus peut manquer. Mais, règle générale, les animaux succombent avec un état gangreneux de la rate associé à de la congestion pulmonaire, hépatique et rénale; assez souvent les capsules surrénales sont hémorragiques. La péritonite est assez fréquente et on voit alors un liquide séreux ou hémorragique ou des exsudats louches avec fausses membranes purulentes.

III. — Nous avons remarqué depuis plusieurs années que la rate était hypertrophiée chez les rats qui mouraient après l'ablation de leurs deux capsules surrénales. Ce fait faisant soupçonner une fonction vicariante entre ces deux organes, nous avons splénectomisé 10 rats déjà décapsulés. Leur survie n'a pas dépassé 10 jours et, à l'autopsie, on trouvait assez souvent de la congestion des poumons, du corps thyroïde, une hypertrophie du thymus et parfois du pigment noir, soit dans le sang, soit dans le tissu cellulaire hypogastrique, soit dans les ganglions (voir Société de biologie, 22 juillet 1899).

IV. — Nous avons fait de nouvelles recherches en injectant comparativement à des animaux témoins et à des animaux splénectomisés depuis un temps variable : 1° des microbes qui s'accumulent dans la rate ou détruisent plus particulièrement les hématies; 2° et des microbes n'ayant que peu de tendance à séjourner dans le sang et n'agissant surtout que par leurs toxines. Il semble d'une façon générale que la rate (dont une des fonctions est d'enlever du sang les globules rouges détruits et de servir de réserve d'antitoxine) exerce une action favorable dans les expériences où l'on a injecté des microbes (charbon, etc.) qui détruisent les hématies. C'est un point sur lequel vient d'insister Jawein dans le *Journal de phys. et de path. générale* (15 mars 1900). De plus, la splénectomie agit défavorablement lorsque le microbe injecté, en quantité moyenne, a une tendance naturelle à s'accumuler dans la rate. Jawein fait remarquer aussi avec raison que les toxines de la diphtérie, ou les bacilles cholériques qui ne détruisent pas les hématies, sont aussi bien supportés par les animaux splénectomisés que par les animaux sains.

V. — Dans les recherches de Courmont et Duflau l'injection de toxine diphtérique a tué plus promptement les lapins sains que les lapins dératés. Dans nos expériences nous avons fait des injections intra-veineuses de 1 à 5 centimètres cubes de bouillon de culture contenant du bacille d'Eberth à des lapins splénectomisés depuis 1, 3, 5, 16 jours. Des recherches analogues ont été tentées avec des cultures de charbon vieilles et fraiches que nous injections à des cobayes et à des lapins témoins ou splénectomisés. Les résultats ont été semblables chez les rats soumis soit à l'ablation de la rate, soit à la ligature de son pédicule.

VI. — La macération de pulpe splénique de la même catégorie d'animaux avec les diverses cultures n'a pas atténué la virulence des microbes injectés à leurs congénères.

VII. — Dans l'idée que l'ablation de la rate pouvait rendre les animaux moins réfractaires à la transmission du cancer de l'homme, nous avons inoculé, mais sans résultat, dans le péritoine de 5 rats, 5 cobayes, 2 lapins de gros fragments cancéreux. Ils se sont résorbés en grande partie. Enfin nous n'avons pas observé une augmentation de résistance notable chez les lapins qui, après avoir reçu une injection intra-veineuse d'un centimètre cube de bouillon contenant du bacille d'Eberth, ont subi une transplantation intra-péritonéale d'une rate enlevée au même moment à un animal du même poids. Pourtant certains d'entre eux ont survécu pendant plusieurs mois.

RICERCHE SULLA DEGENERAZIONE GRASSA DEL FEGATO
NELL' AVVELEVAMENTO DA FOSFORO

per i dottori LUIGI SANSONI.

Ajuto della Clinica Medica di Torino e libero docente di Patologia speciale medica dimostrativa.

CESARE SERONO,

Incaricato dei lavori de chimica nella Clinica Medica di Torino

La degenerazione grassa acuta in seguito all' avvelenamento da fosforo venne variamente interpretata : tre sono le principali teorie che ne tentarono la spiegazione. Alcuni fanno originare il grasso dalle sostanze albuminose (Lo Monaco, Leo Polimanti, Pflüger, Stolnikow): altri ammettono che sia importato nei vari organi e parenchimi dai tessuti che normalmente sono depositi di grasso (tessuto cellulare sottocutaneo) (Lebedeff); altri infine credono che in porte provenga dalle sostanze albuminose ed in parte dal grasso precisistente (Daddi). Interessanti sotte questo riguardo sono le ricerche di Carbone, il quale avendo trovato un aumento costante di lecitina nell' avvelenamento acuto da fosforo fa derivare dalla scissione di questa il grasso neoformato, ammettendo implicitamente l'origine della lecitina dalle sostanze albuminoidi.

Daddi in un suo recente lavoro trovo un aumento dell' estratto etereo della linfa nei cani intossicati da fosforo, e ne concluse che questo proveniva per assorbimento del grasso dal tessuto adiposo, il quale per minore ossidazione veniva depositato nei vari organi.

Noi abbiamo praticato delle ricerche, in proposito : riassumiamo brevemente i nostri metodi di riserca, riservandoci di descriverli più apiamente in un altra publicazione più estesa.

Le nostre esperienze miravo anzitutto a stabilire se coll' avvelenamento da fosforo si ha nel fegato distruzione di sostanza albuminosa, o di altre sostanze che ne possanospiegare la degenerazione grassa ; oppure se il grasso si sia trasportato dai tessuti che normalmente ne contengono. Per questo noi per i primi abbiamo sottoposto ad un accurata e completa analisi dei fegati di cani sani e di cani avvelenati da fosforo, per modo chè nessun fattore della degenerazione ci potesse mancare.

Metodi di recerca.

I cani, sia di controllo, sia avvelenati vennero uccisi col dissanguamento affine di avere il fegato sempre nelle stesse condizioni. L'avvelenamento venne praticato mediante una soluzione satura a caldo di fosforo ni olio di oliva iniettato nella regione glutea. La piccola quantità di olio, non ha nessuna influenza sulla quantità di grasso riscontrata nel fegato. Bostano in media 5 cc. di soluzione (1° 2° 5° Cane): l'ultimo cane non ebbe che un iniezione di 5 cc.. Nei cani in cui venne provocato l'avvelenamento acutissimo si riscontro nel luogo dell' iniezione una violenta reazione infiammatoria a tipo emorragico, degenerazione grassa diffusa di tutti gli organi, gastro-enterite emorragica, specialmente intensa al duodeno ed alla regione pilorica. Il fegato era schiettamente grasso macroscopicamente e microscropicamente itterico, di volume pressochè normale.

Nelle orine si riscontrarono grandi quantità di carbonato d'ammonio (rilevabili alla forte effervescenza che si produceva acidificandole) ; aumento dell'azoto totale, aumento dell'ammoniaca che raggiunte gr. 1,67 nelle 24 ore (gr. 0,098 ni mediatto stato savo).

Analisi del fegato. — Ucciso l'animale, estratto il fegato, questo veniva lavato rapidamente con acqua fredda, poi asciugato con carta da filtro e pesato. Si facevano sul fegato le seguenti ricerche : 1° Una porzione veniva seccata a 70°C per più giorni e per nel vuoto sivo a peso costante ; la perdita in peso dava l'acqua contenuta nel fegato. La medesima porzione calcinata in muffola a 900°C. colle dovute cautele dava per residuo le ceneri ;

2° In un'altra porzione si determinava l'azoto totale col metodo di Kieldahl :

3° In una terza porzione si determinava il glicogene col metodo di Brücke modificato da Külz ;

4° Una quarta porzione si mettava in alcool assoluto per disidratarla, poi si estraeva lungamente con etere in estrattone di Soxhlet fino ad esportare tutte le sostanze solubili in etere. Il liquido alcoolico ed il liquido etereo si riunivano e si eva poravano a bagno-maria a bassa temperatura : il residuo si seccava nel vuoto e poi si estraeva semplicemente con etere anidro : rimaneva un residuo che si aggiungeva alle sostanze estrattive. Dell'estratto etereo cosi ottenuto se ne prendeva una porzione : questa evaporata e seccata nel vuoto dava l'estratto etereo. In questo si dosavano la lecitina, la colesterina ed i grassi secondo il metodo di HoppeSeyler. In un'altra porzione dell' estratto etereo si doso l'acidità con soda normale decima in soluzione alcoolica, servendosi da indicatore della fevolftaleina. Siebbe un aumento dell' acidità dell'estratto etereo dei cani avvelenati. Per riconoscere quali fossero gli acidi dosati si ricorse al seguente metodo che venne da noi escogitato e riconosciuto esatto dopo pazienti ricerche di controllo.

L'estratto etereo seccato nel vuoto venne estratto con acqua : in questa si doso l'acidità che si riconobbe essere dovuta ad acido lattico ed a traccie di acido fosfoglicerico.

L'estratto etereo cosi esaurito con acqua venne estratto con alcool freddo a 85° per sciogliere gli acidi grassi (i grassi neutri sono quasi insolubili) e nell' estratto alcoolico si doso l'acidità dovuta ad acidi grassi superiori ed a traccie di acidi volatili (caproico, caprico).

Nei cani sani l'acidità è quasi exclusivamente dovuta ad acido lattico : nei cani avvelenati, por mantenendosi uguale la quantità di acido lattico, si ha un'enorme aumento degli acidi grassi superiori liberi. Per questo l'acidità totale dell' estratto etereo venne calcolata in acidi grassi superiori aventi come peso molecolare medio 280 : quindi ogni cc. di soda normale decima corrisponde a gr. 0.0280 di acidi grassi ;

5° Il fegato che aveva servito per l'estratto etereo veniva utilizzato per le sostanze estrattive. Esso veniva fatto bollire replicatamente con acqua : al liquido acquoso si aggiungeva quella porzione di sostanze estrattive che si era separata nella preparazione dell'estratto etereo (Vedi sopra). Si tirava a secco, si seccava in stufa a 110°,C sino a peso costante, poi si pelava in boccia chiusa trattandosi di sostanze fortemente igroscopiche. Di questo residuo se ne facevano le ceneri, il cui peso unito a quello del glicogene si deduceva dal residuo e si aveva il peso reale delle sostanze estrattive.

6° Sopra un'altra porzione delle sostanze estrattive si determinara l'azoto. Togliendo dall'azoto totale, l'azoto estrattivo e quello etereo si aveva l'azoto albuminoide che moltiplicato per 6.25 dava gli albuminoidi del fegato.

OSSERVAZIONI. — Tre furono i cani sani di controllo e tre i cani avvelenati acutamente con fosforo : questi vennero uccisi nel periodo preagonico. Un quarto cane pure avvelenato sopravisse e venne ucciso dopo 20 giorni; presentava un'intensa anemia (globuli rossi 820 000; emmometria 12); nell'intestino e nel ventricolo infiammazione catarrale con emorragie nel duodeno. Il fegato non era grasso ma pallido ; si era cioé realizzato un avvelenamento subacuto.

Osservando la qui unita tabella si vede che nei cani avvelenati acutamente si ha una leggiera diminuzione del fegato in peso.

Nel fegato avvelenato l'acqua non varia molto : i massimi ed i minimi corrispondono al fegato sano cosi pure le ceneri, l'azoto estrattivo, l'azoto albuminoideo e gli albuminoidi. Sono un pò diminuite le sostanze estrattive, ma la differenza raggiunge appeva il 0. 6 p. 100.

Viceversa si ha nei tre primi cani avvelenati da fosforo un aumento È quindi ragionevole di supporre che, sia nel fegato stesso, sia negli altri organi, per azione dell'avvelenamento acuto da fosforo si abbia una distrazione di sostanze preformatrici del grasso, con formazione di acidi grassi liberi; i quali, come materiale estraneo vengono versati nel circolo ed accumulati nel fegato dando cosi un aumento del grasso precistente, già superiore alla norma per compartecipazione del fegeto stesso el processo patologico. Queste sostanze preformatrici del grasso, sono specialmente le lecito-albumine studiate da Rossel e da Danileweski, i cui prodotti di scissione danno, insieme ad altri prodotti, acidi grassi superiori. Di queste sostanze non se ne conosce l'origine; quello che è certo si è che sono prodotte nel si vente e costituiscovo il fondamento di ogni protoplasma. Le ricerche di Bokay, Politis, Hasebroeck hanno chiaramente dimostrato che introdotte coll'alimentazione vengono distrutte nella quasi loro totalità per opera dei succhi digerenti.

3° Una quantità di acido lattico e di acido fosfo-glicerico uguale a quella dei cani sani ;

4° Una diminuzione enorme dei grassi neutri che sono sostituiti nella loro quasi totalità da acidi grassi liberi.

PESO CANE (FEMMINA) N° ORDINE	PESO KG.	PESO FEGATO TOTALE gr.	PESO FEGATO TOTALE 0/0	ACQUA 0/0	CENERI 0/0	AZOTO TOTALE 0/0	AZOTO ESTRATTIVO (PER AZOTO ALBUMINOIDI ESTRATTI) 0/0	AZOTO ALBUMINOIDI 0/0	ALBUMINOIDI 0/0
1° sano	6.200	512	139.6	68.85	1.275 4.091	4.121 15.25	0.57 1.18	5.751 12.05	25.44 75.5
		51	175						
2° sano	6.700	520	81.82	71.45	0.98 5.85	2.870 11.20	0.28 1.69	2.59 10.11	16.19 65.99
		25.57							
3° sano	5.400	150	44.64	70.24	2.506 4.59	2.810 9.44	0.25 0.84	2.56 8.6	16.00 55.75
		29.76							
Media		327.3	95.35	71.17	1.487 4.104	3.267 11.29	0.30 1.04	2.967 10.25	18.44 64.14
Massima	6.700	512	139.6	71.45	1.506 4.59	4.121 15.25	0.57 1.18	5.751 12.05	25.44 75.5
Minima	5.400	150	44.64	68.85	0.98 5.85	2.810 9.44	0.25 0.84	2.560 8.6	16.00 55.75
4° fosforo 75 ore	6.000	168	45.71	72.79	1.18 4.53	5.190 12.850 0.54	1.25	5.159 11.609	19.54 72.44
		27 21							
5° fosforo 50 ore	6.700	172.5 52.16		69.76	1.26 4.18	5.391 11.87 0.44	1.55	5.181 10.520	19.88 65.85
		50.24							
6° fosforo 8 giorni	8.200	575	98.25	75.80	1.55 5.04	2.870 10.801 0.27	1.05	2.560 9.771	16.000 52.06
		26.2							
7° fosforo 20 giorni	7.400	561	81.66	77.58	1.12 4.564	5.15 15.828 0.55	1.55	2.800 12.578	17.40 77.54
		22.62							
Media		269.1	69.44	73.44	1.23 4.63	3.282 12.340 0.44	1.27	2.922 11.069	18.289 63.20
Massima	8.200	575	98.25	77.58	1.55 5.04	5.391 15.828 0.44	1.55	5.181 12.578	19.88 77.54
Minima	6.000	168	45.71	69.76	1.12 4.564	2.870 10.801 0.27	1.05	2.560 9.771	16.000 61.06

Le conclusioni che scaturiscono dalle sopraiferite ricerche sono le seguenti :

1° Nell'avvelenamento acuto da fosforo il grasso del fegato è notevolmente aumentato : esso risulta costituito di preferenza da acidi grassi superiori (oleico, stearico, palmitico). Si ha anche un aumento della lecitina, mentre invece i grassi neutri sono diminuiti.

2° Una parte del grasso che si trova nel fegato proviene dalla degenerazione grassa dell'organo stesso, probabilmente per distruzione delle sostanze preformatrici del grasso (lecito-albumine).

3° La più gran parte del grasso è deposto nel fegato ed è costi-

Nell'ultimo cane che visse lungamente noi abbiamo invece totale scomparsa degli acidi grassi del fegato; l'estratto etereo è inferiore alla norma e così pure la quantità di lecitina.

cospicuo del l'estratto etereo; aumento che, come si vide, solo in piccola

SOSTANZE GRASSE 0/0	GLICOGENO 0/0		ESTRATTO ETEREO 0/0		LECITINA 0/0		COLESTERINA 0/0		ACIDI GRASSI E GRASSI NEUTRI 0/0		ACIDO LATTICO E FOSFOGLICERICO		ACIDI GRASSI SUPERIORI 0/0		GRASSI NEUTRO 0/0	
	FRESCO	SECCO	FRESCO	SECCO	FRESCO	SECCO	FRESCO	SECCO	FRESCO	SECCO	FRESCO	SECCO	FRESCO	SECCO	FRESCO	SECCO
8.160	1.05	3.56	5.7	11.86	1.554	1.781	0.124	0.597	2.042	6.682	0.216	0.692	Traccie	Traccie	1.826	5.990
9.500	0.87	5.40	4.10	16.07	1.590	6.150	0.118	0.450	2.40	9.490	0.400	1.564	»	»	2.000	7.826
9.870	0.96	5.22	5.18	12.97	1.270	4.26	0.128	0.450	1.782	8.280	0.500	1.008	»	»	1.482	7.272
9.093	0.96	3.326	3.660	13.663	1.464	5.093	0.120	0.419	2.074	8.150	0.305	1.086			4.769	7.029
9.870	1.05	5.40	4.10	16.07	1.590	6.150	0.128	0.450	2.40	9.480	0.400	1.564	—	—	2.000	7.826
8.160	0.87	5.22	5.18	11.86	1.270	4.26	0.110	0.597	1.782	6.682	0.216	0.692	—	—	1.482	5.990
7.520	Nulla	Nulla	5.875	21.410	5.565	12.567	0.277	1.018	1.195	8.055	0.257	0.944	0.500	1.102	1.658	6.009
7.924	»	»	6.025	19.920	5.515	10.956	0.149	0.492	2.561	8.472	0.212	0.701	2.229	7.571	0.120	0.400
9.980	»	»	8.089	50.875	4.022	15.551	0.559	1.295	5.728	11.229	0.240	0.916	5.485	15.501	0.005	0.012
7.865	»	»	2.418	10.690	1.880	8.511	0.171	0.756	0.567	1.622	0.280	1.229	Traccie	Traccie	0.087	0.395
7.574	—		5.591	20.730	3.144	11.744	2.234	0.890	2.213	8.094	0.247	0.947	1.503	5.443	0.462	1.703
9.980	»	»	8.089	50.875	4.022	15.551	0.149	1.295	5.728	11.229	0.280	1.229	5.485	15.001	1.658	6.009
7.520	»	»	2.418	10.690	1.880	8.511	0.559	0.492	0.567	1.622	0.212	0.701	Traccie	Traccie	0.805	0.012

parte può provenire dal fegato, perché questo non è che di poco diminuito di peso, ma conserva una percentuale costante nell'aqua, nelle ceneri, nell'azota ad anche quasi nelle sostanze estrattive, analoga a quella de fegati sani. Si ha tensì una scomparsa del glicogene, ma la quantità di questo potrebbe solo in minima parte spiegare l'aumento del grasso.

Se poi noi esaminiamo la composizione di questo estratte etereo vi notiamo:

1° Un aumento della colesterina, dovuto alla stasi della bile nel fegato avvelenato;

2° Un aumento della lecitina, fatto già osservato da carbone e che ci divvostra come nell'avvelenamento acutissimo per opena dell'irritazione cellulare vi sia formazione di questa sostanza;

tuito dagli acidi grassi che si sono prodotti in tutto l'organismo per distruzione delle sostanze preformatrici del grasso nei differenti tessuti.

4° Il grasso deposto nel fegato non proviene dal tessuto cellulare sottocutaneo, perchè in luogo d'essere costituito da grassi neutri, contiene quasi in totalità degli acidi grassi superiori.

5° Nell'avvelenamento subacuto l'estratto etereo del fegato è minore che allo stato normale; vi ha una diminuzione della lecitina e dei grassi neutri; mancano completamente gli acidi grassi superiori, i quali si sono probabilmente o destrutti o fissati nei vari tessuti sotto-forma di grassi neutri o di sostanze preformatrici del grasso; fenomeni sintetici questi che succedoni nel vivente.

NEUE EXPERIMENTELL GEFUNDEN WEGE
ZUR ERKENNTNISS ZUR BEHANDLUNG VON KRANHEITEN
DIE DURCH AUTOINTOXICATIONEN BEDINGT SIND

von F. BLUM,

Frankfurt a. M.

MEINE HERREN!

Zu vielen Veröffentlichungen habe ich den Beweis geführt, dass die Thyreoidea keine sacarurirende Drüse, sondern ein entgiftendes Organ darstellt, dessen Aufgabe in der Fesselung und Unschädlichmachung bestimmtes im Organismus auftretender Gifte besteht. Das Iod spielt hierbei keine ausschlaggebende Rolle.

Es waren nun die Fragen zu beantworten :

Woher stammen jene Gifte und welche Reservekräfte gegenüber der Intoxication kommen manchen ihrer Schilddrüsen total beraubten, aber gesund bleibenden Tieren zu?

Meine Untersuchungen, die ich, um ein unter sich vergleichbares Material zu besitzen, durchweg an Hunden ausgeführt habe, haben nun ergeben, dass jene normaler Weise von der Schilddrüse aufge-griffenen Gifte dem Magendarmapparat und zwar wahrscheinlich der Eiweissfäulnis entstammen.

Das ergiebt sich fast unzweideutig aus dem mächtigen Einfluss, den die Ernährungsart auf den Ablauf der Folgeerscheinungen der Thyreoectomie ausübt. Füttert man die Tiere vor und nach der Schilddräsenentfernung mit Fleisch. dann starben 96 Procent von ihnen in allerkürzester Zeit: bei rein vegetabilischer Ernährung ist die Mortalität nicht wesentlich geringer: während Milchtiere das heisst solche Hunde. die lange vor der Thyreoectomie und nachher mit Milch ernährt wurden. nur eine Sterblichkeitsziffer von etwas über die Hälfte der operierten Tiere aufwiesen.

Kohlehydrate. Fette und die Extractivstoffe und Salze des Fleisches üben keinen nachweisbaren Einfluss auf den Ablauf der Erscheinungen aus.

Es ist also im Wesentlichen die Eiweissnahrung. die giftig wirkt, und auch diese nicht als solche. sondern erst durch die Veränderung, die sie im Verdauungskanal. wahrscheinlich unter der Einwirkung von Mikroorganismen durchmacht :

Bei Fleischnahrung entsteht am meisten, bei Milchkost, wohl durch Ueberwuchern der unschädlichen Milchbacterien über die pathogenen Darmbewohner, wesentlich weniger Giftstoff. Dadurch gelingt es einer erheblichen Anzahl von Milchtieren — oft nach voraus gegangener schwerer Tetanie — sich gegenüber der Intoxication zu immunisieren.

Um Immunisationsprocesse aber handelt es sich in der That bei jenen Reservekräften. die zu einem Ausgleich der Vergiftung des thyreopriven Organismus führen ; das beweist neben manchen anderen Erfahrungen am besten der Umstand, dass die Uebertragung von Blutserum thyreopriver. aber gesunder Tiere auf tetanisch erkrankte Hunde in vielen Fällen lebensrettend zu wirken vermag.

So löst sich das Rätsel des differenten Verhaltens mancher Tiere gegenüber der Entfernung der Schilddrüse und damit das letzte Unentgeklärte der Schilddrüsenfrage. durch deren labyrintische Gänge scheinbar keine Farbe den Forscher führen wollte.

Der Kampf zwischen Vergiftung und Immunisation prägt dem ganzen wechselvollen Bilde den Stempel auf.

Kommt es einerseits auf die Grösse der Giftbildung an. die hier wiederum von der Ernährungsart und den Darmvorgängen abhängig ist. so spielt andrerseits das sicherlich individuell verschiedene Immunisationsvermögen eine ebenso ausschlaggebende Rolle.

Bei der Fleischnahrung obsiegen die Enterotoxine, so möchte ich ihrem mutmasslichen Entstehungsorte nach die Gifte benennen. durch ihre massenhafte plötzliche Ueberschwemmung des Organismus: nur einem verschwindend kleinen Procentsatz von Tieren gelingt es sich zu retten. Diese immunen Fleischtiere aber sind gegenüber jeder Ernährungsart gefeit. Bei Milchnahrung. sofern es sich nicht um saugende Tiere der frühen Entwicklungszeit handelt, die hochgradig gegen die Enterotoxine empfindlich sind, kommen verhältnismässig viele Tiere, wenn auch oft erst nach heftiger anfänglicher Erkrankung, für die ganze beliebig lange Dauer dieser Fütterungsart über die Folgen des Schilddrüsenmangels hinaus. Gegen die intensive Vergiftung, wie sie die Fleischnahrung zur Folge hat, sind sie damit aber noch nicht geschützt, sondern können, besonders bei raschem Uebergang noch nachträglich zu Grunde gehen. Characteristischer Weise zieht sich in diesen Fällen, bei denen eine gewisse Immunität zu Beginn der schweren Vergiftung schon vorhanden ist, das sonst so stürmische Krankheitsbild auseinander, sodass man die Tiere oft in langem Siechtum oder unter periodisch, nur nach erheblichen Kausen wiederkehrenden Krampfanfälle verfallen und sterben sieht. Auch psychische Störungen, Sinnestäuschungen, Benommenheit, u. a. m. kann man hier nicht selten beobachten.

Für alle diese Zustände habe ich ihnen Belege in Gestalt der dort aufliegenden Abbildungen mitgebracht. Da finden sie ausser der Darstellung einer uncomplicirten Cachexie auch die Entwicklung einer acuten Tetanie, die ich nach meinen Erfahrungen aus einer Anzahl von in verschiedenen Studien aufgenommenen Hunden gleichsam kinamatographisch zusammengestellt habe.

Dann aber bitte ich Sie, sich auch jene Tiere anzusehen, die in offenkundiger, schwerer psychischer Affection abgebildet sind.

Daneben habe ich Mikrophotogramme und Präparate aufgestellt, die die Schädigungen demonstrieren sollen, welche durch Enterotoxine, wenn sie ungehindert auf den Organismus treffen, hervorgerufen werden. Schon nach kürzester Dauer finden sich stets an den Ganglienzellen des Centralnervensystems eigenartige Veränderungen :

Viele Zellen zeigen eine in der Peripherie beginnende Chromatolyse und Schwellung; andere sind noch weiter zerfallen. Am Regelmässigsten aber ist Folgendes nachzuweisen : der Protoplasmafortsatz der Zelle ist gequollen, die Granula sind verschwunden und durch unregelmässig verteilte Körner ersetzt. Letztere finden sich auch da noch, wo sonst der Fortsatz frei von Granula zu sein pflegt.

Hiermit sind aber die anatomisch nachweisbaren Gewebsveränderungen im Organismus noch nicht erschöpft. Von den übrigen von mir untersuchten Organen (Leber, Milz, Herz, Nebenniere, gleich para thyreoidea, Hoden, Pancreas, Nieren) zeigt ein Organ, die Nieren, wo fern der Krankheitsprozess nur ein etwas längerer gewesen ist und dazu genügen schon 6 bis 7 Tage, mit solcher Regelmässigkeit und Gleichartigkeit im mikroskopischen Bilde die Merkmale eines Degenerativen Zerfalls in wovon einer interstitiellen Nephritis, dass man darnach einen unmittelbaren Zusammenhang zwischen der Intoxication und der Nierenschädigung annehmen muss.

So spielen sich, wofern die Schilddrüse in ihrer Hauptfunction, die Enterotoxine aus dem Kreislauf zu entfernen, gestört wird, Intoxicationen ab, denen beim Tier mannigfaltige Krankheitszustände entsprechen : die acute thyreoprive Tetanie, die Cachexie, psychische oft mit periodischen Strumpfanfällen einhergehende Störungen von Seiten des Centralnervensystems und andrerseits schwere degenerative Nierenveränderungen.

Meine Herren. Die Thyreoidea hat ausser der Aufgabe, die freien Enterotoxine zu fesseln, auch noch die zweite Function, die gebundenen Gifte unschädlich zu machen, ehe sie dieselben als ihr Excret dem Kreislauf wieder übergiebt. Es ist ja bekannt, dass in der Schilddrüse eine häufig iodhaltige Substanz abgelagert ist, die eingegebene Eiweisszerfall Fetteinschmelzung, Tachycardie, Zittern u. a. m. verursacht. Ich habe diese Substanz als ein mehr oder weniger unvollständig mit Iod gesättigtes toxisches Eiweiss erkannt und mit der Bezeichnung Thyreotoxalbumin belegt. Dies Thyreotoxalbumin ist als ein intermediäres Product der Schilddrüsenstoffwechsel anzusehen, das durch Kamerung eines Schilddrüsenanteils mit dem Enterotoxin entstanden und durch oxydative Processe, deren mächtigster wohl der Iodierungsprozess sein dürfte, schon theilweise entgiftet ist. Einverleibt man dieses Thyreotoxalbumin, also den noch nicht völlig seiner giftigen Eigenschaften beraubten Schilddrüseninhalt dem Organismus, dann treten die bekannten Alterationen des Stoffwechsels ein, jedoch niemals Störungen ähnlich denen die das freie Enterotoxin hervorzurufen pflegt. Aber auch hier zeigt sich die bemerkenswerte Thatsache, dass eine Reihe von Tieren schon von Hause aus gegen das Schilddrüsengift unempfindlich ist und dass es einer anderen Anzahl gelingt, im Anschluss an Schilddrüsenfüttern sich eine Immunität gegen das Thyreotoxalbumin zu erwerben, die so hochwertig sein kann, dass die Tiere täglich den Extract von 40 und mehr Schilddrüsen wie Fleischsaft als Nährsubstanz zu verwenden vermögen.

Die Immunität gegen das Thyreotoxalbumin schützt, wie ich einschalten möchte, leicht gegen das freie Enterotoxin und umgekehrt bedingt die Giftfestigkeit gegenüber Enterotoxin keine solche gegen das gebundene Gift, das Thyreotoxalbumin, so dass also zum Beispiel thyreoprive gesunde Tiere auf Schilddrüsenfütterung hin aus ihrem N.-Gleichgewicht gedrängt werden, während gegen Thyreotoxalbumin immune Tiere durch die Schilddrüsenextirpation an Tetanie erkranken und erliegen können.

Was lassen sich nun aus allen diesen Beobachtungen für Folgerungen ziehen :

Wir sahen den Organismus in einem beständigen Kampfe mit Giften, die ihn vom Darme her bedrohen. Die Schilddrüse — aber sicher nicht dies Organ für alle Gifte allein! — ist vermittels ihrer Attractionskraft gegenüber einem oder einigen dieser Gifte seine Wahr und Waffe; sie behärt sich dabei mit den Giften, verändert sie und vernichtet sie allmählich unter Benutzung der oxydativen Kräfte des Körpers.

Erlähmt die Thyreoidea oder wird sie in einer ihrer Functionen gestört, so kommt es zu einer Ueberschwemmung des Organismus mit den betreffenden Giften. Vermag sie die freien Toxine nicht mehr zu fesseln, dann häufen sich diese im Körper an und es entstehen, nach Erfahrungen aus der menschlichen Pathologie, die thyreoprive Tetanie, das Myxœdem, der Cretinismus, nach meinen Tierversuchen ausserdem nach andern Affectionen des Centralnervensystems, besonders solche mit periodisch wiederkehrenden Krampfanfällen und fernerhin gewisse Formen von degenerativer Nierenerkrankung. Vielleicht gehört auch die Urämie hierhin, die dann nicht erst durch die Nierenstörung, sondern durch eine beide Processe bedingende Intoxication hervorgerufen wäre.

Ist die Fähigkeit der Giftbindung bei der Schilddrüse zwar noch vorhanden, entgleiten ihr jedoch die gebundenen Gifte vor ihrer völligen Unschädlichmachung, so gelangen die Thyreotoxalbumine in den Kreislauf und zur Einwirkung auf den Organismus. Dieser Schilddrüsenstörung dürfte mit hoher Wahrscheinlichkeit jeder Thyreoidismus, auch der des Morbus Basedowii entsprechen!

Streng genommen handelt es sich im ersteren Falle nicht um wahre Autointoxicationen, sondern nur um die ungehinderte Invasion von Darmgiften, die wahrscheinlich bacteriellen Umsetzungen entstammen; im zweiten Falle jedoch, wo das von der Thyreoidea schon umgearbeitete Gift abnormer Weise — durch eine Insufficienz des Organs — in den Kreislauf übertritt, kommt es zu einer wahren Autointoxication durch das Thyreotoxalbumin.

Man höre aber endlich auf von einer « Hypersecretion » der Schilddrüse zu sprechen. Ein Organ, das in der Norm überhaupt keine Secretion besitzt, kann niemals « hypersecernierend » werden.

Dementsprechend ist das Myxœdem nicht aus Secretmangel und der Morbus Basedowii aus Ueberfluss daran zu erklären, sondern beide entstammen graduell verschiedenen Fehlern in der entgiftenden Thätigkeit des Organs.

Die Vermutung liegt nahe, dass Darmstörungen eine wichtige Rolle bei der Entstehung aller mit der Schilddrüse in Zusammenhang stehenden Erkrankungen spielen können.

So bin ich geneigt anzunehmen, dass der endemische Cretinismus von der Einwanderung bestimmter Mikroben in den menschlichen Darm abhängig ist. Wie die Weingährung nach Landstrichen verschieden abläuft je nach den speciellen Eigentümlichkeiten der dort heimischen, morphologisch nahe verwandten Haferassen, so können auch die Umsetzungen im Darme durch die jeweiligen Besonderheiten der von aussen mit der Nahrung eingewanderten Darmbewohner beeinflusst sein. Fabrizieren diese ein der Thyreoidea schädliches, von ihr nicht bewältigbares Gift, dann kommt es zur Degeneration der Drüse und alsdann zu Vergiftungen des Organismus durch Enterotoxine.

Bei dem Thyreoidismus müssen die Vorgänge andere sein; dass aber auch hier intestinale Anomalien nicht selten das Primäre sein können, lässt sich, zumal wenn man die Häufigkeit von Darmstörungen in der Vorgeschichte und dem Verlauf des Morbus Basedowii in Betracht zieht, wohl kaum von der Hand weisen. Ich will damit durchaus nicht einen auf den Schilddrüsenstoffwechsel ähnlich, wie die Piqûre auf die Kohlehydratumsetzungen wirkenden Nerveneinfluss gänzlich bei Seite schieben. Aussichten für die Behandlung der mit der Schilddrüse in Zusammenhang stehenden Krankheiten eröffnen die Resultate der Fütterungsversuche und die Entdeckung der Immunisierung gegen Enterotoxine und gegen Thyreotoxalbumin.

Wird durch fleischlose Milchkost die Bildung der Enterotoxine in vielen Fällen eingeschränkt, so werden dann geringere Ansprüche an die Leistungsfähigkeit der Schilddrüsen gestellt und ihr ihre Arbeit erleichtert.

Ich habe nicht gezögert, ja mich sogar für verpflichtet gehalten, diese Consequenzen aus meinen Versuchen zu ziehen und habe im Laufe der letzten Jahre mehrere Patienten mit Morbus Basedowii fleischlose oder fleischarme Milchkost verordnet und habe zu meiner Genugthuung gute Erfolge gesehen. Ich bin nicht der Erste, der eine Warnung vor dem starken Fleischgenuss bei solchen Krankheiten ausspricht; gelegentlich der letzten deutschen Naturforscherversammlung empfahl von Ziemssen bei Morbus Basedowii vegetabilische Ernährung lange Zeit durchzuführen und Rumpf hat dieser Vorschlag neuerdings unterstützt.

Nach meinen Erfahrungen am Tiere möchte ich den Schwerpunkt nicht sowohl auf die vegetabilische Kost legen, als vielmehr auf die Weglassung des Fleisches und gleichzeitige ausgiebige Milchdarreichung.

Diese beeinflusst offenbar in vielen Fällen die Darmumsetzungen derart, dass eine Entlastung der Schilddrüse uns damit indirect eine solche des Gesamtorganismus eintreten kann.

Auch bei einigen anderen Nervenerkrankungen ist seit einiger Zeit die Abstinenz von Fleisch und dafür Milchdiat mit angeblichem Nutzen versucht worden, so bei Epilepsie und Neurasthenie. Zur Lichte der obigen Untersuchungen sind die gemeldeten Erfolge recht wohl der Nachprüfung wert.

Dass bei manchen Nierenerkrankungen fleischlose Milchkost von Vorteil ist, darüber besteht nirgends ein Zweifel; hingegen dürften die oft angewendeten gewaltigen Quantitaten auf irrigen Veraussetzungen beruhen.

Das Problem der Bekampfung von Kropf, Myxœdem und Cretinismus ist durch die jetzt erschlossenen Erkenntnisse in ein neues Stadium getrsten. Ob man die Hoffnung hegen darf, durch Abanderung der Nahrung oder ander sartige Beeinflussung der Darmvorgange bei diesen Krankheiten oder bei deren Vererbung Erfolge zu erzielen, das wage ich heute noch nicht zu discutieren. Man wird sich aber daran erinnern dürfen, dass für alie Schilddrüsenerkrankungen ausser der diatetischen Behandlung noch ein zweiter Weg eröffnet worden ist der Weg der Immunisierung gegen das freie und gegen das gebundene Gift.

DE LA GRIPPE DE 1900

par le docteur CHÉDEVERGNE.

professeur à l'École de médecine de Poitiers

En 1895, au Congrès de médecine de Bordeaux, j'ai fait une communication sur l'épidémie de grippe de cette année, où j'ai démontré par des faits assez nombreux que sa nature et ses manifestations avaient décidément changé. Son titre était : de l'épidémie de grippe de 1895, de ses formes arthritiques et spécialement abdominales.

Il ne me parait pas douteux que les modifications signalées ont eu lieu au loin, sinon partout dans ces dernières années, et que la maladie tend à se présenter de tous les côtés avec les mêmes symptômes plus ou moins prononcés. Cependant il faut reconnaitre que sa gravité a été bien variable selon les contrées, puisque dans notre région, à Poitiers en particulier, elle a été généralement bénigne comme terminaison, tandis qu'à Rennes et à Nantes, elle a été bien plus sévère, et qu'à Barcelone et à Londres elle a été suivie d'une mortalité énorme.

Ainsi je crois que, dans tous les pays, les formes rhumatismales, nerveuses et congestives ont dominé plus ou moins accentuées, plus ou moins profondes et infectieuses.

L'empoisonnement était à dose plus ou moins forte, ou le poison était d'une intensité plus ou moins marquée, de préférence agissant violemment sur certains organes de l'économie.

Chez nous la maladie générale a été, ou plutôt est longue, car elle n'est réellement terminée, à la fin de juillet, que chez peu de malades même jeunes. Tous ceux qui ont été touchés et même effleurés seulement, il y a 2 mois, 3 mois, 4 ou 5 ou 6 mois, ne sont pas complètement remis : ils ont la plupart repris leurs occupations, quelques-uns même ne les ont jamais réellement quittées, mais ils ressentent encore l'existence de symptômes, généralement très atténués, se ravivant plus ou moins sous l'influence du plus léger refroidissement.

La température si élevée et si variable de cette année semble jouer un rôle important au moins pour l'accentuation ou la reproduction des phénomènes morbides : chaleur excessive au soleil ou même à l'ombre par moment, d'où transpiration, vent froid, glacial, pénétrant à l'ombre dans d'autres directions. Cependant les effets réels du mal tiennent à la prédisposition due à l'essence même de l'épidémie et à la constitution des malades.

J'observe en ce moment un cas bien curieux des manifestations grippales les plus communes actuellement. Il ne s'agit pas, en effet, d'affections bronchiques simplement comme autrefois, mais intestinales auxquelles on n'aurait pas songé il y a 25 ans. Je ne veux pas dire que les voies respiratoires soient maintenant hors de cause. Une dame, de quarante-cinq ans, qui ne se trouvait pas assez souffrante pour appeler son médecin dans le courant du mois de janvier 1900, commença vers le milieu de février à ne plus pouvoir supporter son alimentation ordinaire.

Après avoir lutté pendant plusieurs semaines, elle me demanda mon avis. Je constatai chez elle quelques râles de bronchite, à la base des poumons, de la courbature, des douleurs musculaires et surtout des troubles digestifs très marqués avec névralgie œsophagienne et stomacale et avec constipation. Elle ne pouvait supporter que le lait ; le régime lacté lui fut imposé, ainsi que des laxatifs réguliers, à petite dose, particulièrement l'eau de Montmirail qui lui produisit tout d'abord un très bon effet, et amena chaque jour un bloc énorme de matières homogènes. Elle prenait trois litres et demi de lait dans les vingt-quatre heures. Ce qu'il y avait de plus remarquable, c'était la coloration de ce bloc qui ressemblait à s'y méprendre à du plâtre. Il restait absolument blanc et n'avait aucune tendance à prendre la coloration jaune comme d'habitude. J'ai rencontré cette année plusieurs faits semblables.

Cependant, au bout de quelques semaines, une légère teinte jaunâtre apparut. La patiente depuis plusieurs jours digérait réellement mieux son lait, elle se fortifiait et son ventre était absolument souple, ainsi que je l'ai constaté souvent. Elle n'avait pas depuis longtemps quitté son premier étage, lorsque le 5 juillet, elle eut l'idée de se mettre devant une fenêtre largement ouverte où elle ressentait une fraîcheur très marquée qui lui était très agréable. Elle avoue que quand elle quitta cette large ouverture pour aller s'étendre sur son canapé, son ventre et ses membres inférieurs étaient absolument glacés. Elle fut prise dans la nuit de fièvre et de douleurs abdominales qui devinrent atroces.

Le 6 juillet, il lui fut impossible d'aller à la selle malgré son laxatif ordinaire. Cependant, à force de lavements et de frictions calmantes sur le ventre, elle finit par rendre une petite série de boules de matières fécales dures et grosses comme des noix, au lieu de la masse homogène que j'indiquais plus haut. La paroi abdominale était saisie de rhumatisme, la tunique musculaire de l'intestin était atteinte de la même façon et ses contractions étaient horriblement douloureuses. Mais ces contractions, il faut le reconnaître, étaient de véritables contractures incessantes. On sentait dans la fosse iliaque droite le cæcum augmenté de volume, et dur comme un corps étranger même en le touchant légèrement, ainsi que cela était indispensable à cause de l'affreuse douleur qui existait.

Cependant il y avait bien un peu de retard dans la circulation des matières qui avaient changé de forme et de consistance comme je l'indiquais tout à l'heure, et contre lesquelles il fallait agir par des laxatifs plus forts. La résistance de la plus grande partie du gros intestin, partout douloureux, n'était pas comparable à celle du cæcum qui donnait la sensation d'un corps solide non seulement par la palpation, mais par le toucher vaginal; et pourtant les matières n'y étaient pas accumulées en grande quantité, tout dépendait de la contracture de l'organe. La typhlite évidemment menaçait avec violence, aussi fallait-il tenir le ventre libre. J'ordonnai chaque jour l'huile de ricin à petites doses qui varièrent entre deux et quatre cuillerées à café par jour. Mais je ne m'en tins pas là: après avoir fait faire pendant un ou deux jours des frictions calmantes, voyant la fièvre et l'état local persister, je prescrivis des onctions avec l'onguent napolitain belladoné et des bains journaliers.

Huit jours après le début de cette complication, il y a une détente réelle, mais on reconnaît encore dans une moins grande étendue cette raideur cæcale.

Après 15 jours, l'amélioration est plus grande. On sent toujours une induration plus limitée et légèrement douloureuse au contact. Aussi le traitement est rigoureusement continué, car je n'ai aucun doute que les accidents reparaîtraient promptement si on le négligeait. Il est difficile de fixer la durée de cette médication et surtout du régime lacté, d'autant plus que l'élément nerveux joue un grand rôle dans cette affection. J'ai vu d'autres exemples semblables dans ces derniers temps, je cite seulement le suivant qui est moins tranché que le précédent.

Le 10 juillet, je suis rappelé chez une demoiselle de soixante et quelques années qui avait commencé à avoir une grippe bien accentuée vers le milieu de mars, et qui paraissait presque guérie depuis au moins deux mois, pourvu qu'elle combattît sa constipation qui persistait et qui d'ailleurs existait bien avant ce dernier accès d'influenza. Elle avait été prise la nuit de douleurs très vives dans le ventre. On ne pouvait, sans la faire crier, lui toucher légèrement la paroi en suivant le trajet du gros intestin, du cæcum à l'S iliaque. Elle avait un peu de fièvre, 38°.5. Je lui demandai ce qu'elle avait fait la veille, où elle s'était promenée? Elle s'était assise pendant une heure dans un jardin, sans y avoir ressenti de froid. Je constatai que le gros intestin était très légèrement embarrassé et que le cæcum où il n'y avait pas d'accumulation apparente était contracté et tendu, comme chez la malade dont je développais tout à l'heure l'observation, mais à un degré moitié moindre que chez cette dernière. Les laxatifs ordinaires ne produisirent un effet un peu satisfaisant qu'après trois ou quatre jours, et l'abdomen resta encore sensible au moindre contact, suivant le trajet du gros intestin pendant huit jours. La malade ne commença à sortir de son lit qu'après dix jours.

J'ai suivi au mois de février deux jeunes filles de 17 et 18 ans, chez lesquelles les signes locaux extérieurs n'ont pas été établis avec la même précision, mais évidemment il s'agissait chez elles d'une manifestation de même nature, à un moindre degré, au point de vue de la douleur et de la raideur intestinales, et à un degré bien plus prononcé au point de vue de la constipation momentanée. Ces deux jeunes filles qui avaient eu les signes ordinaires de la grippe, côte à côte, étaient prises pendant 15 jours d'une telle constipation avec coliques très vives, qu'il fallait qu'elles absorbassent 60 grammes d'huile de ricin, à 5 heures du matin, pour aller à la selle, une fois à 10 heures du soir; et encore certains jours la garde-robe a manqué complètement.

Ces affections intestinales sont bien rhumatismales, mais elles n'empêchent pas toujours des manifestations de même nature dans d'autres organes. Ainsi un de mes malades dont les bronches ont été longtemps légèrement atteintes, et qui était astreint à ingérer, tous les jours de l'huile de ricin ou du sulfate de magnésie, quatre mois après le début de son affection grippale, est pris à la suite de quelques sorties peu longues d'une phlébite de la veine saphène externe du membre inférieur droit. Quand la phlébite a été guérie, après six semaines, il s'est manifesté une poussée de rhumatisme goutteux à ses mains et à ses pieds, poussée légère d'ailleurs, comme chez la plupart des autres personnes qui l'ont éprouvée. Car je dois ajouter que j'ai rencontré un grand nombre de petits accès de rhumatisme goutteux cette année, chez des malades qui venaient d'avoir la grippe.

Au lieu de ces manifestations morbides qui se succèdent, la nature se charge parfois de faire une dérivation véritablement curative. Voici ce que je viens d'observer chez une dame de 78 ans. Elle avait été frappée de rhumatisme goutteux à l'âge de 30 ans, elle avait subi plusieurs accès aigus, et la maladie chronique des articulations ne l'avait jamais abandonnée; lorsqu'il y a 18 ans, elle soigna une de ses domestiques qui était atteinte d'entérite avec constipation. C'est alors que débutait dans notre région cette affection qui a frappé tant de malades depuis cette époque.

Au bout de quelques jours la maîtresse comme sa servante fut prise elle-même d'entérite avec une constipation opiniâtre qui l'obligea, jusqu'au mois d'avril 1900, à employer tous les jours des doses assez fortes d'huile de ricin (50 grammes) ou de poudre laxative de Vichy (5 cuillerées à café). Pendant cette période de 18 ans, elle n'eut jamais aucune sensation de rhumatisme goutteux et elle en est encore complètement guérie.

Au mois d'avril 1900, elle fut saisie par la grippe avec une fièvre à 40 degrés, et l'impossibilité de supporter du lait pur (elle était au régime lacté depuis trois ans). Le troisième jour, elle fut prise d'une sueur excessive pendant quarante-huit heures. Depuis cette sueur, non seulement elle a pu prendre son lait pur, et même additionné d'eau de vie à petite dose, mais sa constipation a presque disparu. Il lui suffit par précaution d'avoir recours de temps à autre à un grand lavement.

Beaucoup de nos anciens grippés ont de fréquentes douleurs articulaires comme des douleurs musculaires et des faiblesses de jambe.

Ces faiblesses de jambe sont musculaires, mais elles paraissent sous la dépendance du système nerveux, qui agit tantôt par les nerfs sensitifs, tantôt par les nerfs moteurs.

Le point de départ doit être d'ailleurs dans la moelle épinière elle-même. Nous ne mettons pas encore en jeu le cerveau quoique nous considérions que ses enveloppes au moins ont déjà été effleurées, et peut-être fortement atteintes, mais nous n'avons pas de faits personnels à produire.

J'ai vu à la suite de la grippe un jeune homme, habitué aux intempéries de l'air, qui était homme d'équipe à une petite station, être frappé d'une paraplégie qui l'a mis dans l'impossibilité de marcher pendant 15 jours. Il parvenait cependant à remuer ses membres sur son lit. Au bout de trois semaines, il a pu rester debout et commencer à circuler étant soutenu, et un mois et demi plus tard, c'est-à-dire après trois mois et demi de maladie, il a repris son service.

Pendant la même période de temps, un vieillard de 75 ans, qui, il est vrai, avait l'air de marcher avec peine depuis quelques mois, fut saisi pendant sa grippe d'une inflammation de la moelle et de ses enveloppes qui l'emporta en quinze jours.

Les cas où le système nerveux périphérique paraît seul atteint sont très nombreux. J'ai déjà signalé en 1895, des douleurs, très vives suivant le trajet des nerfs des membres inférieurs. J'en ai eu plusieurs exemples cette année, et particulièrement chez un ancien officier supérieur et chez un voyageur qui en ont souffert affreusement pendant longtemps. Le premier ne pouvait pas rester dans son lit, le second n'en pouvait pas sortir.

A côté de ces deux faits, je signalerai une dame qui, après sa grippe, a eu sur la partie droite du tronc, un zona suivi d'une névralgie des plus douloureuses qui a été très difficile à calmer. Cependant elle m'a paru à peu près périodique, et la quinine et l'aconitine en ont délivré la malade.

Il s'agit bien là d'affections inflammatoires ou congestives du système nerveux central ou périphérique qui a été frappé comme les organes respiratoires, car les bronchites et les pneumonies se sont présentées de temps à autre, cédant généralement sans trop de difficultés aux traitements ordinaires et particulièrement aux vésicatoires et à la transpiration.

La grippe a donc déterminé des manifestations congestives et inflammatoires sur tous les organes, en particulier sur le système nerveux central et périphérique de même que sur ses enveloppes, sur l'appareil respiratoire, mais spécialement et d'un façon rigoureuse sur les voies digestives, en particulier sur le gros intestin, sur sa muqueuse et surtout sur sa tunique musculaire dont elle a toujours troublé, à un degré plus ou moins marqué, les fonctions. Elle a agi d'une façon plus explicite sur le gros intestin comme sur les muscles des membres soit directement, soit par l'intermédiaire du système nerveux.

De sorte que la nature de cette maladie, comme je le disais en 1895, ne laisse aucun doute, elle est absolument arthritique. Pour que cette nature soit bien spécifiée, bien établie, beaucoup de malades, cette année, à la suite des accidents plus ou moins aigus dont ils ont souffert, ont été pris d'accès de rhumatisme goutteux, généralement peu douloureux, mais de longue durée, dans les doigts et dans les orteils, ce qui n'empêchait pas les autres articulations d'être plus ou moins sensibles.

J'ai signalé, en 1895, un cas d'endocardite des plus aiguës chez une vieille dame atteinte de grippe qui a failli être emportée la première nuit où la complication a débuté. Elle a résisté cependant conservant une affection cardiaque consécutive. Mais, deux ans après, une personne de sa maison ayant eu la grippe la lui communiqua encore, et, le lendemain du début l'endocarde ayant été repris, en trente-six heures la pauvre patiente succomba.

Je viens de dire que la grippe lui fut communiquée, je n'ai pas besoin d'insister, mais je veux ajouter que cette maladie est devenue très contagieuse et cela est d'autant plus fâcheux que, contrairement à ce qui arrive pour la plupart des affections contagieuses, celle-ci se reproduit un nombre de fois illimité sur la même personne et semble, ces dernières années, devoir laisser des traces indéfinies.

TRAITEMENT DU LUPUS PAR LA CANTHARIDINE

par M. le professeur LIEBREICH,

de Berlin.

Messieurs,

Je me permets de vous présenter un malade guéri d'un lupus vulgaire que j'ai fait venir de Berlin et que je considère comme un bon exemple de ma méthode de traitement. Depuis dix ans je traite les lupus vulgaires et d'autres maladies de la peau à l'aide de la cantharidine. Vous voudrez bien ne pas me considérer comme un médecin spécialiste; je m'applique uniquement à observer l'action physiologique de cette substance, car je crois que son emploi et les résultats qu'elle vous fournit jettent un jour nouveau sur les médicaments que j'appellerais « excitants des cellules ». D'autre part, au point de vue humanitaire, je me crois obligé de continuer l'emploi de ce médicament, car il est le seul qui pris à l'intérieur ait donné d'aussi bons résultats dans le traitement du lupus vulgaire. L'emploi de la cantharidine n'est pas nouveau, en effet, depuis longtemps on en fait des teintures et d'autres préparations en usage en thérapeutique. Mais la composition de ces préparations est si variable qu'une dosimétrie exacte devient impossible et, étant donnée l'action intense du médicament, on obtient des résultats très défavorables. Aussi me suis-je décidé, dans l'usage que je fais de ce médicament, à n'employer que la cantharidine pure.

Je prépare moi-même la solution que je remets au malade, de la façon suivante : on dissout deux décigrammes (0 gr. 2) de cantharidine dans 15 centimètres cubes d'alcool, et on ajoute cette solution à une quantité de teinture d'écorce d'oranges amères de manière à compléter un litre. Avec un centimètre cube de ce mélange on remplit une seringue de Pravaz, et, suivant le cas, on introduit de 0,1 à 0,8 (de 1 à 8 divisions) du contenu de la seringue dans un verre à liqueur rempli d'eau, et c'est le mélange ainsi obtenu qu'on fait boire au malade 3 ou 4 fois par semaine. En général on constate une modification favorable dès les premières semaines : la rougeur diminue et les nodosités peuvent se rapetisser. Toutefois il ne faudrait pas s'effrayer si la rougeur augmentait et si au début le mal paraissait s'aggraver. La cantharidine provoque à l'endroit infecté une réaction intense bien qu'apyrétique. Malheureusement le traitement dure plusieurs années; mais les malades intelligents le suivent avec persistance, car ils reconnaissent l'amélioration progressive. De toutes les personnes que j'ai soignées, un certain nombre ont été complètement guéries, toutes ont été améliorées, à l'exception d'une seule qui est restée réfractaire après plusieurs mois de traitement.

La question la plus importante qui se pose dans le traitement du lupus est de savoir quand un lupus peut être considéré comme entièrement guéri. On sait que dans quelques-uns des cas annoncés comme guéris, la maladie récidiva au bout de très peu de temps.

Grâce à ma méthode optique, que j'appelle *phanéroscopique*, basée sur le principe de l'éclairage latéral, et grâce à la pression exercée par une lame de verre, que j'ai imaginée, on a pu reconnaître comme non guéris les cas de lupus dont la guérison paraissait établie. Cette méthode est exposée dans un opuscule (Berlin, chez Hirschwald, 1894). Certains cas parmi ceux que M. Finsen vous a présentés ont été reconnus grâce à ma méthode comme partiellement non guéris, ce que d'ailleurs d'autres collègues avaient également constaté. J'ai pu suivre les malades que j'ai guéris depuis des années et je n'ai jamais vu de récidive. Le jeune garçon que je vous présente ici a suivi mon traitement régulièrement pendant trois ans. Vous pouvez voir son état initial sur cette photographie. Le lupus menaçait la face et maintenant vous n'y voyez qu'une petite cicatrice blanchâtre à peine apparente. Sur la fesse le lupus est guéri sans cicatrice. Je dois faire remarquer que les doses de cantharidine que j'ai employées n'ont jamais provoqué aucun effet nuisible, jamais trace de néphrite. J'ai exposé tous les détails de la méthode dans les « Therapeutischen Monatshefte ».

PRINCIPES ET MÉTHODES DE CRITIQUE A APPORTER AU JUGEMENT DANS LA QUESTION DE NOCIVITÉ DES CONSERVES ALIMENTAIRES

par M. le professeur O. LIEBREICH,

de Berlin.

Je ne pourrais m'adresser mieux qu'à un Congrès scientifique pour traiter des principes et méthodes de critiques à apporter à une question de grande importance pratique.

Je veux parler de la conservation de nos aliments.

Conserver le surplus de l'alimentation et ne pas laisser se perdre ce qui peut servir de nourriture pour le peuple a été déjà chez les anciens une préoccupation sérieuse. Témoin l'enfouissement des animaux abattus, la salaison de la viande, la fabrication des conserves pour l'hiver, le jour de la Saint-Martin, dans les villes du Moyen Age; le desséchement de la viande au soleil, et les préparations des laitages.

Ce n'est que beaucoup plus tard qu'on a eu recours à des préparations chimiques et encore sans le secours d'une science bien avancée.

On fit des saumures au salpêtre; on fit bouillir les produits alimentaires dans de l'alcool et dans du vinaigre, et ces procédés ne soulevèrent aucune difficulté à des époques où cependant, la falsification des matières alimentaires était rigoureusement poursuivie.

A notre époque on constate la tendance de repousser toute méthode de conservation issue d'un progrès chimique avec l'idée erronée qu'on peut s'en passer, et on emploie dans cette lutte un système d'investigation dont le résultat pourrait aussi bien prouver la nocivité des procédés anciens que celle des procédés modernes: erreur dangereuse pour l'hygiène et l'économie populaire.

Avant de repousser un procédé de conservation, il faut prouver d'une façon irrécusable sa nocivité, chose difficile, il est vrai, tant que les méthodes d'investigation ne seront pas arrivées à une plus grande perfection.

C'est plutôt la science médicale que la chimie qui doit dans cette question être débarrassée de l'empirisme et des préjugés pour pouvoir arriver à des critiques justes et à des jugements impartiaux.

Qu'il nous soit donc permis d'étudier avec un peu plus de détail le point de vue médical de la question.

Lorsqu'un produit alimentaire, tel que la viande, le lait, etc., est préservé de la décomposition par des produits chimiques, ou bien, lorsqu'on fabrique des préparations destinées à remplacer certains produits alimentaires, l'examen chimique devra constater si, en réalité, le produit, a conservé sa valeur alimentaire, et à quel degré.

L'examen médical, de son côté, se rendra compte jusqu'à quel point, les substances plus ou moins conservées, en y ajoutant les produits chimiques, entrés dans sa composition, pourront être employées sans danger pour la santé.

C'est aux pharmacologistes, aux hygiénistes et aux médecins à résoudre cette question.

Ce serait s'exposer à des erreurs graves que de vouloir employer une seule méthode pour porter un jugement. Chacun de ces spécialistes, qu'il soit médecin ou chimiste, ne devra pas se contenter seulement de la méthode qui lui est propre, mais employer également celles qui sont étrangères à sa spécialité.

On pèche aujourd'hui le plus souvent contre cette règle, qu'un bon jugement ne peut être rendu sans le concours simultané de ces différentes méthodes.

On est allé si loin que l'on a maintes fois recherché expérimentalement une action nocive de produits dont l'emploi constant n'avait jamais été suivi d'aucun trouble de la santé.

On donne ainsi journellement aux pharmacologistes et aux hygiénistes des substances qu'ils doivent expérimenter d'une façon purement théorique sur les animaux.

Des modifications sans importance de la pression sanguine de la circulation ou de l'appareil nerveux, une utilisation un peu incomplète du produit alimentaire; par suite, de légers écarts de la normale, qui, souvent, ne s'observent que dans une classe déterminée d'animaux, sont purement et simplement rapportés à l'homme sans plus ample examen, et l'on arrive ainsi à écarter de la consommation des substances de la plus haute importance.

Même dans le cas où le pharmacologiste ou l'hygiéniste ne trouvent aucune objection à la suite de leurs expériences sur les animaux, on n'en voit pas moins souvent tirer prétexte d'observations quelconques puisées au lit du malade pour en conclure à la nocivité du produit alimentaire.

Ainsi, par exemple, rien n'est plus fréquent que d'entendre dire de telle substance qu'elle peut s'accumuler dans l'organisme, chez les malades atteintes d'affections rénales, ou bien que d'autres ne sont pas supportées par des enfants ou par des débilités. Toutes ces connaissances sont évidemment très utiles en soi, mais elle ne permettent que la conclusion, que ces substances doivent être proscrites dans ces maladies ou chez les débilités ; de là il ne suit pas qu'il faille défendre ces mêmes substances aux personnes bien portantes.

Procéder autrement, ce serait arriver à défendre toute matière alimentaire. Est-ce que les amandes amères, la moutarde, les truffes, les fromages, les fruits crus, ne sont pas nuisibles aux enfants? Est-ce qu'un simple morceau de pain noir, une purée de petits pois, un morceau de rosbif ne peuvent pas tuer un convalescent de typhus? Est-ce que toutes les substances qui s'éliminent par le rein ne s'accumulent pas dans l'organisme des gens atteints d'affections rénales? Est-il surtout admissible que l'on tienne compte des idiosyncrasies contre certaines substances pour porter sur elles des jugements? Ne remarque-t-on pas en effet de l'urticaire et des dyspepsies pour certains aliments d'un usage courant?

Si on employait ces méthodes, contre lesquelles je ne saurais trop m'élever, pour les substances le plus anciennement en usage, on arriverait, grâce à des considérations purement théoriques, à défendre les produits les plus indispensables à l'alimentation normale, comme, par exemple, le sel de cuisine.

Le médecin ne doit pas porter un jugement défavorable sur un produit alimentaire, d'après la seule observation d'un malade souffrant déjà par ailleurs. Mais il doit être guidé par ce principe, qu'il ne pourra formuler une conclusion que s'il observe, par hasard, des affections dues à des produits alimentaires conservés et employés par des individus jouissant auparavant d'une santé parfaite.

Une série de moyens de conservation possèdent la propriété de donner à des produits défraichis, mais qui ne doivent pas pour cela être a priori considérés comme mauvais, l'aspect et les propriétés du produit frais.

Peut-être, jusqu'à ce jour, écarte-t-on, avec justice, ces produits ;

mais une question qui exigerait un examen approfondi, c'est de savoir si l'amélioration de l'aspect ne correspond pas à une amélioration réelle.

S'il en était ainsi, les pertes économiques seraient considérablement diminuées. Mais dans ces derniers temps on est allé si loin (en particulier dans un avis officiel autrichien) qu'on a rejeté des procédés de conservation non nuisibles, sous le simple prétexte que leur pratique ouvrait la voie à la négligence chez les détenteurs de produits alimentaires. Il est évident que lorsqu'on se place à de tels points de vue pour juger cette question, on perd son temps en discutant sur des méthodes de conservation.

Permettez-moi de citer un exemple :

D'après mes recherches personnelles, publiées depuis peu, je suis arrivé à cette conclusion que les préparations à base d'acide borique ne jouissent d'aucune propriété nocive, même lorsque, pour les juger, on se base sur des principes trop rigoureux.

Cette objection même, que des produits inutilisables pourraient être employés une fois traités avec des préparations d'acide borique n'a aucune valeur dans la question. On sait en effet que l'acide borique ne conserve absolument que les produits frais.

Une longue expérience de plusieurs dizaines d'années qui jamais, après l'emploi de ces produits, n'a permis de constater leur action nocive, vient à l'appui de la conviction que l'on doit autoriser cette méthode de conservation.

En outre, les expériences poursuivies pendant des années pour prouver des effets nuisibles ont toujours donné un résultat négatif.

Dans l'intérêt de l'humanité, il serait souhaitable que d'autres méthodes de conservation fussent soumises au même contrôle que celle que je viens d'exposer.

Ce n'est qu'à la suite de recherches de cette nature qu'on pourrait édicter des mesures législatives à la fois justes et précises.

DISCUSSION

Herr V. GERLACH (Wiesbaden). — Die einleitenden Worte des Herrn Liebreich bewegen mich zu der vorliegenden Frage das Wort zu ergreifen, deren Behandlung so recht angebracht ist auf einem internationalen Congress. Handelt es sich doch um einen Kampf, der von verschiedenen Staaten gekämpft wird um conservierte Nahrungsmittel, welche wesentlich zur Ernährung breiter Volksschichten bestimmt sind, um einen Kampf, dessen einzige Berechtigung in wissenschaftlichen Daten zu finden ist.

Namentlich die Borsäure, von welcher Herr Liebreich sprach steht augenblicklich im Vordergrund des Interesses. Wirklich komisch wirkt es wenn man sieht wie das Dictum von der Giftigkeit der Borsäure entstanden ist. Vor einigen Jahren studierte ich die gesammte über diese Frage in der Berliner Staatsbibliothek vorhandene Litteratur. Nachdem in vielen Arbeiten die Borsäure und die borsauren Salze als ungiftig geschildert worden waren, tritt, ich glaube in den sechsiger Jahren, urplötzlich und ohne die Spur eines Beweises die Behauptung des Gegentheiles auf und wie ein Erbstück der Sünde wird dieselbe nun weiter und weiter wiederholt. Im Gegensatz zu diesen Nachbetereien steht eine experimentelle Arbeit von Forster und Schlenker im Archiv für Hygiene, welche namentlich darauf aufmerksam macht, dass die Einnahme von Borsäure eine erhebliche Vermehrung des Kothes bewirke, was auf eine Schädigung der Darmwand hinweise. Mir selbst stehen sehr ausgedehnte, am eigenen Körper angestellte Untersuchungen über Borsäure enthaltende Conservirungsmittel zur Verfügung. Meine Resultate zeigen dass in der Conservesalz-Periode die Kothmenge nicht vermehrt wurde. Eine sehr genaue Stoffwechsel-Bilanz ergab als ferneres Resultat meiner Versuche dass die Nahrung in der Versuchsperiode, das heisst also mit Borsäure, noch etwas besser ausgenützt wurde als in der Normalperiode. In der letzten Zeit sind auch von Liebreich gelegentlich einer die Frage erschöpfenden Abhandlung (*Vierteljahrschrift für gerichtl. Medicin*) wieder Versuche publiciert worden, welche unsere Ansicht bestätigen. Es ist immerhin bemerkenswerth, dass von gegnerischer Seite in neuerer Zeit der Beweis nicht einmal versucht wurde für die Behauptung die Borsäure und ihre Salze seien starke Gifte. Auf Grund meiner eigenen Versuche glaube ich mich also berechtigt der letzteren Behauptung entgegenzustellen dass kein Grund vorliegt die Verwendung von Borsäure und borsauren Salzen zu Zwecken der Conservierung von Nahrungsmitteln ohne weiteres zu untersagen.

LA MALADIE DE CARRION OU VERRUGA PÉRUVIENNE
(VERRUGA PERUANA)

par M. le professeur **MIMBOLA**,

de Lima, Délégué du gouvernement du Pérou.

MESSIEURS,

Il existe une maladie originaire du Pérou, maladie à peine connue du monde médical. Mais l'intérêt scientifique qu'elle présente a, de tout temps, très vivement excité l'attention des praticiens de mon pays, qui en ont fait l'objet de leur étude de prédilection.

En raison du peu de temps et d'espace dont je dispose, il ne m'est pas possible de donner à ce rapport autant d'étendue que je l'aurais voulu. Toutefois, nous possédons heureusement une monographie tout à fait complète, due à l'infatigable zèle de mon cher maître le

D' E. Odriozola ; et c'est à elle que je me permettrai de faire constamment appel dans le cours de ce travail.

Historique. — Les premières informations qui nous sont parvenues concernant cette maladie remontent à l'époque de la domination espagnole au Pérou. Les écrivains de ce temps font déjà allusion à la maladie de Carrion ; mais ils nous fournissent des renseignements trop insuffisants pour être utilisés.

La période propice à cette étude a été l'année 1871, pendant laquelle un grand nombre d'ouvriers furent employés à la construction du merveilleux chemin de fer de l'Oroya. Des cas nombreux de verruga éclatèrent alors, et les malades furent transportés à Lima, la capitale du Pérou. Ils y furent l'objet d'une observation et d'une étude approfondies de la part des cliniciens. Ce fut là le point de départ des expérimentations et des conférences sur l'étiologie, la symptomatologie, et d'autres questions encore obscures qui réclamaient et continuent à réclamer de nouveaux travaux.

Les formes graves d'impaludisme, si fréquent dans nos pays, en se développant en même temps, produisirent une regrettable confusion sur la nature de la maladie de Carrion. Il y avait des malades atteints de fièvres de longue durée qui les anémiaient et les réduisaient à un état de grande faiblesse, et d'autres malades chez lesquels l'éruption verruqueuse avait eu lieu. La relation pouvant exister entre ces différents cas n'échappa point à l'intuition clinique de nos maîtres, à la condition, bien entendu, d'éliminer les cas d'impaludisme dont la marche et les caractères n'admettent pas de confusion.

L'unité étiologique de cette fièvre de l'Oroya, et de l'éruption verruqueuse, a été l'objet de nombreuses discussions. Elle trouva dans mon compatriote Daniel Carrion, étudiant en médecine, un admirable défenseur. Profondément convaincu de l'unité étiologique de cette affection, Carrion, avec un héroïque dévouement, s'inocula le virus verruqueux ; et il fut ensuite atteint de la fièvre de l'Oroya qui l'enleva rapidement. C'est ainsi que, par le sacrifice de sa personne, il fit la preuve évidente de l'exactitude de ses assertions.

La Médecine nationale, frappée d'admiration, et désireuse de perpétuer la mémoire de notre cher camarade, baptisa dès lors la fièvre de l'Oroya du nom de maladie de Carrion.

Géographie pathologique de la verruga péruvienne. — Cette maladie, originaire du Pérou, est exclusive à ce pays, dans lequel elle occupe deux zones, dont la configuration et la constitution sont spéciales. Ainsi, elle sévit dans les terrains d'alluvion, ainsi que dans des endroits très étroits et mal aérés, qu'on appelle *quebradas* (sortes de défilés), qui sont exposés aux inondations des fleuves, où la végétation est exubérante et la chaleur très intense. Ces deux zones à verruga sont localisées dans les départements de Lima et Aneachs. Si nous établissons une comparaison entre ces deux départements, la maladie de Carrion se présente entre 47 et 100 kilomètres du littoral, entre 940 et 2200 mètres au-dessus du niveau de la mer dans le département de Lima ; à Aneachs, elle oscille entre 28 et 120 kilomètres du littoral, entre 406 et 5000 mètres de hauteur.

Fièvre de l'Oroya. — Cette fièvre, improprement appelée fièvre de l'Oroya, car on pourrait croire qu'elle a son berceau à l'Oroya, mérite plutôt le nom de fièvre grave de Carrion, nom que M. le professeur Odriozola lui a heureusement donné.

Diverses théories ont essayé d'expliquer la nature de la fièvre grave de Carrion. Quelques-uns, comme Donnon, ont soutenu que la verruga n'était qu'un paludisme modifié ; d'autres se sont efforcés de démontrer l'identité de la fièvre de Carrion et de la verruga. L'origine paludéenne de la fièvre grave de Carrion n'eut aucun succès, car bien souvent le malade atteint de cette affection ne présentait pas l'engorgement splénique, et l'action du sulfate de quinine est illusoire.

La deuxième théorie, illustrée par le sacrifice héroïque de Carrion, est la seule qui soit restée debout ; et, de jour en jour, elle reçoit de nouvelles confirmations.

Étiologie. — Il y a une opinion vulgairement répandue, qui attribue une propriété infectieuse aux eaux de ces régions à verruga. Mais le fait que des personnes qui n'ont pas bu de ces eaux n'en ont pas moins contracté la maladie réfute complètement cette cause étiologique. Peut-être les conditions du terrain et de l'atmosphère exercent-elles une certaine influence sur le développement de cette maladie.

Les conditions individuelles ne jouent aucun rôle dans la maladie de Carrion : il n'y a pas de sexe, il n'y a pas d'âge, il n'y a pas de race qui en soit à l'abri. La maladie peut se transmettre de la mère au fœtus pendant la vie intra-utérine. Les individus nés dans ces *quebradas* jouissent d'une certaine immunité, que l'on peut obtenir également par l'acclimatation.

La verruga est-elle contagieuse ? Il n'y a pas de fait qui le démontre et les prétendus cas de contagion le sont plutôt d'inoculation. Dans les services hospitaliers où l'on soigne de nombreux verruqueux, on n'a jamais vu un seul étudiant en médecine ni un seul infirmier contracter la maladie.

La maladie de Carrion est-elle sujette à des récidives ? Il y a deux cas de récidive cités par le professeur Odriozola dans sa monographie, mais le plus souvent, la maladie ne se présente qu'une seule fois.

La verruga péruvienne peut apparaître associée au paludisme, à la tuberculose et à la syphilis ; et dans ces deux derniers cas surtout, la maladie semble enrayée ; mais en revanche, la syphilis et la tuberculose se présentent avec une allure plus grave. En ce qui concerne le paludisme, la quinine constitue une précieuse ressource, capable à elle seule de rompre cette malheureuse concomitance.

Anatomie pathologique. — Les lésions les plus importantes produites par cette fièvre sont l'anémie et l'engorgement des organes hématopoïétiques. Le sang devient très fluide, se coagule très lentement et prend un aspect noirâtre. L'analyse du sang de Carrion, pratiquée au dix-septième jour de sa maladie, nous révéla que le nombre des globules rouges par millimètre cube s'était réduit à 1 080 000. Un autre malade, chez lequel nous avons suivi l'observation, avait 26 pour 100 d'hémoglobine et 1 200 000 globules rouges.

(a) Érythrocitose. — La numération des érythrocites fournit des résultats analogues à ceux de tous les processus morbides anémiants.

En dehors des cas que nous avons déjà cités, un autre a pu être observé par M. Tamayo, élève interne de la Faculté de Lima; dans ce nouveau cas, il y avait seulement 990 000 globules rouges par millimètre cube. Quand la fièvre décline, on remarque une augmentation notable des érythrocites que l'on peut estimer de 500 000 à 800 000. Pendant la pyrexie, le nombre augmente rapidement, pour tomber aussitôt qu'apparaît la fièvre de l'éruption. Alors l'oligocithémie arrive à son maximum ; et, après être restée stationnaire pendant très peu de temps, le chiffre va grandissant, jusqu'à atteindre, longtemps après, son taux primitif. De telle sorte que, si nous représentions graphiquement la marche de l'érythrocitose, nous aurions une courbe très irrégulière.

(b) Les dimensions, formes, couleurs, élasticité et composition chimique des globules sont profondément altérées dans la verruga.

On voit une grande augmentation de globules nains, jusqu'à 65 pour 100, de 5 μ, 25 de 7 μ, et seulement un petit nombre d'hématies géants (9 μ). Telles sont les conclusions de M. Tamayo, dont les études hématologiques ont jeté une vive lumière sur l'anatomie pathologique de cette affection.

La poïkilocytose est évidente dans la maladie de Carrion, on voit des globules allongés, courbés, dentelés, piriformes, etc.

La couleur des érythrocites est beaucoup moins intense qu'à l'état normal. Ils subissent des altérations chimiques manifestes : l'hémoglobine diminue, et, par conséquent, il y a insuffisance fonctionnelle du globule. Mais il y a plus encore, dans les anémies verruqueuses, ce n'est pas seulement la substance colorante qui a diminué de quantité, mais c'est aussi l'activité de réduction de l'oxyhémoglobine, qui devient plus faible à l'intérieur des tissus.

La mobilité des globules rouges est excessive ; et, comme nous le savons, elle constitue une des manifestations les plus notables de l'altération globulaire.

(c) Les altérations qualitatives et quantitatives des hématoblastes consistent en une diminution de ceux-ci, en même temps que des hématies dans les périodes fébriles, pour augmenter rapidement quand la fièvre cesse.

Leucocytose. — La leucocytose de la verruga mérite un intérêt tout particulier, le nombre de leucocytes a atteint son maximum à 42 000, et son minimum à 5000. Si nous comparons la courbe de l'érythrocytose à celle de la leucocytose, on voit que l'infection détermine la séparation des deux lignes, qui, auparavent, étaient parallèles. La ligne des globules rouges descend, tandis que celle des leucocytes monte brusquement, en subissant de grandes oscillations. Les éléments polynucléaires sont les plus profondément atteints, leur qualité augmente notablement, leur noyau est en pleine division. Car on arrive à compter jusqu'à huit nucléoles. Ils affectent des modalités très variées, le protoplasme est granulé, réfringent. Dans l'intérieur des globules blancs, on n'a pas pu trouver de micro-organismes. M. le professeur Letulle, de Paris, en a trouvé quelques-uns en dehors des éléments cellulaires.

En résumé, augmentation numérique et prédominance de la forme polynucléaire, telle est la caractéristique de la leucocytose verruqueuse.

Organes lymphopoiétiques. — Les altérations anatomiques et fonctionnelles du système lymphatique et des organes lymphoïdes sont notables, la rate, principalement, est atteinte par l'infection verruqueuse. Dans la maladie de Carrion, selon les conclusions auxquelles est arrivé notre ami M. Tamayo : 1º le système lymphatique et la rate sont, avec la moelle osseuse, les principaux agents de la réaction défensive ; 2º la pénétration du germe verruqueux dans l'organisme détermine, dans les organes leucocytopoiétiques, une excitation qui se traduit par une véritable explosion leucocytique ; 3º la réaction leucocytique est, dans de certaines limites, en raison directe de la virulence du germe verruqueux et de la puissance réactionnelle de l'organisme ; 4º à égalité de virulence, la colonisation du germe sera d'autant plus facile ; et, par conséquent, le pronostic sera d'autant plus sombre que le nombre des leucocytes sera plus petit, et la participation de la rate plus insignifiante.

Le foie et la rate sont fréquemment engorgés, et il est des cas où cette dernière surtout atteint des dimensions énormes. La rate se présente ramollie et friable.

Les ganglions lymphatiques sont complètement engorgés, et cette hypertrophie dépasse celle qu'on observe dans une anémie vulgaire. Ceux du mésentère acquièrent souvent un volume égal à celui qu'on rencontre dans la tuberculose et la leucocythémie glandulaire : les plaques de Peyer et les follicules clos ont également augmenté de volume.

L'examen de l'urine, pratiqué par le docteur Velasquez, professeur agrégé de la Faculté, nous décèle des altérations qualitatives peu manifestes. Ici, les caractères sont les mêmes que ceux de l'urine fébrile.

Bactériologie. — Les études bactériologiques, faites par le professeur Odriozola, de Lima, ont été divisées en deux catégories. La première comprend les malades apyrétiques avec éruption verruqueuse, et la deuxième, des malades en plein accès de fièvre grave de Carrion, avec éruption également. Dans la première catégorie de faits, les recherches bactériologiques ont été négatives, et ce n'est seulement que chez les fébricitants qu'elles ont donné des résultats constants. L'examen du sang chez cette dernière catégorie de malades a permis de trouver, avec la méthode colorante de Lœffler, des éléments morphologiques semblables au bacille de Pfeiffer. Ils mesurent à peine de 2 à 6 μ, et, à leurs extrémités, on aperçoit des granulations complètement noires, comme s'ils étaient en travail de sporulation.

À la température de 37 degrés, le bouillon de culture commence à se troubler dès le deuxième jour. L'inoculabilité de la verruga chez un chien a fourni des résultats positifs à M. Tamayo, avec un centimètre du sang de verruqueux ; mais toutes les inoculations pratiquées avec les bouillons de culture sont restées infructueuses.

Symptomatologie. — La fièvre grave de Carrion, comme toutes les maladies infectieuses, a une période d'incubation encore mal déterminée. Le professeur Odriozola admet une période de 15 à 40 jours. Le stade d'invasion est d'ordinaire long : alors les malades sont atteints de courbature, de céphalalgie plus ou moins intense, de douleurs aux articulations. Tous ces troubles surviennent vers le soir pendant un ou deux septénaires : alors un violent frisson, plusieurs fois répété, ouvre la scène, et la fièvre atteint jusqu'à 40 degrés En même temps, la courbature s'accentue, le malade peut à peine remuer dans son lit, la céphalalgie est très violente, la rachialgie est fort gênante, et l'insomnie opiniâtre. L'anémie augmente en même temps, et l'on perçoit des bruits à la base du cœur et dans les artères du cou.

La langue est pâle et étalée, les vomissements sont fréquents ; les hémorragies surviennent souvent, et on trouve un engorgement du foie et de la rate, ainsi que des ganglions lymphatiques. Avec les progrès de la maladie, l'agitation augmente : il y a du subdélire, et le malade tombe dans le coma, ou bien il succombe avec une complication pulmonaire ou intestinale, qui accompagne fréquemment la maladie. Quand la terminaison est heureuse, la température descend, et tous les phénomènes décrits diminuent d'intensité.

La courbe thermique de la maladie de Carrion est très intéressante au point de vue de la relation qui existe entre les changements qu'elle subit et les allures évolutives de la maladie. La fièvre, dans l'infection verruqueuse, n'affecte pas un type unique : elle éprouve des oscillations selon le degré d'infection et la résistance de l'organisme atteint.

Étudions, en premier lieu, le cycle thermique dans ses trois périodes ; et, en second lieu, occupons-nous des phénomènes principaux qui coexistent avec lui, nous le comparerons ensuite avec d'autres courbes thermiques qui nous sont déjà connues.

1° Dans la période d'ascension, la fièvre prend le type intermittent, au point de prêter à des confusions avec le paludisme (fièvres intermittentes). La constance de cette première période est témoignée par tous les malades, lesquels comptent presque toujours, dans leurs antécédents, des fièvres tierces. Dans des cas rares, la fièvre revêt, dès le début, la forme rémittente, et, chose particulière, dans la courbe de l'inoculation de Carrion, il n'y a pas d'intermittence. Finalement, la durée de cette période est très variable ; et, d'après nos observations, on peut fixer le minimum à quatre septénaires.

Période d'état. — Après que la fièvre a atteint 40 et 41 degrés, elle prend le type rémittent, et l'on remarque des élévations thermiques bien manifestes. Ces oscillations de la température sont des indices presque sûrs que l'éruption va apparaître ; et il est à noter que l'éruption qui accompagne une pareille température est souvent fugace. Cette période est de longue durée, et les rémissions varient de quelques dixièmes à 1 ou 2 degrés.

Période de descente. — La terminaison de la fièvre se fait, soit par une augmentation notable de la température, soit par défervescence graduelle, ou bien par chute brusque jusqu'à l'hypothermie. Laquelle de ces terminaisons est la plus favorable ? 1° Si la température monte, et si les rémissions sont presque nulles, la terminaison est presque fatale : 2° si l'hypothermie est constante et tenace, la terminaison est aussi défavorable ; mais si la température descend graduellement, et coïncide avec un état général satisfaisant, on peut affirmer le succès.

Les trois stades que nous avons décrits ne se suivent pas toujours dans le même ordre : tout au contraire, il arrive fréquemment d'observer une grande irrégularité ; d'où il résulte que, si la courbe ne présente pas le type caractéristique, il est indispensable de la tracer : parce qu'elle nous renseigne sur les différentes étapes de la maladie.

A la première période de la courbe thermique que nous avons décrite correspondent des phénomènes qui sont, pour ainsi dire, les prodromes de la maladie. Ces phénomènes sont analogues à ceux qui accompagnent un accès paludique intermittent. Dans cette dernière maladie, l'engorgement de la rate est constant ; tandis que, dans la fièvre grave de Carrion, il fait quelquefois défaut. En outre, l'action de la quinine sur le cycle thermique, et la constatation des hématozoaires de Laveran, peuvent résoudre le problème. Les symptômes de cette période préoccupent peu les malades ; et c'est seulement quand la fièvre devient journalière, et quand l'infection verruqueuse est plus intense, qu'ils se décident à entrer à l'hôpital.

A la deuxième période de rémittence de la fièvre correspondent des phénomènes beaucoup plus alarmants : le pouls, ordinairement, se maintient parallèle à la température. Dans tous les cas, il y a toujours accélération, et cela, malgré la persistance de l'hypothermie. Par exemple, dans le cas de Carrion, la température, le jour de sa mort, ne dépassa pas 35°,8 ; et le nombre des pulsations oscilla entre 120 et 180.

La température est moindre que dans la période intermittente ; elle oscille entre 37°1 2 et 39°1 2. A la même période correspond une exacerbation de tous les symptômes déjà notés : les douleurs articulaires sont plus intenses, des hémorragies se produisent, parmi lesquelles l'épistaxis est la plus fréquente. L'entérorragie a aussi été observée ; finalement, les pétéchies sont très nombreuses, avec cette particularité — ainsi que cela a été constaté par le professeur Odriozola — que beaucoup d'entre elles se transforment en petits boutons rouges ou roses qui peuvent devenir le point de départ d'une petite verruga. L'apparition de l'œdème est fréquente ; il débute ordinairement par les malléoles et remonte dans les jambes ; rarement il se généralise.

Les troubles de l'appareil digestif consistent en anorexie, en soif vive ; les gencives sont pâles et couvertes de fuliginosités dans les cas graves. Les nausées et les vomissements se présentent dès que la fièvre a commencé ; leur opiniâtreté est le plus grand écueil contre lequel se heurte le médecin. La diarrhée est fréquente et apparaît quand la maladie est peu avancée.

Les phénomènes nerveux, dans la fièvre grave de Carrion, sont : douleurs musculaires et articulaires très intenses, se localisant de préférence dans les membres inférieurs. Les malades craignent de faire les moindres mouvements, et ils observent une immobilité remarquable. Fréquemment on voit des crampes qui se produisent principalement au cours de la nuit. Le vertige est un autre symptôme constant : le moindre mouvement le provoque, obligeant les malades à manger dans le lit. La céphalalgie, le délire, l'insomnie, le hoquet, les soubresauts des tendons, la carphologie et l'adynamie sont des phénomènes communs dans la fièvre grave de Carrion, phénomènes qui rendent le pronostic très sérieux.

La durée et la marche de la fièvre grave de Carrion sont sujettes à de grandes variations. Si le malade n'a pas succombé à la fièvre au bout de 25 à 30 jours, alors il se remet lentement et graduellement ; et le rétablissement définitif est très long à se faire.

Les complications de la fièvre grave de Carrion se produisent ordinairement du côté des appareils pulmonaire et digestif. Les unes et les autres sont très graves ; il en est de même des hémorragies, qui, par leur abondance, mettent en péril la vie des malades.

Par rapport aux ressemblances que peut présenter la courbe de la maladie de Carrion avec celle d'autres maladies infectueuses, nous ferons ressortir surtout son analogie avec la courbe du paludisme. On pourrait croire à quelque analogie avec la courbe des fièvres éruptives ; mais, dans ces dernières, le tracé subit des défervescences brusques, critiques ; ou bien il se maintient, pendant la phase éruptive, sans subir de grandes variations. Dans tous les cas, sa durée est déterminée, et sa marche cyclique.

La régularité des tracés, dans les maladies typhiques, ne prête à aucune confusion.

Diagnostic. — Au début de la fièvre grave, il se rencontre beaucoup de difficultés relativement au diagnostic. Il y a une donnée qui est capitale : c'est la provenance du malade, qui, par elle-même, peut mettre le médecin sur la voie du diagnostic.

Nous avons déjà fait quelques différences entre la fièvre grave de Carrion et le paludisme, dont le traitement par la quinine et l'examen microscopique tranchent la question du diagnostic.

Nous n'entrerons pas dans d'autres considérations sur le diagnostic différentiel entre la fièvre grave de Carrion et l'anémie pernicieuse progressive, ainsi que d'autres anémies, dont la différenciation est facile, grâce surtout aux renseignements contenus dans la monographie, déjà citée, du professeur Ernesto Odriozola.

Traitement. — Comme nous ne connaissons pas la nature de la maladie de Carrion, le traitement spécifique n'existe pas. Nos ressources thérapeutiques sont très limitées : tout se réduit à combattre les symptômes et à soutenir les forces du malade.

À l'usage vulgaire appartiennent certains végétaux, tels que : le *mato* (*aristolochia tenera*), le ñorbillo (*passiflora littoralis*), le maïs (*zea maïs*).

Comme antipyrétiques, on a fait usage, avec succès, du sulfate de quinine et de l'acide salicylique. Les toniques et les reconstituants puissants : liqueur de Fowler, teinture de malate de fer; les divers sérums sont employés, par la voie hypodermique, avec de remarquables résultats.

Éruption de Carrion, ou Verruga péruvienne.

La fièvre grave de Carrion, qui vient de nous occuper, a été considérée comme une période dans la maladie de Carrion. À une idée de cette nature, le professeur Odriozola oppose de nombreux faits, que j'ai pu vérifier personnellement en majeure partie. Chez les malades par nous observés, la marche de la maladie n'est pas circonscrite au cycle évolutif qui avait été antérieurement fixé.

Nous nous servirons des arguments mêmes dont a usé M. le professeur Odriozola : si la fièvre grave de Carrion constitue une période de cette maladie, quelle place doit-elle occuper dans son évolution? La première, dira-t-on : mais aujourd'hui, ce qui est bien établi, c'est la variabilité de cette phase de la maladie. Il y a des cas où la fièvre grave peut précéder l'éruption; il y en a, en revanche, beaucoup d'autres dans lesquels elle se présente pendant l'éruption ou bien après. Cette fièvre grave, comme dit le même auteur, n'est pas absolument une période de la verruga : ce n'est que la maladie elle-même à son apogée de virulence; et, dans ces cas-là, les troubles du liquide nourricier sont tellement profonds, que l'économie devient impuissante à diriger les manifestations morbides du côté de la peau, seule chance possible de salut pour la grande majorité des cas.

Symptomatologie. — La période maximum d'incubation peut être fixée à quarante jours. Celle d'invasion est très longue: elle peut durer un certain nombre de mois ; mais, en moyenne, elle va de 3 à 4 mois.

L'anémie est le premier symptôme de l'éruption verruqueuse. Mais elle évolue beaucoup plus lentement, et elle n'arrive pas à un degré aussi élevé que dans la fièvre grave de Carrion. La fièvre de l'éruption verruqueuse est constante ; parfois, elle est tellement légère que quelques malades croient que l'éruption a éclaté en complète apyrexie. Son type peut être intermittent, quotidien ou tierce et, dans les cas les plus intenses, il peut affecter le type rémittent. Le professeur Odriozola a formulé les conclusions suivantes relativement au tracé de la température : 1° La marche de la température est en rapport intime avec la nature de l'éruption ; 2° la marche de la température varie, suivant qu'il s'agit de l'éruption miliaire ou nodulaire ; 3° dans la forme miliaire, la température ne monte pas très haut au début ; elle est intermittente ou rémittente ; 4° la fièvre, dans l'éruption miliaire, cesse quelques jours avant l'éruption abondante ; 5° dans quelques cas, la température s'élève énormément (40 à 41 degrés) ; et sa rémission coïncide avec une éruption abondante, mais qui n'a qu'une courte durée ; 6° lorsque l'éruption, après une fièvre plus ou moins intense, se produit dans une région très limitée, généralement aux jambes, qu'elle n'est pas persistante et ne se propage pas, il est à craindre que la fièvre ne vienne à se rallumer avec une intensité mortelle ; 7° dans ces derniers cas, on trouve assez souvent les verrugas à l'intérieur du corps, dans les muscles des membres inférieurs surtout ; 8° l'éruption miliaire ne se fait pas toujours après quelques jours d'apyrexie. Il arrive fréquemment de voir apparaître, au cours de la fièvre, quelques verrugas disséminées. Mais l'éruption abondante a toujours lieu suivant les conditions annoncées dans la quatrième conclusion ; 9° dans l'éruption nodulaire, la température se maintient plus ou moins élevée, jusqu'à ce que les nodules verruqueux commencent à diminuer, ou se transforment en véritables tumeurs nodulaires ; 10° les oscillations en moins ou en plus de la température sont en rapport avec les poussées éruptives ; 11° lorsqu'il s'agit d'une éruption de nodules très petits, la fièvre suit la même marche et les mêmes règles que s'il s'agissait d'une éruption miliaire.

L'œdème, dans l'éruption de la verruga, est fréquent ; il commence au moment où l'éruption va avoir lieu ; puis il continue en augmentant au fur et à mesure que l'éruption devient plus abondante ; et, comme celle-ci débute par les extrémités inférieures, l'œdème suit une marche analogue.

Une sudation accompagne aussi l'éruption, sur laquelle elle exerce une action favorable.

Les douleurs articulaires se présentent également, et leur intensité est en rapport avec l'intensité éruptive.

L'engorgement du foie et de la rate se produit aussi pendant l'éruption : la dernière surtout en vient à acquérir des dimensions colossales : nous l'avons vue arriver jusqu'à la fosse iliaque. L'engorgement ganglionaire disparait dans cette phase éruptive de la maladie de Carrion.

La dysphagie, signalée par Corre, Dounon et De Brun comme symptôme prédominant, n'est pas exacte. La présence des verrugas au fond de la bouche et au pharynx a été probablement la cause de la dysphagie observée.

Éruption. — L'éruption a constitué pendant longtemps, par elle-même, la maladie de Carrion. Son apparition dissipe tous les doutes antérieurs, et offre à l'étude du clinicien un intérêt tout à fait particulier. Toutes les formes extérieures de l'éruption ont été réduites à deux par nos respectables maîtres, Manuel Odriozola et Thomas Salazar. La première est caractérisée par de petites tumeurs, et appelée miliaire ou tuberculeuse ; l'autre l'est par des tumeurs plus grosses nommées mulaires ou globulaires. Cette division ne répond pas absolument aux exigences réelles de la clinique, parce que les deux formes ne constituent pas deux manières différentes de la maladie.

Les variétés de l'éruption verruqueuse ont été parfaitement étudiées ; et aujourd'hui, grâce aux travaux de notre professeur Odriozola, on peut établir une classification en conformité avec les progrès de la clinique. Voici cette classification .

FORMES.

Miliaire.	*Mulaire.*
Variétés.	Variétés.
—	—
Cornée.	Nodulaire.
Sudamineuse.	
Vésiculeuse.	
Pustuleuse.	

Forme miliaire. — La verruga miliaire se trouve surtout dans les couches superficielles de la peau. L'éruption est susdermique : son mode de développement est variable. Une simple pétéchie apparait d'ordinaire : peu à peu elle croit, s'élève et prend l'aspect d'un petit bouton de miliaire rouge.

D'autres fois, elle apparaît comme une petite goutte de rosée plus ou moins brillante, d'un aspect semblable à celui des sudamina, avec une ombilication qui ressemble quelquefois à celle de la variole. Dans d'autres cas, la verruga s'annonce par une surélévation légère d'une teinte blanc mat, d'aspect corné. Le plus grand volume qu'elle puisse atteindre est celui d'un petit pois.

Soit par le grattage, soit par une autre action mécanique quelconque, les petits verrugas s'exfolient et saignent, sans que cette hémorragie constitue une évolution naturelle de la verruga. Peu à peu elles diminuent de volume, et entrent en régression, jusqu'à disparaître complètement.

L'éruption ne se fait pas tout d'un coup. Elle commence, quand la fièvre disparaît, par les jambes ; et, à mesure que la poussée éruptive est plus forte, il y a une légère augmentation dans la température. La verruga miliaire peut être discrète ou confluente, choisissant de préférence certaines régions : la partie antérieure des jambes, la région antérieure et la région externe de la cuisse, la région postérieure de l'avant-bras, le front, les pommettes, etc. Elle respecte presque toujours le tronc ; et, dans ses apparitions, elle suit un certain ordre symétrique.

Les verrugas miliaires ne respectent aucune muqueuse : on les rencontre dans les conjonctives palpébrales et oculaires, dans la pituitaire, dans la muqueuse buccale, le long du canal gastro-intestinal. On les a trouvées aussi dans la choroïde, dans la séreuse péritonéale, dans le foie et la rate, dans les reins, dans les plaques de Peyer, dans les centres nerveux. Elles peuvent aussi se développer dans le tissu embryonnaire. En un mot, il n'y a pas d'organe, dans l'économie, qui ait été épargné.

Forme nodulaire. — Quelques verrugas susdermiques, ou miliaires, se développent jusqu'à mériter le qualificatif de nodulaires. Mais, d'ordinaire, apparaît au début un nodule sous-cutané, dont on sent très bien la présence en y portant la main. Ces nodules entourent presque toujours des articulations, en laissant presque indemne le tronc. Le nodule croît peu à peu ; la peau, à son niveau, rougit et devient douloureuse. Tantôt le nodule reste stationnaire pendant un temps plus ou moins long ; tantôt il augmente et arrive à constituer les verrugas nodulaires. Dans ce dernier cas, il est couvert par la peau plus ou moins violacée, il la force à se lever ; il en vient à être globuleux, et se pédiculise dans la plupart des cas.

Les verrugas nodulaires ont une certaine rénitence, qui arrive à simuler quelquefois une véritable fluctuation. Le progrès naturel de la tumeur finit par ulcérer la peau ; ces ulcérations sont accompagnées de grandes hémorragies.

Les verrugas nodulaires se présentent dans n'importe quelle partie du corps ; mais elles n'ont pas été observées à l'intérieur. Quelquefois, elles se présentent en très petit nombre, et il peut arriver qu'on ne constate la présence que d'une seule.

A la différence des verrugas miliaires, les verrugas mulaires laissent derrière elles une cicatrice blanchâtre, entourée d'une zone pigmentaire. La cicatrice est d'autant plus grande que la base du pédicule est plus grande elle-même.

Pronostic. — L'éruption commune est une affection sans aucune conséquence : il n'en est pas de même quand elle a été précédée de phénomènes insolites, ou quand elle n'a pas été franche.

Anatomie pathologique.

Les verrugas miliaires, comme les nodulaires, sont parfaitement identiques dans leur nature intime. Mais ces deux formes éruptives se différencient en raison du siège où elles se développent. Le tissu cellulaire sous-cutané, abondamment irrigué, et doué par conséquent d'une grande vitalité, communique au nodule certaines particularités qui se rapportent surtout à la texture.

Les études micrographiques des tumeurs verruqueuses ont été faites d'une façon remarquable par le professeur Letulle, de la Faculté de Paris. Il s'occupe d'abord des verrugas qui ont conservé leurs couches épidermiques : l'épiderme, refoulé par le tissu conjonctif vasculaire hyperplasié qui constitue la tumeur verruqueuse, contient du glycogène et un grand nombre de leucocytes.

Le derme et ses papilles sont le siège de beaucoup d'altérations. La gangue conjonctive et ses vaisseaux sont dissociés par une infiltration énorme d'éléments inflammatoires. Entre ce tissu et l'hypoderme, il existe des espaces lacunaires remplis de sérosité très pauvre en fibrine, et que le professeur Letulle attribue à un œdème aigu produit par une infection microbienne intense. Outre cette sérosité, on y trouve des leucocytes en pleine activité. Les cellules fixes du tissu conjonctif vasculaire sont tuméfiées, les fibres conjonctives sont rares ; les prolongements protoplasmiques s'anastomosent largement avec les éléments voisins. Les cellules granuleuses d'Ehrlich sont peu nombreuses ; enfin, toutes les cellules adipeuses de l'hypoderme ont été transformées en cellules inflammatoires, de même que les glandes pilo-sébacées et sudoripares.

Ensuite, le professeur Letulle étudie les verrugas ulcérées; l'épiderme, dans les endroits où il existe, est hyperplasié; les cellules immigrées dans le corps muqueux de Malpighi sont, les unes, des leucocytes ordinaires plus ou moins amincis et déformés, les autres, des cellules très différentes des précédentes. Tous les caractères de la seconde variété de cellules ont permis à M. le professeur Letulle de les considérer comme des clasmatocites de Ranvier.

Le derme, dans les endroits où il se conserve, a ses papilles hypertrophiées, et renferme dans ses mailles des éléments lymphatiques associés à deux espèces au moins de microbes très différents les uns des autres, et de petits espaces purulents, qui ne sont autre chose que des vaisseaux lymphatiques dilatés, contenant de la lymphe enflammée, contaminée par des germes pathogènes.

En troisième lieu, M. Letulle étudie les microbes isolés dans les préparations qui ont servi à la description précédente. Les uns consistent en microcoques, streptocoques, quelquefois en diplocoques, tous accessibles à la méthode de Gram. Les signes de suppuration accompagnaient toujours la présence de ces microbes pathogènes. Aucun de ces cocci ne peut être considéré comme l'élément spécifique de la verruga. Dans les coupes des verrugas non suppurées, on découvre d'autres microbes accessibles à la thionine phéniquée, à la méthode de Nicolle et à celle de Ziehl. Ces microbes, continue le professeur Letulle, sont des bacilles de dimensions variables : les uns semblables à ceux de Koch, et d'autres plus volumineux, plus courts, d'une épaisseur double de celle des précédents. Ces bacilles sont toujours libres, se trouvent dans les espaces interstitiels de la couche hypodermique et dans les vaisseaux capillaires sanguins. Ils n'ont jamais été trouvés dans l'épaisseur de l'épiderme. Leur nombre a été égal dans les verrugas ulcérées et dans celles qui conservent leurs couches épithéliales. Leur présence à l'intérieur des verrugas, non suppurées, leur constance, l'absence de cellules géantes, celle de foyers caséeux dans les masses inflammatoires, permettent d'affirmer que ces germes ne sont pas accidentels.

Les méthodes de coloration et de décoloration différencient le bacille de la verruga d'avec le bacille de la lèpre, et d'avec d'autres, avec lesquels il présente une certaine analogie.

Des expérimentations et des cultures postérieures permettront de démontrer l'importance de ces éléments dans la maladie de Carrion.

L'existence de ces germes microbiens n'a pu être confirmée par M. Tamayo dans la verruga nodulaire ou sous-dermique.

La verruga nodulaire est, comme nous l'avons dit, le résultat de développement excessif d'un nodule sous-dermique. Ses éléments constitutifs sont les mêmes, et elle se différencie seulement dans sa topographie.

La verruga nodulaire, à son début, est appréciable seulement par le toucher. Mais peu à peu elle se développe jusqu'à atteindre les dimensions considérables d'une orange. Le nombre des verrugas nodulaires est moindre que celui des verrugas miliaires. On peut observer deux ou trois nodules, ou bien une seule verruga solitaire. Sa consistance varie aussi avec la période de son évolution. Quelquefois ces verrugas se présentent tellement molles, qu'elles donnent l'impression de la fluctuation. Les nodules miliaires se fixent de préférence dans certaines parties du corps, ainsi que l'a observé le professeur Odriozola : ils ont une prédilection marquée pour la figure : c'est ainsi qu'ils affectent la paupière supérieure, la pommette, les lobules de l'oreille, le dos du nez. Quant aux membres inférieurs, ces nodules apparaissent dans les jambes, sans affecter la systématisation si commune dans les verrugas miliaires. Il arrive fréquemment de les trouver dans les genoux et spécialement dans les tendons rotuliens. Dans les membres supérieurs, les verrugas nodulaires se localisent sur la face dorsale des mains, et presque exclusivement au niveau des articulations métacarpophalangiennes du pouce et de l'index; et on les voit naître aussi dans la face postérieure de l'avant-bras.

Diagnostic. — Quand l'éruption a lieu dans un organe interne, le diagnostic présente de grandes difficultés : dans quelques cas seulement, l'apparition de l'éruption cutanée met le médecin sur la voie du diagnostic. Le professeur Odriozola établit le précepte clinique suivant : quand on se trouve en face d'un cas présentant des symptômes vagues, quelques douleurs disséminées et une fièvre forte ou légère, accompagnée de faiblesse et d'une anémie relativement rapide, on doit toujours rechercher quelle est la provenance du malade. Et si, de cette enquête, il résulte que le malade a été peu de temps auparavant dans un endroit où règne la maladie de Carrion, il faut penser, avant tout, à l'éruption des verrugas.

Bordier a prétendu que la verruga offre une grande ressemblance avec le bouton de Biskra ou d'Alep. Mais, dans ce dernier cas, il n'y a, comme on sait, ni prodromes, ni fièvre, ni anémie aussi prononcée que celle de la verruga, ni engorgement de la rate ou du foie.

Cowe prétend trouver une analogie entre la verruga et la lymphadénie cutanée ou mycosis fongoïde. Les tumeurs de cette dernière n'évoluent pas comme celles de la verruga. Les ganglions lymphatiques s'engorgent; et ils continuent à augmenter, jusqu'à atteindre leur maximum d'intensité quand les tumeurs apparaissent : lesquelles tumeurs s'ulcèrent, et laissent échapper un pus sanieux et fétide. Tous ces caractères nous permettent d'en faire la différence d'avec la verruga.

On a cru aussi que la verruga est la même maladie que *le pian ou yaws*. Dans le pian, il n'y a ni douleurs articulaires ni douleurs musculaires ; il n'y a pas d'engorgement de la rate ni du foie, ni anémie rapide. Le pian attaque les plantes des pieds et la paume des mains. Il a un pronostic bénin, et jamais on n'y a observé le type de la fièvre grave de Carrion.

Pronostic. — A une éruption externe franche et généralisée correspond d'ordinaire un pronostic bénin. On a plusieurs fois observé qu'après un certain degré d'éruption les verrugas pâlissent et s'atrophient, sans que pour cela l'état du malade s'améliore. Alors peut survenir la fièvre grave de Carrion, ou bien une éruption interne ; et, dans les deux cas, le dénouement sera funeste.

Traitement. — Divers traitements ont été appliqués pour soutenir les forces du malade, ou pour combattre les symptômes provenant de l'éruption verruqueuse.

La décoction de maïs est d'un fréquent usage pour le vulgaire. C'est une boisson agréable et utile, en raison de ses propriétés diurétiques. Il y a d'autres plants indigènes, comme la *buttneria cordata* (*iña de gato*), le quisuar (*budleja incana*), le molle (*schinus molle*), qui sont aussi très usités. La quinine, l'acide salicylique, l'antipyrine, l'ammoniaque, etc., ont été employés avec des résultats plus ou moins discutables.

En résumé, nous arrivons aux conclusions suivantes :

1° La maladie de Carrion, ou verruga péruvienne, est une maladie infectieuse, dont le germe pathogénique nous est encore inconnu ; celui qui réunit les conditions de probabilité est celui décrit par le professeur Letulle ;

2° La fièvre grave de Carrion, autrefois appelée improprement fièvre de l'Oroya, et l'éruption des verrugas, sont deux manifestations de la même cause étiologique à différents degrés d'intensité ;

3° Les conditions climatériques ont une influence bien évidente sur l'éclosion de la maladie ; d'où sa limitation à des zones déterminées ;

4° La maladie de Carrion est une entité pathologique ; elle mérite par conséquent une place, dans la nosographie contemporaine, à côté des maladies telluriques (paludisme, fièvre jaune, etc.).

MARDI 7 AOUT

Séance du soir.

DE L'ENDOCARDITE MALIGNE DANS LE RHUMATISME ARTICULAIRE AIGU

par le docteur BARIÉ,

Médecin des hôpitaux.

L'observation clinique montre que, dans la très grande majorité des cas, l'endocardite aiguë d'origine rhumatismale évolue à la manière d'une endocardite simple, ou, pour parler le langage moderne, comme une endocardite infectieuse, atténuée et bénigne. Cependant, dans quelques circonstances, cette endocardite peut revêtir des caractères d'une extrême gravité et se terminer rapidement par la mort, ainsi qu'il résulte de deux observations récentes, fort instructives à cet égard.

Un marchand ambulant, exposé à la pluie pendant la plus grande partie d'une journée d'automne, est pris pour la première fois d'une attaque de rhumatisme polyarticulaire aigu, d'intensité moyenne tout d'abord ; le malade est sans antécédents morbides, sauf peut-être un peu d'alcoolisme, les urines sont normales, mais le foie présente un volume supérieur à l'état physiologique.

Au 5e jour de ce rhumatisme, le malade accuse un peu d'oppression et de malaise général : l'exploration directe montre la présence de quelques râles muqueux très discrets aux deux bases ; le cœur offre un volume normal et la pointe bat dans le 4e espace intercostal, mais le premier bruit est assourdi, mal frappé. Trois jours se passent ensuite sans changement, mais, au matin du 8e jour de la maladie, l'état du patient s'est considérablement aggravé : la percussion fait voir que la matité précordiale s'est très notablement accrue, de plus les bruits du cœur sont très assourdis, voilés, presque éteints.

Ces signes sont accompagnés de tachycardie, de délire, puis bientôt de collapsus cardiaque, de coma, et enfin de mort qui survint huit jours après l'admission à l'hôpital : la maladie avait duré quinze jours à peine.

A l'autopsie, nous trouvâmes une endocardite mitrale récente : le cœur était volumineux, pesait 450 grammes, le péricarde renfermait une faible quantité de liquide légèrement rosé : le myocarde était un peu mou et sensiblement décoloré. Mais ce qui frappait avant tout c'était le développement extrême qu'avait pris le cœur dans sa totalité : l'oreillette et le ventricule gauches étaient très dilatés, mais leurs parois, loin d'être hypertrophiées, avaient une épaisseur au-dessous de la normale ; le cœur droit paraissait moins touché, mais participait également à la dilatation générale du cœur. Les poumons présentaient de la congestion à la base ; le foie, muscade et légèrement gras, pesait plus de 2000 grammes ; la rate était augmentée de volume et diffluente ; rien à noter du côté des reins ni du cerveau.

En *résumé*, on trouva à l'autopsie une *endocardite mitrale récente*, de la *dilatation aiguë du cœur*, avec *altération du myocarde*, un foie cardiaque et légèrement gras, une rate molle et diffluente.

Dans le second cas, il s'agit d'une endocardite aiguë survenue au cours d'une première attaque de rhumatisme articulaire, chez un journalier âgé de 26 ans, né d'un père rhumatisant, n'ayant jamais été malade lui-même, mais chétif, d'aspect souffreteux, affaibli par les privations et par la misère. Au dixième jour de l'affection, sans qu'aucune complication se soit produite du côté des articulations, le patient éprouve des frissons répétés, la fièvre s'allume, la respiration s'embarrasse, de nombreuses épistaxis surviennent, l'albumine apparaît dans les urines, et en même temps on note que les bruits normaux du cœur, d'abord très assourdis, s'amortissent de plus en plus : ils sont éteints et voilés. Bientôt le malade est pris de dyspnée extrême et permanente, et, durant plusieurs jours, couvert de sueurs profuses, il se plaint de frissons répétés.

La scène s'acheva rapidement et fatalement par les progrès d'une asphyxie croissante, le troisième jour après le début de la maladie.

A l'autopsie : le cœur offrait un volume normal, le péricarde et le myocarde paraissaient sains, mais les deux valves de la mitrale, principalement la grande, étaient très épaissies au niveau du bord libre ; en ce point on trouva un bourrelet mince, gris rose, lisse, mou, remontant à peu près à 2 millimètres au-dessus du bord libre du voile membraneux ; il n'existait ni nodosités végétantes ni ulcérations. Le cœur droit était normal ; les poumons congestionnés à leur base, le foie, mou à la coupe, pesait 1860 grammes, la rate était molle et plus grasse qu'à l'état physiologique. Le rein est augmenté de volume, rouge, violacé, cyanotique.

En résumé l'autopsie nous montre une endocardite mitrale déjà en voie d'organisation, sans autre altération cardiaque, mais accompagnée de lésions dégénératives profondes du foie et de la rate, telles qu'on les rencontre dans les maladies infectieuses.

Chez cet homme, comme on le voit, la maladie a évolué en deux stades : pendant les trois premiers jours, l'état général reste bon, et l'endocardite, exclusivement révélée par les signes d'auscultation, paraît devoir évoluer d'une façon bénigne. Puis la scène change brusquement, et prend un caractère de malignité qu'elle conservera jusqu'à la fin : elle s'accuse par l'élévation thermique, des frissons répétés, des sueurs profuses, des hémorragies nasales, de l'albuminurie et par un état adynamique profond. Ces graves accidents, que l'autopsie explique incomplètement, semblent devoir se rattacher à un processus morbide complexe mal déterminé, et on pourrait invoquer ici, soit une véritable toxémie rhumatismale par hypertoxicité particulière des microbes pathogènes du rhumatisme ou de leurs toxines, soit une infection secondaire, surajoutée brusquement à une endocardite qui s'était annoncée, dès le début, comme devant être de nature bénigne.

Nous manquons de données certaines pour appuyer la première hypothèse, car malgré les travaux d'Achalme, de Thiroloix, et les intéressantes recherches de Triboulet, la bactériologie du rhumatisme articulaire n'est point encore définitivement fixée, et ce dernier auteur insistait, ici même, tout récemment et avec beaucoup de raison, sur la multiplicité des éléments microbiens qu'on rencontre dans l'arthrite rhumatismale. D'un autre côté, mesurer le pouvoir toxique de ces micro-organismes ou des toxines qu'ils sécrètent n'est point une tâche aisée à l'heure actuelle.

La seconde hypothèse soulève moins de difficultés et rien ne s'oppose, en effet, à ce que ces accidents subits de malignité se rattachent à un élément surajouté, greffé sur l'endocarde malade qui lui a servi de point d'appel. Cet élément nouveau n'est autre chose qu'une infection survenue secondairement au rhumatisme, ou peut-être encore née en même temps que lui, mais dont les manifestations étaient restées latentes jusqu'alors. Déterminer la nature de cette infection et la morphologie de son microbe (pneumocoque, diplocoque, streptocoque, staphylocoque, etc.) est affaire à la bactériologie, et déjà elle nous a fourni à ce sujet des renseignements précieux ; rechercher la porte d'entrée de ces microbes et leur voie de pénétration dans l'organisme serait également d'un intérêt capital, mais le problème reste souvent insoluble, ou tout au moins fort obscur, et, dans le cas dont il s'agit, il a été impossible à résoudre.

En résumé, l'endocardite aiguë, qui, suivant les lois de Bouillaud, complique si fréquemment le rhumatisme polyarticulaire aigu, évolue le plus souvent à la manière d'une endocardite simple, bénigne, mais, dans quelques circonstances, elle peut revêtir des caractères de gravité toute particulière dus à plusieurs facteurs.

Dans quelques cas, celle-ci est causée par une dilatation aiguë du cœur avec insuffisance du myocarde, survenant dans le décours de l'endocardite.

Dans d'autres cas, le caractère de malignité qu'affecte rapidement la cardiopathie peut être déterminé, soit par la toxémie rhumatismale due à l'hypertoxicité des microbes pathogènes ou de leurs toxines, soit par des infections secondaires venant se greffer sur l'endocardite initiale.

Cette endocardite maligne dans le rhumatisme articulaire aigu est fort heureusement exceptionnelle. Déjà connue de Trousseau, elle a été observée à l'étranger par Ogle, Burkart (1874), Bristowe (1880), et plus récemment par Litten. Avant lui, Osler (1885) avait pu en recueillir un assez grand nombre de cas. En France, Fernet (1865), Raymond (1874) ont signalé quelques faits analogues.

Les observations que j'ai rapportées semblent montrer que l'état de débilité du sujet, que les privations, la misère, et d'un autre côté l'alcoolisme et les lésions du foie, sont des causes prédisposantes de cette forme redoutable de l'endocardite.

———————

CONTRIBUTION A L'ÉTUDE DES LÉSIONS VALVULAIRES DU CŒUR DÉVELOPPÉES SOUS L'INFLUENCE DU TABAC

par le docteur EID,

du Caire.

Jusqu'ici, l'on admet que l'usage même immodéré du tabac amenant l'intoxication nicotinique ne peut déterminer que des phénomènes spasmodiques transitoires disparaissant avec la cause qui les a fait naître.

On est encore peu porté à admettre l'existence de lésions vraies persistantes (Richardière, *in* Traité de médecine).

Une longue observation d'accidents de toutes sortes dus au tabac, dans un pays où l'intoxication tabagique est à son maximum, où le tabac fumé est souvent d'une nature spéciale, nous a conduit à émettre une hypothèse justifiée par des faits nombreux d'observation et qui, d'ailleurs, n'est plus en contradiction avec le rôle imputé à bien d'autres intoxications dans le développement de lésions artérielles ou viscérales : cette hypothèse est la suivante : c'est que l'abus du tabac, l'intoxication nicotinique peut amener des lésions organiques du cœur.

Nous laisserons de côté les troubles nerveux cardiaques, palpitations, symptômes angineux spasmodiques, étudiés par notre maître, le professeur Potain, pour ne nous occuper que des lésions vraies.

Voici, entre autres, 5 faits qui ont surtout retenu notre attention.

Observation I. — A...., 55 ans, commerçant, fournisseur des bateaux en transit dans le canal de Suez, est sujet à des attaques d'oppression, attaques angineuses frustes, auxquelles il n'attribue d'abord aucune importance jusqu'au jour où il en subit une, tellement violente pendant la nuit, qu'il se décide, toute affaire cessante, à venir au Caire se soumettre à notre examen.

Le malade présentait tout d'abord toute la *série des accidents nerveux imputables au tabac* : impressionnabilité extrême, agitation, aphasie transitoire même, constituant avec d'autres symptômes le tableau de l'hystérie tabagique : palpitations, arythmies, etc.

Je pouvais croire, jusque là, avoir affaire à une de ces arythmies sans lésion, qui inquiètent, mais dont les accidents disparaissent par la suppression du tabac, ces arythmies par excitation du plexus nerveux ou spasme des coronaires si magistralement décrites par notre éminent et cher maître le professeur Potain, par conséquent arythmies sans danger et à terminaison favorable.

Mais, en plus, il y avait des vertiges, de l'oppression, de la dyspnée d'effort, faisant penser à une lésion vraie du cœur.

A l'examen, en effet, j'ai constaté un double souffle organique aortique et un souffle systolique mitral avec frémissement cataire, dilatation du cœur droit.

Comme causes, rien de ce que l'on peut invoquer habituellement, ni syphilis, ni rhumatisme articulaire aigu, ni maladie infectieuse, ni paludisme. Mais, par contre, *intoxication tabagique* évidente. Le malade fumait dans la journée une quinzaine de narguilés, une dizaine de cigares, et le reste du temps, la cigarette constamment à la bouche. Il ne se contentait même pas d'aspirer la fumée par la bouche et de la renvoyer, mais il l'inhalait dans ses poumons, comme le font la plupart des fumeurs en Égypte. De plus, il prisait assez souvent.

Cependant je dois dire que, dans cette première observation, mais seulement dans celle-ci, le malade buvait assez d'alcool : en moyenne et par jour 2 à 5 petits verres de whisky avec soda-water, 2 à 5 verres de bière et quelquefois un vermouth avant déjeuner. Mais il ne buvait pas d'une façon absolument régulière et en général il ne consommait que de l'alcool de bonne qualité.

Dès lors, si je devais rattacher à l'intoxication tabagique les symptômes nerveux assez caractéristiques indiqués plus haut, pourquoi ne pas supposer que le tabac pouvait être de quelque chose aussi dans la lésion ?

Le malade est soumis depuis un an au régime hygiénique, à la suppression du tabac et à la médication iodurée : il est évidemment encore sujet à des attaques, le plus souvent frustes mais quelquefois assez violentes ; cependant il se sent amélioré et grâce à cette amélioration m'envoie son beau-frère, habitant la même ville que lui. Suez. Ce nouveau malade me fournit justement le sujet de l'observation suivante.

L'hypothèse que j'avais formulée fut justement rendue plus plausible encore par cette seconde observation.

Obs. II. — Beau-frère du précédent, ayant les mêmes habitudes que lui, mais ne prenant presque pas d'alcool, âgé de 55 ans. Il se plaint des mêmes symptômes que son parent et souffre en plus d'un état dyspeptique dû au tabac. L'état général est assez mauvais, décadence prématurée. Je constate chez lui un souffle aortique diastolique unique, et les symptômes d'angine qu'il a présentés à deux reprises déjà sont donc bien des symptômes d'angine organique, à laquelle on ne voit pas d'autre cause que le tabagisme agissant par artério-sclérose nicotique.

Obs. III. — Comme je faisais part, un jour, de ce second cas à mon ami, le docteur Tourtoulis Bey, qui avait vu le premier malade, il me communiqua avoir eu également une observation intéressante à ce sujet ; la voici en deux mots :

Malade de 52 ans, c'est-à-dire jeune encore, mais présentant une sénilité anticipée comme cela se voit dans les intoxications tabagiques intenses. Il fumait 15 à 20 narguilés par jour, sans compter les cigarettes qu'il avait constamment à la bouche dès qu'il était hors de chez lui, c'est-à-dire lorsqu'il n'avait pas de narguilé à sa disposition. Comme pour les deux premiers cas, aucun antécédent de syphilis ou de fièvre infectieuse.

Contrairement au premier cas, ce malade étant musulman, très pratiquant, n'avait par conséquent jamais bu que de l'eau. Il se présente avec des phénomènes d'angine de poitrine, prise d'abord pour une angine tabagique sans lésion, mais elle était due, en réalité, à une lésion aortique valvulaire consistant en un léger rétrécissement avec insuffisance nette. Les phénomènes se sont précipités, du reste, avec tous les symptômes d'une aortite.

Le malade, ayant cessé quelque temps l'usage du tabac, s'est vu légèrement amélioré, mais, retombant dans son ancienne habitude, il eut une attaque d'asystolie intense avec œdème généralisé, ascite, etc., et finit par succomber par syncope cardiaque, pour ainsi dire la cigarette à la bouche.

Ces trois observations, Messieurs, ne permettent-elles pas de se demander s'il n'y a pas rapport de cause à effet entre les lésions valvulaires constatées et l'intoxication tabagique chez des malades d'autre part si profondément affectés par le tabac.

Je crois qu'en Orient, plus encore que dans le Nord, on doit, si l'on y prête attention, avoir l'occasion d'observer souvent des cas de ce genre. En effet, nous avons une catégorie de gens qui passent leur journée dans un farniente plus ou moins absolu et ne sont occupés qu'à fumer pour tuer le temps ; d'autres, tout en étant à leurs affaires, comme certains commerçants, passent leur journée les jambes croisées à l'orientale, c'est-à-dire restent accroupis plutôt qu'assis dans leurs magasins ou leurs bureaux et attendent le client ou causent avec lui en fumant le narguilé. Ceux qui connaissent l'Orient ont dû certainement s'en apercevoir et l'on sait que l'usage du narguilé est absolument incessant ; dans certains pays de l'Orient, les femmes même en font abus.

Je me permettrai de vous faire remarquer également que dans ces trois observations l'intoxication nicotinique a été constatée chez des personnes dont le principal abus était le narguilé. Peut-être la qualité du tabac joue-t-elle un certain rôle, car le narguilé se fume avec un certain tabac spécial de Perse, le tombac.

Ce tabac contient plus de 5 pour 100 de nicotine.

D'un autre côté, le narguilé ne peut se fumer qu'en forçant le fumeur à inhaler la fumée dans ses poumons, condition favorisant l'intoxication au maximum et sans laquelle il est impossible de fumer un narguilé, car cet instrument exige une aspiration puissante et des efforts respiratoires réels.

Je sais bien que l'on objecte à cela que le passage de la fumée dans l'eau lui enlève une partie de la nicotine qui reste dissoute dans cette eau de lavage. A cela, nous répondrons que le tombac contient plus de 5 pour 100 de nicotine et que le lavage ne lui enlève que 2 pour 100 à condition que l'eau où barbote la fumée soit changée chaque fois et que le fumeur n'aspire pas trop bruyamment, car le barbotage rapide laisse passer quelques produits de décomposition de la nicotine peu solubles qui arrivent ainsi aux voies respiratoires. (Voir Thèse de l'école de Beyrouth faite par M. Kahil sous l'inspiration de M. de Brun.) Or, ces deux conditions sont peu réalisées et généralement, au contraire, il arrive souvent que l'on ne change l'eau qu'une fois ou deux par jour, surtout dans les établissements publics peu scrupuleux.

Dans ce cas, l'eau saturée ne dissout même plus le 2 pour 100. De plus, n'oublions pas que le tuyau d'aspiration qui a généralement 1 m.25 de longueur et quelquefois jusqu'à 4 mètres ne se change pas toujours assez souvent et devient par lui-même une source surajoutée d'intoxication.

Mais laissons de côté l'étude du tombac et du narguilé pour ne pas lasser votre attention et revenons à nos observations.

Ainsi donc, d'une part, absence d'autre cause qu'une intoxication tabagique portée à son maximum ; d'autre part, lésions valvulaires chroniques du cœur. Nous croyons donc d'après les faits que nous venons de relater que *le rapport de cause à effet se trouve réalisé* et une telle hypothèse n'a rien d'illogique. Nous savons que les lésions valvulaires ne se développent pas seulement sous l'influence de germes infectieux, mais encore sous l'influence de poisons d'ordre multiple, témoins les endocardites et valvulites d'origine toxique : type par exemple, toxine tuberculeuse et sténose mitrale, intoxication atténuée et répétée, sclérose par intoxication (Teissier, Thèse de Paris, sous l'inspiration du professeur Potain). Pourquoi les poisons d'origine végétale ne pourraient-ils pas produire les mêmes effets, surtout ceux qui portent principalement leur action sur le système vasculaire?

Ces considérations nous font admettre le bien fondé d'une hypothèse qui, n'ayant en soi rien de contraire aux données actuelles, concorderait d'une façon frappante avec tout ce que nous avons pu observer.

DISCUSSION.

M. RENDU. — J'ai observé des faits qui concordent pleinement avec ce que vient de nous dire M. Eid. Il y a quelques années, faisant un voyage en Corse, je fus consulté dans la même matinée par quatre personnes de familles différentes, qui toutes présentaient des troubles non douteux d'angine de poitrine. C'étaient des hommes forts, vigoureux, encore jeunes : le plus âgé ne dépassait pas 50 ans. Sauf l'un d'eux, qui n'avait pas de lésions appréciables à l'auscultation, les trois autres présentaient nettement un souffle diastolique d'insuffisance aortique.

La coïncidence de ces faits me fit rechercher quelle pouvait en être l'étiologie. Or, je ne trouvai, chez ces quatre sujets, aucune des causes habituelles des cardiopathies. Ils n'étaient ni alcooliques, ni syphilitiques, ni rhumatisants : ils n'avaient pas eu dans leurs antécédents de maladie infectieuse. Par contre, tous étaient des fumeurs invétérés et excessifs, consommant en moyenne 15 à 20 cigares par jour, et entre temps, très souvent, des cigarettes. Or, les cigares que l'on fume en Corse sont faits avec du tabac indigène très fort, très âcre et chargé d'une forte proportion de nicotine. Il me parut certain que c'était la cause prédominante et probablement exclusive de la lésion aortique que présentaient ces malades : d'ailleurs, deux d'entre eux avaient simultanément des troubles dyspeptiques et de l'amblyopie relevant évidemment de l'intoxication tabagique.

Je conseillai l'iodure à petite dose et l'abstention complète du tabac. Je ne sais si mon conseil fut suivi : mais j'appris que six mois après un des malades que j'avais examinés était mort d'une syncope subite, et depuis, j'ai su qu'un autre avait également succombé.

Il ne me parait donc pas douteux que le tabac peut donner lieu, non seulement aux troubles fonctionnels bien connus du cœur et de l'estomac, mais à de véritables aortites aboutissant à des lésions valvulaires et à de l'angine de poitrine.

M. HUTZ. — J'ai observé deux cas de lésion aortique tabagique sans aucune tare pathologique antérieure chez les malades, soit infectieuse, soit toxique. L'un de ces malades avait eu une fièvre typhoïde mais qui n'avait provoqué aucune complication cardiaque. Ces deux malades sont morts au cours d'une crise d'angor. Il s'agissait de grands fumeurs de cigarettes inhalant la fumée, ce qui semble avoir une certaine importance dans la production des complications.

LA DILATATION AIGUË DU CŒUR DANS LES FIÈVRES MALARIQUES

par le docteur G. FORNARIO.

Je crois devoir attirer l'attention des membres du Congrès sur la dilatation du cœur qui accompagne les fièvres paludéennes. Tandis que presque dans toutes les maladies infectieuses on a démontré comme possible la dilatation aiguë du cœur, ce n'est que dans l'infection paludéenne qu'on ne l'a pas suffisamment signalée. On connait un seul cas, sur lequel M. Gallenga nous renseigne par une publication très soigneusement rédigée, datée du mois d'avril de cette année. Mais sa rareté ne suffit pas à nous démontrer la réalité du fait. Les cas très intéressants d'insuffisance fonctionnelle de la mitrale publiés sommairement et très exactement par M. Rauzier ne suffisent pas non plus pour nous l'assurer, d'autant plus qu'il nous manque dans ces observations les renseignements sur les dimensions du cœur.

En dehors de ces cas, on n'a jamais décrit la dilatation aiguë palustre du cœur, et même les renseignements sur la dilatation cardiaque des fièvres paludéennes donnés par Griesinger, le cas de Fabre de Marseille, sont très rares. Les cas d'hypertrophie cardiaque du ventricule gauche (Kelsch et Kiener) sont plus fréquents : mais les hypertrophies, ainsi que les dilatations, ont des rapports anatomiques, soit avec le cœur même, soit avec les viscères lointains, c'est-à-dire la rate et le foie.

De sorte que, dans le débat fort controversé de la pathogenèse des affections cardiaques des fièvres malariques, à peine a-t-on jusqu'ici, abordé la question de la dilatation aiguë du cœur.

Dans l'étude de ces fièvres, au Caire, en Égypte, ce problème attira, entre autres, mon attention. Dans 15 cas sur 55 de fièvre paludéenne, établis par l'examen du sang, et constatés depuis septembre dernier, la dilatation du cœur fut établie nettement et sans doute possible. Les matériaux ont été fournis, presque complètement, par l'hôpital européen du Caire, où j'étais médecin en chef; et, au mois de novembre, j'ai pu constater dans un cas de fièvre quarte les faits que j'ai l'honneur de soumettre, dans leur évidence, au jugement des très honorables membres de ce Congrès.

Un Italien, nommé Florida Antoine, venait de Massaoua à pied par le
Soudan. Malade de syphilis secondaire avec manifestations cutanées et
fièvres qui l'avaient atteint à Massaoua, et qui s'étaient reproduites à Kartoum,
il fut admis le 27 novembre à l'hôpital européen du Caire.

Le tracé de la température montra tout de suite que c'était un cas de
fièvre quarte. A l'examen du sang, on trouva les plasmoïdes de Golgi, et le

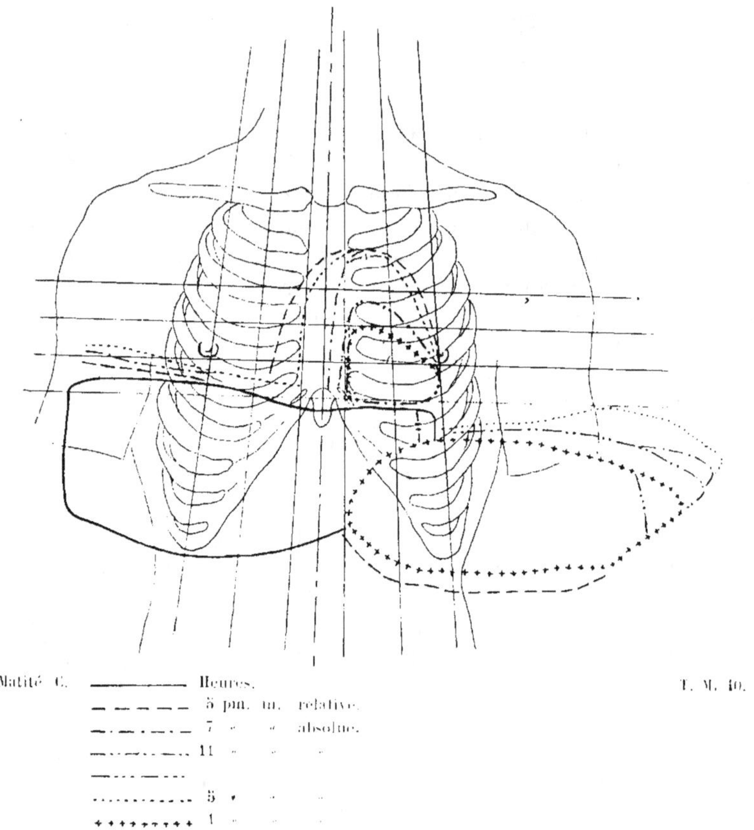

Fig. 1. — Diagramme du 5 décembre.

taux de l'hémoglobine à 55-40. L'examen somatique du malade fit constater
un souffle olosystolique préapexien et un dédoublement du deuxième bruit sur
la pulmonaire, un remarquable agrandissement du foie et de la rate, et une
petite augmentation de la matité cardiaque.

L'examen du malade pendant les accès de la fièvre me fit remarquer
l'agrandissement ascensionnel des matités absolue et relative du cœur,
ainsi que celles du foie et de la rate. L'accès se prolongeait pendant huit
à dix heures, depuis 2 heures jusqu'à 10 heures du soir. L'accès fini, les

organes rentraient à peu près dans les dimensions originelles. Les diagrammes ci-joints résument les changements des matités, aussi bien pour la mesure que pour la forme, pendant les accès des jours 5, 8, 11 et 14 décembre, ainsi que les résultats radiographiques du jour 8, et l'état final du 29 décembre.

L'examen complet des événements arrivés pendant chaque accès donna les résultats suivants :

Au commencement de l'accès, en même temps que la température mon-

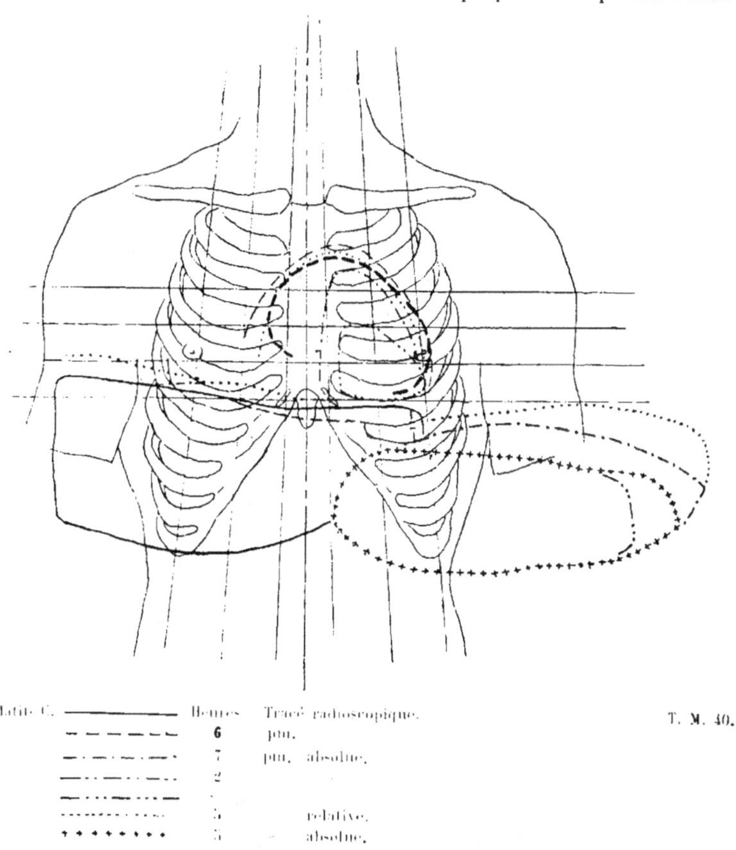

Fig. 2. — Diagramme du 8 décembre.

tait, on remarqua l'augmentation dans la fréquence de la respiration et des pulsations, ainsi que la modification des caractères de ces dernières.

En rapport avec ces modifications, on compte l'agrandissement de la rate, du foie et des matités du cœur, aussi bien absolues que relatives.

L'acmé de l'accès, après quatre heures de son commencement, fut indiqué par la plus haute température (41 degrés), par le plus grand nombre des pulsations (105) et des respirations (28-26), par la rate, qui augmenta ainsi que le foie, et enfin par la matité cardiaque devenue plus vaste. Avec ces phénomènes essentiels et très remarquables, on observa d'abord l'amoindrissement du souffle olosystolique préapexien, qui finit ensuite par disparaître, ainsi que du souffle de l'artère pulmonaire. Le dédoublement du deuxième bruit eut le même sort.

Le premier des organes qui atteignit la plus haute matité fut le cœur

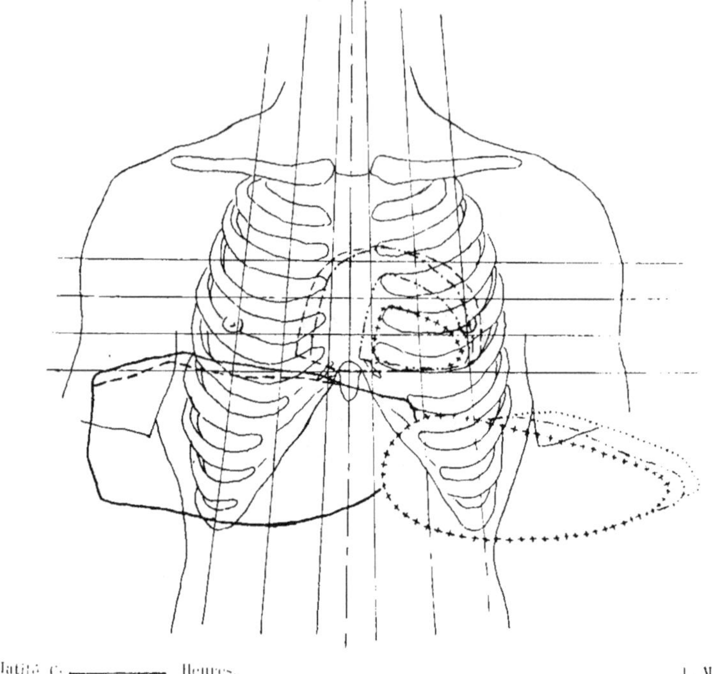

Fig. 5. — Diagramme du 14 décembre.

(5 heures du soir); suivirent la rate et le foie (6 heures du soir). Le cœur et la rate ont aussi atteint les plus grandes dimensions proportionnelles.

L'organe qui a réduit son volume le premier et le plus a été la rate, puis le foie, enfin le cœur. De 6 à 9 heures du soir, les proportions du cœur persistaient presque sans changer, tandis que déjà la rate était rentrée dans les dimensions initiales de l'accès. L'accès fini, le dédoublement d'abord, le souffle ensuite, se montrèrent de nouveau.

Ces phénomènes montraient que l'augmentation de la matité du cœur précédait et ensuite marchait presqu'en même temps que les agrandissements du foie et de la rate, et qu'elle était seulement en rapport partiel avec la réduction du *mediastin*, ce qui fut confirmé par l'examen radioscopique et radiographique fait avec l'aide du docteur Eid, à qui je dois mes sincères remerciments. Cette augmentation se montra aussi indépendante de l'élévation de la température, parce qu'elle se répéta (bien que plus faiblement) le 14, sans que cette température surpassât 37 degrés.

Je rencontrai des phénomènes semblables en 12 cas de fièvre con-

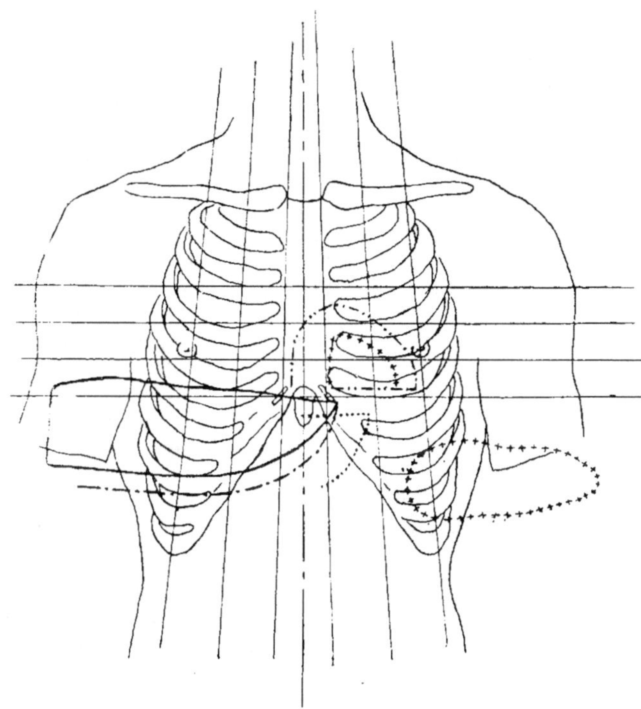

Fig. 4. — Diagramme du 29 décembre.

tinue malarique quotidienne, avec augmentation de toutes les cavités, y compris de celle de l'oreillette gauche, relevés postérieurement, et pour la plupart sur des enfants de 3 à 12 ans. Les détails de ces cas seront tous compris dans une publication qui paraîtra bientôt, et que la brièveté de cette communication m'oblige à omettre. Presque dans tous ces cas on constata le dédoublement du deuxième bruit à la base du cœur, avec un souffle doux à la pointe. Des 55 cas de malaria aiguë, examinés et constatés par l'examen du sang, deux seulement m'ont fourni l'occasion de diagnostiquer des altérations organiques du cœur. Dans le premier il s'agissait d'une altération du « myocarde » ; dans l'autre d'une « endocardite ulcéreuse aiguë ».

Le premier cas se présenta sur une fillette de 5 ans, nommée Victorine Tonelli, malade de fièvre continue quotidienne depuis 8 jours, sous forme typhoïde, avec grave arythmie et intermittence. La fièvre fut bientôt arrêtée par les injections de quinine; mais l'arythmie et l'intermittence se prolongèrent longtemps, pendant deux mois, et ne disparurent que lentement, même après que l'hémoglobine, de 55, était remontée à 80 (à l'hémomètre de Fleisch). La fillette guérit à l'hôpital et en sortit. Mais elle y rentra à peu près six mois plus tard pour des troubles intestinaux. Le cœur se portait bien. Atteinte par la petite vérole, dont elle mourut, elle ne présenta jamais plus l'arythmie qu'on avait remarquée auparavant. On me défendit l'autopsie.

Le cas d'endocardite se présenta sur un jeune homme fort robuste de 20 ans, nommé Tabaran, qui s'était toujours bien porté. Il venait de Mansourah, et était sujet local gréco-catholique. Sa maladie commença par des phénomènes d'arthrite rhumatismale et fièvre très forte. Les tuméfactions articulaires disparurent bientôt. Mais la fièvre persista avec frissons et sueurs abondantes. A son entrée à l'hôpital, le 20 mars, 24e jour de sa maladie, on remarqua une sensible tuméfaction de la rate et du foie, agrandissement de la matité cardiaque, avec souffle olosystolique apexien très âpre et dédoublement du deuxième bruit de la pulmonaire. Le tracé des températures montra que c'était un cas de fièvre tierce. L'examen du sang releva les plasmoïdes des fièvres estivo-automnales. On eut des *infarctus* pulmonaires, et le malade mourut à la fin du deuxième accès de fièvre dans l'hôpital. Dans ce cas aussi on remarqua que la dilatation du cœur varia selon l'accès. On me défendit l'autopsie.

De ces observations dérive évidemment une forme aiguë de dilatation cardiaque dans les fièvres paludéennes, qui est due à des conditions particulières de dyscrasies individuelles, ou à des conditions encore plus particulières de l'organe, ou enfin, à des virulences spéciales de l'agent pathogène des fièvres paludéennes. Ces différences de virulence n'engagent pas des différences morphologiques des plasmoïdes. De nombreux examens microscopiques m'ont montré qu'en Égypte existent les mêmes formes de plasmoïdes dont se sont plus particulièrement occupés Golgi, Marchiafava, Celli, Bignami, Mannaberg, Ziemann, Koch. Je ne m'occupe point ici de plusieurs modalités, celles-ci étant destinées à paraître plus tard.

Pour ce qui concerne la nature de la dilatation aiguë du cœur, on doit retenir qu'elle est produite par la même cause qui provoque l'agrandissement de la rate et du foie. Sans doute, et M. Baccelli nous a depuis longtemps renseignés sur cela. il faut reconnaître que tout cela s'allie à des phénomènes vasomoteurs de nature paralytique plus fréquemment circonscrits à des organes spéciaux, tels que la rate, le foie, parfois encore plus généralisés.

J'ai eu une preuve de ce qui précède par l'examen des vaisseaux rétiniques pendant l'accès, examen achevé, sur ma prière, par M. le D' Porcella, qui était en service à l'hôpital. Et, bien que les cas ne soient pas nombreux (et des recherches plus nombreuses seraient très utiles), il en ressort que, à parité de température, les veines sont, dans ces fièvres, plus dilatées que dans des fièvres de nature différente.

Je serais tenté de classer dans la même nature paralytique les troubles fonctionnels des reins sans lésions anatomiques. Je comprends dans cette catégorie seulement ces troubles qu'on remarque à l'examen fonctionnel des reins par la « phloridzine » et le « bleu de méthylène » et qui, sans cela, ne seraient pas remarqués faute d'albumine et d'autres éléments morphologiques dans l'urine. Sur cinq individus que j'ai soumis à ces examens, la fonctionnalité des reins pendant les accès était essentiellement modifiée, tandis que, après la fièvre, elle reprenait sa régularité.

CARDIOPATHIES FAMILIALES

par le professeur A. BORGHERINI,

de Padoue.

MESSIEURS,

Dans ces derniers temps j'ai eu l'occasion d'observer deux exemples de cardiopathie familiale, qui, je pense, pourront bien mériter votre attention. Ils pourront aussi nous offrir un argument à l'appui du rôle que joue l'hérédité dans les maladies du cœur.

Le premier exemple regarde une famille de pigeons, dont je vous présente l'arbre généalogique.

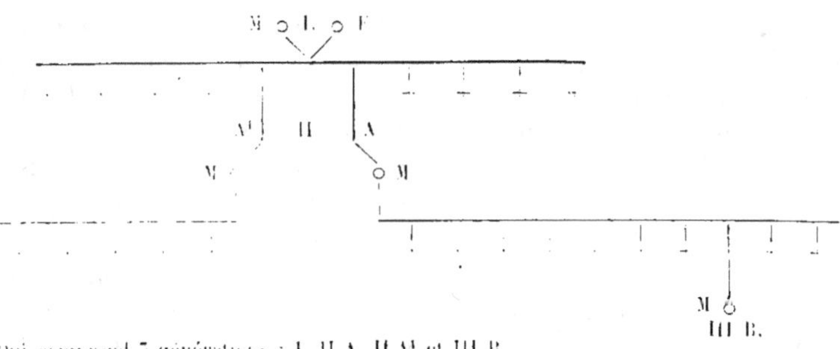

Qui comprend 3 générations : I, II A, II A' et III B.

Le couple de pigeons numéro I donna tous les deux mois environ deux œufs, mais seulement un parvint toutes les fois à la maturité.

Les nés vivaient peu de jours : puis ils mouraient tous, à l'exception de deux, qui se développaient apparemment en parfaite santé.

Ces derniers, qui représentent pour nous la seconde génération (II A, II A'), étaient du sexe masculin et s'accouplèrent avec deux femelles beaucoup plus âgées qu'eux-mêmes, chacune d'elles eut une nombreuse progéniture.

La progéniture du pigeon A' ne fut pas observée par moi : seulement j'ai pu apprendre que les nés moururent tous peu de jours après leur naissance. Au contraire, j'observai et suivis avec attention la progéniture du pigeon A. Tous les deux mois la femelle déposait deux œufs, un seul parvenait à la maturité et les nés mouraient tous après 6, 8 et 10 jours, excepté celui indiqué sur le diagramme sous la rubrique III B qui se développa normalement sans montrer aucun symptôme de maladie.

Je cherchai la cause de leur mort et je constatai : nutrition générale excellente, tous les organes gorgés de sang veineux, le cœur agrandi par la dilatation des cavités droites, remplies de caillots. Le trou de Botal était encore ouvert. L'oreillette droite avait ses parois très minces, la gauche les avait un peu plus développées. Le pli semi-lunaire, qui limite le trou de Botal à son contour antérieur, était incliné vers l'oreillette droite. Je vous présente un de ces cœurs. L'examen des conditions anatomiques laissait voir que pendant la vie le courant du sang se dirigeait de l'oreillette gauche vers la droite. La mort des animaux fut sans doute causée par la persistance du trou de Botal.

J'ai pu observer un de ces jeunes pigeons pendant sa vie, il avait la respiration fréquente, anxieuse aussi dans le sommeil; dans quelques observations je comptai plus de 100 respirations à la minute; pendant que chez les pigeons du même âge et reconnus sains plus tard le nombre des respirations était de 80 à 70 par minute.

Un seul animal entre le grand nombre des nés ne succomba pas (III B). Il se développa robuste et sain en apparence; mais il montra toujours une fréquence de respiration supérieure à la normale. Agé de deux mois il avait 70 à 60 respirations à la minute. Son état général était bon et rien ne présageait aucune entrave à l'existence; mais il m'intéressait d'examiner son cœur et il fut tué. Aussi chez celui-ci on a trouvé l'ouverture persistante du trou de Botal.

Je vous présente, messieurs, le cœur de ce pigeon. On voit le trou ouvert d'environ 6 millimètres; les plis semi-lunaires environnants et spécialement l'antérieur sont inclinés vers la cavité de l'oreillette

droite; celle-ci a les parois assez robustes, presque autant que l'oreillette gauche. Au moment de la mort les deux oreillettes étaient
dilatées et pleines de caillots, mais la droite beaucoup plus que la
gauche. Le cœur, comme vous-mêmes pouvez observer, est dans sa
totalité plus volumineux qu'à l'état normal. Évidemment aussi dans
ce cœur le courant du sang se dirigeait de l'oreillette gauche à la
droite, mais le développement assez fort des parois de cette dernière
suffisait à donner une certaine compensation au défaut d'équilibre
hydraulique du cœur.

La femelle de cette génération fut tuée, le cœur était normal; j'ai
déjà fait observer qu'elle était beaucoup plus âgée que le mâle. Celle-
ci changée avec une autre femelle plus jeune que le mâle, le couple
III B donna et donne encore à présent des fils robustes et sains. Le
couple vit encore.

L'histoire de cette famille de pigeons nous offre quelques points
d'un certain intérêt. Pendant deux générations tous les nés moururent dans les premiers jours de vie. J'ai pu approfondir mes recherches sur une seule branche de la troisième génération et j'ai constaté
la persistance du trou de Botal; et il est bien permis de croire que la
cause de la mort aussi dans ceux que je ne pouvais pas examiner a dû
être la même.

Il est intéressant de considérer comment s'effectuait la circulation
du sang dans le cœur de ces animaux. Dans l'embryon le sang se
porte de l'oreillette droite à la gauche; pendant les premiers jours
qui suivent la naissance, le trou de Botal s'efface; cela se fait par la
formation de deux plis semi-lunaires, l'un antérieur, l'autre postérieur, qui du contour du trou s'avancent vers le centre où ils se réunissent. Ce travail d'oblitération est aidé du commencement de la
fonction respiratoire, laquelle élève la pression dans l'oreillette gauche et l'équilibre avec celle de l'oreillette droite. Dans notre cas les
plis semi-lunaires ont évidemment subi un arrêt dans leur développement; mais l'oreillette gauche a acquis des parois plus robustes que
la droite, aussi l'énergie de contraction dans celle-là était-elle plus
élevée et le courant de sang devait se diriger de gauche à droite. La
mort survint parce que l'oreillette droite avec ses parois très minces
ne pouvait pas vaincre la nouvelle résistance créée par l'anomalie ci-
nommée.

Aussi dans le pigeon qui vécut deux mois et qui certainement
serait arrivé à l'âge adulte, s'il n'avait pas été tué, la circulation du
sang dans le cœur s'accomplit de la même manière, excepté que chez
cet animal toutes les parties du cœur, mais spécialement l'oreillette

droite, avaient acquis un développement bien plus fort, ce qui permettait la compensation.

Il est beaucoup plus difficile de comprendre comment cette anomalie s'était formée et comment elle s'était fixée dans presque tous les membres de cette famille, en menaçant de l'éteindre.

L'arrêt de développement de la cloison inter-auriculaire ne se joint pas à un état d'atrophie générale ; l'anomalie est restée tout à fait exclusive au cœur. Mais il faut remarquer une circonstance, c'est que la famille de ces pigeons était tenue depuis de très longues années isolée et pure d'un croisement quelconque ; l'accouplement avait lieu sans exception entre les frères.

L'expérience faite avec le mâle A démontre combien la vieillesse de la race et l'absence de croisement ont ici joué un rôle important. La première femelle qui était beaucoup plus âgée que le mâle a donné des petits dont le cœur était malade ; mais après la substitution de celle-ci à une femelle plus jeune que le mâle, les produits furent tous sains. Le croisement avec une femelle plus jeune a renouvelé la race et éliminé l'anomalie pathologique.

Cette induction ne suffit pas encore pour éclairer complètement le fait, mais elle renferme, si je ne me trompe pas, une certaine valeur. Elle nous fait souvenir des exemples de dégénération sénile et de rajeunissement observés dans les races et dans les familles humaines, dont Maupas a si bien illustré la cause dans ses élégantes recherches sur la multiplication des infusoires ciliés[1].

Le second exemple, non moins important, de cardiopathie familiale, que je vous présente, regarde l'espèce humaine.

Voir ci-contre l'arbre généalogique.

Cet arbre généalogique comprend quatre générations ; mon observation personnelle se borne aux deux hommes cardiopathiques de la troisième génération et à la jeune fille cardiopathique de la quatrième ; je me sers pour les générations antérieures des relations que m'ont données les deux cardiopathiques de la troisième génération, qui sont entre eux parfaitement d'accord

On voit donc dominer, d'une manière impressionnante, à travers l'arbre généalogique de cette famille, les cardiopathies, mais je me borne à considérer seulement celles que j'ai pu observer et qui correspondent entre elles dans leur histoire.

Joseph (IIIe génération, n° 4) avait été atteint dans ses premières années de myélite aiguë infantile et à cause de cela il avait perdu par-

<hr>

1. *Archives de zoologie expérimentale* 1888, N° 2.

Famille B....

I.
Homme cardiopathique,
mort subitement à 40 ans.

II.
Femme cardiopathique
morte subitement
à 47 ans.

Homme
cardiopathique
mort subitement
à 26 ans.

Femme
hémiplégique
depuis
plusieurs années,
morte subitement.

Homme
non cardiopathique
mort à 75 ans.

Homme mort à 67 ans de paralysie cardiaque.

III.
Homme
(Joseph)
mort à 40 ans
subitement
de
cardiopathie.

Homme
(Antoine)
de 55 ans
vivant
cardiopathique.

Homme
âgé de 56 ans,
souffrant
de bronchite lente
et crachement
de sang.

Femme vivante
et saine.

Femme vivante
et saine.

Femme morte
à 26 ans
de tuberculose
pulmonaire.

Homme mort
à 55 ans
de tuberculose
pulmonaire.

Fille morte
à 10 ans
de méningite.

IV.
Jeune fille (Louise) âgée de 6 ans,
cardiopathique.

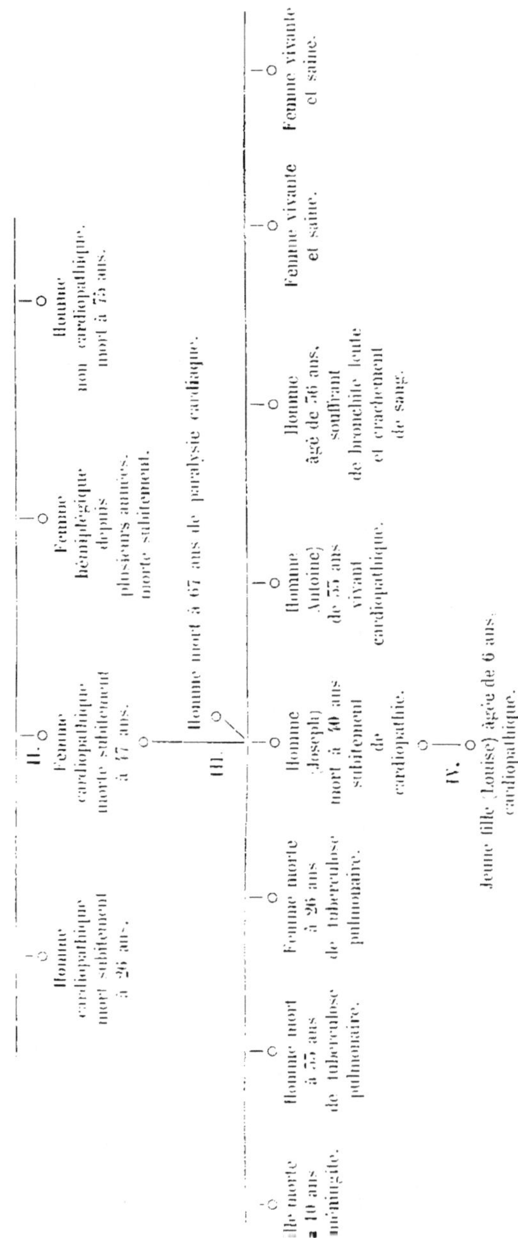

tiellement l'usage du membre inférieur droit ; il était d'une constitution très délicate. Dès sa première jeunesse, dyspeptique, ses troubles d'estomac s'accentuaient de temps en temps parce qu'il ne suivait pas les règles hygiéniques dans son alimentation, et il était chaque fois pris aussi de troubles du cœur. Ceux-ci consistaient en une sensation de douleur précordiale, palpitations, irrégularité du pouls. Avec la fréquente répétition des troubles gastriques, les troubles du cœur devinrent chaque année plus graves ; à la fin le moindre écart de régime, un dîner trop somptueux, une libation trop abondante suffisaient à les produire : ils se traduisaient par des accès de tachycardie, accompagnés d'accidents graves.

L'examen physique ne révélait aucun signe d'auscultation appréciable, quand le fonctionnement gastrique était normal ; seulement le cœur se présentait un peu agrandi dans son diamètre transversal ; le deuxième ton aortique était accentué, le pouls montrait des intermittences, 20 à 50 secondes chaque. Le foie était aussi augmenté de volume. Un soir j'assistai à un accès de tachycardie provoqué par un dîner copieux à la campagne. L'accès fut assez violent pour faire craindre la mort du malade et se jugea par un vomissement abondant. Pendant un nouvel accès de tachycardie survenu dans les mêmes circonstances, deux jours plus tard, le malade succomba.

La nécropsie ne fut pas possible ; mais je peux penser, en faisant la comparaison avec un autre cas que j'ai étudié depuis, que la lésion anatomique consistait en une myocardite chronique interstitielle. Mon confrère et ami le professeur Pennato d'Udine observa aussi un cas identique où l'examen histologique du cœur démontra précisément une myocardite chronique.

Antoine, frère de Joseph (III⁰ génération n° 5), est également dyspeptique et cardiopathe : les troubles du cœur sont heureusement plus légers et il mène une vie plus hygiénique. Il souffre souvent de douleurs précordiales et de palpitations du cœur, spécialement après le repas. L'examen physique fait noter :

La surface du cœur un peu accrue dans sa direction transversale ; le premier ton à la pointe un peu obscur, le deuxième sur l'aorte accentué ; pouls de temps en temps intermittent ; l'estomac atonique ; foie gros.

Louise (IV⁰ génération, fille de Joseph, d'un tempérament nerveux, capricieuse et indocile, a, comme son père et son oncle, des tendances morbides gastriques et cardiaques. Elle est inclinée à commettre des fautes de régime et alors elle souffre de palpitations du cœur et d'intermittences du pouls.

Les symptômes principaux que j'ai recueillis pendant la longue durée de mon observation sont les suivants :

La surface du cœur est quelquefois plus et quelquefois moins agrandie selon l'état des fonctions gastriques, la dilatation se produit aux dépens des cavités droites. Au foyer d'auscultation tricuspidien on entend un bruit de souffle systolique intense qui dans les premiers temps disparaissait pendant les périodes d'amélioration, et qui à présent est devenu constant : le deuxième ton au niveau de l'artère pulmonaire est accentué : le pouls est quelquefois arythmique. Foie, rate, estomac augmentés de volume.

Cet exemple de cardiopathie familiale offre ceci d'intéressant qu'elle se transmet avec des caractères identiques à travers deux générations, tandis que des cardiopathies graves, à nous inconnues, prédominent dans les deux générations précédentes. La forme cardiopathique appartient au type gastrique, illustré par M. le professeur Potain, type dans lequel on doit reconnaître un élément nerveux réflexe à côté d'un élément toxique.

La lésion anatomique du cœur consistait très probablement chez le premier malade (III° génération, n° 4), dans une myocardite chronique; chez le second malade (III° génération, n° 5), la myocardite semble se préparer; et on peut chez la jeune fille qui fait l'objet de la dernière observation, principalement relever une augmentation de la pression dans la moitié droite du cœur, avec dilatation ventriculaire devenue déjà permanente. Ces trois cas sont directement superposables et au point de vue de la pathogénie, et au point de vue des symptômes.

Il n'est pas facile de concevoir comment cette cardiopathie s'est fixée dans la famille: j'observe seulement qu'il y a chez les trois malades une tare morphologique similaire : le développement considérable de la région supérieure de l'abdomen (ligne xypho-ombilicale très longue, régions hypocondriaques très étendues). Cette tare coïncide avec des troubles durables dans la fonction des organes respectifs, spécialement du foie et de l'estomac.

Ce fait met en lumière un défaut d'organisation primitive : en même temps qu'il confirme les pensées de M. le professeur de Giovanni sur la valeur clinique des observations morphologiques, il relève dans le cas concret une tare héréditaire commune aux trois malades, laquelle joue ici un rôle essentiel dans l'évolution de la cardiopathie. Certainement il y a lieu de supposer que le cœur lui-même n'était pas exempt d'influence héréditaire spécialement au point de vue de son innervation et du développement primitif de ses parties.

mais on ne peut donner ici aucun appui de démonstration objective à cette pensée.

Le caractère familial de certaines cardiopathies est connu depuis les temps anciens. On en trouve des exemples frappants dans les ouvrages de Morgagni, Sénac, Lancisi, Franck, Albertini et d'autres. Les vieux auteurs, comme Kreysig, Corvisart, Testa, en parlent vaguement; les récents auteurs en général ont peu insisté sur ce point de l'étiologie. Mais peu d'entre eux ont poussé leur regard au delà de la simple constatation du fait, pour rechercher la manière suivant laquelle le fait même se produit; et cette manière doit être très variée selon les influences multiples que le cœur subit directement en soi-même, ou indirectement de la part des différents organes.

Kreysig [1] est peut-être parmi les anciens auteurs celui qui ait abordé cette question avec un coup d'œil plus pénétrant et il émet à ce sujet des idées empreintes d'une réelle modernité. En parlant de la disposition héréditaire pour les maladies de cœur, il relève qu'un rapport harmonique doit exister dans le développement primitif entre les diverses parties du cœur et entre celles-ci et le développement des artères, des veines et des poumons: ce rapport harmonique est celui qui, joint à une innervation normale, assure la fonction régulière du cœur pendant toute la vie; et celle-ci subira un dérangement toutes les fois qu'une cause quelconque viendra de dehors troubler cette harmonie.

Kreysig développe ensuite cette pensée et il énumère les diverses conditions où l'hérédité entre en jeu pour prédisposer à une cardiopathie.

Nous pouvons trouver ces idées exposées sous une forme plus moderne et avec des arguments plus positifs dans le Traité sur la *Morphologie du corps humain* de M. le professeur de Giovanni, où l'auteur entre avec des recherches physiopathologiques plus subtiles et plus étendues dans la discussion de ce complexe argument.

Dans les deux exemples de cardiopathie familiale ci-dessus rapportés, l'origine est tout à fait différente.

Chez le premier c'est avant tout la dégénération sénile de la race qui est en cause: le croisement avec une race différente et avec des sujets plus robustes a rajeuni la race et effacé la cardiopathie.

Chez le second exemple, en admettant pourtant dans le cœur même une disposition pathologique héréditaire, d'ailleurs non démontrable, il s'agit évidemment d'influences qui se reversent des organes abdominaux sur le cœur, dont elles dérangent le fonctionnement d'abord.

[1]. Le malattie del cuore e dei vasi. *Trad.* Pavia 1819, vol. I, p. 151.

la structure ensuite. La jeune fille que j'observe depuis deux ans a profité beaucoup d'un régime hygiénique approprié et la médecine prophylactique pourra lui donner dans l'avenir des avantages bien plus réels que tout autre moyen thérapeutique.

LE RÉTRÉCISSEMENT MITRAL DES ARTÉRIO-SCLÉREUX

par le docteur A. BLIND,

de Paris.

Nous profitons de ce Congrès pour attirer à nouveau l'attention sur le rétrécissement mitral des artério-scléreux, maladie peu commune qui a fait en 1894 le sujet de notre thèse.

La rareté de cette variété de rétrécissement mitral n'est pas absolue. En 1894 nous avions pu réunir dix cas, observés par nous dans le service de M. Huchard ou publiés antérieurement (Malibran 1885, *Bull de la Soc. anat.* : Pitt, *Brit. med. Journ.* 1887 ; Gabbe, *Lo Spirimentale* 1887 : Sansoni, *Traité des maladies du cœur.* 1892) : une observation de Riegel (*Zeitschrift f. klin. Med.* 1888) nous avait échappé. Actuellement nous possédons une vingtaine de cas. M. Cassan dans une thèse faite sous l'inspiration de M. Bard, à Lyon (1896). relate plusieurs faits de ce genre. et M. Dalché en a publié un dans la *Gazette des hôpitaux* (1897).

Si le rétrécissement mitral pur est une maladie de l'enfance. si le rétrécissement mitral rhumatismal est une maladie de la jeunesse, le rétrécissement mitral des artério-scléreux est le propre de l'âge mûr, environ de la cinquantaine. Il est plus fréquent chez l'homme que chez la femme. mais il peut exister aussi chez elle. comme le prouve l'observation de M. Dalché.

La symptomatologie est constituée par un mélange des signes de l'artério-sclérose généralisée et du rétrécissement mitral classique. Ainsi le ventricule gauche est hypertrophié. le choc de la pointe soulève la paroi thoracique. À la palpation on sent parfois le frémissement cataire. mais il faut que pour cela le cœur ne soit pas trop arythmique et que ses battements ne soient pas trop précipités. À l'auscultation les phénomènes sont variables comme dans tout rétrécissement mitral ; tantôt on entend le rythme mitral complet. claquement d'ouverture, roulement diastolique, souffle présystolique. dédoublement du deuxième bruit. tantôt le roulement présystolique disparaît et on ne perçoit plus que le dédoublement à la base : tantôt le malade fatigué présentera un accès de palpitations au cours duquel on n'entendra que les battements tumultueux d'un cœur en délire. D'autres fois enfin le roulement présystolique ressemblera à s'y méprendre à un bruit de galop présystolique. C'est là le point le plus délicat en pratique ; le bruit de galop de la néphrite interstitielle est souvent confondu avec le roulement du rétrécissement mitral : comme les artério-scléreux sont très souvent atteints de cette néphrite, on aura d'autant plus de tendance à interpréter le phénomène d'auscultation dans le même sens que les autres signes et à le mettre sur le compte du rein.

Au lieu de trouver à la base l'exagération du second bruit à gauche du sternum, on le trouvera à droite, ou encore les deux bruits seront égaux comme intensité. Dans cette maladie hybride non seulement la tension pulmonaire est augmentée du fait du rétrécissement mitral, mais celle de la grande circulation l'est également de par la sclérose artérielle.

Le pouls radial, au lieu d'être mou et dépressible, est concentré, serré, dur.

Du côté des autres organes on trouvera de bonne heure l'engorgement de la base du poumon. Il se produit d'autant plus tôt que des adhérences pleuro-pulmonaires viennent entraver les excursions de l'organe et favorisent la stase sanguine dans les bases. Ces adhérences séreuses manquent rarement, et elles font partie de ce groupe de lésions que M. Huchard a décrites sous le nom de *périviscérites* au cours de l'artério-sclérose.

Le rein, qui est en somme l'organe le plus souvent atteint par la sclérose viscérale, est également congestionné (rein cardiaque) à cause de la lésion orificielle, et devient rapidement insuffisant. Après une période de polyurie, déjà signalée par Willis et Gendrin, survient cette imperméabilité rénale si fréquente chez les artériels, qui ne s'accompagne pas nécessairement d'albuminurie, mais toujours d'oppression, de cette dyspnée toxi-alimentaire si bien étudiée par M. Huchard. Dans notre cas elle est aggravée par la dyspnée mécanique due à la congestion des poumons.

Les efforts de respiration développent secondairement de l'emphysème pulmonaire signalé dans toutes les observations. Cet emphysème à son tour forme un obstacle de plus au travail du cœur droit, tandis que le cœur gauche, réglé pour un petit travail de par son rétrécissement auriculo-ventriculaire, est obligé à un grand effort également, pour lutter contre la tension élevée de l'artério-sclérose. Il ne tardera pas non plus à fléchir, et on verra vite apparaître les signes de l'insuffisance du myocarde, d'autant plus que le myocarde lui-même est atteint de sclérose dystrophique, de dégénérescence granuleuse, d'inflammation interstitielle chronique, dues à l'œdème et à l'extravasation de globules rouges et blancs, et à la nécrobiose des éléments musculaires. De là l'apparition des œdèmes, de l'albumine dans les urines, d'infarctus pulmonaires, de crachats rouillés. Pourtant la cachexie terminale affecte plus l'allure de la cachexie artérielle que de la cachexie veineuse : le malade est plus blanc que bleu ; les œdèmes et les épanchements ne sont pas si volumineux que dans la période terminale cachectique du rétrécissement mitral banal ; le foie est moins gros que le foie cardiaque type ; il est plus dur et moins douloureux à la palpation. Le malade peut succomber aussi à une complication de nature artérielle, à un accès d'angine de poitrine coronarienne, à une hémorragie cérébrale ou à une thrombose. Car si le rétrécissement mitral est la maladie des embolies, la sclérose est la maladie des thromboses.

Anatomiquement le rétrécissement mitral artériel est généralement peu serré ; l'orifice admet d'habitude un doigt, et nous sommes loin des dimensions de l'épaisseur d'un crayon ou d'une plume qu'on peut trouver dans les autres variétés. L'accolement des valves se fait en général le long d'une ligne lisse, sans traces d'inflammation violente. Chez le sujet dont nous avons relaté l'observation dans notre thèse il y avait un pont fibreux jeté d'un bord à l'autre à quelque distance de la commissure des deux valvules.

Cette inflammation valvulaire est subaiguë, analogue à ces inflammations des séreuses d'origine toxique qui aboutissent aux périviscérites, évoluant sans fièvre et sans les manifestations bruyantes d'une inflammation d'origine infectieuse. Aussi la période de développement de la sténose passe-t-elle le plus souvent inaperçue, et le médecin se trouve en présence de la lésion établie. Dans toutes les observations que nous avons pu réunir, les lésions de la néphrite artérielle sont relevées et, a côté, la congestion du rein par stase ; le foie est le plus souvent lésé aussi et occupe le milieu entre le foie artério-scléreux et le foie cardiaque : d'un côté cirrhose interlobulaire et périartérielle du fait de l'artério-sclérose, de l'autre cirrhose sus-hépatique et périphlébitique par stase veineuse.

En somme cette maladie hybride tient le milieu entre les cardiopathies valvulaires et les cardiopathies artérielles, comme la région mitro-aortique tient le milieu entre les vaisseaux et le cœur. Elle participe comme symptomatologie aux caractères de l'une et de l'autre, comme le prouve l'étude que nous venons d'esquisser.

Cela est important pour le traitement. Les troubles de compensation attribuables au rétrécissement mitral doivent être combattus par la digitale, les troubles dus à l'artério-sclérose et en particulier la dyspnée toxique par le régime lacté exclusif.

NOTE SUR UNE FORME DE CARDIO-SCLÉROSE AVEC ARYTHMIE ET TACHY-ARYTHMIE

par M. H. HUCHARD,

de Paris.

Parmi les formes cliniques de cardio-sclérose que j'ai étudiées, il en est une qui mérite l'attention en raison des erreurs de pronostic auxquelles elle expose. La forme arythmique et tachy-arythmique de la cardio-sclérose est bien connue; mais, ce qui l'est moins, c'est l'existence d'une arythmie constituant à elle seule pendant plusieurs années toute la symptomatologie d'une maladie grave, et faisant croire souvent à une de ces arythmies réflexes d'origine gastro-intestinale dont on a tendance à tant abuser. Déjà, en 1889, dans mes *Leçons sur les maladies du cœur*, et tout dernièrement encore (*Traité des maladies du cœur et de l'aorte*, 1899-1900, tome I, page 559), j'ai insisté sur ces faits que je caractérise de la façon suivante :

La forme arythmique de la cardio-sclérose se traduit, tantôt par de véritables attaques arythmiques survenant soudainement, se terminant après quelques heures ou quelques jours par la régularisation du pouls, pour se reproduire plus tard sous forme de nouveaux accès.

Tantôt l'arythmie n'est plus temporaire, ni paroxystique, elle s'installe d'une façon permanente, et alors elle est parfois une surprise de l'auscultation.

Enfin, d'autres fois, voici ce que l'on constate : Brusquement, sous l'influence d'une cause presque toujours inconnue, à un âge variable (45 à 60 ans), s'installe chez un homme en pleine santé, une arythmie dont il peut même ne pas avoir conscience au moment de sa production; *elle peut persister pendant des années, pendant 5, 10 et même 15 ans*, sans aucun trouble fonctionnel et sans aucune lésion, — au moins apparente — du système circulatoire. Puis, un jour, sous l'influence du surmenage, d'écarts alimentaires, d'une maladie infectieuse comme une pneumonie, éclatent des accidents graves qui ne permettent plus aucun doute sur le diagnostic : accès de dyspnée toxi-alimentaire, signes indéniables d'hypertension artérielle avec retentissement diastolique à droite du sternum, léger œdème des membres inférieurs, un peu d'albumine, etc. A partir de ce jour, la maladie artério-scléreuse, jusque-là presque silencieuse, a parlé : elle va poursuivre franchement son évolution avec tous les symptômes qui la caractérisent, avec tous les accidents qui peuvent la traverser.

Cependant, dès le début, cette arythmie persistante pouvant précéder de plusieurs années, mais le plus souvent de quelques mois ou encore d'un à deux ans (exceptionnellement de 5 à 10 ans) les symptômes de cardio-sclérose confirmée, doit être un avertissement pour le médecin qui en reconnaîtra la véritable nature par les caractères suivants : elle survient à l'âge des affections cardio-scléreuses, elle est le plus souvent inconsciente pour le malade, elle s'accompagne presque toujours des signes de l'hypertension artérielle (retentissement diastolique à droite du sternum, *stabilité* du pouls caractérisée par le nombre égal des pulsations dans la station horizontale ou verticale, chiffre élevé de la tension au sphygmomètre, etc.), elle s'accompagne encore le plus souvent de troubles dyspnéiques *sine materia* (dyspnée toxi-alimentaire), elle est absolument rebelle à la digitale. Ce dernier caractère a son importance. Car, chercher à faire disparaître quand même par la digitale une arythmie d'origine myocardique, c'est s'exposer d'abord à ne jamais atteindre le but, c'est s'exposer ensuite à provoquer des accidents d'intoxication digitalique, si l'on persiste dans cette médication à outrance jusqu'à vouloir obtenir une régularisation même imparfaite du rythme cardiaque. *Il y a des arythmies myocardiques, véritables boiteries incurables du cœur, que la digitale ne parvient jamais à modifier,* et de ce nombre sont celles qu'on observe dans la cardio-sclérose.

Cette forme arythmique peut devenir rapidement grave : je répète qu'elle n'est presque pas modifiée par la digitale, que même elle peut se terminer par la mort subite. Cette terminaison s'observe dans trois cas :

1° Probablement quand le siège de la lésion est exactement localisé « au point vital » du cœur de Kronecker et Schmey, ou encore lorsqu'elle a envahi toute la pointe de l'organe ;

2° Lorsque l'arythmie coexiste avec des accidents angineux ;

3° A la suite de l'administration intempestive et prolongée de la digitale, surtout dans les arythmies rythmées, souvent méconnues (rythme couplé du cœur, rythme couplé et tricouplé alternant). Je rappelle à ce sujet que j'ai signalé (*Société médicale des hôpitaux,* 1892) des cas de morts rapides ou subites chez des malades atteints de cardio-sclérose arythmique *avec rythme couplé,* et auxquels on avait prescrit la digitale d'une façon intempestive et exagérée. La digitale produit ce rythme couplé, et quand celui-ci procède de la cardio-sclérose, l'administration du médicament devient ainsi complice de la maladie.

SIGNIFICATION CLINIQUE ET PATHOGÉNIQUE DE L'ARYTHMIE
DANS LA MYOCARDITE CHRONIQUE

par M. Pierre MERKLEN.

L'arythmie s'observe, au cours des cardiopathies chroniques, d'une manière transitoire ou permanente. L'arythmie transitoire ne peut relever que de troubles fonctionnels accidentels; l'arythmie permanente ou continue ne se comprendrait pas sans une lésion déterminée du myocarde ou du système nerveux intra-cardiaque. Cette lésion, quelle est-elle et quelles en sont les conséquences cliniques ?

Des deux théories physiologiques du rythme cardiaque, théorie myogène et théorie neurogène, c'est celle-ci qui réunit le plus de suffrages et qui d'ailleurs explique de la manière la plus satisfaisante, non les contractions rythmiques du cœur, mais leur régularité et leur coordination. D'ailleurs, elles s'accordent toutes deux à placer dans l'oreillette le début de la systole cardiaque et l'incitation initiale qui se transmet secondairement au ventricule. Cette première considération tendrait déjà à assigner aux altérations organiques ou fonctionnelles des oreillettes un rôle prépondérant dans le mécanisme pathogénique des arythmies. Nous savons d'autre part que les centres nerveux intra-cardiaques se trouvent surtout réunis au niveau du sillon auriculo-ventriculaire, et que les parois des oreillettes sont particulièrement riches en cellules nerveuses ganglionnaires. Celles-ci sont-elles altérées dans l'arythmie permanente ? C'est la question à résoudre. On ne le peut malheureusement que d'une manière indirecte, la technique histologique des nerfs intra-cardiaques étant encore insuffisante pour permettre des examens concluants. Leur altération est vraisemblable, quand les régions du myocarde où siègent normalement les centres nerveux ganglionnaires sont elles-mêmes profondément dégénérées, et l'on peut arriver théoriquement à cette conclusion que les lésions des parois auriculaires doivent jouer un rôle dans la pathogénie de l'arythmie permanente.

Les recherches de Dehio et de Radasewski ont appelé l'attention sur l'importance de la myofibrose des oreillettes, et ce dernier observateur, se basant sur les résultats de l'examen histologique du cœur, dans des cas de myocardite chronique avec ou sans arythmie, est arrivé à cette conclusion : 1° que la sclérose des ventricules peut être des plus prononcées, sans qu'il en résulte d'arythmie ; 2° qu'au contraire les parois des oreillettes sont atteintes d'une sclérose diffuse et atrophiante dans la myocardite avec arythmie. J'ai, moi-même, avec mon chef de laboratoire, M. Rabé[1], examiné à ce point de vue un certain nombre de cœurs venant de cardio-scléreux atteints d'arythmie permanente, et j'ai pu constater cette même sclérose envahissante des parois auriculaires. Est-ce à dire que la question si obscure du mécanisme pathogénique de l'arythmie dans les myocardites scléreuses soit définitivement tranchée? Non certes, mais elle est bien posée, et une voie s'ouvre qui permettra sans doute de la trancher dans un avenir prochain.

Il va sans dire, qu'au cours même des cardio-scléroses, l'arythmie peut se produire sous l'influence d'autres causes. Pas plus qu'un cœur normal ou peu altéré, le myocarde scléreux ne peut se soustraire aux influences multiples qui sont susceptibles de faire varier ses contractions rythmiques : parmi elles les plus importantes sont les variations brusques de la tension intra-cardiaque dont l'excès, les physiologistes l'ont démontré, est une cause d'arythmie au même titre que les excitants physiques, chimiques et mécaniques. Chez une malade atteinte de rétrécissement mitral avec cardio-sclérose, j'ai observé une courte crise d'arythmie avec dyspnée à la suite du traitement digitalique qui trop brusquement avait fait cesser une insuffisance tricuspidienne compensatrice, produisant ainsi une brusque élévation de la tension dans la petite circulation et dans l'oreillette gauche. Et inversement, au cours d'une myocardite chronique avec arythmie permanente, j'ai vu le rétablissement transitoire et d'ailleurs peu durable du rythme normal au moment de l'établissement d'une insuffisance tricuspidienne relative qui interrompit les troubles dyspnéiques dus à la stase et à l'excès de tension dans la petite circulation.

Pour en revenir à l'arythmie permanente de la myocardite chronique, M. Huchard nous a bien rappelé ses caractères cliniques, sa précocité, l'apparition secondaire et souvent tardive de l'asystolie, l'influence nulle de la digitale sur les troubles du rythme cardiaque alors qu'elle agit efficacement sur l'asthénie cardiaque et les accidents de compensation. Cela prouve qu'arythmie et asystolie sont deux phénomènes souvent concomitants, mais non subordonnés. L'arythmie

1. MERKLEN et RABÉ. Note sur la myocardite chronique des oreillettes et ses rapports avec l'arythmie. Congrès de Lille, 1899.

est la révélation d'une lésion régionale, partant d'une lésion limitée, sans influence bien manifeste sur le travail du cœur qui est irrégulier mais non diminué. Quand l'asystolie vient, c'est qu'il y a autre chose, dégénérescence progressive et diffuse des autres parties du myocarde, fatigue, toxémie, et surtout obstacle périphérique. Les observations que j'ai recueillies à ce point de vue m'ont permis de conclure que l'arythmie n'aggrave pas le pronostic : l'évolution des myocardites arythmiques n'est ni plus rapide, ni plus troublée que celle des cardio-scléroses avec rythme normal. L'arythmie permanente n'a donc pas grande valeur pronostique ; mais elle est le signe de lésions certaines du myocarde.

Il n'en est pas moins vrai que la myocardite chronique arythmique présente des allures spéciales qui méritent d'attirer l'attention du clinicien et du thérapeute. Il arrive un moment où elle se manifeste par des crises répétées d'asystolie, facilement réductibles par la digitale mais qui se reproduisent dès que l'action du médicament est épuisé. Cette asystolie à répétition s'observe certainement dans la myocardite non arythmique, mais je crois devoir signaler l'heureuse influence qu'exerce sur elle le strophantus chez les arythmiques. J'ai observé deux malades qui, grâce à la teinture de strophantus au 1/5° prise à la dose de six gouttes par jour, ont pu reprendre une vie presque régulière, alors que pendant des mois ils avaient été tenus à l'hôpital par des accès asystoliques qui réclamaient toutes les deux ou trois semaines le traitement digitalique. J'ajoute que cette médication, continuée pendant près d'une année dans un cas, n'a produit aucun accident. Malheureusement j'ai perdu de vue mes deux malades et il est vraisemblable qu'ils ont succombé aux inévitables conséquences de leur pansclérose.

DISCUSSION

M. HUCHARD. — Il est fort difficile et prématuré de donner une théorie physiologique de l'arythmie. L'origine auriculaire du phénomène est possible, sans qu'on puisse l'affirmer d'une manière certaine. Henschen, de Stockholm, a développé cette question, sans arriver à une conclusion ferme.

Je n'ai pas, à cet égard, de faits personnels probants. Pourtant, j'ai fait l'autopsie d'un artério-scléreux arythmique qui présentait une sclérose manifeste de l'oreillette gauche. D'autre part, chez les malades atteints de rétrécissement mitral, qui très fréquemment ont des lésions auriculaires, notamment de la thrombose ou de la myocardite de l'oreillette gauche, on observe rarement de l'arythmie.

Il ne semble donc pas qu'il y ait une corrélation nécessaire entre l'arythmie et les lésions des oreillettes.

M. MERKLEN. — Il paraît probable que la sclérose de l'oreillette ne produit l'arythmie que si elle est diffuse et très prononcée. Dans les cas de Henschen, il en était ainsi ; et cet auteur appelle l'attention sur la difficulté que doit éprouver à se vider l'oreillette gauche rigide. Les physiologistes ont pensé que l'excès de la pression intra-cardiaque produit l'arythmie. Or, dans le rétrécissement mitral, cet excès de pression est très fréquent au niveau de l'oreillette gauche, ce qui est une cause très plausible d'arythmie. Chez une malade de mon service, j'ai vu le fait se produire et l'arythmie coïncider avec la phase de distension auriculaire, au cours d'un rétrécissement mitral.

M. EWART (Londres). — Il semble qu'il y ait deux sortes d'arythmie dans les cardiopathies chroniques : l'une intra-cardiaque, produite par l'irritation ou le mauvais fonctionnement des ganglions nerveux propres au cœur, l'autre extra-cardiaque. Je voudrais mettre en relief le rôle que joue très vraisemblablement, dans la genèse de cette arythmie, le péricarde. Eilter, de Vienne, a montré que l'irritation de la séreuse péricardique est un facteur réflexe d'arythmie, par l'intermédiaire du phrénique et du pneumo-gastrique. Cette irritation du feuillet viscéral péricardique entre très fréquemment en cause dans toutes les affections chroniques du cœur.

Chez les sujets sains, elle ne donne lieu qu'à des intermittences et à des irrégularités passagères ; mais chez ceux qui ont une faiblesse permanente du cœur, elle peut amener de l'arythmie persistante, aussi bien, d'ailleurs, que les excitations réflexes bien connues qui partent de l'estomac. Peut-être dans ces dernières y a-t-il un phénomène mécanique, le soulèvement du diaphragme par l'estomac distendu, lequel met en contact intime le trèfle aponévrotique avec les oreillettes.

M. BARIÉ. — Je ne veux pas insister sur la pathogénie des arythmies persistantes, mais simplement faire remarquer le bon effet du strophantus en pareille circonstance. Cependant je crois que l'extrait doit être préféré à la teinture : celle-ci est quelquefois infidèle, et d'ailleurs il existe plusieurs variétés de teinture, ce qui rend son application parfois difficile. Il existe en effet des teintures à 1 5, à 1 8 et même à 1/20, et je crois que cette dernière est celle dont se servait Fraser (d'Edimbourg) dans ses recherches sur le strophantus. Au contraire, l'extrait de strophantus m'a toujours, en pareil cas, donné des résultats très appréciables.

Mais le point que je veux surtout mettre en lumière, c'est que le strophantus est surtout d'une utilité incontestable dans les *arythmies doulou-reuses*, c'est-à-dire dans les arythmies avec palpitations et phénomènes douloureux perçus par le malade ; c'est dans ces cas principalement que le strophantus m'a donné le maximum d'effets utiles.

M. POTAIN. — Comme M. Barié, je crois le strophantus surtout indiqué dans les cas de troubles cardiaques douloureux : il ne régularise pas beaucoup mieux le cœur que la digitale, mais calme beaucoup mieux que celle-ci les sensations angoissantes et névralgiques ; il n'a pas, autant que la digitale, la propriété d'élever rapidement la tension sanguine.

<hr>

CARDIO-TOPOMÉTRIE, CARDIO-VOLUMÉTRIE, CARDIO-STATIQUE

par le professeur G. RUMMO,

de Palerme.

Depuis 1890, en étudiant la topographie du cœur sur le vivant, et avec des contrôles réitérés des autopsies et de l'examen radioscopique et radiographique nous avons adopté une nouvelle méthode de détermination de la matité cardiaque.

On réussit ainsi à faire presque l'anatomie sur le cœur du vivant; car non seulement ma méthode donne des renseignements sur la volumétrie cardiaque; mais, ce qui est bien plus important, elle nous fait connaître l'inclinaison du cœur, ce qui est de la plus grande importance dans la détermination des différentes dystopies cardiaques protopathiques (cardioptose franche), et secondaires.

Par la percussion à rayons convergents vers le centre de la région du cœur, en tenant compte des moindres variations de la résonance thoracique nous traçons d'abord l'ovoïde cardiaque, qui reste ouvert en haut (région vasculaire).

Les quatre *pôles* de cet ovoïde (*mucronal* ou apexien, *auriculo-ventriculaire droit, auriculaire droit, ventriculaire gauche*) sont réunis par quatre *cordes* (*gauche* ou *ventriculaire gauche, inférieure, ou phrénique* ou *ventriculaire droite, droite* ou *auriculaire droite, supérieure* ou *vasculaire*) qui nous donnent les dimensions de chaque segment du cœur. On acquiert ainsi une idée bien exacte de la topographie et de la volumétrie cardiaque. À ce but contribue aussi la détermination des quatre angles polaires.

Pour tout ce qui a rapport à l'étude de la statique cardiaque, il suffit de se borner à la détermination des angles que j'appelle : *angles d'inclinaison*, qui sont deux : le premier compris entre *le grand axe* ou plan de symétrie du cœur, qui unit le pôle auriculaire droit au pôle mucronal, et la ligne médiane du sternum, plan de symétrie du corps ; le deuxième ou angle *cardio-phrénique*, compris entre la ligne médiane du sternum et la corde inférieure. Un troisième angle d'inclinaison, formé par l'intersection du *grand axe* et de l'*axe bref* (qui unit le pôle auriculo-ventriculaire droit au pôle ventriculaire gauche), a aussi une certaine valeur dans l'étude de la statique.

Par cette méthode on réussit à projeter sur la région du cœur tout le périmètre cardiaque, et les résultats, comme nous apprennent les nombreuses expériences qu'on a faites sur les vivants et sur les cadavres, dans une si longue suite d'années, sont d'un grand intérêt pour la clinique.

SUR LA CARDIOPTOSE

par M. le professeur RUMMO,

de Palerme.

Il existe un déplacement, une vraie ptose de cœur, de même qu'elle a été bien décrite pour tous les viscères de l'abdomen. Cette nouvelle entité anatomo-pathologique et clinique que j'ai étudiée, est la vraie ptose essentielle, protopathique du cœur; car il n'intervient pour sa production aucun changement dans la pression thoracique ou abdominale, ni aucune augmentation remarquable du volume du viscère. Elle peut être définie : *une modification de la statique cardiaque, caractérisée par la chute du cœur, due à une altération protopathique de ses moyens de contention.*

Il n'y a pas de notable rapport entre la splanchnoptose et la cardioptose; car l'une peut bien se trouver sans l'autre.

La cardioptose est plus fréquente chez l'homme, et elle n'a pas de rapports avec l'athérome; elle se manifeste pendant la jeunesse, qui, dans le premier âge a souffert de désordres fonctionnels, décrits sous le nom de surexcitation cardiaque, de cœur irritable, d'hypertrophie cardiaque de croissance.

Les prédisposés à la ptose du cœur ont souvent le squelette faible, le thorax long aux muscles flasques et ils ont peu de graisse; ils sont portés à l'hémoptysie, à la dilatation variqueuse du système veineux périphérique.

Lorsque l'équilibre dans la statique cardiaque commence à faire défaut, le cœur peut s'arrêter à son premier degré de ptose (*ptose partielle*) ou à son dernier degré (*ptose totale*) où le cœur semble couché sur le diaphragme. D'abord, sans refouler en bas le diaphragme, il glisse vers le côté gauche: depuis il survient un déplacement latéral et vertical; ce qui est bien valable avec ma méthode anatomo-clinique de percussion du cœur.

Cependant l'aorte thoracique, et la crosse de l'aorte se dilatent; les foyers d'auscultation descendent jusqu'au troisième ou quatrième espace intercostal; le pouls diaphragmatique gauche est visible et palpable, l'espace semilunaire de Traube se réduit, souvent l'aile gauche du foie descend un peu. Le volume du cœur peut augmenter, mais toujours à un degré bien faible par l'effet de la ptose. Il y a ensuite asthénie cardiaque, angoisse respiratoire, dyspnée d'effort, précordialgie, sensation de constriction thoracique, pseudo-angine, palpitation, tachycardie ou bradycardie, sans dire de nombreux et inconstants phénomènes neurasthéniques.

Très souvent à la ptose cardiaque s'adjoint un abaissement des bords pulmonaires, comme dans l'emphysème. Il y a quelquefois comme complication le rétrécissement mitral pur.

Le facteur principal et fondamental de la cardioptose, et c'est là la nouvelle donnée de mes études, est une disposition anormale, innée, une organisation défectueuse des moyens de soutien et de contention du cœur. Dans cette forme clinique, c'est le tissu élastique surtout qui est défaillant, d'où l'appellatif d'*ugropathie* (ὑγρός élastique) que j'ai donné à cette systémopathie. Il s'agit d'une manifestation peut-être, hérédo-familiale, innée, qui atteint le tissu élastique des vaisseaux, surtout dans le gros faisceau vasculaire.

AORTITE CHRONICHE ED ANEVRYSMI,
E PROCESSI PLEURO-PULMONALI CONSECUTIVI
par A. DEL PIANO.

Alcuni casi clinici da me seguiti fino all'autopsia mi hanno offerto l'occasione di studiare qualche punto etiologico sintomatologico e patogenetico inerente alle aortiti croniche ed agli aneurismi ed ai processi pleuro-polmonari consecutivi. Ho potuto nettamente stabilire in ciascun caso sia l'origine puramente infettiva (in un caso la tubercolizzazione del l'aorte ni modo tutt' affatto simile ad un' osservazione riferita da Hanot), sia l'origine tossica e mista e l'intervento del sistema nervoso, concordemente ai risultati recenti della patologia sperimentale, anche per il sistema vascolare. ne' miei casi, debbono avere avuto valore le leggi che regolano l'azione dei bacteri e delle sostanze tossiche ed i poteri di difesa dell'organismo d'onde risulta che gli stud' intermed' e le transizioni evolutive segnalate da Cornil e Ranvier fra l'arterite acuta e l'arterite cronica sono in rapporto con l'intensità e la continuità d'azione, la quantità e qualità degli agenti infettii e delle sostanze tossiche che attraversano l'organo o l'organismo. L'eziologia inoltre é direttamente in rapporto non solo con l'intensità, ma anche con l'estensione del processo morboso inquantoche le forme infettive si svolgono nelle mie osservazioni a focolai d'arterite cronica localizzati esclusivamente all'aorta, mentre le altre forme assumono più facilmente l'aspetto del l'arteriosclerosi generalizzata senza presentare tendenza alla produzione di fatti di struttivi. In quanto alla parte del sistema nervoso essa riguarda nelle mie osservazioni le lesioni trofiche vascolari sia come consequenza el'fatti degenerativi nervosi centrali o periferici, sia come consequenza di disturbi vasomotori.

I reflessi vasomotori infatti come Gaskell e Luciani anno dimostrato funzionano analogamente ai nervi del cuore e regolano il metabolismo delle cellule delle fibre muscolari lixie automaticamente attive, i vaso costrittori ne accelerano i processi di disintegrazione e i vaso-dilatatori ne favoriscono i processi assimilativi. Alla vasocostrizione succederebbe quindi et catabolismo e la consequente perdita o diminuzione di funzione della muscolare, d'onde poi allargamento delle pareti e distensione delle medesime con tutte le consequenze che il mutamento di forma ed' calibro dei vasi induce nella circulazione del sangue nella velocità e nei rapporti del sangue stesso e delle sostanze inessociviolanti con la parete vasale.

In quanto alla sintomatologia dell'aneurisma le mie osservazioni non si accordano con l'interpretazione che il Feletti emise per spregare la pulsazione cefalica considerandola come una consequenza dei rapporti del l'aneurisma con il bronco sinistro e siferendola alla trazione in basso del bronco e della trachea ad ogni diastole arteriosa. In due mie osservazioni, l'una di aortite cronica sifilitica con grande aneurisma della parete anteriore dell'aorta ascendente svolgentesi tutto all'esterno, previa perforazione dello sterno, senza rapporti quind' con le vie aeree endotoraciche; l'altra di aortite cronica con insufficenza aortica ed ectasia della porzione ascendente, la pulsazione cefalica si presento fin dal principio d'una nettezza e d'una evidenza classica.

Essa mancava in un altro caso nel quale la necroscopia dimostro il più stretti rapporti dell'aneurisma con il bronco sinistro e la trachea rilevabili gia clinicamente per la presenza del sintoma di Oliver e Cardarelli.

L'assenza della pulsazione cefalica in questo caso dimostra che essa non e determinata dai rapporti dell'aneurisma col bronco, ma che indipendentemente da cio e necessario l'intervento di altre condizioni: condizioni verificate nelle due precedenti osservazioni, ossia un combatto anormale dell'aorta toracica con lo scheletro unitamente ad un aumentato impulso del cuore: nella 5ª osservazione infatti i rapporti del l'aneurisme con lo scheletro evano aboliti per l'interposizione fra quello e questo del margine polmonare.

I fenomeni pleuro polmonari consecutivi agli aneurismi rientrano nelle mie osservazioni tra i fatti di compressione diretta ed indiretta. Come fatto di compressione diretta nel caso già citato, tipo ricorrente compressione del ricorrente e del vago polmonare sinistro del bronco e della branca sinistra dell'arteria polmonare, con conseguente processo di infarto e di stasi polmonare e apertura dell'aneurisma nel bronco sinistro; processi favoriti in fine per l'epatizzarsi del lobo polmonare superiore sotto l'influenza d'una pneumonite acuta caseosa. Come compressione indiretta, in un altro caso, idrotorace destro per stenosi della vena Azigos contro il bronco destro stirato in alto e in fuori per uno spostamento esagerato del laringe in seguito all'espandersi contro d'erso della sacca d'un grande aneurisma extrasternale. Per quanto riguarda le pleuriti secondarie dei cardiopatici in base a l'osservato d'un caso in una Anna di 54 anni con aortite cronica ectasia aortica arteriosclerosi generalizzata e neoplasme del piloro, io penso de il fatto constatato della frequenza delle pleuriti secondarie nei soggetti affetti da lesioni ateromatoze dell'aorta conchiori retrosternali ed accessi anginosi o pseudo anginosi e lesioni degli organi abdominali, possa essere riferita all'intervento in questi casi anche del sistema nervoso nella produzione diquelle lesioni che cono la causa communemente riconosciuta delle pleuriti secondarie de viverificavo con maggiore frequenza nei malati a lesioni cardio aortiche. Infatti le condizioni di aumentata tensione per stasi cardiaca cui Renaut à attribuito la produzione di que focolai emorragici consequenti a rottura simplice dei vasi e da lui descritti sotto il nome di infarto festonato diffuso, possono essere indotte nei vasi del polmone anche attivamente dal sistema nervoso specie nei cardio aortici, nei quali spesso la concomitanza di lesioni renali e di disturbi gastro-intestinali da una parte, e l'irritazione del plesso o dei gangli cardiaci dall'altra concorrono a determinare fatti d'aumentato tensione nell'arteria polmonare con un abbagamento della pressione aortica che secondo le esperienze di Franck può discendere da 135 a 70 mill di Hg. in 80 inoltre i pilori dello stomaco e del fegato le eccitazioni meccaniche della mucosa gastrica possono secondo Polain influenzare le fibre motrici dell'innervazione polmonare per via reflessa determinando cosi aumento di tensione nell'arteria polmonare e nel ventricolo destro. La tensione alla quale le arterie polmonari sono sottoposte obvrà essere proporzionele alla intensità dello stimolo e al grado d'ipertrofia del ventricolo destro, la resistenza delle pareti vasali inversamente proporzionale al grado della loro alterazion. L'associazione di queste cause, reflessa. tossica infetttiva e meccanica, anche quando non determina rottura vasale induce pier sempre l'edema acuto per le concomitanti lesioni vasali, etc.: costituiscono in questi malati in oltre il terreno più favorevole all'azione dei microrganismi ed alla produzione per essi di focolai spassi di bronco pneumonito sub-acuto capaci di spiegare ugualmente un influenza patogenetica sulla pleurite secondaria.

LE POULS VEINEUX DES SAPHÈNES DANS L'INSUFFISANCE TRICUSPIDIENNE

par M. P. E. LAUNOIS,

Médecin de l'hôpital Tenon, professeur agrégé à la Faculté.

et A. LOEPER.

Interne des hôpitaux.

Le tableau clinique de *l'insuffisance tricuspidienne* est aujourd'hui classique : les observations se sont en effet multipliées depuis l'époque où *Gendrin* en fit la première description et la considérait comme constante dans les maladies du cœur arrivées à une période avancée de leur évolution.

Dans ses *Leçons sur les maladies du cœur et des grosses artères*, cet auteur avait mis en valeur deux symptômes capitaux : *la dilatation du cœur et le gonflement par récurrence des veines jugulaires*. A cette première et magistrale description, *Parrot* devait ajouter plus tard la constatation *d'un souffle systolique xiphoïdien* qu'il décrivit sous le nom de *souffle symptomatique de l'asystolie*, dont le siège et le timbre avaient déjà été nettement précisés par *Hope* en 1849.

Le professeur *Potain*, dans un mémoire lu à la Société médicale des hôpitaux en 1874. reprit la question si intéressante des souffles et des mouvements qui s'observent dans les jugulaires : *le pouls veineux vrai tricuspidien* était dorénavant séparé du pouls veineux faux présystolique. symptomatique de l'hypertrophie de l'oreillette droite.

A cette symptomatologie déjà si caractéristique. *Friedreich* ajoute la constatation *des battements systoliques hépatiques* que *Mahot* devait étudier peu de temps après dans sa thèse. Pour cet auteur. les battements hépatiques sont un signe précoce d'insuffisance tricuspidienne; ils précèdent souvent en effet les soulèvements des veines jugulaires parce que la veine cave inférieure, dépourvue de valvules. est plus accessible à l'ondée sanguine rétrograde qui reflue de l'oreillette droite.

Cette prédisposition particulière du système cave inférieur et de ses annexes a depuis été constatée dans de nombreuses observations.

De même, dans son travail, *Mahot* signale la *constatation de battements dans la veine cave inférieure. Geigel,* de son côté, avait fait les mêmes constatations. *Duroziez,* après *Friedreich,* attire l'attention sur *le souffle* qu'on peut percevoir *au niveau de la veine crurale* dans l'insuffisance tricuspidienne. Enfin, en 1889, nous voyons *François Franck* rapporter un cas de *pouls veineux des saphènes* observé chez un malade atteint d'insuffisance tricuspidienne et porteur de grosses varices. « La saphène droite était considérablement dilatée au niveau de l'angle inférieur du triangle de Scarpa, à la partie moyenne de la cuisse et à la face interne du genou. On avait pensé un instant que les battements veineux pouvaient être dus à une varice anévrysmale, mais le sujet ne présentait aucun signe d'anévrysme artério-veineux. On retrouvait du reste les mêmes battements au niveau du triangle sus-claviculaire, le long de la veine jugulaire interne, jusques en arrière de la mâchoire. Le foie, débordant les fausses côtes, présentait des mouvements d'expansion et de retrait. Enfin l'existence d'un souffle tricuspidien ne laissait aucun doute sur la nature des pulsations constatées au niveau de la saphène. »

L'observation suivante, que nous avons recueillie cette année dans notre service de l'hôpital Tenon, est un bel exemple de *pouls veineux tricuspidien des saphènes,* nous dirions volontiers de pouls veineux périphérique général.

Le 4 janvier 1900, à neuf heures du soir, entre dans notre service de l'hôpital Tenon une journalière, âgée de 41 ans, Marie D...., très dyspnéique, ayant beaucoup peiné pour monter les escaliers, elle est immédiatement couchée dans le lit n° 8 de la salle Maurice Raynaud.

Elle se plaint de palpitations, de douleur précordiale et de pesanteur dans l'hypocondre droit.

Dès son entrée, on chercha à analyser les différents symptômes qu'elle présentait ; elle parut, malgré sa dyspnée intense, peu cyanosée ; ses pommettes sont couperosées, mais ses lèvres sont roses et ses conjonctives normales.

La veine jugulaire droite est tendue et a acquis le volume d'un crayon ; elle bat à chaque systole cardiaque. Le cœur est arythmique, inégal, très rapide (160 pulsations à la minute). En raison même de l'état tumultueux du cœur, on ne peut, à l'auscultation, percevoir aucun souffle ni aucun bruit anormal. Le foie déborde de trois travers de doigt le bord des fausses côtes, il est douloureux à la palpation et est animé de battements rythmiques. Le ventre est météorisé et ne renferme pas de liquide ascitique ; les membres inférieurs sillonnés de varices, surtout apparentes à droite, ne sont nullement œdématiés. Les poumons, même dans leurs parties inférieures, sont intacts. Bien que la cyanose et l'œdème fassent défaut, on porte le diagnostic d'asystolie avec dilatation du cœur droit et de l'orifice tricuspide, on applique des ventouses et on pratique une injection sous-cutanée de caféine.

Le lendemain, à la visite, nous trouvons la malade assise dans son lit ; elle est toujours très oppressée, ses lèvres ne sont que très légèrement cyanosées, ses yeux injectés présentent une coloration subictérique à peine perceptible. Les parties latérales de la base du cou sont soulevées rythmiquement par une pulsation isochrone à la systole cardiaque. Les veines jugulaires, surtout celle du côté droit, sont turgides, sinueuses ; elles présentent un mouvement d'amplitude absolument net. À la partie inférieure de la veine jugulaire droite, il semble qu'une ampoule sous-jacente soulève les téguments à chaque systole cardiaque. Les doigts, légèrement appliqués à ce niveau, permettent de reconnaître que la pulsation ainsi produite est très superficielle : on peut même, en utilisant deux doigts, sentir les battements de la jugulaire externe et plus profondément ceux de la carotide. Si le battement est absolument systolique, il est synchrone à la systole cardiaque et au pouls radial, mais la distension de la veine est telle qu'il est fort difficile de percevoir le reflux : à peine vidé de bas en haut, le vaisseau est à nouveau et immédiatement distendu par un nouvel apport sanguin. Le bulbe de la jugulaire se gonfle comme une véritable ampoule en caoutchouc qui ne serait que peu dépressible. Il est impossible, à ce niveau, de différencier le battement sous-clavier du battement veineux.

. Du côté gauche les signes perceptibles à la vue et au toucher sont les mêmes, mais ils sont beaucoup moins marqués.

Au niveau du premier espace intercostal la sonorité est moindre à droite qu'à gauche : la submatité est peut-être en rapport avec la dilatation veineuse sous-jacente.

En découvrant la malade, on remarque un soulèvement très apparent de la région xiphoïdienne et de la portion sus-ombilicale de l'abdomen, surtout dans la portion droite. La main, appliquée à plat à ce niveau et déprimant légèrement la paroi, est soulevée par des ondulations rythmiques. Il s'agit de battements hépatiques : le foie est comme soufflé à chaque systole cardiaque. Si on réussit à prendre entre les doigts son bord antérieur, on le sent manifestement se dilater sous la pression. Le foie est d'ailleurs très mobile et fuit sous la main qui le palpe. En rapprochant les renseignements fournis la veille par la palpation et la percussion de ceux que donnent les mêmes modes d'investigation, on reconnaît qu'en douze heures sa surface s'est élargie de près de quatre travers de doigt et que son bord, pendant le même temps, est descendu jusqu'au voisinage de l'ombilic.

On ne peut percevoir de battements similaires ni dans la région splénique, ni dans la portion profonde de l'abdomen ; on ne peut se rendre compte s'il existe des battements au niveau de la veine cave, car la palpation du vaisseau est rendue impossible par la distension de l'abdomen. Celui-ci suffisamment météorisé, présente partout une sonorité assez marquée, excepté au niveau des flancs. Malgré des recherches diverses, on ne peut cependant affirmer qu'il existe de l'ascite.

Du côté des membres inférieurs on constate l'existence du troisième symptôme capital de l'insuffisance tricuspidienne. On trouve en effet des deux côtés, mais plus marquées à droite, des varicosités des veines superficielles, se dessinant sous forme de cordons sinueux renflés par places en ampoules de la grosseur d'une noisette. La veine saphène interne, distendue par son trajet, est surtout bien visible à la partie interne du genou droit, en arrière du condyle.

Chacune des ampoules veineuses est animée de battements systoliques surtout bien visibles si on regarde à jour frisant ; chacune d'elles forme comme un petit cœur périphérique situé sur le trajet du sang veineux. Au niveau de la saphène interne droite, saillante comme nous l'avons indiqué, dans une assez grande étendue, le battement rythmique est des plus visibles et rappelle celui d'une artère radiale observée chez un athéromateux.

La palpation, pratiquée sur le trajet des vaisseaux veineux, permet, à la condition d'être très légère et très superficielle, de percevoir nettement les soulèvements successifs des veines. Mais les battements, s'ils ne sont appréciables que dans les veines superficielles, n'en existent pas moins dans les veines profondes : le membre inférieur est en effet dans toute son étendue animé d'un mouvement d'amplitude correspondant à la systole cardiaque. Le phénomène devient surtout apparent au pied, les orteils sont animés de soulèvements rythmiques comparables aux oscillations du pied qui se montrent quand une jambe demeure fléchie sur l'autre et reste pendante durant un certain temps.

Les phénomènes de stase sanguine sont à peine marqués, le dos des orteils est très légèrement cyanosé ; il n'existe d'œdème, en aucune région du corps. Malgré l'absence de cyanose, d'ascite et d'œdème le diagnostic d'insuffisance tricuspidienne s'impose.

L'examen du pouls et du cœur vient d'ailleurs confirmer l'exactitude de ce diagnostic.

Le pouls rapide bat 160 fois à la minute : il est mou, fuyant, inégal, arythmique et semble fait surtout de pulsations avortées.

La matité cardiaque, considérablement augmentée, s'étend à gauche à six centimètres du sternum dès le deuxième espace intercostal; à droite du bord sternal, elle va, dès le troisième espace, se confondre avec celle du foie.

A l'auscultation, on distingue à peine les battements du cœur; il y a presque rythme fœtal, les silences sont toutefois inégaux. Ces battements précipités, pressés sont séparés les uns des autres et d'une façon tout à fait irrégulière par des faux pas.

Du côté de l'appareil pulmonaire on note quelques râles sibilants à la base gauche et à droite de l'obscurité respiratoire et même de la matité en rapport avec l'augmentation de volume du foie qui remonte en arrière jusqu'au sixième, en avant jusqu'au quatrième espace intercostal.

La matité de l'oreillette n'est pas perçue en arrière.

L'urine est rare, elle atteint à peine un litre en vingt-quatre heures : elle est peu chargée en urates et ne renferme pas traces d'albumine.

Nous ajouterons que la malade ressent au niveau du quatrième espace intercostal droit, depuis la colonne vertébrale jusqu'au sternum, une douleur très intense et qu'au niveau du point où la pression cesse de réveiller cette douleur, c'est-à-dire au-dessous du sein, il existe une ecchymose dont nous n'avons pu déterminer la raison.

L'insuffisance tricuspidienne étant certaine, il restait à en rechercher la cause, à en élucider le mécanisme.

Dans l'interrogatoire on note, à l'âge de 20 ans, une attaque de rhumatisme polyarticulaire aigu, mais sans troubles cardiaques apparents. Il n'y eut en effet jamais depuis cette crise aiguë aucune manifestation circulatoire, ni œdème, ni fatigue respiratoire, ni dyspnée. La malade, qui est journalière, s'occupe à des travaux assez durs et n'a jamais souffert des efforts que nécessite sa profession.

Les premiers troubles de sa santé ont débuté il y a trois mois, c'est-à-dire en octobre 1899. A cette époque, en effet elle se fatigue vite, se plaint de courbature dans les membres inférieurs, d'une légère dyspnée d'effort, de céphalalgie, de palpitations et enfin elle observe le soir un léger œdème malléolaire. La région du foie devient douloureuse et le ventre se ballonne après les repas. Elle est obligée d'entrer à l'hôpital, sa gêne fonctionnelle devenant plus grande et fait un séjour de quelques semaines à l'hôpital Cochin : on la soumet au régime lacté et à l'usage des pilules de Lancereaux. Très améliorée à sa sortie de l'hôpital, elle reprend ses occupations vers le 15 décembre.

Mais la fatigue professionnelle amène bientôt de nouveaux accidents et la malade se rend à l'hôpital Cochin. Ne pouvant y être admise, elle vient à l'hôpital Tenon : son voyage fait en partie à pied, en partie en omnibus, l'ascension des quatre étages de nos salles augmentent sa fatigue cardiaque et accentuent l'intensité des accidents qu'elle présentait au moment de nos premiers examens.

Les antécédents rhumatismaux, que nous avons signalés, nous avaient conduits à un examen minutieux de la mitrale, mais nous n'avions pu découvrir ni souffle ni dédoublement au niveau de la pointe et nous nous demandions si nous ne nous trouvions pas en présence d'une insuffisance tricuspidienne primitive.

L'usage de la macération de digitale (0.60 centigrammes de poudre) élève dès le 7 janvier le taux des urines jusqu'à quatre litres et demi. Sous l'influence de ce médicament, le pouls tombe à 78 pulsations, se régularise; les palpitations sont moins pénibles, la dyspnée diminue. Toutefois les battements de la jugulaire, ceux du foie, ceux des saphènes conservent toute leur intensité : ils sont moins fréquents, mais sont aussi marqués.

L'auscultation, rendue plus facile, permet de percevoir dans la région xiphoïdienne un souffle doux, systolique, se propageant de bas en haut jusque vers le troisième espace intercostal. Nous croyons percevoir aussi au niveau de la pointe un dédoublement que nous tendons à mettre en relation avec une lésion de la valvule mitrale.

Le lendemain, la situation s'est encore améliorée : le foie en particulier a considérablement diminué de volume et les veines saphènes ne sont plus animées de battements.

La théobromine à la dose d'un gramme remplace la digitale. Les accidents s'améliorent puis s'aggravent au bout de quelques jours et il en sera ainsi pendant toute la durée du séjour de la malade dans nos salles : tantôt le foie diminue, tantôt il augmente de volume. Il en est de même des battements dont il est le siège et qui sont plus ou moins intenses. Quant au pouls veineux des saphènes, tantôt très nettement visible, il a en grande partie sinon totalement disparu le lendemain.

Les tracés de ce pouls veineux ont été pris par M. le docteur Lamy, qui a bien voulu nous prêter son précieux concours et qui a dû modifier à plusieurs reprises son instrumentation. Étudiant lui aussi la malade, il ne peut affirmer l'existence d'une lésion mitrale et se demande s'il ne s'agit pas d'une insuffisance tricuspidienne primitive.

Les tracés sphygmographiques permettent de saisir des nuances que le doigt ne peut percevoir. Le mémoire de François-Franck en contient deux tout à fait caractéristiques. Sur les nôtres, on peut facilement se rendre compte que l'ascension de la colonne sanguine est aussi forte au niveau de la veine qu'au niveau de l'artère et que d'autre part les lignes d'ascension et de descente concordent sur les deux vaisseaux. La pulsation est donc dans la veine bien nettement systolique et coïncide exactement avec le battement de l'artère.

Au niveau de la veine crurale, la perception des ondulations était rendue difficile par le voisinage de l'artère sous-jacente.

Les jours suivants apparaissent dans les deux poumons des phénomènes de congestion. L'urine renferme de l'urobiline, l'haleine devient acétonurique ; ces deux signes sont l'indice d'un mauvais fonctionnement du foie qui est demeuré gros.

Une épidémie de grippe sévissant dans la salle n'épargne pas notre malade déjà si éprouvée. Une médication active (digitale, caféine, révulsion, saignée à l'aide de ventouse) lui permet de triompher de cette épreuve.

Mais sa résistance fonctionnelle a été gravement compromise : les conjonctives deviennent subictériques, l'ascite apparaît progressivement ainsi que l'œdème ; des hémorragies diverses se produisent soit sur les muqueuses soit sur la peau ; elles sont l'indice d'une profonde gêne circulatoire. Bientôt apparaît un délire tranquille auquel fait suite un état comateux. La malade meurt dans les premiers jours d'avril présentant des signes très marqués d'intoxication générale rappelant l'ictère grave. Dans les derniers jours de la vie, le pouls veineux des saphènes a conservé tous ses caractères ; on voyait même au moment d'un effort, les dilatations des veines variqueuses du côté droit devenir plus turgides et au moment de leur expansion, les battements devenaient plus intenses. Ces saillies animées de battements rythmiques étaient bien intéressantes à observer et bien dignes de retenir notre attention et celle de nos élèves.

L'autopsie fut pratiquée vingt-quatre heures après la mort.

A l'ouverture du thorax, les poumons apparaissent congestionnés dans toute leur étendue. Le sac péricardique renferme un peu de liquide séreux. La cavité péritonéale contient environ six litres de liquide ascitique. La plèvre est le siège d'un épanchement bilatéral peu abondant. Le foie très volumineux descend dans la cavité abdominale à douze centimètres au-dessous de la ligne des dernières côtes. La séreuse intestinale congestionnée est sillonnée de vaisseaux abondants.

Examiné sur la table d'autopsie, le cœur est manifestement élargi et dilaté. Le ventricule droit est très augmenté de volume. Le gauche paraît normal. Au voisinage de la pointe on trouve une petite plaque de péricardite ancienne, blanchâtre et nacrée.

Les oreillettes sont énormes, surtout la gauche qui a presque doublé de volume. Les auricules sont turgides, comme soufflées : elles forment deux masses saillantes sur les parties latérales des gros vaisseaux.

Les oreillettes étant coupées au voisinage des orifices auriculo-ventriculaires, on détache avec la veine cave supérieure les jugulaires et le tronc
brachio-céphalique veineux. De même avec la veine cave inférieure on enlève
un fragment de foie et en même temps les veines sus-hépatiques.

La valvule mitrale forme un entonnoir à parois rigides et tomenteuses
dont le calibre admet le petit doigt. Étalée elle ne présente que 6 millimètres de circonférence au lieu de 95 à 96. L'orifice des veines pulmonaires
dans l'oreillette admet le doigt.

La paroi auriculaire est très amincie bien que le muscle en paraisse sain.
Enfin l'auricule communique à plein canal avec l'oreillette et est remplie par
d'anciens caillots fibrineux très adhérents.

Vue par le ventricule, la valvule mitrale est rétractée : les cordages des
piliers sont tendus, durs, épais ; les piliers eux-mêmes sont sclérosés au
niveau de leur partie effilée.

Le ventricule droit est dilaté : la valvule tricuspide est manifestement
insuffisante. Elle présente 135 millimètres de circonférence au lieu de 102.
Les valves sont petites, mais non sclérosées. Au-dessous de la valvule à la
surface de l'endocarde, on note de nombreuses plaques d'endocardite
ancienne qui s'avancent presque sur l'infundibulum de l'artère pulmonaire.

L'oreillette correspondante, dont les parois sont épaissies légèrement,
présente une grande augmentation de capacité. Il est impossible de retrouver
la valvule d'Eustachi qui s'est complètement effacée.

La valvule de Thébesius elle-même est réduite à un mince soulèvement
endocardique à peine visible. Les veines caves béantes admettent le pouce ;
chacune mesure à son embouchure dans le cœur près de 6 centimètres de
circonférence. On ne sait où finit et où commence la paroi de l'oreillette.
La veine coronaire est largement béante : elle contient un caillot allongé de
formation récente.

La veine cave supérieure, de calibre un peu moindre en dehors du péricarde, présente encore 4 centimètres de circonférence. Un stylet enfoncé au
niveau du bulbe de la jugulaire passe facilement de haut en bas sans être
arrêté par les valvules. Une fois le vaisseau ouvert, on ne peut retrouver
trace de replis valvulaires.

Les valvules du tronc brachio-céphalique et de la jugulaire interne et
externe sont très hautes, mais elles sont considérablement amincies et comparables à des feuilles de papier de soie. Le calibre des veines jugulaires
internes, de la droite en particulier, est de quatre millimètres au lieu de trois
et celui de l'externe de huit millimètres au lieu de 4.15. Les différentes
veines profondes de la face et du cou, particulièrement celles qui forment
le plexus ptérygoïdien, nous ont paru remarquablement augmentées de
volume et transformées en de véritables éponges veineuses. Le cerveau ne
présente rien de particulier : les veines de la base et celles de la convexité
participent à la dilatation générale ; il en est de même des sinus qui sont
largement béants et gorgés de sang. La veine ophtalmique et les veines de
l'orbite présentent un calibre considérable.

Le système cave inférieur n'est pas moins gravement atteint : le vaisseau,
au niveau du diaphragme, mesure cinq centimètres de circonférence; les
veines sus-hépatiques trois centimètres et demi. Le foie volumineux pèse
2100 grammes: il est turgide ; sa surface de section laisse sourdre une véri-

table nappe de sang. Il présente plutôt les caractères d'un foie très congestionné dans tous ses points que ceux d'un foie cardiaque vrai.

La veine porte mesure quatre centimètres de circonférence au niveau du hile. La veine splénique a par contre son volume normal. Les mésentériques apparaissent comme de gros cordons bleuâtres à la surface du repli séreux.

La veine cave inférieure, au-dessous de son annexe hépatique, est aplatie, large de trois centimètres environ. La dilatation ne paraît pas atteindre les veines rénales pas plus que les différents systèmes accessoires de la capsule surrénale. Les iliaques sont énormes, la fémorale mesure trois centimètres de tour. Le système des saphènes est lui aussi largement dilaté : la saphène externe ne l'est que peu, mais l'interne forme un véritable golfe à son entrée dans la fémorale au niveau du repli d'Alan Burns. Au voisinage du genou, sur le condyle interne du fémur, la saphène très flexueuse est gorgée de sang. La dilatation porte aussi sur des veines de plus petit calibre telles que les honteuses.

Enfin, au niveau de l'éponge veineuse de Lejars, c'est-à-dire à la plante du pied, le plexus veineux a acquis un développement considérable.

Les veines profondes des muscles, toutes très apparentes sur une coupe, semblent, elles aussi, plus nombreuses et plus volumineuses qu'à l'état normal.

Le cerveau est relativement très peu congestionné ; il n'en est pas de même par contre du foie.

Au microscope, le foie est ectasié dans toutes ses régions : les zones de sclérose jeune péri-sus-hépatique sont relativement rares ; certaines régions sont plus fibreuses que d'autres. La lésion qui domine est la dissociation des travées intra-lobulaires par des amas de globules rouges remplissant les capillaires. Chaque trabécule est nettement délimitée et comme noyée dans un lac sanguin ambiant. En certains points le capillaire a éclaté et a laissé échapper son contenu qui inonde tout un département du parenchyme, étouffant les lobules qui ne sont plus représentés que par quelques amas formés par quatre ou cinq éléments cellulaires.

L'ectasie générale du système capillaire veineux a amené la transformation du foie en une éponge sanguine molle et sans résistance.

Le cœur présente des lésions qui se rapprochent de celles-ci : l'ectasie de tous les capillaires et de tous les vaisseaux du myocarde est générale. Le sang s'immisce entre les fibres musculaires qu'il dissocie en certains endroits. On rencontre des fibres troubles, mal colorables ; elles sont comme noyées dans un liquide œdémateux. Ces altérations se rapprochent de celles qui ont été admirablement décrites par Letulle sous le nom d'œdème interstitiel de l'asystolie. Elles sont déterminées tout à la fois par la congestion intense et par l'œdème.

Le rein, par contre, est relativement sain : la veine a conservé ses tuniques intactes, les capillaires ne sont pas dilatés, les tubes de la pyramide sont normaux. On rencontre cependant quelques glomérules qui sont devenus fibreux et quelques tubes contournés qui, situés au voisinage de l'écorce, renferment quelques granulations graisseuses.

Cette intégrité relative du rein explique l'absence d'albuminurie pendant presque toute la durée de la maladie.

Le pancréas est, comme le rein, peu atteint : on y rencontre quelques travées scléreuses péri-insulaires et péri-acineuses bien dessinées. Quant aux capsules surrénales, elles sont à peine congestionnées.

Le poumon semble, par contre, avoir beaucoup plus souffert : carnisé à sa base, il est œdémateux et congestionné aux sommets.

Le corps thyroïde est le siège d'hémorragies interstitielles qui sont en rapport avec la dilatation des veines de la glande.

L'autopsie nous a démontré qu'il s'agissait d'une insuffisance tricuspidienne secondaire à un rétrécissement mitral, s'accompagnant d'une dilatation énorme de tout le système veineux, l'ondée sanguine refluait de l'oreillette droite.

Le système cave inférieur est surtout atteint : toutes ses branches d'origine, veine sus-hépatique, veine porte, veines splénique, mésentérique, iliaques, ovariennes, utérines et périphériques participent à sa dilatation : seules les veines rénales étaient demeurées à peu près intactes.

En nous basant sur ce fait et sur quelques autres dont nous l'avons rapproché et qui ont été précédemment signalés, il nous semble que *le pouls veineux périphérique du membre inférieur* et plus particulièrement *le pouls des saphènes* doive prendre rang dans la symptomatologie de l'insuffisance tricuspidienne, à côté des battements hépatiques et du reflux sanguin dans les veines jugulaires.

On est en droit de s'étonner de ne pas trouver plus souvent la description de ce curieux symptôme dans les nombreuses observations d'insuffisance tricuspidienne secondaire qui ont été publiées, d'autant plus que nombre de faits ont été recueillis chez des femmes très variqueuses. La plupart des auteurs, sauf toutefois *Friedreich*, *Mahot* et *Duroziez*, semblent avoir négligé l'examen, souvent d'ailleurs assez difficile, du système cave inférieur périphérique.

Cependant l'insuffisance presque constante de la valvule d'Eustachi, incapable de s'opposer à l'onde de reflux qui part de l'oreillette, la béance du tronc de la veine cave inférieure dépourvue de valvules même au niveau des veines sus-hépatiques (*Mahot*), l'adhérence des parois du vaisseau au diaphragme, la faible tension de la colonne sanguine dans ce segment vasculaire facilitent la production du pouls veineux dans les veines intra-hépatiques d'une part, dans le tronc de la veine cave abdominale d'autre part. Le foie, dont la dilatation est la première en date, se laisse distendre comme une ampoule extensible et supporte seul, pendant quelque temps du moins, le choc de l'onde de reflux qu'il dévie. La stase veineuse, qui ne tarde pas à se faire dans le parenchyme glandulaire, détermine une augmentation de la pression intra-hépatique et oblige la colonne sanguine à s'engager dans le tronc même de la veine cave. Aussi les battements de cette veine doivent-ils être relativement fréquents ; s'ils ne sont pas plus souvent signalés, c'est qu'il est difficile de savoir si l'impulsion reçue, au niveau de la paroi abdominale inférieure vient de la veine elle-même ou de l'artère voisine.

Une fois qu'elle est arrivée au niveau de la cuisse, l'ondée rétrograde va rencontrer une série d'obstacles, de valvules, dont le nombre et le rapprochement iront en augmentant à mesure qu'on s'éloignera de l'abdomen. Ces valvules se rencontrent en effet au niveau des iliaques, de la fémorale ; elles se multiplieront même encore dans les veines intramusculaires ou superficielles. Leur disposition, à laquelle Verneuil, Le Dentu, Schwartz, Chrétien ont consacré de nombreuses recherches, est trop connue aujourd'hui pour que nous croyions utile d'insister davantage. La colonne sanguine ne pourra, quelque énergique que soit l'impulsion qu'elle a reçue, triompher de ces obstacles. Mais il n'en sera plus de même dans des veines variqueuses ne possédant plus que des valvules insuffisantes : la voie sera alors largement béante devant elles. Il sera possible alors et même facile de constater un soulèvement rythmique au niveau de la veine crurale et des saphènes : le pouls veineux sera surtout perceptible au niveau de la saphène interne : l'externe est en effet moins dilatable parce qu'elle parcourt un long couloir aponévrotique. On pourra même observer, grâce à la réplétion et à la déplétion alternatives des plexus veineux, au niveau des masses musculaires, au niveau de la plante du pied de véritables pulsations rythmiques et voir le membre inférieur tout entier se distendre à chaque systole cardiaque et diminuer de volume pendant la diastole.

Il est intéressant de noter que dans le cas que nous avons observé les reins étaient peu altérées ; la veine rénale avait conservé son calibre normal, la facilité de la déplétion sanguine avait assuré l'intégrité du système veineux rénal branché perpendiculairement sur le tronc principal. Cette constatation nous paraît avoir une certaine importance au point de vue du pronostic, l'évolution étant moins rapidement fatale dans ces insuffisances tricuspidiennes à manifestations périphériques que dans les insuffisances tricuspidiennes à manifestations d'emblée viscérales.

Quoi qu'il en soit, *le pouls veineux des membres inférieurs*, de même que le pouls veineux jugulaire, *consiste en un battement nettement systolique*. On le perçoit à la vue, surtout si on regarde à jour frisant : la veine dilatée présente des saillies plus ou moins volumineuses en des points divers de son trajet, saillies qui constituent comme autant d'ampoules pulsatiles. Les points d'élection sont le golfe de la saphène au niveau du triangle de Scarpa, la partie interne de la cuisse, la face postérieure du condyle interne. On devra, si l'œil ne permet pas de les percevoir, rechercher par la palpation les battements dans ces différentes régions. Le doigt appliqué perçoit une impulsion en général assez peu énergique que la pression fait disparaître; aussi faut-il plutôt effleurer la veine que la comprimer. A l'auscultation on peut percevoir un souffle plus ou moins intense, en général doux, nettement systolique et assez prolongé. Il se rapproche par ses caractères du bruit continu qu'on perçoit au niveau des jugulaires chez les chlorotiques. Il faut avoir soin de n'appuyer que très légèrement le sthétoscope sur le vaisseau, le souffle en effet disparaît par la pression pour redevenir plus vibrant au moment où on enlève l'instrument.

L'interprétation physiologique du pouls veineux systolique des saphènes est simple ; deux causes suffisent en effet à sa production : l'insuffisance de la valvule tricuspide d'une part, l'insuffisance des valvules des veines périphériques d'autre part. Il n'y a pas lieu de faire intervenir, comme dans la production du pouls veineux jugulaire, la diminution ou l'augmentation de la tension veineuse. Les variations de tension peuvent évidemment modifier le phénomène, l'accentuer ou le faire disparaître, mais l'insuffisance des valvules des saphènes suffit à elle seule pour le produire.

La physiologie pathologique nous explique la faculté de production du pouls veineux chez les variqueux porteurs d'une lésion tricuspidienne et nous indique aussi pourquoi cette production n'est pas fatale. Une veine dilatée n'est pas en effet toujours une veine insuffisante, comme nous l'ont appris les recherches de Trendelenbourg et de Delbet. Le pouls veineux n'apparaîtra que chez les variqueux dont les valvules veineuses sont forcées. Il pourra être précoce dans son apparition ; d'autres fois le reflux permanent du sang dans des vaisseaux à parois peu résistantes, le choc de l'ondée sanguine contre des valvules déjà altérées finiront par forcer les replis valvulaires jusqu'alors suffisants et amèneront la production d'un pouls veineux tardif.

Chez les cardiaques arrivés à la phase d'insuffisance tricuspidienne, les battements doivent exister au niveau du tronc de la veine cave inférieure qui est dépourvue de valvules. Les premières valvules que l'on rencontre au niveau des veines iliaques jouent, au niveau du membre inférieur, le rôle attribué par Bamberger au bulbe de la jugulaire et à son clapet de sûreté. Il serait possible de percevoir, avant son apparition au niveau du membre inférieur, le pouls veineux au niveau de la quatrième lombaire et de la ligne innominée ; cette possibilité est d'ailleurs implicitement admise par Friedreich. Le voisinage immédiat de l'artère rend malheureusement difficile la constatation de ce phénomène.

Aux caractères que nous avons mentionnés, il faut ajouter que le pouls des saphènes sera plus marqué dans la station debout et que par contre il diminuera quand, suivant le procédé de Trendelenbourg on relèvera le membre inférieur au-dessus du plan du lit.

La respiration pourra avoir peu d'influence sur lui, car le système cave inférieur subit peu l'influence des variations de la pression intra-thoracique. Chez notre malade cependant les efforts, les quintes de toux augmentaient les saillies variqueuses et l'intensité des battements.

Enfin la compression de la saphène à son embouchure, en interdisant à l'onde de reflux l'accès du vaisseau, fera disparaître le pouls veineux des saphènes.

Le diagnostic du pouls veineux d'origine tricuspidienne est relativement facile : ses caractères sont en effet trop particuliers pour que la confusion soit possible avec les autres variétés de pouls périphérique qu'on peut rencontrer en dehors de l'insuffisance tricuspidienne. Les veines crurales et les saphènes, malgré leur éloignement du cœur, se rapprochent des veines jugulaires ; on peut, soit à l'état normal, soit à l'état pathologique, entendre au niveau de ces vaisseaux des bruits, des souffles et même des claquements valvulaires, y percevoir des ondulations et même des battements.

Nous dirons peu de choses des souffles. *Verstraeten* a constaté dans l'anémie un bruit de diable au niveau de la veine cave inférieure. *Weil, Duroziez* signalent, dans la chlorose, le souffle des veines crurales. *Friedreich* insiste sur le choc valvulaire expiratoire crural que provoque le relèvement rapide des valvules veineuses au moment des expirations brusques. Ce phénomène se rencontrerait même dans l'insuffisance tricuspidienne en l'absence de toute lésion valvulaire et aussi dans les cas où existe une contraction énergique de l'oreillette droite fortement hypertrophiée.

On n'a guère signalé l'existence du frémissement au niveau des veines du membre inférieur. Il n'en est pas de même des battements qui sont de deux ordres : les uns sont communiqués aux veines par les artères sous-jacentes et retardent un peu sur la pulsation artérielle, les autres siègent bien primitivement dans les veines.

Dans un cas, communiqué par Petit à Briquet avaient été notés des battements isochrones à ceux du pouls au niveau d'une grosse tumeur variqueuse. Briquet les avait attribués à la transmission à la veine cave des battements artériels de l'aorte : il semble que l'on doive plutôt les rapporter aux pulsations de la veine fémorale sous-jacente.

En 1889, François Franck étudiant à nouveau le phénomène, chercha à en élucider le mécanisme : il crut à des pulsations provoquées par chaque afflux artériel. Le jet rythmique du sang dans la saignée, les pulsations des veines collatérales du sabot du cheval, les battements des sinus crâniens sont justiciables de la même interprétation physiologique. Ce pouls veineux transmis est d'ailleurs différent du pouls veineux d'origine tricuspidienne. Il suit tantôt le rythme de la respiration, comme on peut s'en assurer en recommandant au malade de respirer largement ou de faire une série d'efforts ; il est tantôt rythmé avec le pouls artériel, comme le montrent les tracés recueillis par François Franck. Le pouls veineux dans le premier cas n'est autre chose que l'exagération du ralentissement qui accompagne habituellement la contraction du diaphragme ; dans le second, il est légèrement post-systolique.

Au niveau des crurales et des saphènes dilatées, comme au niveau des veines du cou, la respiration peut à elle seule provoquer des ondulations perceptibles : au moment de l'inspiration le courant veineux s'accélère et l'affaissement de la veine est brusque ; au moment de l'expiration, par contre, le courant se ralentit et la paroi veineuse se soulève lentement. Ce phénomène n'est nullement en rapport avec les contractions du muscle cardiaque ; la meilleure preuve est que le cours du sang est dans ce cas centripète et non centrifuge comme cela s'observe dans le pouls veineux d'origine cardiaque.

Une autre variété de pouls veineux physiologique a été signalée par Morio, par François Franck et Potain : il siège au niveau des jugulaires et se traduit par un tracé comprenant deux soulèvements et deux dépressions consécutives. Ce phénomène ne peut être perceptible au niveau des vaisseaux du membre inférieur. D'ailleurs la pulsation la plus forte, celle même qui correspond au premier soulèvement est présystolique et non franchement systolique.

Le pouls décrit par Quincke sous le nom de pouls progressif siège de préférence aux veines dorsales de la main et du pied. Il a, contrairement au précédent une direction centripète et est d'origine artérielle, on l'observerait dans l'insuffisance aortique et il serait en relation avec le pouls capillaire périphérique.

Dans ces derniers temps Lanzerini a insisté sur une autre variété de pouls périphérique auquel il a donné le nom de pouls négatif. Il l'a découvert chez un malade porteur de lésions cardiaques multiples et atteint de sclérose des parois veineuses. La pulsation présentait son maximum au moment de la présystole; l'affaissement de la veine se faisait lentement au moment de la systole cardiaque. Pour Lanzerini ce pouls, qu'on n'observe que dans les vaisseaux soustraits à l'influence de l'élasticité pulmonaire, est dû à l'arrêt de la colonne sanguine produit par l'inextensibilité des parois veineuses sclérosées.

Il nous reste à indiquer encore une dernière variété de ces pouls anormaux, le pouls veineux présystolique consécutif aux hypertrophies de l'oreillette. Sa pathogénie est aujourd'hui assez connue pour que nous ne croyions pas devoir insister. Potain le différencie du pouls veineux systolique ou pouls veineux vrai. Tripier par contre n'admet pas cette distinction et, pour lui, il n'existe qu'une seule variété de pouls veineux pathologique d'origine cardiaque. Le faux pouls veineux serait dû à une insuffisance tricuspidienne légère, le vrai à une insuffisance tricuspidienne forte. Cependant la clinique autorise à maintenir la distinction admise par Potain : le faux pouls veineux sera toujours la pulsation présystolique, le vrai la pulsation systolique. Certains auteurs croient, de même que Friedreich, avoir rencontré cette variété de pouls au niveau des saphènes dans les cas d'hypertrophie de l'oreillette droite s'accompagnant d'une présystole énergique.

En résumé, on pourrait confondre le pouls veineux systolique des saphènes avec certaines pulsations rythmées dues soit aux mouvements respiratoires, soit à l'hypertrophie de l'oreillette, avec certaines ondulations physiologiques ou encore avec le flux centripète qui se rencontre exceptionnellement dans l'insuffisance aortique. Ces différents battements, en général du reste peu marqués, sont présystoliques, postsystoliques ou rythmés avec la respiration : leur localisation à tel ou tel temps de la révolution cardiaque suffit à le distinguer du pouls veineux vrai tricuspidien.

La cause unique et nécessaire du pouls veineux systolique est l'insuffisance de la valvule tricuspide, que cette insuffisance soit primitive comme dans les observations rapportées par Barth, Duroziez, Chauffard ou qu'elle soit secondaire. Sa production semble devoir être plus facile dans la première que dans la seconde, en raison de l'évolution plus lente de l'affection et de la persistance de la lésion causale.

Au point de vue du pronostic, il est permis d'établir une distinction entre l'insuffisance tricuspidienne retentissant surtout sur les veines des membres inférieurs chez des individus porteurs de varices et l'insuffisance tricuspidienne retentissant surtout sur les viscères abdominaux. Dans cette dernière les organes, tels que le foie, le rein, les capsules surrénales, le pancréas, subissent des altérations de structure d'autant plus rapides qu'ils sont plus dilatés par le courant sanguin. Dans la première variété au contraire, les veines béantes du membre inférieur sont largement ouvertes devant l'ondée rétrograde qui fait irruption dans les canaux de dérivation périphériques. La dérivation qui a lieu en pareil cas soulage d'autant les viscères qui, comme le rein et les capsules surrénales, sont indirectement exposés au courant de reflux et aux stases veineuses consécutives. Le pronostic dans ce dernier cas semble moins rapidement fatal que dans le premier. Le fait que nous avons minutieusement observé viendrait confirmer cette opinion puisque les reins et les capsules étaient relativement peu altérés et que l'ascite et les œdèmes ne sont apparus que bien longtemps après la constatation du reflux veineux périphérique.

DISCUSSION.

M. POTAIN. — M. Launois, dans son intéressante communication, fait remarquer avec raison que le pouls veineux de la saphène, dans l'insuffisance tricuspidienne, ne s'accompagne pas nécessairement d'œdème des membres inférieurs. Cette absence d'œdème apparent est en effet un phénomène presque constant, et qui étonne au premier abord, de même qu'étonne la présence des battements du foie chez des cardiaques qui n'ont pas d'ascite. Il y a entre ces deux faits cliniques une similitude parfaite, bien faite pour surprendre, quand on songe avec quelle rapidité se produit l'œdème des jambes dans les affections de l'orifice mitral, même sans complication tricuspidienne.

Ceci confirme bien la loi physiologique, que l'obstacle veineux n'est pas la cause principale, mais seulement un des facteurs de l'œdème. L'acte nerveux en est la raison prédominante : les expériences de Ranvier l'ont depuis longtemps démontré.

D'ailleurs, les mouvements des parois veineuses ne prouvent nullement le ralentissement du sang, bien au contraire : un barrage au niveau d'un cours d'eau équilibre et ralentit les fluctuations de la nappe liquide. Les grands mouvements de flux et de reflux des veines n'élèvent pas la pression sanguine : quand celle-ci se relève, les mouvements d'oscillation des veines disparaissent. Au cou, le phénomène est très facile à observer. Le pouls jugulaire manque souvent dans l'insuffisance tricuspidienne, quand la tension sanguine est trop forte. Il reparaît quand elle s'abaisse.

VALEUR SÉMÉIOLOGIQUE DE L'ABSENCE DU REFLUX HÉPATO-JUGULAIRE
DANS LES ÉPANCHEMENTS DU PÉRICARDE

par le docteur Édouard RONDOT,

de Bordeaux.

J'ai signalé dans mon travail sur le *Reflux hépato-jugulaire*, la valeur que l'absence de ce symptôme était susceptible d'acquérir quand il s'agit de noter le diagnostic de certaines péricardites et de connaitre si l'exagération de la matité cardiaque appartient à la dilatation du cœur, ou bien à la présence d'un épanchement.

En cas d'accumulation de liquide, les parois de l'oreillette droite offrent une résistance constante à l'afflux de sang que détermine la compression bi-manuelle du foie, et jamais les jugulaires ne montrent le phénomène de reflux ascendant qui s'observe dans d'autres circonstances, quand la colonne sanguine trouve une oreillette facile à dilater, pouvant recevoir instantanément une assez forte quantité de sang provenant de la compression du parenchyme hépatique.

Tel est le fait qu'on peut d'ordinaire observer quand l'épanchement péricardique est constitué et que les malades se présentent à l'hôpital avec la plupart des signes du syndrome asystolique.

On est parfois surpris de trouver en pareil cas, avec une large matité de la région précordiale, avec des bruits sourds, plus ou moins arythmiques, que les jugulaires sont à peine apparentes, et malgré l'analyse de tous les symptômes, on se demande s'il s'agit d'une asystolie avec myocardite, ou bien d'un vaste épanchement, susceptible de provoquer un ensemble symptomatique difficile à différencier avec précision, d'autant plus que la dilatation myocardique peut entraîner la disparition de toute impulsion thoracique, que le dessin de la matité n'est pas toujours pathognomonique, l'absence d'encoche de Sibson ne permettant pas toujours d'affirmer qu'il n'existe pas d'épanchement dans le péricarde.

S'il s'agit d'une asystolie franche, que les jugulaires soient ou non distendues, le reflux par compression du foie s'y manifeste presque toujours nettement ; dans la péricardite avec épanchement, qui s'accompagne si souvent d'une augmentation de la matité hépatique, les veines du cou peuvent être turgescentes, mais aucune modification ne s'y dessine à la suite de la même manœuvre pratiquée sur le rebord des fausses côtes droites.

C'est là un fait qu'il m'a été donné de vérifier souvent et qui donne une valeur plus grande aux signes physiques constatés par l'examen complet du cœur.

Très rapidement alors après l'application de ventouses scarifiées à la région précordiale, par l'administration du régime lacté, la matité se rétrécit concentriquement, et le lendemain ou quelques jours plus tard, en même temps que se réduit le volume du foie, sa compression détermine un léger degré de reflux jugulaire dont la production et l'intensité se mesurent à l'abaissement de la contractilité de l'oreillette droite.

C'est ce qu'on remarque surtout si l'épanchement complique une asystolie préalable.

Dans les épanchements simples, on voit souvent apparaître après leur disparition un léger reflux, persistant pendant quelques jours, après la réduction de la matité cardiaque ; mais il peut faire défaut, si le myocarde auriculaire n'a pas fléchi dans sa résistance.

L'asystolie s'accompagne au contraire de ce reflux, généralement bien accusé, quand l'aire de matité précordiale offre son maximum de développement.

J'ai eu l'occasion de traiter des malades, qui semblaient sur le point de succomber avec de la cyanose, de la dyspnée, un pouls petit, misérable, une grande matité cardiaque en brioche, un foie gonflé, douloureux ; l'auscultation révélait un grand affaiblissement des bruits du cœur, des symptômes pseudo-pleurétiques venaient compléter, avec ceux de la stase rénale, le syndrome d'une asystolie péricarditique. L'absence de reflux hépato-jugulaire, la fixité des limites du bord droit de la matité précordiale, m'apportaient alors un bon élément d'appréciation en m'indiquant que les efforts de la thérapeutique devaient avant tout viser la déplétion du péricarde. Et si dans quelques cas j'ai dû recourir à la paracentèse, le plus ordinairement une saignée locale avec le lait et la digitaline m'ont permis de voir rapidement disparaître des accidents menaçants, en même temps que se dessinait le reflux hépato-jugulaire, toujours moins prononcé que dans l'asystolie d'origine myocarditique.

Enfin, j'ai assisté à la reproduction de l'épanchement avec disparition d'un léger degré du même reflux existant après la résolution d'une première péricardite.

La valeur de cette absence de reflux m'a semblé mériter une mention spéciale comme élément de diagnostic des péricardites postérieures où le cœur, conservant un large contact, souvent même amplifié, avec la paroi thoracique, détermine un choc plus ou moins intense, et des bruits normaux ou même plus éclatants, souvent accompagnés de frottements.

En pareil cas j'ai reconnu la présence de l'encoche de Sibson, des signes pseudo-pleurétiques postérieurs dans la zone de projection du péricarde ; et le foie, toujours accru, ne donnait pas lieu par compression au moindre reflux dans les jugulaires, pas plus qu'à l'accroissement de la matité du bord droit de l'aire précordiale.

Dans un fait de ce genre, avec la conviction qu'une accumulation de liquide se trouvait recouverte par un cœur repoussé et maintenu contre le thorax, j'ai ponctionné le péricarde dans la région voisine de

la pointe, un peu au-dessus de la limite de l'espace de Traube, et j'ai
dû enfoncer profondément l'aiguille, pour évacuer le contenu d'un
épanchement cloisonné rétro-cardiaque, en pénétrant successivement
dans plusieurs poches renfermant un liquide séreux de péricardite
franche. Le reflux hépato-jugulaire se montra consécutivement de la
façon la plus nette.

Ce symptôme négatif n'est donc pas à négliger, puisqu'il peut
apporter un élément de plus dans la discussion d'un diagnostic pour
l'édification duquel on ne saurait trop accumuler de moyens d'information.

Il peut servir à révéler l'existence d'un épanchement dissimulé sous
les signes d'une péricardite sèche et qui, par son accroissement,
expose le malade à des dangers dont l'explosion sera conjurée le plus
souvent par une intervention énergique et hâtive ; et là, comme dans
les cas précédents, c'est encore à la saignée locale, dont Bouilland
avait montré les excellents et rapides effets, qu'il faudra recourir dès
qu'on aura reconnu l'existence de cette péricardite postérieure, en
dehors des circonstances où la possibilité d'un épanchement purulent
mettra dans l'obligation de s'assurer de la nature du liquide, et d'instituer un traitement approprié.

Enfin, d'une manière générale, l'intégrité du myocarde se révèle
ordinairement, après la résolution du liquide, par l'impossibilité persistante de provoquer le reflux hépato-jugulaire. S'il est intéressé à
titre quelconque, l'oreillette droite ayant perdu, d'une façon plus ou
moins accentuée, ses propriétés contractiles et élastiques, se laisse plus
facilement distendre par l'afflux exagéré du sang de la veine cave
inférieure, et le gonflement des jugulaires par compression du foie
persiste un certain temps, jusqu'à ce que l'oreillette ait récupéré ses
fonctions normales.

L'absence de reflux, s'expliquant par la compression des oreillettes,
fait donc place à ce même reflux, dès que leur décompression se
réalise d'une manière suffisante, mais à condition seulement que le
myocarde auriculaire ait été plus ou moins intéressé pendant l'évolution de la péricardite, ou bien qu'il existât antérieurement un processus l'ayant plus particulièrement frappé, soit isolément, soit avec
l'ensemble des fibres cardiaques.

Dans le cas contraire, malgré la pression subie par l'oreillette au
cours de l'épanchement, lorsqu'elle n'a pas été pour ainsi dire paré-
siée dans ses fonctions et qu'elle est indemne de toute altération, le
reflux hépato-jugulaire ne se produit pas davantage à la phase de
résolution.

L'existence de ce symptôme à cette période semble donc impliquer soit la méiopragie, soit un trouble fonctionnel, passager, soit même un certain degré de myocardite de l'oreillette droite.

SUR UN MOYEN POUR LOCALISER LES BRUITS
ET MESURER LEUR INTENSITÉ

par M. A. BIANCHI

(Paris-Parme).

Je me borne aujourd'hui à faire une simple communication préventive au moyen d'un appareil, que je présenterai sous peu à l'académie des sciences : je suis arrivé à obtenir les résultats suivants :

1° Disparition des bruits accessoires ou transmis et permanence du bruit fondamental : possibilité ou conséquence de différencier avec netteté les bruits transmis du bruit fondamental dans l'examen du cœur, des poumons, des vaisseaux, etc.

2° Diminution graduelle jusqu'à disparition finale des bruits soit fonctionnels, soit provoqués ; ainsi on peut mesurer avec une précision mathématique l'intensité des bruits, faire la comparaison entre l'intensité des bruits normaux et pathologiques et obtenir une précision de résultat complètement inconnue jusqu'ici.

3° Possibilité d'accepter soit les vibrations transmises au moyen des solides, soit celles transmises par les gaz isolément ou simultanément.

4° Étude de la pression avec laquelle on arrive au maximum de résultat dans la production des bruits provoqués et dans l'auscultation des bruits soit spontanés, soit provoqués. La possibilité de graduer ainsi cette pression avec une précision mathématique nous donnera une idée complète de la résistance de la paroi, de la profondeur à laquelle se trouve l'organe en vibration ou de la résistance des parois de l'organe même.

Ainsi avec ces quatre nouveaux moyens d'examen, la localisation des bruits, la mensuration de l'intensité des bruits, la différenciation des bruits aériens des bruits transmis par les solides, et l'action dynamométrique, les résultats définitifs nous donneront une précision de détails, qui nous aidera beaucoup dans le diagnostic et que nous poursuivons depuis longtemps dans toutes les parties des sciences médicales.

LE TRAITEMENT BALNÉAIRE DES AFFECTIONS DU CŒUR
ET LES BAINS CHLORURÉS ARTIFICIELS

par BEZLY THORNE,

de Londres.

En faisant cette communication, je tiens à constater, dès le début, qu'à l'égard du traitement balnéaire des affections du cœur, mes observations se borneront au traitement tel qu'il est pratiqué d'après les principes à l'élaboration desquels le professeur Schott a consacré sa vie, ce qui fait que c'est son nom qui est le plus intimement et particulièrement associé avec Nauheim et ses eaux minérales.

Il est inutile d'occuper le temps de cette section en entreprenant une description minutieuse de ces méthodes, d'autant plus qu'il existe, outre les déclarations publiques de M. Schott, un manuel du traitement en anglais, dont je suis l'auteur, qui les a portées à la connaissance de mes confrères dans les pays de langue anglaise. Un exposé lumineux en a été récemment publié en France par le docteur Lucien Hefller, sous le titre : « Le traitement balnéo-mécanique des affections chroniques du cœur ».

Il suffira de constater que ces bains sont des bains chlorurés sodiques calciques, plus ou moins chargés d'acide carbonique, selon les exigences de chaque cas, et qu'ils sont administrés à une température inférieure à la température normale du corps, c'est-à-dire entre 35° C. et de 32° à 30° C. Quant aux exercices, ils sont restreints à des mouvements dont la force, la fréquence et la rapidité sont soigneusement réglées d'après les principes physiologiques, par un aide instruit qui oppose au malade la mesure de résistance prescrite par le médecin.

Il est évident qu'en de telles circonstances, le moins possible est laissé au hasard, et que même la discrétion de la personne chargée d'administrer les bains et les exercices se trouve restreinte dans des limites bien définies.

Les bains étant administrés à une température inférieure à celle du corps, et étant composés d'ingrédients propres à produire l'excitation de la peau, on doit s'attendre à ce qu'ils provoquent une révolution physiologique, grâce aux influences portées par les nerfs sensitifs vers les centres nerveux, et que par là ils amènent un mouvement du courant sanguin vers les vaisseaux périphériques dont le volume s'élargit progressivement. En même temps, l'énergie de la systole s'accroît de façon à permettre au cœur d'expulser plus complètement son contenu de sang.

Si les exercices sont bien administrés, ils tendent également à produire un élargissement du système vasculaire, tandis qu'en même temps, le myocarde est stimulé à faire de plus fortes contractions. Il faut remarquer que l'influence périphérique des exercices gymnastiques ne se borne pas aux seuls groupes de muscles et de membres mis en mouvement, elle ne se fait pas moins voir à la couleur changeante des joues, des lèvres, et des oreilles. En effet, les influences s'étendent au corps entier, qu'il s'agisse des bains ou des exercices. Il faut cependant constater que les effets des exercices sont moins profonds et moins permanents que ceux des bains, surtout au point de vue de l'action métabolique et trophique.

La reconnaissance de l'influence de ces agents thérapeutiques se répand de jour en jour, et on peut actuellement affirmer que, parmi les résultats les plus remarquables et les plus précieux, se trouvent les suivants :

1° De pouvoir reconstituer la compensation cardiaque dans les lésions valvulaires, excepté celles de l'orifice de l'aorte, qui parviennent à obstruer le calibre des artères coronaires.

2° De rendre le lumen aux vaisseaux artériels en train de se rétrécir, et même de rouvrir les capillaires déjà oblitérés, et d'accélérer le courant veineux.

3° De réparer, grâce à ces changements, les tissus myocardiques et vasculaires qui auraient subi des changements morbides de l'athérome, de la sclérose ou de la dégénérescence graisseuse, sauf ceux qui ont atteint la dernière ou l'avant-dernière phase de l'artério-sclérose ou la calcification.

Il faut relever une autre action bienfaisante des méthodes balnéomécaniques, à savoir leurs relations avec l'efficacité des drogues. C'est un fait d'observation vulgaire parmi ceux qui connaissent le mieux ces méthodes, qu'en bien des cas où l'influence thérapeutique d'agents puissants, tels que la digitale, le strophantus, la strychnine, les remèdes iodiques, et les diverses préparations de mercure ont cessé de produire des impressions dans les tissus usés, leur puissance thérapeutique se ranime aussitôt que les organes circulatoires subissent l'influence du traitement balnéo-mécanique et qu'après une période d'inertie absolue, ils redeviennent des auxiliaires puissants pour le rétablissement de la santé.

Il n'y a donc pas lieu de s'étonner que la décompensation en général, les dégénérescences de presque tous les genres, les angines organiques qui, il y a très peu d'années, étaient considérées comme dépassant la sphère d'un traitement efficace, présentent aujourd'hui une proportion très considérable de guérisons partielles ou complètes. En outre, je puis me porter garant de l'efficacité étonnante de ces méthodes de traitement pour la maladie de Graves, la chorée, surtout dans les cas où l'intégrité des valvules cardiaques est menacée, et dans la myocardite sous-aiguë, une maladie qui se prolonge quelquefois presque indéfiniment.

Si ces idées sur l'efficacité du traitement balnéaire peuvent être établies, comme elles pourraient facilement l'être par un nombre toujours croissant d'observateurs, il se pose naturellement cette question importante, à savoir, si l'usage d'agents d'une énergie si puissante se borne à certaines localités et à certaines époques de l'année. S'il en était ainsi, nombre de malades, autrement guérissables, seraient sacrifiés à ces restrictions de temps et de localité. Heureusement, il n'en est rien.

Après avoir exercé ces méthodes de traitement pendant à peu près sept ans, à Londres et en diverses parties de l'Angleterre, et après avoir dirigé l'administration de quelque cinq à six mille bains artificiels par an, je crois pouvoir en parler hardiment et affirmer d'une façon absolue que quoi qu'il faille pour arriver aux meilleurs résultats avoir recours aux eaux naturelles, dont les effets thérapeutiques sont dirigés par des médecins expérimentés avec tous les avantages du changement de climat, de milieu, et de l'isolement des conditions de vie habituelles, on peut cependant obtenir sans se rendre à une station balnéaire, des résultats dont l'importance est à peine inférieure. Ceci m'amène à deux considérations que je voudrais soumettre à cette section du Congrès.

En premier lieu, il est probable et presque certain qu'il existe des stations balnéaires parmi celles dont la France est si richement pourvue, qui permettraient, avec ou sans modification artificielle de la constitution des eaux, d'atteindre les résultats désirables que j'ai indiqués. Je ne m'étendrai pas sur ce point, si important qu'il soit, car il doit y avoir beaucoup de membres du Congrès bien plus qualifiés par leurs connaissances spéciales que je ne le suis, pour formuler une opinion sur celles des eaux minérales françaises qui se prêteraient le plus facilement à la thérapeutique cardiaque.

En second lieu, je voudrais spécialement attirer l'attention sur ce fait que ce traitement peut être appliqué au chevet même du malade, alité par des maladies cardiaques ou autres, sous forme de bains artificiellement préparés, minéralisés, de façon à en faire réellement des bains chlorurés sodiques calciques et carboniques de la même composition et du même rang que ceux de Nauheim.

La question de l'administration des bains thérapeutiques à domicile n'est peut-être pas tout à fait aussi facile en France qu'en Angleterre, où les familles ont l'habitude de vivre dans leur maison particulière, pourvue en presque tous les cas, d'une installation d'eau chaude et d'eau froide et d'une baignoire assez grande pour permettre l'immersion complète ; mais, même sans une telle installation, les difficultés de l'administration du traitement balnéaire dans le domicile même du malade ne sauraient être comparées à sa valeur inestimable. Je sais en effet que ces difficultés, dans bien des cas, ont été vaincues dans la clientèle du Dr Heftler.

Quant aux minéraux constituants, les conditions requises ne sont pas difficiles à obtenir, à savoir : une solution de 2 pour 100 de chlorure de sodium et de 2 pour 1000 de chlorure de calcium dans l'eau ordinaire fournie à la maison. On règle la température au degré jugé nécessaire pour le cas, mettons de 55° à 50° C. Finalement, l'effervescence produite, soit par le bicarbonate de soude et l'acide chlorhydrique, soit par l'emploi des carreaux effervescents de Sandow, devient une affaire relativement simple. L'importance qu'il y a à appliquer un si puissant agent thérapeutique au domicile, voire même au chevet du malade, peut difficilement être comprise de ceux qui ne jugent de la valeur de la thérapeutique hydrominérale pour les affections du cœur que d'après le succès du traitement dans une station balnéaire. En effet, la portée du traitement en ce cas se borne à des malades qui ont pu entreprendre un voyage qui, pour beaucoup, est de plusieurs centaines de kilomètres.

L'importance du traitement balnéaire administré à domicile est donc double. Il a une valeur pour ceux qui sont momentanément hors d'état d'entreprendre un voyage, et surtout un long voyage, d'autant que ce traitement peut rendre au système circulatoire une vigueur telle qu'ils pourront, après un court espace de temps, se rendre à la station thermale où le traitement peut être poursuivi avec les avantages de climat et de changement de milieu déjà relevés.

Mais il reste la catégorie des cas où la maladie du cœur, soit à cause de sa gravité intrinsèque, soit en raison de complications sérieuses, met le malade dans l'impossibilité non seulement d'entreprendre un voyage, mais même de franchir les limites d'une ou deux chambres. C'est dans de tels cas que le pouvoir de la thérapeutique balnéologique devrait être plus communément appliqué car, grâce à lui, des vies peuvent être sauvées et des santés rétablies où autrement il n'y aurait aucun espoir. A l'appui de ce dire, il serait inutile de multiplier les arguments théoriques. Il vaudra beaucoup mieux laisser parler les faits. En voici quelques exemples :

En octobre 1898, je fus appelé à entreprendre le traitement d'un malade de 54 ans qui, quoique pendant trente ans, il y eût une quantité appréciable d'albumine dans l'urine, avait mené une vie active, occupé surtout dans les exercices du sport, et, comme cavalier infatigable, à la chasse à courre. Il vint nous consulter, sir William Broadbent et moi, dans un état de dilatation cardiaque aiguë survenue après une hypertrophie de vieille date. L'impulsion cardiaque se prolongeait jusqu'à la région axillaire. Le malade souffrait de la dyspnée s'il faisait un effort et s'il montait des pentes même légères ; en un mot, il était dans une condition qui le rendait incapable de mener une vie active. Il a fait une cure de bains d'après les méthodes Schott-Nauheim, à son domicile à Londres, et, à la fin d'un peu plus de cinq semaines, sir William Broadbent et moi, nous avons pu prononcer qu'il était remis de la dilatation et ne présentait qu'une hypertrophie compensatrice effective pour la résistance qu'offrait sa circulation en général, surtout les vaisseaux périphériques. Nous lui avons permis de retourner à toutes les occupations d'une vie ordinaire, avec la seule restriction qu'il s'abstiendrait d'exercice violent, surtout de la chasse à courre. Il ne tint pas compte de notre avertissement et, au mois de janvier de l'année suivante, il rentra à Londres dans un état de santé encore plus grave qu'au mois d'octobre précédent. Deux ou trois jours plus tard, il a subi un accès d'influenza compliquée d'une double broncho-pneumonie, l'albumine s'est augmentée jusqu'à environ un tiers, et le cœur a commencé rapidement à s'affaiblir. Malgré l'atténuation de l'état de fièvre, le malade ne pouvait dormir à cause de la persistance de la respiration de Cheyne-Stokes, et l'œdème monta rapidement jusqu'à la ceinture. Il n'y a pas lieu de s'étonner que l'état du malade fût considéré comme désespéré, et, à vrai dire, la seule question semblait être celle de savoir combien de jours suffiraient à épuiser complètement les forces générales et le pouvoir cardiaque. Néanmoins sir William Broadbent consentit volontiers à ce que j'eusse recours au traitement balnéaire. J'ai commencé tout de suite une cure de bains chlorurés sodiques calciques à une température de 35°C. J'ai assisté à chaque bain, afin d'en régler la durée d'après l'état du pouls. La santé générale s'est améliorée, la respiration de Cheyne-Stokes est, peu à peu, devenue moins prononcée et le sommeil est revenu. L'œdème persistant a nécessité à plusieurs reprises recours aux ponctions des jambes. En tout, quarante bains lui ont été administrés conjointement avec la digitale et des drogues propres à maintenir l'action du foie et des reins. Finalement, au mois de mai, le malade put prendre tous les jours de l'exercice en plein air, d'abord en fauteuil roulant et ensuite en voiture et, un mois plus tard, il rentra à son château à la campagne, toujours atteint d'œdème, avec de l'albumine d'à peu près un douzième, et capable seulement de mener la vie d'un malade. Les derniers renseignements que j'ai eus sur lui datent d'il y a quelques semaines. Il se promenait dans son jardin et son parc, s'intéressait à sa propriété et avait conçu l'espoir de remonter à cheval l'hiver prochain. Je n'ai pas à dire que c'est là un espoir mal fondé. Le docteur Fenton, qui le soigne à la campagne, m'assure que, malgré un degré considérable de sclérose artérielle et générale, et d'albuminurie persistante, l'état du cœur ne lui a pas causé la moindre inquiétude depuis la deuxième cure de bains. La tension artérielle, dès les premières observations en 1898 jusqu'au mois de septembre 1899, était restée de 220 à 250 millimètres de mercure.

Au printemps de 1899, j'ai reçu une dépêche qui m'appela au chevet d'un patient de 67 ans que j'avais autrefois soigné, et qui avait fait une cure de bains à Londres et une autre à Nauheim pour parer à des menaces de décompensation accompagnée d'un souffle aortique systolique et un fort souffle systolique mitral. Arrivé à destination à une heure avancée de la soirée, la famille m'a informé que j'étais arrivé trop tard, car les forces du malade avaient tellement baissé que tout espoir de guérison était perdu. Le médecin cependant, le docteur Fraser, émit l'opinion qu'il y avait eu un léger accroissement de force depuis le matin. J'ai trouvé le pouls faible, intermittent et irrégulier, les traits tirés et un peu cyanosés. Une attaque aiguë de bronchopneumonie était visiblement en régression. Il y avait un œdème très prononcé des jambes, et la dyspnée qui survenait au moindre effort, même quand le malade remuait dans le lit. Aidé du docteur Fraser, j'ai administré le lendemain à neuf heures du matin, dans une baignoire qui avait été apportée au chevet du malade, un bain de 35°C, avec 2 pour 100 de chlorure de sodium et 2 pour 1000 de chlorure de calcium, et j'ai laissé des instructions pour qu'on administrât, trois ou quatre fois par semaine, selon les circonstances, un bain semblable mais dont la concentration minérale devrait être augmentée peu à peu. Trois semaines plus tard, le patient avait fait un voyage d'à peu près 500 kilomètres en se rendant à Londres afin d'y finir la cure avec des bains effervescents artificiellement préparés. Une quinzaine de jours après, il se portait comme à l'ordinaire et avait repris son train de vie habituel. Au commencement du printemps dernier, il a eu un accès d'influenza et ensuite une bronchite accompagnée d'asthme, et d'une expectoration abondante. Aussitôt qu'il le put, il vint à Londres et je constatai qu'il avait de nouveau un peu de décompensation avec un pouls irrégulier et intermittent. Une cure administrée à sa maison lui a rendu sa santé habituelle. Il a repris ses occupations et, jusqu'à présent, le pouls est régulier et il continue à bien se porter.

Au mois de mars dernier, je fus appelé à voir un homme de 40 ans chez lequel une dilatation aiguë s'était ajoutée à une insuffisance mitrale de vieille date, et à une affection constitutionnelle qui avait nécessité plusieurs opérations pour une maladie des os. Lorsqu'il s'est confié à mes soins, j'ai constaté une extrême dilatation et un souffle systolique si fort et tellement répandu dans la région précordiale que son origine avait, à ce qu'il paraît, donné lieu à des interprétations diverses de la part des médecins qui l'avaient soigné. L'opinion qui avait prévalu fut que ces conditions étaient dues principalement, sinon entièrement, à la lésion mitrale, dont on avait auparavant constaté l'existence. Il y avait œdème des jambes, de l'albuminurie, et des râles crépitants à la base des deux poumons, mais aucune pyrexie. Pendant trois semaines, le malade s'était penché en avant, jour et nuit, les coudes appuyés sur une planche mise à travers les bras d'un fauteuil. Il était si violemment affecté de la respiration Cheyne-Stokes que, même sous l'influence des calmants appropriés à son état, il n'avait pu jouir que de quelques instants d'un sommeil peu réparateur. A vrai dire, son état était si déplorable que la mort semblait être le seul dénouement possible et désirable. Je constatai que la pression sanguine était de 180 millimètres de mercure, et pendant quarante-huit heures, j'ai essayé de diminuer la résistance périphérique et de fortifier l'action du cœur en le soumettant aux influences combinées de stimulants rénaux et hépatiques avec de la digitale et du nitrite de sodium. Comme ces moyens restaient inefficaces, j'ai fait transporter le patient dans un bain chloruré sodique calcique à 35°C et, tout en surveillant soigneusement le pouls, je l'y ai laissé pendant quatre minutes. La nuit suivante, il a joui d'un sommeil réparateur, avec de rares interruptions, de courte durée, de la respiration Cheyne-Stokes. Il est probable qu'une des raisons de ce changement favorable fut que la pression artérielle avait baissé de 180 jusqu'à 160 millimètres, grâce sans doute à la diminution de la résistance périphérique. Un bain semblable fut administré le lendemain, mais la force en fut, en effet, trop grande pour l'énergie de révulsion du malade. La conséquence en fut qu'il se sentit épuisé et passa une nuit agitée. Après un intervalle de deux jours, j'ordonnai un bain d'une minute. Comme ce bain donna le même résultat excellent que le premier, on l'a renouvelé tous les deux jours et, après huit jours, j'ai cru pouvoir en prolonger la durée jusqu'à une minute et demie et, plus tard, à deux minutes. En tout, le malade a pris quarante bains, dont aucun n'a excédé la durée de quatre minutes. Un jour qu'il avait un accès de goutte au poignet droit, la pression sanguine monta à 180 millimètres de mercure et détermina le retour de la respiration Cheyne-Stokes. Au bout de deux mois, cependant, le malade put aller à la campagne pour sa convalescence et, le 19 juillet, j'ai eu le plaisir de le voir en excellente santé, comme il traversait Londres pour se rendre à sa maison de campagne. La pression artérielle n'était en ce moment-là que de 120 millimètres de mercure. Il mène actuellement la vie de tout le monde, mais il a fallu lui interdire pour l'hiver prochain les fatigues ardues de la chasse à courre, bien qu'il se croie assez bien portant pour vouloir se livrer de nouveau à ce sport. Je peux ajouter qu'il n'y a pas d'œdème, que l'albumine a disparu, que les poumons et la plèvre sont dans leur état normal, et qu'il y a une impulsion bien définie de la pointe des ventricules dans la ligne du mamelon, et un souffle systolique assez faible.

Je ne ferai qu'ajouter qu'environ quatre semaines après le commencement des bains, j'ai eu le plaisir de consulter sir Richard Douglas Powell au sujet d'un épanchement peu considérable de la plèvre droite, que le malade avait contracté en se mettant trop près d'une fenêtre ouverte. Sir Richard exprima son opinion au sujet de la condition cardiaque du patient, en ces mots : « Quand j'ai vu cet homme, il y a quelques semaines, les cavités de son cœur étaient dans une condition qui n'était rien moins qu'un état d'anévrysme général, et il n'existait aucune propulsion effective du sang. Je trouve à présent un état d'hypertrophie concentrique, une compensation effective de la lésion valvulaire, et une faculté du cœur de vider énergiquement son contenu de sang ».

Je dirai seulement comme conclusion que, dans chacun des cas que je viens de mentionner, toutes les précautions étaient prises pour la réglementation de la diète et pour assurer l'antisepsie de l'intestin, afin de diminuer la résistance que le cœur pouvait rencontrer dans la contraction des vaisseaux périphériques due à l'auto-intoxication.

ANEVRYSME DE L'AORTE TRAITÉ PAR LA GÉLATINE
EN INJECTIONS SOUS-CUTANÉES
FORMATION DE CAILLOTS AYANT DÉTERMINÉ L'OBLITÉRATION TOTALE
DU SAC

par le docteur PAULESCO.

J'ai l'honneur de présenter au Congrès, au nom de M. Lancereaux et au mien, une *pièce anatomique démontrant l'efficacité des injections sous-cutanées de gélatine*, dans le traitement des anévrysmes. Cette pièce provient d'un malade, le premier auquel fut appliqué cette méthode thérapeutique.

Qu'il me soit permis de rappeler en quelques mots, son intéressante histoire.

Cet homme, âgé de 49 ans, dans les antécédents duquel on ne note que le paludisme (à 19 ans), s'aperçoit en juin 1896, à la suite de violentes douleurs névralgiques intestinales, de l'apparition d'une douleur pulsatile un peu à droite de la poignée du sternum. Il fut d'abord soumis, pendant plusieurs mois, par le docteur Besançon, au repos absolu combiné avec la diète, les saignées répétées et l'iodure de potassium à haute dose. Malgré ce traitement des plus rationnels, la poche anévrysmale augmenta quotidiennement, à tel point qu'au moment de l'admission du malade dans le service de M. Lancereaux (25 décembre 1896), la peau commençait à céder, et à la surface de la tumeur il existait trois bosselures de teinte ecchymotique, molles et dépressibles, qui permettaient de constater le contact immédiat du sang avec la peau très amincie.

Nous nous attendions d'un moment à l'autre à voir cette poche éclater, lorsque fut faite la première injection sous-cutanée de gélatine (20 février 1897).

Le lendemain même, il fut possible de constater que la tumeur était manifestement plus ferme, et que les battements paraissaient éloignés. Les jours suivants, la tumeur diminua un peu de volume et les douleurs se calmèrent; elle reprit ses dimensions primitives et ses parois redevinrent molles, en même temps que réapparaissaient les douleurs intercostales.

Nous croyons pouvoir attribuer cette rechute à la rétraction du caillot sanguin, qui s'était formé dans la poche.

A la suite de nouvelles injections de gélatine, la poche durcit et diminue de volume ; les douleurs cessèrent en même temps que les autres phénomènes morbides produits par l'anévrisme.

Le malade fut alors présenté à l'Académie de médecine (22 juin 1897).

Il reprend ses occupations, se fatigue et même commet des imprudences, tombe d'un omnibus, monte à plusieurs reprises à pied un escalier de six étages, etc.

Néanmoins la guérison se maintient pendant toute une année. Puis se produisent deux rechutes, avec formation d'une petite poche adjacente à la précédente ; mais quelques injections de gélatine suffisent pour amener la formation de caillots et l'oblitération définitive du sac.

Le malade fut alors de nouveau présenté à l'Académie de médecine (19 octobre 1898).

Le 27 novembre, cet homme entrait de nouveau dans le service avec des symptômes de *grippe* légère, qui se dissipèrent au bout de 2 ou 5 jours. Complétement remis, il devait quitter l'hôpital le lendemain, lorsque le 5 décembre, au matin, on le trouva mort dans son lit[1].

L'examen anatomique qui fut fait le lendemain, permit de constater l'intégrité des viscères thoraciques et abdominaux. Le foie, les reins, la rate, le pancréas, les poumons, le cœur, étaient absolument normaux. Il n'y avait pas d'artériosclérose généralisée ; seule l'aorte présentait les lésions caractéristiques de l'aortite paludique ou aortite en plaques (Lancereaux), localisées au niveau de sa portion intra-thoracique, tandis que la portion abdominale de ce vaisseau était à peu près intacte.

Comme vous pouvez le voir sur cette pièce, la paroi antérieure de l'aorte ascendante présente, à 5 centimètres au-dessus des valvules sigmoïdes, une ouverture à peu près circulaire mesurant 5 centimètres sur 5 de diamètre.

Par cette ouverture, l'aorte communique avec une énorme poche du volume de la tête d'un enfant qui a érodé et perforé la paroi sterno-costale, et fait saillie sous la peau.

Cette poche est *entièrement remplie de caillots* anciens et fermes s'opposant d'une façon absolue à la pénétration du sang à son intérieur.

Sur une coupe verticale, on voit le sac composé de deux parties : *une supérieure*, très large, oblitérée par un caillot volumineux ; *une inférieure*, plus petite, renfermant un caillot plus rouge, plus récent. Cette dernière correspond à la petite poche surajoutée lors de la rechute présentée par le malade vers le 12 août 1898, et qui a été rapidement oblitérée par quelques injections de gélatine.

1. La mort subite par syncope est, comme le sait, fréquente dans les affections de l'aorte et le traitement par la gélatine ne peut la prévenir, car il s'adresse uniquement au contenu de la poche anévrysmale ; d'ailleurs, aucune injection de gélatine n'avait été pratiquée depuis plus d'un mois.

QUELQUES CAS DE GUÉRISON DES LÉSIONS VALVULAIRES CONSTITUÉES

par M. le docteur PÉTROVITCH.

de Paris.

Il est classique d'admettre qu'une lésion valvulaire du cœur, une fois constituée depuis un temps assez long, depuis plusieurs mois, par exemple, est à peu près incapable de rétrocession. Pourtant j'ai entendu mon maître, M. le professeur Potain citer un cas qui contredisait l'opinion admise; il ajoutait que pareils cas étaient peut-être moins exceptionnels qu'on ne le pense.

De fait, il est rare qu'à l'hôpital on ait l'occasion de suivre l'évolution d'une lésion cardiaque dont on a constaté l'apparition et les premiers stades. Cette occasion, par contre, s'offre dans la clientèle privée, et c'est ainsi que j'ai pu — en laissant de côté les cas d'endocardites aiguës qui guérissent dans le cours ou immédiatement à la suite des maladies qui leur ont donné naissance — recueillir, dans une période de dix ans, plusieurs faits intéressants à ce point de vue.

Le premier cas concerne un malade que j'ai soigné il y a une dizaine d'années. C'était un jeune homme de 25 ans qui, 10 mois après une attaque de rhumatisme articulaire aigu, était pris, à la suite des manœuvres où il s'était beaucoup fatigué, d'une dyspnée intense avec congestion œdémateuse des poumons et un œdème péri-malléolaire. A l'auscultation, on constatait à la pointe un souffle d'une intensité moyenne, commençant avec la systole et se terminant à la fin du petit silence. Depuis son attaque rhumatismale, il se plaignait seulement de battements de cœur qui survenaient parfois la nuit et le réveillaient en sursaut. Après quelques jours de repos et l'administration de 20 centigrammes d'infusion de digitale, le malade s'est rétabli. Néanmoins, vu sa lésion mitrale, nous dirigeons contre celle-ci le traitement suivant : tous les 15 jours, durant 5 mois, application de pointes de feu à la région précordiale et usage de l'iodure de potassium à la dose de 75 centigrammes durant deux ans, avec intervalles de repos. Au 15ᵉ mois, on n'entend plus de souffle, et le client, à qui depuis j'ai continué à donner mes soins pour des cas moins graves, se porte à l'heure qu'il est très bien, sans le moindre essoufflement, le souffle ayant complètement disparu.

Cette observation m'avait beaucoup frappé, et depuis cette époque, c'est-à-dire depuis huit ans environ, j'ai recueilli six autres cas, en laissant de côté les cas d'endocardites récentes guéries en même temps que les maladies (rhumatisme, scarlatine, etc.) qui leur ont donné naissance. Parmi ces cas, il y en a eu plusieurs qui ont présenté, en dehors des signes physiques (soit les bruits sourds et voilés, soit les souffles plus ou moins rudes avec maximum d'intensité à la pointe ou au deuxième espace intercostal droit), des troubles fonctionnels manifestes.

Les six autres observations se rapportent à des cas où la lésion valvulaire a été manifeste durant 6 mois au moins. Deux d'entre eux ont été observés à la suite de la scarlatine. Le premier, avec symptômes d'asystolie et souffle doux, aortique, concerne un enfant de 4 ans, une année après la scarlatine. La deuxième observation est celle d'une jeune fille de 15 ans, chez qui j'ai pu suivre l'évolution d'une lésion mitrale (premier bruit d'abord sourd et voilé ensuite remplacé par un souffle doux, puis rude) qui a disparu 6 mois après. Le bruit de souffle avait son maximum d'intensité à la pointe et commençait exactement avec le choc systolique. La malade, assise ou penchée en avant, présentait toujours le même souffle, sans changement d'intensité manifeste.

Le quatrième cas est celui d'une jeune femme qui présentait, après deux grossesses (on n'a pu relever d'autre étiologie), des bronchites fréquentes, de l'essoufflement et de l'œdème des jambes, avec un souffle doux diastolique au deuxième espace intercostal droit. M. le professeur Potain, qui a vu la malade, lui avait prescrit le repos au lit et les gouttes de digitaline cristallisée (au $\frac{1}{1000}$).

Le cinquième cas est celui d'une jeune femme de 19 ans, atteinte d'érysipèle de la face avec délire hallucinatoire et albumine dans les urines. Nous avons pu suivre l'apparition d'un souffle systolique à la pointe, très intense, avec frémissement, qui a persisté 10 mois après la disparition de l'érysipèle.

Les sixième et septième cas ont été observés à la suite du rhumatisme articulaire aigu. Les symptômes fonctionnels ont été peu marqués ; par contre, les signes physiques ont été très nets. Le malade présentait deux souffles : l'un doux, systolique à la pointe, qui par la suite devint rude et râpeux ; un deuxième souffle à la base, superficiel, à tonalité plus élevée, et commençant bien avant la systole, a disparu un mois après le début, laissant seul le souffle systolique à la pointe, qui a persisté 6 mois. (Obs. VII.)

Enfin, je relaterai le cas d'un malade âgé de 20 ans. Huit mois après l'attaque de rhumatisme articulaire aigu, il est atteint d'influenza à symptômes bronchitiques, présente de l'œdème des jambes et de la dyspnée. A l'auscultation, on constate un roulement présystolique qui a disparu quelques mois après. Le malade, revu 2 ans après, se porte bien et ne présente aucun trouble physique ni fonctionnel du cœur. (Obs. VIII.)

Le traitement dans tous les cas a été uniforme. Il a consisté dans l'usage de l'iodure de potassium, longtemps continué à petite dose (0,75 centigrammes par jour environ), avec intervalles de repos suivant la méthode préconisée par M. le professeur Potain. L'application des pointes de feu sur la région précordiale a servi à maintes reprises de révulsion locale.

Je suis porté à croire que l'iodure de potassium, employé non seulement, comme il est d'usage, à un stade avancé de l'évolution, mais dès le premier stade, n'a pas été étranger à ces quelques résultats favorables. Son action résolutrice sur les tissus de néoformation n'a peut-être pas été suffisamment mise à contribution dans le cas qui nous occupe.

Quoi qu'il en soit, ces faits seraient de nature à atténuer quelque peu la gravité du pronostic des lésions valvulaires constituées, et je croirais volontiers que de pareilles observations seraient plus fréquentes si l'attention des médecins se portait systématiquement sur cette question.

DISCUSSION

M. RENDU. — J'ai eu l'occasion de voir trois fois survenir une guérison complète d'une lésion organique du cœur.

Le premier cas concerne un jeune homme que j'ai soigné jadis, et pour lequel j'ai appelé mon maître, M. le professeur Potain, en consultation. Ce jeune homme, vers l'âge de 16 ans, fut atteint au collège de Canterbury, d'une scarlatine qui se compliqua d'endocardite. Quand, après sa maladie, il put revenir en France dans sa famille, il avait manifestement un souffle systolique à la pointe et un certain degré d'hypertrophie du cœur : la lésion, d'ailleurs, était bien compensée et l'oppression presque nulle ; cependant, le malade ne pouvait ni courir ni monter un escalier sans essoufflement.

Le traitement consista en iodure de potassium administré à la dose de 0,30 tous les matins, pendant deux ans consécutifs. Un traitement de bains chauds à Bourbon-l'Archambault compléta la médication et fut très bien supporté.

Les symptômes de l'insuffisance persistèrent cinq ans, sans augmentation, mais sans diminution, avec une santé générale bonne. Le jeune homme, qui se destinait à la carrière militaire, fut réformé et ne put entrer à Saint-Cyr, en raison de l'insuffisance mitrale indubitable qu'il présentait.

Cependant, vers l'âge de 21 ans, après une troisième saison à Bourbon-l'Archambault, les signes stéthoscopiques s'amendèrent notablement, et le souffle, de rude qu'il était, devint beaucoup plus doux et comme voilé.

L'année suivante, il disparut complètement et depuis ne s'est plus reproduit.

M. X... a 28 ans aujourd'hui, il est marié, père de famille, il mène la vie active d'un propriétaire rural, peut chasser, monter à cheval, faire de longues marches, et ne se ressent plus de la grave affection cardiaque qu'il avait présentée.

Deux autres cas, non moins nets que le précédent, ont trait à de jeunes enfants chez lesquels, vers l'âge de 3 à 4 mois, je constatai l'existence d'un bruit de souffle rude à l'orifice de l'artère pulmonaire, symptomatique d'un rétrécissement de l'artère pulmonaire. Chez l'une de ces enfants, il y avait même un certain degré de cyanose et de refroidissement périphérique.

Ces symptômes persistèrent, chez une de ces petites filles, jusqu'à l'âge de 6 ans ; chez l'autre jusqu'à l'âge de 8 ans. L'une d'elles était d'une bonne santé et je la voyais très rarement ; un jour, en l'auscultant, je ne lui trouvai plus son souffle ; je l'ai auscultée bien des fois depuis sans rien entendre. L'autre, au contraire, était sujette aux angines et aux bronchites, et, chaque année, elle avait deux ou trois crises de congestion pulmonaire qui mettaient chaque fois sa vie en danger, à cause des complications cardiaques qui se produisaient infailliblement quand le poumon commençait à se prendre. Cette circonstance a fait que j'ai suivi de très près l'enfant, la soumettant à un régime de repos presque absolu, l'empêchant de faire des exercices actifs, de marcher vite, etc., et la soumettant à la médication iodurée. Or, à ma grande surprise, vers l'âge de sept ans, les symptômes cardiaques parurent s'amender, et le souffle perdre de sa rudesse, tout en gardant sa localisation et son caractère organique. Mais l'année suivante, je ne le retrouvai plus ; et depuis il n'a pas reparu. L'enfant a aujourd'hui 17 ans, elle est grande, bien développée, et ne présente aucune trace de lésion du cœur ni de trouble fonctionnel cardiaque.

Je crois donc, avec M. Pétrowitch, que des maladies de cœur organiques peuvent absolument guérir ; mais je crois que cet heureux et exceptionnel résultat ne se rencontre guère que chez les enfants et les jeunes gens, quand la lésion valvulaire est récente et que la rénovation des tissus est active.

M. POTAIN. — Il est très certain que les lésions endocardiques peuvent guérir et se réparer complètement, et les faits nouveaux contenus dans la communication remarquable de M. Pétrovitch en sont une preuve. J'ai vu, comme la plupart des médecins qui ont longtemps exercé, un certain nombre de malades dûment atteints de lésions cardiaques guérir.

Mais, il faut bien le dire, nous ne possédons aucun élément d'appréciation pour pronostiquer les bons et les mauvais cas.

Ce qui m'a paru résulter de ma pratique personnelle, c'est que, d'abord, une lésion valvulaire n'est susceptible de guérir que quand elle est récente. C'est ce que l'on voit à la suite d'endocardites rhumatismales, qui laissent au bout de quelques semaines un souffle rude et râpeux à la pointe, lequel s'atténue progressivement et finit par disparaître en 8 ou 10 mois ; en sorte que, graduellement, l'auscultation redevient absolument normale.

Quant à l'époque où ce résultat heureux se produit, elle est très variable. D'ordinaire, elle commence immédiatement après l'évolution aiguë de l'endocardite. L'époque la plus éloignée du début que j'aie observée est la période de deux ans. J'ai vu guérir au bout de deux ans un jeune homme atteint d'insuffisance mitrale. Au delà, je n'ai jamais constaté de guérisons complètes.

Un autre facteur essentiel de guérison est l'âge des malades. Seuls, les sujets jeunes, de préférence entre 10 et 16 ans, guérissent. 20 ans est la dernière limite des cas que j'ai vus guérir : il s'agissait d'un jeune homme atteint d'une insuffisance aortique, et qui vit sa lésion disparaître.

L'emploi de l'iodure de potassium est très justifié chez les jeunes sujets, et quelques mois après l'éclosion de l'endocardite : il n'est pas à recommander passé deux ans, et d'autant moins que les sujets sont plus avancés en âge.

LE ROLE DE L'ÉRYSIPÉLE COMME CAUSE OCCASIONNELLE
DANS L'ÉVOLUTION DE CERTAINES MALADIES. ÉTUDE CLINIQUE

par le docteur BRATSANO.

de Constantinople.

Parmi plusieurs cas d'érysipèle que j'ai observés à Constantinople, je veux vous en communiquer trois, qui, par les complications proches ou éloignées qu'ils ont occasionnées, méritent d'attirer votre atten-

tion. Le premier cas se rapporte à un homme de 42 ans, de constitution robuste, sans syphilis ou tuberculose dans ses antécédents personnels ou héréditaires ; il est atteint d'une forme grave d'érysipèle de la
face qui dure seize jours : fièvre entre 39,5 et 41 degrés ; délire ; eschare
superficielle de l'oreille droite : l'érysipèle après avoir parcouru toute
la face, le cuir chevelu et le cou, pénètre dans la cavité bucco-nasale
et envahit le larynx : en ce moment l'haleine du malade *est très
fétide*, — symptôme de valeur sémiologique particulière, — il a la
dyspnée, une toux quinteuse avec expectoration très difficile, et des
crachats sanguinolents : l'examen laryngoscopique constate alors une
laryngite avec certaines ulcérations ; vers le 18e jour, malgré l'amélioration des symptômes généraux et érysipélateux, le malade souffre
toujours du côté du larynx ; température, 38 degrés. Un examen bactériologique des crachats révéla alors la présence des bacilles de Koch,
et d'autres ; quelques jours plus tard l'œdème de la glotte emporta le
malade qui refusa la trachéotomie. Or, dans ce cas il s'agit bien
d'une phtisie du larynx à marche rapide, occasionnée par l'érysipèle.

Comment faut-il expliquer cette phtisie du larynx chez un homme
très bien portant et sans aucune toux ? Faut-il admettre qu'il était
déjà infecté avant l'érysipèle, et que celui-ci n'a fait que donner le
coup de fouet, ou que l'érysipèle a préparé un terrain favorable (un
locus minoris resistentiæ), ou bien il faut invoquer l'association et
la collaboration des microbes comme cause de ce travail tuberculeux ? Voilà des points auxquels il est difficile de répondre dans notre
état actuel, attendu qu'on ne peut pas préciser jusqu'à quel moment
l'inflammation était purement érysipélateuse et depuis quand le travail
tuberculeux lui a succédé.

Quoi qu'il en soit, l'observation clinique a établi dans le cas en
question ce fait : que la laryngite spécifique fit suite à l'érysipèle, et
qu'il y a eu presque coexistence entre ces deux affections si différentes :
sous ce rapport cette forme clinique est très rare, et, que je sache,
un cas pareil n'est pas encore publié, quoique les autres complications de l'érysipèle de la face ne soient pas rares.

Au point de vue du pronostic et de l'issue, le cas est autrement
intéressant, car on dit généralement qu'un érysipèle qui entre, est
moins dangereux que celui qui sort, et cependant cet érysipèle, quoiqu'il entrât, fut grave et mortel.

Le deuxième cas est un jeune homme de 25 ans, sans aucune tare
héréditaire ou acquise ; il a eu aussi l'érysipèle de la face, mais d'une
forme légère qui ne dura que 10 jours ; 25-30 jours après la disparition de la rougeur de l'érysipèle, il présenta une lésion de la peau de la

joue droite et du nez qui fut méconnue au début, mais qui plus tard fut reconnue et diagnostiquée comme lupus : ce malade n'est pas encore guéri ; il est sous traitement.

Je crois que dans ce cas aussi c'est l'érysipèle qui joua le principal rôle dans l'évolution du lupus ; on peut objecter qu'il y a des cas de lupus qui n'ont pas été devancés par l'érysipèle, ou que tous les érysipèles de la face ne sont pas suivis de lupus : c'est vrai ; mais dans le cas en question, je crois que la coïncidence n'est pas accidentelle, et je crois d'autant plus que l'érysipèle est pour beaucoup dans l'évolution du lupus, que le siège du lupus (joue droite) est la partie de la face la plus longtemps occupée par l'infiltration érysipélateuse, et je pense que dans ce cas encore l'érysipèle est pour la peau ce qu'il a été pour la muqueuse du larynx dans le premier cas.

Le troisième cas, je l'ai observé il y a quelques mois : un homme de 50 ans, issu d'une mère asthmatique ; par conséquent ayant le germe de l'arthritisme : il a eu l'érysipèle de la face qui débuta par l'oreille gauche, forme assez grave, fièvre 40-40,5 degrés, délire, symptômes nerveux ; bref, il en fut guéri après 14 jours ; il était déjà convalescent, lorsque le 8ᵉ jour de sa convalescence, cet homme qui n'a eu aucun accès de goutte, fut atteint sans cause appréciable, d'un accès fort de goutte de l'orteil gauche ; avec fièvre et le cortège des symptômes caractéristiques ; les urines contenaient beaucoup d'acide urique. Voilà encore un cas où l'érysipèle semble éveiller une diathèse jusqu'alors endormie. En dehors de l'intérêt de ces cas au point de vue de l'influence de l'érysipèle dans l'évolution de la goutte, le cas est original parce que cette goutte éclate quelques jours après une affection éminemment fébrile ; et nous connaissons bien que les goutteux, après un accès de goutte ou après une autre affection fébrile, sont pour quelque temps à l'abri de l'accès, attendu que l'accès ou l'affection fébrile servent d'émonctoire ; aussi ce cas peut servir comme argument à l'appui de la doctrine nerveuse dans la pathogénie de la goutte, ou la perturbation nerveuse occasionnée par la fièvre de l'érysipèle.

Or, l'érysipèle, à l'instar des autres maladies infectieuses, peut nous faire des surprises. Voilà trois cas qui cliniquement — cela me semble — méritent une attention particulière, et qui présentent un champ assez grand pour des conjectures et des recherches au point de vue de la prédisposition naturelle ou acquise et de la bactériologie.

Nous disons généralement qu'un organisme est prédisposé quand il est faible de nature ou affaibli par d'autres maladies, — prédisposition naturelle ou acquise — mais malgré les progrès remarquables de la bactériologie actuelle et les expériences, nous ne connaissons pas encore les liens intimes entre les microrganismes et la production des maladies, attendu qu'il y a des organismes faibles, mais tout de même réfractaires; il y a encore beaucoup à étudier, beaucoup à observer, car, comme l'a dit le père de la médecine : la vie est courte, la science est longue, l'expérience est difficile et le jugement faillible — ὁ μὲν βίος βραχύς, ἡ δὲ τέχνη μακρή· ἡ μὲν πεῖρα χαλεπή, ἡ δὲ κρίσις σφαλερή, — et je crois que c'est encore la clinique, c'est-à-dire l'observation, *ars tota in observationibus* qui nous donnera la solution de ce grand problème.

En attendant il faut tenir compte de ces formes cliniques qui révèlent l'influence et le rôle de l'érysipèle sur la production ou l'évolution des maladies, et on peut en tirer les conclusions suivantes :

1° L'irritation de la cellule et l'excitation morbide de cette unité organique provoquée par l'érysipèle peut éveiller une prédisposition préexistante en état latent, et même créer bien rapidement une prédisposition acquise;

2° Il ressort des deux premiers cas que le bacille de Koch se trouve bien souvent, soit sur la surface du corps, soit dans les voies aériennes;

3° En cas d'érysipèle, il faut appliquer avec les moyens hygiéniques, une antisepsie rigoureuse des voies aériennes et de la peau en vue de prévenir des complications immédiates ou éloignées.

MERCREDI 8 AOUT

Séance du matin.

DIE URSACHE UND DER ŒRTLICHE BEGINN DER LUNGENSCHWINDSUCHT
von Dr AUFRECHT.
(Magdeburg).

Das 19. Jahrhundert umschliesst 2 Phasen in der Lehre von der Lungenschwindsucht. Die erste beginnt mit Laennec, die zweite mit Villemin und Robert Koch. Wie in der ersten der Tuberkel Laennec's sich allgemeine Anerkennung verschafft hat, so beherrscht gegenwärtig der Tuberkelbacillus und auf Grund seines Vorhandenseins die Infektiosität der Lungenphtise, das heisst die Uebertragbarkeit derselben durch Einathmung dieses Bacillus das Urtheil der Aerzte.

Die Annahme der Uebertragbarkeit dieses Leidens durch die Einathmung des Krankheits-Erregers aber hat einen sehr wunden Punkt. Es fehlt der Nachweis, wie und an welcher Stelle des Lungengewebes der Tuberkelbacillus einsetzt, um seine schädliche Wirkung zu entfalten.

Da nur eine eingehende histologische Feststellung der allerfrühesten Stadien der Lungenschwindsucht eine Klärung herbeizuführen vermag, begab ich mich an die möglichst objektive Untersuchung isolirter tuberkulöser Herde in den Lungenspitzen, wie sie jedem, der eine grössere Zahl von Sektionen auszuführen Gelegenheit hat, als Nebenbefund bisweilen zu Gesicht kommen.

In dem ersten eingehender untersuchten Falle fand ich zwei bohnengrosse tuberkelbacillenhaltige Herde in der rechten Lungenspitze. Bei der mikroskopischen Untersuchung dieser Herde erwies sich ein Theil der Alveolen gänzlich erfüllt von geschwollenen Epithelien, ein anderer ausschliesslich mit rothen Blutkörperchen, noch andere mit einer amorphen röthlichen Masse.

Nach längerer Durchforschung der Praeparate musste ich mir sagen, dass hier von einer catarrhalischen Pneumonie, bez. einer von den Luftwegen ausgehenden Erkrankung, welche doch allgemein bei der

Phtise als grundlegender Prozess angesehen wird, keine Rede sein konnte. Statt dessen lag mir ein anderer Vergleich sehr nahe. Solche Veränderungen hatte ich nur bei Lungeninfarkten gesehen, welche die Folge örtlicher Gefässthrombose sind.

Da ich weiterhin auch bei anderen isolirten tuberkulösen Lungenspitzen-Herden das gleiche Verhalten feststellen konnte, musste ich zu der Deutung gelangen, dass dieselben sich nach Art von Infarkten entwickeln. Aber mit der theoretischen Schilderung würde es mir nicht glücken Sie. m. H. von der Richtigkeit dieser Sache zu überzeugen. Besseren Erfolg darf ich mir von der Vorlegung eines Praeparates versprechen. welches einem isolirten tuberkulösen Lungenspitzen-Herde entnommen ist und den Durchschnitt durch den ganzen Herd und das ganze zuführende Gefäss darstellt. Letzteres zeigt eine sehr verdickte Wand und den im Lumen erhaltenen Thrombus.

In der Nachbarschaft der tuberkulösen Herde fand ich aber auch kleinere Gefässe mit sehr verdickter Wand und durfte hieraus folgern, dass die Gefässveränderung der Entstehung der käsigen Herde voraufgeht.

Auf Grund dieser Befunde hätte ich es freilich nicht gewagt, eine Umgestaltung der bisherigen Anschauungen über die anatomischen Vorgänge bei der Lungenphthise zu empfehlen. Doch kommt eine Reihe weiterer wichtiger Untersuchungs-Ergebnisse hinzu, welche mein Vorgehen begründen helfen.

In der Nähe der grösseren tuberkulösen Lungenspitzen-Herde lagen einzelne sehr kleine hyalin-graue Knötchen und etwas grössere käsige Herde von acinöser Form. Ich trug von vorn herein gar kein Bedenken. erstere für Miliartuberkel. also für eine Zellwucherung im interstitiellen Gewebe. letztere für catarrhalisch-pneumonische Entzündungsherde zu halten. Bei näherer Untersuchung erwies sich diese Auffassung als ein Irrthum. Die Miliartuberkel waren nur Durchschnitte von Gefässen deren Wand durch Zellvermehrung eine ausserordentliche Verdickung erfahren hatte; denn in ihrem Centrum lagen rothe Blutkörperchen. — Ebensowenig Anhalt für die bisher angenommene Entstehungsweise boten die käsigen in acinöser Form angeordneten Herde. wie ein Vergleich mit den bei der catarrhalischen und der Aspirations-Pneumonie zu Stande kommenden Herden erwies. Die bei der Lungenphtise vorfindlichen acinösen Herde setzen sich aus einzelnen rundlichen Beeren zusammen. deren Centrum meist amorphe Massen enthält. während die peripherische Schicht meist aus Rundzellen besteht. Dass die centrale Masse hauptsächlich aus untergegangenen rothen Blutkörperchen hervorgegangen ist, erwiesen mir solche Stellen, wo die Blutkörperchen noch vollkommen unversehrt im Centrum der Beeren lagen.

Da in der Nachbarschaft aller dieser Gebilde Gefässe mit sehr verdickter Wand lagen, durfte ich den Schluss ziehen, dass die käsigen Herde eine Folge der Circulationsstörung in den zuführenden Gefässen sind also nach Art kleinster Infarkte zu Stande kommen.

Nun ging ich an die Untersuchung vorgeschrittener Fälle von Phtise. Ueberall wo die kranken Stellen an gesundes Gewebe grenzten, waren acinöse Herde von gleicher Zusammensetzung vorhanden; wo das Gewebe die hochgradigste Destruktion zeigte, hatten sich zwischen diesen Herden desquamativ-pneumonische und chronisch-pneumonische Prozesse hinzugestellt.

Demnach liegt der Lungenphtise eine Erkrankung der kleineren Gefässe zu Grunde. Ihre Wand ist durch Zellvermehrung beträchtlich verdickt. Eine primäre Betheiligung der feinsten Bronchiolen oder der Alveolen besteht nicht.

Nach dieser Feststellung des anatomischen Vorganges bei der menschlichen Phtise erschien es mir unerlässlich, zur Klärung der Frage, welche Beziehungen der Tuberkelbacillus zu dem anatomischen Substrat der Lungenphtise, das heisst zur Gefässerkrankung haben kann, das Thierexperiment zu Hülfe zu nehmen.

Ich producirte bei Kaninchen, wie ich es schon früher gethan hatte, durch Injektion von persüchtigem Material in eine Ohrvene allgemeine Miliartuberkulose.

Bei der Untersuchung der anatomischen Veränderungen fand ich ausser den bekannten käsigen Herden gleichfalls eine Verdickung der Wand der zu diesen Herden führenden Gefässe durch Zellvermehrung. Als besonders günstiges Objekt erwiesen sich die Nieren. Hier war der direkte Uebergang des erkrankten Gefässes in den käsigen Herd am häufigsten sichtbar.

Aus der Thatsache, dass auch bei der experimentell erzeugten Tuberkulose die Gefässe betheiligt sind, musste ich zunächst logisch folgern, dass der Tuberkelbacillus die Ursache der Gefässerkrankung ist.

Ich begab mich auf Grund dieser Deduktion an die Untersuchung, ob in der Gefässwand Tuberkelbacillen vorhanden sind. Das Ergebniss bestätigte meine Annahme. Zwischen den Zellen, deren Vermehrung zur Gefässwand-Verdickung geführt hatte, lagen die Bacillen.

Eine Prüfung des Verhaltens der verdickten Gefässe bei der menschlichen Tuberkulose ergab das gleiche Resultat, das Vorhandensein von Tuberkelbacillen.

Mithin ist der Tuberkelbacillus die Ursache der ersten anatomischen Veränderung bei der Lungenschwindsucht ebenso wie bei der Miliartuberkulose und diese erste Veränderung ist die durch Zellvermehrung herbeigeführte Verdickung der Gefässwand. Zu dieser aber kann der Bacillus nur mit dem circulirenden Blute gelangen.

Ueber seine Eingangspforten in den menschlichen Körper näheres zu erörtern, muss weiteren Untersuchungen vorbehalten bleiben. Einer der wichtigsten Aufnahmewege dürfte nach den bisherigen Erfahrungen der Verdauungstractus sein.

Dagegen lässt sich gerade auf Grund des Sitzes der ersten anatomischen Veränderung in der Gefässwand eine Schädigung der Lunge durch direktes Eindringen des Tuberkelbacillus bis in die feinsten Bronchialzweige, demnach auch die Furcht vor Infektion durch Einathmung dieses Bacillus ausschliessen. Wie sollte derselbe trotz des Mangels an Eigenbewegung durch die Wand der feinsten Bronchiolen oder der Alveolen und durch das Gewebe der Lunge ohne Schädigung dieser Theile bis zu den Gefässen dringen können?

Wenn aber die Lunge eine so besondere Disposition für den auf dem Wege der Blutbahn zu ihr gelangenden Bacillus besitzt, so liegt das an den ungünstigen Circulations Bedingungen dieses Organes. Die feineren Zweige der Lungenarterie können schädigenden Einflüssen weniger Widerstand leisten, weil sie Kohlensäuerhaltiges mit sonstigen Oxydationsprodukten beladenes Blut führen, welchem sich auch noch Krankheits-Stoffe beimengen können wie z B. beim Diabetes.

Besonders ungünstig sind die Gefässe in den Lungenspitzen situirt. Hier ist die Entleerung des Blutes nach dem linken Ventrikel hin erschwert, weil das Zwerchfell und die Rippenheber ihre wichtige Mitwirkung bei diesem Vorgange auf die Lungenspitzen nur in geringem Masse ausüben können, also Stockungen des Blutes, z. B. bei sitzender Lebensweise sehr leicht möglich sind. Zudem können Zerrungen des Gewebes der Lungenspitzen und der in ihnen enthaltenen Gefässe leichter zu Stande kommen als in den übrigen Lungenabschnitten u. z. theils durch forcirte Exspirationen, wie bei langdauerdem Husten, theils durch übertriebene körperliche Anstrengungen bei denen die auxiliären Athemmuskeln in Anspruch genommen werden müssen.

Pour terminer, souffrez, messieurs, que je résume brièvement le résultat de mes recherches sur la cause et le développement local de la phtisie pulmonaire et de la tuberculose.

L'une et l'autre ont leur point de départ dans les vaisseaux sanguins, dont les parois s'épaississent par un accroissement de cellules.

Cette condition des vaisseaux sanguins qui s'accompagne parfois d'une thrombose de leur lumière, arrête la nutrition du tissu contigu et finit par en amener la nécrose, c'est-à-dire le foyer tuberculeux.

Mais l'altération des vaisseaux qui a lieu et dans la phtisie pulmonaire et dans la tuberculose miliaire expérimentale, est due à l'action du bacille tuberculeux après son importation dans la circulation du sang. Il n'est pas difficile, au moyen de la coloration, de démontrer la présence des bacilles dans les parois des vaisseaux affectés.

Ces rapports du bacille tuberculeux avec les vaisseaux sanguins excluent son invasion directe par les voies aériennes. Comment prétendre qu'un bacille sans mobilité soit capable de pénétrer à travers le tissu pulmonaire jusque dans les vaisseaux sans faire aucune lésion du tissu pulmonaire ?

Il faut chercher dans la nature et les propriétés du poumon lui-même les causes qui en font le terrain de prédilection du bacille. Ce sont la composition du sang et les conditions défavorables de sa circulation par lesquelles s'explique la fréquence de la phtisie pulmonaire. Les petites ramifications de l'artère pulmonaire sont d'autant moins capables de résister au travail nocif du bacille, qu'elles contiennent le sang venant du ventricule droit et qui est chargé d'acide carbonique et d'autres produits d'oxydation de même que de matières nuisibles résorbées comme dans le diabète.

La prédisposition des sommets du poumon résulte d'une part du ralentissement de la circulation du sang aidé quelquefois par une voie sédentaire, d'autre part des tiraillements du tissu par des expirations forcées comme pendant la toux ou par excès de travail physique.

Je serai content d'avoir contribué à la solution de la question de la tuberculose et trouvé dans les vaisseaux sanguins le centre de l'union des opinions jusqu'à présent discordantes sur la genèse de la maladie.

LA PORTE D'ENTRÉE POUR LE BACILLE DE LA TUBERCULOSE

par le docteur R. BALLOTA TAYLOR.

de Santander.

I

TUBERCULOSE PAR INOCULATION.

C'est un axiome reconnu que la possibilité de produire artificiellement la tuberculose moyennant l'inoculation du bacille de Koch ou de matières tuberculeuses. A peine y a-t-il aucune espèce ni variété de l'échelle zoologique réfractaire à ces inoculations.

Il n'y a non plus aucun fait scientifique plus universellement reconnu que les différences qui existent entre la tuberculose inoculée et la tuberculose qui se développe indépendamment des inoculations. Nous savons tous que la forme spéciale de tuberculose qui survient dans les animaux inférieurs à la suite des expériences du laboratoire, ou qui apparait dans l'homme par l'effet d'inoculations accidentelles, est une maladie entièrement distincte de la tuberculose classique qui frappe les individus non-inoculés.

Nous savons aussi que la maladie survenue après les inoculations est exclusivement la granulie ou tuberculose miliaire aiguë et généralisée, tandis que l'affection qui se présente dans la majorité des cas chez les personnes ou les animaux non-inoculés est la tuberculose classique de Laënnec. Bien que dans la tuberculose inoculée la lésion initiale qui se développe à la place même de l'inoculation présente ordinairement les mêmes modifications histologiques et éprouve la même dégénération caséeuse caractéristique du tubercule classique, en échange, l'infection de l'organisme qui se présente après l'inoculation ressemble à peine à la maladie dont Laënnec nous a donné la description et les moyens de diagnostic qui immortalisèrent à jamais son nom glorieux à si juste titre.

En effet, dans la tuberculose inoculée la perturbation histologique apparait presque toujours sous la forme granulaire; c'est à peine si elle se présente quelquefois formant des masses ou constituant des zones d'infiltration; elle n'éprouve jamais la dégénération calcaire ni la fibroïde.

Quoique dans la tuberculose classique il soit absolument exceptionnel d'observer un cas dont la nécropsie nous révèle l'invasion simultanée d'autres appareils que le respiratoire, le digestif, le génito-urinaire, le lymphatique, ou l'osseux, et plus exceptionnel encore de trouver des tubercules ou bacilles dans la moelle des os, à la glande thyroïdienne, dans la choroïde oculaire, au cœur ou dans le sang, d'autre part dans les autopsies des individus qui succombent par suite de tuberculose inoculée, il est très commun de les trouver dans tous les organes et dans presque tous les tissus de l'économie.

Le cours de la tuberculose classique est toujours lent : il dure de quelques mois à plusieurs années; l'on calcule de 20 à 50 pour 100 la proportion de cas de guérison spontanée. L'évolution de la tuberculose inoculée, au contraire, est toujours très rapide et la fin en est presque invariablement mortelle. La tuberculose inoculée, en un mot, est une maladie essentiellement infectieuse, tandis que la tuberculose classique est un processus typiquement dégénératif.

Dans toutes les espèces zoologiques, la production de la tuberculose classique exige irrémissiblement la présence du bacille de Koch. Ce microorganisme ne peut être remplacé par aucun autre. Pour la production de la granulie, au contraire, on peut inoculer indistinctement le bacille de Koch ou deux autres différents de celui-ci : par exemple, le bacille de Courmont et celui de Preisz et Guinard.

On oublie trop le fait qu'en 1888 un savant français — M. le docteur Courmont — découvrit dans le poumon d'une vache affectée de tuberculose miliaire aiguë un bacille spécifique, court, gros, obscur aux extrémités, frêle et transparent au centre; et qu'en inoculant ses cultures aux lapins, il détermina rapidement chez ceux-ci une tuberculose miliaire aiguë et généralisée, identique à celle produite par l'inoculation du bacille de Koch. Les bacilles de Courmont abondent d'une manière extraordinaire dans le sang des animaux attaqués.

On a aussi oublié que deux autres observateurs éminents — MM. Preisz et Guinard — découvrirent dans les reins d'un mouton frappé de tuberculose miliaire aiguë, un autre bacille spécifique, d'environ trois millièmes de millimètre, et qui se trouve sous des formes variées, la piriforme étant la plus commune. Il présente des stries transparentes alternativement obscures et claires, et qui se colorent très facilement. En inoculant ses cultures dans les veines et le péritoine de certains animaux, ceux-ci meurent de tuberculose miliaire généralisée quatre ou six jours après. En recevant une inoculation sous-cutanée, les animaux survivent pendant quelques semaines, mourant enfin avec une granulie qui envahit de la peau et des muqueuses jusqu'aux viscères.

Mais ce n'est pas seulement dans les animaux inférieurs que l'on trouve la tuberculose miliaire aiguë et généralisée produite par un bacille distinct du bacille de Koch. M. le docteur J. Courmont (de Lyon) a rapporté au dernier Congrès de Berlin deux cas intéressants, dont l'un fut observé avec M. le docteur Nicolas, et l'autre avec M. le docteur Bonnet. Le premier, surtout, est très important et décisif. Il s'agissait d'une jeune femme de 28 ans, dont l'autopsie révéla une granulie généralisée des poumons, péricarde, reins, foie, etc.

« Les lésions tuberculeuses, paraissant typiques, sont portées au laboratoire du professeur Arloing pour faire souche de tuberculose de Koch. Elles sont inoculées à un grand nombre de cobayes. Tous ces cobayes meurent en quelques jours avec de la tuberculose généralisée; le trajet ganglionnaire indiquant bien le point de départ de l'infection dans la cuisse inoculée. Un bacille est isolé du sang et des tubercules de ces cobayes. Avec les cultures pures on reproduit la tuberculose classique du cobaye en huit jours. Rien dans l'aspect extérieur ne peut le différencier de la tuberculose de Koch. La rapidité d'évolution seule la distingue. Aucune méthode ne peut déceler le bacille de Koch dans les lésions. Au point de vue anatomo-pathologique, ces tubercules sont formés par des amas de cellules jeunes, sans cellules géantes; ils sont absolument semblables aux jeunes tubercules du cobaye produits par le bacille de Koch. Les ganglions du côté inoculé sont caséeux; l'abcès nécrosant local existe. En un mot : rien ne distingue ces lésions de la vraie tuberculose sauf la rapidité de leur évolution et l'absence des bacilles de Koch. La culture du sang du cœur et des tubercules donne toujours des cultures pures du bacille producteur. L'ingestion de culture donne une tuberculose intestinale mortelle en douze jours. Ce bacille ressemble beaucoup à tous ceux qui ont été décrits dans la pseudo-tuberculose du cobaye. Il pousse très rapidement en bouillon et sur la plupart des milieux ordinaires. Le bouillon glycériné lui est spécialement favorable. La culture sur pomme de terre est pauvre, luisante. Le bacille est aérobie pur et végète encore à + 40 degrés. En résumé : bacilles ressemblant beaucoup à celui de la pseudo-tuberculose du cobaye, à celui de P. Courmont, à celui de J. Courmont et Nicolas, et existant, à l'exclusion des bacilles de Koch, dans un cas de granulie humaine[1]. »

Des points de dissemblance si grands et si nombreux entre la tuberculose miliaire généralisée expérimentale et la tuberculose classique et familière que nous rencontrons journellement dans la pratique chez les individus qui n'ont pas été exposés à des inoculations d'aucune espèce, nous font voir que bien que toutes les formes de la tuberculose appartiennent indubitablement à une seule espèce morbide, cette espèce renferme deux variétés morphologiquement et cliniquement distinctes.

Quoique la granulie ou tuberculose miliaire aiguë généralisée soit toujours la forme constatée à la suite des inoculations, cette forme, cependant, n'est pas toujours due à des inoculations, puisque nous la rencontrons quelquefois indépendamment de ce procédé étiologique. La méningite tuberculeuse miliaire de l'enfance nous en fournit un exemple des plus familiers. De ce que la tuberculose inoculée est vraiment une variété égarée de la tuberculose classique de Laënnec, nous avons encore d'autres témoignages non moins éloquents que les faits déjà énumérés.

1. *Bericht über den Kongress in Berlin.* 1899. p. 244.

En effet, chez l'homme la tuberculose classique est un des maux le plus universellement répandus. La tuberculose inoculée, au contraire, est si rare dans l'espèce humaine, que l'on ne l'observe guère que comme conséquence de lésions accidentellement causées durant le cours d'opérations chirurgicales ou d'autopsies.

La rareté de la tuberculose inoculée chez l'homme n'est certainement point due à la rareté du matériel inoculable, ni au manque de contact intime et de commerce constant entre des personnes saines et des individus tuberculeux. Cette rareté est exclusivement due à ce que le degré de susceptibilité que possède l'homme à l'absorption de bacilles ou produits tuberculeux est incomparablement moindre que celui qu'il possède pour l'absorption d'autres produits ou microorganismes pathogènes.

Tandis que pour l'absorption de la syphilis, de la blennorragie, de l'anthrax, de la morve, du *cow-pox*, etc., etc., il suffit du simple contact d'une particule de la sécrétion morbide, soit avec une légère érosion superficielle, soit avec une membrane muqueuse intacte, par contre l'absorption de matières tuberculeuses ne se produit qu'à l'aide d'un véritable traumatisme qui atteint les couches profondes des tissus.

Pour la transmission de la syphilis, par exemple, il suffit du baiser d'un syphilitique sur les lèvres d'une personne saine; il suffit aussi d'user du même verre, du même couvert de table, de la même pipe dont se sert l'attaqué de cette affection.

Il n'est pas non plus besoin, pour donner lieu à une urétrite ou à une conjonctivite blennorragiques, que les muqueuses urétrales ou oculaires que l'on va infecter soient excoriées. Pour la production de la pustule maligne, il suffit de la piqûre d'un diptère quelconque dont la trompe ait été en contact avec le virus du charbon. Mais pour que chez l'homme l'inoculation puisse occasionner la granulie, le baiser d'un tuberculeux n'est pas assez; il ne suffit point de l'emploi de la pipe, du couvert ou du verre dont se sert le malade; les piqûres des mouches, des moucherons ou des taons qui aient imprégné leur trompe sur des matières tuberculeuses sont impuissantes à propager le mal.

Même dans le sein maternel, où le contact et la communication entre le fœtus et le placenta sont si intimes et constants, la tuberculose s'inocule très rarement. Il est exceptionnel que les fils de mères tuberculeuses naissent avec des manifestations de la maladie; tandis que lorsqu'une femme enceinte acquiert la syphilis, la variole, ou n'importe quelle autre affection inoculable, l'inoculation du fœtus est presque certaine.

Dans un travail minutieux publié l'année dernière par MM. Auché et Chambrelent[1], travail dans lequel on a scrupuleusement éliminé tous les cas de tuberculose congénitale tant soit peu douteux, rejetant tous ceux dans lesquels le microscope ne révèle point la présence des bacilles de Koch, et dans lesquels les inoculations pratiquées avec des précautions aseptiques ne réussissent point, les auteurs ont pu réunir, de provenances diverses, 20 cas authentiques et d'une exactitude irréprochable. De ces 20 cas de fils de mères tuberculeuses, 8 seulement présentèrent des lésions tuberculeuses.

Un de ces cas positifs tomba sous l'observation personnelle de ces messieurs, et la description qu'ils donnent des lésions histologiques qu'ils y trouvèrent, confirme pleinement nos assertions de ce que la maladie produite par l'inoculation du bacille ou des produits tuberculeux, n'est point la tuberculose classique, mais purement et simplement la granulie. Même le sang du cordon ombilical contenait des bacilles : l'inoculation expérimentale de ce liquide produisit la tuberculose aiguë miliaire et généralisée.

Dans la vie extra-utérine, les seuls cas authentiques de tuberculose miliaire consécutifs à l'inoculation sont ceux qui ont été précédés de piqûres anatomiques ou de blessures accidentellement produites pendant des actes chirurgicaux ou des autopsies. Et de là vient que le nombre de cas de granulie survenus par absorption sous-cutanée de matières tuberculeuses soit presque insignifiant, comparé au nombre des cas de véritable tuberculose qui apparaissent indépendamment de toute inoculation.

Si la tuberculose classique était réellement propageable par inoculation, comme le sont la syphilis, la blennorragie et toutes les autres maladies positivement inoculables, à peine y aurait-il actuellement une seule famille libre du mal, puisqu'une des conséquences inévitables du cosmopolitisme progressif de nos jours est l'augmentation proportionnelle du contact et du commerce des personnes saines avec des individus tuberculeux.

A peine y aurait-il aussi de chirurgiens, de vétérinaires et de bouchers exempts de la maladie, car il est exceptionnellement rare de trouver un individu livré à n'importe laquelle de ces professions qui ne se soit occasionné quelque blessure, grande ou petite, pendant ses opérations sur des personnes ou des bêtes tuberculeuses.

En outre, si l'inoculation était un des procédés ordinairement employés par la nature pour la transmission de la tuberculose classique,

---

1. *Archives de méd. expérim. et d'anat. path.* vol. xii, p. 521, juillet 1899.

la première enfance serait indéfectiblement l'âge le plus exposé à ce mal.

En premier lieu, le peu de résistance des tissus de l'enfant, et l'étonnante activité des fonctions absorbantes dans cette période de la vie, faciliteraient extraordinairement la pénétration et l'absorption de l'élément bacillaire.

Et en second lieu, comme il s'agit de cas fréquents où la tuberculose du père ou de la mère se trouve en pleine activité évolutionnaire, le commerce intime et constant qui nécessairement existe entre les parents et les fils déterminerait promptement et sûrement l'inoculation de ces derniers. Malgré toutes ces circonstances, qui favorisent tant l'inoculation et l'absorption des produits pathogènes, le fait est que les premières semaines et les premiers mois de la vie sont précisément les périodes où la tuberculose occasionne le plus petit nombre de victimes.

Il en arrive exactement de même dans les animaux inférieurs que dans l'espèce humaine. Dans ceux-là l'évolution de la tuberculose n'a lieu qu'à une date relativement avancée. A Munich, où l'on sacrifie annuellement environ 160 000 veaux, on ne trouve des lésions tuberculeuses prouvées que dans deux ou trois. A l'abattoir de Lyon, M. Leclerc a vu cinq génisses tuberculeuses sur plus de 400 000 saines. A Rouen, M. Veyssière en signale trois pour chaque 60 000. A Berlin, le professeur Jöhne en cite quatre sur 190 000.

On peut, en résumé, affirmer que les bases des doctrines alarmistes qui ont été propagées pendant ces dernières années sur l'inoculabilité de la phtisie chez l'homme, sont tout à fait imaginaires. Excepté les cas peu fréquents d'inoculation due aux piqûres anatomiques ou à d'autres blessures analogues dont nous avons déjà fait mention, on n'a point enregistré dans l'espèce humaine un seul cas authentique de tuberculose survenu à la suite de l'inoculation des bacilles de Koch ou des sécrétions provenant d'individus frappés de cette maladie.

L'alarme occasionnée par la doctrine de la facile et fréquente inoculabilité de la tuberculose chez l'homme, n'est point, cependant, le plus grand mal que cette doctrine ait produit. Le mal réellement grave consiste en ce que la concentration de l'opinion vers cette supposée inoculabilité a fait que le critérium médical s'est égaré de la véritable étiologie de la tuberculose, et par cela même a réussi à faire négliger la vraie prophylaxie de la maladie, lui substituant des mesures absolument futiles et oiseuses.

II

TUBERCULOSE PAR INGESTION

La possibilité de produire la tuberculose dans l'espèce humaine moyennant l'ingestion d'aliments provenant de bêtes tuberculeuses est simplement hypothétique. Jusqu'à présent on ne connaît aucun cas authentique de tuberculose produite par cette cause.

Une des accusations les plus répandues et plus dénuées de fondement contre le lait des vaches tuberculeuses est née en Angleterre. On accuse ce lait d'être la cause de la grande augmentation de la mortalité produite par la tuberculose mésentérique depuis une quarantaine d'années chez les enfants de neuf à douze mois. Il faut remarquer que, puisque l'âge de neuf mois est en Angleterre la période ordinaire du sevrage, la consommation du lait de vache pour suppléer l'allaitement maternel y est plus grande à cette époque que dans aucune autre, et que cette coïncidence de circonstances est la seule base de l'accusation formulée contre le lait. Mais pour se convaincre de la fausseté de cet argument, il n'y a qu'à se rappeler que, excepté en Angleterre, à peine y a-t-il de nations où les enfants soient déjà sevrés à l'âge de neuf mois et nourris avec du lait de vache, et que malgré cela la mortalité occasionnée à cette période de la vie par la tuberculose mésentérique est à peu près égale dans tous les pays du monde.

Il existe en Europe de vastes contrées dans lesquelles on fait à peine usage du lait de vache, ni dans l'enfance ni dans aucune autre période, et, cependant, la tuberculose mésentérique est aussi commune dans ces régions-là que dans toutes les autres. Parmi les régions où il est facile de constater ce fait, on peut citer quelques provinces du centre et du nord-ouest de l'Espagne, où les laits de chèvre et de brebis (et encore en petite quantité) sont les seuls dont se servent les habitants.

Il faut encore tenir compte qu'il y a quarante ans on se servait beaucoup moins de lait bouilli qu'à présent; et puisqu'il est démontré qu'une température de 70 degrés centigrades suffit à détruire complètement la vitalité des bacilles de la tuberculose, cette circonstance devient un fait additionnel contre la probabilité que le lait de vache soit responsable de l'augmentation de la maladie dont il s'agit. Le témoignage le plus pratique de la complète innocuité du lait de vaches tuberculeuses nous a été donné il y a peu de temps par le médecin anglais bien connu, M. le docteur Clifford Allbutt, qui s'est soumis lui-même pendant plusieurs mois consécutifs à l'usage d'un lait matériellement foisonné de bacilles de Koch. Son exemple fut imité, non seulement par la famille du dit docteur, mais encore par plusieurs autres familles; il n'en résulta aucun trouble dans la santé des nombreuses personnes sur lesquelles se fit l'essai. (Voir le *Practitioner* du mois de janvier 1899.)

Un autre exemple, non moins éloquent, qui corrobore les propriétés inoffensives du lait provenant de vaches certainement tuberculeuses, nous est fourni par le cas arrivé dans les derniers jours de l'année 1898, dans une vacherie appartenant à S. M. la reine Victoria, à Windsor.

Suspectant qu'il pût y avoir quelques vaches tuberculeuses parmi les quarante bêtes qui fournissaient depuis longtemps le lait à la famille royale, on essaya la tuberculine; le résultat fourni par cet essai fut que des quarante vaches mentionnées, trente-six étaient atteintes de tuberculose. Dans cette preuve accidentelle à laquelle fut soumise pendant si longtemps la famille royale d'Angleterre, de même que dans l'essai intentionnel de M. Allbutt, nous avons donc une preuve palpable que l'ingestion de lait provenant d'animaux indubitablement tuberculeux ne donne point lieu à la production de la maladie dans l'espèce humaine.

D'un côté, l'impunité avec laquelle on peut ingérer le lait de vaches tuberculeuses, et d'un autre la circonstance de rencontrer la tuberculose mésentérique aussi fréquente dans des âges et dans des pays où la consommation du lait de vache est complètement exceptionnelle que dans les âges et dans les pays où l'on en fait une grande consommation, sont des données assez éloquentes pour enseigner aux imitateurs de la propagande récemment entreprise dans certaines nations contre l'usage du lait venant de bêtes tuberculeuses, que ladite propagande manque complètement de base solide et rationnelle.

Ce qui est vraiment une anomalie et qui indique le caractère d'obsession de cette propagande, c'est que, alors qu'il n'existe aucun seul fait positif qui lui serve de base, il y ait tant d'hommes éminents qui la défendent. De plus, même en admettant comme prouvé que l'usage du lait provenant de vaches atteintes de tuberculose, et bu sans être bouilli, eût en lui-même quelque danger de transmettre le mal, personne ne mettra en doute que la simple ébullition de ce liquide avant de le boire, est un procédé prophylactique infiniment plus simple, rapide et économique, et surtout incomparablement plus praticable que la destruction de centaines ou de milliers de bêtes, recommandée par ladite propagande.

Ce que nous venons de manifester quant au lait, est également applicable à la consommation de viandes tuberculeuses. Le seul fait qui a donné lieu à la croyance que l'ingestion de ces chairs pût transmettre la tuberculose à l'homme, tient exclusivement à la pathologie comparée, et pour cette raison manque de valeur pour décider la matière sur le terrain de la pathologie humaine. Le fait en question est la possibilité de tuberculiser quelques animaux inférieurs en leur faisant ingérer des produits tuberculeux; mais la possibilité de tuberculiser par ce moyen une poule ou un lapin ne signifie pas que l'homme soit tuberculisable par le même procédé.

En premier lieu, il faut rappeler que plusieurs maladies qui sont positivement transmissibles dans les animaux inférieurs par la voie digestive, ne le sont pas chez l'homme par cette même voie.

Certains animaux domestiques sont, par exemple, atteints du charbon, soit en paissant dans des lieux où existe le bacille spécifique de la maladie, soit en mangeant des chairs de quelque animal mort de cette affection. L'espèce humaine, au contraire, n'acquiert jamais l'anthrax par ce moyen, mais par l'inoculation du virus du charbon; d'où il ressort que la transmissibilité d'une maladie à une vache ou à un cobaye moyennant l'ingestion de matières morbigènes déterminées est loin de prouver que l'ingestion de ces mêmes substances par l'homme pourra donner lieu au développement du mal chez lui.

En plus de cette considération, il faut se rappeler que dans de mêmes espèces zoologiques, nous trouvons des variétés qui sont tuberculisables par la voie digestive et d'autres qui ne le sont point.

Le cheval, par exemple, est un des animaux qui se tuberculisent le plus facilement par l'ingestion de produits tuberculeux, et cependant, l'âne, simple variété de l'espèce chevaline, est absolument réfractaire à ce procédé de tuberculisation.

M. le docteur Nocard, autorité irréprochable sur cette question, a bien des fois répété ses essais sur l'âne, lui faisant ingérer de grandes quantités de matières tuberculeuses, et toujours sans succès. Et non seulement on n'obtient pas par ce moyen la tuberculisation de l'âne, mais on ne trouve pas même dans les autopsies la trace des bacilles dans les ganglions mésentériques ni dans le voisinage des plaques de Peyer.

Et, en second lieu, même en admettant d'une façon tout à fait gratuite, que la chair crue provenant de bêtes tuberculeuses fût nuisible à l'homme, il y a très peu de personnes qui mangent des viandes sans les soumettre préalablement à la cuisson ou au rôtissage, procédés par lesquels les bacilles de Koch perdent complètement leur vitalité.

M. le docteur Bang, dont la compétence sur cette matière est irrécusable, reconnait que le danger occasionné par la consommation des chairs des animaux tuberculeux est facile à éviter, parce que, outre qu'il est absolument exceptionnel de trouver des tubercules dans les parties de la bête destinées à la consommation, la température à laquelle on les soumet avant de servir à l'alimentation suffit pour détruire en elles toute activité bacillaire. Pour assurer l'action bactéricide de la chaleur dans les parties profondes des chairs qui pourraient paraitre infectées, destinées au rôtissage, il suffit de les diviser en morceaux dont le poids n'excède pas trois kilogrammes chacun. Mais, comme nous avons déjà dit, on ne connait absolument aucun cas de tuberculose transmis à l'homme par les voies digestives.

Afin de prouver d'une manière décisive si la consommation de chairs provenant de bêtes attaquées de tuberculose généralisée peut ou non être dangereuse, soit par l'effet des ganglions caséeux contenus dans les masses musculaires, soit par l'effet de contamination superficielle pendant les opérations de l'abattoir, M. le docteur Thomassen entreprit une série d'expériences sur des animaux facilement tuberculisables, dont il rapporta les détails devant le Congrès pour l'étude de la tuberculose tenu à Paris en 1898. Cinq séries de cobayes furent nourries en partie avec des chairs provenant de porcs affectés de tuberculose généralisée; ils ingérèrent des quantités dont le poids total oscillait entre 5 1/4 et 10 kilogrammes, et on continua cette alimentation pendant l'espace de deux à cinq mois. A l'autopsie, seulement trois des cobayes à la nourriture desquels on avait ajouté des esquilles d'os, présentèrent des signes de tuberculose; fait dont on peut déduire que les esquilles, par leur action érosive sur l'oesophage, l'estomac et les intestins, provoquèrent un processus d'inoculation presque constant. En éliminant donc ces trois cas de véritable inoculation, qui n'ont rien à faire avec l'inoculation proprement dite, l'essai du docteur Thomassen révèle clairement que même dans des animaux beaucoup plus faciles à tuberculiser que l'homme, la consommation de grandes quantités de chairs affectées de tuberculose généralisée reste absolument inoffensive.

Il y a encore d'autres preuves qui nous permettent d'affirmer que l'usage de viandes tuberculeuses ne remplit aucun rôle dans le développement de la tuberculose chez l'homme.

S'il était certain, comme l'affirme la *Commission royale anglaise pour l'empêchement de la tuberculose*, que la consommation de viandes tuberculeuses est une des causes principales de la propagation de la phtisie chez l'homme, il est hors de doute que cette maladie serait beaucoup plus commune dans les pays où la tuberculose bovine abonde, que dans les pays où les vaches sont moins atteintes de ce mal.

Mais voilà que non seulement il n'existe pas la moindre relation directe entre la fréquence de la phtisie dans la race bovine et sa fréquence chez l'homme, mais que dans quelques pays on trouve des relations véritablement inverses entre les deux maladies.

En Suisse, par exemple, où il y a une moindre proportion de phtisiques (2.07 pour 1000) que dans beaucoup d'autres pays d'Europe, le chiffre proportionnel de vaches tuberculeuses est plus élevé que dans la plupart des autres nations.

D'après M. Bang, les chiffres suivants représentent assez exactement les proportions où la tuberculose bovine existe aujourd'hui dans quelques pays.

Années 1890-1896.

Nations.	Pour chaque 100 vaches.	Nations.	Pour chaque 100 vaches.
Norwége (race indigène). .	6 à 6.8	Allemagne.	57 à 80
Norwége (race écossaise). .	18	Autriche.	39 à 45
Angleterre.	10 à 29	Suède.	41.2 à 46.9
Amérique du Nord	10 à 50	Belgique.	48.8
France	20 à 50	Suisse	55.5
Danemark (Copenhague). .	28		

En dépit des efforts que l'on peut faire pour violenter et soumettre les faits pratiques aux exigences des doctrines et des théories, les chiffres statistiques précédents ne pourront jamais démontrer autre chose que le manque absolu de tout rapport causal direct entre la consommation de viandes tuberculeuses et la production de la tuberculose chez l'homme. Le simple fait de l'existence de moindres proportions de tuberculose humaine précisément en Suisse, c'est-à-dire dans un des pays où la proportion de bétail tuberculeux est la plus grande, fournit la preuve la plus irréfutable de la fragilité des bases sur laquelle on a fondé la propagande actuelle en faveur de l'isolement et de la destruction des animaux tuberculeux.

Mais puisque dans les grandes villes la consommation de viande est sans comparaison plus considérable que dans les districts ruraux, il est hors de doute qu'un examen comparatif appliqué aux grands centres de population nous donnera une idée beaucoup plus précise de l'influence que la viande tuberculeuse peut exercer sur la production de la phtisie chez l'homme qu'en appliquant cet examen exclusivement à la masse commune des habitants de chaque pays.

Le bétail anglais, par exemple, est affecté de tuberculose dans des proportions qui varient entre 10 à 29 pour 100. D'autre part, en

Espagne, l'espèce bovine est beaucoup moins atteinte que dans aucune autre nation de l'Europe. D'après M. le docteur Novalbos[1], autorité compétente sur cette matière, la proportion de vaches tuberculeuses dans les campagnes ne dépasse pas 1 pour 100 dans les provinces les plus frappées de ce fléau. Quoique dans les provinces du littoral de la Méditerranée, de Barcelone à Carthagène, on rencontre dans le bétail un plus grand nombre de cas que dans les autres provinces, cela est dû à l'importation de vaches algériennes. Eh bien, malgré cette énorme différence en faveur du bétail espagnol, comparé au bétail anglais, et quoique l'on consomme aussi à Londres des viandes en proportions immensément plus grandes qu'à Madrid, le fait est que la proportion de phtisiques qu'il y a dans la métropole anglaise n'est que la moitié de celle qu'on rencontre dans la capitale espagnole.

A Londres, la mortalité annuelle occasionnée par la phtisie chez l'homme est à raison de 1,72 par 1000 habitants, tandis qu'à Madrid le chiffre obituaire atteint 5,59 par 1000. A Barcelone la proportion est de 5,81 ; à Cadix, de 4,45 ; à Santander, de 4,69 ; à Valladolid, de 5,24 ; de 5,69 à Séville ; et le chiffre monte à Bilbao jusqu'à 6,68 par 1000. Le manque de tout rapport entre la consommation de viandes tuberculeuses et la production de la phtisie ne peut être ni plus clair ni plus palpable. En Irlande aussi, la consommation de viande est incomparablement moindre qu'en Angleterre, et bien plus petite aussi la proportion de vaches tuberculeuses. Cependant, le nombre proportionnel des victimes de la phtisie humaine dans les grandes villes irlandaises est bien supérieur à celui de la capitale de l'Angleterre.

Les chiffres officiels correspondant aux trois dernières années 1895-96-97 sont les suivants :

	p. 1000.		p. 1000
Districts urbains en général	5.5	Waterford	5.2
Belfast	5.9	Limerick	5.0
Cork	5.8	Londonderry	2.0
Dublin	5.5		

En plus de ces données mathématiques prouvant que la production et la propagation de la phtisie chez l'homme n'ont rien à faire avec la consommation de viande tuberculeuse, nous avons d'autres données qui ne sont guère moins démonstratives que celles fournies par la statistique. Il convient, par exemple, de se souvenir que dans l'Hindoustan il y a des millions de personnes qui ne prennent jamais de viandes d'aucune espèce ; et malgré cela la phtisie pulmonaire et toutes les autres formes de tuberculose y sont aussi communes et aussi meur-

1. Académie Royale de Médecine de Madrid, séance du 25 avril 1898.

trières que parmi les individus qui se servent de cet aliment. Les Bra-
mines ne prennent jamais de viande d'aucun animal ; les Khatrys, bien
qu'ils mangent quelquefois du poisson et de la viande, excluent rigoureusement le bœuf. Il en est de même chez les autres castes inférieures,
Bhyses et Sudères. La mortalité tuberculeuse parmi ces quatre castes
indiennes n'est, pourtant, pas moindre que parmi les Européens,
Mahométans et autres habitants carnivores de l'Hindoustan.

M. le docteur Crombie, médecin militaire qui servit longtemps dans
l'Hindoustan, et récemment délégué par le gouvernement de ce pays
au Congrès de Berlin, a constaté que, bien que dans l'armée anglaise
en garnison dans l'Inde, la tuberculose ait considérablement décru pendant les dernières années, la maladie n'a diminué en rien dans les
troupes originaires du pays : que le mal est un peu moins fréquent
dans l'armée indigène que dans l'armée anglaise ; que la mortalité
produite par la tuberculose parmi la population pénale indigène est
plus du double que dans leur armée ; et que la tuberculose augmente
graduellement parmi ladite population pénale.

Si les données et les faits précédents placent hors de doute qu'on ne
peut pas attribuer la transmission de la phtisie humaine à la consommation de viandes ou de lait provenant de bêtes tuberculeuses, ces
mêmes faits et données nous font voir clairement aussi l'inutilité complète de la campagne actuellement entreprise contre ces bêtes, puisque
le sacrifice dudit bétail, en exigeant des indemnités énormes, ne résout
en rien le problème prophylactique de la tuberculose qui nous frappe
nous-mêmes.

Les fins poursuivies dans la Grande-Bretagne par la *Commission
royale pour l'empêchement de la tuberculose* ne peuvent être plus huma-
nitaires ni louables ; l'énergie et l'enthousiasme déployés par les initia-
teurs de toutes les Commissions et Ligues alliées à celle-ci sont dignes
des plus grands éloges : mais comme les bases établies pour une si
vaste entreprise sont purement fantastiques et hypothétiques, le résultat
en sera forcément stérile.

III

L'hypothèse de la propagation de la tuberculose par l'inhalation des
bacilles de Koch a été définitivement élevée à la catégorie de fait
positif et irrécusable. Dans les laboratoires de pathologie expérimentale il a été prouvé jusqu'à l'évidence qu'en obligeant certains animaux
inférieurs à respirer un air ambiant artificiellement sursaturé desdits
parasites, l'immense majorité de ces animaux meurent peu de temps
après, victimes de la tuberculose. Et ce ne sont pas seulement les ani-

maux inférieurs qui meurent tuberculeux par l'effet de l'inhalation d'une atmosphère sursaturée des bacilles de Koch, puisqu'on enregistre aussi le cas d'un homme qui, peu de temps après être entré dans une écurie d'expérimentation dont l'atmosphère se trouvait alors sursaturée de ces bacilles, prit la maladie et y succomba rapidement.

Mais si la pathologie expérimentale nous démontre incontestablement la possibilité de tuberculiser un individu en lui faisant respirer un air artificiellement sursaturé des micro-organismes spécifiques de la tuberculose, l'expérience et l'observation cliniques nous démontrent non moins incontestablement aussi, qu'en dehors du laboratoire expérimental, ni l'homme ni les animaux ne contractent jamais la tuberculose par inhalation des parasites cités.

L'observation et l'expérience cliniques apprennent, au contraire, que quand on n'ajoute pas à l'atmosphère que nous respirons une plus grande quantité de bacilles tuberculogènes que celle qu'il contient à l'état naturel, quelle que soit cette proportion; que quand nous permettons à la nature d'agir spontanément, ne nous efforçant pas de la tordre ou de violenter ses lois étiologiques prédéterminées; que quand, en un mot, l'évolution de la tuberculose se réalise sans aucune intervention de l'art, les bacilles de Koch présents dans l'atmosphère qui en est le plus saturée, ne sont presque jamais les facteurs responsables de cette évolution.

En définitive, l'expérience et l'observation cliniques ont révélé que, quoique la tuberculose puisse effectivement se propager par inhalation d'une atmosphère sursaturée de bacilles de Koch, en échange, cette sursaturation bacillaire n'existe jamais dans une atmosphère à à laquelle on n'a point ajouté artificiellement des quantités énormes de ces micro-organismes.

Des différences si radicales entre le verdict du laboratoire de pathologie expérimentale et l'arrêt sans appel de l'expérience clinique, n'accusent point, cependant, d'antagonisme ou de rivalité entre la science qui tâche de sonder le génie des maladies par le moyen des preuves expérimentales et la science qui étudie les phénomènes, les faits et les lois de la pathologie, telles qu'elles se manifestent dans le terrain de la nature sans aucune intervention de l'art.

Loin d'y avoir des rivalités ou des antagonismes entre la pathologie expérimentale et la clinique, celles-ci sont en réalité compagnes inséparables, n'oublions cependant jamais que ce qui nous est révélé par la première n'est autre chose que les agents producteurs des maladies, tandis que ce que nous enseigne la seconde sont les moyens employés par la nature pour que ces agents produisent leurs effets pathogènes sur l'économie.

L'expérience et l'observation cliniques, sans le concours de la pathologie expérimentale, n'auraient jamais pu nous montrer la nature, la qualité, ni la provenance des germes pathogènes d'une seule de nos affections les plus communes.

D'autre part, sans le secours de la clinique, la pathologie expérimentale ne peut rien nous enseigner sur les procédés employés par la nature pour semer dans l'organisme les semences morbigènes que l'expérimentation même découvre et place à notre portée. La pathologie expérimentale, en un mot, nous met sous la main les matériaux dont la nature se sert pour engendrer les maladies ; mais la clinique est la seule chargée de nous déclarer par quelle manière et par quelles voies la nature fait pénétrer ces matériaux dans l'économie.

Si dans les recherches étiologiques nous négligions la clinique pour nous en tenir seulement à la pathologie expérimentale, nous aurions des idées complètement erronées sur le véritable mode de production de la presque totalité de nos affections. La voie expérimentale a démontré, par exemple, que l'injection intra-veineuse des protozoaires de Laveran produit le développement de la fièvre paludéenne ; mais l'expérience clinique nous dit que la voie intra-veineuse n'est point celle choisie par ces parasites pour effectuer leur entrée dans l'économie.

Les récentes recherches de Plimmer nous permettent presque d'assurer que, par l'inoculation des micro-organismes spécifiques du cancer, on obtient la production artificielle de cette maladie ; mais l'expérience clinique nous fait comprendre que l'inoculation n'est pas le moyen par lequel ces parasites pénètrent spontanément dans l'organisme. En injectant le bacille de Yersin et Kitisato sur les rats, la peste bubonique apparaît rapidement en eux ; l'expérience clinique récente a démontré, cependant, que ni l'injection ni l'inoculation ne sont nécessaires pour que ce micro-organisme trouve une entrée dans l'économie humaine. On a prouvé dans le laboratoire expérimental qu'en irritant mécaniquement le plancher du quatrième ventricule, on produit le diabète sucré ; néanmoins, personne ne croit que l'apparition naturelle de la glycosurie soit due à une irritation mécanique du quatrième ventricule.

Puisque ces exemples (et beaucoup d'autres que l'on pourrait citer) démontrent que les expériences de laboratoire sont loin de représenter les lois de la pathogénie normale et naturelle, et il est évident que nous sommes forcés de conclure que les tuberculisations réalisées par

MM. les docteurs Nocard, Mossu et Cornet, obligeant certains animaux à respirer une atmosphère artificiellement sursaturée de bacilles de Koch, manquent de toute valeur scientifique comme preuves que la propagation naturelle de la tuberculose soit due à la contamination bacillaire de l'air.

Les épreuves de M. le docteur Cornet, par exemple, ont démontré vraiment qu'en projetant une pluie de crachats tuberculeux secs sur une collection de cobayes, tous ces rongeurs peuvent être frappés de phtisie pulmonaire. Mais ce fait ne prouve rien quant aux moyens de production normale et courante de la phtisie, puisque dans l'ordre commun et habituel de la vie pratique, l'homme ne se voit jamais obligé à respirer un ambiant si sursaturé de bacilles tuberculogènes, comme l'est forcément l'atmosphère d'une cage dans laquelle on a fait tomber intentionnellement une pluie de ces crachats desséchés. L'épreuve de M. Cornet est donc bien loin d'avoir résolu le problème étiologique dont il s'agit.

Mais quoique la pathologie expérimentale n'a pu, ni ne pourra jamais, nous apprendre les moyens employés par la nature pour la production et propagation de la tuberculose, l'observation attentive des faits pathologiques, tels qu'ils se présentent dans la sphère de la pratique, nous fait clairement voir que même dans les lieux où l'atmosphère est le plus chargée de bacilles de Koch, la respiration constante de cette asmosphère fortement contaminée ne donne jamais lieu à la production de la phtisie.

Il est vrai que MM. Cornet, Engelmann et autres ont publié des données statistiques qui font voir une grande mortalité tuberculeuse survenue sur des sœurs de la Charité et des infirmières qui avaient prêté leur assistance dans des hôpitaux généraux et à domicile. Mais ils n'ont pu présenter un seul cas de tuberculose acquise par les médecins ni par les infirmières résidant dans les hôpitaux destinés exclusivement aux phtisiques.

Il est facile de comprendre qu'en admettant même la mortalité produite par la phtisie parmi les sœurs et infirmières auxquelles se rapportent les docteurs Cornet et Engelmann, encore plus élevée qu'elle ne le fut, cette haute mortalité ne signifierait rien, ni en faveur ni contre le degré de contagiosité de cette maladie, puisque ce n'était point exclusivement à des tuberculeux que ces religieuses et infirmières prodiguaient leurs services.

Si tous ou la plus grande partie de leurs malades avaient été des tuberculeux, cette circonstance pourrait, jusqu'à un certain point, servir d'argument plus ou moins captieux en faveur de la contagiosité de la phtisie ; mais puisque le nombre des phtisiques assistés par lesdites religieuses est toujours cinq ou six fois plus petit que celui des malades non tuberculeux, il est évident que ces sortes de statistiques ne peuvent nous renseigner en rien sur la contagiosité ou non-contagiosité du mal.

Si les statistiques de cette sorte étaient réellement valides et admissibles pour décider si la phtisie est ou n'est pas contagieuse, nous pourrions de notre côté présenter des statistiques qui, malgré leur provenance analogue à celle des statistiques présentées par MM. Cornet et Engelmann, mettraient hors de doute la non-contagiosité du mal. M. le docteur Fürbringer[1] a récemment démontré qu'à l'hôpital de Friedrichsain, parmi 108 infirmières, il n'y a eu que trois tuberculeuses, et il faut encore avertir que l'une d'elles était fille de parents tuberculeux, et qu'une autre était déjà phtisique avant d'entrer au service de l'hôpital. D'une autre statistique recueillie aussi par M. Fürbringer, il résulte que sur 709 religieuses, dont 94 sont restées de 5 à 15 ans dans les hôpitaux, seulement 15 ont révélé des symptômes tuberculeux. Et si l'on tient en compte que six présentaient clairement des antécédents héréditaires, et que dans six autres le commencement de la maladie fut antérieur à l'entrée des religieuses dans les hôpitaux, on en déduira nécessairement que sur 12 des 15 religieuses tuberculeuses, l'évolution de la maladie fut absolument indépendante d'éléments en rapport avec la contagion. D'après M. le docteur Rost[2], il existe dans l'hôpital Augusta, depuis plus de vingt ans, 25 religieuses dont une seule est devenue tuberculeuse ; et même celle-ci se trouve actuellement guérie. Il faut, en outre, avertir que parmi 262 infirmières qui pour la plupart ont passé plus de deux ans dans cet hôpital, seulement une est morte phtisique.

Si ces statistiques, présentées par MM. les docteurs Fürbringer et Rost, se rapportaient à des religieuses ou infirmières exerçant leur mission exclusivement dans des hôpitaux destinés à des tuberculeux, ou dans des établissements nosocomiaux fréquentés par un grand nombre de ceux-là, nous pourrions voir dans ces statistiques un témoignage raisonnablement décisif en faveur de la non-contagiosité de la phtisie, puisque si cette maladie était réellement transmissible par infection de l'air avec des bacilles exhalés par les malades, il est hors de doute que plus serait grande la proportion de phtisiques en contact et commerce constant avec des personnes saines, plus grande serait la probabilité que ces dernières acquissent la maladie.

1. Société Berlinoise de Médecine, séance du 22 février 1899.
2. *Ibid.*, séance du 8 mars 1899.

Mais puisque la grande majorité des malades avec lesquels les religieuses et infirmières citées par les docteurs Fürbringer et Rost sont en contact, souffrent d'affections qui n'ont rien à faire avec la tuberculose, il ne serait ni raisonnable ni juste de nous prévaloir de la rareté de la phtisie chez ces charitables personnes, pour réclamer *ipso facto* le caractère non contagieux de cette affection. Le seul moyen de prouver avec certitude si une maladie déterminée est ou n'est pas communicable par infection microbienne de l'atmosphère consiste à démontrer si un nombre relativement petit d'individus sains mis en contact avec un nombre relativement grand de malades sont ou ne sont pas frappés de la maladie. Concluons de là que si, par contamination de l'atmosphère avec les crachats des phtisiques, la phtisie était réellement propagable aux personnes saines, la mortalité produite par cette affection parmi les infirmiers et employés des grands hôpitaux exclusivement destinés à ceux qui souffrent de tuberculose pulmonaire, serait nécessairement beaucoup plus considérable que parmi les infirmiers des autres hôpitaux, ou que dans aucune autre profession ou classe sociale ; et de là, partant, que la mortalité proportionnelle occasionnée par la phtisie parmi ces employés et infirmiers constitue le seul témoignage digne de foi auquel nous pouvons nous en tenir pour juger avec certitude de la contagiosité ou la non-contagiosité de la phtisie.

Eh bien, dans le rapport bien connu, émis il y a quelques années par M. le docteur Williams, médecin directeur de l'hôpital de Brompton, l'on peut constater que malgré l'entrée dans cet établissement de près de 17 000 phtisiques, et nonobstant les mauvaises conditions d'aération de l'édifice, non seulement le nombre proportionnel des cas de phtisie survenus parmi les infirmiers et autres employés ne fut jamais plus grand que celui qui correspond aux habitants de Londres en général, mais aussi que pendant l'espace de quinze ans il n'y eut pas un seul cas parmi les employés dudit hôpital.

Ces faits sont d'autant plus significatifs et éloquents contre la contagiosité de la phtisie, que pendant la plus grande partie du temps auquel se rapportent les renseignements du docteur Williams, on ne pratiquait point l'asepsie des crachoirs de l'hôpital de Brompton avec l'assiduité que l'on conseille aujourd'hui, et que l'on ne soupçonnait pas même que les crachats des phtisiques continssent des germes morbigènes d'aucune espèce.

Bien que l'hôpital de Magdebourg ne soit pas exclusivement destiné aux phtisiques, c'est cependant un des hôpitaux de l'Europe où il y a la plus grande affluence de ces malades. D'après M. le docteur Aufrecht, directeur de cet établissement, le nombre de phtisiques qui y sont entrés de 1880 à 1897 fut de 3828. Malgré ce chiffre élevé de phtisiques constamment en contact avec les 265 infirmiers de l'hôpital, pas un seul de ceux-ci ne subit la maladie.

Laissant à part les statistiques précédentes, qui nous démontrent si visiblement la non-contagiosité de la phtisie, il ne sera pas de trop de rappeler que si cette affection était positivement transmissible par inhalation d'une atmosphère infectée par ses bacilles spécifiques, la vie conjugale fournirait à chaque instant des témoignages irrécusables de cette transmissibilité, puisque, faisant abstraction du commerce intime et répété propre de l'état conjugal, il y a la circonstance aggravante que pendant la nuit, ou soit quand ce commerce est plus constant, c'est aussi quand l'atmosphère que respire l'époux sain est nécessairement plus imprégné des bacilles exhalés par le malade. Malgré ces circonstances qui favorisent tant la contagion des maladies vraiment contagieuses, l'époux tuberculeux ne contagionne point le bien portant ; et M. Cornet lui-même a été obligé à le reconnaître.

M. le docteur Haupt[1] consigne récemment le fait que pendant son séjour de dix-sept ans à Nassau, il ne put constater aucun cas de contagion entre époux. Il en arriva à former une statistique de 3000 ménages dont un des époux était attaqué de tuberculose ; et bien que sur 7 de ces 3000 il trouvât l'affection tuberculeuse sur l'autre époux, presque tous les sept avaient des antécédents héréditaires.

Si la propagation de la phtisie était véritablement due à l'absorption de bacilles de Koch contenus dans l'atmosphère, il est indubitable que dans des atmosphères où ces micro-organismes ne peuvent vivre, la phtisie ne pourrait pas non plus se propager. Et puisque depuis les preuves expérimentales réalisées par Miquel, et plus récemment par Frendenreich et Christiani, il a été constaté de manière indubitable qu'il y a des régions où l'atmosphère est complètement stérile pour toute sorte de micro-organismes, il faut admettre que si dans ces régions bacillairement stériles la phtisie se propage en proportions analogues à celles observées dans des régions d'atmosphère microbiennement fertiles, nous aurions besoin de chercher dans des facteurs indépendants de l'atmosphère les causes productrices de cette affection.

Quoiqu'on n'ait pas démontré, pour toutes les latitudes géographiques, l'altitude exacte des régions atmosphériquement stériles pour les bacilles pathogènes, les expériments de Christiani sur les sommets les plus élevés de la Suisse, et dans ses expéditions aéronautiques sur

1. Société Berlinoise de Médecine, séance du 22 février 1899.

les environs de Genève, nous démontrent d'une manière tangible, que pour une latitude de 47 degrés, une élévation de 1200 mètres au-dessus du niveau de la mer est suffisante. Le célèbre physicien italien démontra que jusqu'à 1100 mètres d'altitude, l'atmosphère contient des germes microphytaires, mais que de cette élévation jusqu'à 5000 mètres, l'air ne contient aucun germe.

Il est donc indubitable qu'en Suisse, à 1500 mètres de hauteur, la phtisie ne peut se propager par infection bacillaire de l'air, et que si à cette hauteur, elle commet plus ou moins de ravages sur les fils du pays et sur les personnes qui y demeurent, ce n'est pas dans l'air ambiant qu'ils respirent, que résident les causes de l'affection.

Eh bien, à Davos, à 1500 mètres au-dessus du niveau de la mer, la tuberculose pulmonaire ne manque pas de faire des victimes parmi les naturels de la contrée. Dans l'Engadine même, bien qu'elle se trouve à plus de 1900 mètres d'altitude, M. le docteur Brugge a observé quelques cas de phtisie parmi les naturels de la localité.

Dans le Congrès contre la tuberculose tenu à Berlin en 1899, M. le docteur Schmid, directeur de la Santé publique de la Suisse, présenta des données de statistiques se rapportant aux vingt dernières années, qui démontrent que la mortalité moyenne annuelle, occasionnée en Suisse par la tuberculose, oscille entre 1.79 et 2.41 par 1000 habitants de localités situées depuis 200 jusqu'à 1200 mètres de hauteur. Même dans les régions réellement alpines, depuis 1200 mètres et plus, la proportion n'est pas moindre de 1,76 par 1000 ; chiffre plus élevé que celui qui correspond actuellement à la capitale de l'Angleterre, bien qu'elle se trouve presque au niveau de la mer, et malgré ses fumées, ses brumes et la densité proverbiale de son atmosphère.

Il est donc incontestable que la phtisie est aussi commune dans les localités habitées et les plus élevées de l'Europe, dans les atmosphères les plus diaphanes et raréfiées, où le bacille de Koch perd tout à fait sa vitalité, que dans beaucoup de villes basses dont l'air ambiant est constamment saturé de ces germes.

Mais l'intéressante statistique de M. Schmid ne se borne pas à nous montrer que dans les régions hautes de la Suisse dont l'atmosphère est exempte de bacilles tuberculogènes, la tuberculose est aussi fréquente que dans beaucoup de zones basses d'autres pays dont l'air est chargé de ces micro-organismes. Elle nous démontre, en plus, bien tangiblement (et cet enseignement est d'importance transcendentale pour la prophylaxie de la phtisie) l'inutilité de la campagne entreprise en Suisse, de même que dans plusieurs autres nations, contre les crachats des phtisiques, puisque pendant ces dernières années, c'est-à-dire, depuis que cette campagne est devenue plus forte, c'est précisément aussi le moment où la proportion des victimes occasionnées dans la nation helvétique par la tuberculose a le plus augmenté.

L'anatomie humaine, de même que la comparée, nous fournit des faits qui prouvent suffisamment que ce n'est pas par l'appareil respiratoire que les bacilles tuberculogènes pénètrent dans l'économie.

Si le parasite entrait dans notre organisme par les voies aériennes, les régions d'abord affectées de tuberculose seraient nécessairement le pharynx, le larynx et la trachée ; suivraient les bronches ; puis viendrait la face inférieure des lobes supérieurs des poumons ; après, la face supérieure des lobes inférieurs ; et en dernier lieu les sommets.

Or, dans le champ des faits il arrive justement le contraire. Dans l'immense majorité des cas de tuberculose de l'appareil respiratoire, les sommets des poumons sont les régions primitivement affectées, suivant en ordre de fréquence la partie moyenne de ce viscère, les bronches, et le larynx.

Cette divergence radicale entre le calcul théorique et le fait pratique ne doit pas nous étonner. La localisation primitive des bacilles de Koch exclusivement dans les sommets pulmonaires est un fait anatomiquement impossible à réaliser par l'inhalation de ces microphytes.

Pour que ces micro-organismes pussent monter jusqu'aux sommets des poumons et y remplir primitivement leur mission pathogène, il faudrait non seulement qu'ils traversassent, sans les attaquer, toutes les voies aériennes déjà dites, mais aussi qu'après être descendus verticalement jusqu'aux racines des poumons, ils changeassent abruptement leur itinéraire et reprissent une direction ascendante.

Les voies respiratoires des oiseaux sont celles qui offrent de plus grandes facilités pour l'inhalation de toute espèce de micro-organismes contenus dans l'atmosphère, à cause de la petitesse du filtre formé par les cornets sphéno-ethmoïdiens et aussi parce que le pharynx et la trachée sont beaucoup plus spacieux. Malgré cette supériorité, les oiseaux sont précisément les animaux le moins frappés par la tuberculose pulmonaire.

M. le docteur Woods Hutchinson, autorité compétente sur cette matière, affirme[1], non seulement que la tuberculose pulmonaire est la plus rare de toutes les localisations tuberculeuses aviales, mais qu'uniquement dans des cas tout à fait exceptionnels, la lésion pulmonaire est la cause de la mort chez les oiseaux affectés de tuberculose. Ceux

1. *British Medical Journal*, November 11, 1899, p. 1351.

ci succombent généralement à cause de lésions de l'appareil digestif,
surtout du foie. Seulement dans un 20 pour 100 des oiseaux examinés
par M. Woods Hutchinson, y avait-il des lésions pulmonaires, et même
celles-ci se réduisaient-elles à un ou deux petits nodules qui se déta-
chaient spontanément du viscère lorsqu'on le séparait de la cavité
thoracique.

Cette absence relative de tubercules dans les poumons des oiseaux
est d'autant plus remarquable et plus significative en faveur de la provenance non atmosphérique des bacilles de la tuberculose, que dans
les voies aériennes de ces mêmes espèces zoologiques il n'y a rien de
plus fréquent que de trouver de grosses couches de micro-organismes
hyphomycétiques procédant directement de l'atmosphère.

III

ÉTIOLOGIE RAISONNÉE ET POSITIVE DE LA TUBERCULOSE.

Vu que l'inoculation, l'ingestion, l'inhalation et la transmission
héréditaire sont les seuls quatre procédés employés par la nature
pour livrer l'entrée dans l'économie animale aux innombrables
micro-organismes parasitaires qui la pressent incessamment, et puisqu'il est d'ailleurs parfaitement démontré que ni la voie hypodermique,
ni la digestive, ni la respiratoire ne sont destinées par la Providence
à donner passage dans l'organisme au parasite producteur de la
tuberculose, il en résulte comme conséquence nécessaire que c'est
seulement moyennant l'acte de la procréation que le bacille de Koch
réussit habituellement à pénétrer dans notre économie.

Nous en arrivons donc à ce que le lieu nosographique auquel correspond en réalité la tuberculose est précisément le même auquel correspond le cancer, la lèpre, l'arthritisme noueux, et toutes les autres
affections microbiennes dont les germes, dans l'ordre naturel de leur
évolution, se transmettent uniquement par héritage : déduisant, en
définitive, que la tuberculose, au lieu d'appartenir, comme l'on croit
généralement, au groupe des maladies infecto-contagieuses, correspond rigoureusement aux affections dégénératives ou dystrophiques.

Le fait qu'il y a très peu d'enfants nouveau-nés qui présentent des
manifestations ostensibles de la tuberculose, du cancer, de la lèpre, de
l'arthritisme noueux, ni d'aucune autre maladie dégénérative, nous
oblige à comprendre que les micro-organismes producteurs de ce groupe
morbide sont presque toujours transmis à l'état passif ou latent plutôt

qu'à celui d'activité fonctionnelle. Bien que la période d'activité évolutionnelle de ces parasites puisse commencer peu de semaines ou peu de mois après la naissance, elle peut aussi se retarder jusqu'à un âge très avancé. Dans ce dernier cas, il n'est point rare de voir se développer la tuberculose chez le père bien des années après que quelqu'un de ses fils y avait succombé.

M. le docteur Widal cite un cas dans lequel un laps de temps de trente-cinq ans s'écoula entre la mort d'un fils tuberculeux et l'apparition d'une lésion tuberculeuse chez le père, lorsque celui-ci avait déjà accompli 70 ans. Le même M. Widal nous présente les cas de deux individus chez lesquels les lésions tuberculeuses se développèrent à l'âge de 78 ans.

Pour cela même que la tuberculose est exclusivement héréditaire, elle se comporte comme la lèpre, le cancer, et toutes autres affections du groupe dégénératif, c'est-à-dire qu'elle n'est le partage que de familles déterminées.

Mais en raison de l'augmentation progressive que prennent les habitudes migratoires dans l'espèce humaine, les croisements entre personnes tuberculeuses et saines deviennent de plus en plus fréquents, d'où il résulte que le nombre de familles complètement exemptes de cette maladie diminue constamment.

Ce qui arrive aussi, c'est que dans une même famille, la semence tuberculeuse, comme tout autre fruit hérité, n'est pas toujours distribuée en quantités identiques parmi chacun des fils, et qu'elle ne profite pas non plus à tous également. Dans un de ces fils, bien qu'il reçoive autant ou plus de germes tuberculeux que ses frères, ces germes meurent en lui, au lieu d'y naître. Dans un autre fils, qui pourra avoir reçu une proportion moindre que le précédent, la semence, quoique peut-être plus tardivement, germera à la fin. Et finalement, chez d'autres fils qui peuvent avoir reçu une quantité encore moindre que les antérieurs, les germes tuberculeux croissent en eux luxuriants et vigoureux.

Cette inégale distribution des germes de la tuberculose parmi les fils des mêmes parents, et surtout, cette inégale fertilité des différents terrains organiques où ces germes sont semés, expliquent parfaitement le fait qui se présente dans quelques familles d'avoir des fils qui succombent par la tuberculose quelques semaines ou quelques mois après leur naissance ; que dans ces mêmes familles il y ait d'autres fils chez lesquels les manifestations tuberculeuses ne se présentent qu'au moment de la puberté ou de l'adolescence ; et, enfin, qu'il y ait encore d'autres fils qui même en portant dans leur organisme les semences latentes de cette maladie, atteignent un âge avancé sans que ces semences y germent jamais.

De telles irrégularités quant à la période de la vie où les bacilles tuberculeux latents ou passifs dans l'organisme entrent en activité, expliquent aussi le fait très fréquent de voir mourir tuberculeux un ou plusieurs fils de parents qui n'ont jamais présenté aucun signe de la maladie.

Ce fait commun de trouver la phtisie dans un individu dont les frères ou parents jouissent d'excellente santé, est précisément l'argument invoqué par une partie du public, et aussi par plusieurs médecins distingués, pour mettre en doute que les germes de la phtisie soient de provenance héréditaire. Cet argument est, cependant, absolument sans valeur, puisque l'excellente santé dont peuvent jouir les parents ou les frères d'un phtisique est loin d'indiquer que les bacilles de la tuberculose n'existent point à l'état latent dans leur organisme.

Ce que cet état de santé indique, c'est simplement que les parasites morbigènes conservent encore dans lesdits individus leur condition de latence initiale, qui par une perturbation fortuite quelconque peut à un moment donné changer en pleine activité évolutive, et donner lieu au développement plus ou moins rapide du mal.

La loi de transmission héréditaire des germes de la tuberculose est si invariable, prédéterminée et évidente qu'on peut de premier abord affirmer que les médecins qui nient l'immutabilité absolue de cette loi pathogénique, sont uniquement et exclusivement ceux qui n'ont pas l'occasion de rechercher avec attention par eux-mêmes les antécédents pathologiques des phtisiques qui sollicitent leur assistance professionnelle.

De là, que malgré les grands mérites scientifiques qui concourent chez les médecins des grands hôpitaux (lesquels, avec de rares, mais brillantes exceptions, sont ceux qui arguent le plus emphatiquement contre la transmission héréditaire des semences de la tuberculose), ces éminences médicales sont nécessairement celles qui ont le moins d'opportunité pour s'informer avec exactitude sur la généalogie tuberculeuse des phtisiques qui accourent à ces établissements.

En premier lieu, le phtisique est souvent enclin à cacher au médecin, de même qu'à tout le monde, sa parenté avec d'autres phtisiques : en second lieu, beaucoup de phtisiques ignorent réellement que les lésions dont moururent leurs ancêtres, leurs descendants, ou leurs collatéraux fussent des lésions viscérales tuberculeuses, puisque le public en général ne comprend sous le nom d'affection tuberculeuse que la phtisie pulmonaire.

Les seules personnes qui se trouvent en condition de fournir des renseignements généalogiques exacts, sont ces médecins qui, livrés depuis longtemps à la pratique domiciliaire dans une localité, ont prêté leur assistance à des familles entières composées d'individus appartenant à deux ou plus de générations. Seul le médecin qui a assisté personnellement les ascendants, descendants ou collatéraux du phtisique qui le consulte, peut affirmer si celui-ci procède ou non de race tuberculeuse. Si celui qui interroge ce phtisique sur sa filiation tuberculeuse est un médecin inconnu, il ne recevra de réponses décisives que sur ce qui se rapporte aux affections pulmonaires, puisque les malades ignorent presque complètement que les affections intestinales, mésentériques, méningées, vésicales, rénales, testiculaires ou osseuses dont moururent leurs parents, fussent de nature tuberculeuse.

Et même pour les parents décédés de phtisie pulmonaire, l'information est aussi souvent trompeuse, car on attribue fréquemment la mort d'un vrai phtisique à une affection simplement catarrhale. Aussi, malgré la sagacité et la perspicacité déployées par les médecins des hôpitaux et des grandes cliniques dans la recherche de la généalogie tuberculeuse des phtisiques et de tous les autres tuberculeux qui les consultent, les résultats de leurs investigations manquent nécessairement d'exactitude et d'utilité.

Pour trouver l'évidence matérielle de la généalogie tuberculeuse chez tous les tuberculeux, il faut renoncer aux narrations généalogiques recueillies dans les hôpitaux et les cliniques, faire abstraction du laboratoire expérimental, et descendre à la sphère de la pratique domiciliaire. Les renseignements obtenus dans ce monde pathologique réel et naturel, dans ce champ fécond de la biologie incessamment fertilisé par l'observation et l'expérience, dans ce terrain exempt des fruits forcés et des productions artificielles, sont les seuls renseignements qui nous permettent de voir, d'une manière claire et inéquivoque, l'action des véritables lois qui règlent l'évolution et la propagation de nos maladies.

De toutes les leçons qui nous sont enseignées par la pratique domiciliaire sur l'étiologie de la tuberculose, les plus éloquentes sont ces cas de tuberculose fort communs arrivés dans des familles composées d'époux avec des enfants provenant de leur premier et de leur second mariage. Rien de plus fréquent, par exemple, que d'avoir devant nous un homme qui, marié une seconde fois, a des fils adultes de son premier lit et d'autres adolescents du second. Toute la famille vit dans un même foyer, dans les mêmes conditions sociales et hygiéniques. Les fils de la première épouse, qui n'était point tuberculeuse, jouissent de complète santé, tandis que les fils de la seconde, qui est phtisique, souffrent de tuberculose sous toutes ses formes variées et sous toutes ses diverses localisations.

Comment expliquer par l'inoculation maternelle, par l'ingestion des aliments tuberculeux, ou par l'inhalation des bacilles contenus dans l'atmosphère, la production de la tuberculose exclusivement chez les fils du second lit, sans que ces bacilles aient attaqué les fils du premier, ni leur père, puisque tous vivent ensemble, et tous sont soumis à des conditions de vie entièrement identiques?

Le seul facteur étiologique qui se détache d'une manière positive et indubitable, c'est la transmission héréditaire des microorganismes producteurs de la maladie.

Ceux qui nient la transmission héréditaire de la tuberculose admettent, dans des cas comme le précédent, un facteur qu'ils appellent *prédisposition tuberculogène* de la part de l'individu, oubliant que dans l'étiologie des maladies dégénératives (contrairement à ce qui arrive dans les contagieuses et inoculées) la prédisposition pathogène de l'économie ne signifie rien autre chose que la préexistence dans cette économie des germes mêmes de la maladie.

Quoique dans un individu prédisposé à la tuberculose, c'est-à-dire dans un sujet dont l'organisme renferme les bacilles latents de la tuberculose, la prédisposition seule suffit bien des fois à donner lieu au développement du mal, d'autres fois il faut l'action d'un facteur cosmique ou d'une autre cause occasionnelle quelconque venant de l'extérieur.

Néanmoins, pour donner lieu à l'évolution de la tuberculose, l'influence d'aucune cause occasionnelle ne suffit jamais par elle-même, quelque intense ou prolongée que soit l'action de ladite cause, si les parasites spécifiques ne préexistent déjà dans l'organisme.

Chez un individu dont l'économie est exempte des germes latents de la tuberculose, un traumatisme fort pourra occasionner des fractures, des dilacérations, ou des meurtrissures. Ceux-ci, à leur tour, pourront déterminer l'infection purulente, la septicémie, le tétanos, ou même la mort; mais ce blessé ne mourra jamais tuberculeux. Chez une personne qui n'héberge pas en elle les semences de la tuberculose, l'influence prolongée du froid, de l'humidité, de l'impureté de l'air, de la mauvaise ou insuffisante alimentation, de fatigues physiques ou intellectuelles, pourra produire l'appauvrissement organique porté à la dernière extrémité; elle pourra servir de point de départ à des affections catarrhales ou rhumatiques; cette

influence pourra occasionner la misère physiologique la plus complète : mais sûrement la tuberculose ne sera jamais l'affection qui
finira les jours de ce malade.

D'autre part, chez un individu dans l'organisme duquel dorment
latents les bacilles générateurs de la tuberculose, un traumatisme des
plus légers, un court séjour dans un lieu froid, humide et sombre,
un petit travail corporel, une impression psychique désagréable, ou
une nourriture insuffisante, serviront fréquemment à réveiller dans
ces parasites assoupis une activité morbigène dont ils n'avaient point
joui jusqu'alors.

L'état latent dans lequel, pendant des périodes plus ou moins
longues, le bacille de la tuberculose peut vivre dans le sein de
l'économie, n'est pas un état latent privatif ou exclusif de ce micro-
organisme. C'est, au contraire, la condition de passivité et d'inertie
commune aux micro-organismes spécifiques de tous les processus
microbiens dégénératifs.

Il n'est rien, par exemple, de plus fréquent que de voir un individu
descendant de famille cancéreuse chez lequel, par conséquence directe
et immédiate du frottement d'une dent cariée contre la langue ou
contre la joue, il survient une légère ulcération sur le point excorié.
Dans cet individu, une si triviale blessure suffit pour réveiller
l'activité des micro-organismes cancérogènes jusqu'alors latents ou
endormis, tandis que dans un sujet exempt des parasites mentionnés,
les traumatismes les plus intenses n'occasionneront jamais l'évolution
de la maladie.

L'influence occasionnelle exercée par quelques éléments cosmiques
et par certaines conditions antihygiéniques sur l'état d'inertie morbigène des bacilles de la tuberculose, est encore plus marquée dans
les grandes collectivités humaines que dans les individus isolés.

Comme exemple intéressant de cette influence collective, il convient
de se rappeler le cas cité par M. le docteur Kelsch il y a quelque
temps, et arrivé dans le corps des sapeurs-pompiers municipaux de
Paris. Jusqu'à l'année 1880, la mortalité annuelle produite par la
tuberculose dans ce corps oscillait entre 3 et 5 pour chaque 1000
hommes effectifs. En 1884 ce chiffre s'éleva tout à coup à 12 pour
1000. L'augmentation s'accrut, et enfin en 1887 elle arriva à 24 pour
1000. Comment expliquer cette rapide et surprenante élévation dans
la mortalité tuberculeuse des pompiers ?

Ce qui arriva ce fut simplement qu'en 1884 on essaya de nouveaux
procédés de secours dans les cas d'incendies : l'exposition au froid fut
plus longue, et on appliqua un matériel plus compliqué de pompes

et d'échelles. Ceci exigea une augmentation excessive de travail pour l'instruction nécessaire dans le maniement de ces outils. La relation causale entre le travail inusité et l'énorme mortalité tuberculeuse fut si évidente, que l'on procéda à modifier les mesures employées alors dans le service, en leur substituant d'autres plus simplifiées, en multipliant en même temps les postes, supprimant les factions inutiles, et en améliorant l'alimentation des pompiers. La diminution du travail et l'amélioration de la nourriture suffirent à réduire promptement les cas de phtisie, jusqu'à ce qu'en 1890 la mortalité occasionnée par ce mal baissa de nouveau à 4 pour 1000.

Seul un doctrinarisme exclusiviste basé sur des idées préconçues pourrait attribuer à des inoculations, à des ingestions, ou à des inhalations de bacilles, le soudain accroissement opéré dans les chiffres de mortalité tuberculeuse dont le savant académicien français nous a tracé l'histoire. Uniquement le désir de subordonner les faits aux théories, au lieu d'assujettir celles-ci à ceux-là, pourrait empêcher de voir dans cette éloquente histoire une preuve palpable que dans une considérable proportion d'individus les semences de la tuberculose existent toujours prêtes à germer aussitôt que l'organisme qui les héberge sera soumis à l'action d'une cause quelconque capable de l'affaiblir ou de le détériorer. En tâchant de prouver que la soudaine et énorme augmentation du nombre des attaqués de phtisie parmi les pompiers de Paris fut due à des inoculations de matières tuberculeuses, à la consommation de viandes ou de laits provenant de bêtes malades, ou à l'inhalation des bacilles de Koch existant dans l'atmosphère, on ne pourrait avoir pour objectif final que d'égarer l'opinion scientifique vers des routes étiologiques visiblement erronées et fausses.

L'histoire de la campagne récemment soutenue entre les troupes espagnoles et les hordes cubaines fournit un témoignage non moins éloquent que l'histoire des pompiers de Paris, comme preuve des monstrueuses proportions dans lesquelles les parasites producteurs de la tuberculose se trouvent à l'état latent parmi les individus de notre espèce, et comme preuve, en même temps, de la transcendentale influence exercée par la misère physiologique sur l'évolution active des microorganismes. Ce témoignage est d'autant plus digne d'être consigné, que peut-être on n'enregistre pas dans les fastes de la science d'exemple d'une mortalité tuberculeuse aussi énorme, et que l'on aurait pu facilement éviter moyennant une administration intelligente et honnête.

Dans les premiers temps de cette guerre, lorsque les vivres étaient en abondance et les travaux de campagne n'étaient pas excessifs, les ravages occasionnés par la phtisie pulmonaire dans l'armée espagnole n'étaient guère plus grands qu'à la Péninsule, oscillant entre 7 ou 8 pour 1000. En 1896, quoique les phtisiques ne figurassent officiellement qu'au nombre de 1056, ils s'élevaient en réalité à près de 2000, parce que parmi les soldats qui revinrent cette année-là classés comme *anémiques* et *chloro-anémiques*, un très grand nombre moururent ensuite victimes de la phtisie.

En 1897 et 1898, à mesure que les travaux et les fatigues augmentaient, les vivres et les eaux potables diminuaient; celles-ci en arrivèrent à se saturer de toute espèce d'immondices, et ceux-là se réduisirent à Santiago, et en beaucoup d'autres endroits de l'île, à une ration exiguë de riz, de café et de sucre.

Des 200 000 hommes qui formaient l'armée espagnole, plus de 5000 succombèrent seulement de phtisie pulmonaire, les uns à Cuba, beaucoup d'autres pendant leur retour en Espagne, et beaucoup plus encore après leur rapatriation.

La mortalité tuberculeuse fut incomparablement plus grande parmi les soldats destinés aux opérations actives de la campagne, que chez ceux qui menaient une vie plus sédentaire, c'est-à-dire parmi ceux en garnison à la Havane et dans d'autres localités où ils souffraient à peine des privations et des fatigues.

<h2 style="text-align:center">V</h2>

<h3 style="text-align:center">PROPHYLAXIE RAISONNÉE DE LA TUBERCULOSE</h3>

Si l'exactitude des doctrines étiologiques n'était pas la base exclusive et essentielle de la prophylaxie, il importerait fort peu que les idées aujourd'hui prédominantes sur les moyens de propagation de la tuberculose fussent véritables ou manquassent complètement de véracité.

Mais comme évidemment de la perfection du critérium étiologique dépend la perfection de la prophylaxie, et puisqu'il est d'ailleurs démontré que d'après les lois de l'étiologie naturelle et normale de la tuberculose, le rôle pathogénique rempli par les bacilles de Koch qui nous entourent et enveloppent est purement négatif, il en résulte dès l'abord que le premier pas pour obtenir le plus possible la suppression de cette maladie, consiste à faire abstraction complète de tous les bacilles tuberculogènes qui pourraient se trouver dans les crachats des phtisiques, dans les bêtes malades et dans l'atmosphère, et de les considérer comme micro-organismes simplement inoffensifs.

Certes en procédant ainsi, et en préparant de cette manière le chemin à l'adoption de mesures réellement prophylactiques contre la tuberculose, nous luttons directement et ouvertement contre les théories et les opinions de plusieurs autorités respectables sur la matière. Mais comme les faits pratiques ont mis en relief la valeur absolument négative de ces opinions et de ces théories, la respectabilité scientifique de ces autorités n'est pas un obstacle pour nous arrêter devant la crainte de rencontrer, comme nous rencontrerons assurément, une opposition systématique, rude et tenace.

En médecine, comme dans toutes les autres sciences qui ne reposent pas sur des bases fixes et mathématiques, les théories ne peuvent s'admettre que sous bénéfice d'inventaire. « Le respect mal entendu de l'autorité personnelle, disait l'illustre Claude Bernard, serait de la superstition, et constituerait un véritable obstacle au progrès de la science ; ce serait en même temps contraire aux exemples que nous ont donnés les grands hommes de tous les temps. En effet, les grands hommes sont précisément ceux qui ont apporté des idées nouvelles et détruit des erreurs. Ils n'ont donc pas respecté eux-mêmes l'autorité de leurs prédécesseurs, et ils n'entendent pas qu'on agisse autrement envers eux [1]. »

On ne peut nier que les théories qui ont aujourd'hui force de loi sur le mode de production de la tuberculose ne soient, par leur apparente simplicité, hautement séduisantes, et que cette tendance séductrice, jointe à la renommée de ses propagandistes, ait empêché d'analyser froidement et impartialement les bases des dites théories ; c'est ce qui a donné lieu à la foi aveugle qu'elles ont engendré dans les multitudes. Mais, comme affirmait aussi l'immortel savant français, « la foi aveugle dans les théories n'est au fond qu'une superstition scientifique [2] ».

Et il ne suffit pas de dire que les doctrines qui prédominent de nos jours sur l'étiologie de la tuberculose sont fondées sur des renseignements fournis par la pathologie expérimentale, parce que nous avons déjà clairement vu que pour que les données de la pathologie expérimentale soient admissibles et valides dans la science, elles doivent être préalablement soumises à la pierre de touche de la pathologie naturelle et à l'arrêt sans appel de la clinique. Et puisque la pathologie naturelle et la clinique nous révèlent à chaque pas que les germes de la tuberculose, loin d'être propagés par inoculation, par

1. *Introduction à l'étude de la médecine expérimentale*, p. 72.
2. *Loc. cit.*, p. 66.

ingestion ou par inhalation, ne pénètrent dans l'économie (comme le font aussi beaucoup d'autres semences pathogènes) que par l'acte de la procréation, il faut avouer que si nous continuions à respecter plus longtemps les préceptes de la prophylaxie antituberculeuse qui règnent actuellement, notre conduite ne serait pas seulement contraire aux intérêts sacrés de l'humanité souffrante, mais aussi contraire au prestige et au progrès de la science même.

Une fois évident que la tuberculose appartient exclusivement au groupe des maladies dégénératives ou dystrophiques, c'est-à-dire, à ces affections dont les parasites producteurs ne trouvent entrée dans l'économie animale que par l'acte procréateur, il est évident aussi que le problème prophylactique de ce mal diffère matériellement du problème prophylactique des affections telluriques, des maladies infecto-contagieuses et des maux inoculables.

Dans la prophylaxie de la tuberculose, de même que dans la prophylaxie du cancer, de la lèpre et des autres affections du groupe dégénératif, il ne s'agit pas précisément de la non-pénétration dans l'économie saine, des micro-organismes pathogènes provenant de l'extérieur, mais d'empêcher autant que possible la multiplication des individus porteurs et transmetteurs de l'héritage microbien, de même que d'éviter l'activité évolutionnelle chez ceux qui ont déjà le patrimoine pathologique en partage.

Empêcher le croisement de familles tuberculeuses avec des familles exemptes de l'affection est, naturellement, la plus radicale et efficace de toutes les indications qui ont relation avec la prophylaxie de la tuberculose; mais par malheur, c'est celle qui offre le plus d'obstacles insurmontables pour être mise en pratique.

L'abstention de croisements entre des familles tuberculeuses et des familles libres de ce mal serait suivie d'une diminution aussi rapide et aussi considérable de cette affection, que rapide et considérable a été en Europe la diminution de la lèpre, dès que cessèrent dans cette partie du globe les mariages entre lépreux et personnes saines.

Mais la cause qui donna lieu à l'abstention des mariages entre sains et lépreux est une cause sur laquelle on ne peut compter, s'agissant de tuberculeux. L'interruption des alliances de consanguinité entre les lépreux et les personnes saines ne fut point due à une imposition législative, ni à un précepte scientifique, pas même à la conviction sur l'efficacité prophylactique de cette abstention; mais simplement à la répugnance naturelle causée par les plaies et les difformités propres de la maladie. Mais comme dans la tuberculose il y a quelquefois plutôt des attraits que des circonstances répulsives, il est probable que ces croisements tendront plutôt à s'augmenter qu'à diminuer.

La difficulté, pour ne pas dire l'impossibilité, d'éviter le croisement entre personnes saines et phtisiques a donné lieu à proposer l'isolement de ces malades, comme une des bases les plus essentielles de la prophylaxie de l'affection. Mais après avoir démontré jusqu'à l'évidence que la phtisie n'est pas propagée par l'inoculation ni par infection de l'atmosphère par les crachats des phtisiques, l'isolement de ces malades constituerait un procédé simplement irrationnel et absurde.

Bien que, excepté dans un petit nombre d'hôpitaux généraux, l'isolement des phtisiques n'ait pas encore été effectué pour l'homme, nous pouvons juger quels en seraient les résultats, puisque cette pratique est déjà en vigueur depuis plusieurs années pour l'espèce bovine, et qu'on peut en apprécier les effets.

Dans le congrès déjà cité pour l'étude de la tuberculose, tenu à Paris en 1898, M. le docteur Bang démontra que dans l'ancien royaume Scandinave, depuis 1893, on oblige tous les propriétaires de bétail à soumettre ces animaux à la preuve de la tuberculine, et à établir l'isolement complet des bêtes qui réactionnent à cette épreuve. L'État prend à sa charge la provision de la tuberculine et les dépenses des vétérinaires. Les animaux sont placés dans des lieux parfaitement désinfectés, avec un matériel d'étable qui leur est réservé et un personnel spécial, ou qui du moins prend certaines précautions, comme par exemple celles de se couvrir de blouses et de changer de sabots quand ils passent de la section des animaux tuberculeux à celle des non-tuberculeux. Tous les ans, et même tous les six mois, on répète l'épreuve de la tuberculine, afin de séparer le plus rapidement possible les bêtes qui sont devenues tuberculeuses depuis la preuve antérieure. Les veaux nés de vaches tuberculeuses sont éloignés de l'étable de celles-ci, et nourris de lait bouilli provenant d'une vache saine. On met le bétail venu de l'étranger dans des étables de quarantaine, et on le soumet à la preuve de la tuberculine. Les bêtes qui réactionnent sont sacrifiées sous l'inspection de la police vétérinaire.

Comme on peut le voir au premier abord, les moyens mis en vigueur en Suède, Norvège et Danemark pour diagnostiquer, isoler et désinfecter les bêtes tuberculeuses, ne peuvent être ni plus radicaux ni plus sûrs. Il est donc indubitable que si l'isolement et la désinfection sont des procédés réellement efficaces pour bannir la tuberculose du bétail, et pour en éviter la propagation, la tuberculose bovine ne doit plus exister dans ces trois pays. Néanmoins, le résultat définitif de ces mesures n'a été autre que celui qu'on pouvait et devait en attendre, tenant compte du caractère non-contagieux de la maladie contre laquelle on les mit en pratique.

Naturellement, la destruction d'une bête malade coupe vite et radicalement la transmissibilité d'un mal quelconque, n'importe quel soit le moyen par lequel celui-ci se transmet. Mais il n'est pas moins clair aussi que cette mesure prophylactique n'est pas applicable à l'homme. Quant à l'isolement des bêtes soupçonnées, à la désinfection des étables, et aux précautions sanitaires prises envers le personnel chargé desdites opérations dans les trois pays scandinaves, les résultats en ont été purement négatifs.

En effet, en plus de l'existence actuelle dans ces nations de la même proportion de vaches tuberculeuses qu'avant l'adoption de ces mesures, et quoique ces mesures soient presque identiques dans les trois contrées, nous avons comme résultats que parmi le bétail indigène de la Norvège la proportion d'animaux tuberculeux est seulement de 6 pour 100, tandis qu'elle monte au Danemark à 28, et à 42 pour 100 en Suède.

En vue de l'origine essentiellement héréditaire des germes tuberculeux, la pratique de l'isolement et de la désinfection, comme moyens prophylactiques contre cette affection dans l'espèce bovine, a été aussi rigoureusement logique qu'elle le serait si ces mêmes moyens étaient employés dans la prophylaxie de la phtisie humaine. C'est une des preuves les plus claires et plus convaincantes de la non-contagiosité de la phtisie, puisque le caractère des procédés employés dans la Scandinavie est surabondamment radical et capable d'éteindre tout à fait n'importe quelle maladie transmissible par infection ou contagion.

Nous pourrons donc affirmer, sans incertitude, que l'isolement des phtisiques, mesure préconisée par les ligues et associations contre la tuberculose comme ressource prophylactique de première force, est non seulement éminemment irrationnel au point de vue théorique, mais aussi complètement inutile et inefficace en pratique.

Examinons maintenant les ressources prophylactiques dont l'efficacité réelle et positive a été constatée par l'expérience de ces derniers temps.

Nous avons déjà vu que parmi les causes qui provoquent d'une manière plus puissante l'activité tuberculogène des bacilles de Koch latents dans l'organisme, figurent en premier lieu la respiration d'une atmosphère chargée de particules irritantes ou corrosives, le travail excessif ou prolongé, l'insuffisance d'aération et de lumière, et l'alimentation défectueuse ou insuffisante.

Il est donc hors de doute que pour neutraliser ou éviter l'action de ces éléments provocateurs, il faut, avant tout, que les classes nécessiteuses puissent se pourvoir à des prix économiques des articles alimentaires les plus indispensables ; il faut obliger les fils des personnes tuberculeuses à se servir de masques spéciaux pendant les heures de travail dans une atmosphère imprégnée de poussières métalliques, siliceuses ou charbonneuses ; il faut absolument empêcher l'entrée dans l'armée de tout jeune homme qui, venant de famille tuberculeuse, présente des symptômes révélateurs d'une évolution probable de phtisie ; il faut à tout prix ne point sanctionner la construction de voies et d'édifices qui ne réunissent pas toutes les conditions désirables de sécheresse, d'aération et de lumière ; et finalement, il est indispensable de défendre sous des peines sévères l'agglomération de personnes dans les demeures et les ateliers.

Le problème prophylactique de la tuberculose est donc purement de caractère social, et de ceux dont la résolution est de la compétence, non seulement des Pouvoirs publics, mais encore de toutes les intelligences, de toutes les bonnes volontés, et de toutes les forces vives des nations en général.

Fournir, à des prix réduits, des aliments sains aux pauvres ; veiller soigneusement sur les procédés en vigueur dans certains ateliers et fabriques ; régler dûment l'admission des recrues ; et inspecter les conditions sanitaires générales des villes, ne sont point des entreprises qui offrent dans leur réalisation des difficultés insurmontables. D'un côté, les inépuisables sentiments philanthropiques qui rehaussent la société moderne, et, d'autre part, les moyens coercitifs dont disposent les lois administratives dans tous les pays, sont des ressources suffisantes pour pouvoir remplir, dans une large mesure, toutes les indications prophylactiques que nous avons mentionnées.

Il suffirait de mettre en action dans cette entreprise une persévérance et un enthousiasme analogues à ceux qui ont été déployés dans certains pays, sans aucune possibilité de succès, en faveur de la fanatique croisade contre les crachats des phtisiques, et on obtiendrait rapidement une décroissance considérable dans les chiffres mortuaires fournis par l'affection qui nous occupe.

Comme preuve palpitante de la vérité de cette assertion ; comme témoignage de l'action réelle et positive exercée par le perfectionnement de l'hygiène sur la diminution de la tuberculose ; et comme corroboration en même temps des effets purement négatifs produits sur cette diminution par l'irrationnelle campagne mentionnée, il suffit de consigner le fait que dans le pays où l'on s'est efforcé, avec le plus de zèle et d'activité, de perfectionner les conditions sanitaires des villes et de leurs habitants, et où l'on a fait le moins d'attention aux crachats des phtisiques, la réduction opérée sur la mortalité tuberculeuse a été le plus considérable; tandis que les nations dans lesquelles on a le plus fait d'attention à la destruction desdits crachats, sont les pays où la tuberculose cause les plus grands ravages.

Dans son remarquable et consciencieux rapport devant le Congrès contre la tuberculose tenu l'année dernière à Berlin, M. le docteur Köhler démontra qu'entre tous les États qui fournissent sur la mortalité tuberculeuse des renseignements statistiques officiels, l'Angleterre est la moins atteinte par la maladie, tandis que l'Autriche-Hongrie et la Russie sont les nations qui en souffrent le plus.

La mortalité moyenne occasionnée par la tuberculose en Autriche-Hongrie pendant les dix dernières années est de 3.95 par 1000 habitants, tandis qu'en Angleterre elle n'est que de 2.20 par 1000.

L'Empire Austro-Hongrois est une des nations où la croisade contre les crachats a trouvé le plus de partisans et d'enthousiastes. Surtout en Hongrie, les autorités n'ont point épargné les moyens de soutenir cette campagne. On a imprimé et profusément distribué des *Plaquettes populaires pour se préserver de la phtisie*, dans lesquelles on tâche de faire voir que moyennant la destruction des crachats des phtisiques on évite infailliblement la propagation de la maladie. On a mis en pratique la destruction des crachats dans les prisons, les hôpitaux, les théâtres, les églises, les établissements publics, et autres endroits dans lesquels se réunissent beaucoup d'individus, bien portants et malades.

Or, malgré tous ces travaux et toutes ces précautions, la mortalité tuberculeuse a éprouvé en Hongrie une notable augmentation. En 1878, le chiffre mortuaire fourni par ce mal était de 57869. En 1895 il arriva à 55690; d'où il résulte que, tandis que la mortalité tuberculeuse était précédemment en raison de 9.29 pour 100 de la mortalité générale, elle est montée aujourd'hui à 12,01 pour 100.

Par contre, en Angleterre, comme nous l'avons déjà dit, on n'a fait aucune attention aux crachats des phtisiques, s'en tenant de préférence aux conditions sanitaires du pays. Comme conséquence de ces tendances hygiéniques, la mortalité occasionnée par la tuberculose a éprouvé une diminution considérable et toujours progressive, comme le démontrent les chiffres statistiques suivants :

Années.	Mortalité tuberculeuse.	Années.	Mortalité tuberculeuse.
1851-1860 .	3.48 p. 1000 habitants.	1881-1885 .	1.54 p. 1000 habitants,
1861-1870 .	3.24 — —	1886-1890 .	2.52 — —
1871-1880 .	2.86 — —	1891-1895 .	2.12 — —

Si, au lieu de comparer les chiffres de la mortalité produite en Angleterre par la tuberculose sous toutes ses formes, nous nous limitons
aux chiffres fournis par la tuberculose exclusivement pulmonaire, la
réduction se présente encore beaucoup plus considérable. Voici les
proportions correspondantes[1] :

L'on voit, par l'examen des tables précédentes, que la réduction de
la mortalité tuberculeuse en général a été en Angleterre de 59,1 pour
100 pendant les 45 dernières années, et que durant cette période la
réduction éprouvée par la tuberculose exclusivement pulmonaire a
monté à 46 pour 100.

En examinant les dates correspondantes au décroissement qui a eu
lieu dans la mortalité tuberculeuse en Angleterre, le fait qui surtout
attire l'attention c'est que cette réduction fut plus grande et plus rapide avant l'année 1885, lorsqu'on n'avait pas encore pensé à la guerre
contre les crachats ni à la contagion de la maladie, que dans la période
consécutive à cette date. Ce fait nous donne une preuve additionnelle de ce que ni ladite guerre, ni même la découverte du bacille de
la tuberculose n'ont nullement contribué à la remarquable diminution que la tuberculose a éprouvée en Angleterre pendant le dernier
tiers du siècle expirant.

Puisque nous avons déjà démontré jusqu'à l'évidence que, dans
l'empire autrichien, considéré dans son ensemble, la mortalité proportionnelle due à la tuberculose est beaucoup plus grande qu'en
Angleterre, nous comparerons maintenant les chiffres mortuaires qui
correspondent à chacune des capitales de ces deux nations.

La mortalité occasionnée à Vienne par la tuberculose, depuis l'année

1. Voici, d'après M. le docteur Köhler, la mortalité produite par la tuberculose
pulmonaire dans les différentes contrées de l'Europe :

1894-1897.	Par 1000 habitants.	1894-1897.	Par 1000 habitants.
Angleterre	1.55	Suisse	2.05
Écosse	1.72	Allemagne	2.24
Norvège	1.75	Suède	2.51
Belgique	1.76	France	5.02
Italie	1.87	Hongrie	5.18
Hollande	1.88	Autriche	5.62
Danemark	1.91	Russie	5.98
Irlande	2.02		

Voyez *Bericht über den Kongress* 1899, p. 48.

Années.	Mortalité par phtisie pulmonaire.	Années.	Mortalité par phtisie pulmonaire.
1851-1860	2.67 p. 1000 habitants.	1881-1885	1.85 p. 1000 habitants.
1861-1870	2.47	1886-1890	1.65 —
1861-1880	2.11	1891-1895	1.46

1887 jusqu'à 1896 incluse, est celle que nous présentons ci-après[1] :

ANNÉES	NOMBRE DE DÉCÈS	POUR CHAQUE 1000 hab.	POUR 100 de la mortalité générale.	ANNÉES	NOMBRE DE DÉCÈS	POUR CHAQUE 1000 hab.	POUR 100 de la mortalité générale.
1887	5054	6.57	24.80	1892	7516	5.54	22.05
1888	4985	6.50	24.70	1893	7195	4.98	21.40
1889	4745	6	25.80	1894	7147	4.85	21.73
1890	4821	6.02	25.90	1895	7802	5.22	25.10
1891	7640	5.54	22.85	1896	7217	4.73	21.81

Par la précédente table il est facile de voir que la mortalité tuberculeuse dans la capitale de l'Autriche a subi pendant les dix dernières années une réduction considérable. Mais les chiffres mortuaires de Vienne sont encore fort élevés; et le taux de ces chiffres doit attirer sérieusement l'attention des autorités de cette ville, d'autant plus que le fait d'observer une mortalité tuberculeuse, si haute dans une des capitales européennes où l'on pratique avec le plus de persévérance la destruction des crachats et la désinfection des demeures et des effets usés par les phtisiques, démontre clairement la complète futilité de telles mesures comme secours prophylactique contre l'affection qui nous occupe.

D'ailleurs, la mortalité occasionnée à Londres par la tuberculose pulmonaire depuis 1851 jusqu'à nos jours ne donne que les chiffres consignés ci-après, qui sont loin d'atteindre la moitié de ceux qui ont correspondu à Vienne pendant la même période.

Années.	Mortalité produite par tuberculose pulmonaire.	Années.	Mortalité produite par tuberculose pulmonaire.
1851-1860.	2.86 par 1000 habitants.	1893.	1.91 par 1000 habitants.
1861-1870.	2.84 —	1894.	1.74 —
1871-1880.	2.51 —	1895.	1.85 —
1881-1890.	2.09 —	1896.	1.75 —
1891.	2.02 —	1897.	1.77 —
1892.	1.89 —	1898.	1.72 —

Il n'est pas difficile d'expliquer la différence aussi considérable observée dans la mortalité qu'occasionne la phtisie dans les deux villes citées.

A Vienne on vit dans la croyance qu'en détruisant les bacilles contenus dans les crachats des phtisiques on détruit aussi la propagation de la maladie, et dans cette croyance on a fait trop peu d'attention

1. Je dois à l'exquise amabilité de M. le Dr Lorand (de Carlsbad) ces renseignements statistiques provenant du *Stadtphysicat* de Vienne.

aux nécessités les plus impérieuses liées à la santé générale des habitants.

A Londres, au contraire, on est convaincu que l'incidence de la tuberculose est toujours en raison directe avec les conditions antihygiéniques des individus et des villes ; et, en se basant sur ces convictions, les énergies des autorités sanitaires se concentrent presque exclusivement à éduquer le peuple sur l'hygiène personnelle, et à perfectionner par tous les moyens possibles la salubrité de la ville.

Il est vrai qu'à Vienne, pendant ces dernières années, on a rendu obligatoire la réduction du nombre d'individus entassés dans les habitations et les ateliers ; on a atténué le plus possible les dangers auxquels se trouvent exposés les ouvriers employés à des industries déterminées ; dans quelques fabriques, on a diminué les heures de travail, et dans d'autres on a augmenté le salaire.

Mais, pour que ces réformes puissent contribuer à préserver de la phtisie les ouvriers et les habitants de Vienne en général, il faut améliorer considérablement les conditions sanitaires de la ville, tâchant en même temps que la propreté personnelle et domestique constitue une partie principale des coutumes populaires.

Comme preuve de ce que, de même en Autriche qu'ailleurs, l'incurie personnelle, la misère physiologique et les conditions antihygiéniques des demeures sont les facteurs les plus directement responsables de l'évolution de la tuberculose, il suffit de comparer à la statistique tuberculeuse de la population civile de l'Empire autrichien la suivante statistique tuberculeuse de l'armée de ce même pays : armée dont l'administration sanitaire est aujourd'hui incomparablement supérieure à celle qui régit l'élément civil. Ladite comparaison met en évidence que la mortalité tuberculeuse dans l'armée autrichienne pendant ces dernières années est à peu près égale à celle des armées qui ont les services sanitaires les mieux organisés.

Les trois éléments cardinaux qui ont servi de base à la prophylaxie antituberculeuse en Angleterre, et qui doivent également servir pour l'Autriche et pour tous les pays, sont simplement la pureté de l'air, l'abondance de lumière solaire, et la propreté.

A cet effet, on a recours à la démolition des demeures obscures et humides ; celles-ci sont remplacées par d'autres pourvues de fenêtres suffisamment spacieuses et en plus grand nombre : demeures dont le loyer est à portée des classes les moins élevées. On tâche d'obtenir la plus grande dissémination possible des habitants en fixant un type minime d'espace cubique pour les demeures et les ateliers ; pour éviter l'agglomération clandestine on compte sur un service spécial d'inspection pourvu de très amples pouvoirs; et on fait le possible pour entretenir dans les classes pauvres des habitudes de propreté personnelle et domestique.

Envahis, morts et inutiles à la suite de phtisie pulmonaire dans l'armée autrichienne, depuis 1882 jusqu'à 1897[1].

ANNÉES	ENVAHIS	MORTS	INUTILES	ANNÉES	ENVAHIS	MORTS	INUTILES
	Par 100.	Par 1000.	Par 1000.		Par 1000.	Par 1000.	Par 1000.
1882	4	1.2	3.5	1890	4.1	1.5	3.8
1883	4.8	1.6	3.8	1891	3.9	1	3.6
1884	4.2	1.9	3.3	1892	3.6	1	3.1
1885	4.2	1.4	3.1	1893	3.2	0.80	3.1
1886	4.3	1.5	3.1	1894	1.9	0.91	1.9
1887	5.8	1.5	3.5	1895	1.9	0.28	1.3
1888	5.9	1.4	3.5	1896	1.5	0.23	0.98
1889	5.7	1.2	3.5	1897	1.4	0.52	1.1

A Londres même il n'existe plus de puisards; la construction et l'aération des égouts ont souffert d'importantes réformes, et on emploie des quantités d'eau très suffisantes pour assurer la propreté des tuyaux.

Une autre cause qui a puissamment contribué à la réduction de la tuberculose dans les classes sociales inférieures de l'Angleterre, c'est le rabais qui s'est effectué pendant ces derniers temps dans les articles alimentaires de première nécessité. Grâce au sage régime des douanes et à la prévoyante administration financière qui prévalent en Angleterre, les viandes congelées, le riz, le sucre, le café, le thé, les fruits secs et beaucoup d'autres denrées coloniales et étrangères entrent libres de droits ou ne payent que des droits nominaux.

Le bas prix auquel on vend actuellement en Angleterre les articles alimentaires les plus nécessaires permet au prolétariat de se pourvoir de provisions meilleures et moins chères que dans l'immense majorité des autres pays du monde. Cette circonstance, comme nous l'avons déjà dit, est un facteur très important dans la réduction de la mortalité tuberculeuse qui s'est produite en Angleterre pendant ces dernières années, et mérite d'être sérieusement étudiée par les États qui s'occupent de la santé de leurs citoyens.

Pour rendre évident que la prophylaxie de la tuberculose ne consiste pas dans la destruction des produits sécrétés par les phtisiques et dans la désinfection des objets contaminés, mais dans le perfection-

1. SCHJERNING. Die Tuberkulose in der Armee. Berlin, 1899.

nement des conditions sanitaires des peuples, il n'est pas indispensable que nous nous bornions, comme nous l'avons fait jusqu'ici, à comparer l'état de l'hygiène publique et privée des nations les plus éprouvées par cette affection, avec les conditions de cette même hygiène dans les pays moins affectés. La démonstration du fait est également facile dans tous les pays.

Les autorités sanitaires en France, de même qu'en Allemagne et en Autriche-Hongrie, sont de celles qui ont déployé le plus grand zèle pour tâcher de convaincre le public sur l'efficacité positive de la destruction des crachats, comme recours prophylactique infaillible contre la phtisie.

Tout le monde se souvient encore de ce qui est contenu dans les plaquettes publiées et distribuées par l'administration de l'Assistance publique de Paris, qui affirmaient textuellement et littéralement *que si la tuberculose est si commune, c'est parce qu'elle est propagée par les crachats des phtisiques; et qu'autant de crachats détruits, autant de cas de tuberculose évités.*

En outre, dans plusieurs hôpitaux généraux de France, on a installé des salles spéciales pour les phtisiques en les isolant complètement des autres. On recommande très spécialement de mettre des crachoirs dans tous les édifices publics et particuliers, et l'on conseille la stérilisation de ces ustensiles en les faisant bouillir dans l'eau pendant cinq minutes. On ordonne la désinfection rigoureuse de chambres, meubles et linge tachés par les sécrétions des phtisiques, et l'on assure, en un mot, *qu'on évite la tuberculose en faisant la guerre aux crachats.*

Voyons, maintenant, quels sont les résultats qui, sur le développement de la tuberculose à Paris, ont suivi comme conséquence des dispositions prophylactiques précédentes.

Avant de déclarer la guerre aux sécrétions des phtisiques, la mortalité occasionnée par la tuberculose à Paris oscillait entre 4.76 et 5,34 pour chaque 1000 habitants, ou, ce qui est la même chose, entre 21 et 22 pour 100 de la mortalité générale.

Ensuite, elle a flotté entre 4.85 et 5.59 pour 1000, équivalant à 24 et 25.5 pour 100 de la mortalité générale, ainsi qu'on peut voir par les chiffres statistiques ci-après[1].

Il est superflu de dire que la campagne engagée pendant les dernières années contre les crachats des phtisiques n'est point en elle-

<hr>

1. Ces renseignements sont pris d'une intéressante statistique officielle, qui m'a été fournie par le savant académicien, l'éminent Dr Kelsch, directeur de l'École d'Application de Santé militaire de Paris.

même la cause directe de l'augmentation que la tuberculose a eue à Paris dans cette période. Mais il n'est pas non plus moins évident que les affirmations absolues données sur l'efficacité prophylactique de cette campagne par l'Administration de l'Assistance publique furent la cause immédiate de ce que le public, les médecins et même les autorités sanitaires oubliassent complètement les prescriptions de la vraie prophylaxie de la tuberculose. Et voilà pourquoi cette affection qui, jusqu'aux six ou sept dernières années, était moins fréquente à Paris qu'à Vienne, cause aujourd'hui dans la première de ces villes beaucoup plus de ravages que dans la seconde, malgré la réputation dont jouit la capitale de l'Autriche d'être une des plus éprouvées du monde.

ANNÉES	POUR CHAQUE 1000 hab.	POUR 100 de la mortalité générale.	ANNÉES	POUR CHAQUE 1000 hab.	POUR 100 de la mortalité générale.
1890	5.54	22.21	1894	5.04	25.95
1891	5.55	22.25	1895	5.59	24.51
1892	4.76	21.29	1896	5.22	25.50
1893	5.01	22.11	1897	4.85	24.75

Il est plus que probable que la méconnaissance de l'élévation des chiffres mortuaires qu'occasionne la tuberculose à Paris aura beaucoup contribué à l'apathie de l'administration sanitaire de la ville, quant à ce qui se rapporte aux moyens vraiment efficaces d'empêcher la propagation de la maladie, puisque le peuple français a assez d'enthousiasme et d'énergie pour s'engager dans une entreprise quelconque et la mener à bonne fin, après en avoir reconnu la convenance et l'utilité.

La première impression produite par la publication des statistiques précédentes sera, peut-être, peu agréable ; mais l'on peut prédire avec certitude que les résultats de la publication en seront grandement profitables, et qu'ils ne tarderont pas à devenir évidents.

On ne peut nier qu'en France la construction de rues larges et droites, de spacieuses et magnifiques avenues, s'accroît continuellement ; que le nombre et la beauté des boulevards augmentent sans cesse ; et que chez les habitants de ces boulevards, de ces avenues et de ces rues, la proportion des tuberculeux est moindre que chez les habitants des quartiers où le pic démolisseur des ruelles tortueuses et nauséabondes n'est pas encore arrivé.

Mais il n'est pas moins certain aussi qu'en démolissant les demeures malsaines où s'hébergeaient jadis des milliers de familles pauvres, on n'a point construit un nombre suffisant de bâtiments clairs, aérés et accessibles aux fortunes des personnes que l'on fait déloger de leurs anciens foyers ; que les loyers des maisons situées dans les quartiers les meilleurs et les plus amples sont absolument hors de la portée des petits boutiquiers, des camelots, des colporteurs, des employés à pauvres appointements, des commis et des ouvriers ; et que partant l'augmentation du nombre des constructions modernes et spacieuses, loin d'être suffisante à décharger le cœur des grandes villes françaises, a contribué à augmenter la proportion des habitants pauvres et agglomérés qui constituent partout le contingent tuberculisable le plus abondant.

Nous avons, en effet, des preuves trop palpables du fait que la classe prolétaire de le capitale de la France représente l'élément tuberculeux le plus répandu. Dans le congrès de Paris en 1898, MM. les docteurs Netter et Beaulavan constatèrent que dans les hôpitaux de cette ville il y a constamment en moyenne 120 lits occupés par les phtisiques, qu'environ 548 reçoivent journellement assistance à domicile ; et qu'à peu près 6000 autres reçoivent un secours quotidien, formant environ un total d'assistance par jour de 6500 tuberculeux.

Ce n'est pas seulement à l'impureté de l'air due à l'entassement des individus que la France est en grande manière responsable de l'énorme évolution de la tuberculose qu'on y rencontre. A part l'infection de l'atmosphère comme effet obligé de l'agglomération de personnes dans des appartements réduits, obscurs et mal aérés, l'air ambiant des grandes villes, même de la capitale de la nation, est presque incessamment corrompu, comme conséquence du service incomplet et défectueux des égouts. Au centre même de l'attrayante et somptueuse ville, abondent encore les puisards ; et par conséquent les émanations de ces dépôts d'immondices donnent lieu à l'infection permanente de l'atmosphère, en dépit des siphons, des soupapes, des inodores et de tous les mécanismes installés à l'intérieur des maisons afin d'éviter ladite infection.

Pour terminer ces notes sur l'inutilité patente de la guerre contre les crachats, considérée comme mesure prophylactique contre la tuberculose, il ne sera pas de trop que nous démontrions qu'en Allemagne même, c'est-à-dire dans le pays où surgit l'idée de cette campagne, et où la lutte a été le plus tenace, sa stérilité est aussi évidente que dans tous les autres pays où elle s'est effectuée. Dans le Congrès de Berlin, M. le docteur Köhler démontra que, pendant les quatre années 1894-1897, le terme moyen annuel de décès occasionné en

Allemagne par la tuberculose exclusivement pulmonaire fut de 87600, ou soit une mortalité de 2,95 pour chaque 1000 habitants.

Or, en comparant ce chiffre avec son correspondant de l'année 1895, qui était seulement de 2,5, on observe du premier coup d'œil une hausse non dédaignable de la part des années plus récentes; hausse qui dit peu en faveur de la lutte bactéricide contemporaine.

En outre, en comparant ce chiffre de 2,95 par 1000 à celui qui correspond aux dernières cinq années en Angleterre, ou soit 1,46 pour 1000, il en résulte que dans l'Empire germanique la phtisie pulmonaire occasionne plus du double de victimes qu'en Angleterre. Cette comparaison est d'autant plus éloquente que l'Allemagne est précisément une des nations qui pratiquent avec le plus de rigueur et d'insistance la destruction et la stérilisation de tous les produits tuberculeux et de tous les objets qui auraient pu en être souillés.

Un autre fait digne de remarque c'est que le chiffre mortuaire donné par la phtisie pulmonaire en Allemagne pendant ces dernières années est plus élevé que celui qui nous est offert par l'Angleterre pendant presque un demi-siècle. En effet, même dans les dix ans 1851 - 1860, quand on n'avait presque pas encore inauguré dans cette dernière nation les réformes sanitaires qui lui permettent d'occuper aujourd'hui le premier rang parmi les pays moins affectés de phtisie, la mortalité produite par ce mal ne dépassa pas 2,67 pour 1000. Mais, quoique comparée à l'Angleterre, l'Allemagne occupe un rang inférieur sur l'échelle des nations les moins châtiées par la tuberculose, en revanche, grâce à l'excellence de son administration sanitaire, l'Empire germanique fait favorablement la concurrence sur ce terrain à la grande majorité des pays civilisés.

Dans les villes allemandes de plus de 16 000 habitants, la mortalité due à la phtisie pulmonaire a notablement diminué pendant les douze ou treize dernières années; les statistiques officielles donnent les chiffres suivants :

Années.	Mortalité due à la tuberculose pulmonaire.		Années.	Mortalité due à la tuberculose pulmonaire.	
1882-1883	5,5 p. 1000 habitants.		1890-1891	5,1 p. 1000 habitants.	
1883-1884	5,5	—	1891-1892	5,0	—
1884-1885	5,5	—	1892-1893	2,9	—
1885-1886	5,4	—	1893-1894	2,9	—
1886-1887	5,4	—	1894-1895	2,6	—
1887-1888	5,1	—	1895-1896	2,5	—
1888-1889	5,8	—	1896-1897	2,2	—
1889-1890	5,1	—	1897-1898	2,2	—

Dans la capitale même de l'Empire, la réduction des chiffres mortuaires fournis par la phtisie, quoiqu'elle n'ait point suivi une marche aussi rapide que dans les villes précitées, n'a cependant pas manqué de progresser, comme le démontrent les renseignements officiels ci-après[1] :

BERLIN.

Années.	Par 1000 habit.	Pour 100 de la mortalité générale.	Années.	Par 1000 habit.	Pour 100 de la mortalité générale.
1890	2.96	15.5	1895	2.41	11.9
1891	2.86	15.8	1896	2.47	12.5
1892	2.55	12.9	1897	2.18	12.2
1893	2.57	12.2	1898	2.06	11.6
1894	2.25	12.8			

Les renseignements se rapportant aux envahis, morts et inutiles par la phtisie pulmonaire dans les armées allemandes, mettent bien en évidence combien on peut éviter le développement de cette affection pendant les âges du recrutement, n'admettant dans les rangs aucun individu dont l'organisation physique ou la généalogie pathologique induisent à soupçonner la probabilité d'une évolution phtisiogène plus ou moins prochaine.

Instruits par l'observation et l'expérience de l'énorme influence exercée par les rudes travaux militaires sur l'évolution de la phtisie, les Allemands pratiquent une véritable sélection dans le recrutement, rejetant les conscrits qui ne sont point complètement exempts de tout stigmate révélateur de la prédisposition à cette maladie.

Grâce à cette sélection, qui par malheur n'est point pratiquée en France, en Espagne, ni dans beaucoup d'autres pays, on a réussi à ce que dans l'armée prussienne la phtisie pulmonaire soit aujourd'hui non seulement d'un tiers moins fréquente qu'elle ne l'était il y a quinze ans, mais aussi qu'elle soit moins fréquente que dans aucune autre armée.

Comme confirmation de la valeur de ce procédé sélectif dans la prophylaxie de la phtisie, il nous faut comparer les décès éprouvés à la suite de cette affection dans l'armée prussienne à ceux soufferts par cette maladie dans l'armée française, chez laquelle, selon la phrase graphique de M. le docteur Kelsch, les recrues que l'on prend ne sont pas les meilleurs, mais tous ceux qui ne sont pas mauvais.

Il faut avertir que, dans la statistique de l'armée française, les invasions souffertes depuis 1887 comprennent la tuberculose dans toutes ses localisations ; que, depuis 1882 jusqu'à 1887, les décès incluent aussi ceux qui ont été produits par la tuberculose sous toutes ses for-

---

1. Je dois à la bonté de M. le Dr Köhler cette statistique officielle, prise des *Veröffentlichungen des Kaiserlichen Gesundheitsamtes*.

**Envahis. morts et inutiles à la suite de la phtisie pulmonaire
dans l'armée prussienne de 1882 à 1897-1898[1].**

ANNÉES	ENVAHIS	DÉCÈS	INUTILES	ANNÉES	ENVAHIS	DÉCÈS	INUTILES
	Par 1000.	Par 1000.	Par 1000.		Par 1000.	Par 1000.	Par 1000.
1882-1883	2	0.65	1.6	1890-1891	2.9	0.42	2.2
1883-1884	2.5	0.61	1.7	1891-1892	2.9	2.42	5
1884-1885	2.1	0.57	1.8	1892-1893	2.2	0.56	2.1
1885-1886	2.5	0.55	1.8	1893-1894	2	0.24	1.9
1886-1887	2.5	0.48	2	1894-1895	2.1	0.28	2
1887-1888	2.5	0.41	1.9	1895-1896	2.2	0.50	2.1
1888-1889	2.4	0.48	2	1896-1897	2	0.25	1.9
1889-1890	2.4	0.45	2.1	1897-1898	1.8	0.24	1.6

**Envahis, morts et inutiles à la suite de la phtisie pulmonaire
dans l'armée française de 1882 à 1896[2].**

ANNÉES	ENVAHIS	DÉCÈS	INUTILES	ANNÉES	ENVAHIS	DÉCÈS	INUTILES
	Par 1000.	Par 1000.	Par 1000.		Par 1000.	Par 1000.	Par 1000.
1882	5	1	2.9	1890	5.8	0.92	5
1883	5	1	2.6	1891	6.4	1	5.4
1884	5.1	1	2.9	1892	6.4	0.77	5.5
1885	3.4	1	5.5	1893	6.6	0.67	5.2
1886	5.5	1	5.2	1894	6.8	0.70	5.4
1887	5.4	0.99	5.6	1895	8.8	0.80	7.2
1888	5.1	1.1	4.4	1896	—	0.62	6
1889	5.5	0.89	4.5				

mes. tandis que. depuis 1888 jusqu'à la date, ils incluent seulement
ceux occasionnés par la pulmonaire, la pleurale et la laryngée : et que
de même que jusqu'en 1888 les inutiles comprenaient les considérés
comme tuberculeux sous toutes les localisations de cette maladie :
depuis 1889 jusqu'à présent on ne comprend que les invalidés par la
tuberculose pulmonaire, pleurale et laryngée.

De l'examen des faits et données qui précèdent, découlent naturellement les conclusions suivantes :

1°. La tuberculose est une affection dont l'évolution ne peut se réaliser que moyennant la présence du bacille de Koch. et pour cela
même la tuberculose est une affection essentiellement microbienne.

2°. Aucun micro-organisme pathogène ne fait son entrée dans
l'économie que par l'inoculation, par l'ingestion. par l'inhalation, ou

1. Schjerning, ouvrage cité, p. 40.
2. Ibid., p. 58.

par la transmission héréditaire. Le bacille de Koch pénètre, donc, dans l'organisme par une de ces quatre voies, pour donner lieu à l'évolution de la tuberculose.

3°. L'inoculation des bacilles de Koch ou de produits tuberculeux provoque le développement d'une forme spéciale de tuberculose, la granulie ou tuberculose miliaire aiguë et généralisée. Cette forme spéciale est une entité morbide qui, autant par sa relative rareté dans l'espèce humaine que par ses caractères histopathologiques et cliniques, diffère considérablement de la tuberculose classique de Laënnec, forme plus ou moins localisée qui apparaît indépendamment des inoculations. La tuberculose classique de Laënnec est une de nos maladies les plus fréquentes, tandis que, dans l'homme, les seuls cas positifs et authentiques de tuberculose inoculée sont ceux qui ont suivi des piqûres anatomiques, ou d'autres blessures analogues.

4°. Il est possible de provoquer la tuberculose chez quelques animaux inférieurs en leur faisant ingérer des matières ou des aliments tuberculeux. En revanche, on n'enregistre aucun cas authentique de tuberculose développée dans l'homme à la suite de l'ingestion d'aliments provenant d'animaux attaqués de cette maladie. Il est, au contraire, parfaitement démontré que dans l'homme la consommation prolongée de lait matériellement rempli de bacilles de Koch est absolument inoffensive, et que, dans quelques pays où l'on consomme beaucoup de viandes tuberculeuses, la proportion d'individus phtisiques est beaucoup moindre que dans quelques autres où il existe à peine de bêtes frappées de cette maladie.

5°. En obligeant expérimentalement certains animaux à respirer un air artificiellement sursaturé de bacilles de Koch, il est possible de provoquer en eux la tuberculose. Mais il est impossible d'obtenir la tuberculisation moyennant l'inhalation d'aucune atmosphère, si on n'ajoute pas artificiellement à celle-ci des bacilles de Koch dans des proportions infiniment plus grandes que celle que, sans l'aide des procédés artificiels, peut contenir l'atmosphère la plus saturée de ces micro-organismes. Aussi n'enregistre-t-on pas un seul cas véridique de tuberculose propagée à des personnes que leur profession oblige à être en contact direct et constant avec les attaqués de ce mal, comme il arrive, par exemple, avec les infirmiers et employés des hôpitaux exclusivement destinés aux phtisiques, quelque déficiente que soit l'aération de ces établissements, et quelque prolongé que soit en eux le séjour des malades. De là aussi vient que, malgré le contact intime, prolongé et fréquent qui a lieu entre les époux, on n'enregistre pas non plus un seul cas transmis de l'époux phtisique au sain.

6e. Il y a des régions très élevées où on a démontré expérimentalement que le bacille de Koch n'existe pas. Dans ces régions atmosphériquement stériles de bacilles, la tuberculose y est néanmoins aussi commune et mortifère que dans les régions basses dont l'atmosphère est saturée desdits microorganismes. Ce fait nous fournit une autre preuve additionnelle que l'atmosphère n'est point le véhicule du germe producteur du mal.

7e. Puisqu'il est évident que ni l'inoculation, ni l'ingestion, ni l'inhalation du bacille de Koch ne sont pas les moyens naturels et ordinaires de la propagation de la tuberculose, il est bien évident aussi que la transmission héréditaire de ce microphyte constitue le procédé unique et exclusif employé par la Nature pour propager et disséminer la maladie. La transmission héréditaire des germes de la tuberculose explique, en effet, d'une manière claire et satisfaisante, tous les phénomènes relatifs à l'étiologie de cette affection.

8e. Le fait que la tuberculose est un des maux dont les germes sont transmis par l'acte de la procréation place forcément cette maladie à côté du cancer, de la lèpre, de l'arthritisme noueux, et de toutes les autres affections microbiennes essentiellement dégénératives et dystrophiques.

9e. Le fait qu'il ne se produit généralement pas de manifestations actives de la tuberculose au moment de la naissance, ni pendant les premières semaines de la vie extra-utérine, est une preuve que, dans l'immense majorité des cas, les micro-organismes producteurs de cette maladie ne sont point transmis dans des conditions morbigènes actives, mais à l'état purement passif ou latent. A la cessation rapide ou tardive de cet état de latence bacillaire est précisément subordonnée l'apparition rapide ou tardive de la tuberculose. Par là encore s'explique que dans une même famille en possession de parasites tuberculogènes il y ait des individus qui montrent des signes précoces de l'évolution tuberculeuse, d'autres qui ne présentent de manifestations actives du mal qu'à des âges avancés, et enfin, beaucoup d'autres qui arrivent au terme de la vie sans que ces micro-organismes atteignent jamais l'état d'activité pathogène. De là enfin, la fréquence relative de familles de généalogie tuberculeuse chez lesquelles on trouve des cas de fils qui meurent tuberculeux avant les parents et même sans que ceux-ci viennent à souffrir jamais de l'affection.

10e. Quoique les bacilles tuberculogènes latents dans l'organisme entrent fréquemment en activité pathogénique d'une manière spontanée, ou du moins sans cause évidente ou appréciable, beaucoup d'autres fois le développement d'activité morbigène obéit visiblement à l'influence occasionnelle de facteurs extrinsèques bien connus, spécialement de ceux qui tendent à affaiblir et appauvrir l'économie en général. Parmi ces causes occasionnelles, les plus puissantes sont la nourriture insuffisante ou défectueuse, les fatigues physiques et mentales, la malpropreté personnelle et publique, le manque de lumière, et l'impureté de l'air.

11°. La provenance exclusivement héréditaire des bacilles de la tuberculose indique d'une manière inéquivoque que ni la prophylaxie la plus rigoureuse ni aucun autre moyen ne pourront jamais réussir à la disparition totale de cette affection. Le fait de ne pouvoir éviter les croisements de personnes saines avec des individus porteurs des semences latentes de ce mal, pas même avec des sujets chez lesquels la tuberculose est déjà confirmée, est la cause que l'extinction complète et radicale de cette maladie ne pourra jamais sortir des limites d'une pure et simple utopie.

12°. Bien qu'il soit impossible d'éviter complètement la propagation du parasite essentiel et déterminant de la tuberculose, nous pouvons, tout de même, dans un grand nombre de cas, empêcher le développement de la maladie, en faisant disparaître ou en neutralisant tous ces éléments ou facteurs qui tendent à réveiller les puissances morbigènes latentes dans les micro-organismes. La statistique comparée des pays les plus châtiés par la tuberculose et des pays les moins affectés de ce mal révèle, en effet, clairement trois faits primordiaux et concluants :

(1er) *Que la fréquence avec laquelle les bacilles de la tuberculose entrent en activité fonctionnelle est toujours en raison directe des conditions antihygiéniques des localités et de leurs habitants;*

(2°) *Que dans les pays et dans les villes où la prophylaxie de la tuberculose s'adresse de préférence à la destruction des bacilles et des produits tuberculeux, la tuberculose est précisément plus commune;*

(3°) *Que seulement les pays où la prophylaxie de la tuberculose est basée sur la propreté et l'hygiène personnelles, et sur les conditions de salubrité générale des villes, sont ceux où l'affection occasionne le plus petit nombre de victimes.*

13°. Les corollaires définitifs de toutes les conclusions précédentes sont nécessairement ceux-ci :

(1er) Que la prophylaxie antituberculeuse basée sur les doctrines de l'inoculabilité et la contagion de la maladie est simplement irrationnelle en théorie, et de résultats complètement nuls dans la pratique;

(2°) Que la seule prophylaxie antituberculeuse théoriquement raisonnée et qui donne des résultats réellement efficaces dans la pratique est celle qui a pour base le développement de la vigueur physique de l'individu et le perfectionnement de ses conditions hygiéniques et sociales.

DISCUSSION.

M. Rendu. — L'intéressante communication de M. Ballota Taylor soulève de nombreux points de discussion qu'il serait trop long d'examiner en détail.

Je suis d'accord avec lui relativement au sens général des moyens de prophylaxie qu'il indique. Je pense qu'en première ligne, pour diminuer la tuberculose, il convient d'améliorer les conditions d'aération et de salubrité des logements où s'entasse la population pauvre des grandes villes, et d'abaisser les tarifs intérieurs qui rendent la vie matérielle trop dispendieuse. Je pense surtout qu'il faut, comme mesure urgente, faire une guerre implacable à l'alcoolisme qui est le pourvoyeur de la phtisie, aussi bien que de l'aliénation mentale.

Mais je ne saurais souscrire à quelques-unes des conclusions de mon honorable confrère quand il soutient que la tuberculose inoculée est la seule granulée, et que cette forme n'a rien à voir avec la tuberculose commune de Laënnec. Ça été l'honneur de l'École de Paris de démontrer, il y a quelque trente ans, l'unité de la tuberculose et l'identité de la maladie, quelles que soient ses formes, aiguës ou chroniques, granuleuses ou caséeuses. A M. le professeur Grancher et surtout au regretté Thaon sont dus les travaux qui ont mis cette vérité en lumière : aujourd'hui le doute ne peut exister sur ce point.

L'antagonisme que M. Taylor soulève entre la pathologie expérimentale et la clinique n'existe pas. Les deux sciences se corroborent l'une l'autre, et l'expérimentation explique et confirme les données fournies par la clinique.

Ainsi il n'est pas exact de soutenir que l'homme ne s'inocule pas la tuberculose. Mon pauvre collègue Thaon est mort de phtisie miliaire aiguë, victime de ses recherches sur la tuberculose expérimentale. Nous voyons quotidiennement des tuberculoses inoculées par la voie cutanée, gagner les ganglions et de là se répandre dans les viscères en créant de toutes pièces une phtisie caséeuse chronique.

Il n'est pas exact, non plus, de soutenir que l'homme ne puisse s'infecter par la voie intestinale, en mangeant des aliments bacillifères. Bien des tuberculoses d'enfant débutant par de l'entérite et par la caséification des ganglions mésentériques, reconnaissent très certainement cette origine. Il suffit, pour s'en convaincre, de se rappeler que M. Hippolyte Martin a constaté que les 3/4 des échantillons de lait vendu journellement à Paris renferment des bacilles de Koch et déterminent la tuberculose des cobayes quand on les leur injecte sous le péritoine.

Enfin la contagion conjugale de la tuberculose, pour n'être pas constante, est un fait trop fréquent pour être considéré comme une simple coïncidence; et depuis longtemps la clinique a démontré que la cohabitation journalière avec un phtisique est toujours dangereuse, quoique pas nécessairement fatale. L'inoculation par les voies respiratoires ne saurait donc être niée.

De tout cela il y a lieu de conclure que si la prophylaxie de la tuberculose doit consister surtout dans l'assainissement des villes et des logements insalubres, et dans l'extinction de la misère, il ne faut pas négliger pour cela de faire la guerre au crachat, qui est l'agent contagieux par excellence, et qu'il y a lieu de surveiller très étroitement la qualité du lait et des viandes qui servent à l'alimentation publique.

Il y a lieu également de conclure que l'homme, au point de vue de la tuberculose, ne se comporte pas différemment des animaux. Il est seulement plus résistant qu'eux et offre moins de prise au mal, ce qui permet d'espérer qu'avec les progrès de l'hygiène on arrivera peut-être non pas à détruire la tuberculose, mais à en atténuer les ravages.

M. WIDAL. — Je ne saurais accepter l'assertion de M. Taylor que les phtisiques ne sont pas contagieux dans les salles d'hôpital. Si les statistiques de M. Aufrecht à Magdebourg ne donnent aucun cas de contamination du personnel, nous sommes moins heureux à Paris, et M. Debove a montré quel lourd tribut paient à la tuberculose les infirmiers de nos salles qui outre la contagion, sont surmenés et mal nourris.

Parmi les malades, la contagion n'est pas moins évidente, et la plupart des sujets atteints d'affections chroniques finissent par contracter la tuberculose : M. Peter l'a depuis longtemps démontré.

D'ailleurs, pour constater que la tuberculose est inoculable, il n'y a qu'à regarder ce qui se passe dans un poumon tuberculeux : il y a un ensemencement véritable des parois supérieures aux lobes inférieurs, depuis les foyers ulcéreux originels jusqu'aux semis granuleux récents.

Dans l'armée, c'est encore la contagion qui crée la grande fréquence de la tuberculose, parmi des hommes jeunes, recrutés avec soin et qui devraient fournir un nombre insignifiant de tuberculeux. Or, la proportion parmi eux est supérieure à celle de la population des usines. C'est même cette remarque qui a été le point de départ de la grande découverte de Villemin sur la contagiosité et l'inoculabilité de la tuberculose.

La tuberculose se propage donc avant tout par contagion, et la prophylaxie doit tendre surtout à supprimer tous les modes possibles de cette contagion.

L'ÉTIOLOGIE DE LA TUBERCULOSE
SUIVANT M. LE PROFESSEUR ROBERT KOCH ET SA MÉTHODE CURATIVE

par le professeur Dr H. W. MIDDENDORP.

de Groningue (Pays-Bas).

Il est connu que je conteste depuis plusieurs années la justesse de la doctrine de M. le professeur Robert Koch sur la cause de la tuberculose et la valeur de sa méthode curative.

Mes études ultérieures sur la nature de cette maladie ont confirmé et étendu les résultats de mes investigations précédentes.

Quant à sa doctrine, tout en appréciant la méthode géniale grâce à laquelle ce savant bactériologue a découvert les bacilles, considérés par lui comme les parasites cause de la tuberculose, et leur valeur pour le diagnostic dans quelques affections tuberculeuses [1], je ne peux pas accorder à ces microbes le rôle important qu'il croit être en droit de leur attribuer dans la genèse de cette maladie.

Permettez-moi de vous exposer mes objections qui ont rapport à la *présence constante* de ces bacilles dans la tuberculose humaine et à *la valeur spécifique de leurs cultures pures.*

Tout d'abord en ce qui concerne *leur présence*, je ne les ai jamais pu trouver comme apparition *constante et régulière* dans *les tubercules eux-mêmes*, ni dans les granulations miliaires, ni dans les conglomérats, ni dans les foyers ramollis fermés, des poumons, des ganglions lymphatiques, du cerveau, de la pie-mère, des séreuses, du foie, de la rate, des intestins et des reins.

Je ne les ai rencontrés *constamment*, et bien dans la foule énorme comme, que *dans le contenu et aux parois des cavernes tuberculeuses du poumon qui communiquent directement avec des bronches.*

Provenant de celles-ci, ils se trouvent en nombre varié dans les crachats tuberculeux.

Jamais cependant ils ne pénètrent spontanément par les parois de ces cavernes dans le tissu pulmonaire environnant.

Dans ces cas de tuberculose pulmonaire où ne se développent pas de cavernes ouvertes, je ne trouve régulièrement aucun bacille de Koch ni dans ces organes, ni dans les autres, excepté sous quelques conditions, où se rencontrent des représentants sporadiques de ces microbes en nombre varié, comme nous verrons.

Quant aux organes que je n'ai pas pu examiner moi-même, ou seulement en nombre très restreint, c'est-à-dire la tuberculose de la glande thyroïdienne [2], de la moelle épinière [3], de l'œil [4], de l'oreille

---

1. Cavernes ouvertes du poumon, méningite et pleurésie tuberculeuse.

2. E. FRÄNKEL. *Virchow's Archiv.* Bd. 104.

3. ORLOWSKY. Rückenmarks-tuberculose. *Zeitschrift für Heilkunde*, IX, 1888.

4. LAGRANGE. *Bulletins et Mémoires de la Soc. franç. d'Ophthalmologie*, 1898; 5 cas de tuberculose par infection chez des enfants de 10, 5 et 10 ans; n° 1 a succombé par méningite tuberculeuse. Point d'autopsie. Les deux autres sont guéris.

Dans ces trois cas se rencontraient des bacilles. En cas I ils étaient même d'une abondance extrême.

Au contraire SCHAFER, ALEXANDER, KALT, BENSON, JUIE et beaucoup d'autres n'en ont pas trouvé malgré une minutieuse étude, LAGRANGE, *l. c.*, p. 93.

MÖLLER. Ueber Miliar-tuberculose der Iris, W. M. W., 1894.

interne[1], des muscles et des parties molles[2] des articulations et des
os avec les abcès froids[3], des organes urogénitaux[4] et des capsules

1. Moos. D. M. W., 1891, p. 434. Nathan, *idem*. Rohrig. D. M. W., 1888. Habermann. *Zeitschr. f. Heilkunde*, Bd. IX, 1888 et Bd. XIII, 1892.

2. Lanz et de Quervain. Ueber hämatogene Muskeltuberculose und Weichtheiltuberculose. Von Langenbeck's *Archiv. für Chirurgie*, 46, 1895.

Huit cas de tuberculose des muscles, dont en cas 2 (enfant de 7 ans, mère phtisique) quelques bacilles tuberculeux. Dans les autres cas et dans les 3 cas de tuberculose des parties molles l'examen bactériologique était négatif.

3. Schuckardt und Krause. *Fortschritte der Medicin*, 1885, n° 9.

Schlegtenthal. *Fortschritte der Medicin*, 1885, n° 17.

Henken. *Jahrbuch der Kinderheilkunde*, 25.

Kanzler. B. Kl. W., 1884.

V. Eiselberg. W. M. W., 1886, n° 8. En 4 cas d'abcès froids aucun bacille.

Garré. *Deutsche M. Wochenschrift*, 1886, S. 585.

Tavel. *Frestschrift*, Wiesbaden, 1891.

Bouilly. *Revue de Chirurgie*, III, n° 11, 1885.

Koch. *l. c.* S. 56 und 57.

Cornil et Babès. Les bactéries, p. 706, 707, 708, 732 et 742.

Giessler. *Inaug. Dissert.* München, 1885.

E. Meyer. V. A., 1895, S. 444.

Müller. *Centralbl. f. Chirurgie*, 1884, n° 5.

4. Krywicki. *Zieglers Beiträge*, III.

C. Menge u. B. Kromy. Bacteriologie der weiblichen Génital Kanals. I, S. 504. Leipzig, 1897.

A. Martin. *Die Krankheiten der Eierstöcke.* S. 565. Leipzig, 1899.

F. Kleinhaus u. Pfannenstiel in Veit's. *Hanobuch der Gynäcologie.* Wiesbaden, 1899, S. 755 u. 274.

Cornil et Brault. *Études expérimentales et cliniques*, etc. Tome II, 1890.

Cornil. *Congrès sur la tuberculose*, 1888.

B. Kl. W., 54, 1897; 177 cas de tuberculose, dont 48 seulement en tuberculose de l'ovaire; dans 9 cas de ces 48 on pouvait démontrer les bacilles par le microscope; point d'anamnèse ni de protocole complet d'autopsie.

B. Kl. W., 1899, S. 45. L. B. Tuberculose de l'ovaire avec *tubercules typiques et cellules géantes*; des *bacilles ne pouvaient pas être démontrés.*

Cornil et Babès. *l. c.*, p. 755.

Wesener. *D. A. f. Kl. Med.*, 1884.

Baumgarten. *V. A.* 97 I, S. u. 14.

Walther *Ziegler's Beiträge*, 1894.

Fachlan. *Archiv. f. Kl. Chir.*, 1895.

Koch. *M. a. d. K. G.*, II, S. 56.

Guizetti. *Monatshefte f. prakt. Dermatologie*, 1899, n° 6. Tubercule anatomique sans bacilles. Il dit aussi que dans la plupart des cas d'autres auteurs les bacilles manquaient.

Brault. Maladies du rein et des capsules surrénales. Paris 1895, p. 768 et 772, n'accepte pas que les bacilles tuberculeux soient plus abondants et plus souvent constatés dans les formes chroniques de la tuberculose rénale que dans les poussées aiguës. En deux cas d'infiltration tuberculeuse confluente, de *gros tubercules* situés près du bassinet renfermaient *quelques bacilles*. Il conclut que la présence des bacilles dans les jeunes tubercules du rein est presque constante.

Cependant les reins atteints de tuberculose miliaire, examinés par lui, appartenaient *tous à des phtisiques.*

surrénales [1], on rencontre chez les différents auteurs, outre des communications contradictoires sur les mêmes organes [2], un très grand nombre de cas dans lesquels les résultats sont *tout à fait négatifs*, tandis que *dans les cas positifs* la trouvaille est le plus souvent si extrêmement minime que tout chercheur doit être frappé par l'opposition entre *si rares bacilles* et *si énormes affections tuberculeuses*. Car ordinairement malgré un examen minutieux on ne trouve que quelques exemplaires [3], là où on devrait en trouver des millions, si l'on en juge d'après leur nombre dans les processus destructifs analogues des poumons, c'est-à-dire, dans les cavernes ouvertes.

Parmi les adhérents de Koch quelques-uns se réjouissent en ces cas d'en avoir trouvé du moins quelques rares représentants et se consolent sur une trouvaille si minime ou négative, en acceptant que les bacilles ne peuvent pas exister longtemps dans quelques milieux et que dans les cas négatifs ils auraient sans doute rencontré quelques exemplaires, s'ils avaient cherché plus longtemps [4]. D'autres parmi eux

1. Wesener. *Arch. f. Kl. Medicin.* 1884. Alezain et Arnaud. Achard. *Sem. Méd.*, 2 mai 1899.

Guttmann. *D. M. W.*, 1885.

2. Vassmer. *Arch. f. Gynäcologie.* Bd. 57, 1899.

Strauss. *l. c.*, p. 666, *Centre caséeux*, riche en bacilles. Au contraire des autres auteurs les trouvaient dans *la périphérie*.

Suivant Alezain et Arnaud, le nombre des bacilles dans la tuberculose des capsules surrénales est fort restreint dans les *parties caséeuses*, tandis que Wesener dit que spécialement dans *ces* parties les bacilles se trouvaient en masse considérable.

Weichselbaum au contraire ne les *rencontrait pas* dans le centre des granulations jaunes.

Cf. aussi Maguire. Crenow (*Lancet*, 1886) qui ne trouvaient point de bacilles dans la tuberculose caséeuse surrénale, contra. Crenow et Goldenblum, *V. Archiv.*, 104 qui les trouvaient bien; et Spengler. *Zeitschr. f. Hyg. u. Infectionskrankh.*, 1895, 15, p. 555, qui trouvait les bacilles dans les *points nécrotiques* des ganglions bronchiques et pas en dehors de ceux-ci.

Wesener. *l. c.*

Koch. Ganglions mésentériques caséeux, fig. 21 et 22 et aussi *a*. fig. 1.

Cf. encore Cornil et Babès, *l. c.*, p. 719. Dans un cas de tuberculose miliaire du poumon chez un enfant, les bacilles étaient surtout nombreux dans les *parties centrales des tubercules*; contra. Koch et Flügge qui prétendent que les bacilles deviennent moins nombreux ou disparaissent totalement quand la nécrose se présente.

3. Cf. outre les auteurs nommés, Spengler. *l. c.*, 1895. Cornil et Babès, *l. c.*, p. 708 et Baumgarten. *Mittheilungen.* II, 1899, S. 460. Tchistovich. *Annales de l'Institut Pasteur.* Dans la tuberculose miliaire aiguë du péritoine il trouva très rarement 1 à 2 bacilles. Koch, *l. c.* Hallé. Tuberculose du rein, p. 540 et p. 552 dans le *Traité des maladies de l'enfance.* Paris. 1897.

4. Garré *l. c.* p. 583 et 584 dans le pus carieux. Baumgarten. *V. A.* 1884. S. 14 dans la masse caséeuse. Fränkel. *V. A.* 104. S. 60 et Müller. *Centralblatt f. Chirurgie.* n° 5.

(Tavel. e. a.) ont recours à l'inoculation de masse tuberculeuse *sans bacilles* chez des cobayes, prétendant qu'alors une tuberculose *avec bacilles* s'est développée, ce que je dois nier, parce qu'alors une tuberculose se développe bien, mais *sans bacilles*.

Encore d'autres affirment mon observation *qu'il y a des tuberculoses sans bacilles* et tâchent à s'expliquer cette non présence en acceptant qu'en ces cas un foyer tuberculeux avec bacilles existe dans un organe et que de ce foyer où se fabrique une *toxine ferment*, partent des substances qui se disséminent et créent des tubercules *sans bacilles* dans tout l'organisme. Je dois y opposer qu'on rencontre dans plusieurs organes et même dans les poumons des affections tuberculeuses très étendues sans aucun bacille de Koch et sans aucun foyer avec ces bacilles. D'où viendrait donc en ces cas la *toxine ferment* fabriquée dans un tel foyer que ni les uns ni les autres n'y existent.

Il est donc hors de doute, comme nous voyons, qu'outre les cas où souillure par des bacilles égarés ou confusion avec des autres bactéries[1] ont eu lieu, plusieurs auteurs ont observé de temps à autre des représentants de ces bacilles en nombre restreint, mais quelquefois aussi en quantité considérable dans le corps humain, non seulement dans les tubercules eux-mêmes, mais aussi dans le sang[2], les exsudations[3] et les sécrétions[3], ou bien répandus çà et là dans divers or-

---

1. Mendelsohn, *D. M. W.*, 1884, p. 445. Kirstein, *D. M. W.*, 1886, n° 15; *D. M. W.*, 1896, n° 28; *V. B.*, n° 19 et n° 17, p. 258 et Mendelsohn et von Leyden, *M. M. W.*, 1896, p. 527, *Fortschr. der Medicin*, 1896, p. 889.

2. Cornil le premier dans les caillots intravasculaires récents dans la tuberculose miliaire aiguë, *l. c.*, p. 695. Weichselbaum en trois cas de tuberculose miliaire aiguë après la mort. Massels et Lustig bientôt après *intra vitam*; M. en 8 cas, dont 5 cas *de phtisie à cavernes ouvertes* et n° 8 chez un enfant de 2 ans, *W. M. W.* 1884. Bar et Rénon dans le sang de la veine ombilicale chez des nouveaux-nés mères phtisiques pulmonaires), *Gazette médic. de Paris* 1895 II. 27. Reumiaux, *Centralbl. f. klin. M.*, 1885, 21. Stoker, *id.*, 1885, p. 441. Frerichs, *Zieglers Beiträge*, XVI, p. 550.

3. Le cas de pyopneumothorax cité par A. Fränkel, *D. M. W.*, 1885, p. 546, se rapporte sans doute à une perforation directe d'une caverne ouverte dans la cavité pleurale dans un cas de phtisie pulmonaire.

Fürbringer, *B. kl. W.*, 1895. Lichtheim, *B. kl. W.*, 1895, n° 15. Moser, *W. kl. W.*, 1896, Slawyk und Manicatide, *B. kl. W.*, 1898. Schwarz, *D. A. f. Klin. M.*, Bd. 60, 1898.

Lenhartz, Goldschmidt, Stadelman e. a., dans le liquide sous-arachnoïdien en cas de méningite.

4. La découverte de Babès eut lieu chez deux malades avec phtisie rénale caverneuse, n° 1 avait *une cirrhose* du sommet du poumon, — auparavant donc sans doute une *caverne ouverte*; et n° 2 avait *des grandes cavernes ouvertes* dans le sommet de l'un et de l'autre poumon.

ganes, *sans éruption tuberculeuse* et *sans aucune réaction locale*[1].

Selon mon opinion, aussi les cas positifs susdits avec bacilles de Koch dans la tuberculose de l'œil, de l'oreille interne, des muscles, de la moelle épinière, de la glande thyroïdienne, des os et des articulations, avec les abcès froids, des organes urogénitaux et des capsules surrénales appartiennent à cette catégorie.

Moi-même aussi, j'ai rencontré quelquefois ces représentants sporadiques en plusieurs préparations microscopiques provenant du poumon, du cerveau et des ganglions bronchiques, ordinairement en nombre d'un, deux, quatre, une fois huit et une autre fois dix bacilles dans une préparation.

Leur présence s'explique de cette manière :

Quand dans la tuberculose pulmonaire à cavernes ouvertes une éruption miliaire aiguë se développe dans ces organes et dans d'autres, qui a pris son origine d'une telle caverne, c'est-à-dire *en cas d'auto-infection*, de même qu'en cas de *tuberculose miliaire aiguë générale par infection*, un nombre varié de bacilles entre avec le détritus caséeux de ces cavernes dans le sang ou dans la lymphe.

Vu la foule énorme de ces microbes dans une très petite cavernule qui même dans l'autopsie échappe très souvent, il est évident qu'il ne faut qu'une minime porte d'entrée pour des milliers de bacilles[2].

1. Durand Fardel. *Thèse de doctorat*, 1886, a vu des bacilles dans les vaisseaux et dans les glomérules du rein, non seulement dans les granulations tuberculeuses, mais aussi dans les parties de cet organe qui ne présentaient ni à l'œil ni au microscope *la trace de granulations tuberculeuses*. Cornil et Babès, *l. c.*, p. 753.

Koch. *L. c.*, fig. 6, le cas de Weigert, S. 26 et fig. 10 et 11.

Meyer. *V. A.*, 141, 8 cas de phtisie pulmonaire avec cavernes. Benda. *B. Kl. W.*, 567, 1899, dans des cas de tuberculose miliaire aiguë *sans réaction, sans nécrose, sans exsudation, sans émigration de cellules*.

Bergkammer. *V. A.*, 104. Enfant de deux ans avec tuberculose par infection. Les vacuoles lymphatiques, les artérioles et veinules des ganglions bronchiques étaient presque obstruées par les bacilles, de même dans les capillaires de la substance corticale dans les glomérules du rein, et dans les capillaires du foie et les rameaux de la veine portale se trouvait nombre de ces microbes. Nasse. Cas de phtisie pulmonaire avec cavernes. *V. A.*, 105.

Hauser. Sans altérations histologiques. *D. A. f. Kl. M.*, 1887, caverne dans le lobe supérieur.

Krawkki. 6, 22 et Fränkel. Pht. pulmon. cavernosa. *D. M. W.*, 1887, dans un abcès du cerveau.

Jacobi mentionne 5 cas chez des enfants de 4 mois, 7 mois et demi et 8 mois avec tuberculose miliaire aiguë par infection. Les bacilles se trouvaient outre dans l'éruption miliaire, dans le tissu, vaisseaux et espaces lymphatiques. *Congrès pour l'Étude de la Tub.*, 1888.

2. Cf. Kehl (Beitrag zur Aetiologie der Meningitis, in *Baumgarten's Mittheilungen*, 1899, II), qui fait observer que la perforation des ganglions bronchiques caséeux, dans les vaisseaux pulmonaires, est souvent si petite et si cachée qu'elle se dérobe même à l'examen le plus exact.

Voilà pourquoi quelques-uns ont pu rencontrer sous ces conditions parfois même des masses considérables de ces bacilles dans l'éruption miliaire et aussi sans elle dans quelques organes, où donc, *sans tubercules, sans cellules géantes*, — (qui du reste n'existent pas comme de vraies cellules vivantes dans les tubercules, ne sont que des masses de détritus caséeux avec un nombre différent de noyaux selon le nombre des cellules tuberculeuses dépéries et n'ont rien à faire avec le développement du tubercule) — et *même sans aucune réaction locale*, ces microbes sont tantôt groupés irrégulièrement, tantôt aussi poussés par le courant du sang ou de la lymphe, s'accumulent de préférence dans quelques organes, surtout dans les reins, se réunissant dans les figures connues (les Cultur-Zopfe ou Arabesques des auteurs) forment même des vraies embolies[1], mais, comme nous verrons bientôt, sans aucune signification pathogène pour la tuberculose.

Dans tous les cas des auteurs cités ci-dessus et autres, autant qu'ils en donnent l'anamnèse et les protocoles d'autopsie dans leur entier, ce qui très souvent n'est pas le cas, et aussi dans mes cas il existait des cavernes ouvertes dans les poumons[2].

Pour les ganglions mésentériques la foule énorme de bacilles trouvée par plusieurs auteurs s'explique par déglutition et résorption du contenu de cavernes ouvertes[3], de même que la masse considérable de ces microbes observés en quelques cas dans les ganglions

---

1. Cf. Koch. *l. c.* Frænkel et Troje. *Zeitschrift f. klin. Medicin*, 1894. Durand Fardel, Hauser, Benda, Nasse, Bergkammer, Krywicki, Meyer, Listig, e. a. cités ci-devant.

2. Tchistovitch. *Annales de l'Institut Pasteur.*

Sur 10 cas de tuberculose ulcérative de l'intestin, il en existait 8 cas des cavernes du poumon.

Hernheimer. De même en 6 cas. *D. M. W.*, 1885, p. 691.

Schmorl et Hochel. Tuberculose du placenta. 5 cas de phtisie pulmonaire avec cavernes.

Wesener. *L. c.*, plusieurs cas de phtisie pulmonaire avec cavernes. *D. Arch. f. kl. Med.*, 1884.

Alezais et Kockel. Tuberculose surrénale. Sur 7 cas, 4 avec cavernes dans les poumons.

En cas n° 2 ils n'ont pas cherché de bacilles, en cas n° 6 rien n'est dit de bacilles, en cas 7 point de bacilles.

P. Guttman. *D. M. W.*, 1885, Jani. F. Arch., 105. Walther. *Ziegler's Beiträge*, 1894.

Nathan. *L. c.* Habermann. *L. c.* A. Frænkel. *D. M. W.*, 1887. Haneau. *L. c.* Martin. *D. M. W.*, 1849, n° 22.

3. Dans les 8 cas de phtisie intestinale examinés par Koch, il existait de telles cavernes. *l. c.*, p. 55.

Un fait qui est du reste tout à fait conforme aux expériences de Chauveau, Villemin, Parrot, Klebs, Gerlach, Visele, Bollinger, e. a., sur la possibilité de l'infection tuberculeuse par les voies digestives. Straus, *l. c.*, p. 605.

bronchiques et dans la paroi des artères des méninges [1] est due à une infection répétée.

Six ans après sa communication dernière sur ce sujet en octobre 1891, Koch vint en avril 1897 avec une nouvelle préparation, la *tuberculine T R* qui selon lui serait le remède le plus efficace et le plus salutaire qu'on pouvait s'imaginer [2].

A cette occasion il émet sur *la présence* et *le nombre* de ces bacilles dans les tissus de l'homme une opinion qui est bien contraire à son opinion primitive.

Il y dit d'abord : « qu'*ordinairement* les bacilles tuberculeux ne s'accroissent qu'en *nombre restreint* et très lentement dans les tissus du corps humain », et puis « que dans la *tuberculose aiguë de l'homme*, de même que dans la *tuberculose expérimentale* du cobaye, une *invasion subite* de bacilles tuberculeux aurait lieu, qui après quelque temps disparaîtraient. »

La première assertion est donc bien contraire à son opinion primitive suivant laquelle les bacilles s'y trouvent ordinairement en foule considérable [3]. Elle est de plus tout à fait en contradiction avec les résultats de l'autopsie de poumons phtisiques, où ces microbes se rencontrent constamment en foule énorme dans chaque caverne ouverte.

Quant à l'autre assertion, *dans la tuberculose miliaire aiguë de l'homme* il faut distinguer les cas *d'auto-infection* chez un individu ayant déjà une affection tuberculeuse de quelque organe, et les cas *d'infection*, pour la plupart par inhalation, chez des individus jusqu'ici exempts de tuberculose.

Dans *le dernier cas* de même que dans *ces cas d'auto-infection*, où l'éruption aiguë a pris son origine d'une *caverne ouverte* du poumon, les bacilles de *Koch* peuvent se rencontrer, soit dans les granulations, soit libres et dispersés dans les tissus de l'organisme, mais *point du tout*, quand un *foyer fermé* de quelque organe ou une tuberculose caséeuse du conduit thoracique ou des veines pulmonaires l'a causée [4].

Et dans *la tuberculose expérimentale* ces bacilles se trouvent en

1. Koch, *l. c.*, fig. 7, 8, 10 et 11.
Cornil et Babès, *l. c.*, fig. 505.
2. *Deutsche Med. W.*, april 1897.
3. *Mittheilungen aus dem Kaiserlichen Gesundheitsamte*, p. 27, 28, 53, 54, 55 et 56 et fig. 12, 13, 17, 18, 19, 21 und 22.
4. Cf. Kuskow, *St. Petersburger M. W.*, 1891, n° 56. Tuberculose miliaire aiguë sans bacilles.
Cavaaux, *Semaine Médicale*, 1891, n° 5, aussi sans bacilles.
De même Honing, *Inaugur. Dissert.* Bonn, 1885.

foule considérable dans les tubercules ou répandus dans le tissu de différents organes *seulement* dans ces cas, où l'on a employé pour l'inoculation *des substances qui contiennent ces bacilles*, c'est-à-dire, le contenu de cavernes ouvertes [1], des cultures soi-disant pures provenant de ce contenu ou des crachats tuberculeux.

Dans ce cas il y a donc bien une invasion de ces microbes, mais provoquée par l'expérimentateur lui-même et sans aucune signification pathogénique.

Au contraire quand on fait usage pour l'inoculation *de matière tuberculeuse sans bacilles*, c'est-à-dire, quand on inocule aux animaux des tubercules gris triturés [2] la masse caséeuse prise de l'intérieur de tubercules jaunes, de leurs conglomérats et de foyers tuberculeux encore fermés [3] ou du pus carieux provenant d'os tuberculeux [4], alors on voit naître aussi une *tuberculose miliaire, mais exempte de bacilles*.

Dans tous les cas d'auto-infection et d'infection par inhalation aussi bien que dans la tuberculose expérimentale, ces microbes une fois arrivés dans les tissus de l'organisme y restent longtemps intacts, c'est-à-dire morts et sans aucune signification spécifique, mais colorables comme dans des fragments de poumons conservés pendant plusieurs années dans l'alcool [5].

Voilà ce qui résulte des investigations des différents auteurs et de moi-même *sur la présence des bacilles de Koch dans la tuberculose humaine*, question qui domine tout le problème de cette maladie au point de vue de sa cause, hérédité, contagiosité, immunité, prophylaxie et de sa thérapie basée par Koch. Klebs. Maragliano. Landouzy et autres sur le rapport causal de ces bacilles avec la tuberculose.

1. Koch lui-même *prenait la substance pour les inoculations et pour les cultures pures de bacilles tuberculeux du contenu de cavernes pulmonaires ouvertes.*

M. a. d. Kaiserlichen Gesundheitsamte, II. S. 55.

2. Dans mes expérimentations 24, 55 et 57. Cf. ma brochure, *La cause de la tuberculose*, etc. Groningue, 1897.

3. Dans mes expérimentations 4, 5, 6, 7, 8, 27 et 45.

En série 45 les conglomérats étaient desséchés *in natura* dans les poumons.

4. Koch et autres auteurs. Aussi dans mes expérimentations 2 et 5.

5. Vidal et Malassez, *Société de Biologie*. 10 à 14. 1885, dans des crachats en putréfaction conservés pendant plusieurs mois.

Straus. *l. c.*, p. 244.

Schill und Fischer. *Mittheilungen aus dem Kaiserl. Gesundheitsamte*, II. 154 et 155, les coloraient sur des crachats en état de putréfaction conservés pendant plusieurs semaines.

Dans mes expériences ils se laissaient colorer encore dans le contenu de cavernes conservé sans aucune addition pendant 4 et 8 mois et dans *mes expériences ultérieures* encore dans ce contenu conservé *pendant 8 et 7 ans dans l'alcool*.

Pour ce qui est ensuite de *la valeur spécifiquement pathogénique des cultures pures*, depuis janvier 1891[1], on sait que la *tuberculine primitive contenait une certaine quantité de substance tuberculeuse nécrosante*.

Cependant l'addition de cette substance qui, conservée en état sec ou humide, ne perd pas sa virulence pendant plusieurs mois[2] et qui en quantité minime suffit à occasionner une tuberculose miliaire léthale[3] ôte suivant moi à ces cultures pures toute leur pureté.

Toutefois, aussi déjà avant janvier 1891 j'exposais dans mes cours que la signification spécifique de ces cultures ne s'accorde pas avec le fait qu'on peut occasionner une vraie tuberculose par l'inoculation *des substances tuberculeuses susmentionnées, qui ne contiennent pas de bacilles*.

Ceux donc à qui mes objections à la valeur des cultures soi-disant pures ne semblent pas péremptoires, doivent accepter qu'une vraie tuberculose et identique tant au sens pathologo-histologique qu'à tout autre sens biologique, puisse être occasionnée de deux manières.

D'abord, par l'inoculation des cultures soi-disant pures de ces bacilles et *ensuite*, par l'inoculation de substance tuberculeuse sans ces bacilles. De plus dans ce dernier cas il est bien surprenant qu'une quantité minime de cette substance suffit à occasionner une tuberculose miliaire grave et même mortelle en quelques semaines chez des chiens[4], tandis que d'autres auteurs n'ont vu périr ces animaux qu'au bout de quelques mois après des injections abondantes de bacilles tuberculeux[5].

De plus, quelle énigme d'accepter que des microbes que l'on assure être les parasites cause de la tuberculose, ne se présentent pas *constamment* et *régulièrement* dans les tubercules eux-mêmes!

Pour ces raisons, je ne peux pas admettre que, comme Koch le pré-

1. *Deutsche Med. Wochenschrift*, janv. 1891.
2. Dans mes séries 47, 77 et 92, pendant 59, 109 et 184 jours.
3. En série 47 : n° 1 de mes expérimentations, 50 milligr. et chez n° 5, 10 milligr. de contenu séché d'une caverne pulmonaire ouverte.
En série 46, 20 milligr. En 50, *idem*. En 58, 12 milligr.
En série 91, 50 milligr. et en 92, 20 milligr.
Tous ces chiens périrent d'une tuberculose miliaire plus ou moins aiguë après 20, 34, 42, 51, 66, 65, 98 et 152 jours.
4. En série 55, 20 tubercules miliaires pour un seul chien. En série 4 et 5, 24 tubercules miliaires pour 5 chiens. En série 45, 180 milligr. de conglomérats desséchés. En série 27 de même 180 milligr. de petits conglomérats gris et en 57, 150 milligr. de tubercules miliaires.
5. *Mittheilungen a. d. Kaiserlichen Gesundheitsamte*, II, S. 71.

tend, *les bacilles tuberculeux entièrement isolés* de tous les produits infectieux du corps malade ont été dans les expérimentations de cultures la cause de la tuberculose, et au contraire je dois y persister que *celle-ci n'est occasionnée que par la substance tuberculeuse nécrosante qu'elles contiennent.*

En considération de tous ces arguments, je dois envisager les bacilles de Koch comme des saprophytes indifférents au sens spécifiquement pathogénique et analogues aux bacilles du mucus buccal et des dents cariées, mais *point du tout comme les parasites cause de la tuberculose.*

Je ne peux donc pas reconnaitre la justesse de la doctrine dominante sur l'étiologie de cette maladie et non plus admettre une infection mixte comme la cause de la tuberculose pulmonaire ou de la phtisie des poumons[1], vu que, quand les bacilles manquent comme agent causal, il n'y a pas d'infection mixte.

La nature bactérienne de la tuberculose n'étant pas prouvée, il ne nous reste qu'à accepter que le virus tuberculeux est une substance spécifiquement infectieuse de grande ténacité, liée aux tubercules gris et jaunes et à la substance nécrosante caséeuse provenant de ceux-ci.

C'est surtout *la dernière substance* qui nous intéresse le plus au point de vue de l'étiologie, de l'infection et de la prophylaxie à cause de l'état de détritus fin dans lequel elle se présente dans le corps humain.

Nous la rencontrons dans les cavernes ouvertes et dans les crachats en cas de tuberculose pulmonaire avec ces cavernes, dans le pus caséeux en cas de tuberculose des ganglions, des os et des articulations dans les abcès froids, dans les selles et l'urine en cas de tuberculose intestinale et urogénitale et dans le sang en cas d'une éruption miliaire par auto-infection ou en cas de tuberculose miliaire aiguë générale par infection, et c'est bien à juste titre que la prophylaxie tâche de détruire en premier *lieu les crachats tuberculeux.*

En ce qui concerne enfin la valeur de la méthode curative de Koch, comme on sait, celui-ci accepta que *la tuberculine primitive* de 1890 était à même de provoquer la nécrose du tissu tuberculeux et d'éliminer au dehors, avec celui-ci, les bacilles tuberculeux vivants inclus ou de les troubler dans leur végétation à un tel point que leur mort serait singulièrement facilitée dans ces circonstances.

Tout cela cependant n'a pas de sens, parce qu'il ne se trouve con-

1. OETSER. Die Lungenschwindsucht als Mischinfection. Wien und Leipzig. BRAUMULLER, 1895.

stamment aucun bacille de Koch dans les tissus tuberculeux, excepté dans les cavernes pulmonaires ouvertes.

Aussi inutile que la *tuberculine primitive* fabriquée par l'aide de glycérine ou sa *substance active* isolée à l'aide d'alcool absolu, mais plus dangereuse est la *tuberculine* T R d'avril 1897; car il va sans dire qu'une substance préparée par voie mécanique de cultures très virulentes de bacilles tuberculeux doit posséder les propriétés spécifiques que ces cultures présentent en vertu de la *substance nécrosante tuberculeuse* qui y adhère encore en plus haut degré qu'une préparation obtenue par l'aide de moyens chimiques qui du moins atténuent ou détruisent ces propriétés, comme dans la fabrication de la première tuberculine.

De plus la tuberculine T R doit posséder les propriétés pyogènes et septiques dues aux produits de décomposition, non seulement des éléments constituants de l'organe tuberculeux, mais aussi des corps des bacilles qui se trouvent dans les cultures primitives et qui ont été détruits par la trituration et la centrifugation réitérées[1].

Et quant à la manière suivant laquelle Koch se représente l'action spécifique de la tuberculine T R. il accepte qu'elle pourrait protéger les animaux et l'homme non seulement contre les produits toxiques sécrétés par les bacilles, mais aussi contre ces bacilles eux-mêmes.

Elle serait donc d'abord un *vaccin immunisant* et puis *un remède bactéricide* à même de tuer les bacilles et de les détruire tellement qu'ils peuvent facilement être absorbés et disparaître de cette manière complètement de leurs tissus.

Cependant, pour que l'action immunisante puisse s'effectuer, il est nécessaire que ces bacilles se trouvent *constamment* et *régulièrement dans tous les tissus tuberculeux comme les parasites causes de la tuberculose*, ce qui n'est pas le cas, comme nous avons exposé.

De même aussi de son application comme *remède bactéricide*, puis qu'on ne peut concevoir vouloir tuer des bacilles, qui seraient la cause de la maladie mais qui ne *se trouvent pas constamment dans l'éruption tuberculeuse des malades*.

C'est pourquoi je dois réprouver la rationalité et l'utilité de *la méthode curative de Koch* et aussi de *toute autre méthode* fondée sur les propriétés biologiques de ces microbes. qui, comme je répète, n'ont rien à faire au sens pathogénique avec la tuberculose et qui ne sont que des bactéries de putréfaction.

1. Cf. STRAUS. *l. c.*, p. 245.

PRÉTUBERCULOSE ET HÉRÉDITÉ. LOI DE L'HÉRÉDO-RÉACTION

par le docteur G. PAPILLON.

de Paris.

Le rôle de l'hérédité dans l'étiologie et l'évolution de la tuberculose peut être envisagé sous trois aspects différents :

1° *Transmission du bacille* : Tuberculose fœtale conceptionnelle ou congénitale;

2° *Transmission de terrain* : Hérédité de constitution ou de tempérament ;

3° *Transmission de type ou de localisation morbide* :

L'hérédité déterminant le type de la prétuberculose, c'est-à-dire le mode suivant lequel se feront les premières manifestations de l'intoxication de l'organisme par les produits que le bacille de Koch déverse dans l'économie dès qu'il s'y est installé, avant même d'avoir eu le temps de produire des lésions cliniquement et localement appréciables.

Je ne reviendrai pas sur ce que j'ai dit au récent Congrès de Naples sur la triple réaction phagocytaire, thermique et sympathique qui répond à la présence du bacille et à ses toxines. Je rappellerai seulement que cette réaction, et en particulier la réaction sympathique à la tuberculine — tuberculine résorbée aussi bien que la tuberculine injectée — est un phénomène physiologique banal, et nullement spécial aux tuberculeux, et qu'elle se manifeste à son maximum sur les organes ou les appareils que leurs antécédents — héréditaires ou acquis — ont prédisposés aux réactions morbides.

C'est sur ce dernier point que je désire attirer l'attention, car j'estime qu'il y a une *loi de l'hérédo-réaction* aux toxines bacillaires qui peut avoir, pour le diagnostic précoce de la tuberculose chez l'homme, la même valeur que la « réaction à la tuberculine » semble avoir chez les animaux de ferme; et avec cette supériorité d'être un simple résultat d'observation clinique et anamnestique, et par suite d'échapper aux gros dangers et aux énormes causes d'erreur que présente l' « épreuve de la tuberculine ».

I

La possibilité de la TRANSMISSION DU BACILLE par l'hérédité a été l'objet de nombreuses discussions.

La transmission *du père* à l'enfant sans contamination de la mère, par analogie avec la « loi de Colles » pour l'hérédo-syphilis, la *tuberculose conceptionnelle* en un mot, universellement admise pour la *prédisposition* à la tuberculose, n'est plus guère admise aujourd'hui pour le *bacille* : les expériences faites à ce sujet en Allemagne avec le sperme des tuberculeux ont confirmé ce que l'observation clinique et anatomo-pathologique fœtale avait déjà établi : à savoir : le père transmet bien à l'enfant un terrain propice au développement du bacille, et, comme j'aurai à le redire, des prédispositions locales, des points « minoris resistentiæ », mais, s'il lui transmet le bacille lui-même, c'est par contagion, après la naissance, et non par conception.

La transmission *de la mère* à l'enfant, l'hérédo-contagion intra-utérine, admise par Baumgarten, par Crocq, de Bruxelles, etc., démontrée expérimentalement par Landouzy et Martin, est, comme l'ont remarqué ces deux derniers auteurs, une exception rarissime, qui n'est possible que par l'intermédiaire d'une tuberculose placentaire ou tout au moins utérine; et Rolhff et Weichselbaum ont publié des cas d'autopsie où, malgré une tuberculose généralisée de la mère, avec bacilles dans le sang de l'utérus et du placenta maternel, le fœtus était indemne.

Enfin, si parallèlement à l'expérimentation et à l'anatomo-pathologie, on consulte les statistiques, on est frappé de l'extrème rareté de la tuberculose du nouveau-né, comparée à la grande fréquence de la tuberculose de l'enfance; et il semble bien que l'on doive attribuer à la contagion ce qu'on aurait tendance à attribuer à l'hérédité : il est bien rare que l'enfant hérite des bacilles de ses parents; mais il se contagionne après la naissance avec une facilité d'autant plus grande qu'il a reçu de ses générateurs une hypotrophie constitutionnelle qui a fait de lui un prédisposé. C'est toujours la formule de Peter « on ne naît pas tuberculeux, mais tuberculisable ».

II

L'HÉRÉDITÉ DE PRÉDISPOSITION est admise unanimement; mais en général les auteurs entendent par là la transmission, par l'hérédité, d'une hypotrophie générale, qui fait de l'organisme un terrain favorable au développement de la tuberculose. Suivant la formule de Peter, on oppose à la transmission du germe la transmission du terrain; « c'est, écrivait Bouchard en 1891, la tuberculose en expectative, en possibilité, et non en nature, que les parents transmettent à leur enfant ; et cela parce qu'ils lui donneront un ensemble de conditions organiques, physiques et chimiques (constitution) et un ensemble de conditions dynamiques (tempérament), d'où résultera un milieu favorable, comme l'était le milieu procréateur », au développement de la tuberculose. C'est ce que Landouzy a tenté d'expliquer par la « toxémie bacillaire maternelle ».

La conclusion de cet ensemble de données depuis longtemps classiques, peut se résumer d'un mot : *Le descendant de tuberculeux naît rarement tuberculeux, mais toujours tuberculisable.*

III

Mais tous les tuberculeux ne sont pas descendants de tuberculeux : il y a des tuberculoses purement *acquises* se développant sur un terrain également *acquis*; il semble que l'hérédité n'y joue aucun rôle, à moins de donner au terme « hérédité » une extension aussi excessive que dans l'expression : « on hérite aussi de soi-même ».

Sans doute on hérite de soi-même, en ce sens que l'infection bacillaire ne se développe que grâce à l'appropriation du terrain, c'est-à-dire à la prédisposition que l'organisme a subie par le fait d'une débilitation antérieure, plus ou moins ancienne, d'une « déchéance de la nutrition », selon l'expression de Kabanov au Congrès de Moscou.

Mais ici encore l'hérédité joue un rôle, et un rôle important au point de vue de la détermination de la *forme* du début de la tuberculose; et la notion des antécédents héréditaires NON TUBERCULEUX a une toute autre valeur, pour le diagnostic précoce de l'intoxication bacillaire, que ne l'aurait la notion d'une hérédité tuberculeuse. Il semble y avoir là un paradoxe, mais le paradoxe n'est qu'apparent.

Soit, par exemple, un sujet jusqu'à présent considéré comme indemne de toute tuberculose personnelle : il vient à présenter des phénomènes dyspeptiques, ou bien des symptômes de chloro-anémie, ou des troubles fonctionnels respiratoires, ou bien un état neurasthénique.

Si nous savons que ce sujet est descendant de tuberculeux, il y aura en faveur du diagnostic de tuberculisation au début une présomption inévitable qui pourra nous amener à considérer comme manifestations tuberculeuses des troubles, des phénomènes absolument étrangers à l'intoxication bacillaire : on sait que la chlorose pure, que

les névroses les plus diverses, les lésions organiques du tube digestif, etc., peuvent s'observer chez le descendant de tuberculeux aussi
bien que chez tout autre sujet; et qu'il n'y a aucun antagonisme entre
la chlorose, la neurasthénie, l'asthme ou le cancer de l'estomac, et la
tuberculose.

Au contraire, s'il s'agit d'un sujet indemne de toute hérédité tuberculeuse, la même cause de présomption n'existera plus; mais en
revanche nous pourrons être amenés à constater un *rappel de tare
héréditaire* localisée, et ce rappel pourra être la première manifestation d'une intoxication latente — le plus souvent bacillaire — manifestation qui se sera produite dans le point de l'organisme que son
hérédité rendait le plus sensible aux intoxications.

Quelques exemples feront mieux comprendre ma pensée.

Depuis quelque cinq ans que je me suis adonné à l'étude des manifestations précoces, précliniques, de la tuberculose, de la *prétuberculose*, en un mot, j'ai été à même d'observer, soit dans ma clientèle
privée, soit dans les hôpitaux de la Charité, de Lariboisière et de la
Pitié, soit surtout, depuis un an et demi, dans mon superbe service
de consultation externe de l'hôpital Lariboisière, un nombre considérable de cas des principales formes de prétuberculose; et parmi ces
formes je citerai comme les plus fréquemment observées : la chloro-
anémie prétuberculeuse, la neurasthénie prétuberculeuse, le syndrome dyspeptique initial de la tuberculose, le pseudo-arthritisme
prétuberculeux, etc.

Parmi les chloro-anémiques prétuberculeuses, c'est-à-dire les jeunes
filles ou jeunes femmes (ce type est rare chez l'homme) dont la tuberculisation débute sous le type chlorotique spécial que j'ai étudié déjà
dans un travail paru en 1897, et dont j'ai poursuivi l'étude depuis, la
majorité (250 environ sur près de 400 dont les antécédents ont été
relevés), étaient filles ou petites-filles de chloro-anémiques; et dans les
cas très nombreux où j'ai pu constater l'état de santé de la mère, je
me suis trouvé souvent en présence de ces embonpoints presque
particuliers aux anciennes chlorotiques guéries. Chez toutes les
autres chlorotiques bacillaires qui n'étaient pas filles ou petites
filles d'anciennes chloro-anémiques j'ai trouvé cependant des antécédents anémiques : anémie saturnine (30 cas environ), minière (5 cas)
ou professionnelle quelconque chez le père; ou bien fréquence notable
des anémies chez les collatéraux; ou bien encore des antécédents anémiques uniquement personnels — voilà bien les cas où l'on hérite de
soi-même — mais remontant en général à une époque assez éloignée
pour que l'anémie actuelle ne puisse être considérée comme une réci-

dive tardive d'une anémie ancienne, dont elle diffère d'ailleurs complètement comme type : faciès « jaune de vessie » et non verdâtre, absence de souffles jugulaires, hypotension artérielle, etc. : environ 80 de mes malades avaient éprouvé antérieurement des troubles anémiques, souvent attribuables à la sédentarité de leur profession : couturières ou modistes travaillant en atelier, employées des bureaux de grandes sociétés de crédit, caissières, etc.

Eh bien, chez ces malades, l'apparition inexplicable, en l'absence de toute cause, de tout prétexte, d'un état *anémique* chez ces sujets à *hérédité anémique*, avait été le premier symptôme de l'intoxication bacillaire. Cette intoxication s'était manifestée tout d'abord sous la forme d'un état atavique, d'un rappel d'hérédité; la résorption des toxines bacillaires avait produit une « hérédo-réaction », et cette hérédo-réaction avait été précoce; c'est l' « hérédo-réaction prétuberculeuse ».

Il en est de même pour les états névropathiques qui peuvent être la première manifestation de l'intoxication bacillaire, ce que j'ai décrit cette année même sous le nom de *neurasthénie prétuberculeuse*, névrose toxique du système nerveux grand sympathique, se manifestant surtout par l'affolement fonctionnel de tout ou partie du système musculaire à fibres lisses, qui est l'agent exécutif de la vie végétative, comme le système strié est celui de la vie de relation. C'est une des modalités de la réaction du système nerveux sympathique aux toxines bacillaires; elle peut d'ailleurs être consécutive à diverses intoxications : par l'air confiné, par les déchets dont s'encombre l'organisme dans le surmenage, dans le coup de chaleur, dans les insuffisances fonctionnelles des émonctoires, etc. Mais quand l'intoxication est due à la tuberculine déversée, par exemple, par un foyer bacillaire, la névrose revêt un type spécial dont j'ai, le premier, signalé l'existence : elle progresse par poussées successives, et chacune de ces poussées, accompagnée d'une chute de la pression artérielle, précède, annonce en quelque sorte une prochaine aggravation de la lésion tuberculeuse : ces poussées correspondent à chaque nouvelle résorption de tuberculine, à la suite d'un traumatisme du foyer ou d'un brassage des toxines qui les a mises en valeur : telle la poussée fébrile et nerveuse qui succède à une fatigue quelconque, par exemple le soir des jours où le tuberculeux a trop marché.

Or, cet ensemble réactionnel sympathique peut se manifester sous différentes modalités; mais chez les descendants de névropathes mentaux, hystériques, épileptiques, neurasthéniques vrais, — il présente le type spécial neurasthéniforme qui semble l'apanage des tares nerveuses héréditaires, quelquefois aussi des antécédents nerveux personnels : j'ai eu tout récemment l'occasion d'observer cette forme de prétuberculose chez un homme politique connu qui avait eu il y a quelques années des accès de chorée hystérique ; comme je l'avais vue peu auparavant chez la fille d'un ingénieur mort de paralysie générale : chez tous les deux, comme dans les quelques cas que j'ai pu voir dans la clientèle hospitalière (où cette forme est assez rare), le réveil inattendu d'une tare nerveuse avait été le premier symptôme de l'intoxication bacillaire commençante.

Même remarque pour les formes dyspeptiques (syndrôme dyspeptique initial de la tuberculose), si fréquentes chez les descendants de cancéreux gastriques : pour les formes pseudo-arthritique, cardiaque, etc. : qui n'a vu de ces enfants d'asthmatiques, de goutteux ou de diabétiques, présentant dès l'adolescence, et quelquefois dès l'enfance, des accès asthmatiques avec emphysème, ou bien des arthropathies d'un autre âge : nodosités des articulations phalangiennes, arthrite sèche du genou, ou bien encore des dermatoses neuro-arthritiques précoces, et qui arrivent à l'âge adulte avec une tuberculose en évolution sourde, et longtemps latente ?

Et les descendants de cardiaques, chez qui l'intoxication tuberculeuse s'annonce par des palpitations, des accès de tachycardie pénible, et qui semblent même avoir une prédisposition particulière à une lésion spéciale de l'endocarde, au rétrécissement mitral pur, dont les travaux de l'école de Potain ont prouvé l'étiologie bacillaire ?

Et les enfants d'artério-scléreux, de brightiques, qui font si souvent des troubles rénaux précoces dans la tuberculose : néphrite avec ou sans lésion bacillaire du rein, ou même simples irrégularités de la fonction rénale, avec la « méiopragie » qui peut en résulter, d'où la diminution de la toxicité urinaire signalée depuis longtemps par Bouchard et Le Noir, d'où ces « neurasthénies urémiques » que j'ai signalées chez certains prétuberculeux.

Ces troubles de la fonction rénale constituent la seule modalité de prétuberculose qui puisse sembler avoir quelque rapport avec l'*alcoolisme* chez les ascendants.

En commençant ce travail, j'espérais pouvoir établir la formule du type de la prétuberculose chez les enfants d'alcooliques, ainsi que chez les alcooliques eux-mêmes. Mes recherches sur ce point n'ont abouti à aucun résultat précis, pas plus que celles qu'a bien voulu entreprendre sur le même sujet et sur mes indications, à la consultation d'enfants de l'hôpital Trousseau, mon ancien élève et ami René Sibille. Chacun de notre côté, moi-même à l'hôpital Lariboisière et dans un dispensaire d'enfants de la Société Philanthropique, et M. Sibille à l'hôpital Trousseau, nous avons recherché systématiquement l'alcoolisme dans les antécédents héréditaires des jeunes tuberculeux ; il y figure en bonne place, mais il ne semble pas déterminer de préférence telle ou telle forme de début des symptômes généraux de la tuberculisation. De même, il ne m'a pas semblé que chez l'adulte alcoolique la tuberculose eût un type spécial de début et d'évolution. Peut-être cette lacune de nos statistiques tient-elle à ce que ce type n'est pas encore fixé : on sait en effet quelle est l'effroyable évolution de l'alcoolisme dans nos pays depuis quelques années : à l'alcoolisation par le vin se substitue rapidement l'empoisonnement par les alcools industriels et les essences toxiques : il n'y a plus *un* alcoolisme, il y a *des* intoxications par boissons alcooliques variées, produisant autant de formes toxiques différentes, qui se groupent et se superposent au gré de l'éclectisme du buveur, qui associe en proportions diverses les vins — (et quels vins!) — les alcools supérieurs et les essences.

Voilà sans doute pourquoi il n'y a pas actuellement de type alcoolique défini qui puisse cliniquement être caractérisé quant à sa transmission héréditaire.

En résumé, si dans les anamnestiques d'un prétuberculeux, l'hérédité tuberculeuse peut fournir des présomptions sur la nature étiologique d'une lésion locale — d'une hydarthrose par exemple ; — la notion de l'hérédité *non*-tuberculeuse mais organique, c'est-à-dire la connaissance des identités de *siège* entre les troubles survenus chez le sujet et ceux dont ont souffert ses ascendants, pourra donner un signal d'alarme précoce et devra attirer l'attention du clinicien : Méfions-nous des chloroses tardives chez les descendants de chlorotiques, des anorexies progressives et tenaces chez les sujets dont les parents ont souffert d'un cancer ou d'un ulcère des voies digestives ; de l'asthme et de l'emphysème chez les enfants d'asthmatiques ; de la neurasthénie chez les descendants de névropathes, — surtout quand cette neurasthénie présente l'allure clinique spéciale, l'évolution *en lysis* que j'ai étudiée ; ces chlorotiques, ces dyspeptiques, ces asthmatiques, ces neurasthéniques, sont très souvent en voie de tuberculisation, quelquefois déjà assez avancée pour être cliniquement et classiquement constatable ; quelquefois, heureusement, encore au stade prétuberculeux.

Conclusion.

En présence de l'apparition. sans cause appréciable. chez un sujet jusque-là considéré comme indemne. d'un syndrome morbide ne semblant correspondre à aucune lésion organique, mais rappelant une affection diathésique. névropathique ou organique appartenant aux antécédents héréditaires du sujet; — en présence. en un mot, d'une manifestation tardive et inexplicable d'une tare héréditaire non spécifique. — on doit songer à la possibilité de la germination d'une infection encore latente. Et de toutes les infections dont le premier stade clinique classique est précédé d'une longue période de germination latente. la plus fréquente. c'est la tuberculose.

DIAGNOSTIC DU MAL DE POTT CHEZ L'ADULTE

par le docteur Armand SIREDEY,

Médecin de l'hôpital Saint-Antoine.

I

Les descriptions classiques du mal de Pott se rapportent en général à des périodes relativement avancées de cette affection. alors que des troubles observés du côté de la moelle et des racines nerveuses coïncident avec des déformations du rachis telles que gibbosité, saillie exagérée, ou tuméfaction douloureuse d'une ou de plusieurs apophyses, qui ne laissent aucun doute sur l'existence de lésions vertébrales.

Chez l'enfant. la diffusion rapide des altérations tuberculeuses, la prompte apparition d'abcès ossifluents. l'effondrement précoce des disques vertébraux qui ont subi la fonte caséeuse, ne laissent pas longtemps le diagnostic incertain.

Il n'en est pas de même à un âge plus avancé : lorsque les os ont atteint leur complet développement, les lamelles du tissu spongieux deviennent plus résistantes. ses vacuoles sont moins riches en éléments embryonnaires et la tuberculose y rencontre un terrain moins propice. Elle évolue lentement. ses lésions sont plus limitées et les accidents qui en résultent conservent pendant un temps quelquefois très prolongé des caractères vagues. frustes. qui en font méconnaître la nature et l'origine.

Dans certains cas. au début. rien n'appelle directement l'attention du côté du rachis, de même que rien ne fait songer à la tuberculose, les localisations vertébrales étant souvent l'une des premières manifestations apparentes de cette maladie, chez l'adulte comme chez l'enfant. Les douleurs, les troubles fonctionnels accusés par les malades semblent imputables à de simples névroses ou aux altérations viscérales les plus variées.

Il s'en faut en effet que le mal de Pott tuberculeux ne puisse être confondu qu'avec la syphilis ou le cancer de la colonne vertébrale, ainsi que le disent la plupart des auteurs. A l'origine, c'est aux diverses affections des viscères du thorax, de l'abdomen et même du bassin que l'on cherche à rattacher les premiers symptômes du mal de Pott, et le diagnostic devient facile lorsque l'on a saisi les rapports qui unissent ces accidents variés à des altérations du rachis.

Dans un travail communiqué à la Société médicale des Hôpitaux de Paris (1897), en collaboration avec un de mes élèves et amis, le docteur E. Grognot, qui a consacré sa thèse inaugurale[1] à cette étude, j'ai déjà appelé l'attention sur les difficultés parfois considérables que présente chez l'adulte et chez le vieillard le diagnostic du mal de Pott. Depuis cette époque, j'ai pu recueillir de nouvelles observations anatomiques et cliniques qui m'ont encore montré diverses causes d'erreur, en même temps qu'elles m'ont révélé certaines particularités propres à éclairer la pathogénie de ces accidents. C'est ce qui m'a déterminé à revenir sur cette intéressante question.

II

On se fait en général une idée assez peu exacte de l'anatomie pathologique du mal de Pott. Il semble que la tuberculose du rachis doive toujours entraîner les délabrements énormes que l'on constate quelquefois chez les enfants, alors que plusieurs vertèbres écrasées se sont pénétrées et confondues.

Il en est ainsi dans le jeune âge, parce que le tissu spongieux des disques vertébraux, riche en éléments cellulaires, et formé de travées osseuses peu résistantes, se laisse facilement infiltrer par la tuberculose, et s'effondre promptement lorsque se produit la fonte caséeuse des nodules tuberculeux.

Et si la colonne vertébrale résiste à des altérations moins étendues,

1. A. Shredey et E. G. Grognot. Des accidents nerveux précoces du mal de Pott. *Bullet. Soc. méd. des hôpit. de Paris*, 5 mars 1897.

2. E. G. Grognot. Des accidents nerveux précoces du mal de Pott. *Thèse de Paris*, 1897.

l'ostéite aboutit du moins à la formation de vastes abcès froids qui ne tardent pas à se faire jour vers l'extérieur.

Chez l'enfant, la tuberculose envahit assez rapidement le corps des vertèbres, et elle y détermine une fonte caséeuse qui provoque l'effondrement de l'os atteint, et donne lieu à des déformations très accentuées. Dans certains cas, les choses se passent de même chez l'adulte, et il n'est pas rare de voir des malades atteints de tuberculose pulmonaire qui présentent des altérations tuberculeuses massives du rachis suivies assez rapidement d'une gibbosité ou d'abcès ossifluents.

Mais bien souvent la tuberculose vertébrale de l'adulte revêt d'emblée une marche lente chronique. Elle se présente sous la forme de foyers limités, qui n'occupent qu'une faible étendue du corps vertébral des lames ou des apophyses et ne compromettent pas beaucoup leur solidité. Dans une autopsie que j'ai pratiquée deux ans et demi après le début des accidents (douleurs dorsales et lombaires très intenses, paraplégie passagère, vaste abcès par congestion), la colonne vertébrale avait conservé sa forme normale, il n'existait ni affaissement ni aplatissement des corps vertébraux. Les deux dernières vertèbres dorsales et les trois premières vertèbres lombaires étaient le siège d'altérations très importantes et variées. On voyait sur le corps de ces vertèbres de petites cavités, les unes du volume d'une noisette, les autres du volume d'un pois. Il s'agissait de véritables cavernes dont le contenu s'était vidé dans un vaste abcès, qui s'étendait au-devant du rachis et venait faire saillie au voisinage de la région inguinale droite où il avait été d'ailleurs ponctionné à plusieurs reprises et traité par des injections d'éther iodoformé.

A côté de ces petites cavernes, on distinguait de simples érosions plus superficielles mettant à nu le tissu spongieux de l'os.

L'abcès était entouré d'une énorme gangue fibreuse qui mesurait en certains points plus d'un centimètre d'épaisseur et adhérait très intimement à tous les organes voisins. Au voisinage de l'abcès, partout où il existait des traces d'ostéite, on rencontrait une lame fibreuse analogue. En certains points, les prolongements de cette lame fibreuse au-devant de la colonne vertébrale ressemblaient aux traînées de cire qui s'étalent le long d'un cierge, et l'incision faisait découvrir, profondément, au-dessus d'un tissu lardacé blanchâtre, et très résistant, quelques gouttelettes de pus, ou de petits grumeaux caséeux appliqués à la surface des vertèbres malades.

Michaud, dans son excellent travail, demeuré classique, avait bien mis en évidence le rôle de la pachyméningite développée au niveau des foyers caséeux dans la compression de la moelle.

Sans forcer l'analogie, il est vraisemblable que la pachycellulite qui se forme en dehors de la colonne vertébrale, au voisinage des ostéites et des ostéo-arthrites tuberculeuses, joue un rôle prépondérant dans la genèse des troubles nerveux que l'on observe chez les adultes et chez les vieillards atteints de mal de Pott.

Non seulement elle comprime les nerfs, mais elle y détermine des phénomènes de névrite qui aboutissent à la production de divers troubles sensitifs, moteurs et amyotrophiques. La marche descendante des abcès et l'extension progressive de la cellulite qui les accompagne expliquent l'apparition des névralgies multiples et superposées et des névralgies doubles, en ceinture, qui sont si fréquentes en pareil cas. De plus, ces lésions secondaires s'étendent très notablement au delà des altérations osseuses qui en ont été le point de départ, et elles peuvent ainsi provoquer, dans des régions relativement éloignées, des douleurs et des troubles fonctionnels dont les rapports avec une déformation vertébrale semblent très discutables.

L'importance de cette pachycellulite me paraît d'autant moins contestable que l'on constate des fausses membranes analogues dans la plupart des affections qui donnent lieu à des douleurs névralgiques intenses et prolongées. Les anévrismes de l'aorte s'entourent habituellement d'une épaisse coque fibreuse qui joue un rôle considérable dans les phénomènes de compression que l'on observe du côté des nerfs ou des vaisseaux voisins. Dans certaines lésions douloureuses des annexes de l'utérus, d'épaisses fausses membranes entourent les organes malades et s'étendent sur les parois du bassin dont elles enclavent les nerfs et les vaisseaux. Ces diverses affections n'ont qu'une analogie très éloignée, mais elles ont du moins ce caractère commun de donner lieu à des douleurs aussi violentes que persistantes.

III

Bien que le mal de Pott ait son maximum de fréquence chez l'enfant, comme les autres tuberculoses osseuses, il ne faut pas croire qu'il soit exceptionnel chez l'adulte, et même chez le vieillard. Sur 15 cas que j'ai observés depuis quatre ans, un des malades avait 60 ans, un autre 72 ans.

Toutes ces observations sont intéressantes à divers points de vue, mais je ne donne ici que celles qui se rapportent à des formes frustes, latentes, du mal vertébral, en insistant particulièrement sur les faits qui ont été l'occasion d'erreurs prolongées.

OBSERVATION I (résumée, personnelle, inédite). — X.... 57 ans, employé de commerce, entré à l'hôpital Saint-Antoine en janvier 1900.

La tuberculose paraît remonter chez lui à deux ans environ.

Il existe une petite caverne au sommet du poumon droit et une zone de ramollissement avec formation de cavernules au sommet du poumon gauche. Les lésions sont peu étendues, la fièvre est modérée, la température rectale entre 38° et 38°,5.

Néanmoins, X... accuse un très violent point de côté à gauche du thorax, un peu au-dessous du mamelon. Il est très oppressé et anxieux.

Il a parcouru divers services hospitaliers dans lesquels on lui a dit que sa douleur était due à un point pleurétique.

L'auscultation, la percussion de la poitrine ne révèlent ni congestion pulmonaire, ni épanchement liquide ou gazeux. Il s'agit d'une simple névralgie intéressant le cinquième et le sixième nerf intercostal gauche.

En examinant avec soin la colonne vertébrale, on voit que l'apophyse épineuse de la cinquième vertèbre cervicale est déviée vers la gauche et qu'elle présente une mobilité latérale exagérée. Les mouvements ou la pression qu'on lui imprime réveillent d'ailleurs une douleur très violente dans les deux espaces intercostaux sous-jacents.

Après quelques semaines d'immobilisation, l'amélioration est très sensible.

OBS. II (personnelle, résumée, empruntée à la thèse de Grognot). — B..., voyageur de commerce, entré le 26 mars 1896 à l'hôpital Saint-Antoine, salle Andral, n° 10.

Antécédents nerveux très prononcés : tante internée à l'asile de Vaucluse, lui-même a eu des crises convulsives au moment de la puberté. Caractère impressionnable et difficile; a divorcé pour incompatibilité d'humeur.

En 1894, douleurs articulaires vagues. Sciatique droite. Douleurs fréquentes en divers points du dos et des membres. Douleurs le long de la colonne vertébrale, revenant fréquemment de 1894 à 1896, et imputées par le médecin de B.. à la neurasthénie.

À son entrée, B... s'exprime avec une volubilité excessive et raconte ses misères, dans les moindres détails, à la façon des névropathes.

Douleur dans les reins, sans localisation précise, même à la pression. Atrophie des muscles de la cuisse droite. Difficultés de miction. Rétention relative et quelquefois pollakiurie. Réflexes patellaires exagérés à gauche avec trépidation épileptoïde. Démarche hésitante, le malade écarte les jambes et tremble un peu.

De plus, insomnies. Céphalalgie accentuée surtout au réveil. Asthénie musculaire. Émotivité excessive. Observation minutieuse de soi-même. Dépression mentale. Crises de larmes, etc.

Si les phénomènes de dépression psychique et physique faisaient penser à la neurasthénie, les troubles de la marche, la trépidation épileptoïde, l'exagération des réflexes, le tremblement, donnaient l'idée d'une affection de la moelle. Mais on ne constatait, à vrai dire, les signes d'aucune maladie nette, systématisée ou diffuse.

Aussi le diagnostic demeura-t-il en suspens pendant quelques jours.

Sous l'influence du repos au lit, les douleurs s'atténuèrent, ainsi que le tremblement. Au bout d'une semaine, la trépidation épileptoïde avait entièrement disparu, et les réflexes n'étaient que faiblement exagérés à gauche. Mais le malade avait un peu de fièvre dont on ne parvenait pas à découvrir la cause (l'examen des crachats, renouvelé à plusieurs reprises, n'avait pas fait découvrir de bacilles).

Le Dr K..., neurologiste distingué, voulut bien voir le malade, et frappé des amyotrophies, des troubles de la marche, il conclut à l'existence de névrites périphériques qu'il attribua au rhumatisme (le malade avait présenté antérieurement des arthropathies). Sur son conseil on eut recours à des injections de sulfate de strychnine.

Le Dr B..., qui compte justement parmi les maîtres de la neurologie, fut consulté à son tour (20 mai).

A cette époque, le repos, les injections de strychnine avaient déjà amélioré l'état de B..., les troubles de la marche avaient diminué, ainsi que les phénomènes d'excitabilité spinale. Le Dr B... fut surtout impressionné par l'état mental du malade, et porta le diagnostic de neurasthénie, mettant, sur une objection de ma part, le mouvement fébrile sous la dépendance de troubles digestifs.

Il prescrivit des injections de phosphate qui furent pratiquées régulièrement pendant six semaines. L'état de B... s'améliora peu à peu, progressivement, à tel point qu'il partit pour l'asile de convalescence de Vincennes le 25 juillet.

Le 27 août, il revint à l'hôpital Saint-Antoine, enchanté de son état, montrant qu'il marchait presque sans hésitation et qu'il avait recouvré ses forces. En même temps il faisait voir, au niveau de la région lombaire, une tumeur du volume d'un œuf de poule, dont il avait remarqué l'apparition dix ou douze jours auparavant. C'est cet abcès par congestion qui permit de faire le diagnostic de mal de Pott.

Traité chirurgicalement dans le service de M. Monod, B... guérit complétement. Depuis, sa guérison ne s'est pas démentie.

Obs. III (personnelle, inédite). — Mme D...., âgée de 29 ans, m'avait été adressée à l'hôpital Saint-Antoine, en 1895.

Elle avait été traitée, en 1892, d'une métrite compliquée de salpingite gauche. Bien qu'elle se trouvât améliorée, localement, les pertes blanches ayant disparu et la menstruation étant régulière, la malade n'avait pas cessé depuis cette époque de souffrir dans le bas-ventre, et, durant les derniers mois, les douleurs avaient sensiblement augmenté, au point de rendre la marche très difficile : leur localisation lombo-abdominale répondait assez exactement à ce que l'on observe chez les femmes atteintes de lésions utéro-annexielles, et aucun indice ne permettait de leur assigner une autre origine.

Un chirurgien des hôpitaux, consulté en mai 1895, avait conseillé l'ablation des annexes.

Lors de son entrée dans le service, juin 1895, je constatai l'absence de toute altération génitale importante, et j'engageai un de ses parents, médecin, qui me l'avait adressée, à empêcher toute intervention chirurgicale, croyant que les accidents qu'elle présentait étaient d'ordre purement névrosique.

Lorsque la malade quitta le service, je lui conseillai des douches, associées à un traitement tonique.

La malade qui s'était trouvée fort bien de son repos à l'hôpital, fut momentanément soulagée, mais elle recommença bientôt à souffrir et se rendit à la consultation de la Salpêtrière, où l'on porta le même diagnostic de névralgies hystériques, et elle continua à prendre des douches.

Deux mois après, elle fut subitement atteinte de paraplégie, sans que l'examen de la colonne vertébrale révélât la moindre tare appréciable, et ce n'est qu'au bout de quatre mois qu'on remarqua une saillie exagérée vers le milieu de la colonne dorsale.

La malade quitta la Salpêtrière pour aller se faire redresser sa gibbosité en province. Elle mourut sous le chloroforme, avant toute tentative de redressement.

Obs. IV (obs. citée in thèse Grognot, page 46). — B... Adrien, 48 ans, entré le 11 mai 1878 à la Pitié, dans le service de M. Peter.

Signes de tuberculose avancée des deux poumons. Depuis quatre mois douleurs dans la cuisse gauche. Actuellement douleurs dans la jambe droite. Marche pénible.

22 mai 1878. — Vives douleurs abdominales, ventre ballonné, douloureux à la pression. On soupçonne l'existence d'une péritonite tuberculeuse.

Affaiblissement progressif. Douleurs abdominales plus vives.

Mort, 2 juillet.

A l'autopsie, *pas de péritonite*. Abcès caséeux du volume d'un œuf de pigeon, soudé à la dernière vertèbre dorsale; toutes les autres vertèbres saines: aucune gibbosité; dure-mère épaissie et recouverte de pus caséeux.

Obs. V (personnelle, résumée, publiée in *extenso* dans la thèse de Grognot). — X..., âgé de 48 ans, employé de bureau.

Bonne santé habituelle, sujet sobre et travailleur.

En novembre 1892, N... se présente chez moi avec un vaste épanchement pleurétique du côté gauche de la poitrine qu'il a traité jusqu'ici par de nombreux vésicatoires.

Il ne consent à subir la thoracentèse que six semaines plus tard, le 18 décembre 1892. On retire 2125 centimètres cubes de liquide citrin. Le reste du liquide se résorbe très lentement. Le poumon gauche n'est redevenu complètement perméable qu'au mois de mai 1893. On entend alors de gros frottements, avec quelques bouffées de râles sous-crépitants du sommet gauche.

En juillet 1893, N... ressent de vives douleurs dans la cuisse gauche, dont il a, dit-il, souffert un peu depuis sa ponction. Il attribue ces douleurs à des injections hypodermiques d'éther, qui avaient été faites à la fin de la thoracentèse, pour une menace de syncope.

Durant tout l'hiver de 1893-1894, les douleurs persistent et augmentent même légèrement. On constate à la fois chez lui les signes d'une névralgie lombo-abdominale et un début de névralgie sciatique. N... continue à sortir et à se rendre à son bureau malgré la douleur.

Avec l'été, le retour de la chaleur ramène un peu de calme.

Le 25 août 1894, N... a été pris subitement d'une crise douloureuse extrêmement violente dans les reins et dans le flanc gauche. Un médecin appelé auprès de lui diagnostiqua une colique néphrétique.

La douleur persista, presque aussi violente, jour et nuit, à peine entrecoupée de quelques rares moments d'accalmie.

Lorsque je le vis, 48 heures plus tard, je ne repoussai pas l'idée de colique néphrétique qui s'accordait très bien avec le siège et l'intensité des douleurs que nous observions chez N.... Mais je fus frappé de l'abondance et de la limpidité des urines qui me parut peu compatible avec des accidents lithiasiques de si longue durée, et je quittai le malade sans avoir fait de diagnostic précis.

Des préparations de chloral et d'opium atténuèrent un peu la douleur, et la rendirent supportable, mais la crise persista avec les mêmes caractères, à peu de chose près. N... accusait de temps à autre de petits frissons, il avait manifestement de la fièvre, et ses traits étaient fortement altérés.

Je pensai à un phlegmon périnéphrétique; mais les jours suivants l'observation la plus minutieuse ne révélait aucun signe d'abcès, aucune trace d'œdème ou d'empâtement. La douleur semblait partir de l'angle costo-vertébral gauche pour irradier vers l'abdomen et la cuisse.

10 septembre. — Atténuation des accidents, crises moins aiguës, nuits plus calmes

L'examen répété de la région lombaire, de la région sacrée et de l'abdomen ne décèle aucun abcès.

Au mois d'octobre, N... ne présentait que des symptômes de névralgie iléo-lombaire et sciatique, que je rattachais à des névrites tuberculeuses.

Au mois de novembre, N... reprit partiellement ses occupations. L'hiver se passa tant bien que mal; au printemps de 1895, N... boitait fortement; les muscles de la fesse et de la cuisse étaient un peu atrophiés. De mai à juin, N... reprit son travail plus régulièrement, en traînant la jambe.

Le 19 juillet 1895, N... me montrait sur le côté gauche de la région lombaire, une tumeur du volume d'une mandarine qu'il avait remarquée depuis quelques jours.

Une ponction exploratrice amena du pus confirmant l'impression que l'examen m'avait donnée.

Sur mon conseil, N... entra à l'hôpital Saint-Antoine dans le service de mon ami, le Dr Walther, qui ouvrit l'abcès et gratta avec la curette les apophyses transverses des deuxième et troisième vertèbres lombaires.

La guérison suffisante au bout d'un mois pour permettre au malade de quitter l'hôpital était absolument complète en juillet 1896. Toute fistule avait disparu à cette époque, et la guérison ne s'est pas démentie depuis.

Obs. VI (personnelle, inédite). — M. A..., 72 ans. Hérédité arthritique et goutteuse.

A eu, il y a vingt ans, une pleurésie droite, qui a guéri facilement. Depuis cette époque, il a gardé une certaine susceptibilité du côté de l'appareil respiratoire. Il s'enrhume facilement, et, comme il a un peu d'emphysème, il est vite oppressé.

Néanmoins, M. A... mène une vie très active, il s'intéresse à tous les sports, il est bon marcheur, fait de l'escrime, monte à cheval et suit tous les ans des chasses à courre.

Son seul point faible, dit-il, est l'estomac. Très mondain, il dîne souvent au dehors et s'intoxique selon toutes les règles du protocole. Il digère mal, et il a eu, à plusieurs reprises, des douleurs aiguës en broche qui ont été, par divers médecins, attribuées à un ulcère de l'estomac. Toutefois ces douleurs ont été plus fréquentes dans ces derniers temps.

Quoi qu'il en soit, M. A... restait bien portant pour son âge, il était vif, alerte, et toujours en mouvement. A part quelques rides et un développement marqué de l'arc sénile, son visage conserve encore une apparence au-dessous de son âge.

Depuis le commencement de 1897, M. A... ne se sentait plus aussi vaillant. Lorsqu'il marchait un peu vite ou montait un escalier, il ressentait souvent des douleurs dans le dos et dans les flancs, principalement dans le flanc gauche. Quelquefois ces douleurs apparaissaient spontanément pendant la nuit et le réveillaient.

Attribuées au rhumatisme, ces douleurs furent traitées par des applications chaudes et par des frictions variées. Elles diminuaient de temps à autre, mais sans disparaître complètement.

Vers le printemps de 1898, elles étaient devenues beaucoup plus fréquentes et plus violentes. M. A... éprouvait une gêne à peu près permanente dans le flanc gauche, et cette sensation pénible se compliquait, à des intervalles irréguliers, de crises douloureuses très aiguës qui le faisaient souffrir pendant plusieurs heures.

Ces crises étaient quelquefois provoquées par la fatigue, par des mouvements brusques ou exagérés, mais elles survenaient aussi la nuit, en plein repos, et sans cause appréciable.

En mars 1898, M. A... consulta successivement plusieurs de nos maîtres les plus éminents et les plus expérimentés.

Il vit d'abord le professeur Z... qui conclut à des manifestations rhumatismales et conseilla des frictions calmantes, des massages, des bains de vapeur. Une nouvelle consultation, quinze jours plus tard, ne modifia pas son opinion.

Ne constatant pas d'amélioration, M. A... s'adressa, un mois plus tard, au professeur X.... Celui-ci, frappé de l'intensité des douleurs, de leur localisation au flanc gauche, de leurs irradiations lombo-abdominales, diagnostiqua de la lithiase rénale, et pensant que ces accidents persistants résultaient de l'enclavement d'un calcul dans le rein gauche, il engagea M. A... à provoquer une intervention chirurgicale.

M. A... s'adressa au Dr Rochard, qui, après un examen minutieux, ne découvrit pas de calcul rénal, et se montra opposé à toute opération.

M. A... se rendit au bord de la mer où il passait généralement la saison d'été. Il n'y souffrit pas plus qu'à Paris et éprouva même, dans les premiers moments un peu de soulagement.

Au bout de quelques semaines, de nouvelles crises reparurent de plus en plus pénibles. M. A... consulta le Dr Gibert, du Havre, qui s'arrêta à l'hypothèse d'un rhumatisme costo-vertébral; il prescrivit des bains chauds, des massages et l'emploi de l'iodure de potassium à l'intérieur.

Les massages devinrent de plus en plus pénibles, et bientôt tout à fait intolérables; le malade fut obligé d'y renoncer.

Cependant, les douleurs ne cessaient pas de s'accroître, les crises étaient à la fois plus fréquentes et plus aiguës.

M. A... rentra à Paris vers la fin de septembre, très découragé.

Je vis le malade pour la première fois au commencement d'octobre 1898. Je le trouvai couché sur un fauteuil, les jambes fortement relevées; c'était, disait-il, l'attitude qui lui convenait le mieux. Le tronc immobilisé dans cette position, il causait avec entrain, racontait tous les détails de sa maladie, et exécutait, sans gêne apparente, des mouvements très étendus des membres supérieurs ou des membres inférieurs.

Le décubitus horizontal était beaucoup moins bien supporté et exagérait d'une manière sensible la gêne accusée par M. A....

L'inspection, la palpation, la percussion des régions antérieures de l'abdomen et du thorax ne révélaient aucune modification appréciable. Le ventre, souple, se laissait facilement déprimer et la main ne percevait ni abaissement, ni augmentation de volume du foie, de la rate ou des reins, ni tuméfaction, ni déformation des viscères abdominaux ou du squelette. La respiration, normale à gauche, présentait, à droite, une certaine rudesse et un rythme saccadé, sans bruits anormaux. Rien au cœur. Malgré un peu de gêne, M. A... supportait assez bien toutes ces explorations.

Le tableau changeait subitement lorsque M. A... cherchait à se lever. Le passage du décubitus horizontal à la position assise se faisait lentement, péniblement, puis quand le malade mettait le pied sur le sol, il ne redressait le tronc que très lentement, avec une extrême difficulté, en s'appuyant à la fois sur une canne et sur le bras d'une personne vigoureuse, non sans pousser des gémissements et des cris.

Dans ces diverses manœuvres il prenait l'attitude d'une personne atteinte d'un lumbago horriblement douloureux. Ces mouvements provoquaient d'ailleurs chez lui une crise très pénible. Il ressentait, disait-il, un véritable coup de poignard dans le côté gauche, en dehors, et au-dessous du mamelon. La douleur s'étendait à l'épigastre et dans le côté gauche de l'abdomen ; elle s'accompagnait d'une sorte d'angoisse qui arrêtait la respiration et coupait, en quelque sorte, la parole à laquelle elle donnait un débit saccadé.

Cependant, la palpation, même au moment de la crise, ne provoquait pas de sensibilité excessive au niveau des espaces intercostaux, et ne révélait aucune lésion à ce niveau.

Quand le tronc était légèrement penché en avant, l'apophyse épineuse de la septième vertèbre cervicale dépassait notablement les autres, elle était un peu sensible à la pression, mais en appuyant sur elle avec force, on ne réveillait pas de crises semblables à celles qui éclataient spontanément. D'ailleurs, au moment des accès, la douleur siégeait beaucoup plus bas, au niveau des trois ou quatre derniers espaces intercostaux, et elle s'étendait un peu du flanc à l'ombilic.

Aucun trouble de la marche, réflexes conservés, sans exagération notable, pas de troubles de sensibilité, pas d'amyotrophies.

Le souvenir des cas observés antérieurement m'avait bien fait songer au mal de Pott, mais je n'en trouvais pas une confirmation suffisante dans l'état local, la déformation vertébrale était très peu marquée, et elle semblait trop éloignée du siège des douleurs ; de plus, M. A... prétendait avoir toujours remarqué cette saillie vers le milieu de la colonne dorsale.

Je ne pouvais croire à une lésion calculeuse du rein en l'absence de toute modification des urines, et après quelques hésitations, je me demandai s'il ne s'agissait pas là de manifestations rhumatismales insolites, et je conseillai des applications locales de salicylate de méthyle. Le résultat fut absolument nul, et les crises se renouvelèrent durant deux jours avec plus d'intensité.

L'emploi de frictions calmantes de chloral à l'extérieur ne fut pas plus heureux.

8 octobre 1898. — Un troisième professeur, M. Y..., fut appelé en consultation, il examina le malade très longuement et discuta toutes les faces du problème de la manière la plus intéressante. L'hypothèse de mal de Pott ne lui parut pas suffisamment justifiée, et il pensa qu'il s'agissait (peut-être?) d'une calcification de la dure-mère rachidienne. Il ajouta, aux prescriptions calmantes, un peu d'iodure de sodium.

Les douleurs s'accrurent de plus belle, compliquées de troubles gastriques provoqués par la médication iodurée.

Les crises réveillées par des vomissements devinrent de plus en plus violentes, à tel point que M. A... me demanda d'installer un interne auprès de lui pour lui faire une injection de morphine pendant la nuit si les douleurs le reprenaient avec autant d'intensité.

Mon ami G. L. R... passa la nuit suivante auprès du malade et assista à une crise terrible qui lui parut tout à fait d'accord avec l'hypothèse de lithiase rénale. L'examen chimique et microscopique de l'urine renouvelé plusieurs fois n'avait rien révélé d'anormal.

4 novembre 1898. — J'appelai à mon secours le professeur Guyon qui, après un examen minutieux et prolongé, conclut formellement à l'intégrité des reins. Il discuta l'hypothèse du mal de Pott, sans l'accepter jusqu'à nouvel ordre et conseilla de chercher à calmer les douleurs du malade par des lavements de salicylate de soude à hautes doses. Cette médication amena un soulagement très marqué et permit au malade de reposer. Il avait proposé, en outre, l'immobilisation du thorax qui ne fut pas acceptée.

8 novembre 1898. — Le professeur Y..., appelé de nouveau et mis au courant des divers incidents survenus depuis un mois, ne se crut pas en mesure de conclure plus nettement que la première fois.

15 novembre 1898. — On fit appel au professeur K... qui s'arrêta au diagnostic de lésion vertébrale, mais en croyant plutôt au cancer qu'à la tuberculose en raison de l'âge du malade et de son amaigrissement.

Décembre 1898. — Quelques semaines s'écoulèrent encore sans amener de soulagement. C'est alors que le Dr Brissaud fut appelé et se prononça nettement en faveur d'un mal de Pott, expliquant par la théorie métamérique l'écart qui semblait exister entre le siège des douleurs et la saillie vertébrale.

Février 1899. — Le professeur Lannelongue vit le malade quelque temps après, confirma le diagnostic de mal de Pott, et exigea l'application d'un corset plâtré.

C'est alors seulement que le malade trouva dans l'immobilisation absolue du thorax le soulagement que n'avait pu lui procurer aucune médication.

IV

Ainsi qu'on le voit dans les observations qui précèdent, la douleur apparaît presque toujours, comme la première en date, et la plus constante des manifestations du mal de Pott chez l'adulte, et pendant longtemps elle peut rester le seul symptôme appréciable de la maladie. Mais elle n'a rien, en elle-même, de caractéristique : son siège, variable suivant les cas, ses exacerbations irrégulières, ses accalmies injustifiées, ses localisations capricieuses, contribuent le plus souvent à égarer le diagnostic.

En général, elle débute peu à peu, lentement, insidieusement. Les malades ressentent dans le dos, dans les reins, sur les côtés du thorax ou de l'abdomen, dans les membres inférieurs, une sensation de gêne, de constriction, des tiraillements douloureux qu'exagèrent les mouvements et la fatigue. Puis surviennent des crises aiguës, d'intensité variable, qui atteignent parfois la violence des douleurs fulgurantes que l'on observe chez les ataxiques.

Plus rarement la crise éclate d'une façon brusque, au milieu des apparences d'une excellente santé et elle atteint d'emblée son paroxysme.

La durée de ces crises est extrêmement variable. Quelquefois la douleur persiste pendant plusieurs heures et même pendant plusieurs jours, sans rémission appréciable. Les malades éprouvent alors des souffrances intolérables dont l'acuité semble encore augmenter de temps à autre sous forme d'élancements subits qui leur font pousser des cris. Ils accusent des sensations de transfixion, de brûlure, de déchirement, d'arrachement dont chacun fournit des descriptions variées, mais qui toutes insistent sur l'intensité extraordinaire de la douleur.

Le plus souvent il existe un endolorissement permanent auquel s'ajoutent des crises aiguës qui reparaissent à des intervalles variables.

Ces douleurs offrent bien, dans leur ensemble, les caractères des névralgies, mais la plupart des auteurs cherchent à les différencier des véritables névralgies en ce qu'elles ne présentent pas toujours les points classiques ; de plus, elles ont leur maximum sur un point quelconque du trajet nerveux, et souvent elles dépassent très notablement la zone de distribution d'un nerf thoracique ou abdominal, soit qu'elles s'étendent à plusieurs nerfs différents, soit qu'elles dépassent la ligne médiane pour prendre la forme en ceinture.

Quoiqu'il en soit, la pression exercée sur les troncs nerveux suffit presque toujours à réveiller les douleurs.

Parfois les crises surviennent surtout la nuit, comme cela s'observe si fréquemment au cours des affections d'origine syphilitique, et cette particularité contribue encore à éloigner du diagnostic.

Comme on le voit, ces souffrances n'ont en elles-mêmes rien de caractéristique ; cependant, leur intensité, leur persistance, leur résistance aux moyens thérapeutiques doivent donner l'éveil et provoquer un examen minutieux de la colonne vertébrale.

Or souvent on ne constate guère de symptômes importants de ce côté : l'absence de saillie, de tuméfaction douloureuse fait croire à l'intégrité du rachis. Si la pression provoque une sensation pénible au niveau des apophyses épineuses ou transverses, on est tenté de voir là un phénomène banal, commun à la plupart des névralgies.

Enfin s'il existe en quelque point de la colonne vertébrale une saillie suspecte, on n'en tient pas grand compte si elle ne correspond pas exactement à la zone des douleurs névralgiques.

Aussi ne songe-t-on guère à imputer les douleurs au rachis, et on en cherche plus volontiers l'explication dans les viscères voisins. Les causes d'erreur varient suivant les régions.

Le mal de Pott cervical ne reste pas longtemps méconnu : l'exploration facile des vertèbres permet de reconnaître assez rapidement la cause des troubles fonctionnels suspects (ankyloses, amyotrophies, douleurs) qui surviennent au niveau des membres supérieurs et du cou.

. La difficulté ne commence réellement qu'avec le thorax, et elle s'accroît avec l'abdomen, en raison de la multiplicité des viscères et des difficultés de l'exploration.

A la partie supérieure du thorax, les douleurs intercostales provoquées par le mal de Pott revêtent quelquefois l'apparence de véritables points de côté avec dyspnée très prononcée. En voyant l'oppression des malades, leur angoisse, on croirait facilement à l'existence d'un épanchement pleurétique ou d'un foyer de congestion pulmonaire. Il suffit de percuter et d'ausculter avec soin la poitrine pour s'assurer qu'il n'existe rien du côté des poumons ni du côté du cœur et de ses enveloppes.

On devra porter toute l'attention sur l'examen du rachis.

Lorsque le point de côté névralgique s'accompagne de douleurs au niveau de la colonne vertébrale sans saillie ni déplacement des apophyses, on peut songer à un anévrisme de l'aorte. Mais il n'existe pas de troubles circulatoires et l'on ne constate aucun phénomène de compression du côté des organes du médiastin.

Quelquefois, vers la partie inférieure du thorax, la douleur présentant un double maximum à l'épigastre et à la région dorsale fait songer à la *douleur en broche* de l'ulcère rond, et si le malade digère mal, comme cela arrive chez beaucoup de tuberculeux, on met en cause l'estomac. Une observation attentive montrera l'absence ou la faible importance des troubles fonctionnels, et l'existence d'une douleur beaucoup plus diffuse que celle qui a son siège à l'estomac, et sans rapport précis avec les fonctions digestives.

Plus bas encore, la douleur se manifeste au niveau des derniers espaces intercostaux, dans la région des reins, elle irradie vers les flancs et l'abdomen et semble avoir son point de départ dans l'un ou l'autre rein.

Au moment des crises aiguës, on songe à une colique néphrétique, et dans l'intervalle des crises, alors qu'il persiste une douleur sourde avec une certaine difficulté pour le malade de supporter la marche et la voiture, on croit à l'enclavement de calculs dans le bassinet. Cette erreur avait été commise deux fois chez les 8 malades que j'ai personnellement observés depuis 4 ans.

L'examen de l'urine a une grande importance en pareil cas : tandis qu'au cours de la colique néphrétique les urines sont supprimées ou tout au moins rares, quelquefois sanglantes, et presque toujours fortement chargées d'urates, chez les deux malades que j'ai cités, l'urine était restée parfaitement claire, et dans un cas, sensiblement plus abondante qu'à l'état normal, comme cela arrive fréquemment au cours des névralgies.

De plus, si la douleur liée au mal de Pott offre quelques analogies avec celle de la colique néphrétique par son intensité, par l'ensemble de ses irradiations, elle n'a pas une localisation aussi précise, elle est beaucoup moins diffuse, elle ne se déplace pas au cours de la crise et ne s'accompagne pas de cette sensation d'effort que ressent le malade dans la migration des calculs.

Enfin, la névralgie d'origine vertébrale est plus persistante, ses récidives sont plus prolongées, et dans les cas les plus difficiles, la répétition de ces accidents sans modification de la sécrétion urinaire a une valeur négative de premier ordre.

Le phlegmon périnéphrétique mérite moins de discussion, car il n'existe pas de véritables phénomènes phlegmoneux au cours de ces névralgies d'origine vertébrale, mais la fièvre qui les accompagne, la fausse sensation d'empâtement que donnent les contractions des muscles de l'abdomen au moment des crises pourraient induire en erreur.

Plus tard, lorsqu'un abcès par congestion se développe au voisinage du rein, son évolution lente, sa marche suffisent à le différencier de la périnéphrite.

La coïncidence d'un rein mobile avec les névralgies du mal de Pott pourrait induire en erreur, en faisant attribuer aux ptoses viscérales les accidents douloureux. Mais les douleurs du rein mobile sont loin d'avoir la même intensité et de donner lieu à de pareilles crises. De plus les réactions douloureuses des ptoses viscérales se font sentir plus vivement du côté de l'abdomen et du bassin, et elles s'accompagnent fréquemment de troubles digestifs qui manquent dans la tuberculose vertébrale.

Quelquefois les douleurs paraissent exclusivement abdominales comme dans l'observation de Peter, citée par Grognot, où l'on avait cru à l'existence d'une péritonite tuberculeuse.

Enfin, lorsque les douleurs s'étendent au bassin, elles se localisent dans les nerfs lombo-abdominaux et sacrés, et l'on incrimine volontiers, chez les femmes, les altérations utérines ou annexielles. L'examen local montrera l'intégrité de l'utérus et de ses annexes, ou l'existence d'altérations anciennes, de peu d'importance (1 observation personnelle).

Diverses affections de la moelle peuvent également être invoquées à tort pour expliquer les douleurs, amyotrophies ou troubles moteurs que l'on constate. La sclérose en plaques, le tabes, la sclérose latérale amyotrophique, la syringomyélie peuvent quelquefois se présenter à l'esprit, en présence des accidents complexes, incohérents que l'on observe chez certains malades, (obs. II) mais ces hypothèses sont faciles à dissiper. On ne rencontre en général aucun des symptômes caractéristiques de l'une ou de l'autre de ces affections, et d'autre part, lorsque les troubles sensitifs, moteurs ou trophiques sont assez accentués pour mettre en cause des altérations de la moelle, une exploration méthodique de la colonne vertébrale ne peut manquer de révéler des lésions osseuses ou articulaires.

Souvent les hésitations du diagnostic conduisent à incriminer soit des névroses comme la neurasthénie ou l'hystérie dont les manifestations protéiformes se prêtent parfois assez bien à l'interprétation des accidents observés.

Mais la localisation de la douleur, son intensité, sa persistance, l'apparition fréquente de troubles moteurs, d'accidents fébriles, ne sont guère compatibles avec de simples névroses.

Quant au rhumatisme, fréquemment invoqué pour expliquer les névralgies lombo-abdominales, ou sciatiques, la rachialgie, etc., il ne résiste pas longtemps à l'observation rigoureuse des faits. D'ailleurs les douches, les frictions, les massages qui soulagent presque toujours, du moins momentanément les rhumatisants, exaspèrent ici les douleurs.

En dehors de ces signes négatifs qui permettent d'éliminer les diverses affections viscérales susceptibles de provoquer des accidents analogues, ces névralgies d'origine rachidienne présentent certaines particularités bien propres à donner l'éveil et à faire soupçonner leur nature.

Elles sont, comme je l'ai déjà dit, remarquables par leur intensité, par leur persistance, et par leur fixité. Elles sont essentiellement récidivantes, rebelles à la thérapeutique. Dès le début, elles sont rarement localisées à une seule branche nerveuse, elles ont une très grande tendance à s'étendre dans le sens vertical ou dans le sens transversal. Une névralgie thoracique gauche se complique rapidement d'une névralgie droite de la même région, une sciatique simple devient bientôt double. Mais l'accroissement dans le sens vertical est encore plus caractéristique : à des névralgies thoraciques s'ajoutent des névralgies sacro-lombaires, puis des sciatiques. Même quand les troubles fonctionnels sont bilatéraux il y a presque toujours un certain défaut de symétrie entre les troubles observés dans les deux moitiés du corps.

Ces polynévrites superposées ne se rencontrent guère en dehors des altérations du rachis.

En même temps que ces névralgies, et en l'absence de tout trouble appréciable de la motilité, on constate très fréquemment une exagération des réflexes tendineux du côté où prédominent les accidents. Plus tard, on constate également des amyotrophies plus prononcées du même côté et quelquefois un peu de trépidation, mais à une époque où les lésions sont généralement assez avancées pour que le diagnostic soit sorti de la période d'hésitation.

Mais c'est surtout l'exploration minutieuse de la colonne vertébrale qui permettra de constater des symptômes plus précis.

Une douleur persistante en un point fixe, au niveau des apophyses épineuses ou transverses, qu'elle soit spontanée ou provoquée par la pression, une sensibilité exagérée à la percussion, la saillie anormale d'une ou de plusieurs apophyses épineuses, ou leur mobilité excessive, leur tuméfaction douloureuse, constituent des éléments très importants pour le diagnostic. Enfin, on devra rechercher particulièrement la mobilité des divers segments du rachis dans le sens antéro-postérieur et dans le sens latéral en provoquant des mouvements de flexion, d'extension et d'incurvation sur les côtés. Ces mouvements doivent être exécutés dans la station verticale, puis dans la position horizontale en soulevant le bassin et les membres inférieurs pour explorer la colonne lombaire.

Si les altérations constatées sur le rachis semblent siéger au-dessus des zones douloureuses, on ne doit pas se hâter de conclure qu'elles n'ont rien à voir avec les accidents observés. L'obliquité des racines nerveuses par rapport à la moelle, qui augmente de haut en bas, et d'autre part la théorie métamérique si éloquemment défendue par Brissaud nous fournissent une explication satisfaisante de ces anomalies.

Tels sont les principaux symptômes à l'aide desquels on peut affirmer l'origine rachidienne de certaines névralgies.

Cette première étape franchie, la nature des lésions vertébrales est généralement facile à déterminer.

Les phénomènes généraux et les anamnestiques permettront dans la plupart des cas de compléter le diagnostic.

La perte des forces, l'amaigrissement se rencontrent à la fois chez les tuberculeux et chez les cancéreux, mais il est rare, surtout dans ces formes frustes, qu'ils soient aussi prononcés au cours de la tuberculose que dans le cancer.

La fièvre a plus de valeur. Elle manque presque toujours lorsqu'il s'agit de lésions syphilitiques ou cancéreuses.

Elle n'est pas absolument constante au cours du mal de Pott, mais on l'y rencontre assez fréquemment pour qu'elle puisse compter comme un appoint important en faveur de la tuberculose. Il est indispensable, en pareil cas, de prendre la température rectale, pendant plusieurs jours de suite, car elle peut apparaître irrégulièrement, et un essai unique du thermomètre n'aurait aucune signification.

Les antécédents personnels et familiaux du malade méritent d'être étudiés avec soin. L'existence de tuberculose chez ses parents, chez ses enfants, chez sa femme ou chez les autres personnes qui vivent avec lui doit être prise en grande considération, pour le diagnostic. Les lésions tuberculeuses récentes ou anciennes que l'on constate chez le malade lui-même ont encore plus de valeur et on doit les rechercher soigneusement dans tous les organes.

Ce sont également les commémoratifs qui fourniront des arguments en faveur du cancer ou de la syphilis.

Il est extrêmement rare que des tumeurs de mauvaise nature, même lorsqu'elles sont d'origine conjonctive (sarcome et ses dérivés), débutent par la colonne vertébrale. Aussi ne doit-on guère songer au cancer que lorsque l'on relève en quelque autre point de l'économie des traces de cancer.

Les altérations syphilitiques des vertèbres sont infiniment plus rares que les lésions tuberculeuses. Dans le doute, on doit tenter l'épreuve du traitement intensif et l'expérience est assez promptement concluante.

DISCUSSION

M. APERT. — J'ai observé un cas où la tuberculisation des vertèbres donna lieu à des difficultés de diagnostic presque insurmontables.

Il s'agissait d'une vieille femme de 60 ans. La maladie avait commencé par des névralgies intercostales très douloureuses, qui nécessitaient l'emploi de la morphine. Puis survinrent des troubles de la déglutition : on soupçonna un cancer de l'œsophage, malgré l'absence d'adénopathie cervicale.

Deux mois après se montrèrent des troubles trophiques et de l'amyotrophie des masses musculaires des jambes et de l'éminence thénar. La cachexie fit des progrès, toujours accompagnée de douleurs périphériques diffuses ; il y avait des points douloureux sur tout le corps.

La malade succomba aux progrès de l'inanition, due à la dysphagie.

A l'autopsie on trouva de nombreux foyers de tuberculose osseuse disséminés dans les corps vertébraux et sur les côtes. La moelle n'était pas atteinte, mais il existait plusieurs collections caséo-purulentes entre les méninges et la cavité rachidienne : un abcès par congestion fusait jusque dans la gaine du psoas.

L'HYPOPLASIE DE L'AORTE DANS LA PHTISIE PULMONAIRE

par le docteur Édouard RONDOT,

de Bordeaux.

J'ai recherché dans les autopsies des tuberculeux que j'ai pratiquées depuis 5 ans les dimensions des orifices artériels et auriculo-ventriculaires du cœur, comparées au poids et au développement de cet organe, et je suis arrivé à reconnaître chez 18 de ces malades (13 hommes et 5 femmes) une hypoplasie aortique avec des caractères assez rapprochés de ceux qu'a assignés Virchow à l'*aortis chlorotica*, et que j'ai trouvés soit dans la phtisie pulmonaire, soit, mais bien plus rarement, dans les processus bacillaires du péritoine ou de l'intestin.

J'ai pu m'assurer que cette angustie de l'aorte n'offre aucune relation fixe avec le périmètre de l'orifice pulmonaire, et qu'elle coïncide presque toujours avec la diminution du volume du cœur.

L'analyse clinique m'a permis de relever quelques particularités de ce *type hypoplasique*, dont une des plus importantes, consiste dans l'absence des souffles cardiaques qu'il semble si naturel de rattacher à des sténoses d'un orifice qui peut être rétréci de 1 à 2 centimètres.

Ces données s'écartent des notions généralement admises. Cependant, au point de vue anatomo-pathologique, elles confirment en grande partie les résultats exposés par Beneke en 1867 et qui l'ont conduit à admettre que la sténose cardio-vasculaire contrastant avec le volume des poumons, constituerait une cause prédisposante au développement de la tuberculose pulmonaire. La même influence a du reste été rapportée au rétrécissement de l'artère pulmonaire, dans les travaux importants de Brehme, de Traube, de Lebert, de Constantin Paul et de Duguet.

Mais c'est par Beneke, et surtout par Virchow qu'a été mis en évidence le rôle de l'angustie du système artériel et principalement de l'aorte, dans la transmission héréditaire de la tuberculose. Seulement, pour le premier, elle marche de front avec l'atrophie du cœur, tandis que pour le second elle entraine le développement d'une hypertrophie.

Enfin tous les auteurs s'accordent pour adopter l'opinion de Beneke, que les hypoplasiques aortiques tuberculeux ne dépassent pas la vingtième année, alors que la majeure partie de mes observations concernent des sujets de 20 à 50 ans, quelques-uns même ayant dépassé la quarantaine.

Aucun travail récent n'a été entrepris pour élucider un sujet sur lequel on ne trouve depuis les études précitées, que des observations isolées, car dans la thèse de M. Regnault[1], cet auteur n'a que très rarement cherché à mesurer les orifices du cœur chez les tuberculeux, et sans donner de chiffres, il affirme que l'hypoplasie artérielle n'existe pas, même sur les cœurs très diminués de volume.

Mon collègue et ami, M. P. Teissier[2], rapporte deux faits de tuberculose pulmonaire avec aorte petite, mais sans donner les dimensions des autres orifices. Il les range dans la catégorie des hypoplasies angio-hématiques de Gilbert, lesquelles appartiendraient plus spécialement aux variétés scrofuleuse et chlorotique du type débile congénital de la tuberculose héréditaire ; type que caractérisent surtout des anomalies de développement.

Je ne trouve ensuite que deux observations isolées, publiées dans les *Bulletins de la Société anatomique de Paris*, dues à M. Claude et à M. Ramond.

Cette étude se divise naturellement en deux parties : l'une se rattache aux constatations anatomo-pathologiques, l'autre aux résultats fournis par l'examen des malades.

A. *Constatations anatomo-pathologiques.* — Aux 18 faits personnels qui servent de base à ces constatations, viennent s'ajouter les deux observations de M. P. Teissier : dans la première, il s'agit d'un phti-

1. E. REGNAULT. *Le cœur chez les tuberculeux.* J. B. BAILLIÈRE, 1899.
2. PIERRE TEISSIER. *Des lésions de l'endocarde chez les tuberculeux.* J.-B. BAILLIÈRE, 1894.

sique de 18 ans, dont le cœur pesait 150 grammes et dont l'aorte mesurait, au niveau des coronaires, 45 millimètres, au niveau des intercostales, 58 millimètres. Les autres dimensions ne sont pas signalées (*Observation* LIX).

La seconde concerne un ciseleur de 24 ans, ayant succombé aux suites d'une broncho-pneumonie tuberculeuse avec cavernes volumineuses : son cœur, très petit, pesait seulement 189 grammes et présentait une hypertrophie de la paroi ventriculaire gauche, mesurant 16 millimètres.

L'aorte ne dépassait pas 4 centimètres au-dessus des sigmoïdes et 2 cent. 1/2 à la naissance des deuxièmes paires intercostales.

Le périmètre des autres orifices n'a pas été mesuré (*Observation* LXIV).

M. Claude a présenté à la Société anatomique de Paris (7 février 1896) les résultats consignés chez un malade de 20 ans, sous le titre de : *Étroitesse congénitale de l'aorte et de l'artère pulmonaire chez un tuberculeux*. L'orifice aortique mesurait 5 c. 8, mais l'artère pulmonaire était à peine diminuée et je n'ai pas considéré, dans mes observations, son périmètre de 7, comme au-dessous de la normale. Le cœur était gros, pesant 420 grammes, et ses parois présentaient une hypertrophie manifeste.

D'après l'auteur de cette communication, l'infection s'est concentrée sur le poumon, favorisée par l'étroitesse anormale des vaisseaux et de l'orifice mitral, et l'hypertrophie cardiaque a été la conséquence de cette malformation.

J'ajoute qu'il s'agissait d'un sujet sans antécédents tuberculeux héréditaires, présentant des stigmates de dégénérescence, atteint d'asymétrie faciale et de bégaiement.

Enfin, la même année, dans la séance du 28 février, M. Ramond a présenté à la Société anatomique un cas dans lequel le cœur pesait 250 grammes, l'orifice aortique mesurant 6 centimètres, l'orifice pulmonaire 6 centimètres également, l'orifice mitral 9 c. 5 et l'orifice tricuspide 11 centimètres. L'aplasie portait sur l'aorte et sur toutes les artères périphériques.

Avec ces quatre observations concernant des cas de tuberculose pulmonaire, j'ai pu en réunir 18 recueillies dans mon service, dont 13 chez des hommes et 5 chez des femmes, d'où un total de 22 faits.

Les dimensions des orifices artériels ont été relevés au niveau de la ligne des insertions valvulaires. Je cite seulement celles qu'assigne Bizot aux divers orifices.

	Hommes :	Femmes :
Aorte	$70^m/^m58$.	$64^m/^m09$
Artère pulmonaire .	$71^m/^m86$.	$66^m/^m87$
Mitrale	$110^m/^m57$.	$92^m/^m68$
Tricuspide.	$125^m/^m62$.	$107^m/^m50$

1° *Aorte.* — Chez l'homme les plus petites dimensions sont signalées dans 2 faits de M. Teissier : 4 centimètres avec un cœur de 150 grammes; 4 c. 5, avec un cœur de 189 grammes. Les mesures des autres orifices ne sont pas indiquées. Pour les autres malades, je trouve :

1° Aorte au-dessus de 6 centimètres : 5 cas; 5 cas à 5 c. 5; 1 cas à 5 c. 7; 1 cas à 5 c. 8.

2° Aorte variant de 6 centimètres à 6 c. 5 : 9 cas.

Chez la *femme*, j'ai relevé : 1 cas à 5 centimètres; 4 cas à 5 c. 5.

L'hypoplasie aortique n'est donc pas exceptionnelle dans le cours de la tuberculose pulmonaire, où elle semble plus fréquente et plus accusée chez l'homme, et je dois ajouter que je l'ai également rencontrée dans des tuberculoses de l'intestin, du péritoine, de la plèvre et des ganglions, indépendantes de toute altération des bronches et poumons, ou bien quand ces lésions remontaient à une date lointaine et pouvaient être considérées comme relevant d'un processus de guérison.

Le chiffre de 7 centimètres est celui que j'ai observé le plus habituellement dans la phtisie pulmonaire (16 autopsies), où le périmètre de 8 centimètres est également assez ordinaire chez les hommes faits et les vieillards.

Aussi je crois pouvoir ranger dans la catégorie des aortes hypoplasiques, un cas où son orifice atteignait à peine 7 centimètres chez un homme de 63 ans, en dehors de toute altération appréciable des tuniques de l'artère, et qui fut enlevé par la tuberculose pulmonaire, venant mettre fin à l'évolution d'une néphrite scléreuse atrophique.

Cette diminution de calibre de l'orifice aortique se retrouve presque toujours sur toute la longueur du trajet du vaisseau, ainsi que sur les principales branches qui en émanent, parmi lesquelles je n'ai mesuré que les iliaques primitives et internes et les artères rénales.

Je signale comme un fait exceptionnel celui d'une femme dont l'aorte thoracique ne dépassait pas 4 centimètres au-dessous de la bronche gauche, 2 c. 2 à sa terminaison et dont l'orifice cardiaque était de 6 c. 5. L'artère rénale mesurait 7 millimètres. De plus la face interne présentait très nettement des taches infiltrées avec les stries longitudinales décrites par Virchow dans l'aorte chlorotique, et que j'ai rencontrées chez d'autres tuberculeux des deux sexes.

Mais pas plus dans ce cas que dans tous les autres, je n'ai jamais reconnu l'origine anormale des artères intercostales sur laquelle l'éminent professeur a spécialement insisté dans les descriptions d'*aortis chlorotica*.

Il semblerait résulter de ce fait que l'hypoplasie de l'aorte est susceptible de respecter son orifice cardiaque dans certains cas.

La consistance et l'élasticité du vaisseau ne m'ont point paru modifiées, comme on l'observe également dans la chlorose.

Chez les malades dont l'âge a été noté, le rétrécissement du calibre aortique d'origine hypoplasique s'est rencontré :

1° *Chez l'homme* : de 15 à 20 ans, dans 4 cas; de 20 à 30 ans, dans 6 cas; de 30 à 42 ans, dans 4 cas.

2° *Chez la femme* : je relève les chiffres de 19, 20, 22, 32 et 36 ans.

Comme on le voit, d'après ce tableau, les sujets atteints d'hypoplasie aortique peuvent dépasser notablement le terme de 20 ans que Beneke leur assigne, puisque chez des hommes exerçant des professions plus ou moins pénibles, dans des conditions hygiéniques défectueuses, la tuberculose pulmonaire s'est manifestée surtout entre 20 et 30 ans, et qu'un de mes malades, porteur d'une aorte de 5 c. 7, n'en a pas moins vécu 34 ans.

Dans ces mêmes circonstances, avec des orifices aortiques de 5 c. 2 et de 5 c. 5, deux femmes n'ont succombé qu'aux âges de 32 et de 36 ans.

Artère pulmonaire. 1° *Hommes.* — Un premier fait à mettre en relief, c'est que le périmètre de l'orifice de l'artère pulmonaire est loin de présenter des variations parallèles à celui de l'aorte.

Chez un garçon de 15 ans, les deux orifices sont égaux, à 5 c. 5, et je ne trouve, au-dessous de 7 centimètres, chiffre normal chez l'homme, que 6 autres cas où le contour orificiel est de 5 c. 5, 6 (2 cas); 6 c. 4; 6 c. 5; 6 c. 7.

Donc, la diminution du calibre de l'artère pulmonaire peut s'observer en même temps que celle de l'aorte, qui, dans ces 6 cas, offrait les dimensions de : 5 c. 5 (5 cas) avec des orifices pulmonaires de : 5 c. 5; 6 centimètres; 6 c. 7 et de 6 centimètres; 6, c. 2; 6 c. 7 (pour les 5 autres).

En examinant la série des aortes de 6 à 7 centimètres, on reconnaît que l'hypoplasie de ce vaisseau, dans 8 cas, coïncide 1° avec une légère diminution du calibre de l'artère pulmonaire (2 cas); avec un calibre normal (1 cas), et plus souvent avec l'accroissement de son périmètre (2 cas à 7 c. 5 et 3 à 8 centimètres).

Aorte :	Aorte pulm. :
6	6.4
6	7
6	7.5
6	8
6.5	7.5
6.5	6.5
6.5	8
6.5	8

Chez deux malades seulement, les orifices des deux artères étaient égaux : à 5 c. 5 et à 6 c. 5.

2° *Femmes*. — Je n'ai trouvé les dimensions de l'artère pulmonaire réduites qu'une seule fois : chez une jeune fille de 22 ans, elle était de 5 c. 5. avec une aorte de 5 centimètres; dans un cas elles étaient normales : 6 c. 5; et dans trois autres, je note, avec des orifices de 5 c. 5. l'artère pulmonaire à 7 centimètres dans 2 cas, à 7 c. 5 dans le troisième.

De cet exposé, il résulte que l'hypoplasie vasculaire se limite le plus ordinairement à l'aorte, tandis que l'orifice de l'artère pulmonaire, exceptionnellement réduit, se trouve plus souvent ou normal ou dilaté.

Cette dilatation m'a paru même constituer la règle chez les phtisiques dont l'aorte a conservé son calibre normal ou le dépasse, et cela jusqu'à 50 ans. Lorsqu'elle atteint les chiffres de 8 centimètres à son origine, le calibre de l'orifice pulmonaire tend à s'en rapprocher, comme je l'ai constaté chez 5 malades de 40 à 50 ans.

En regard de ces faits, je dois mentionner les mensurations des orifices artériels que j'ai recueillies chez deux malades atteints, l'un de tuberculose péritonéale, l'autre de tuberculose intestinale et qui n'ont pas été emportés par la phtisie pulmonaire.

Chez le premier, un jeune homme de 18 ans, dont les poumons étaient complètement indemnes, ne présentant que de rares granulations sur les plèvres interlobaire et diaphragmatique droite, avec un cœur petit (180 grammes), l'aorte et l'artère pulmonaire offraient la même dimension de 6 c. 5. Les deux vaisseaux étaient donc atteints d'une légère hypoplasie parallèle.

Dans le second cas, il s'agit d'une jeune fille de 19 ans qui succomba très rapidement aux suites d'une ulcération bacillaire de l'intestin, ayant déterminé la production d'une péritonite purulente par perforation. La mort survint du fait d'une broncho-pneumonie infectieuse, sans aucune trace d'un processus granulique. Il existait seulement au sommet gauche quelques tubercules grisâtres encerclés de lissu fibreux. Le cœur pesait 180 grammes; l'orifice de l'aorte mesurait 5 c. 5 : celui de l'artère pulmonaire, 6 c. 5.

Comme dans les faits que j'ai relevés chez la femme, l'hypoplasie aortique s'accompagnait donc ici d'un certain degré d'ampliation de de l'orifice pulmonaire.

Je place dans un cadre à part un fait de tuberculose cavitaire chez un homme de 63 ans, dont l'aorte saine mesurait seulement 7 centimètres, avec un orifice pulmonaire de 8 centimètres. Il me paraît cependant rentrer dans la classe des hypoplasies vasculaires, en considérant surtout que l'orifice mitral était également d'un calibre inférieur à la normale (9 centimètres).

Son cœur, pâle, flasque, pesait 380 grammes, tandis que ses deux reins, de 90 grammes chacun, étaient profondément sclérosés.

Valvule mitrale. 1° *Homme.* — Dans tous les cas d'hypoplasie aortique que j'ai recueillis, chez l'homme, le périmètre de la mitrale est inférieur à 11 centimètres, chiffre normal. Mais ce rétrécissement, qui peut varier entre un demi-centimètre et 3 centimètres, n'est pas en rapport constant avec le degré de l'hypoplasie de l'aorte.

C'est ainsi qu'en comparant les faits où l'orifice de ce vaisseau oscille entre 5 c. 5 et 5 c. 7, la longueur de la mitrale présente des chiffres compris entre 8 centimètres et 10 c. 5.

Voici du reste le tableau résultant des 15 observations dans lesquelles les dimensions ont été relevées :

Aorte :	Mitrale :
Au lieu de 11 cent.; 10.5	6,5; 6; 5,5.
10	6,5; 6,5; 5,5.
9.5	6,2; 6; 5,5.
9	6; 5,8.
8.5	6,5.
8	5,7.

Le rétrécissement le plus accentué s'est montré chez un malade de 34 ans avec une aorte de 5 c. 7 : puis nous voyons successivement la mitrale de 8 c. 5 à 18 ans; de 9 centimètres à 20 et 29 ans; de 9 c. 5 à 19, 24 et 40 ans; de 10 centimètres à 15, 25 et 56 ans.

Cette angustie de l'orifice auriculo-ventriculaire gauche n'appartient pas en propre aux cas de tuberculose avec hypoplasie aortique, comme le démontrent 6 faits personnels, où ce rétrécissement était évident, pouvant atteindre 2 et 3 centimètres avec des orifices aortiques ayant conservé leur chiffre à peu près normal de 7 centimètres. C'est là une constatation curieuse qui n'avait pas encore été signalée chez les phtisiques.

J'ai de plus remarqué qu'en dehors de ce rétrécissement, la mitrale était parfois susceptible de voir son diamètre s'amplifier, l'aorte conservant les dimensions de 7 centimètres, et cela plus particulièrement entre les âges de 40 et de 50 ans.

2° *Femmes*. — Bien différents sont les résultats de même ordre recueillis chez la femme, puisque dans aucun des cas d'hypoplasie aortique qui la concernent, je n'ai trouvé de diminution du périmètre de la mitrale. Ou bien elle conserve ses dimensions normales, ou bien elle se dilate dans une mesure très appréciable.

En résumé, dans tous les cas d'hypoplasie aortique, chez l'homme, le calibre de la mitrale est diminué, sans affecter un rapport constant avec la diminution du calibre de l'aorte. Et ce rétrécissement se retrouve assez fréquemment quand l'orifice conserve son périmètre normal de 7; mais dans ce cas on peut constater parfois une dilatation de l'orifice auriculo-ventriculaire gauche.

Chez la femme, cette étroitesse de la mitrale n'a été constatée dans aucun des faits que j'ai étudiés; ou bien ses dimensions étaient normales, ou bien il s'agissait d'un degré plus ou moins accentué de dilatation.

Valvule tricuspide. — L'orifice tricuspidien, normal dans 2 cas (12 centimètres), présentait une légère diminution dans la plupart des autres, sans s'abaisser cependant au-dessous de 11 centimètres. Dans un seul il était accru : 13 centimètres.

Il conserve d'ordinaire son rapport habituel avec l'orifice de l'artère pulmonaire, son rétrécissement, toujours peu accusé, se rencontrant parallèlement. J'ai cependant observé une dilatation relative assez marquée chez un malade dont l'orifice pulmonaire mesurait 5 c. 5 avec une tricuspide de 12 centimètres.

Volume du cœur. — Un premier résultat de la comparaison du poids du cœur dans les cas d'hypoplasie aortique, donne comme note générale une diminution de ce poids dans la grande majorité des cas.

Contrairement à l'opinion de Virchow, reprise par M. Claude à l'occasion de son observation, un petit cœur accompagne d'ordinaire la diminution du calibre vasculaire, ainsi que l'avait affirmé Beneke.

Chez l'homme, dans trois cas, le poids variait de 150 à 200 grammes, dans d'autres, de 200 à 300 grammes. L'augmentation de volume se rencontre exceptionnellement, puisque je ne compte que 3 cœurs pesant de 300 à 420 grammes.

Elle est loin de constituer la règle, et ne saurait en tout cas, reconnaître comme unique facteur occasionnel l'angustie de l'aorte et l'obstacle qu'elle apporte au cours du sang. Du reste elle paraît constamment faire défaut chez la femme où j'ai trouvé le poids du cœur oscillant entre 150 et 220 grammes (avec une moyenne de 188 grammes).

Ces différences dépendent si peu du rétrécissement aortique, qu'avec un même degré de diminution de calibre, le poids du cœur est susceptible de varier dans des limites assez étendues. C'est ainsi qu'à trois aortes de 3 c. 5, correspondent des cœurs de 200, 300, 340 grammes. Enfin, chez la majorité des malades, on observe généralement d'une manière simultanée, l'hypoplasie aortique, un certain degré de rétrécissement mitral, et le cœur petit, ce dernier pouvant néanmoins être atteint d'une légère hypertrophie du ventricule gauche (observation de M. P. Teissier). Cherchant à me rendre compte des conditions susceptibles d'entrainer exceptionnellement le développement d'un gros cœur, j'ai constaté tout d'abord qu'il n'est pas l'apanage des phtisiques les plus âgés, car les chiffres maxima appartiennent à des hommes de 19, 20 et 24 ans.

L'influence des altérations rénales, en ce qui concerne les néphrites toxi-infectieuses, combinées ou non à des foyers tuberculeux plus ou moins nombreux, et dont plusieurs de mes malades étaient atteints, ne saurait être invoquée, car je n'ai pas trouvé dans ces observations de cœurs dépassant 210, 220 grammes, et M. Regnault cite un fait de cavernes multiples du rein avec un cœur de 250 grammes.

Il n'en est pas de même pour la néphrite scléreuse simple ou mixte, dont on ne saurait nier le retentissement sur le cœur des tuberculeux, et sur l'hypertrophie qui en dérive. Mais le processus rénal est souvent installé de longue date avant l'explosion de la tuberculose pulmonaire, comme chez le malade de 63 ans dont l'aorte à 7 centimètres coïncidait avec un cœur de 380 grammes et de petits reins sclérosés.

Et ce n'est pas cette pathogénie qui s'adapte à la genèse du gros cœur chez les hypoplasiques aortiques, puisque dans les deux cas, où cet organe était le plus augmenté de volume, le parenchyme rénal était indemne.

Restent donc toutes les altérations dont l'influence a été savamment élucidée par le professeur Potain.

Chez le malade de M. Claude comme chez les deux miens, les poumons étaient fortement sclérosés, soit avec coque pleurale ancienne, soit avec des adhérences généralisées. Et ce qui tendrait à donner une grande valeur à l'action de ces altérations auxquelles se joignent la congestion et l'emphysème, c'est la dilatation relative de l'artère pulmonaire, par rapport à la coarctation de l'aorte, à 3 c. 8.

Et cependant cette explication me semble insuffisante, en raison de l'existence habituelle de ces mêmes altérations, même avec ampliation de l'orifice pulmonaire, chez des phtisiques atteints d'angustie de l'aorte et dont le cœur est plutôt atrophié. Il en est de même pour les autres processus également invoqués en faveur de l'augmentation du volume du cœur, et qui peuvent exister à des degrés très marqués, sans s'accompagner d'aucune hypertrophie.

Il semble que dans ces cas, la lutte du cœur soit antérieure à la tuberculose pulmonaire, à moins qu'on n'admette, à l'occasion d'un processus bacillaire à marche rapide, l'augmentation rapide du volume du cœur; sous l'influence d'un travail brusquement porté à ses extrêmes limites.

Ce qui semble donner un certain crédit à cette hypothèse, c'est que les phtisies aiguës, granuliques ou ulcéreuses, chez des individus jeunes, s'accompagnent souvent d'une hypertrophie manifeste du cœur, et d'un accroissement notable des reins, simplement atteints de lésions congestives, lesquelles même peuvent faire défaut. C'était le cas dans l'observation de M. Claude; et d'autre part M. Regnault a fait ressortir l'existence de l'hypertrophie chez les adultes atteints de tuberculisation aiguë en dehors de toute hypoplasie vasculaire.

J'objecterai encore à cette manière de voir les constatations que j'ai faites chez plusieurs malades de la même catégorie dont le poids du cœur était inférieur à la normale.

Ainsi les causes de l'hypertrophie coïncidant avec une aorte hypoplasique ne reconnaissent pas une même origine et peuvent aussi bien appartenir à des lésions scléreuses, très accentuées, combinées à la symphyse pleurale, qu'à une néphrite interstitielle ou mixte installée primitivement, qu'à un processus aigu bacillaire susceptible d'entraîner un fonctionnement exagéré du cœur.

Mais ce que je tiens à faire bien ressortir, c'est que l'angustie aortique n'en est pas la cause directe habituelle. L'observation clinique ne permet guère d'admettre qu'elle doive se produire par un excès de travail du muscle cardiaque, quand celui-ci se trouve surpris par le développement rapide d'une granulie ou d'une phtisie galopante. Et ce qui juge ici la question, c'est que ces processus aigus sont exceptionnels chez les hypoplasiques, et que dans les cas où des poussées granuliques ont précédé la mort, on les trouvait discrètement semées dans les espaces interlobaires, se limitant le plus souvent, d'un seul côté, au voisinage des foyers caséeux d'où semblait émaner leur diffusion par la voie lymphatique; c'est enfin qu'ils n'apportaient pas de grandes variations dans l'ensemble symptomatique, n'entraînant même pas de modification bien appréciable dans la courbe thermique.

Aucune des conditions invoquées pour expliquer la genèse de l'augmentation du cœur chez les phtisiques n'est susceptible d'en fournir l'explication quand ces malades sont atteints d'hypoplasie de l'aorte, puisque ces mêmes conditions peuvent exister à des degrés très accentués avec des cœurs diminués de volume.

Il semble par conséquent probable qu'en raison de circonstances qui nous échappent, le cœur s'était hypertrophié longtemps avant l'évolution de la tuberculose pulmonaire.

En tout cas ce sont là des faits très rares, et qui n'enlèvent rien à l'exactitude des affirmations de Beneke, qui cadrent avec la grande majorité de mes constatations anatomiques. C'est que l'hypoplasie aortique marche le plus souvent de front avec un cœur petit, chez les malades qui succombent à des tuberculoses pulmonaires, intestinales ou péritonéales.

Pour terminer ce qui a trait à ces considérations d'ordre nécroscopique dont il me reste à montrer les relations avec l'examen des malades, je mentionnerai que dans aucune de mes autopsies, je n'ai rencontré d'aplasie génitale chez la femme.

Étude clinique. — L'analyse clinique de ces faits de tuberculose évoluant chez des malades atteints d'une hypoplasie aortique permet de préciser un certain nombre de données qui ne manquent pas d'intérêt, tant au point de vue nosologique qu'à celui de la pathogénie. Les phtisiques hypoplasiques se reconnaissent habituellement par un ensemble de caractères extérieurs dont les deux types ont été bien exposés par Beneke. Ce sont d'une part des sujets dont le développement semble incomplet et que marque le sceau de l'infantilisme : petite taille, thorax étroit, téguments d'une pâleur mate, cireuse, qui donne à la face l'empreinte d'une anémie profonde. D'autres, au contraire, présentent une stature normale, avec ce même rétrécissement des parois thoraciques ; quelques-uns, comme le malade de M. Claude, sont grands, élancés, paraissant plus que leur âge : chez quelques-uns le système pileux est incomplet. Les femmes sont d'ordinaire atteintes d'une atrophie des seins, et plusieurs des hommes que j'ai observés ne portaient plus que des testicules rudimentaires, dont le volume ne dépassait pas celui d'une petite noisette. Les amygdales sont à peine apparentes, comme du reste j'ai eu l'occasion de le constater chez un grand nombre de tuberculeux, indépendamment de l'étroitesse de l'aorte.

Enfin la déformation hippocratique des ongles est exceptionnelle.

Divers stigmates de dégénérescence se montrent parfois d'une manière concomitante, mais font le plus souvent défaut.

Du côté du système cardio-vasculaire. le pouls radial est toujours petit. faible, d'une tension bien inférieure à la normale; j'ai plusieurs fois trouvé l'artère épaissie par suite de ce processus sclérogène étudié par Igle et par Teissier.

Le cœur est petit presque toujours, et l'élimination de son aire de matité s'accompagne d'une rétraction concentrique des limites de l'aorte qui n'arrivent pas au bord droit du sternum, dans le deuxième espace. Ce même phénomène accompagne les cas exceptionnels où le muscle cardiaque est hypertrophié.

En même temps on ne constate qu'un léger soulèvement systolique de la pointe qui manque chez bien des malades.

L'auscultation. et c'est là une particularité sur laquelle j'insiste. révèle toujours l'existence des deux bruits normaux, plus ou moins variables dans leur force et leur timbre. sans qu'aucun souffle vienne s'y ajouter. J'en excepte le seul fait de M. Claude où l'on reconnut un prolongement transitoire au foyer de l'artère pulmonaire. Dans quelques cas. un frottement plus ou moins intense s'est manifesté à la phase terminale indiquant le développement d'une péricardite sèche reconnue à l'autopsie, mais toujours limitée à quelques plaques d'exsudat.

Cette absence de souffle relevée avec beaucoup de soin chez tous mes malades. constatée aussi bien chez ceux dont le cœur était petit que dans les cas où il était hypertrophié, et qui constituent la grande exception. comme je l'ai montré précédemment. mérite d'attirer l'attention. en raison des opinions divergentes émises à ce sujet.

Qu'un prolongement du premier bruit vienne à se produire chez les malades à l'aorte petite. il est indépendant de cette sténose. Et l'on ne saurait, par conséquent. considérer comme devant faire songer à l'étroitesse congénitale de ce vaisseau. le souffle systolique de la base coïncidant avec un cœur hypertrophié. chez des malades dont le pouls est petit et les artères notablement diminuées de calibre, ainsi que l'admet M. Cohn. dans un travail récent (*Fortschritte der Medicin*; 22 nov. 1899).

Le fait sur lequel il s'appuie se rapporte bien à l'étroitesse congénitale de l'aorte (6 cent.). avec hypertrophie et dilatation considérables des deux ventricules; mais elle coexistait avec la persistance du trou ovale.

Mais chez les phtisiques ou dans les autres tuberculoses. et en particulier celles de l'intestin et du péritoine, qui se greffent chez des sujets atteints de sténose aortique. reconnue plus tard à l'autopsie, il existe un équilibre constant entre la coarctation vasculaire, la tension artérielle et le volume du cœur, en sorte que le départ du sang s'effectue sans bruit surajouté.

On saisit l'importance de ces données, si l'on compare ces cas de tuberculose associée à l'hypoplasie de l'aorte, avec les faits de chlorose, dont le substratum anatomique serait souvent constitué par une altération de même ordre, si bien mise en lumière par Virchow.

Mes observations, en montrant qu'avec l'angustie de l'orifice aortique et du vaisseau tout entier, le cœur reste ordinairement petit, alors que, pendant la vie, les bruits cardiaques n'ont été escortés d'aucun prolongement soufflant, semblent assez démonstratives pour faire admettre que les modifications cardiaques et les souffles du premier bruit, si fréquents chez les chlorotiques, doivent trouver leur origine en dehors des conditions créées par la sténose aortique hypoplasique. Car on ne verrait pas comment la théorie mécanique, vraie pour cette classe de malades, ne le serait plus chez les tuberculeux frappés de la même altération vasculaire.

Combien plus rationnelle et cadrant avec les données de l'anatomie pathologique, serait l'hypothèse d'un processus de même ordre à son point de départ et favorisant, suivant les circonstances, le développement de la tuberculose ou de la chlorose hypoplasiques.

Toujours est-il que chez les tuberculeux, d'aspect profondément anémique, et chez lesquels j'ai trouvé l'aorte petite, bien peu de troubles fonctionnels d'origine cardiaque ont été relevés : en dehors d'une certaine tendance syncopale et vertigineuse, notée seulement dans quelques cas. Loin de présenter de la dyspnée d'effort, on est surpris qu'ils aient pu vaquer assez longtemps à des travaux plus ou moins pénibles, sans accuser de gêne respiratoire.

Enfin, aucun des signes observés dans la chlorose ne se rencontre à la palpation comme à l'auscultation du cou, si profonde que soit l'anémie dont sont frappés ces malades.

Quant aux symptômes de la tuberculisation des poumons, ils peuvent évoluer sous la forme ulcéreuse classique et ne présentent aucune particularité bien spéciale ; mais le plus ordinairement la phtisie demeure silencieuse, exceptionnellement précédée par les hémoptysies au point même qu'à la période des cavernes, les signes peuvent être assez atténués pour égarer le diagnostic et faire penser à une anémie symptomatique d'une affection cancéreuse, parfois même à l'anémie pernicieuse. C'est sous cette apparence que se présentait une jeune malade de mon service, dont la tuberculisation des poumons se déroula sans fièvre, avec des signes physiques à peine appréciables, sans expectoration, et dont l'apparition ne survint qu'après un long séjour à l'hôpital où elle avait constamment fait l'objet d'un examen approfondi. Peu de jours avant sa mort, se révélèrent des craquements discrets au niveau des deux sommets, sans souffles, sans phénomènes cavitaires.

Ces derniers ne surviennent parfois qu'à la période ultime, alors qu'il existe des cavités volumineuses, ou même ils font défaut jusqu'à la mort.

Tantôt et surtout chez des individus jeunes, on ne trouve qu'un souffle aigu, à tonalité élevée, localisé aux deux sommets ; et pendant une longue phase d'évolution, on ne perçoit aucun râle venant traduire la formation de cavités volumineuses qu'on rencontre à l'autopsie, et qui ont évolué sans provoquer la moindre expectoration.

Mais le plus ordinairement, massives et confluentes ou bien isolées, disséminées et très discrètes, les lésions de cette forme caséo-bacillaire, n'entraînent guère, en dehors des modifications du son de percussion et de la transmission des vibrations vocales, qu'une diminution plus ou moins accusée du murmure vésiculaire, s'accompagnant de quelques râles sous-crépitants, dont le siège initial peut se cantonner à la région du hile des poumons.

D'autres fois, la tuberculisation pulmonaire, non moins insidieuse, parcourt toutes ses étapes sous les allures d'une pleurésie chronique, avec des signes d'une légère infiltration des sommets.

Cette évolution peut revêtir les mêmes modalités à la suite de l'accouchement ; ou bien la tuberculose pulmonaire se révèle par une anémie profonde avec des signes cavitaires et de la fièvre, peu de temps après les couches ; ou bien le processus bacillaire existant de longue date passe complètement inaperçu ; on croit à une simple anémie exagérée par la perte de sang, et, subitement, comme je l'ai vu dernièrement chez une femme de 21 ans, surgissent des phénomènes fébriles, avec légère congestion d'un sommet ; des râles crépitants et du souffle tubaire font supposer l'existence d'une broncho-pneumonie pseudo-lobaire, en raison de quelques signes de bronchite disséminés escortant cette lésion en foyer, et, quelques jours plus tard, après que le processus tuberculeux s'est nettement manifesté par des craquements humides et des gargouillements, malgré l'absence de crachats, on trouve à l'autopsie une grosse caverne du sommet gauche, avec des lésions de broncho-pneumonie infectieuse, sans granulations miliaires. Le cœur pesait 220 grammes, et l'orifice aortique mesurait 5 c. 5. Les organes génitaux étaient parfaitement sains, comme du reste dans les autres nécropsies que j'ai pratiquées chez des femmes : j'ajouterai qu'ils ont toujours paru présenter leur développement normal malgré l'existence de l'hypoplasie aortique. Enfin, chez plusieurs malades, la tuberculose pulmonaire semblait guérie, ne se traduisant que par quelques noyaux caséeux isolés dans un des sommets et encerclés de tissu fibreux ; le processus bacillaire évoluait alors soit du côté de l'intestin, soit dans le péritoine, se transmettant secondairement à la plèvre.

A côté de ces cas où l'hypoplasie aortique coïncide avec les traces d'une tuberculisation plus ou moins lointaine des poumons, viennent se ranger ceux dont j'ai déjà parlé et qui concernent les localisations du processus bacillaire, indépendantes de toute altération de même ordre de l'appareil respiratoire.

La sténose de l'aorte ne détermine donc pas fatalement la tuberculose des poumons. Elle peut même se rencontrer sans qu'aucune lésion d'origine bacillaire se révèle à l'autopsie, mais elle appartient alors à l'aplasie artérielle généralisée avec atrophie rénale, et ne rentre pas dans les cas qui font l'objet de cette étude.

La terminaison se fait lentement, par consomption graduelle, parfois précédée par une période assez longue d'œdème des membres inférieurs avec albuminurie, sans insuffisance du muscle cardiaque.

Chez quelques malades, la courbe thermique s'abaisse pendant quelques jours aux approches de la mort qui survient en hypothermie. On la voit au contraire se maintenir chez d'autres entre 58° et 39°, sous l'influence probable de petites poussées granuliques aussi discrètes que limitées.

Dans un cas, j'ai vu survenir une fin presque foudroyante par suite d'une hémoptysie consécutive à la rupture d'un anévrysme de Rasmüssen.

En dehors de ce fait, la mort subite, ou très rapide, dont j'ai recueilli une dizaine d'observations chez les phtisiques, n'a pas coïncidé avec l'hypoplasie de l'aorte.

Conclusions.

L'hypoplasie de l'aorte est fréquente dans la tuberculose pulmonaire, et peut s'observer dans la tuberculose isolée de l'intestin et du péritoine.

On la rencontre surtout chez des sujets de 20 à 30 ans ; mais quelques-uns peuvent vivre jusqu'à 40 et 42 ans.

Les sténoses les plus prononcées semblent se présenter de préférence chez l'homme.

Elles s'accompagnent d'un degré plus ou moins accentué de rétrécissement des divisions du vaisseau et des branches qui en émanent.

sans aucune anomalie d'origine, principalement pour les inter-costales.

On y retrouve parfois les taches et les stries longitudinales de *l'aortis chlorotica*.

Artère pulmonaire. — Il n'existe pas de relation fixe entre le calibre de l'orifice aortique et celui de l'orifice de l'artère pulmonaire.

Chez l'homme, on constate tantôt une diminution de cet orifice, surtout avec les sténoses très marquées de l'aorte, tantôt son amplia-tion.

Chez la femme, la dilatation de l'orifice pulmonaire s'est montrée 4 fois sur 5.

Le même accroissement s'observe fréquemment chez les phtisiques dont l'orifice aortique a conservé son périmètre à peu près normal de 7 centimètres.

Orifice mitral. — Chez l'homme, dans tous les cas d'hypoplasie aortique, le calibre de l'orifice mitral s'est révélé inférieur à la nor-male, mais sans rapport constant avec le degré de coarctation de l'aorte.

Chez la femme, les dimensions restent normales ou s'exagèrent.

Orifice tricuspidien. — L'orifice tricuspidien ne présente que des modifications légères, consistant le plus ordinairement dans une dimi-nution de calibre, coïncidant avec la même disposition du côté de l'orifice pulmonaire.

Volume du cœur. — Les tubercules hypoplasiques s'accompagnent presque toujours d'une diminution de volume du cœur, de sorte qu'on trouve habituellement, avec une aorte petite, le cœur petit, et l'ori-fice mitral réduit.

Pour des aortes également rétrécies, le poids du cœur est suscep-tible de varier dans des limites assez étendues.

L'accroissement de volume est exceptionnel et ne peut s'expliquer suffisamment par la mise en œuvre des causes qui le déterminent au cours de la phtisie pulmonaire, puisque toutes les altérations entraî-nant l'hypertrophie se retrouvent avec des cœurs notablement petits.

Symptômes. — Avec ou sans les attributs de l'infantilisme, les phti-siques avec hypoplasie aortique sont le plus souvent profondément anémiés, présentant un thorax étroit, rarement atteints de la défor-mation hippocratique des ongles.

Avec plus de fréquence que les autres tuberculeux, ils sont exposés à voir disparaître presque complètement certains tissus glandulaires, tels que les seins, les testicules, les amygdales.

Le pouls, petit, faible, accéléré, traduit un grand abaissement de la tension artérielle.

On constate la diminution de volume du cœur, rarement son augmentation, avec réduction de la matité aortique.

Le second bruit cardiaque peut être renforcé, mais l'on n'entend aucun souffle organique en rapport avec le premier, malgré la coarction de l'orifice aortique, que le volume du cœur soit augmenté, ce qui est l'infime exception, ou qu'il soit diminué. Cette constatation conduit à rechercher, en dehors de la sténose aortique, l'origine des souffles qui lui ont été attribués dans la chlorose avec hypoplasie vasculaire.

Le processus pulmonaire, évoluant surtout sous la forme ulcéreuse, présente, dans la plupart des cas, des allures insidieuses, au point d'aboutir à la période ultime des cavernes avec des signes locaux très atténués, disproportionnés presque toujours aux lésions des poumons. Les symptômes physiques ne se révèlent parfois qu'à une phase avancée, la phtisie reste pour ainsi dire larvée, et c'est sous les apparences d'une anémie pernicieuse ou d'une néoplasie latente de l'estomac que se déroule la plus grande partie de son évolution.

Il arrive assez ordinairement que les phénomènes locaux se dissimulent en donnant lieu à des erreurs d'interprétation sur la phase anatomique du processus bacillaire.

A côté de ces formes lentes se rencontrent des modalités rapides venant mettre fin à une phtisie torpide presque toujours méconnue, d'autant plus que l'expectoration peut faire défaut pendant la plus grande partie de la maladie et que les hémoptysies de la phase initiale semblent assez rares.

Ces mêmes particularités s'observent après l'accouchement : tantôt il s'agit d'une phtisie cavitaire classique à symptômes insidieux, tantôt d'une phtisie pneumonique galopante, dans laquelle les signes cavitaires sont masqués par ceux d'une broncho-pneumonie pseudolobaire, et qui, malgré l'existence de cavernes à la fin de la grossesse, peut passer complètement inaperçue, malgré des explorations très consciencieuses.

Plus rarement, en même temps qu'une tuberculose pulmonaire très limitée en voie de guérison, le processus bacillaire se fixe et se développe sur l'intestin ou sur le péritoine.

Ou bien, sans traces de tubercules dans les voies respiratoires, on assiste à l'évolution des mêmes localisations intestinales, péritonéales ou méningitiques.

LES FISSURES DANS LA LUTTE CONTRE LA TUBERCULOSE

par le docteur **CATRIN**,
de Valenciennes,
Correspondant de l'Académie.

Dans la lutte entreprise, si tardivement en France, contre la tuberculose, on s'est, à juste titre d'ailleurs, préoccupé de l'établissement des sanatoria destinés non seulement à guérir, dans bien des cas, les tuberculeux, mais encore à les isoler du milieu social dans lequel ils propagent leur maladie.

Je doute que nous puissions, avant longtemps du moins, fonder un nombre suffisant de sanatoria pour recevoir les centaines de mille de tuberculeux qui pullulent dans nos villes et nos campagnes.

Il importe donc, et je crois que c'est le point le plus important dans la croisade nouvelle, d'éviter d'introduire des semeurs de bacilles dans les agglomérations petites ou grandes. Ce n'est point ici le lieu ni l'heure de discuter le rôle de la contagion de la tuberculose, je pense que l'accord est quasi unanime sur ce point, et que s'il reste encore à élucider ce difficile problème, à savoir pourquoi certains sont contaminés et d'autres résistent au contage, du moins nous croyons tous au danger du séjour d'un tuberculeux parmi des individus sains.

Sans vouloir adopter les radicales mesures de prophylaxie mosaïque pour la syphilis ou celles du moyen âge pour la lèpre, il faut néanmoins nous efforcer d'éliminer le plus tôt possible les tuberculeux du milieu social, et si nous ne pouvons dans certains cas obtenir cette séparation, du moins nous pouvons et devons prévenir du danger auquel s'exposent les gens en contact avec des bacillaires.

Mais il est des circonstances dans lesquelles la société semble se faire complice de la tuberculose pour aider à la propagation du mal.

C'est des fissures de la prophylaxie tuberculeuse que je désire vous entretenir rapidement par des exemples tirés de ma pratique, tant de l'hôpital, tant de la clientèle.

I. J'ai eu cette année, dans mon service des fiévreux de l'Hôtel-Dieu de Valenciennes, les diverses malades dont succinctement je rapporte l'observation :

M. D..., 52 ans, entrée le 27 mai 1900, est une tuberculeuse arrivée à la période finale, ayant des cavernes volumineuses dans les deux poumons, et crachant chaque jour des millions de bacilles comme l'ont démontré des analyses bactériologiques des crachats faites à diverses reprises.

Cette malade est morte le 26 juin. Elle était entrée une première fois dans mon service le 6 juillet 1899, ayant une caverne du sommet droit, elle était sortie légèrement améliorée le 14 septembre de la même année.

Elle est donc restée 8 mois hors de l'hôpital, et ce temps, elle l'a passé dans une maison publique!!

Est-il besoin d'insister longuement sur les crimes involontaires qu'a dû commettre cette malheureuse dans l'exercice de son triste métier, où les contaminations sont si fréquentes et où les pratiques de la débauche mettent si souvent en contact des salives bacillaires avec les muqueuses saines.

La loi nous autorise à hospitaliser une prostituée syphilitique, et elle ne songe pas à la séquestrer quand elle peut répandre journellement une maladie bien plus grave encore que la syphilis et surtout moins curable.

Je me plais à croire que si l'on n'a pas encore rempli ce desideratum, c'est qu'on n'y a pas songé et qu'il suffira de le signaler pour que des mesures énergiques soient prises.

Et pour qu'on ne puisse supposer qu'il s'agit d'une exception, je vous citerai le cas d'une malade de la même catégorie, C. S..., âgée de 24 ans, qui, entrée le 19 janvier 1900 à l'hôpital, en est sortie le 28 juin de la même année pour retourner dans la maison dont elle venait. C'est une phtisique grasse dont rien dans l'aspect extérieur ne trahit la tuberculose, et pourtant ses crachats sont bacillifères.

Nul n'ignore enfin la fréquence de la tuberculose parmi les prostituées, surtout celles des maisons publiques, qui vivent dans un air confiné et sont presque toutes alcooliques.

II. Dans la même salle, promiscuité regrettable à tous points de vue, j'ai une petite malade, A. C..., âgée de 12 ans, entrée dans mon service le 6 janvier 1900 pour une caverne du sommet droit. Celle-là est une petite orpheline de l'Assistance publique, une Parisienne, comme on les nomme en province. On l'a envoyée dans une famille habitant un village du Nord; il n'y avait pas d'enfant, mais la femme mariée, qui gardait, moyennant une rétribution légère, cette pauvre petite, étant devenue enceinte a passé sa pensionnaire à une voisine, laquelle a deux enfants, et voilà cette malfaitrice inconsciente, qui va probablement tuberculiser ses frères d'adoption dont elle partage tous les jeux, le logement, le lit même.

N'y aurait-il pas lieu, avant de confier ces orphelins à des familles, de les examiner avec soin et même de les faire surveiller par un médecin, afin de les éloigner des maisons où elles sont recueillies si la tuberculose vient à se déclarer?

Dans mon service j'ai également un jeune homme de 17 ans qui est la répétition du cas précédent.

III. Le 2 avril 1900 entrait dans mon service L. J.., âgée de 14 ans, avec une caverne volumineuse du sommet droit. Elle expirait moins de deux mois après son entrée le 12 mai 1900. Cette enfant venait d'un grand orphelinat : elle n'a été hospitalisée, comme vous le voyez, qu'à un stade très avancé de sa maladie. Donc, pendant une période, longue sans doute, mais dont je n'oserais évaluer la durée, elle a pu dans ses contacts journaliers avec ses compagnes opérer une œuvre dévastatrice.

Et voyez les conséquences multiples de cette tardive hospitalisation : si quelque autre enfant est atteinte du même mal, assurément elle ne s'en plaindra point, car elle sait qu'on l'enverrait à l'hôpital, où toutes celles de ses compagnes qu'elle a vues entrer mouraient rapidement ; aussi ne sera-t-elle séparée de ses camarades que le jour où la maladie aura fait de tels progrès, que le diagnostic sera facile, même pour les personnes étrangères à la médecine.

En 1899, j'ai vu un cas identique sur une jeune fille de 16 ans, venant du même orphelinat et qui avait perdu sa sœur de la même affection, deux ou trois ans auparavant.

IV. Enfin, messieurs, dans une période de moins d'un an, j'ai eu l'occasion de voir dans mon cabinet trois adjudants et un cantinier musicien, provenant tous du même régiment et tous quatre tuberculeux.

Deux d'entre eux sont morts : l'un d'hémoptysie foudroyante, l'autre, grâce aux progrès de sa tuberculose, alors qu'il venait d'être reçu comme élève de Saint-Maixent. Le troisième a pu péniblement atteindre sa retraite proportionnelle. Quant au cantinier, il a été réformé, mais seulement à une époque où ses lésions étaient très avancées.

Dans plusieurs séances de l'Académie de médecine, on s'est longuement occupé de cette question de la tuberculose dans l'armée. Les médecins militaires de l'Académie ont soutenu contre le si documenté M. le professeur Grancher, et d'autres, que les cracheurs de bacilles étaient d'une rareté extrême dans l'armée. Je ne veux même pas esquisser cette discussion ici. Les médecins militaires dont il est question ont une autorité scientifique incontestée et incontestable, et je suis le premier à m'incliner en toutes circonstances devant la haute valeur de leur opinion, mais en ce cas particulier j'avoue en avoir une contraire à la leur.

Pour avoir une idée de la plus ou moins grande fréquence de la tuberculose dans les corps de troupe, il faut connaître, permettez-moi cette expression, la cuisine de la visite régimentaire.

Dans l'armée, autant le soldat ordinaire, celui qui subit le sort, fait ses trois ans, se portera facilement malade, autant les soldats de certaines catégories, autant les sous-officiers iront difficilement à la visite ; je m'explique.

Parmi les soldats, surtout ceux d'un an, il en est dont les parents habitent la ville où séjourne leur régiment : ceux-là n'iront consulter le médecin-major que vaincus par la violence de la maladie, car ils savent que l'exemption de service entraîne la consigne au quartier, c'est-à-dire l'impossibilité de sortir pour aller dans leur famille ou ailleurs. J'ai connu pour ma part un jeune homme qui a fait toute son année de service étant tuberculeux, sans s'être fait porter une seule fois malade.

Mais les soldats d'un an sont l'exception, et ce n'est pas encore parmi ceux-là qu'on rencontre les réfractaires aux soins médicaux des médecins militaires, mais bien dans la classe des sous-officiers, des rengagés, des employés, des musiciens. Ceux-là savent que si le médecin-major constate le moindre signe de tuberculose, c'est la réforme qui les attend et la plupart du temps la réforme n° 2, c'est-à-dire la mise hors l'armée sans un sou, soit la misère et la maladie.

Ne comprend-on pas dès lors que tous ces malheureux, avec la réforme de Damoclès suspendue au-dessus de leur tête, ne se fassent porter malades qu'à l'ultime extrémité ; comme cette catégorie de militaires a droit à des sorties fréquentes, ils se rendent chez le médecin de la ville, qui les soigne du mieux qu'il peut, et est enchaîné par le secret médical. Ces infortunés cherchent ainsi à atteindre péniblement leur retraite quand la mort ne les arrête pas en route.

C'est dans une même année, dans un même régiment que j'ai vu les 4 cas rapportés, et je ne suppose point que j'aie eu le privilège de voir tous les cas, pas plus que je ne suppose que ce régiment soit exceptionnellement pourvu de tuberculeux.

J'ai signalé le danger : peut-on y remédier ?

1° Pour les filles publiques, le médecin chargé du service sanitaire pourra facilement, tout au moins pour les tuberculoses avancées, pratiquer l'élimination. Serait-ce trop exiger que de demander l'auscultation des prostituées ?

2° Pour les enfants assistés, ils ne seront envoyés en province qu'après un examen complet et sévère des organes respiratoires ; on pourrait même les munir d'un bulletin énonçant les résultats obtenus et dans les cas douteux, ce bulletin aurait une grande utilité pour le médecin de province chargé de donner ses soins à ces enfants.

5" Dans les orphelinats. l'État devrait exiger qu'un médecin fût attaché à ces établissements et visitât de temps à autre tous les enfants.

4" Dans l'armée, ce seront surtout les sous-officiers, les employés, les rengagés qui devront attirer la sollicitude des médecins militaires. En outre, toute tuberculose contractée après dix ans de service devrait être considérée comme une maladie contractée au service et donner droit à une retraite proportionnelle.

DIE RESISTENZ DER ROTHEN BLUTKÖRPERCHEN BEI PHTISIS PULMONUM UND DIE URSACHE DER RESISTENZ IM ALLGEMEINEN

von doctor J. L. BAUMHOLTZ,

de Saint-Pétersbourg.

Ich werde hier nur das Resume vorlesen, ausführlichere Mittheilungen werde ich darauf folgen lassen.

Die Resistenz der rothen Blutkörperchen, — bestimmt durch die Zahl der unlöslichen in schwachen Na Cl-Lösungen (Methode des Prof. Janowsky), — ist bei Phtisis pulmonum erhöht.

Die Resistenz ist in leichten Fällen eine verhältnissmässig kleine, in schweren dagegen eine entsprechend grössere.

Die Resistenz wird meistentheils verkleinert mit der Vergrösserung des Gewichtes des Körpers und umgekehrt.

Nach der Veränderung der Grösse der Resistenz ist schon dann auf eine Verbesserung oder Verschlimmerung des Processes im Laufe der Krankheit zu schliessen, wenn nach anderen diagnostischen Kennzeichen das noch nicht möglich ist.

Was die Ursache der Resistenz betrifft, so werden ihre Werte durch die Quantität und die Zusammensetzung der festen Bestandtheile des Blutes bewirkt.

Die Werte der Resistenz stehen im Zusammenhange mit dem allgemeinen Ernährungszustand; mit der Verbesserung des Ernährungszustandes wird die Resistenz verkleinert und umgekehrt.

Nach der Grösse der Resistenz ist über den allgemeinen Ernährungszustand zu schliessen.

Die Grösse der Resistenz ist physiologischen und pathologischen Schwankungen unterworfen.

Die vergleichenden Untersuchungen der Resistenz geben uns schnelle und richtige Andeutungen über die Verbesserung oder Verschlimmerung in dem Ernährungszustande des Organismus schon dann, wenn nach den anderen Ergebnissen auf eine solche Veränderung noch nicht zu schliessen ist, und da alle Veränderungen des Organismus den Veränderungen des Ernährungszustandes folgen, so haben wir in der Bestimmung der Resistenz wichtige Ergebnisse nicht nur für die Diagnostik sondern auch für die Prognostik.

———————

DU ROLE ÉTIOLOGIQUE DE LA TUBERCULOSE
DANS QUELQUES CAS D'ASPHYXIE
ET DE GANGRENE SYMÉTRIQUES DES EXTRÉMITÉS
(SYNDROME DE RAYNAUD)

par M. Louis RÉNON,

Médecin des hôpitaux de Paris.

Les études récentes sur l'asphyxie et la gangrène symétriques des extrémités tendent à démembrer l'affection si curieuse décrite par Maurice Raynaud, et à en faire plutôt un syndrome qu'une entité morbide propre.

L'étiologie et la pathogénie de ce syndrome ont bénéficié des notions courantes toxi-infectieuses, et je tiens à insister ici sur les rapports qui me paraissent unir dans des cas indéniables, la tuberculose et la gangrène symétriques des extrémités.

Il est des cas où l'existence d'une tuberculose n'a aucune valeur étiologique, dans la tuberculose des vertèbres par exemple, car l'influence des lésions méningo-médullaires sur la production de l'asphyxie et de la gangrène est trop possible. Dans la tuberculose d'autres organes, dans celle du pancréas, il n'en est point ainsi, et les coïncidences déjà signalées par Urquhart[1], par Marcel Sée[2] et par W. Byers[3] donnent singulièrement à réfléchir.

J'observe depuis plus de deux ans un homme de 55 ans qui, à la suite de crises d'asphyxie et de syncope locales des extrémités perdit, en une dizaine de jours la plupart des phalanges de ses mains et une partie de ses oreilles[4]. Je n'ai pu trouver chez lui qu'une adénite tuberculeuse traitée depuis quelques années, et des signes de tuberculose

1. URQUHART. *Edinburg medical Journal*, mars 1895.
2. MARCEL SÉE. *La Pratique dermatologique*, t. I, p. 444.
3. W. BYERS. Case of amenorrhœ associated with Raynaud's disease and pulmonary tuberculosis. *The Lancet*, 26 août 1899.
4. RÉNON, FAURE et LABBÉ. Gangrène symétrique des extrémités. *Soc. méd. des hôpit.*, 15 janvier 1899.

pulmonaire en évolution. Cette affection a donné des poussées congestives fébriles successives dont il parait actuellement guéri, puisqu'il n'a pas réagi tout récemment à une injection de un dixième et demi de milligramme de tuberculine brute. Chaque poussée fébrile s'accompagnait d'un réveil des douleurs et de la cyanose dans les parties mutilées des doigts. Cette tuberculose me parait devoir être prise en très sérieuse considération dans la genèse de tous ces phénomènes.

Je ne pourrai dire comment agit la tuberculose. Il m'est impossible de déterminer s'il faut incriminer une action directe sur les vaisseaux, ou une imprégnation du système nerveux central ou périphérique, telle que Schmidt l'a rencontrée dans l'acroparesthésie[1]. Je n'ai voulu que mettre en pleine évidence un fait étiologique intéressant.

DISCUSSION

M. WIDAL. — L'étiologie de la maladie de Raynaud est très variée, et la tuberculose n'est pas un facteur unique de l'affection.

Un homme est entré dans mon service avec tous les symptômes de l'asphyxie locale des extrémités : il ne tarda pas à succomber. L'autopsie fit voir une péricardite purulente à pneumocoques.

Dans une autre circonstance, la péricardite était également en jeu. Il s'agissait d'une femme atteinte d'un sarcome de l'ovaire et qui présentait le syndrome de la maladie de Raynaud. A l'autopsie on trouva, outre la lésion ovarienne, une péricardite hémorragique.

Il y a là probablement plus qu'une coïncidence, bien qu'on ne saisisse pas la pathogénie de ce phénomène, et bien que la péricardite puisse souvent se montrer indépendamment de l'asphyxie locale des extrémités.

Les expériences qu'on a tentées (Physalix) pour reproduire le syndrome de Raynaud ne sont pas concluantes.

M. POTAIN. — La maladie de Raynaud se montre comme conséquence et comme épiphénomène de nombreuses affections générales. La lèpre est une de celles-ci. Elle amène chez les malades la production de la sclérodactylie, puis de la sclérodermie, étendue même au visage, finalement des gangrènes des doigts et des ulcérations des membres inférieurs. Sur une malade de ce genre, M. Zambaco n'hésita pas à diagnostiquer un cas de lèpre. Pour moi, je conservais des doutes, la regardant plutôt comme atteinte de maladie de Raynaud. Or, 18 mois après, je la revis, avec une série de tubercules lépreux caractéristiques.

M. APERT. — La maladie de Raynaud peut également s'associer au diabète. J'en ai observé un cas.

M. RENDU. — J'ai eu l'occasion de soigner, il y a une vingtaine d'années, un monsieur qui était atteint d'une sclérodermie typique, d'une sclérodactylie avec gangrène symétrique des phalanges, et qui était en même temps diabétique. Il succomba au bout d'un an à son diabète.

1. B. SCHMIDT. Zur klinischen Pathologie des peripheren Nervensystems bei Lungentuberkulose, mit specieller Rücksichtnahme auf Akroparästhesien. *Wiener Klin. Wochens.*, 6, 15 et 20 juillet 1899.

MERCREDI 8 AOUT

Séance du soir.

DIAGNOSTIC PRÉCOCE DE LA TUBERCULOSE PAR LA SÉRO-AGGLUTINATION

par MM. S ARLOING et Paul COURMONT.

Depuis deux ans nous avons publié à diverses reprises les résultats obtenus en clinique par le séro-diagnostic de la tuberculose chez l'homme c'est-à-dire par l'agglutination des cultures liquides homogènes du bacille de Koch avec le sang des malades ou des suspects de tuberculose.

Nos statistiques les plus complètes ont été soumises au Congrès de Berlin en 1889[1] et consignées dans un mémoire du Zeitschrift für Tuberkulose und Heilstättenwesen; Band, Heft, 1900.

On trouvera dans ces derniers travaux tout ce qui concerne le mode d'obtention des cultures liquides du bacille de Koch et les détails de la technique à employer pour observer avec succès l'agglutination de ces cultures. On trouvera également dans les mêmes publications les résultats de l'agglutination avec le sérum des animaux expérimentalement tuberculisés. Ce dernier point a été spécialement développé dans un mémoire du *Journal de physiologie et pathologie générale*[2].

Nous sommes heureux d'autre part d'avoir à signaler les expériences confirmatives de plusieurs auteurs qui, en France et à l'étranger, ont poursuivi le même problème que nous à la suite de nos premières communications.

M. Mongour[3] (de Bordeaux) a publié à la *Société de Biologie*, en 1898 et 1899, une série de notes où il confirme absolument les résultats de

---

1. Recherche et valeur clinique de l'agglutination du bacille de Koch.
S. Arloing et Paul Courmont. Congrès pour le traitement de la tuberculose. Berlin, mai 1899.

2. Des causes qui modifient le pouvoir agglutinant dans le sang des sujets expérimentalement tuberculeux.
S. Arloing et Paul Courmont. *Journal de Physiologie et Pathol. générale*, n° 1, 1900.

3. Mongour. *Soc. de Biologie*, 1898, 1899.

notre méthode. soit avec le sérum sanguin des tuberculeux, soit avec le liquide des pleurésies tuberculeuses.

Son élève, M. Rothamel[1], a insisté dans sa thèse, où il étudie 20 cas, sur l'absence ou la faiblesse du pouvoir agglutinant chez les tuberculeux cachectiques, fait que nous avons signalé à plusieurs reprises.

M. Buard vient de publier un travail très intéressant sous la direction de M. Ferré.

Dans cette thèse[2] il montre comment, en suivant les données fournies en 1898 par l'un de nous[3], il a pu obtenir de son côté des cultures liquides homogènes du bacille de Koch, avec lesquelles il a reproduit nos expériences et pratiqué le séro-diagnostic tuberculeux chez l'enfant avec le plus grand succès.

Avec des cultures que nous avions envoyées à la première clinique interne de Berlin, M. Bendik, assistant du professeur von Leyden, a contrôlé l'exactitude des faits dont nous poursuivons l'étude[4] et attribué à la séro-réaction une grande valeur diagnostique et pronostique.

Cependant, Beck et Rabinovitch[5] d'une part et Fraenkel[6] (de Halle), d'autre part, n'ont pu obtenir par l'emploi de la séro-réaction des résultats pratiques.

Nous n'insistons pas sur le travail de Beck et Rabinovitch dont nous ferons la critique dans un prochain mémoire.

Ces auteurs ont, en effet. sur l'agglutination des microbes en général. des idées que ne peut partager quiconque a une pratique suffisante de l'étude de ce phénomène dans les maladies. D'ailleurs leur statistique présente au point de vue du diagnostic (soit diagnostic clinique. soit diagnostic par la tuberculine), de trop grandes lacunes pour que ce travail ait la portée critique que lui attribuent leurs auteurs. Enfin il est probable que les principales divergences tiennent à quelque détail dans la technique de la séro-réaction où chacun doit apporter une expérience personnelle consommée.

Le travail de Fraenkel, très savamment et consciencieusement fait. porte malheureusement sur un trop petit nombre de cas pour qu'on puisse en tirer une conclusion ferme. L'auteur en arrive d'ailleurs, en fin de compte. à se demander surtout pourquoi la méthode qui a donné

1. Rothamel. L'agglutination du bacille de la tuberculose humaine, spécialement chez les tuberculeux cachectiques. *Thèse de Bordeaux*, 1899.
2. La séro-réaction tuberculeuse. *Thèse de Bordeaux*, 1900.
3. S. Arloing. *Acad. des Sciences*, 1898.
4. Bendik. *Deutsche Med. Woch.*, 5 avril 1900.
5. Beck et Rabinovitch. *Deutsche Med. Woch.*, 1900, n° 15.
6. Fraenkel. *Hygienische Rundschau*, juillet 1900, n° 15.

de bons résultats entre plusieurs mains en donne de moins bons entre les siennes.

Il faut probablement chercher la cause de ces divergences : 1° dans la difficulté de contrôler par un diagnostic clinique certain le résultat de la séro-réaction; 2° dans la différence de végétabilité de nos cultures entre les mains des différents expérimentateurs.

Nous rappelons en effet que des précautions minutieuses doivent être prises surtout pour entretenir à un degré convenable des cultures liquides homogènes. Une culture trop jeune sera ou bien trop pauvre en bacilles ou bien trop facilement agglutinable; une culture trop âgée et trop riche en bacilles sera souvent trop « *dure* » à l'agglutination et donnera des résultats trop souvent négatifs.

La quantité de culture ensemencée dans chaque matras est elle-même d'une grande importance et peut faire varier d'une façon considérable la richesse et l'agglutinabilité des cultures en un temps donné.

Enfin, il faut bien savoir que le bacille de Koch, en cultures liquides homogènes, se développe de mieux en mieux et de plus en plus rapidement lorsqu'on le réensemence fréquemment. C'est un phénomène que nous avons nettement constaté depuis deux ans. Nos cultures actuelles poussent plus vite dans un temps donné et dans les mêmes conditions qu'il y a deux ans. Le même fait a été constaté par Buard sur les cultures qu'il a obtenues.

De telle sorte qu'aujourd'hui nous obtenons en un temps plus court (9 à 10 jours), des cultures très propices à l'agglutination et même avec lesquelles nous observons le phénomène en quelques heures sans être obligés d'attendre parfois 10 à 20 heures, comme les premiers temps.

Chaque expérimentateur doit donc d'abord étudier à fond les aptitudes de la culture qu'il emploie, et s'efforcer de ne pas trop laisser varier sa vitalité et son agglutinabilité.

Nous avons insisté tout au long, dans nos travaux antérieurs[1], sur toutes les précautions à prendre dans l'entretien des cultures, ce qui est le seul point délicat de la méthode.

Nous rappelons surtout la nécessité d'ensemencer les bouillons avec des doses toujours sensiblement égales de cultures présentant à peu près le même âge et ne point agir au hasard et irrégulièrement pour tous ces détails.

Nous rappelons aussi qu'il est prudent de toujours employer, à

1. Voir surtout : *Zeitschrift für Tuberkulose*. Band I, Heft 2, 1900.

chaque essai de séro-diagnostic, un sérum étalon dont le taux d'agglutination est connu et qui, seul, peut indiquer si, malgré les autres précautions, la culture est trop « *dure* » ou trop « *tendre* » et si les résultats obtenus sont dans ces cas sujets à caution.

C'est ainsi que chaque observateur, après une *période indispensable de tâtonnements* arrivera à conserver et entretenir ses cultures au point voulu. Seuls les débuts dans l'emploi de la méthode demanderont des précautions et une attention spéciale, mais l'importance de la question vaut bien ce léger surcroît de peine.

Nous ne voulons pas aborder ici tous les côtés de la question, mais parler seulement de l'application clinique de l'agglutination du bacille de Koch.

A) Notre dernière statistique (Congrès de Berlin 1899) portait sur 186 sujets, hommes malades ou sains. Sur 106 de ces sujets, regardés en clinique comme tuberculeux, 99 avaient donné une réaction positive au moins à 1 pour 5 (soit 91 pour 100), et 10 une réaction nulle ou insignifiante (soit 9 pour 100).

Les sujets dont la tuberculose était le plus avancée donnaient les séro-réactions les plus faibles ; les 10 tuberculeux dont le sérum n'agglutinait pas présentaient presque tous (7 sur 10) des lésions très étendues ou très graves. Les malades atteints de lésions bénignes donnaient en général une séro-réaction bien plus forte.

Sur 60 *malades non cliniquement tuberculeux* et atteints d'affections diverses, 26 présentaient une réaction positive (43 pour 100) et 34 une réaction négative (57 pour 100).

Chez 20 *sujets sains* en apparence, la réaction agglutinante était positive 6 fois (30 pour 100) et négative 14 fois (70 pour 100).

B. Les résultats nouveaux que nous apportons au Congrès de Paris concernent 166 malades observés depuis le mois de mai 1799 à l'Hôtel-Dieu de Lyon, dans la clinique du professeur Bondet et le service du professeur Teissier.

Nous allons étudier ces cas nouveaux comme dans nos statistiques précédentes en les classant en deux groupes.

a) Malades cliniquement tuberculeux.

Ces cas sont au nombre de 85.

Nous avons obtenu l'agglutination dans 72 cas (soit 84,7 pour 100), 7 fois à 1 pour 20, 31 fois à 1 pour 10, 22 fois à 1 pour 5 et 12 fois incomplètement à 1 pour 5.

Chez les 13 autres tuberculeux, la séro-réaction a été négative, même à 1 pour 5 (soit 15, 5 pour 100).

Comme dans nos précédentes statistiques, ce sont les malades atteints de tuberculose très grave ou très avancée qui ont donné une agglutination faible ou nulle. Nous en parlerons plus loin.

b) Malades non cliniquement tuberculeux.

Cette catégorie embrasse 70 cas. Elle comprend les maladies les plus diverses ; pneumonie rhumatismes, articulaire aigu, dilatation des bronches, néphrites, adénie, cardiopathies, méningites, maladies nerveuses chroniques, etc.... c'est-à-dire des malades observés à l'hôpital pendant un temps plus ou moins long, parfois fort étendu pour les affections chroniques. Nous mettons à part les malades atteints de fièvre typhoïde chez qui l'agglutination très fréquemment positive présente des caractères particuliers sur lesquels nous insisterons dans un travail spécial.

La réaction agglutinante a été négative 51 fois (soit 72,9 pour 100), et positive 19 fois (soit 27,1 pour 100), 8 fois à 1 pour 10, 6 fois à 1 pour 5 et 5 fois incomplète à 1 pour 5.

Ces résultats tendent à faire admettre un nombre considérable de tuberculoses latentes parmi les malades hospitalisés.

Comme nous le faisions remarquer dans nos précédents mémoires, cela n'a rien d'étonnant et la valeur des données fournies par l'agglutination est appuyée par les résultats des autopsies lorsque celles-là ont peut-être été faites.

D'ailleurs, parmi nos 19 cas de réaction positive, nous trouvons de nombreux cas suspects de tuberculose, sans qu'il y ait de signes cliniques (1 dilatation des bronches, 1 périarthrite de nature indéterminée 1 paraplégie spasmodique peut-être par pachyméningite, 5 néphrites d'origine indéterminée, 1 affection indéterminée chez un sujet à antécédents héréditaires tuberculeux.) Et parmi les autres cas à réaction positive, nous trouvons 6 malades atteints d'affections chroniques, nerveuses ou cardiaques, hospitalisés depuis longtemps, et placés de ce fait, dans les meilleures conditions de réceptivité pour la tuberculose.

En réalité, si l'autopsie était toujours possible, on décèlerait probablement une tuberculose latente dans presque tous ces cas.

Nous n'osons affirmer cependant que le sérum des sujets indemnes de lésion tuberculeuse microscopique accessible à nos moyens d'investigation ne soit jamais agglutinant pour le bacille de Koch.

Nous trouvons, en effet, 2 malades dans notre statistique actuelle, chez lesquels le pouvoir agglutinant très net à 1 pour 10 fut observé pendant la vie, sans qu'à l'autopsie aucune lésion tuberculeuse certaine pût être décelée, ni aux sommets des poumons, ni dans les ganglions, ni dans aucun viscère. Il s'agit d'un cas de purpura infeclieux, d'origine et de nature indéterminées, et d'un cas d'hémorragie cérébrale. Dans ces 2 cas, l'autopsie fut minutieusement pratiquée, en raison précisément de l'existence de la séro-réaction positive pendant la vie.

Comme nous le disions dans un précédent travail, de tels faits peuvent recevoir diverses interprétations. On peut penser qu'exceptionnellement le sérum d'un sujet non tuberculeux peut dans certaines conditions indéterminées agglutiner le bacille de Koch ; de même que le sérum de certaines espèces animales (chien, cheval) possède naturellement cette propriété. Une seconde interprétation est la suivante. On peut avoir affaire dans ces cas à des lésions tuberculeuses extrêmement minimes, échappant forcément à une investigation macroscopique ; ou encore à la présence dans certains organes de bacilles tuberculeux, n'ayant pas encore déterminé des lésions appréciables.

On sait que ce dernier point a été prouvé par nombre d'auteurs ; les ganglions notamment peuvent contenir des bacilles virulents sans lésion tuberculeuse apparente ; il s'agit dans ces cas d'un véritable « microbisme latent » que peut seule déceler l'inoculation à l'animal et probablement aussi la séro-réaction.

Enfin, il est fort possible qu'une imprégnation tuberculeuse antérieure, due à des lésions parfaitement guéries et n'ayant pas laissé de traces, ait donné au sérum un pouvoir agglutinant durable, persistant longtemps après les lésions qui l'ont engendré, comme cela se voit dans d'autres infections, la fièvre typhoïde notamment.

Nous avons publié des faits expérimentaux favorables à cette dernière explication. Des chiens inoculés dans la plèvre, avec des cultures de tuberculose, peuvent guérir complètement, ne pas présenter à l'autopsie la moindre trace de tuberculose, plusieurs mois après l'inoculation, et cependant jouir d'un pouvoir agglutinant encore supérieur à celui qu'ils avaient avant l'infection.

Dans l'état actuel de nos connaissances, nous ne saurions dire à laquelle des trois interprétations précédentes nous nous rattacherions. Cependant l'hypothèse de lésions tuberculeuses très minimes, échappant à l'examen macroscopique ou encore du « microbisme tuberculeux latent », nous paraît la plus vraisemblable. C'est celle qui a été invoquée pour expliquer les faits analogues aux nôtres, où la tuberculine détermine des réactions thermiques chez des animaux sains en apparence, qui, à l'autopsie, ne présentent pas de tubercules. La réaction agglutinante et les injections de tuberculine peuvent certainement déceler des infections tuberculeuses inaccessibles aux autres moyens d'investigation.

Nous avons fait cette recherche chez 14 sujets sains en apparence ; chez 10, elle a été négative chez l'un, à 1 pour 5 chez les trois autres.) L'un de ces sujets a perdu tous ses enfants par lésions tuberculeuses ; la séro-réaction vient ici confirmer la probabilité d'une tuberculose latente chez cet homme. Un autre de ces sujets a eu des bronchites suspectes.

En somme, chez les sujets bien portants en apparence, la séro-réaction décèlerait 28,5 pour 100 de tuberculoses latentes.

En résumé, si nous totalisons l'ensemble des cas observés par nous depuis deux ans, c'est-à-dire les chiffres de notre dernière statistique du Congrès de Berlin, et ceux des 166 cas nouveaux ici, nous obtenons la statistique suivante.

Nombre total des cas. 552
Malades tuberculeux d'après la clinique :
   Nombre total des cas. 191
   Réactions positives . . . . 168 soit 87,9 0/0.
   Réactions négatives . . . . 23 — 12,1 0/0.
Malades non tuberculeux d'après la clinique :
   Nombre total des cas. 130
   Réactions positives. . . . . 45 soit 34,6 0/0.
   Réactions négatives . . . . 85 — 65,4 0/0.
Sujets sains en apparence :
   Nombre total des cas. 41
   Réactions positives . . . . 11 soit 26,8 0/0.
   Réactions négatives . . . . 30 — 73,2 0/0.

Comme nous l'avons dit précédemment et à plusieurs reprises, ce sont les tuberculeux graves ou avancés qui présentent le plus grand nombre de réactions négatives. Ce fait étant assez curieux nous tenons à le bien mettre en évidence. Aussi allons-nous diviser nos tuberculeux en deux catégories et voir comment ils se sont comportés dans chacune, au point de vue de l'agglutination.

1° *Tuberculoses graves* (soit par la marche rapide, soit par l'extrême extension des lésions).

Ces cas sont au nombre de 39.

Ils comprennent 10 des 15 cas où nous n'avons pas obtenu l'agglutination ; et 8 des 12 cas qui n'ont donné qu'une agglutination incomplète à 1 pour 5 : nous n'y trouvons aucun des sujets dont le sérum agglutinait à 1 pour 20.

Les cas où l'agglutination a été nulle ou incomplète à 1 pour 5 comprennent : 2 cas de pneumonie caséeuse à marche rapide, 1 cas de phtisie galopante, 7 cas de tuberculose cavitaire à lésions étendues, et 7 cas de tuberculoses graves fébriles.

Rothamel dans sa thèse apporte des faits absolument de même ordre et dit même que la puissance d'agglutination est d'autant plus intense que le sujet est plus résistant et plus éloigné de la cachexie.

2° Tuberculoses bénignes ou moyennes. — Ces faits concernent surtout des malades atteints de lésions tuberculeuses peu étendues, à marche torpide ou latente et parfois révélées uniquement à l'autopsie, ou encore des formes très atténuées, certaines tuberculoses viscérales ou cutanées peu graves, pleurésies séreuses tuberculeuses suivies de guérison.... etc....

Ils sont au nombre de 45.

Dans trois cas seulement, nous n'avons pas eu d'agglutination ; il s'agissait d'une symphyse péricardique chronique tuberculeuse sans autre lésion viscérale et de deux tuberculeux relativement résistants mais avec des lésions de ramollisement.

Sur les 42 autres cas, nous avons eu l'agglutination : 7 fois à 1 pour 20 ; 19 fois à 1 pour 10 ; 15 fois complète à 1 pour 5 ; 4 fois incomplète à 1 pour 5.

On voit par comparaison combien l'agglutination est plus constante et plus intense dans les cas de tuberculose légère ou moyenne que dans ceux de tuberculose aiguë ou très grave.

Il semble donc bien une fois de plus, que *dans les cas de tuberculose observés dans les services de médecine,* et surtout dans les cas de lésions pulmonaires, l'intensité de la séro-réaction est en général en raison inverse de la gravité de la maladie. Nous avons vu d'ailleurs comme Rothamel et Bendix, des malades (deux notamment) présenter une séro-réaction de moins en moins accusée à mesure que s'aggravaient les lésions pulmonaires et même disparaître totalement aux périodes d'aggravation ou aux approches de la mort.

Nous n'affirmons pas cependant que les faits d'absence de séro-réaction puissent être tous interprétés uniquement par les variations de la virulence de la tuberculose ou de l'intensité ou de l'étendue des lésions. Sans doute d'autres facteurs peuvent entrer en ligne de compte mais nous pensons devoir placer au premier rang ceux que nous avons signalés.

Conclusions générales

Nous pouvons donc aujourd'hui, forts de notre statistique générale portant sur 552 cas, et aussi des expériences ou observations confirmatives faites par plusieurs auteurs, formuler avec plus de confiance que jamais les conclusions générales et les applications cliniques suivantes :

I. L'emploi de cultures homogènes en bouillon glycériné du bacille de la tuberculose humaine, nous a permis de rechercher le pouvoir agglutinant des humeurs et principalement du sérum des tuberculeux et d'arriver ainsi au séro-diagnostic de la tuberculose.

Les précautions et les détails de technique pour obtenir des cultures liquides convenables ou pour observer l'agglutination, assez minutieuses, sont indispensables à suivre, nous les avons longuement indiquées ailleurs.

II. Dans les cas de tuberculose pulmonaire peu avancée, le pouvoir agglutinant du sérum est presque constant, mais à des degrés divers: il varie de 1 pour 5 à 1 pour 20 et plus.

Dans les cas graves, aigus, à lésions très étendues, la séro-réaction manque fréquemment ou est très faible.

Le pouvoir agglutinant chez les tuberculeux parait donc le plus souvent en raison inverse de la gravité de l'infection ou de l'étendue des lésions.

III. Chez les malades atteints d'affections diverses et chez lesquels la clinique ne relève pas de signes certains de tuberculose, la séro-réaction permet de déceler un grand nombre de tuberculoses latentes.

L'autopsie ou l'évolution ultérieure de la maladie viennent fréquemment apporter la confirmation du séro-diagnostic.

IV. De même, chez les sujets sains en apparence, la réaction agglutinante, absente le plus souvent, est positive dans un certain nombre de cas dont les chiffres correspondent à ce que l'on sait de la fréquence de la tuberculose latente.

V. Par conséquent, en pratique, *une séro-réaction positive*, chez un sujet suspect, sera un signe de grande valeur pour établir l'existence d'une tuberculose viscérale : *une séro-réaction négative* n'aura qu'une valeur moindre puisque l'agglutination fait défaut chez certains tuberculeux.

Mais l'absence de séro-réaction se rencontre surtout chez les tuberculeux avancés où l'on n'a plus besoin de séro-diagnostic : elle pourra dans certains de ces cas confirmer un pronostic défavorable.

Au contraire, chez un sujet soupçonné de tuberculose, mais sans signes cliniques évidents et sans symptômes de gravité, l'absence de pouvoir agglutinant parait avoir une grande valeur pour contribuer à éliminer cette affection.

VI. En résumé, la séro-réaction tuberculeuse nous parait constituer un procédé rapide, inoffensif pour le malade, et d'une grande valeur pour le diagnostic précoce de la tuberculose, surtout chez les sujets suspects de lésion pulmonaire au début.

DISCUSSION

M. le docteur MOSNY.— Je désire, à propos de la très intéressante communication de M. le professeur Arloing, citer quelques observations personnelles faites sur ce sujet.

Deux des malades de mon service de l'Hôtel-Dieu Annexe, atteints l'un d'une fièvre typhoïde classique, l'autre d'une affection fébrile pouvant passer pour de la fièvre typhoïde ou pour de la granulie, ont été simultanément soumis à la double épreuve de l'action agglutinante du sérum sanguin sur les cultures du bacille de Koch et du bacille d'Eberth.

Or, tandis que le sérum sanguin du typhique agglutinait les cultures du bacille d'Eberth au $\frac{11}{100}$, et n'agglutinait pas celles du bacille de Koch, le sérum sanguin de l'autre malade se comportait au contraire d'une façon inverse à l'égard de ces mêmes cultures. Ce résultat me permit de porter pour le second malade le diagnostic de tuberculose, et l'événement me donna raison : le malade succomba, et l'autopsie révéla les lésions de tuberculose miliaire généralisée.

Je me garderai bien de tirer de ce fait et de vingt-trois autres observations personnelles, une conclusion formelle; pourtant je n'a jamais obtenu de réaction positive au $\frac{1}{20}$ avec le sérum sanguin de malades non tuberculeux.

En somme, j'estime que M. Arloing a doté la clinique d'un moyen précieux de diagnostic précoce de la tuberculose. Reprocher à ce procédé les difficultés techniques qu'il comporte serait un reproche de peu de valeur, car je ne sache pas que le premier venu puisse faire le séro-diagnostic de la fièvre typhoïde dont personne cependant ne nie la haute valeur diagnostique.

On doit donc, au lieu de chercher à accumuler contre ce procédé d'investigation des raisons sans valeur ou des arguments sans fondement, chercher au contraire à le perfectionner, et multiplier les observations.

M. FERRÉ (Bordeaux).— Dès que la communication de M. Arloing fut faite au Congrès de Montpellier, deux de mes élèves, MM. Mongour et Buard, ont répété les recherches de M. Arloing, avec des cultures que ce dernier leur avait envoyées. Ils ont reconnu le bien-fondé de ces recherches et ont vu que la séro-réaction était d'autant moins nette que les malades étaient plus près de la cachexie. A mon instigation, avec des cultures provenant de mon laboratoire, M. Buard a obtenu sur carotte glycérinée des cultures homogènes très nettes, et a observé les mêmes faits que précédemment.

Nous avons rendu la recherche de la séro-réaction tuberculeuse plus pratique et plus facile en examinant les résultats fournis par le mélange de sérum et de culture goutte par goutte ou bien d'une goutte de sérum avec deux gouttes de sang desséché réhumidifié avec l'eau stérilisée en tenant compte, bien entendu, du temps minimum au bout duquel la séro-réaction s'effectue dans des conditions similaires avec le sang normal. On ne considérera comme positive que l'agglutination qui se produira au bout d'un temps inférieur à ce temps minimum (deux heures et demie pour l'essai avec le sérum et la culture goutte par goutte, une heure et demie avec le sang desséché, pour notre culture).

Les faits observés par ces derniers procédés sont en concordance avec les résultats fournis par les mélanges de sérum et de cultures et avec la clinique.

M. BLUMENTHAL (Berlin).— M. le professeur Arloing a déjà signalé les bons résultats obtenus dans la clinique du professeur de Leyden par M. Bendix, qui a fait des expériences et a trouvé que dans la plupart des cas de tuberculose la réaction était positive. Seulement quelques cas graves ont donné un résultat négatif. Mais dans les cas graves la réaction n'est pas nécessaire pour le diagnostic. Nous avons eu aussi de bons résultats en examinant les exsudats et transsudats ; dans un cas d'ascite qui ne semblait pas être tuberculeuse, la réaction était positive. L'autopsie a prouvé qu'il s'agissait d'une péritonite tuberculeuse.

LA VIANDE CRUE ET LE TRAITEMENT DE LA TUBERCULOSE
RÉFLEXIONS GÉNÉRALES
par L. FUSTER.

J'ai suivi avec un intérêt tout particulier les divers articles publiés par J. Héricourt et Ch. Richet[1] sur le traitement de la tuberculose par la viande crue[2].

Le Dr Sicard, dans le numéro 47 de la *Presse médicale*, est venu montrer que, malgré le dire de certains auteurs, les cliniciens avaient depuis longtemps jugé cette question par des observations nettement démonstratives.

Qu'il me soit permis de reprendre encore ce sujet et de rappeler d'abord, au nom de la justice et de la vérité, les travaux de mon père, le professeur Fuster[3] qui, le *premier*, le 8 juin 1865, communiquait à l'Académie des Sciences une note ayant pour titre : *Sur un nouveau traitement de la phtisie pulmonaire*.

Voici comment il s'exprimait :

« J'emploie depuis le 11 avril 1865, dans les salles de clinique médicale contre la phtisie pulmonaire une méthode de traitement qui

1. J. HÉRICOURT et CH. RICHET. *Comptes rendus de la société biologique*, 2 et 5 juin 1900.

2. Ajoutons-y les communications faites au Congrès par CHANTEMESSE.

3. J. FUSTER, né à Perpignan, en 1801. Professeur de clinique médicale (nommé au concours) à la faculté de Montpellier de 1848 à 1876. Il employa l'hydrothérapie dans la fièvre typhoïde, les maladies éruptives, etc., dès 1854, *près de 40 ans avant Glénard*, puis l'alcool dans la pneumonie des vieillards, l'arsenic à hautes doses, etc.

me donne jusqu'ici d'assez belles espérances, pour *m'obliger à me hâter d'en parler*.

« Il s'agit de l'usage de la viande crue, de mouton ou de bœuf, avec une potion alcoolique à *petites doses*. Le concours de ces deux agents est indispensable, le premier me paraissant avoir une action reconstituante; le second, une action plus directe sur les organes de l'hématose. J'ai étendu cette médication à d'autres affections, caractérisées par un état de consomption générale, comme celles qui s'observent après une hémorragie, les longues maladies, l'infection purulente, la glycosurie, etc., à tous les cas, en un mot, de *phtisie*, quelle qu'en soit la cause. *Dix-huit* malades ont été soumis jusqu'ici à cette médication, dans les salles de la clinique médicale; seize sont phtisiques, deux étaient atteints d'*infection purulente*. Des *seize* phtisiques, *cinq* sont de jeunes femmes, et *onze*, des hommes mûrs. Les deux infections purulentes étaient dues : l'une à une vomique du poumon; l'autre, à un épanchement purulent des plèvres. Quatorze des seize phtisiques portaient des *cavernes*, ou des tubercules pulmonaires à l'état de fonte; les deux autres portaient aussi des tubercules aux poumons non encore ramollis; les signes physiques et les symptômes généraux ne permettaient pas de douter de l'existence de ces lésions.

« Parmi ces malades, *cinq* phtisiques et les deux malades atteints de l'infection purulente devaient succomber dans les 24 heures, d'après toutes les prévisions de la science; tous ces malades ont survécu.

« Les sujets atteints d'infection purulente se sont rétablis; en peu de jours la vomique du poumon s'est cicatrisée et le malade est sorti guéri le 9 de ce mois. Chez l'autre l'épanchement pleural s'est résorbé et le malade, encore dans les salles, est en pleine convalescence. Quant aux phtisiques, *chez tous les forces reviennent, la fièvre hectique a cessé, les sueurs et le dévoiement colliquatif se sont dissipés, la toux et l'expectoration ont diminué, l'appétit a reparu, la voix s'est éclaircie, l'oppression s'est dissipée, les cavernes se sont vidées, et les signes physiques attestent la réparation progressive des lésions du poumon*. Il n'y a d'exception que pour deux malades, deux femmes, qui ont obstinément refusé de continuer les prescriptions. Elles ont succombé et l'ouverture du corps nous a permis de vérifier l'exactitude de notre diagnostic.

« Le traitement est puissamment secondé par un *régime substantiel, un air pur et l'attention à détruire les complications intercurrentes et les symptômes prédominants*. »

Le 10 juillet 1865, nouvelle note ainsi conçue : « Mon expérience étendue aujourd'hui à quelques centaines de malades, me paraît confirmer les bons effets de la viande crue et des potions alcooliques. Mais ce n'est pas *sans conditions* qu'on peut obtenir ces heureux effets. En voici quelques-unes : 1° Dans les états les plus avancés de phtisie et des maladies consomptives, il existe presque toujours un état de gastricité très prononcé, se traduisant par du dégoût, de l'oppression, de la diarrhée, de la répugnance pour le traitement, etc. Il est indispensable de détruire cet état gastrique, sous peine de voir enrayer les progrès de l'amendement observé. Un émétique est alors l'agent le plus efficace. Le meilleur de ces agents, parce qu'il est le plus approprié à la débilité profonde des malades à cette époque, me paraît être l'ipéca, qu'il faut administrer en poudre dans un verre d'eau tiède à la dose de 1 gramme, 2 grammes, selon les âges et la susceptibilité des malades, de manière à obtenir quelques vomissements, ou de simples nausées. Ce jour là on suspend l'usage du traitement fondamental et le régime alimentaire, sauf de légers potages, pour les reprendre dès le lendemain. L'intervention de cet émétique, rétablissant la tolérance pour la viande crue et la potion alcoolique, ainsi que pour l'alimentation substantielle, ramène le progrès de l'amélioration de la maladie. On revient au besoin à l'usage de cet émétique, autant de fois que l'état gastrique se reproduit.

« 2° Quand la chaleur, l'irritabilité et les sueurs consécutives à la fièvre hectique sont très intenses et persistent pendant deux ou trois jours au plus, après l'emploi du traitement fondamental, je m'efforce d'en faire justice *en lavant tout le corps des malades avec une éponge trempée dans l'eau vinaigrée* (une cuiller à bouche de bon vinaigre pour deux litres d'eau) à la température actuelle de l'appartement. Cette lotion doit se faire très rapidement, dans l'espace *de quelques secondes*. On sèche ensuite superficiellement la peau humectée avec un linge fin, et l'on recommence à deux ou trois reprises la même opération, à l'abri des courants d'air, au *fort même de la fièvre et des sueurs*.

« 3° Lorsque le malade est encore assez charnu, et surtout qu'il est atteint de diathèses telles que scrofules, herpétisme, syphilis, etc., on vient en aide à l'efficacité du traitement en pratiquant un exutoire, au moyen de la poudre de Vienne, sur les points les plus rapprochés des lésions locales. Ils doivent être profonds et soigneusement entretenus.

« 4° L'insomnie, l'irritabilité persistante, cèdent beaucoup plus facilement, de même que la toux, à l'administration de quelques centigrammes de belladone, qu'à des préparations opiacées. La dose ordinaire ne doit pas dépasser 0.05 centigrammes d'extrait dans les 24 heures. On en interrompt l'usage pendant un jour ou deux, dès l'apparition de la dilatation des pupilles, et à plus forte raison, de quelques troubles intellectuels.

« 5° Les douleurs, vagues ou fixes, de la poitrine s'effacent ordinairement par l'application d'un cataplasme sinapisé (un tiers, ou un demi de farine de moutarde, pour deux tiers, ou un demi de farine de graine de lin) ou d'un vésicatoire volant.

« 6° Je me trouve bien d'associer à la potion alcoolique par 24 heures, 1 gr. 50 d'iodure de potassium, dans les cas assez communs, où la maladie consomptive semble avoir pour point de départ, ou pour complication, une affection scrofuleuse ou syphilitique. La dose de l'iodure est augmentée progressivement et poussée ainsi, très lentement, jusqu'à 3 ou 4 grammes par jour.

« 7° Aux périodes avancées de ces maladies je supprime absolument tous les autres médicaments tels que huile de foie de morue, diète lactée, etc., qui me paraissent moins propres à réparer les forces qu'à précipiter la prostration.

« On doit être prévenu que le traitement que je conseille est toujours long et très laborieux. »

Un an plus tard, en juin 1866, le professeur Fuster envoyait à l'Institut de France une troisième communication ayant pour titre : *Action de la viande crue et de la potion alcoolique dans le traitement de la phtisie pulmonaire et autres maladies consomptives.* En voici l'extrait publié dans les comptes rendus de l'Académie des Sciences : « J'ai déjà communiqué à l'Académie, dans deux notes précédentes, les principes du traitement de la phtisie pulmonaire et autres maladies consomptives, au moyen de la viande crue et de potions alcooliques, ainsi que les conditions à remplir pour tirer de ce traitement le meilleur parti possible. *Plus de deux mille observations*, recueillies par moi-même et par un grand nombre de médecins, m'autorisent aujourd'hui à poser les conclusions suivantes : 1° *La viande crue de mouton ou de bœuf et l'usage de la potion alcoolique à des doses variables selon les cas et les circonstances, ont pour effet d'arrêter les progrès de la consomption dans la phtisie pulmonaire et autres maladies consomptives. Cet effet se témoigne par le retour des forces, la ranimation de la physionomie, la renaissance de l'appétit, l'augmentation de l'embonpoint: à l'égard de l'augmentation de l'embonpoint, le pesage est un moyen certain d'appréciation. C'est ainsi que nous avons constaté que sous l'influence de notre médica-*

tion, les malades pouvaient gagner en un mois ou trois semaines seulement un excédent de poids de deux, trois, quatre ou six kilogrammes.

« 2° A la faveur du remontement de l'économie aidé, comme nous l'avons indiqué dans notre seconde note, du *traitement des symptômes prédominants*, nous voyons disparaître la fièvre hectique, la diarrhée et les sueurs colliquatives.

« 3° Les lésions locales de l'appareil respiratoire et des autres appareils s'amendent à l'apparition de ces symptômes et marchent notablement vers la cicatrisation ainsi qu'on s'en assure par l'examen physique des organes accessibles à notre exploration.

« 4° L'efficacité de ce traitement n'est pas la même à tous les degrés de ces affections. Au troisième degré l'amendement signalé n'aboutit le plus souvent qu'à prolonger l'existence, en ajournant seulement une catastrophe inévitable.

« 5° Ce traitement ne triomphe bien décidément qu'au deuxième degré, en l'entourant toujours de l'ensemble des précautions hygiéniques recommandées au mois de juillet et qu'on ne saurait négliger, *sous peine d'en compromettre le succès, ou même de l'annuler complétement.*

« 6° Parmi les maladies consomptives où ce traitement est applicable, il faut placer en première ligne la phtisie pulmonaire à tous les degrés; mais il offre un réel avantage dans les anémies avancées, après les grandes pertes de sang, ou de liqueur séminale, à la fin des maladies aiguës notamment du typhus et des fièvres typhoïdes, ainsi qu'au dernier degré des leucocythémies, des albuminuries, du diabète, etc.... Il réussit encore très bien dans toutes les affections prolongées où l'on reconnaît que les déchets l'emportent sur les réparations, etc.[1]. »

Pour préparer la viande crue suivant la méthode de Fuster on prend un morceau de bœuf ou de mouton et on râcle la surface avec un long couteau, afin d'obtenir seulement la pulpe que l'on passe encore dans un tamis. On partage ensuite cette masse extrêmement divisée en boulettes du volume d'une fraise, ou d'une noisette, qu'on enveloppe d'une couche de gelée d'abricots ou qu'on saupoudre de sucre pilé selon le goût du malade, qui absorbe ainsi de 100 à 300 grammes de viande par jour, sans préjudice de l'alimentation ordinaire.

Les boulettes sont avalées sans être mâchées. Quant aux potions alcooliques elles se composent de 100 grammes d'alcool à 20° Baumé

---

1. « Partout où les dépenses dépassent les recettes », disait-il familièrement.

pour 500 de véhicule édulcoré. On les donne par cuillerées à bouche toutes les heures. La base de ces potions peut être le cognac, le rhum, le kirsch. La proportion d'alcool et l'intervalle entre les prises varient avec la susceptibilité des sujets.

Beaucoup d'auteurs ont parlé de la viande crue comme moyen accessoire dans le traitement de la tuberculose : la plupart ne voyaient là[1] qu'un procédé de suralimentation, et on oublia bien vite le retentissement considérable qu'eurent, dans le monde savant, les communications de Fuster. La science était orientée vers un autre horizon, et l'on tendait à se perdre dans les errements des méthodes nouvelles, qui semblaient devoir renverser toute la « vieille médecine », celle qui a pour base les observations recueillies pendant trente siècles ; celle qui repose sur l'intelligence humaine dont le cercle s'agrandit chaque jour. Eh bien cette « vieille médecine », fille de l'observation et des temps, n'est pas prête à mourir, et notre devoir est de la rajeunir, en l'éclairant des découvertes modernes.

Ne renversons pas ce que l'observation, attentive et honnête, a jeté comme des vérités dans le domaine de la médecine. Cherchons à comprendre et ne dédaignons pas les travaux des générations passées. Ce sont eux qui ouvrirent la route. On évitera ainsi de faire des erreurs aussi grossières que celles de Richet, lorsque, à propos de la viande crue, il écrit qu'il n'existe que « quelques données seulement incertaines » ; quelques observations « sporadiques », comme se plaît à le faire remarquer le Dr Sicard dans son article de la *Presse médicale*.

Ainsi donc ces communications, faites il y a plus de 55 ans, renferment l'exposé et la justification de la méthode. Sans pouvoir établir quelle est la partie de la pulpe de viande qui est réellement active, et nul ne peut le faire, il faut admettre que sous cette forme si simple, la viande crue est d'un facile emploi et donne des résultats excellents. Pourquoi chercher malgré tout à réduire à une formule purement chimique l'élément actif de la viande crue? De ce qu'on aura fait des extraits de muscles, ce qui n'est pas nouveau d'ailleurs, lorsqu'on aura un agent condensé maniable, sous un petit volume, par ingestion, ou inoculation, aura-t-on fait un pas beaucoup plus grand? Nous ne le pensons pas, car nul laboratoire ne saura décomposer d'une façon nécessaire et utile les éléments nutritifs comme l'organisme lui-même.

---

1. C'est l'opinion que soutient M. le professeur Bouchard qui veut ne voir dans la méthode de Fuster qu'une manière de suralimenter le malade. Nous protestons contre cette fausse interprétation des idées exprimées nettement pourtant dans les communications que nous venons de rapporter.

Quel est le chimiste qui croit pouvoir saisir et reproduire toutes les réactions qui se passent dans l'intimité des organes et des tissus? Quel est le physiologiste qui pense connaître toutes les lois de l'assimilation et de la désassimilation? Quel est le thérapeute qui puisse se flatter de suivre le mécanisme profond des actions médicamenteuses? Tout ce qui touche à la matière vivante, tout ce qui a trait à la Biologie, ne saurait suivre exclusivement les lois fixées pour la matière brute, pour les sciences proprement dites, et c'est en tenant compte de ce principe, que l'Art médical peut évoluer, solidement appuyé sur l'anatomie, la physiologie, l'expérimentation, l'observation clinique, les études précises des laboratoires.

Pour la tuberculose, les connaissances théoriques, les recherches microbiologiques et sérothérapiques ont éclairé le chemin; mais il faut avouer que la clinique n'y a pas encore gagné beaucoup, et ce qui le prouve, c'est le mouvement actuel, qui tend à reprendre les résultats donnés par les médecins d'un autre âge. On a oublié et négligé la clinique, on a voulu tout attendre des laboratoires, et la recherche des traitements spécifiques a paralysé tout travail dans un autre sens. C'était une utopie, une aberration de l'esprit médical, que de poursuivre cette chimère : *à telle maladie, tel remède*. On faisait presque abstraction du malade et l'intelligence de l'observation rationnelle, de l'étude des indications, disparaissait totalement dans cette manie de simplification à outrance.

On voulait remplacer l'art médical par une science mathématique. C'était commode et à la portée de tous, mais c'était faux.

Quand donc pourra-t-on se dégager de l'idée de système, qui arrête tout progrès, en entravant toutes les tendances aux recherches, à l'observation, à l'analyse?

On a demandé à la lymphe de Koch[1] de guérir la tuberculose; et pour cela on a ajouté, à un organisme infecté, intoxiqué déjà, de nouvelles toxines; les résultats ont été démonstratifs. On comprend facilement qu'un organisme atteint de tuberculose, même légère, donne à la suite d'une augmentation du poison, une réaction plus violente, perceptible pour le médecin.

À ce point de vue, les vétérinaires ont su tirer un réel avantage de la tuberculine du professeur Koch, et la prophylaxie s'est enrichie d'un élément précieux de défense.

Puis sont venus les sérums antitoxiques préparés selon les principes

---

1. La tuberculine n'est autre que de la toxine tuberculeuse, plus ou moins épurée.

généraux. Ici, on pouvait espérer quelque chose, mais jamais une action thérapeutique spécifique.

En effet, le sérum fourni par un animal ayant résisté à une infection de toxines, pourra avantageusement lutter contre les accidents qui dépendent de l'intoxication. Mais encore dans ce cas, il est seulement antitoxique et non bactéricide. Ainsi donc par la tuberculine, on ne peut qu'aggraver l'état des tuberculeux, tandis que par le sérum antitoxique, on peut atteindre certaines manifestations morbides provenant des produits solubles sécrétés par les microbes; c'est le moment de se souvenir que le sérum sanguin est naturellement bactéricide, ainsi que certaines sécrétions physiologiques, et que l'action anti-microbienne des sérums préparés dans les laboratoires est nulle, ou douteuse.

Nous ne pouvons, dans cette rapide revue, discuter longuement les différents points qui précèdent et il nous faut revenir au traitement actuel de la tuberculose. On a créé partout des sanatoria, au bord de la mer, dans les montagnes, dans les pays froids, dans les pays chauds; on a fondé ainsi des colonies de tuberculeux soumis à un régime spécial et les résultats ont été souvent encourageants. On n'a pas encore, il nous semble, essayé les sanatoria marins ambulants sur des navires organisés à cet effet. Il y a là une question à étudier, et qui a une haute importance humanitaire[1].

Les moyens de lutter actuellement contre la tuberculose déclarée et ses manifestations multiples, sont nombreux et réellement utiles, mais leur emploi, isolé ou systématique, limite les bons résultats. Il faut que le médecin sache grouper ces moyens thérapeutiques suivant l'état des malades et suivant leur situation sociale.

Il faut aider l'organisme à faire les frais de la guérison, en le soutenant, en éloignant de lui des complications, tenant à la maladie elle-même, ou à des affections étrangères.

La viande crue et l'alcool dilué, l'air pur, l'hygiène générale, s'adresseront à la nutrition, tandis que de l'autre côté, les sérums anti-toxiques viendront combattre les accidents consécutifs à l'intoxication. Peut-être les recherches faites en employant les cultures vivantes inoculées en série, à des degrés variables de virulence, donneront-elles un sérum qui, débarrassé par filtration des éléments vivants, sera alors anti-toxique et bactéricide.

Pour le moment, nous sommes déjà bien armés pour la lutte, et la guérison sera très souvent possible, lorsqu'un traitement rationnel et régulier pourra être suivi par le malade.

1. M. le professeur Nerver nous parla à ce sujet il y a déjà deux ans.

Ajoutons encore que ce principe doit être étendu à toutes les maladies aiguës et chroniques, quelle que soit leur gravité actuelle.

ESSAI DE TRAITEMENT DE LA TUBERCULOSE PULMONAIRE
AU MOYEN DE SUBSTANCES EXTRAITES DU SÉRUM DE CHEVAL

par le docteur BOINET.

Agrégé, médecin des hôpitaux, professeur à l'École de Marseille, correspondant de l'Académie

I. Il est probable que les animaux (chèvre, chien, cheval) qui, dans des conditions normales, sont habituellement réfractaires à la tuberculose, doivent en partie cette immunité relative à des substances empêchantes contenues dans leur sang. Il est logique de supposer que l'administration de ces produits dans la tuberculose ne peut qu'avoir une influence favorable sur la marche et sur l'évolution de cette affection.

II. Nous avons essayé d'isoler ces substances au moyen de la méthode de précipitations fractionnées par le sulfate d'ammonium. C'est le procédé qui a permis à Ide et Lemaire (*Archives de pharmacodynamie*, 1900, vol. VI, p. 477) de montrer que toute l'activité spécifique du sérum antidiphtérique se trouve concentrée dans le groupe des albumines précipitables dans le sulfate d'ammonium entre 26 et 44 pour 100. En traitant par ce procédé de grandes quantités de sérum de cheval, on obtient sur le filtre un précipité blanc, sans odeur marquée, que l'on débarrasse de l'excès de sulfate d'ammoniaque soit par le lavage, soit par la dialyse.

III. Le produit ainsi obtenu est séché à l'étuve portée à la température de 57 degrés, puis donné aux tuberculeux sous forme de cachets. Cette substance n'a pas un goût désagréable et est bien supportée. Son absorption ne présente pas d'inconvénients. Employée à la dose de 0,50 centigrammes par jour, elle a produit chez douze tuberculeux d'un service hospitalier une certaine amélioration symptomatique.

Ces essais thérapeutiques ne sont pas encore suffisants pour comporter des conclusions générales. Cette communication a surtout pour but de provoquer des recherches dans ce sens. On augmenterait probablement les effets thérapeutiques de ces substances en injectant au préalable aux animaux destinés à les fournir des doses progressives de tuberculine ainsi que nous l'avions proposé en 1894, dans une communication faite au Congrès de médecine de Lyon, page 538, et dans une Note à la Société de biologie, 6 juillet 1895.

TRAITEMENT DES CYSTITES TUBERCULEUSES PAR LES INJECTIONS INTRA-VÉSICALES D'EAU OXYGÉNÉE

par le docteur DESGRANGES

de Marchenoir.

Connaissant les propriétés antiseptiques puissantes de l'eau oxygénée, je fus amené à l'employer dans un cas de cystite chronique avec urines ammoniacales purulentes. Fabre, et d'autres depuis, l'avaient employée dans des cas semblables. Le malade traité par des injections quotidiennes d'une solution à un volume de gaz par litre s'améliora rapidement au point de ne plus — au bout de 10 jours — s'apercevoir de sa cystite.

Encouragé par ce résultat je me promis d'employer l'eau oxygénée dans les cas de cystites chroniques et en particulier de cystites tuberculeuses.

J'étais séduit en effet par cette analogie que dans la cure de toute manifestation tuberculeuse, l'oxygène semble jouer un rôle prépondérant.

Sans parler des cas où cette oxygénation est provoquée artificiellement par des inhalations de gaz, l'oxygénation du poumon par un air pur n'est-elle pas la condition indispensable de la cicatrisation des lésions pulmonaires d'origine tuberculeuse?

Et dans le cas de péritonite tuberculeuse guérie par laparotomie, n'est-il pas permis de penser que c'est la pénétration de l'oxygène de l'air dans le péritoine qui tue le bacille et est l'agent de la guérison?

C'est, du reste, par analogie semblable que le Dr Ramon essayait, dans le service du Dr Chauffard, si je ne me trompe, comme traitement des cystites tuberculeuses les injections intra-vésicales d'air stérilisé.

Certes, je n'en voudrais pas déduire que l'oxygène est un topique spécifique des manifestations bacillaires. Mais ces considérations, jointes aux propriétés bactéricides, tangibles de l'eau oxygénée, me permettaient d'espérer un heureux résultat de l'emploi de ce médicament dans les cystites d'origine tuberculeuse.

Action de l'eau oxygénée.

L'eau oxygénée, en effet, tue les microbes ou s'oppose à leur développement. Malheureusement elle ne se prête à aucune étude scientifique sérieuse du pouvoir bactéricide parce que, mise au contact d'une matière organique ou même de l'air, elle se décompose très vite, et sa teneur en oxygène devient aussi très variable.

En particulier, je n'ai pu bien définir son action sur le bacille de Koch. Il m'a semblé que la vitalité du bacille est diminuée, surtout si l'eau oxygénée contient de l'acide sulfurique. Du moins est-il démontré qu'elle arrête les fermentations. Miquel et Constantin Paul ont en effet montré qu'à la dose de 0 gr. 05 par litre, elle s'oppose à la putréfaction du bouillon. Elle semble abolir la virulence des produits tuberculeux, en les oxydant, comme toutes les matières organiques. N'est-ce pas par l'oxydation, justement, que l'organisme se débarrasse des toxines microbiennes?

De plus, en présence d'une desquamation épithéliale, d'un processus inflammatoire, — tel qu'un fongus, — comme on en rencontre souvent dans les vessies atteintes de tuberculose, il se produit une action catalytique amenant le développement d'oxygène, et, par suite, la formation d'un véritable bain d'oxygène; qui, en dehors de son action bactéricide, a une action cicatrisante, ou tout au moins modificatrice énergique des tissus,

L'eau oxygénée a aussi un pouvoir hémostatique; et, d'après un cas observé (Obs. I), ce pouvoir m'a semblé devoir être utilisé efficacement contre les hématuries si fréquentes au cours des cystites tuberculeuses.

Mode d'emploi.

Je me sers d'eau oxygénée à 5 volumes d'oxygène. Celle-ci est étendue de 5 à 10 fois son poids d'eau stérilisée. Cette dose a toujours été facilement supportée chez mes malades. Mais il faut (Obs. III) graduer la dose du médicament avec la sensibilité vésicale. Il y a là une action absolument identique à celle du sublimé, qui, chez certains malades, ne peut être supporté, en instillations, que dilué au dix-millième.

Le manuel opératoire ne diffère pas de celui employé pour les instillations. Après avoir évacué l'urine avec une sonde molle, il est injecté dans la vessie, tous les jours ou tous les deux jours, 2 à 5 grammes de la solution.

Ces injections n'offrent aucun danger; l'innocuité de l'eau oxygénée sur les tissus ayant été démontrée. L'injection est parfois un peu douloureuse. En maintes circonstances (Obs. I et II) il a été utile pour combattre la douleur, d'avoir recours aux injections d'une solution de cocaïne à 2 pour 100, et mieux aux injections d'huile gaïacolée.

Résultats obtenus.

Le résultat capital a été la disparition du bacille de Koch, dans les deux cas où sa présence avait été constatée. Dans un cas notamment (Obs. II) chez un bacillaire avancé, en même temps que, dans le poumon, pullulaient avec une nouvelle intensité les bacilles, ils disparaissaient de la vessie, sous l'influence des injections d'eau oxygénée.

Est-ce une guérison définitive? On ne peut l'affirmer, les symptômes de cystite persistant encore, quoique très atténués. Y a-t-il là une action en quelque sorte spécifique de l'eau oxygénée sur le bacille de Koch? Je ne le crois pas. Les observations ne sont pas assez nombreuses, ni d'assez longue date, pour en déterminer la valeur.

Dans tous les cas observés, l'eau oxygénée s'est montrée un antiseptique puissant à l'égard des infections secondaires.

. Les urines troubles, purulentes, se sont rapidement éclaircies, en même temps que disparaissaient les micro-organismes pathogènes. Les symptômes si pénibles de la cystite tuberculeuse ont été heureusement modifiés. Dans deux cas, au bout d'un traitement d'un mois à un mois et demi, le malade n'urine plus que 8 à 10 fois par 24 heures. L'action sur la douleur n'est pas aussi efficace. Elle est nettement inférieure à celle obtenue par les injections d'huile gaïacolée préconisées par le Dr Colin.

Dans un cas (Obs. I), les injections d'eau oxygénée ont arrêté une hématurie persistant depuis 8 jours.

Conclusions.

L'eau oxygénée est un bactéricide puissant. Dans les cas observés, elle a amené rapidement la disparition de la pyurie et des micro-organismes. Deux fois, on a observé la disparition du bacille de Koch. La miction est moins fréquente, la douleur s'est amoindrie. On a vu, il est vrai, des actions aussi heureuses avec les instillations de sublimé, suivant la méthode de M. le professeur Gayon. Mais les observations suivantes prouvent que l'eau oxygénée peut être un facteur de guérison aussi efficace que le sublimé, et les résultats obtenus sont de nature à encourager la recherche, sur une plus grande échelle, de son pouvoir bactéricide, dans le traitement des cystites tuberculeuses.

Observation I. — M. X..., 50 ans, cultivateur. Cystite depuis un an et demi. À eu, à 17 ans, une arthrite tuberculeuse de la hanche gauche. Ankylose de l'articulation. L'urèthre, sain, est libre. Rien du côté des organes génitaux. La prostate est grosse, inégale, bosselée, dure. Le rein est senti à gauche, mais n'est pas douloureux. Capacité vésicale : 85 grammes. L'examen bactériologique ne décèle pas de bacilles de Koch. Le malade a des douleurs périnéales et uréthrales vives. Il est en proie à des envies d'uriner incessantes, qui s'exagèrent par la marche et surtout la voiture. La nuit, jusqu'à minuit principalement, les envies sont encore plus fréquentes; il urine tous les quarts d'heure. Le malade, privé de sommeil, est très fatigué; l'appétit est nul.

Depuis huit jours, il a souvent des mictions sanglantes. Ce dernier symptôme l'a effrayé et l'a décidé à venir consulter, le 25 février 1900.

Un traitement antiphlogistique est prescrit : grands bains salés, tisane à l'orge et au chiendent, lavement laudanisé, le matin; le soir, suppositoire à la morphine. Je prescris en même temps des pilules à la créosote et à l'iodoforme.

Le 1er mars, les injections d'eau oxygénée sont commencées. J'injecte 5 grammes de la solution à 5 volumes d'oxygène, étendue de 5 fois son poids d'eau stérilisée.

L'injection n'est pas douloureuse. Mais, dix minutes après, la douleur éclate et se répercute au niveau du gland. On applique des compresses fraîches sur la verge. La douleur se calme un peu, mais dure, toute la nuit, plus violente que d'habitude. Le lendemain, même douleur.

Connaissant l'action anesthésique des injections intra-vésicales de gaïacol, j'injecte 1 gramme d'huile gaïacolée à 1 pour 20. Quelques minutes après, le malade souffre moins. Le lendemain, 5 mars, nouvelle injection de 2 grammes, précédée d'une injection de cocaïne à 2 pour 100. Pas de douleur.

L'injection faite à 9 heures, le malade reste jusqu'à 11 heures et demi sans uriner. La première miction est faite d'une urine fortement rosée, spumeuse, claire et s'accompagne d'une légère cuisson. Les mictions qui suivent, moins fréquentes, ne sont plus rouges.

L'injection est répétée tous les deux jours, pendant deux mois. Le malade n'urine plus que huit à dix fois par jour. Les douleurs sont moins vives, mais il persiste toujours une douleur sourde périnéale, s'augmentant chaque fois qu'on veut augmenter la dose d'eau oxygénée. Chaque fois, en ce cas, le malade se trouve calmé par l'injection d'huile gaïacolée à 1 pour 20.

Le 20 mai, le malade se sentant bien mieux, les injections sont cessées. Depuis le mieux se maintient. Le dernier examen ne révèle toujours pas de bacilles de Koch.

Obs. II. — M. X..., 18 ans. Entré à l'hôpital de M... le 21 avril 1898, atteint de tuberculose pulmonaire au deuxième degré. Craquements à gauche. Râles abondants à droite, en avant et en arrière.

À la fin de mai, le malade se plaint de pesanteur dans le bas-ventre et dans le périnée. Il pisse plus souvent que d'habitude, et son urine est trouble.

Le 19 août, à la suite d'un voyage en voiture, chez lui, il est pris de vives douleurs et est obligé de se lever onze fois, la nuit, pour uriner. Le matin, à la visite, l'urine est fortement ammoniacale, louche, et laisse déposer une grande épaisseur de muco-pus.

Un traitement antiphlogistique est ordonné : bains de siège matin et soir; tisane au chiendent nitré, lavement à l'antipyrine et au chloral. Les jours suivants, la douleur ne s'amende pas, les mictions deviennent plus fréquentes, les urines bourbeuses. Examinées au microscope, au milieu de micro-organismes variés, de débris d'épithélium, de leucocytes, on trouve des amas de bacilles de Koch.

Le 28 août, au soir, première injection de 2 grammes d'eau oxygénée. L'injection est un peu douloureuse. La sonde, ayant probablement frôlé une vessie fongueuse, est retirée un peu sanglante. Le malade urine au bout d'un quart d'heure. L'urine mousse « comme l'écume d'un pot-au-feu », suivant son expression. La douleur va en s'atténuant. Le malade s'endort et ne se lève que quatre fois dans la nuit. Une injection est faite tous les jours; les urines s'éclaircissent rapidement.

Le 6 septembre, on ne trouve plus, au microscope, que quelques bacilles. Les douleurs sont moins vives, mais persistent encore. Le malade urine maintenant toutes les deux ou trois heures; plus souvent, s'il marche.

Les injections sont continuées jusqu'au 26 septembre. Ce jour-là, on ne découvre pas de bacilles au microscope. Mais, tandis que s'améliore ainsi la cystite, les lésions pulmonaires s'aggravent. Il se fait à droite une pneumonie caséeuse. L'état général est mauvais : inappétence, sueurs, toux fréquente, expectoration abondante, où pullulent les bacilles, cependant que, les injections vésicales étant continuées, les urines continuent d'être claires, et ne présentent pas de bacilles, à l'examen du 8 octobre.

A la vérité, les mictions sont encore fréquentes (toutes les deux heures) et souvent douloureuses. La douleur est calmée par les injections d'huile gaïacolée.

Le 19 décembre, nouvel examen; pas de bacilles. Le malade meurt le 9 janvier, emporté par ses accidents pulmonaires.

Obs. III. — M. X.... 45 ans, bûcheron, vient, le 17 septembre 1899, consulter parce qu'il souffre de tranchées dans le bas-ventre, douleurs s'augmentant depuis trois mois. Il urine dans sa chemise, sans pouvoir se retenir. Il a uriné beaucoup de sang depuis deux jours.

Examen du malade : blennorrhagie au régiment, guérie en un mois. Léger rétrécissement au niveau du cul-de-sac du bulbe. Noyau volumineux de l'épididyme à gauche. Prostate un peu dure. Urine laiteuse. Bacilles rares.

Première injection le 20 septembre. 5 grammes d'eau oxygénée. Le résultat est franchement mauvais. Douleur plus vive, mictions plus fréquentes, urine sanglante et très trouble. Devant ce résultat, le malade s'abstient de revenir.

Je le revois seulement un mois et demi après. Il est amaigri, n'a plus d'appétit, ne dort plus, ne travaille plus. Il urine toutes les demi-heures, le jour, toutes les dix minutes la nuit. Je reprends l'injection d'eau oxygénée, étendue de dix fois son poids d'eau stérilisée. Injection de cocaïne au préalable. Le malade souffre moins et reste une heure et demie sans uriner. Injection tous les deux jours. Au bout de huit injections, les urines sont plus claires, les mictions moins fréquentes, le malade dort mieux. Il n'a pas revu de sang dans son urine.

Le 22 novembre l'examen bactériologique est négatif. Les injections sont continuées jusqu'au 16 décembre. Le malade peut travailler; il n'a plus de fausse incontinence.

Les urines sont tout à fait claires. Il souffre encore, quand il marche, mais les douleurs ne sont plus comparables. Il se juge guéri à l'heure actuelle.

Le 11 mars, les urines examinées ne présentent encore pas de bacilles.

LA TUBERCULOSE ET LES MÉDICATIONS NOUVELLES

par le docteur BARADAT,

de Cannes.

Devant les ravages de la tuberculose, qui élève dans des proportions effrayantes le chiffre de la mortalité, la question du traitement se pose à chaque instant de la façon la plus impérieuse et les médications nouvelles se présentent tous les jours plus nombreuses.

Quelles doivent donc être à l'heure actuelle les bases de ce traitement?

En matière de tuberculose comme de toute maladie infectieuse, il est à considérer deux facteurs. L'agent infectieux et contagieux dont les caractères biologiques et morphologiques nous sont aujourd'hui connus, et le terrain sur lequel cet agent s'est greffé, terrain créé par l'hérédité ou terrain acquis.

Toute médication rationnelle, pour être complète et vraiment efficace, doit s'adresser à ces deux facteurs et tenir compte de tous les éléments qui se présentent en face d'un cas donné.

Or, si nous envisageons les médications nouvelles employées contre la tuberculose, elles ont toutes une valeur réelle, mais en s'adressant à des phénomènes spéciaux, et non à l'ensemble des éléments à combattre, elles peuvent avoir certaines indications particulières, sans répondre au but auquel on doit tendre; elles sont, par suite, insuffisantes.

Parmi ces médications dont nous examinerons plus loin l'action comparative, les unes sont destinées à améliorer ou à relever le terrain, les autres ont une valeur spécifique, elles sont bactéricides ou antitoxiques.

La médication qu'il y a lieu de préconiser devra tenir à la fois des deux groupes des médications précédentes, c'est-à-dire qu'elle devra agir au point de vue dynamique et au point de vue spécifique.

Les esprits sont naturellement disposés à considérer tout traitement nouveau contre la tuberculose comme devant amener immédiatement une guérison radicale et absolue de cette terrible maladie, sans se préoccuper de l'agent infectieux en lui-même ou de ses toxines, ou sans avoir en vue le terrain sur lequel ils agissent.

Nous devons réagir contre cette tendance et nous nous efforcerons de ramener les esprits dans la voie de la vérité et de la saine appréciation des médications nouvelles.

Voici par exemple un sujet anémié, le bacille de Koch l'a envahi, ce bacille reste encore à l'état latent: laissez ce sujet abandonné à lui-même, l'anémie s'accentuera, l'activité digestive diminuera, les forces disparaîtront, l'assimilation sera réduite au minimum, il y aura, suivant une expression absolument exacte, une faillite de tout l'organisme.

A ce sujet que faut-il?

Tout d'abord remonter l'organisme, favoriser la nutrition, c'est alors qu'entrent en jeu les médications destinées à produire ces effets, médications hygiéniques, arsenic, notamment sous la forme la plus assimilable (arsicodyle), tannin, iode, huile de foie de morue, etc.

Ainsi, le bacille de Koch se trouvera tenu en respect, son action sera neutralisée, et tant que l'équilibre sera maintenu entre la résistance et la déchéance, notre sujet vivra.

Mais il arrivera un moment où le bacille triomphera, et cela, sous l'influence des causes multiples auxquelles un organisme, déjà infecté, devra payer le plus large tribu, tels sont les misères physiologiques, les chagrins, les bronchites répétées, l'influenza, la rougeole, la scarlatine.

De sorte que ces traitements du terrain, si nous pouvons dire, qui paraissaient efficaces, n'avaient qu'une action éphémère; ce qu'il leur manquait, c'était d'attaquer le mal dans son essence en détruisant le bacille ou le produit toxique.

Il en est ainsi de toutes les médications que j'appellerais volontiers médications partielles, lorsqu'il s'agit de traiter un tuberculeux. Voyons d'abord celles qui s'adressent au terrain.

Tout d'abord, et en premier lieu, nous considérons que le traitement hygiénique doit être la base, l'adjuvant indispensable de toute médication, sans lui, toutes devront fatalement échouer.

La façon la plus simple à notre avis pour réaliser ce traitement hygiénique est celle des sannateria libres, des Home sanatoria de Landouzy tels qu'ils sont échelonnés, sous forme de villas, sur nos rives ensoleillées de la Méditerranée. Là, en effet, toutes les conditions, visant non seulement l'hygiène, mais aussi l'état moral parfait du malade, qui n'est soumis qu'à sa propre volonté de guérir, peuvent être facilement remplies.

Le sanatorium fermé doit être réservé aux impulsifs, aux malades incapables de pouvoir se diriger ou d'avoir une volonté.

Au point de vue du traitement médicamenteux on s'est surtout occupé du cacodylate de soude.

Nous ne ferons pas ici une étude complète de ce médicament, cela nous entraînerait trop loin des limites d'une communication. Le plus important sera d'en fixer la valeur.

Or, il est certain, d'abord, que les desiderata formulés par M. le professeur Gautier concernant la pureté du cacodylate ne sont pas toujours remplis.

M. A. Gautier a indiqué les réactions qui permettent de reconnaître que ce médicament est à l'état de pureté, mais il a aussi signalé l'existence, en quantités considérables, dans le commerce, de cacodylate impur et capable de produire des accidents. N'en a-t-il pas été lui-même la dupe, au cours d'une série d'essais dans un grand hôpital de Paris? et ce qui a pu se passer dans cet hôpital, muni d'un personnel très au courant, peut, à plus forte raison, se produire ailleurs.

Nous pourrions citer maintes observations à ce sujet, et elles seraient d'autant plus importantes qu'actuellement les officines sont envahies par des produits commerciaux incertains dont il faut toujours se méfier.

L'action elle-même du médicament et son efficacité doivent être envisagées à la lumière de l'expérience qu'en ont eue de nombreux observateurs et que nous en avons nous-mêmes.

Les promoteurs ont eu le tort, suivant nous, de donner au cacodylate le titre de spécifique de la tuberculose, c'est ainsi du moins que l'on considère un grand nombre de personnes. En face des observations très favorables et qu'on ne saurait mettre en doute de MM. A. Gautier, Renaut, Rendu, Letulle, etc., nous possédons bien d'autres observations, toutes irréprochables et où les résultats sur la tuberculose ont été nuls.

Dans notre pratique nous employons d'une façon courante le cacodylate, ses effets ont été excellents chez les anémiques, chez les lymphatiques ganglionnaires, les chlorotiques, et, dans ces cas, nous avons observé un véritable coup de fouet sur l'organisme, de l'augmentation de l'appétit et la fonte ganglionnaire.

Au contraire, les résultats ont été nuls dans la tuberculose ulcéreuse et cavitaire.

La vérité, c'est que sous une forme pure, et notamment avec la marque vulgarisée sous le nom d'arsicodyle, qui répond le mieux aux conditions formulées et qui, de l'avis unanime du corps médical, paraît être la meilleure, le cacodylate de soude devra rester dans l'arsenal thérapeutique, mais ses indications et son efficacité ne sont autres que celles de l'arsenic lui-même. Il ne doit être considéré que comme le moyen le plus facile d'administrer l'arsenic ; c'est donc un puissant modificateur du terrain, mais, surtout dans la tuberculose ouverte, ulcéreuse, il ne faudra pas en attendre des résultats certains au point de vue de la régression des accidents. Nous n'en avons jamais obtenu.

Il sera surtout bon pour les prédisposés, pour ceux chez lesquels l'infection n'est qu'au début, ceux dont Darenberg, Landouzy, Grancher, Chuquet ont si bien indiqué les signes précoces.

Quant aux vanadates, ils n'ont pas répondu au but que l'on en attendait, mais cela tient surtout à la difficulté d'obtenir des produits bien déterminés.

Il en est de même de certains sérums artificiels, récemment préconisés, qui doivent être rangés dans la classe des reconstituants du terrain et auxquels il manque le pouvoir bactéricide ou antitoxique. Ce qu'on peut dire sur la valeur des sérums artificiels, comparée à celle des sérums naturels, dans la tuberculose, et c'est un point sur lequel j'insiste, c'est qu'une petite quantité de sérum naturel est nécessaire pour produire un effet thérapeutique intense, effet qui ne peut être obtenu que par une quantité double ou triple de sérum artificiel. Il y a là un *quid divinum* dû évidemment à la composition intime du sérum naturel.

Nous arrivons au traitement par la viande crue, au sujet duquel les savantes et remarquables recherches de MM. Richet et Héricourt sont connues de tous. Depuis 1865, où Fuster, de Montpellier (*Bull. de l'Acad. des sciences*), parle de la viande crue et tire de son emploi des indications précieuses et véritablement scientifiques, jusqu'à MM. Richet et Héricourt, rien n'avait été essayé dans ce sens. On sait les magnifiques résultats qu'ils ont obtenus chez les chiens tuberculisés, soit au point de vue curatif, soit au point de vue préventif.

Les recherches expérimentales ont démontré à MM. Richet et Héricourt que le suc de viande n'agit pas comme aliment, mais comme antitoxique. Son antitoxine neutraliserait dans l'organisme les effets de la toxine tuberculeuse.

Nous ne retiendrons de leurs recherches que quelques points qui nous intéressent particulièrement.

On sait qu'il s'agit du plasma musculaire obtenu, soit par la presse, soit par la congélation puis par le dégel rapide de la matière musculaire.

Comment est-il préférable de préparer ce suc de viande? Faut-il mettre de l'eau dans la masse hachée avant de la presser? Oui, mais en très petite quantité à peine un cinquième du poids total de la viande. La presse la plus commode et la plus pratique pour la fabrication du plasma est celle de Hummel. En interposant dans la masse de viande hachée des billes en bois, on divise plus complètement la masse et alors la compression devient plus efficace et le rendement de plasma est plus élevé.

Quelle est maintenant la manière d'administrer la médication Richet et Héricourt? Le moyen que j'ai adopté à Cannes pour les malades que je soumets à la viande crue et au plasma est le suivant: la quantité journalière de viande hachée est de 800 grammes, le malade absorbe autant de viande crue qu'il peut en accepter, puis, le reste de la viande hachée est soumis à la presse. Le plasma doit être pris immédiatement après sa préparation, attendre serait s'exposer à absorber un liquide corrompu et très toxique.

Bien que cette méthode de traitement m'ait donné parfois d'excellents résultats, je la considère comme difficilement applicable dans la pratique courante.

Elle présente de graves inconvénients.

D'abord elle n'est pas à la portée de tous; en effet, outre les desiderata qu'elle réclame, relativement à sa préparation, elle a le défaut d'être coûteuse (800-1500 grammes de viande par jour; d'être difficilement supportée par certains malades; de nécessiter une surveillance très attentive, car le suc de la viande se corrompt très vite et devient rapidement toxique. Injecté sous la peau d'un animal, il entraîne la mort en quelques minutes.

Ces expériences d'injections de plasma antituberculeux ont été faites au laboratoire de MM. Richet et Héricourt.

Ces tentatives pour faire pénétrer sous la peau un liquide immunisant et même curatif nous a ramené tout naturellement aux travaux déjà anciens, mais très complets, sur les propriétés bactéricides ou antitoxiques du sang des animaux réfractaires ou soi-disant réfractaires à la tuberculose. La littérature médicale de 1890 à 1895 montre combien cette question fut soumise à des discussions vives à des critiques acerbes.

Il ressort cependant de ces travaux ce fait, que le sang de certains animaux confère l'immunité contre la tuberculose et qu'il peut même la guérir. « J'ai, dès 1888, exprimé cette pensée, écrivait le professeur Bouchard à M. Bertin, l'un des promoteurs de la sérothérapie anti-tuberculeuse, que les vaccins ne me semblaient pas appelés à jouer un rôle seulement dans la prophylaxie, mais qu'ils étaient destinés à devenir des moyens de traitement (6 décembre 1890). »

Mais n'hésitons pas à nous rattacher à cette méthode d'hématothérapie anti-tuberculeuse, préconisée depuis 1889 par Bertin et Pick. Cette méthode, telle qu'elle est modifiée aujourd'hui par les persévérantes recherches de ces savants, me paraît être la médication rénovée, nouvelle même, appelée à donner la solution, si longtemps cherchée, du problème de la guérison et de la tuberculose.

Bien entendu, pas plus avec cette médication qu'avec toute autre, il ne faut pas attendre que l'individu soit émacié, qu'il présente des troubles digestifs et de la cachexie, pour le soigner. En effet, et nous insistons sur ce point, un tuberculeux n'est pas un phtisique. Un phtisique est le sujet chez lequel le bacille de Koch, après avoir opéré sa marche progressive, a amené lentement la destruction suppurative des cellules envahies, et dans cette masse détruite, vous y rencontrez tous les processus provoqués par le staphylo-, le strepto- et le pneumocoque; rongeant, détruisant parallèlement au bacille de Koch.

Dans ce cas, c'est la phtisie, comme son nom l'indique, c'est la consomption, la fièvre hectique qui fait mourir et, supposez pour un instant, que, par un pouvoir magique, vous arriviez à détruire tous les bacilles de Koch, vos malades succomberont néanmoins au strepto-, au staphylo-, au pneumocoque.

L'emploi du sérum de Bertin et Pick m'a donné des guérisons inattendues chez des tuberculeux graves, et j'ai été surpris de voir que ce mode de traitement, basé sur la nature et l'évolution même du bacille de Koch, n'ait pas trouvé dans la pratique une généralisation plus grande.

Le sérum que ces savants emploient et préconisent (sérum de chèvre et de mouton) me paraît remplir à lui seul toutes les conditions désirables, car son action est à la fois dynamique et bactéricide. En effet, le tuberculeux est un malade dans lequel l'agent bacillaire agit comme force destructive, mais en s'appuyant également sur d'autres forces destructives provoquées par le terrain. Ici, ce sera l'anémie, une autre fois l'hérédité, une autre fois une influenza grippale.

Alors, avec ces généralités, quelles sont donc les propriétés que nous devons demander à un agent thérapeutique contre la bacillose? Nous admettons les propriétés reconstituantes, régénératrices des médicaments toniques généraux, cacodylate, phosphate de chaux, huile de foie de morue, etc. Nous admettrons même la propriété antitoxique du suc de viande, mais a-t-on le droit de dire que chacun de ces agents remplit le double but que nous cherchons pour assurer la guérison de la tuberculose? — Non, car ils sont ou simplement reconstituants ou simplement antitoxiques.

Le sérum de Bertin et Pick me paraît être, au contraire, à la fois reconstituant, antitoxique et bactéricide.

En effet, les observations montrent que tout sérum est un dynamogène, et par conséquent un reconstituant général.

Nous en voyons la preuve tous les jours dans l'emploi des sérums artificiels, dans les hémorragies graves, dans l'anémie consécutive aux maladies chroniques, dans les chocs traumatiques opératoires: personne ne nie plus cette action dynamogène, elle est reconnue.

Il suffira donc de la répéter pour entretenir le sujet dans un état de résistance remarquable.

Mais, si cette action était unique, le sérum que nous préconisons, celui de Bertin et Pick, n'aurait que la valeur du cacodylate de soude et des autres médications de terrain.

Tandis que, nous reportant aux expériences de laboratoire si souvent répétées et aux faits cliniques, recueillis par nous-même et par beaucoup d'autres de nos confrères, nous voyons la valeur bactéricide s'ajouter à la valeur reconstituante.

Toutes ces raisons nous font penser que cette méthode sérothérapique, telle que l'ont présentée MM. Bertin et Pick, est la seule qui puisse être tentée pour réaliser la guérison de la tuberculose, surtout au début, alors que nos moyens de diagnostic nous permettent aujourd'hui de constater les germes d'une tuberculose presque à sa naissance.

L'innocuité de ce traitement est absolue, et son application en est facile (une injection hypodermique de 10 centimètres cubes tous les deux jours). Cependant, même avec le sérum de Bertin, nous estimons que la médication cacodylique doit être utilisée comme un précieux adjuvant, dans la plupart des cas, au même titre que le tanin, l'iode et l'huile de foie de morue.

COMMUNICATION SUR LES SANATORIA, MAISONS DE CONVALESCENCE ET PLACEMENT FAMILIAL DES TUBERCULEUX ET PRÉTUBERCULEUX

par le docteur Camille SAVOIRE

Ancien chef de Laboratoire à la Faculté de Médecine de Paris.

La question des sanatoria devient, dans la préoccupation des médecins, le point capital de traitement de la tuberculose. Certains d'entre eux, et des plus nombreux, se sont arrêtés à cette formule absolue qu'en *dehors des sanatoria, point de salut*. D'autres, à l'exemple de M. le professeur Landouzy, proclament la nécessité des associations thérapeutiques en matière de tuberculose pulmonaire.

Il est nécessaire de s'entendre d'abord sur la destination qu'on veut donner aux sanatoria.

Certains de leurs défenseurs nous les présentent comme des établissements de préservation destinés à isoler les tuberculeux et à les empêcher de contaminer leur entourage.

D'autres vantent les bons résultats obtenus dans le traitement de la tuberculose pulmonaire par la cure d'air et nous les présentent comme des établissements destinés à réaliser la thérapeutique de la tuberculose.

Enfin, certains praticiens, envoient dans les sanatoria des prétuberculeux simplement menacés mais non encore atteints.

Il est difficile de concilier ces diverses manières de voir et il nous semble rationnel de créer, dès maintenant, trois catégories de sanatoria répondant à chacune de ces destinations.

Nous ne croyons pas, en effet, qu'il se trouve un homme raisonnable pour affirmer qu'on puisse mettre dans le même établissement un prétuberculeux, un tuberculeux au 1ᵉʳ degré et le malade qu'on veut soustraire à son entourage parce qu'il constitue un danger de contagion !

D'autre part, le traitement par les sanatoria est-il pratique ?... Il exige de la part des malades une dépense assez considérable et si nous songeons que les tuberculeux se rencontrent surtout dans les classes moyennes de la société, un grand nombre de malheureux n'ont pas les ressources nécessaires pour s'offrir un traitement aussi dispendieux.

Nous savons qu'on a proposé de créer des sanatoria pour tuberculeux pauvres, mais nous ne pensons pas qu'on ait songé aux difficultés qui surgiront lorsqu'on demandera à l'industriel, au commerçant d'abandonner sa maison, au père de famille de quitter ses enfants, à l'ouvrier honnête d'abandonner l'atelier ; en un mot, aux malades de cesser leurs occupations pendant une période de temps qui ne sera jamais inférieure à 6 et 8 mois. Nous craignons que les sanatoria, tels qu'on les conçoit, ne soient réservés à ceux à qui leur fortune permet de remplacer la promenade hivernale aux plages méditerranéennes par un séjour dans un sanatorium ou aux indigents qui se font d'ordinaire héberger dans nos hôpitaux parisiens où nous les voyons prendre leur quartier d'hiver. Mais nous ne croyons pas que les malheureux réellement intéressants, les travailleurs consentent à une hospitalisation aussi prolongée.

Les résultats obtenus dans les sanatoria doivent-ils être uniquement attribués à la fameuse trilogie : repos étendu, respiration à l'air libre et alimentation substantielle? Nous ne le pensons pas. Si la chose est vraie pour quelques-uns, pour un grand nombre elle peut s'expliquer par le changement de milieu, la cessation d'une vie trop active, l'abus des plaisirs ou du séjour dans une atmosphère viciée.

Nous avons l'occasion, dans notre clientèle particulière de soigner un grand nombre de malades appartenant à la classe ouvrière ou à la petite bourgeoisie, et nous avons obtenu des résultats aussi remarquables que ceux qu'on obtient à grands frais dans les sanatoria, au moyen du traitement médical dont nous avons eu l'honneur de vous entretenir tout à l'heure, en y joignant, dans certains cas, le séjour pur et simple à la campagne, soit aux environs de Paris, soit chez des paysans suisses à des conditions parfaitement compatibles avec la situation des malades.

Nous croyons donc qu'il vaudrait mieux diriger nos efforts sur la création de sociétés qui s'occuperaient de rechercher les localités où il serait possible de procurer, à des conditions avantageuses, le séjour pendant 5 à 6 semaines à nos malades.

Quant aux dangers résultant de la contagion, nous pouvons affirmer qu'en les signalant aux malades ou à leur entourage, en indiquant par écrit les précautions à prendre, il deviendront nuls. Ce mode de climatothérapie de la tuberculose serait certainement préférable à tous les points de vue à celui qui consiste à agglomérer dans un même établissement, dans des mêmes locaux, des malades qui constituent, l'un pour l'autre, une source continuelle de recontamination, sans préjudice de l'influence morale qu'ils exercent sur ceux qui les entourent.

Mais il est un point, surtout, sur lequel nous désirons appeler votre attention.

Il s'agit des enfants nés de parents tuberculeux dont on ne s'est pas occupé jusqu'à ce jour. Ces enfants présentent d'ordinaire une constitution faible qui les prédispose à contracter la maladie à laquelle ils sont certainement voués s'ils appartiennent à une famille ouvrière ou à un de ces ménages comme il en existe tant à Paris, où on dispose de locaux insuffisamment éclairés et aérés. Il nous semble qu'il y a une nécessité absolue à soustraire ces enfants à ce milieu et, là, nous paraît être l'un des moyens les plus sérieux de lutter contre l'extension progressive de la tuberculose.

Pour arriver à ce but, dans des conditions particulièrement économiques, nous proposerons de rechercher en province, à la campagne, de préférence dans les montagnes, des ménages qui consentiraient à héberger, moyennant rémunération, un ou plusieurs enfants. Les enfants de tuberculeux seraient de bonne heure examinés par un comité médical présentant toutes les garanties nécessaires et ceux qui seraient reconnus indemnes seraient dirigés vers ces colonies où le médecin serait chargé spécialement de les surveiller, autant au point de vue de leur état pathologique que des conditions hygiéniques dans lesquelles on les élèverait.

Il serait ainsi possible de résoudre économiquement une partie du problème si complexe de la prophylaxie de la tuberculose.

Les ressources, pour arriver à ce but, pourraient être fournies par la contribution volontaire des parents, le concours de l'État, les compagnies d'assurances sur la vie et l'initiative privée à laquelle, en France, on ne s'est jamais adressé en vain quand il s'est agi de la santé publique et du bien-être de l'humanité.

COMMUNICATION SUR LE TRAITEMENT DE LA TUBERCULOSE PULMONAIRE PAR LA CRÉOSOTE A DOSES ÉLEVÉES

par le docteur Camille SAVOIRE.

Dès 1891, nous avons eu l'occasion d'expérimenter, chez un malade déterminé, les doses croissantes de créosote dans le but d'enrayer une tuberculose pulmonaire.

Frappé des résultats obtenus, nous avons continué, empiriquement d'abord, l'application de ce traitement, nous contentant d'enregistrer les résultats sans en rechercher la cause.

De 1895 à 1898, nous avons entrepris une série de recherches tendant à expliquer le mode d'action de la créosote et la raison pour laquelle nous avions obtenu des résultats plus brillants avec des doses très élevées de créosote.

Une note publiée dans *The Lancet* du 9 avril 1898 relatait les résultats obtenus par les Dʳˢ Edward Squire et Stanford Read, médecins du *North London Hospital for consomption* par l'administration de doses de créosote s'élevant à 9 et 10 grammes par jour. Dans le but de prendre date dans cette question, nous fîmes un rapide exposé des résultats de nos expériences dans la séance de l'Académie de Médecine, le 5 juillet 1898. Ces conclusions, formulées comme suit : furent l'objet d'un rapport favorable de M. le Dʳ Bucquoy (séance du 20 juin 1899). Nous venons, aujourd'hui, développer les expériences dont nous n'avions pu que donner les résultats à cette époque, et faire part des résultats obtenus par l'expérimentation clinique du traitement que nous proposions.

Nos expériences tendant à déterminer la toxicité de la créosote ont porté sur le lapin, le cobaye et le chien. Chez ces divers animaux, nous avons constaté que la quantité de créosote nécessaire pour amener la mort devait être d'au moins 1 gr. 50 par kilogramme d'animal et lorsque les doses ont été augmentées progressivement, nous avons pu aller jusqu'à 2 gr. 50 par kilogramme d'animal sans déterminer la mort.

Nous avons cherché ensuite l'action de la créosote sur le bacille de la tuberculose. Des fragments de matières tuberculeuses, (poumons, ganglions) ont été plongés dans la créosote pendant 5 heures, puis réduits en pulpe, inoculés à des animaux qui, tous, ont contracté la tuberculose. D'autre part, nous avons pu cultiver la tuberculose humaine et aviaire dans des cultures dans lesquelles nous avions pu, à la faveur d'une addition de glycérine, maintenir en suspension 50 pour 100 de créosote, sans que la virulence des cultures en ait été modifiée.

Cependant, ces mêmes cultures, filtrées au filtre Chamberland, présentaient une toxicité sensiblement moindre que les cultures naturelles.

Nous avons préparé également des extraits de viandes tuberculeuses traités par des macérations dans le sérum artificiel d'abord, et dans la glycérine ensuite. La toxicité de ces extraits diminuait notablement lorsque nous additionnions la préparation de créosote. Et nous avons remarqué que la toxicité était inversement proportionnelle à la quantité de créosote employée. D'où nous avons conclu à une action chimique de la créosote sur les toxines des bacilles de la tuberculose, cette proportionnalité n'existant pas d'ordinaire, quand il s'agit d'une action antiseptique ou antifermentescible.

Les animaux sains sur lesquels nous expérimentions semblaient favorablement impressionnés au point de vue général par cette administration de la créosote.

Voici maintenant les résultats de notre expérimentation clinique.

Nous avons soigné, par cette méthode, près de 500 tuberculeux, et, jusqu'en 1900, nous avons employé uniquement la créosote et l'ichtyol, n'y adjoignant que la médication symptomatique dictée par les circonstances.

Depuis quelques mois, nous avons adjoint à ce traitement l'usage du cacodylate de soude.

Chez les prétuberculeux, nous avons toujours vu l'anémie disparaître, la nutrition s'améliorer rapidement, un engraissement notable se produire, et 3 ou 4 mois ont suffi le plus souvent pour mettre les malades à l'abri de toute crainte.

Chez les tuberculeux du 1er et du 2e degré au début, nous avons obtenu une moyenne de 80 pour 100 de guérisons par un traitement prolongé de 8 à 12 mois. Nous avons même, dans 2 cas de tuberculose du 2e degré, observé un phénomène remarquable de tuberculose locale (abcès suivis de fistules anales) survenant chez des malades en traitement opérés et guéris sans suppuration. La guérison se manifestait d'abord par une amélioration très rapide de l'état général, d'une augmentation de l'appétit, suivie d'un engraissement qui, chez la plupart de nos malades, se produisait régulièrement et atteignait 1 kilogramme par semaine.

Cette amélioration de l'état général était suivie de la diminution et de la disparition de la toux, mais les modifications de l'expectoration ne survenaient qu'au bout de 3 ou 4 mois. Certains de nos malades présentaient, en venant nous consulter, des lésions laryngées qui avaient été mises sur le compte d'une laryngite tuberculeuse. L'examen de ces malades, et la marche de la maladie, nous o t montré qu'il s'agissait là, de lésions inflammatoires dues à l'irritation causée par les crachats. Nous avons souvent vu disparaître ces lésions dès que l'expectoration se modifiait sans qu'il ait été nécessaire de recourir à une médication locale.

Les malades que nous avons soumis à ce traitement ont rarement été obligés d'interrompre leurs occupations et, chez quelques-uns seulement, nous avons exigé un séjour de quelques semaines à la campagne.

Parmi les malades dont la guérison est maintenue depuis plus d'un an, nous comptons un certain nombre d'employés de magasins de fourrures et de nouveautés qui vivent dans des conditions absolument défavorables (contagion).

Chez les tuberculeux avancés (période cavitaire) nous n'avons pas obtenu de guérisons, mais nous avons vu souvent les phénomènes hectiques (fièvre, sueurs nocturnes, diarrhée) s'arrêter, et nous avons actuellement plusieurs observations de malades qui, porteurs de lésions avancées, et souffrant d'un état général très mauvais à l'époque où ils ont commencé le traitement, ont pu reprendre leurs occupations et, en continuant le traitement depuis plusieurs années, jouir d'un état de santé satisfaisant.

Chez certains malades où nous avions constaté des lésions de tuberculose des voies digestives amenées probablement par l'ingestion des crachats, nous avons observé l'arrêt, et même la guérison de cette affection.

Notre traitement a toujours échoué chez 2 catégories de malades, même lorsque les lésions peu avancées semblaient impliquer un pronostic favorable, et les résultats obtenus ont été constamment nuls :

1º Chez les tuberculeux ayant, antérieurement ou postérieurement à l'infection tuberculeuse, la syphilis. L'existence des deux infections chez un même sujet nous semble impliquer un pronostic fatal ;

2º Chez les malades chez lesquels la tuberculose se développe par suite d'une déchéance organique trop avancée provenant de tares héréditaires, de misère physiologique prolongée ou de privations. Nous avons, dans cette dernière catégorie, observé deux cas de mort subite chez nos malades.

A la suite de la communication de M. le professeur Armand Gautier, nous avons administré concurremment le cacodylate de soude avec la créosote. Pour la commodité du traitement, nous avons toujours eu recours à la voie rectale à des doses que nous portions rapidement à 0 gr. 50 par jour, sans jamais observer de phénomènes d'intolérance, lorsque nous employions du cacodylate de soude chimiquement pur (par contre, toutes les fois que nous avons observé des accidents, nous les avons vus disparaître dès que nous changions le produit impur contre le produit pur.

Des essais que nous avons faits, nous croyons pouvoir affirmer que le cacodylate de soude n'a pas une action spécifique proprement dite sur le bacille de la tuberculose, mais que c'est un excellent stimulant de la nutrition suffisant à la guérison des prétuberculeux et secondant admirablement l'action de la créosote chez les tuberculeux.

En résumé, le traitement auquel nous nous sommes arrêtés, après avoir successivement essayé tous ceux qui ont été proposés dans ces dernières années, consiste :

1° Dans l'administration, par voie stomacale, hypodermique ou respiratoire, de la créosote à des doses qu'on porte progressivement à 8 et 10 grammes par jour ;

2° A donner par voie rectale, du cacodylate de soude à la dose de 0 gr. 50 par jour (dose à laquelle on arrive progressivement, en alternant les périodes de traitement et de repos tous les 8 jours) ;

3° Dans un régime de suralimentation composé de 8 à 10 œufs par jour pris toutes les heures dans une tasse de lait, de beurre salé (30 à 60 grammes par jour), de viande crue (3 doses de 50 à 100 gr. par jour).

Ce traitement nous a donné des statistiques supérieures à celles que nous avons vu établir jusqu'à ce jour, et, au moment où le vent ne souffle que du côté des sanatoria et par conséquent du traitement hygiénique de la tuberculose, nous avons pensé qu'il était bon de raffermir la confiance des médecins ébranlés et portés au découragement par les échecs trop fréquents qu'ils essuient dans une maladie longue et difficile à guérir comme est la tuberculose. Les faits que nous venons d'exposer montrent que la thérapeutique n'est pas désarmée et qu'en soignant nos malades non seulement nous pouvons les soulager, mais nous possédons aussi des remèdes capables de guérir.

Conclusions.

1° La toxicité de la créosote est très faible et inférieure à 1 gr. par kilogramme d'animal.

2° L'administration de doses de créosote s'élevant à 8 et 10 grammes et même dans un cas particulier (soumis à M. le Dr Bucquoy et attesté dans son rapport) à 15 grammes, n'a provoqué aucun trouble des voies digestives, circulatoires ou urinaires (sauf la coloration noire des urines qui, à notre avis, n'a aucune signification pathologique).

3° Elle a produit au contraire une augmentation de l'appétit et de la nutrition se traduisant par une augmentation de poids, des modifications profondes de la toux, des sueurs, de la fièvre, la disparition des râles dans un grand nombre de cas, une amélioration notable et parfois une guérison qui se maintient depuis une période de temps plus ou moins longue.

4° La créosote n'a aucune action sur le bacille de la tuberculose qui continue à se développer et conserve sa virulence dans les milieux ou dans les bouillons de culture contenant des proportions élevées de créosote (jusqu'à 50 pour 100 d'après nos expériences sur les bouillons).

5° La toxicité des extraits de culture et de matières tuberculeuses préalablement soumises à l'action de la créosote et privées de microbes est considérablement atténuée, ce que nous croyons devoir attribuer à une action chimique de la créosote sur les toxines du bacille de la tuberculose.

6° L'action favorable exercée par la créosote dans le traitement de la tuberculose nous semble due :

a. A une action bactéricide exercée par la créosote sur les espèces microbiennes associées au bacille de Koch (streptocoques, pneumo-bacilles, etc.).

b. A une action stimulante sur la nutrition, d'où résulte une augmentation de la phagocytose à l'égard du bacille de Koch en particulier.

c. A une action chimique des phénols constituant la créosote sur les toxines du bacille de Koch neutralisant leur pouvoir toxique.

7° L'action chimique exercée par la créosote sera d'autant plus marquée que la quantité de créosote administrée sera plus considérable.

8° Les malades auxquels nous réservons le traitement créosoté sont des tuberculeux non cachectiques (1er et 2e degré) et nous leur administrons la créosote :

a. En injections hypodermiques 10 à 40 centimètres cubes d'une solution huileuse de créosote à 1 10e à base d'huile d'olives et additionnée ou non de balsamiques (myrthol, eucalyptol);

b. En inhalations continuelles à la dose de 6 à 10 grammes d'une mixture alcoolique contenant 1 5 de créosote;

c. Par voie stomacale en dilution dans un liquide huileux ou le lait ou en émulsions par doses fractionnées formant un total de 40 gouttes pour débuter, et pouvant être portées à 500 gouttes par 24 heures.

Nous recommandons d'éviter d'une façon absolue l'administration des capsules, pilules ou cachets créosotés auxquels on doit attribuer les accidents gastriques qu'on impute généralement à la créosote. Cette substance doit être prise dans une quantité assez considérable de liquide pour n'être pas caustique et de préférence au milieu des repas pour éviter une irritation mécanique corrosive de la muqueuse digestive.

ÉTUDE CLINIQUE DE LA SÉDIMENTATION SANGUINE (HEMOSTÉRÉOMÉTRIE)

par M. G. MARCANO.

La sédimentation sanguine peut être obtenue par centrifugation ou en laissant le sang en repos, mélangé avec une substance anti-coagulante. La mensuration du sédiment, quel que soit son mode de formation, constitue l'hémostéréométrie, qui comprend par conséquent deux procédés, *mécanique* et *spontané*.

La sédimentation spontanée, la seule dont nous avons à nous occuper, donne des résultats constants, et si malgré les travaux de Biernacki (de Varsovie) et d'Ottfried Müller (de Berlin), elle n'est pas encore utilisée dans les recherches cliniques, cela tient uniquement à ce qu'on ne possède pas un appareil qui puisse être employé au lit du malade.

Nous avons cherché à combler cette lacune en faisant construire l'hémostéréomètre que j'ai l'honneur de mettre sous vos yeux. Cet instrument ayant été présenté dernièrement à l'Académie de médecine par M. le professeur Bouchard, je n'ai plus à le décrire. Je veux seulement indiquer le parti qu'on peut en tirer en soumettant à votre appréciation quelques résultats que nous avons obtenus avec lui.

L'hémostéréométrie, comme du reste tous les autres procédés de l'hématologie, ne nous apprend rien quand on l'interroge isolément, mais si on met en regard le volume du sédiment, le nombre des globules, la quantité pour cent d'hémoglobine et la densité du sang, elle complète ces données en en ajoutant d'autres au moyen desquelles nous nous rendons un compte plus exact de l'état actuel du liquide sanguin et des modifications qu'il subit.

Le volume et le nombre des globules ne se correspondent que quand on considère des moyennes, mais individuellement ils oscillent d'une manière indépendante. Nous laissons de côté, bien entendu, les cas de leucocytose et de leucémie, dans lesquels le sédiment augmente par rapport au nombre des hématies. En ne considérant que ces dernières, les deux facteurs présentent trois espèces d'oscillations. D'abord, le nombre et le volume des globules rouges augmentent ou diminuent parallèlement en raison inverse du volume du plasma. En second lieu, lorsque le nombre des hématies s'accroît, en même temps que la quantité de sédiment diminue, les corpuscules présentent une diminution de leur diamètre. Si, au contraire, leur nombre diminue, alors

que le volume du sédiment augmente, les globules sont non plus rata-
tinés, mais gonflés.

Ces modifications, appréciables à la mensuration, dépendent-elles,
comme le veut le professeur Biernacki, de la quantité de plasma intra-
globulaire, qui en vertu des phénomènes osmotiques s'échappe tantôt
des globules en favorisant leur rétraction, et tantôt les agrandit en
affluant dans leur stroma? Toujours est-il que par leur étude nous
arrivons à élucider certains phénomènes dans le triple domaine expérimental, physiologique et clinique.

Si on examine le sang d'un lapin, avant et une demi-heure après
une injection intra-veineuse de 15 centimètres cubes de sérum Malassez
de 1050 de densité, on trouve qu'après l'injection, la densité du sang
diminue, en même temps que la quantité d'hémoglobine, concordance
qui s'accorde avec les travaux les plus récents. Mais comme d'un autre
côté, le nombre des globules ne diminue que de 9 pour 100 (pour
prendre un exemple), alors que le volume du sédiment s'abaisse jusqu'à 16 pour 100, la quantité de plasma est par suite augmentée,
c'est-à-dire que le sang contient plus d'eau, et que, finalement, l'abaissement de la densité totale dépend, d'un côté, de l'abaissement de
l'hémoglobine globulaire, et de l'autre de l'excès des parties liquides.

Le même phénomène s'observe quand on compare le sang avant et
immédiatement après la menstruation : abaissement de la densité
totale auquel prennent part, chacun dans sa mesure, le plasma et la
matière colorante.

Au point de vue clinique, nos recherches ont porté sur deux espèces
de maladies : des cardiopathies sans la moindre trace d'albumine dans
les urines, et des albuminuries de cause rénale sans d'autre trouble du
cœur que le bruit de galop caractéristique.

Les cardiaques étaient cinq femmes, dont deux avaient des lésions
aortiques, et trois des lésions mitrales. Chez deux, la densité était normale, chez les trois autres, un peu abaissée. En les réunissant toutes
dans une moyenne que nous comparons avec la moyenne de cinq
autres femmes complètement saines, la diminution de la densité,
quoique très légère, est encore manifeste. Cependant le taux de l'hémoglobine était plutôt un peu au-dessus de la normale. De plus, le
nombre des globules avait diminué tandis que leur sédiment s'était
accru. Il y avait donc gonflement globulaire, et partant, diminution de
la quantité de plasma. Comme l'abaissement de la densité sanguine
ne dépendait ni de l'hémoglobine, ni de l'augmentation d'eau du
plasma, force est de l'attribuer à une diminution de la densité de ce
dernier. Hâtons-nous d'ajouter que ces modifications sont si minimes,

que nous devons en conclure que le sang des cardiaques est à peu
près normal.

Il n'en est pas de même des brightiques dont nous avons examiné
quatre du sexe masculin et une du sexe féminin. Chacun d'eux avait
une densité très basse, de telle façon que la moyenne est la plus faible
que nous ayons constatée. L'hémoglobine était très diminuée ; dans
deux cas, elle descendait à 8 pour 100. La comparaison du nombre et
du volume des globules faisait reconnaître leur ratatinement. Il y
avait donc un abaissement considérable du poids spécifique total, dépendant à la fois de l'oligochromémie et de la polyplasmie. En
d'autres termes, il y avait une véritable hydrémie.

Cette hydrémie, que nous avons rencontrée d'une manière transitoire après la menstruation et après les injections intra-veineuses de
sérum à densité élevée, devient définitive sous l'influence des troubles
rénaux du brightisme.

Nous tirerons de ces faits les conclusions suivantes : L'hémostéréomètre permet de déterminer :

Le volume proportionnel des globules et du plasma ;

L'état de gonflement ou de ratatinement des globules ;

La participation du plasma aux changements de la densité totale du
sang.

Elle permet enfin comme corollaire, le diagnostic de l'état hydré-
mique du sang dont elle rend palpable la double lésion qui la caractérise : l'oligochromémie et la polyplasmie.

DISCUSSION

M. VAQUEZ (Paris).— Je désire retenir l'attention de l'assemblée sur l'intérêt de la présentation faite par M. Marcano au point de vue pratique et
théorique.

Le stéréomètre donne par un procédé très simple une sédimentation très
exacte, c'est-à-dire un rapport précis entre les éléments solides du sang et
la partie liquide.

Au point de vue théorique, il nous permettra d'être renseignés d'une façon
plus complète sur les modifications du sang dans les œdèmes, les affections
cardiaques et bien d'autres états pathologiques.

EMÍATROFIA FACCIALE O MALATTIA DEL ROMBERG

pel Pr. S. ANGELO DAL FABRO

(di Conegliano-Veneto)

L'O. giustifica l'importanza di questa communicazione, se non fosse per altro, per la rarità clinica, che è di fatto, almeno stando alle più note ed accreditate statistiche. Fino ad ora — salvo errore — che ben volentieri desidererebbe sentire per sua istruzione corretto — non si contano che 153 casi. Questo conterebbe il 154° caso.

Per se stessa questa malattia non è grave, non costituendo che una disgustosa difformità. L'interesse principale stà nell'occasione che ci offre questo caso di dare forse schiarimenti intorno all'origine ed ai disturbi trofici — generali — per mezzo delle contestazione, esame, analisi dei sintomi.

Da questo studio s'imporse quanto le deviazoni delle normali — le mostruosità — ci ha aiutati sulle conoscenze della morfologia normale, e quanto parimenti la patologia è divenuta indispensabile alla fisiologia. Le prime experienze vengono fatte ed a noi insegnate della natura. Senza la patologia, la fisiologia c'insegnerebbe poco o nulla.

Venendo alla sua denominazione osserva che, sebbene quelle di emiatrofia progressiva facciale, imperfetta, sia la più esatta, almeno fino a chi non si saprà sostituirne una di migliore, si può verificare tuttavia il caso che oltre alla forma pura, esse può cogliere lingua, collo, cranio. Per cui sarebbe buona cosa chiamarla *emiatrofia cranio-facciale*. Taiora si propaga al tronco ed altre parti, facendosi bilaterale.

Eziologia. — Come elementi causali indifferenti l'età ed il sesso. Altrettanto poco sappiamo dei altre cause disponenti — quale le malattie d'infezione. L'influenza del traumatismo è ammessa da Fremy, Emminghaus, Panas. Sopra 115 casi però Fronohld, sostenitore di questa etiologia, non nè registrò che 25 casi. Descrizioni classiche sono piuttosto rare di questa malattia.

Questo caso invece lo crede un modello, e como tale lo presenta più perfetto e significativo di quello del Romberg.

Anamnesi. — F. D. è un nomo d'anni 50. Genitori, fratelli, sorelli viventi sani. L'avo morì da apoplessia. Una zia nevrastenica. Nient' altro nel campo ereditario-nevropatico. Nessuna malattia speciale. Fino all'età di tre anni niente d'anormale in alcuna parte del suo corpo. Dopo quest'epoca, senza alcun disturbo, la metà sinistra del viso, cominciando dalle fronte, si riduce di volume, appiatisce; pelle

fusa con l'osso sottostante. In seguito distrofia della guancia, mandi-
bola, metà sinistra del cranio; denti cariati stesso lato.

Esame obbiettivo. — Uomo robusto, intelligente. Le due metà del
viso sono tanto diverse, che sembrano appartenere a due individui.
Una linea netta di demarcazione divide in forma arcuata la metà des-
tra dalla sinistra. Atrofia più accentuata parti superiori del viso e
cranio. Pelle di colorito normale, a sinistra con numerose sughe.
Muscoli completamente atrofici. Lo spessore tessuti molli è rappresentato
solo dalle cute. Ossa cartilagini della parte malate completamente
atrofiche. Capelli più radi, assottigliati, in certe zone mancanti. Denti
cariati e mancanti. Normali secrezione sudorale e lacrimale. Occhio
sinistro più debole del destro. — Lingua leggermente atrofica metà
sinistra, ma con movimenti pronti e completi. Normali sensibilità
tattice, termica, dolorifica. Così pura contrattilità elettromuscolare e
normali i reflessi e sensi specifici. Nessun disturbo da parte delle
vescica e retto.

Patogenesi. — Si contendono il campo due opinioni: L'alterazione
del simpatico cervicale e quella del 5° pajo.

Per la prima valgono l'esperienze dell'Italiano Angelucci, che ebbe
sempre sopra gl'animali, dopo l'estirpazione del ganglio superiore del
simpatico, moltiplici distrofie della cute ed ossa. Esperienze accettate
dal Déjérine e dal Miraille.

Dell'altro vi sono in favore del 5° pajo l'esperienze del Girard. Schiff.

Del resto queste ricerche non hanno ancora risolto i quesiti della
patologia relativamente alla sua vera origine. Ci vuole il criterio ana
tomo-patologico e clinico. Dall'esame dei fatti emerge il concetto che
tale malattia derivi da un'alterazione dei nervi cerebrali e respetti-
vamente spinali che si distribuiscono alle parte colpite.

Mendel ed *Homen* trovarono profonde alterazioni del V°.

Homen trovò pure un endotelioma del ganglio di Gasser e degenerazione delle varie radici del trigemino, prevalentemente della spinale
e del nucleo sensitivo. *Mendel* trovò una nevrite interstiziale prolife-
rante, e degenerazione dominante della radice ascendente del trigemino e della sostanza ferruginea di sinistra con delle alterazioni nel
midollo spinale, corne anteriori all'altezza 4°, 5° nervo cervicale; alterazioni che egli mite in rapporto con atrofie circoscritte del dorso,
mano. Questi dati sono importanti relativamente alla patogenèsi. I
casi di Selligmüller, di Mobius, di Nicati, preceduti da traumatismo
del simpatico non entrano sulla nostra casuistica: poiché non si no-
tarono che un'insignificante riduzione della faccia, e leggere scom-
posta del pannicolo adiposo, senza il carattere progressivo e participa-

zione di tutti i tessuti, che danno il carattere speciale, la fisionomia clinica di questa malattia.

L'emiatrofia facciale è non rara volta comparsa nella *tabe dorsale*, nella *sclerosi multipla*, nella *paralisi progressiva*, nella *siringomielia*. Questo fatto notato in malattie che ripetono un'origine da alterazioni profonde del sistema cerebro-spinale, parla pure per l'origine centrale dell'emiatrofia facciale. Così le pensano anche Schlesinger, Marie e Marinesco.

Dall'altro canto esistono dei casi d'*emiatrofia facciale* accompagnanti la sclerodermia, le alterazione della tiroïde, malattie che rientrano nella patologia del simpatico. Del resto non è fuori di pasto notare il fatto anatomico che il 5° pajo nel ganglio di Gasser riceve non scorse innervazione anastomotiche dal filetto del simpatico. Fatto che potrebbe spiegare e risolvere le discrepanti opinioni fisio-patologiche e patogenitiche.

Concludendo, riconosciuto che sono necessario, per provocare queste particolare sindrome, condizioni del tutto speziali varie di natura che di sede, dabbiamo confessare che, nello stato attuale della scienza, non possiamo dare alcun concetto sicuro, dire l'ultima parola.

È per questo necessario alla scienza raccogliere sul campo della clinica quanti casi si presentano, allargare ed approfondare l'indagini per conoscere più davvicino questa curiosa malattia.

E vale anche qui, come vale sempre, il detto del sommo Baglivi: *Ars tota in observationibus*.

L'O. chiude con la sola speranza di non aver fatto cosa inutile coll'aversi attenuto a questo antico e sempre nuovo precetto pratico.

NEVRASTENIA GASTRO SYMPATICA CON MARASMO PROGRESSIVO
pel D. ANGELO DAL FABRO

medico primario di Conegliano-Veneto.

L'O. dichiara che parlerà nel suo idioma natio, essendo stata ammessa, come altre, la lingua italiana tra le ufficialmente reconosciute, ricordando che essa fu la prima e legittima figliazione di quella lingua che fu per tanti secoli la più universale e cosmopolita. La lingua francesa la capisce e la scrive abbastanza bene, ma la parlerebbe male. Piuttosto di parlare male, preferisce di parlar allo meglio la sua lingua, memore d'un detto di Cicerone, che ci lascio scritto : *Si male loqueris, aut dormitabo aut ridebo!* Egli spera di non far dormire, e tanto meno di far ridere. S'affida quindi alla cortesia ed al compatimento degli illustri componenti questo alto Consesso di Scienzati, e specialmente dei grandi e generosi maestri de Parigi, di questa città che venne sempre calcolata il cervello del mondo, *la grande lumière du monde* (Victor Hugo).

Entra quindi nell' argomento, che egli dichiara d'aver trattato ancora al Congresso internazionale di Roma nell' anno 1894, — a Como nell' anno 1899. Si crede autorizzato di representarlo al solenne ed importante Congresso internazionale medico di Parigi per le seguenti ragioni.

1" Per i casi nuovi che da quell' epoche ha osservato e studiato clinicamente.

2" Pei studi nuovi di recente pubblicati in Italia sulla patologia ed anatomo-patologia del simpatico dai Professori De Giovanni e Sciammana.

3" Per l'attualità, ed indiscutibile novità dell' argomento, che in Italia, e specialmente al di fuori è poco conosciuto, od almeno non studiato certo con giusti criteri anatomo-patologici, clinici, terapeutici.

4" Per la scorsa e mancante litteratura nel campo clinico relativamente a tutte l'altre malattie dello stomaco, ed in specie della Nevrastenia.

5" Per le conoscenze anatomiche, che, se abbastanza chiare relativamente alle relazioni del sympatico col vago, sono complesse e mal precisate relativamente all' innervazione gastrica.

6" Per essere dal lato fisiologico le funzionalità del simpatico e particolarmente del plesso celiaco, discusse molto, ma non ancora bene definite.

7" Per essere la patologia del simpatico illustrata da pochi negl' anni scorsi quali con Lobstein, con Ellenburg, Gutmann, Vulpian; più ampiamente e profondamente trattata dal De Giovanni con studi che durano da circa 20 anni.

8" Per la necessità quindi di questo studio per una diagnosi più sicura e pronta, allo scopo d'evitare morti certe, ed avere guarigioni quasi sicure.

9" Per troncare l'errore di lasciare, e d'aver lasciato troppo frequentemente questi casi, perduti, o confusi nel grande mosaico delle dispepsie in genere, od in specie nel campo elastico e comprensivo dal Riegel delle dispepsie da iperacidità o iperacidità.

10" Per la frequenza molto maggiore di quanto non si crede dalla

maggioranza dei medici, coi conseguenti errori e danni all' umanità
sofferente.

14° Per l'esito, la critica clinico-differenziale, per il reperto anatomo-patologico (casi del Prof. De Giovanni) che affermano la diagnosi.

12° Per il criterio d'autorità di clinici rispettabile (De Giovanni,
Zanniboni, Casciani), che consultati e studiati i casi confermarono la
diagnosi.

13° Per il criterio terapeutico della conferenza di quei dati rimedi
relativamente alla natura della malattia, confermarono indirettamente
la diagnosi.

ELEMENTI DI DIAGNOSI.

a) *Sintomatologia*. — L'entità morbosa, nosologica è rappresentata
del seguente quadro morboso che è loro proprio e costante, che com-
prende due parti essenziali :

Parte positiva : Dimagramento considerevole, generale, piuttosto
rapido, da ridurre in pochi mesi gl' ammalati alla più completa
cacchessia, senza perö alcuna alterazione nel colorito della cute, e nel
campo vasomotore-trofico. Questi malati si possono dire veri scheletri
viventi, che fanno triste impressione, come appunto in questo estremo
si presentarono uno dei primi e più classici casi, studiato e curato
assieme al Pr. De Giovanni, ed un altro appartenente alla sua autorevole Clinica di Padova, di cui deve egli tenere la relativa fotografia
eseguita prima e dopo la cura fatta, e la completa guarizione ottenuta.

Altri fenomeni concomittanti e non meno importanti sono : La stan-
chezza somma che talora impedisce qualunque movimento anche il
più lieve: incapacità a qualunque applicazione mentale: *anoressia*
quasi completa senza perö disturbi di pirosi, d'eruttazione caratteristiche d'altre malattie dello stomaco: sovraeccitabilità nervosa: in-
sonnia: voce fioeca, velata, disfonica, senza segni perö d'*afasia vera*:
facilità al sudore, iperidrosi generale sotto a qualunque piccola fatica
corporale o mentale: diminuita secrezione salivare e lagrimale, per
modo che gl' ammalati si lagnano continuamente d'arsure in bocca,
ed alle fauci, e d'un senso di cociore agli occhi, come avessero dentro
della polvere di sabbia: inapetenza sessuale quasi assoluta durante la
malattia: non aboliti ma alquanto deboli i reflessi cutaneo-tendi-
nei-muscolari.

Parte negativa o Diagnosi d'esclusione. — L'O. da molta importanza a tutte le malattie che possono apportare senza febbre marasmo
pronunciato progressivo, indebolimento generale, ecc.

Esclude anzi tutte le malattie infettivo-discrasiche quasi : la tuberculosi lenta, latente, cancro specialmente del pancreas, delle parete grasse, dello stomaco, ghiandole addominali: le malattie dell' asse cerebro-spinali, periferiche a manifestazioni e forme atrofica.

Esclude le gastroectasie primarie e secondarie, la malattia del Riegel, del Reichman, nelle quali predominando l'iperacidità specialmente nei primi stadi, diversi sono i sintomi, diversa è l'etiologia, diverso reperto anatomo-patologico, diversa la cura.

Si differenziano pure le quattro forme di dispepsia atonica degli autori tedeschi (Pfunger), predominando anche in queste d'iperacidità, il ristagno dei cibi, la pirosi.

Ne meno si stanano le proteiformi dispepsie nervose, che l'Henrie-Lavaur chiama un *vero mosaico*, l'Ewald un *quadro polimorfo*, che sono le seguenti :

1° La forma di Louyer-Villermay, nella si hanno vomiti, parestesi gastrica, causata per lo più d'anemia (Förster).

2° La forma nevrastenica descritta da Burkhart con variabilità di sintomi : vomiti, rutto di gas, sensazioni dolorose, accessi veri dolorifici.

3° Forma simile alla gastroxirosi con prevalenti fenomeni dispeptico-nervosi (forma negata dal Rossbach).

4° Forma d'anoressia nervosa del Gall, o dispepsia isterica, o anoressia isterica del Lasègue, o marasmus del Whytt, del Fenwick alle quale vanno soggette le casi delle *fasting-girls*, suggestionate o suggestionatrici, forma che si avvicina in molti punti: ma in questi casi gl' ammalati se sforzati possono prender cibo, presentando il curioso paradosso tra il dimagrimento e l'attività individuale sproporzionata alle forze apparenti : sviluppandosi in individui giovani, per lo più in in donne isteriche (*apepsia isterica*, con sensibilità esagerata dello stomaco, per, *secondo Haberson*, paralisi od indebolimento del pneumogastrico).

5° Forma d'atrofia di stomaco di *Hanfield Jones, Haberson, Wil son Fox, Fenwick, Rokitanski, Sappey*, nella quale vi è anoressia, impossibilità di prendere cibo ed applicarsi mentalmente. Na si differenzia per un fenomeno predominante, strano, paradossale : l'anemia pronunciata con un' apparente nutrizione. E poi coglie i vecchi, ha decorso rapido ed esito per lo più letale: reperto degenerativo dello stomaco, specialmente nello strato connettivo, apparecchio ghiandolare, mucosa, producendo un processo anatomo-patologico simile a quello del rene granulare, o del fegato cirrotico.

6° Forma che s'avvicina alla nostra, la dispepsia vago-simpatica d'Ewald, con partecipazione del plesso celiaco.

7° Forma grave descritta dal Peusuti di Roma, caratterizzata da inappetenza somma, e dimagrimento pronunciato, progressivo; abbattimento delle forze, da probabile alterazioni del plesso ganglionare del solare (esperienze sopra il cane di Lamanski). Ma ha fenomeni predominanti che mancano nei nostri casi, del vomito e diarrea. Il Peusuti ammette la nevrosi gastrica per alterato assorbimento. Nei nostri casi ci deve essere l'alterazione della motilità della secrezione e dell'assorbimento.

8° *Forma vasomotoria del Fenwick*, con epifenomeni isterici, vomiti muco-sanguinolenti.

Fisiopatologia.

Non si ferma sulla nota influenza cerebrale fino dall'antichità, sulle funzioni dello stomaco, specialmente dell'emozioni e dello stato ipocondriaco, ne tampoco sopra le più recenti esperienze del Bydge, del Landois, Lepine, Rocfontaine, Openschowscki, che ripetono i movimenti dello stomaco e diversi centri del cervello (corteccia, solco crociato, corpi quadrigemelli) del midollo allongato e spinale (nuclei).

Nota solo che tutti questi presenti centri sono legati allo stomaco per mezzo del vago e splanico. Non rileva in dettaglio le controversi e inserte fra gli sperimentatori se l'azione motoria dello stomaco spetti al vago od al simpatico, specialmente segnate dall'opinione del Bidder, Schmit, Müller, Oel, Lauzet, che ammettono assolutamente tale proprietà propria al vago; del Consiglio, del Bischoff, Claudio Bernard, che derivano le fibbre motrici del vago dallo spinale; del Lauzet e Valler, de fibbre proprie; dell'Oser, che coll'irritazione del vago osserve contrazione del piloro, dello splanico apertura; del Goltz, che sulle due rane ha conclusioni contradittorie; del Pflüger, Oser, che ammettono un'azione acceleratrice nel vago, moderatrice, imbibitrice nel simpatico.

A lui basta solo demostrare :

1° Che anche con i risultati ottenuti del Pflüger, si può spiegare lo stesso come per un'alterazione simpatica non si compia una regolare digestione, per irregolare motilità dello stomaco, e quindi avvenga un alterato corso e vuotamente delle sostanze contenute e chimificabili.

2° Che i risultati al posttutto più sicuri ed accreditati sono quelli ottenuti dal Lewin-Boer, che assodarono che col schiacciamento od estirpazione del plesso solare e suo ganglio celiaco s'esplice dissinta l'azione di questo centro motorio sullo stomaco; o quelli del Volkmann, che comprovarono che lo stomaco separato dell'animale se-

gnita a muoversi in virtù de suoi gruppi gangliari proprii e per la
ragione che i due plessi gangliari dell' intestino si prolungano fino
allo stomaco.

3° Che pratiche e concludenti per l'innervazione simpatica dello stomaco, e per la sua azione fisio-patologica, sono le prove clinico-sperimentale colla compressione del plesso celiaco per interrompere et cu-
rare il vomito simpatico del mal di mare (Kichener-Galliano).

4° Che concludenti sono gli studi clinico-sperimentali, i reperti anatomo-patologici fatti nel corso di tanti anni, i casi pubblicati dall'illustre Prof. De Giovanni.

A questo punto si meraviglia che, mentre per altre regioni s'ac-
corda, senza tante discussioni e controversi, al simpatico un' azione
eccito-motoria, vaso-motrice, e quindi anche trofica, secretoria, si ha
da taluni tanta riluttanza ad ammettere le stesse proprietà nello stomaco, in questo organo nel quale il grande simpatico, il grande nervo
dell' armonie, della vita vegetativa, ha tanti rapporti anastomotici col
vago, e fa tanta parte del plesso celiaco-solare, e dal quale, anche
prima degli studi del Lobstein, del Gutmann, del Vulpian, del De Giovanni, i medici dell' antichità, ripeterono per alterata funzionalità di
esso certi stati nevropatici a forme malinconica, ipostenica.

Patogenesi. — Etiologia.

Cause predisponenti : a) Influenza ereditaria come in tutte l'altre
malattie nervose; b) conformazione morfologica : individui più lunghi
che larghi; c) età dai 20, 40 anni; d) sesso prevalentemente massile;
e) condizione sociale media; f) occupazione in lavori mentali e logorio
nervoso.

Cause determinanti : La venere solitaria, e l'improvvise e forti im-
peddature.

Tutte cause predisponenti ed occasionali, che danno razione di
questa malattia o con l'alterazione conseguente circolatoria, o col lin-
faticismo del simpatico.

Patogenesi. — Dalla conoscenza dell'attività fisiologiche del simpatico in relazione alle speciali funzioni di digestione, assimilazioni,
peristalsi gastro-intestinale, retto tenissimo spiegato il perchè dell'anoressia, della scorsa *assimilazione* organica, e del conseguente *marasmo
progressivo*. Difetto di secrezione, d'assorbimento, e di movimento
gastrico, tanto necessario alla riduzione chimica degli alimenti.

Anatomia patologica — Da quanto si raccolse in questo campo,
ubi mors gaudet succurrere mortis, dal Lobstein al Colomiati, al De

Giovanni, Sciammana, due ordini d'alterazioni del simpatico si possono ammettere : *a)* alterazioni puramente funzionali da *iperemia* e passiva : *b)* infiammazione vero e sui postumi, infiltrazione linfatica (molto frequente secondo il Colombati e De Giovanni), tubercolosi, degenerazione fibbrosa, sclerosi, infiltrazione carcinomatosa.

Di casi suoi alcuni appartengono al primo gruppo e sono i più facili a guarire, gl'altri al secondo e specialmente alle alterazioni linfatiche infiltrazioni, ingorghi, come succede in altre parti delicate e molto vascolarizzate, ed in individui, come questi d'irregolare conformazione scheletrica, di scorsa nutrizione, con tutte le note morfologiche caratteristiche dei candidati alle malattie linfatico-tuberculosi.

Pronostico. — Sempre subordinato alle cause ed alla natura dell' alterazione patologica del simpatico. Pronostico favorevole nella presunta alterazione funzionale, più riservato, ma abbastanza buono nell'affezioni infiammatorie, e linfoidi, se medicate pero a tempo, prima cioè delle degenerazioni fibro-caseose dello stroma del simpatico.

Cura. — Se il criterio terapeutico : *ex juvantibus et nocentibus* di vecchia data, addiviene indirettamente anche criterio pratico diagnostico in parecchie malattie, lo sarà di più in questi casi, ne quali la cura, che verrà esponendo, ha dato sempre effetti costanti e quasi sicuri, sempre che se fatte a modo et a tempo opportuno. Anzi trovasi in caso di poterla dichiarare cura specifica quanto quelle del mercurio per la sifilide, del chinina nella malaria.

Il remedio *princeps* per questa malattia è la *stricnina*, questo antico, quanto temuto farmaco, poco usato fino a poco tempo fu per pausa, o per mancanza d'esatta cognizione della sua vera azione fisio-patologica e terapica, che venne solo ben definita dagli studi severi e profondi, da langhe e ripetute esperienze ed osservazioni cliniche dell'illustre professore De Giovanni di Padova, e suo valente ajuto-clinico il Pr. Zannibani. Dall'autorevole clinica de Padova venne nella stricnina dilati comprovato : *a)* un'azione elettiva sul simpatico per via diretta ed indiretta, eccito-motiva, vascolare, vaso-motore, trofica : *b)* secretoria, per eccitazione funzionale degli organi interni e ghiandole, tagliendo l'*atonia*, l'*iperemie passive* : *c)* la sua azione lenta, graduale, non mai cumulativa, sempre che sia somministrata da mano accorte, prudente, cominciando dalle dose minima di mezzo milligrammo per bocca, per venire alla dose masima di 40, 70 ed anche 60 milligrammi *pro die* : *d)* la sua azione *vasocostrittrice*, con aumento quindi della *pressione endoarteriosa*, rafforzatrice della diastole.

Con questi dati reste chiaramente dimostrata l'indicazione di questo sovrano rimedio in questa malattia del simpatico, e siano estruse tutte le esagerate paure, le controversie dannose degl' altri autori e clinici.

Come mezzi coadiutori e complementari di una vengono in ordine del loro valore e corrispondenza :

1° La galvanizzazione del simpatico ; — 2° l'organoterapia e di queste specialmente l'*iperbiotine* del Malesci di Firenze, uno dei migliori preparati della cura brown-sequardiana ; — 3° il bagno *idroelettrico* bipolare : — 4° il *masaggio simplice*, o *elettrico* : — 5° *elettromagnese e magnete* : — 6° elettricità *faradica* colle corrente eccitante data dalla 2ª elica ; — 7° elettricità *frankliniana* sotto forma di bagno *aereoelettrico, vento-elettrico, fiocco elettrico, doccia elettrica*, ecc. ; — 8° la tremuloterapia : — 9° la soperalimentazione mitchelliana graduale e metodicamente regolata : — 10° altre cure infine climatico-igieniche, idriche applicate a seconda della tolleranza dei singoli malati e dello stadio e gravità del male.

L'O. chiude col raccommandare alla considerazione de tutti i medici del mondo questi stadi nuovi, originali e tanto utili all' umanità sofferente, come speciale contributo d'una delle prime cliniche d'Italia, la quale di spesso vede nell' oltr' alpe neglette le scoperte più grandi, che in essa solo ebbero la prima culla e paternità.

TABLE DES MATIÈRES

Séance du matin.

Vendredi 3 août.

Rapport sur les ulcérations gastriques, par le professeur Dieulafoy, 1.

Discussion, Ewald, *Doyen*, 8.

Sulla gastrite mucosa ulcerosa, par Luigi Sansoni (de Turin), 9.

Le lab ferment dans le suc gastrique, par L. Meunier, 14.

Le vomissement nerveux et son traitement, par Bendersky (de Kiew), 25.

Contribution à l'étude des crises gastriques, par Tabruella (de Barcelone), 31.

Ueber Ernährungs therapeutisch wichtige Beziehungen des Fettes zu den Functionen des menschlichen Magens, par Strauss (de Berlin), 35.

Mitteilung über die Heilwirkung grosser Dosen von Oliven ol bei organischen und spastichen Stenosen des Pylorus und des Duodenum und deren Folgezustanden par P. Cohnheim (Berlin), 42.

Discussion Mathieu, 44.

Syncope épileptiforme d'origine gastrique, par Abbas Helmy (du Caire), 44.

Dilatation idiopathique de l'œsophage, par Max Einhorn (de New-York), 45.

Indications et résultats de la gastro-entérostomie à l'hôpital de Lausanne, par Bourget, 54.

Les infections adénoïdiennes (spéléopathies), par P. Gallois, 60.

Séance du soir.

Pathogenese und pathologische Anatomie der colitis membranacea. Rapport par J. Marnaburg (de Vienne), 76.

Symptomatologie und diagnose der colitis membranacea. Rapport par I. Boas (de Berlin), 92.

Traitement de la colite muco-membraneuse. Rapport par Albert Mathieu (de Paris), p. 101.

Six cents cas d'entérocolite muco-membraneuse, par M. de Langenhagen (de Plombières), 110.

Discussion (Dieulafoy, Potain, Ewald, Glenard), 120.

La contracture du gros intestin, son rôle dans la pathogénie de l'entérite glaireuse, par J. Geoffroy, 121.

Études expérimentales sur la fonction antipéristaltique. Ce que deviennent les ferments digestifs. acté ies protéolytiques du côlon, par J. Hemmeter (de Baltimore), 133.

Hernie ombilicale et entéroptose, par Zabé (de Paris), p. 140.

Opportunité de l'intervention chirurgicale dans l'appendicite, par C. Esguerra (Colombie), 145.

Recherches sur la bactériologie et les lésions du laryngo-typhus, par H. Vincent (de Paris), 153.

Des symptômes méningitiques dans la fièvre typhoïde, leur signification pronostique, par A. Netter, 157.

Pleurésie purulente à bacilles d'Eberth : guérison sans pleurotomie, par L. Galliard (de Paris), 162.

The modern treatment of yellow fever, par Fernandez de Ybarra (de New-York), 165.

Origine de la teinte jaune chlorotique, par Ad. Bloch (de Paris), 168.

Séance du matin.

Samedi 4 août.

Ueber das Lungen œdem. Rapport par Von Basch (de Vienne), 173.

Pathogénie des œdèmes pulmonaires aigus. Rapport par V. Masius (de Liège), 179.

De l'œdème aigu du poumon. Rapport par J. Teissier (de Lyon), 191.

Discussion, M. Huchard (de Paris), 216.

Œdème pulmonaire et urémie, par P. Merklen (de Paris) 219.

Le foie dans les anémies, par Gilbert et Garnier, 224.

La fièvre intermittente hépatique, par Friedel Pick (de Prague), 233.

La fièvre hémoglobinurique palustre, par G. Karamitsas (d'Athènes), 239.

Quelques observations sur le paludisme au Vénézuéla, par Jozé y Cardenas, 250.

Hémorragie intestinale au cours d'une pneumonie, par Tourtoulis bey (du Caire), 259.

Discussion, M. Adamidi (du Caire), 262.

Traitement rationnel des pneumonies et des broncho-pneumonies grippales, par Villard (de Marseille), 265.

Pathogénie des pleurésies pulsatiles, par A. Béclère (de Paris), 268.

Quantité de liquide qu'on doit extraire dans la thoracentèse, par Manuel Ribas y Perdigo (de Barcelone), 272.

De l'herpès en général et du rôle de l'herpès dans la pneumonie et dans les autres maladies infectieuses, par E. Vidal (d'Hyères), 277.

Séance de l'après-midi.

Injections de cultures virulentes et stérilisées dans la rate, et comparativement dans le foie et dans le sang, par N. de Dominicis (de Naples), 289.

Études hématologiques sur la chlorose : la chlorose est-elle un type de diabète ? par De Dominicis, 295.

Note sur deux cas de lymphadénie et un cas de leucémie myélogène, par Boinet (de Marseille), 301.

Des troubles nerveux d'origine palustre, par Boinet (de Marseille), 309.

L'aspergillose, maladie primitive, par L. Renon (de Paris), 312.

Favismo : nuovo contributo clinico sperimentale, par Montano Giovanni (de Lavello), 315.

À propos de la bactériologie du rhumatisme articulaire aigu, par H. Triboulet (de Paris), 317.

Discussion, MM. Papillon, Widal, 320.

Le caillot et le sérum des purpuras, leur valeur clinique, pronostique et pathogénique, par E. Lesouef (de Brest), 320.

Discussion, MM. Apert, Widal, 333.

Les maladies de Christophe Colomb et ses médecins, par A.-M. Fernandez de Ybarra (de New-York), 334.

La médecine dans l'ancien Mexique, par L. Rayrole (de Paris), 335.

Lundi 6 août.

La pathogénie de la goutte. Rapport par sir Dyce Duckworth (de Londres), 557.

La pathogénie de la goutte, par P. Le Gendre, 566.

Discussion, Chalmers Watson (d'Édimbourg), 591.

La pathogénie de la goutte, par J. Teissier, 594.

Clinical observation on the diagnosis of diabetes and on its constitutional treatment, par Elmore Pettyjohn (d'Alma, Michigan), 597.

Arthritis deformans, par Thomas Hammond (de Washington), 405.

El Kellah et la gravelle, par Hassan Mahmoud Pacha (du Caire), 404.

Nature's alkaline treatment of gout and rhumatism by the use of natural alkaline thermal waters, par Carl Brandt, 407.

Valeur du chimisme gastrique dans l'appréciation et le traitement des états dyspeptiques gastro-intestinaux, par Debard (de Dijon), 412.

Sur l'action pathogène de l'Amœba coli, par Ignace Fenoglio (de Cagliari), 415.

Modifications de structure des leucocytes à noyaux polymorphes dans les infections, par Jean Marini (de Cagliari), 420.

Discussion, M. Roux (de Coïmbra), 422.

Traitement de la péritonite tuberculeuse à forme ascitique par la ponction suivie du lavage avec de l'eau stérilisée chaude, par J. Baylac (de Toulouse), 425.

Tuberculose et syphilis, par S. Bernheim (de Paris), 431.

Cyto-diagnostic des épanchements séro-fibrineux de la plèvre et de quelques autres épanchements séreux et pathologiques, par Widal et Ravaut, 449.

Séance du matin.

Mardi 7 août.

Diagnostic de l'insuffisance rénale. Rapport par Ch. Achard, 452.

Sur l'insuffisance rénale : considérations clinico-thérapeutiques, par S. Laache (de Christiania), 482.

Discussion, M. de Dominicis (de Naples), 485. M. Richter (de Berlin), 486. M. Bard (de Genève), 487.

De la perméabilité rénale, valeur comparée de ses modes d'exploration, son rôle dans les affections du rein, par Léon Bernard (de Paris), 489.

Sur l'opothérapie rénale, par Tarruella (de Barcelone), 499.

— Nouvelle méthode de massage, par Ducelf (de Madrid), 502.

— De la découverte de l'uréine, le constituant organique principal de l'urine et la vraie cause des symptômes urémiques, par W. Ovid Moor (de New-York), 510.

— La maladie d'Addison et le syndrome de l'insuffisance capsulaire, par Em. Sergent et Léon Bernard, 515.

Discussion, Boinet, 518.

Recherches expérimentales sur les fonctions des capsules surrénales, par Boinet (de Marseille), 518.

— Ricerche sulla degenerazione grassa del fegato nell' avvelenamento da fosforo, par Luigi Sansoni et Cesare Serono (de Turin), 522.

Neue experimentell gefunden Wege zur Erkenntniss zur Behandlung von Krankheiten die durch Auto intoxicationen bedingt sind, par F. Blum (de Francfort-sur-le-Mein), 528.

La grippe de 1900, par Chédevergne (de Poitiers), 534.

— Traitement du lupus par la cantharidine, par Liebreich (de Berlin), 540.

Principes et méthodes de critique dans la question de la nocivité des conserves alimentaires, par O. Liebreich (de Berlin), 542.

Discussion, V. Gerlach (de Wiesbaden), 545.

La maladie de Carrion ou Verruga péruvienne, par Mesones (de Lima), 546.

Séance du soir.

— De l'endocardite maligne dans le rhumatisme articulaire aigu, par Barié (de Paris), 565.

— Contribution à l'étude des lésions valvulaires du cœur développées sous l'influence du tabac, par Em (du Caire), 566.

Discussion, Rendu, 570. — Hirtz, 570.

La dilatation aiguë du cœur dans les fièvres malariques, par G. Fornario (du Caire), 571.

Cardiopathies familiales, par Borgherini (de Padoue), 577.

Le rétrécissement mitral des artério-scléreux, par A. Bland (de Paris), 585.

Note sur une forme de cardio-sclérose avec arythmie et tachy-arythmie, par H. Huchard, 588.

Signification clinique et pathogénique de l'arythmie dans la myocardite chronique, par Merklen, 590.

Discussion, Huchard, Ewart, Barié, Potain, 592.

Cardiotopométrie, cardiovolumétrie, cardiostatique, par Rummo (de Palerme), 594.

Cardioptose, par Rummo (de Palerme), 595.

Aortite croniche ed aneurysmi e processi pleuro pulmonali consecutivi, par A. del Piano, 596.

Le pouls veineux des saphènes dans l'insuffisance tricuspidienne, par Launois et Lefer, 599.

Discussion, Potain, 615.

Valeur séméiologique de l'absence du reflux hépato-jugulaire dans les épanchements du péricarde, par Edouard Roux (de Bordeaux), 615.

Le phonendoscope, moyen de localiser les bruits et de mesurer leur intensité, par Bianchi, 617.

Le traitement balnéaire des affections du cœur et les bains chlorurés artificiels, par Bezly Thorne (de Londres), 618.

Anévrysme de l'aorte traité par la gélatine en injections sous-cutanées : formation de caillots ayant déterminé l'oblitération totale du sac, par Paulesco, 625.

Quelques cas de guérison de lésions valvulaires constituées, par Pétrovitch (de Paris), 627.

Discussion, Rendu, 629. Potain, 630.

Le rôle de l'érysipèle comme cause occasionnelle dans l'évolution de certaines maladies, par Bratsano (de Constantinople), 650.

Séance du matin.

Mercredi 8 août.

Die Ursache und der örtliche Beginn der Lungenschwindsucht, par Aufrecht (de Magdebourg), 654.

La porte d'entrée du bacille de la tuberculose, par Ballota Taylor (de Santander), 658.

Discussion, Rendu, 687, Widal, 688.

L'étiologie de la tuberculose suivant le professeur Robert Koch et sa méthode curative, par W. Middendorp (de Groningue), 688.

Prétuberculose et hérédité : loi de l'hérédoréaction, par G. Papillon (de Paris), 700.

Diagnostic du mal de Pott chez l'adulte, par A. Sieurey, 707.

Discussion, M. Apert, 724.

L'hypoplasie de l'aorte dans la phtisie pulmonaire, par Ed. Rosmor (de Bordeaux), 724.

Les fissures dans la lutte contre la tuberculose par Cazeaux (de Valenciennes), 741.

Die Resistenz der rothen Blutkörperchen bei Phtisis Pulmonum, und die Ursache der Resistenz im allgemeinen, par S. L. Barsunon (de Pétersbourg), 745.

Du rôle étiologique de la tuberculose dans quelques cas d'asphyxie et de gangrène

symétrique des extrémités, par L. Bévon (de Paris), 746.

Discussion. Widal, Potain, 747.

Séance du soir.

Diagnostic précoce de la tuberculose par la séro-agglutination, par S. Arloing et P. Courmont, 748.

Discussion, M. Mosny, M. Fiabé, 757.

— Blumenthal, 758.

La viande crue et le traitement de la tuberculose, par L. Festin, 758.

Essai du traitement de la tuberculose pulmonaire au moyen de substances extraites du sérum de cheval, par Boinet, 766.

Traitement des cystites tuberculeuses par les injections intra-vésicales d'eau oxygénée, par Deslranges (de Marchenoir), 767.

La tuberculose et les médications nouvelles, par Barabat (de Cannes), 774.

Sur les sanatoria et le placement familial des tuberculeux et prétuberculeux, par C. Savoire, 779.

Traitement de la tuberculose pulmonaire par la créosote à doses élevées, par C. Savoire, 781.

Étude clinique de la sédimentation sanguine, par G. Marcano (de Paris), 787.

Discussion, M. Vaquez.

Emiatrofia faciale, o malattia del Romberg, par S. Angelo dal Fabbro (de Conegliano), 790.

Neurastenia gastro-simpatica con marasmo progressivo, par Angelo dal Fabbro (de Conegliano), 792.

TABLE PAR NOMS DES AUTEURS

Abbas Helmy, 44.
Achard, 452.
Adamidi, 262.
Apert, 555-724.
Arloing, 748.
Utrecht, 654.

Ballota Taylor, 658.
Baradat, 774.
Bard, 487.
Barié, 565-595.
Basch (Von), 175.
Baumholtz, 745.
Baylac, 425.
Béclère, 268.
Bendersky, 25.
Bernard (Léon), 489-515.
Bernheim (S.), 451.
Bezly Thorne, 618.
Bianchi, 617.
Blind, 585.
Bloch (Ad.), 168.
Blum (F.), 528.
Blumenthal, 758.
Boas, 92.
Boinet, 501-509-518-766.
Borghesini, 577.
Bourget, 54.
Brandt (Carl), 407.
Bruisano, 630.

Cardenas, 250.
Carl (Brandt), 407.
Catrin, 741.
Chalmers Watson, 591.
Chépentrègne, 554.
Cohnheim, 42.
Gourmont, 748.

Decref, 502.
Del Piano, 506.
Deslanges, 767.

Dieulafoy, 1-120.
Dominicis (D.), 289-295-485.
Doyen, 8.
Dubard, 412.
Dyce Duckworth, 557.

Lid, 566.
Einhorn, 45.
Elmore Pettyjohn, 597.
Esguerra, 145.
Ewald, 8-120.
Ewart, 595.

Fabbro (dal), 790-792.
Fenoglio, 415.
Ferré, 757.
Fornario (G.), 571.
Fuster, 758.

Galliard, 162.
Gallois, 60.
Garnier, 224.
Geoffroy (J.), 121.
Gilbert, 224.
Giovanni Montano, 515.

Hammond (Th.), 405.
Hassan Mahmoud Pacha, 404.
Hemmeter, 155.
Hirtz (Edg.), 570.
Huchard (H.), 216-588-592.

José y Cardenas, 250.

Karamitsas, 259.

Laache, 482.
Langenhagen, 110.
Launois, 599.
Le Gendre, 566.
Lenoble, 520.

LIEBREICH (O.), 540-542.
LOEPER, 599.

MANNABERG, 76.
MARCANO, 787.
MARINI (Jean), 420.
MASIUS, 179.
MATHIEU (A.), 101.
MAX EINHORN, 45.
MERKLEN (P.), 219-590.
MEUNIER, 14.
MIDDENDORP, 688.
MIMBOLA, 546.
MONTANO GIOVANNI, 515.
MOOR (W.), 510.
MOSNY, 757.

NETTER (A.), 157.

PAPILLON, 520-700.
PAULESCO, 625.
PETROVITCH, 627.
PETTYJOHN, 597.
PIANO (del), 596.
PICK (Friedel), 255.
PONFICK, 59.
POTAIN, 120-595-650.

RAFFOUR (L.), 555.
RAVAUT, 449.
RENDU, 570-629-688.

RÉNON (L.), 512-716.
RIBAS Y PERDIGO, 272.
RICHTER, 486.
ROCHA, 422.
RONDOT, 615-724.
RUMMO, 594-595.

SANSONI, 9-522.
SAVOIRE, 779-781.
SERGENT, 515.
SERONO (Césare), 522.
SIREDEY (A.), 707.
STRAUSS, 55.

TARRUELLA, 51-499.
TAYLOR (Ballota), 658.
TEISSIER, 190-594.
TOURTOULIS BEY, 259.
TRIBOULET, 517.

VAQUEZ, 789.
VIDAL, 277.
VILLARD, 265.
VINCENT, 155.

WIDAL (F.), 520-555-449-689-747.

YBARRA (Fernandez de), 165-554.

ZABEL, 140.

TABLE DES MATIÈRES PAR ORDRE ALPHABÉTIQUE

Addison (Maladie d' —) et syndrome de l'insuffisance capsulaire, par Em. Sergent et Léon Bernard, 515.

Alimentaires (Nocuité des conserves), par O. Liebreich, 542.

Anatomie pathologique (Atlas d'), par Poxfick, 59.

Aorte (Anévrysme de l'—) processus pleuro-pulmonaires consécutifs, par A del Piaxo, 596.

— (Anévrysme de l'—), traité par la gélatine en injections sous-cutanées, par Paulesco, 625.

— (Hypoplasie de l' —) dans la phthisie pulmonaire, par Ed. Roxdot, p. 724.

Appendicite (Opportunité de l'intervention chirurgicale dans l'—), par C. Esguerra, 145.

Arythmie dans la myocardite chronique, par P. Merklein, 590.

Aspergillose, maladie primitive, par L. Rénon, 512.

Atrophie (hémi-) faciale, par A. dal Fabbro, 790.

Cœur.

— De l'endocardite maligne dans le rhumatisme articulaire aigu, par Barié, 565.

— Lésions valvulaires du cœur développées sous l'influence du tabac, par Em, 566.

— Dilatation aigue du cœur dans les fièvres malariques, par G. Fornario, 571.

— Cardiopathies familiales, par Borgherini, 577.

— Le rétrécissement mitral des artério-scléreux, par Brixo, 585.

— Sur une forme de cardiosclérose avec tachy-arythmie, par H. Huchard, 588.

— Signification clinique et pathogénique de l'arythmie dans la myocardite chronique, par P Merklen, 590.

— Cardiotopométrie, cardiovolumétrie, cardiostatique, par Rummo, 594.

— Sur la cardioptose, par Rummo, 595.

— Le pouls veineux des saphènes dans l'insuffisance tricuspidienne, par Launois et Lœper, 597.

— Traitement balnéaire des affections du cœur et bains chlorurés artificiels, par Bezly Thorne, 618.

— Quelques cas de guérison de lésions valvulaires constituées, par Petrovitcu, 627.

Cystites (Traitement des) tuberculeuses par les injections intra-vésicales d'eau oxygénée, par Desgranges, 767.

Diabète (Diagnostic du) et son traitement rationnel, par Elmore Pettyjohn, 397.

Estomac (maladies de l'—).

— Ulcérations gastriques, par Dieulafoy, 1.

— Sulla gastrite mucosa ulcerosa, par Sanson, 9.

— Le lab ferment dans le suc gastrique, par L. Meunier, 14.

— Valeur du chimisme gastrique dans l'appréciation des états dyspeptiques gastro-intestinaux, par Durand, 412.

— Le vomissement nerveux et son traitement, par Bendersky, 25.

— Des crises gastriques essentielles, par Tarrucella, 51.

— Syncope épileptiforme d'origine gastrique, par Abbas Helmy, 44.

— Neurastenia gastro-sympatica con marasmo progressivo, par Angelo dal Fabbro, 792.

— Ueber Ernährungs therapeutisch wichtige Beziehungen des Fettes zu den Functionen des menschlichen Magens, par Strauss, 55.

— Emploi de l'huile à haute dose dans les rétrécissements organiques et spasmodiques du pylore, par Cohnheim, 42.

— Indications et résultats de la gastro-entérostomie, par Bourget, 54.

Erysipèle. Rôle de l'Érysipèle comme cause

occasionnelle dans l'évolution de certaines maladies, par BEATSANO, 650.

Favismo, nuovo contributo clinico-sperimentale, par MONTANO GIOVANNI, 515.

Fièvre.

La fièvre intermittente hépatique, par FRIEDAL PICK, 255.

La fièvre hémoglobinurique palustre, par G. KARAMITSAS (d'Athènes), 259.

Fièvre malarique (Dilatation aiguë du cœur dans la), par FORNARIO, 571.

Fièvre jaune (Traitement moderne de la), par FERNANDOS DE YBARRA, 165.

Fièvre typhoïde. Voy. typhoïde.

Foie.

Le foie dans les anémies, par GILBERT et GARNIER, 224.

Ricerche sulla degenerazione grassa del fegato nell' avvelenamento da fosforo, par LUIGI SANSONI et CESARE SERONO, 522.

Goutte (La pathogénie de la), par DYCE DUCKWORTH, 557.

— par P. Le GENDRE, 566.

— par TEISSIER, 594.

Gravelle (El Kellah et la), par HASSAN MAHMOUD PACHA, 404.

Gout (Nature's alkaline treatement of), par CARL BRANDT, 407.

Grippe (La) de 1900, par CHÉDEVERGNE, 554.

Intestin.

Pathogénie et anatomie pathologique de la colite membraneuse, par J. MANNABERG, 76.

Symptomatologie et diagnostic de la colite membraneuse, par I. BOAS, 92.

Traitement de la colite muco-membraneuse, par ALBERT MATHIEU, 101.

Six cents cas d'entéro-colite muco-membraneuse, par M. DE LANGENHAGEN, 110.

La contracture du gros intestin, son rôle dans la pathogénie de l'entérite glaireuse, par J. GEOFFROY, 121.

Etudes expérimentales sur la fonction anti-péristaltique (bactéries protéolytiques du côlon), par J. HEMMETER, 133.

Hernie ombilicale et entéroptose, par ZABÉ, 140.

Action pathogène de l'Amœba coli, par FENOGLIO (de Cagliari), 415.

Lupus (traitement du) par la cantharidine, par LIEBREICH, 540.

Les maladies de Christophe Colomb, par F. DE YBARRA, 554.

La médecine dans l'ancien Mexique, par L. RAFFOUR, 555.

Maladies par auto-intoxication (thérapeutique expérimentale des), par F. BLUM, 528.

Œsophage. Dilatation idiopathique de l' —, par MAX. EINHORN, 45.

Paludisme. La fièvre hémoglobinurique palustre par KARAMITSAS, 259.

Paludisme au Vénézuela, par JOSÉ Y CARBONAS, 250.

Troubles nerveux d'origine palustre, par BOINET, 509.

Péricarde. Valeur séméiologique de l'absence du reflux hépato-jugulaire dans les épanchements du —, par E. RONDOT, 613.

Péritonite tuberculeuse ascitique (traitement de la —), par la ponction suivie de lavages à l'eau stérilisée chaude, par J. BAYLAC, 425.

Phonendoscope : emploi du — pour localiser les bruits et mesurer leur intensité, par BIANCHI, 617.

Pleurésies pulsatiles (pathogénie des), par A. BÉCLÈRE, 268.

— La quantité de liquide que l'on doit extraire dans la thoracentèse, par RIBAS Y PERDIGO, 272.

— Cyto-diagnostic des épanchements fibrineux de la plèvre, par WIDAL et RAVAUT, 449.

Pneumonie. Hémorragie intestinale au cours d'une —, par TOURTOULIS BEY, 259.

— Traitement rationnel des pneumonies grippales, par VILLARD, 20.

— Rôle de l'herpès dans la pneumonie, par E. VIDAL, 277.

Poumon. De l'œdème du —. Rapport par VON BASCH, 175.

— Pathogénie des œdèmes pulmonaires aigus, par A. MASIUS, 179.

— De l'œdème aigu du poumon, par J. TEISSIER, 191.

— L'œdème pulmonaire aigu, par HOCHARD, 216.

Œdème pulmonaire et urémie, par P. MERKLEN, 219.

Pott (Mal de) : son diagnostic chez l'adulte, par A. STRELITZ, 707.

Rate. Injections de cultures virulentes et stérilisées dans la — et comparativement dans le foie et dans le sang, par N. DE DOMINICIS, 289.

— — Recherches expérimentales sur les fonctions de la —, par Boinet, 520.

Rein. Diagnostic de l'insuffisance rénale, par Ch. Achard, 452.

— Insuffisance rénale, par S. Laache, 482.

— — Perméabilité du rein, par Bard, 487.

— Perméabilité rénale : valeur comparée de ses modes d'exploration, par Léon Bernard.

— Découverte de l'uréine, constituant organique de l'urine, par W. Ovid Moor.

Rhumatisme articulaire aigu (à propos de la bactériologie du), par H. Triboulet, 317.

Rhumatisme déformant, par Thomas Hammond, 405.

Sang (maladies du). Origine de la teinte jaune chlorotique, par Adolphe Bloch (de Paris), 168.

— Études hématologiques sur la chlorose, par N. de Dominicis, 295.

— Note sur deux cas de lymphadénie et un cas de leucémie myélogène par Boinet, 301.

— — Le caillot et le sérum des purpuras : leur valeur clinique, pronostique et pathogénique, par E. Lenoble (de Brest), 520.

— Modifications de structure des leucocytes à noyaux polymorphes dans les infections, par Jean Marini (de Cagliari), 420.

— La résistance des globules rouges du sang dans la phtisie, par J. Baumholtz, 745.

— Étude clinique de la sédimentation sanguine, stéréométrie, par G. Marcano, 787.

Surrénales. Recherches expérimentales sur les fonctions des capsules, par Boinet (de Marseille), 518.

Tuberculose. Die Ursache und der örtliche Beginn der Lungenschwindsucht, par Aufrecht.

— — La porte d'entrée du bacille de la tuberculose, par Ballota Taylor (de Santander), 658.

— L'étiologie de la tuberculose suivant le professeur Robert Koch et sa méthode curative, par W. Middendorp, 688.

— Prétuberculose et hérédité, par G. Papillon, 700.

— Diagnostic du mal de Pott chez l'adulte, par A. Sirédey, 707.

— Quelques fissures dans la lutte contre la tuberculose, par Catrin (de Valenciennes), 741.

— Rôle étiologique de la tuberculose dans le syndrome de Raynaud, par L. Rénon, 746.

— Diagnostic précoce de la tuberculose par la séro-agglutination, par S. Arloing et P. Courmont, 748.

— La viande crue et le traitement de la tuberculose, par L. Fuster, 758.

— Essai de traitement de la tuberculose pulmonaire au moyen de substances extraites du sérum du cheval, par Boinet, 766.

— La tuberculose et les médications nouvelles par Babadat, 774.

— Les sanatoria et le placement familial du tuberculeux et prétuberculeux, par Savoire, 779.

Traitement de la tuberculose pulmonaire par la créosote à doses élevées, par C. Savoire, 781.

Typhoïde (fièvre). Recherches sur la bactériologie et les lésions du laryngo-typhus, par H. Vincent, 155.

— Les symptômes méningitiques dans la fièvre typhoïde, leur signification pronostique, par A. Netter, 157.

— Pleurésie purulente à bacilles d'Eberth, guérison sans pleurotomie, par Galliard, 162.

Verruga Péruvienne (la), ou maladie de Carrion, par Marbola (de Lima), 546.

44356. — PARIS. IMPRIMERIE GÉNÉRALE LAHURE
9, rue de Fleurus, 9.

Masson et Cie, Éditeurs

Libraires de l'Académie de Médecine

120, Boulevard Saint-Germain, Paris (VIe)

EXTRAIT

DU

CATALOGUE MÉDICAL

Avril 1901

Pr. n° 25.

La librairie Masson et Cie envoie gratuitement et franco de
port les catalogues suivants à toutes les personnes qui lui en font
la demande.

— **Catalogue général** contenant, classés par subdivisions, tous
les ouvrages publiés à la librairie ainsi que la liste de ses différents
journaux et revues.

— **Catalogues de l'Encyclopédie scientifique des Aide-Mémoire**
    I. Section de l'ingénieur.
    II. Section du biologiste.

— **Catalogue des ouvrages d'enseignement.**

Des prospectus spéciaux des différents grands Traités publiés
par la librairie sont également adressés sur demande.

Traité de
Pathologie générale

PUBLIÉ PAR

CH. BOUCHARD

MEMBRE DE L'INSTITUT
PROFESSEUR DE PATHOLOGIE GÉNÉRALE A LA FACULTÉ DE MÉDECINE DE PARIS

SECRÉTAIRE DE LA RÉDACTION

G.-H. ROGER

Professeur agrégé à la Faculté de médecine de Paris, Médecin des hôpitaux.

COLLABORATEURS :

MM. ARNOZAN — D'ARSONVAL — BENNI — R. BLANCHARD — BOULAY — BOURCY — BRUN — CADIOT — CHABRIÉ — CHANTEMESSE — CHARRIN — CHAUFFARD — COURMONT — DÉJERINE — PIERRE DELBET — DEVIC — DUCAMP — MATHIAS DUVAL — FÉRÉ — FRÉMY — GAUCHER — GILBERT — GLEY — GUIGNARD — LOUIS GUINON — J.-F. GUYON — HALLÉ — HÉNOCQUE — HUGOUNENQ — LAMBLING — LANDOUZY — LAVERAN — LEBRETON — LE GENDRE — LEJARS — LE NOIR — LERMOYEZ — LETULLE — LUBET-BARBON — MARFAN — MAYOR — MÉNÉTRIER — NETTER — PIERRET — G.-H. ROGER — GABRIEL ROUX — RUFFER — RAYMOND TRIPIER — VUILLEMIN — FERNAND WIDAL.

6 vol. grand in-8°, avec figures dans le texte.

Sous la puissante impulsion du professeur Bouchard, la pathologie générale a pris une place prépondérante dans les études du monde médical. C'est qu'elle fournit des enseignements indispensables à toutes les branches de la médecine : elle fixe les idées sur les grands problèmes que soulève l'étude de l'homme ; elle éloigne le médecin des changeantes données de l'empirisme et lui apprend à réfléchir sur les phénomènes qu'il observe, à discuter et à comprendre les interventions qu'il doit faire.

Pour être véritablement utile, la pathologie expérimentale doit constamment s'efforcer de réunir et de synthétiser les données de la clinique et de l'expérimentation. C'est dans cet esprit qu'est conçu l'enseignement du professeur Bouchard ; c'est dans cet esprit qu'a été écrit le livre dont il dirige la publication. Si tous les collaborateurs ont conservé leur indépendance, tous cependant ont suivi la même idée directrice qui assure à l'œuvre son unité.

Le plan adopté est d'ailleurs fort simple. Il consiste à rechercher par quel mécanisme agissent les causes pathogènes, par quels procédés l'organisme répond à l'attaque, par quels moyens le médecin peut apprécier à leur juste valeur les troubles morbides, les rattacher à leur cause et modifier leur évolution.

Tome V. Fig. 65. Faciès myopathique.

C'est la première fois, croyons-nous, qu'une pléiade de savants s'est groupée autour d'un maître illustre, pour élever un pareil monument à l'étude de la pathologie générale. L'intérêt qu'a soulevé cet ouvrage dans le monde scientifique étranger montre que nulle part n'existait l'équivalent d'une telle œuvre, et dès à présent, deux traductions, l'une en italien, l'autre en espagnol, ont été publiées.

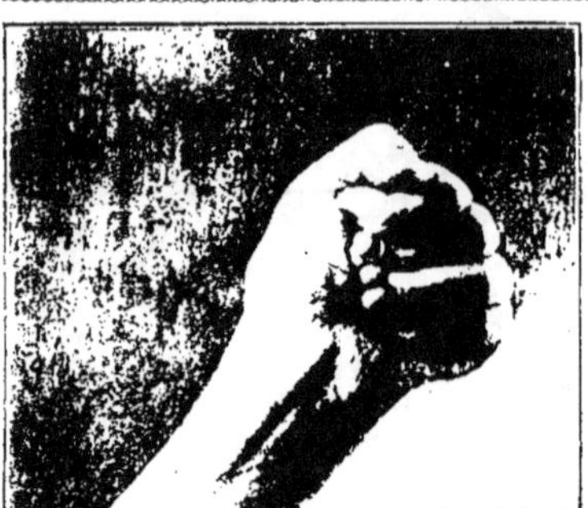

Tome V. Fig. 170. — Déformation de la main par contraction excessive dans un cas de maladie de Parkinson.

DIVISION DE L'OUVRAGE

TOME Ier. — *1 vol. grand in-8° de 1008 pages avec figures dans le texte : **18** fr.*

Introduction à l'étude de la pathologie générale, par G.-H. ROGER, professeur agrégé à la Faculté de médecine, médecin de l'Hôpital de la porte d'Aubervilliers. — Pathologie comparée de l'homme et des animaux, par G.-H. ROGER et P.-J. CADIOT. — Considérations générales sur les maladies des végétaux, par P. VUILLEMIN, chargé de cours à la Faculté de médecine de Nancy. — Pathogénie générale de l'embryon. Tératogénie, par MATHIAS DUVAL, professeur à la Faculté de médecine de Paris. — L'hérédité et la pathologie générale, par LE GENDRE, médecin des hôpitaux. — Prédisposition et immunité, par BOURCY, médecin des hôpitaux. — La fatigue et le surmenage, par MARFAN, professeur agrégé à la Faculté de médecine de Paris, médecin des hôpitaux. — Les Agents mécaniques, par LEJARS, professeur agrégé à la Faculté de médecine de Paris, chirurgien des hôpitaux. — Les Agents physiques. Chaleur. Froid. Lumière. Pression atmosphérique. Son, par LE NOIR. — Les Agents physiques. L'énergie électrique et la matière vivante, par d'ARSONVAL, membre de l'Institut, professeur au Collège de France. — Les Agents chimiques. Les caustiques, par LE NOIR. — Les intoxications, par G.-H. ROGER.

TOME II. — *1 vol. grand in-8° de 990 pages avec figures dans le texte : **18** fr.*

L'Infection, par CHARRIN, professeur agrégé à la Faculté de médecine de Paris, médecin des hôpitaux. — Notions générales de morphologie bactériologique, par GUIGNARD, membre de l'Institut, professeur à l'École de pharmacie. — Notions de chimie bactériologique, par HUGOUNENQ, professeur à la Faculté de médecine de Lyon. — Les microbes pathogènes, par ROUX, professeur agrégé à la Faculté de médecine de Lyon. — Le sol, l'eau et l'air, agents des maladies infectieuses, par CHANTEMESSE, professeur à la Faculté de médecine de Paris, médecin des hôpitaux. — Des maladies épidémiques, par LAVERAN, membre de l'Académie de médecine. — Sur les parasites des tumeurs épithéliales malignes, par RUFFER. — Les parasites, par L. BLANCHARD, professeur à la Faculté de médecine de Paris, membre de l'Académie de médecine.

TOME III. — *1 vol. in-8° de plus de 1100 pages avec fig. dans le texte, publié en deux fascicules : **28** fr.*

Fasc. I. — Notions générales sur la nutrition à l'état normal, par E. LAMBLING, professeur à l'Université de Lille. — Les troubles préalables de la nutrition, par CH. BOUCHARD, professeur à la Faculté de médecine, membre de l'Institut. — Les réactions nerveuses, par CH. BOUCHARD et G.-H. ROGER, professeur agrégé à la Faculté de médecine de Paris, médecin de l'Hôpital de la porte d'Aubervilliers. — Les processus pathogéniques de deuxième ordre, par G.-H. ROGER.

Fasc. II. — Considérations préliminaires sur la physiologie et l'anatomie pathologiques, par G.-H. ROGER. — De la fièvre, par LOUIS GUINON, médecin des hôpitaux de Paris. — L'hypothermie, par J.-F. GUYON. — Mécanisme physiologique des troubles vasculaires, par E. GLEY, professeur agrégé à la Faculté de médecine de Paris. — Les désordres de la circulation dans les maladies, par A. CHARRIN, professeur agrégé à la Faculté de médecine de Paris, professeur remplaçant au Collège de France, médecin des hôpitaux. — Thrombose et embolie, par A. MAYOR, professeur à la Faculté de médecine de Genève. — De l'inflammation, par J. COURMONT, professeur agrégé à la Faculté de médecine de Lyon, médecin des hôpitaux.

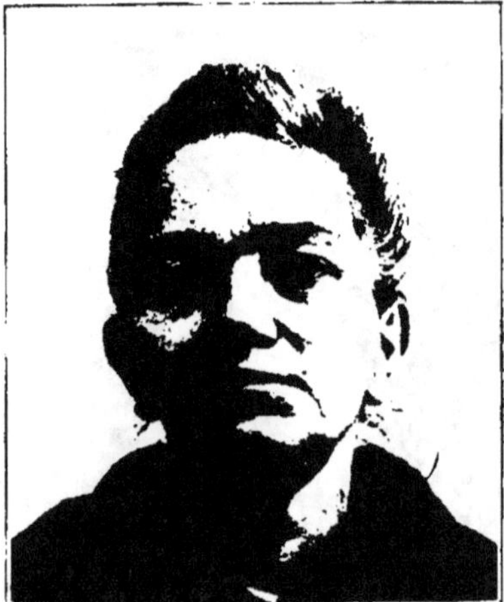

Tome V. Fig. 17. — Paralysie bulbaire par névrite périphérique, avec participation du facial supérieur.

— Anatomie pathologique générale des lésions inflammatoires, par M. LETULLE, professeur agrégé à la Faculté de médecine de Paris, médecin de l'hôpital Boucicaut. — Les altérations anatomiques non inflammatoires, par P. LE NOIR, médecin des hôpiteux. — Les tumeurs, par P. MENETRIER, professeur agrégé, médecin de l'hôpital Tenon.

TOME IV. — 1 vol. in-8° de 719 *pages avec figures dans le texte :* **16 fr.**

Évolution des maladies, par DUCAMP, professeur à la Faculté de médecine de Montpellier. — Semiologie du sang, par A. GILBERT, professeur agrégé, médecin de l'hôpital Broussais. — Spectroscopie du sang. Sémiologie, par A. HÉNOCQUE, directeur adjoint du Laboratoire de physique biologique du Collège de France. — Sémiologie du cœur et des vaisseaux, par R. TRIPIER, professeur à la Faculté de médecine de Lyon, et DEVIC, agrégé à la Faculté de Lyon, médecin des hôpitaux. — Sémiologie du nez et du pharynx nasal, par M. LERMOYEZ, médecin de l'hôpital Saint-Antoine, et M. BOULAY, ancien interne des hôpitaux. — Sémiologie du larynx, par M. LERMOYEZ et M. BOULAY. — Sémiologie des voies respiratoires, par M. LEBRETON, médecin des hôpitaux. — Sémiologie générale du tube digestif, par P. LE GENDRE, médecin de l'hôpital Tenon.

TOME V. — 1 vol. in-8° de 1180 *pages avec nombreuses figures dans le texte :* **28 fr.**

A. CHAUFFARD, professeur agrégé à la Faculté de médecine de Paris, médecin des hôpitaux : Pathologie générale et Sémiologie du foie. — X. ARNOZAN, professeur à la Faculté de médecine de Bordeaux : Pancréas. — C. CHABRIÉ, sous-directeur du

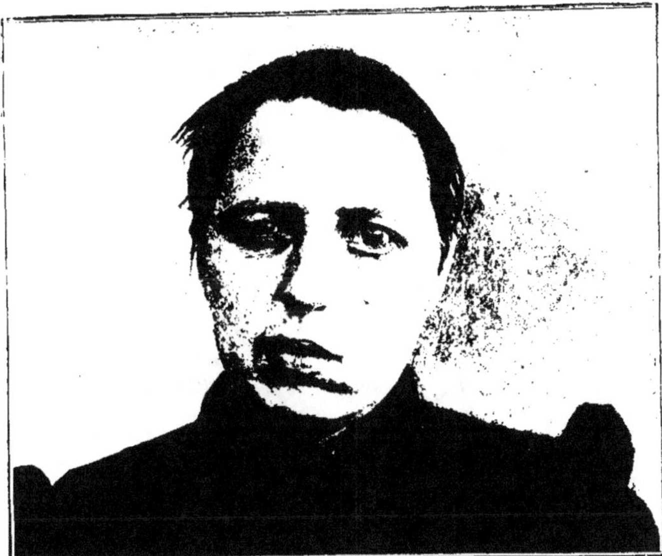

Tome V. Fig. 143. — Paralysie faciale gauche par lésion du rocher.

Laboratoire de Chimie appliquée à la Faculté des Sciences de Paris : Analyse chimique des urines. — NOEL HALLÉ : Analyse microscopique des urines (histo-bactériologique). — A. CHARRIN, professeur remplaçant au Collège de France : Le rein, l'urine et l'organisme. — PIERRE DELBET, professeur agrégé à la Faculté de médecine de Paris, chirurgien des hôpitaux : Sémiologie des organes génitaux. — J. DEJERINE, professeur agrégé à la Faculté de médecine de Paris, médecin des hôpitaux : Sémiologie du système nerveux. Cet article comprend plus de 800 pages et est illustré de très nombreuses photographies, schémas et dessins.

CONDITIONS DE LA PUBLICATION (Avril 1901)

Le **Traité de Pathologie générale** est publié en six volumes. Chaque volume est vendu séparément, et le prix en est fixé suivant l'étendue des matières.

Les tomes I et II sont vendus chacun. **18 fr.** | Le tome IV est vendu. . . . . . . **16 fr.**
Le tome III forme 2 part. et est vendu. **28 fr.** | Le tome V est vendu . . . . **28 fr.**

Il est accepté des **souscriptions** au Traité de Pathologie générale à un *prix a forfait*, quels que soient l'étendue et le prix de l'ouvrage complet.

Ce prix a partir de ce jour a été élevé de **112 francs** *à* **120 francs**, *et restera tel, dans tous les cas, jusqu'à la publication du tome VI.*

CHARCOT — BOUCHARD — BRISSAUD

**BABINSKI — BALLET — P. BLOCQ · BOIX — BRAULT — CHANTEMESSE · CHARRIN
CHAUFFARD — COURTOIS-SUFFIT — DUTIL — GILBERT — GUIGNARD · L. GUINON
GEORGES GUINON — HALLION · LAMY — LE GENDRE · MARFAN
MARIE — MATHIEU · NETTER — ŒTTINGER · ANDRÉ PETIT
RICHARDIÈRE — ROGER · RUAULT — SOUQUES · THOINOT
THIBIERGE — FERNAND WIDAL**

TRAITÉ DE MÉDECINE
DEUXIÈME ÉDITION
(Entièrement refondue)

PUBLIÉE SOUS LA DIRECTION DE MM.

BOUCHARD	**BRISSAUD**
Professeur à la Faculté de médecine de Paris. Membre de l'Institut.	Professeur à la Faculté de médecine de Paris. Médecin de l'hôpital St-Antoine.

---

10 volumes grand in-8°, avec figures dans le texte

En Souscription (Avril 1901) . . . . **150** francs.

La deuxième édition du TRAITÉ DE MÉDECINE a été entièrement revisée et augmentée dans de notables proportions. En outre, et pour la commodité des lecteurs, les matières sont réparties en dix volumes qui paraissent successivement.

Chaque volume est vendu séparément.

Jusqu'à ce jour le prix de l'ouvrage reste fixé pour les souscripteurs à 150 francs.

AVRIL 1901.

Le succès de la première édition du **Traité de Médecine** de MM. Charcot, Bouchard et Brissaud, a rendu nécessaire une seconde édition, et loin de se borner à une réimpression les auteurs ont voulu présenter au public un ouvrage nouveau, gardant le plan et les idées qui avaient assuré le succès sans précédent du traité, lors de son apparition, mais complétant et remaniant la plupart de ses parties et corrigeant les quelques imperfections qui s'étaient glissées dans la première édition. Comprenant désormais 10 volumes, dont 6 déjà ont été publiés, le **Traité de Médecine** reste le plus complet, le plus documenté des livres de ce genre, et l'autorité croissante qui s'attache aux noms de ceux qui y collaborent en confirme et en assure le succès persistant.

TOME I

1 vol. grand in-8 de 845 pages, avec figures dans le texte : **16** fr.

Les bactéries, par L. GUIGNARD, membre de l'Institut et de l'Académie de médecine, professeur à l'École de Pharmacie de Paris. — *Pathologie générale infectieuse*, par A. CHARRIN, professeur remplaçant au Collège de France, directeur du Laboratoire de médecine expérimentale (Hautes-Études), médecin des hôpitaux. — *Troubles et maladies de la nutrition*, par PAUL LEGENDRE, médecin de l'hôpital Tenon. — *Maladies infectieuses communes à l'homme et aux animaux*, par G.-H. ROGER, professeur agrégé, médecin de l'hôpital de la Porte d'Aubervilliers.

TOME II

1 vol. grand in-8° de 896 pages, avec figures dans le texte : **16** fr.

Fièvre typhoïde, par A. CHANTEMESSE, professeur à la Faculté de médecine, médecin des hôpitaux de Paris. — *Maladies infectieuses*, par F. WIDAL, professeur agrégé, médecin des hôpitaux de Paris. — *Typhus exanthématique*, par L.-H. THOINOT, professeur agrégé, médecin des hôpitaux de Paris. — *Fièvres éruptives*, par L. GUINON, médecin des hôpitaux de Paris. — *Érysipèle*, par E. BOIX, chef de laboratoire à la Faculté. — *Diphtérie*, par A. RUAULT. — *Rhumatisme articulaire aigu*, par ŒTTINGER, médecin des hôpitaux de Paris. — *Scorbut*, par TOLLEMER, chef de laboratoire à la Faculté.

TOME III

1 vol. grand in-8° de 702 pages, avec figures dans le texte : **16** fr.

Maladies cutanées, par G. THIBIERGE, médecin de l'hôpital de la Pitié. — *Maladies vénériennes*, par G. THIBIERGE, médecin de l'hôpital de la Pitié. — *Maladies du sang*, par A. GILBERT, professeur agrégé, médecin des hôpitaux de Paris. — *Intoxications*, par H. RICHARDIÈRE, médecin des hôpitaux de Paris.

TOME IV

1 vol. grand in-8° de 680 pages, avec figures dans le texte : **16** fr.

Maladies de l'estomac, par A. MATHIEU, médecin de l'hôpital Andral. — *Maladies du pancréas*, par A. MATHIEU, médecin de l'hôpital Andral. — *Maladies de l'intestin*, par COURTOIS-SUFFIT, médecin des hôpitaux de Paris. — *Maladies du péritoine*, par COURTOIS-SUFFIT, médecin des hôpitaux de Paris. — *Maladies de la bouche et du pharynx*, par A. RUAULT, médecin honoraire de la Clinique laryngologique de l'Institution nationale des Sourds-Muets.

TOME VI

1 vol. grand in-8° de 612 pages, avec figures dans le texte : **14** fr.

Maladies du nez et du larynx, par A. RUAULT, médecin honoraire de la Clinique laryngologique de l'Institution nationale des Sourds-Muets. — *Asthme*, par E. BRISSAUD, professeur à la Faculté de médecine de Paris, médecin de l'hôpital Saint-Antoine. — *Coqueluche*, par P. LE GENDRE, médecin des hôpitaux. — *Maladies des bronches*, par A.-B. MARFAN, professeur agrégé à la Faculté de médecine de Paris, médecin des hôpitaux. — *Troubles de la circulation pulmonaire*, par A.-B. MARFAN, professeur agrégé à la Faculté de médecine de Paris, médecin des hôpitaux. — *Maladies aiguës du poumon*, par NETTER, professeur agrégé à la Faculté de médecine de Paris, médecin des hôpitaux.

TOME VII

1 vol. grand in-8° de 550 pages, avec figures dans le texte : **14** fr.

Maladies chroniques du poumon par A.-B. MARFAN, professeur agrégé à la Faculté de médecine de Paris, médecin des hôpitaux. — *Phtisie pulmonaire*, par A.-B. MARFAN, professeur agrégé à la Faculté de médecine de Paris, médecin des hôpitaux. — *Maladies de la plèvre*, par NETTER, professeur agrégé à la Faculté de médecine de Paris, médecin des hôpitaux. — *Maladies du médiastin*, par A.-B. MARFAN, professeur agrégé à la Faculté de médecine de Paris, médecin des hôpitaux.

Le TOME V sera publié ultérieurement

8   LIBRAIRIE MASSON ET C⁹, 120, BOULEVARD St-GERMAIN, PARIS

Traité
de Chirurgie

Publié sous la direction

DE MM.

Simon DUPLAY	Paul RECLUS
Professeur de clinique chirurgicale à la Faculté de médecine de Paris Chirurgien de l'Hôtel-Dieu Membre de l'Académie de médecine.	Professeur agrégé à la Faculté de médecine de Paris Secrétaire général de la Société de chirurgie Chirurgien des hôpitaux Membre de l'Académie de médecine.

PAR MM.

BERGER — BROCA — Pierre DELBET — DELENS — DEMOULIN
J.-L. FAURE — FORGUE — GÉRARD-MARCHANT
HARTMANN — HEYDENREICH — JALAGUIER — KIRMISSON — LAGRANGE
LEJARS — MICHAUX — NÉLATON
PEYROT — PONCET — QUÉNU — RICARD — RIEFFEL — SEGOND
TUFFIER — WALTHER

DEUXIÈME ÉDITION, ENTIÈREMENT REFONDUE

8 forts volumes grand in-8°, avec nombreuses figures dans le texte. . . **150** fr.

Plus de neuf ans se sont écoulés depuis le jour où fut arrêté le programme du *Traité de Chirurgie*, et, des vingt-quatre collaborateurs du début, aucun, par un rare bonheur, ne manque encore à l'entreprise. Les portes de l'Hôpital et de l'Agrégation se sont ouvertes devant les plus jeunes, le Professorat et l'Académie de médecine en ont élu de plus âgés; tous ont vu s'étendre leur sphère d'activité professionnelle. Aussi pouvons-nous affirmer que ce nouvel ouvrage porte la marque d'une expérience plus mûre et d'une plus grande autorité.

TOME PREMIER. 1 fort vol. de 912 pages, avec 216 figures . . **18** fr.

Reclus. Inflammations. — Traumatismes. — Maladies virulentes. Quénu. Des Tumeurs.	Broca. Peau et tissu cellulaire sous-cutané. Lejars. Lymphatiques, muscles, synoviales tendineuses et bourses séreuses.

TOME II. 1 fort vol. de 996 pages, avec 361 figures. . . . . . . **18** fr.

Lejars. Nerfs. Michaux. Artères. Quénu. Maladies des veines.	Ricard et Demoulin. Lésions traumatiques des os. Poncet. Affections non traumatiques des os.

TOME III. 1 fort vol. de 940 pages, avec 285 figures. . . . . . **18** fr.

Nélaton. Traumatismes, entorses, luxations, plaies articulaires. Lagrange. Arthrites infectieuses et inflammatoires.	Quénu. Arthropathies. Arthrites sèches. Corps étrangers articulaires. Gérard-Marchant. Maladies du crâne. Kirmisson. Maladies du rachis. Simon Duplay. Oreilles et Annexes.

TOME IV. 1 fort vol. de 996 pages, avec 354 figures. . . . . . **18** fr.

Delens. Œil et annexes. Gérard-Marchant. Nez, fosses nasales, pharynx nasal et sinus.	Heydenreich. Mâchoires.

TOME V. 1 fort vol. de 948 pages, avec 187 figures . . . . **20** fr.

Broca. Vices de développement de la face et du cou. Face, lèvres, cavité buccale, gencives, langue, palais et pharynx.
Hartmann. Plancher buccal, glandes salivaires, œsophage et larynx.

Broca. Corps thyroïde.
Walther. Maladies du cou.
Peyrot. Poitrine.
Delbet. Mamelle.

TOME VI. 1 fort vol. de 1127 pages, avec 218 figures. . . . . . **20** fr.

Michaux. Parois de l'abdomen.
Berger. Hernies.
Jalaguier. Contusions et plaies de l'abdomen. Lésions traumatiques et corps étrangers de l'estomac et de l'intestin.
Hartmann. Estomac.

Jalaguier. Occlusion intestinale. Péritonites. Appendicite.
Faure et Rieffel. Rectum et Anus.
Quénu. Mésentère. Rate. Pancréas.
Segond. Foie.

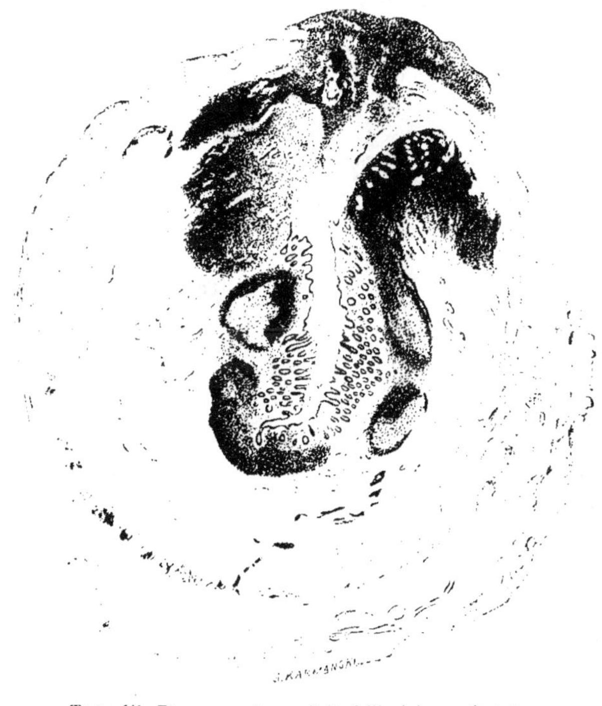

Tome VI. Fig. 116. — Appendicite folliculaire perforante.

TOME VII. 1 fort vol. de 1272 pages, avec 297 figures dans le texte. **25** fr.

Walther. Bassin.
Rieffel. Affections congénitales de la région sacro-coccygienne.

Tuffier. Rein. Vessie. Uretères. Capsules surrénales.
Forgue. Urèthre et prostate.
Reclus. Organes génitaux de l'homme.

TOME VIII. 1 fort vol. de 971 pages, avec 163 figures dans le texte. **20** fr.

Michaux. Vulve et Vagin.
Pierre Delbet. Maladies de l'utérus.

Segond. Annexes de l'utérus, ovaires, trompes, ligaments larges, péritoine pelvien.
Kirmisson. Maladies des membres.

TABLE ALPHABÉTIQUE des 8 volumes du *Traité de Chirurgie.*

10   LIBRAIRIE MASSON ET Cie, 120, BOULEVARD St-GERMAIN, PARIS

La Pratique
Dermatologique

Traité de Dermatologie appliquée

PUBLIÉ SOUS LA DIRECTION DE MM.

ERNEST BESNIER, L. BROCQ, L. JACQUET

PAR MM.

AUDRY, BALZER, BARBE, BAROZZI, BARTHÉLEMY, BÉNARD, ERNEST BESNIER
BODIN, BROCQ, DE BRUN, DU CASTEL, J. DARIER, DÉHU
DOMINICI, W. DUBREUILH, HUDELO, L. JACQUET, J.-B. LAFFITTE
LENGLET, LEREDDE, MERKLEN, PERRIN, RAYNAUD
RIST, SABOURAUD, MARCEL SÉE, GEORGES THIBIERGE, VEYRIÈRES.

4 volumes richement cartonnés toile formant ensemble environ 3600 pages, très largement illustrés de figures en noir et de planches en couleurs. En souscription jusqu'à la publication du Tome II. . . . . **140 fr.**
À partir de la publication du Tome II le prix de souscription sera porté à **150 fr.** *Chaque volume sera vendu séparément.*

EXTRAIT DE LA PRÉFACE

..... À tous les titres, il y a intérêt majeur à résumer l'état présent de la dermatologie à la fin de ce siècle scientifique si fécond et si brillant, et à l'aube de celui qui le suit, quelque grand qu'il doive être !

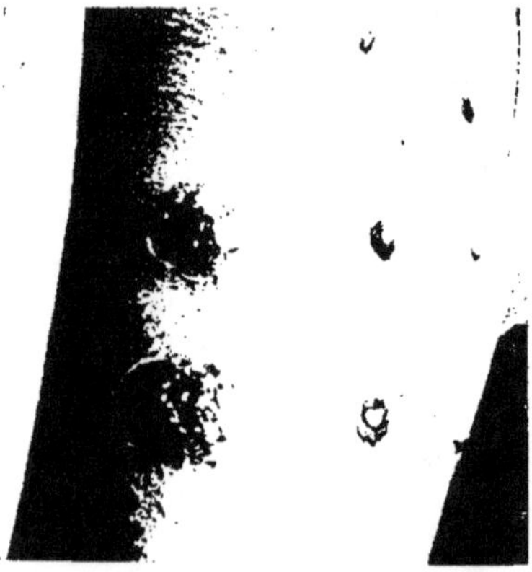

Notre but le plus essentiel est, avant tout, de faire œuvre de clinique et de thérapeutique.

Nous voulons fixer les types morbides par des descriptions sobres et précises, appuyées sur des représentations graphiques aussi nombreuses et aussi parfaites que possible, et réaliser ainsi une œuvre de toute utilité, destinée à la grande masse des praticiens.

La thérapeutique des maladies de la peau sera exposée avec une ampleur au moins égale : nous nous sommes attachés à donner place, dans la *Pratique dermatologique*, à tout ce qui peut être utile au médecin praticien pour le traitement de chaque maladie en particulier.

Fig. 225. — Ecthyma.

Que l'on ne se méprenne pas cependant. La *Pratique dermatologique* ne sera pas un simple manuel illustré renfermant seulement, à propos de chaque dermatose, un abrégé symptomatologique suivi de formules banales et non contrôlées ; notre but est beaucoup plus élevé. À l'exposé de chaque question, le médecin dermatologiste trouvera toujours les indications scientifiques principales sur la matière. L'histologie, la bactériologie, l'histochimie et l'hématologie seront traitées dans la mesure indiquée par l'état actuel de ces connaissances et par leur importance relative aux dermatoses en particulier. Les plus grands développements seront réservés à la description clinique basée sur l'observation précise et minutieuse des faits, assurés que nous serons, en cela, de faire œuvre durable.

Afin de mieux fixer les types dermatologiques, et pour permettre aux praticiens de médecine générale de les connaître à coup sûr, nous

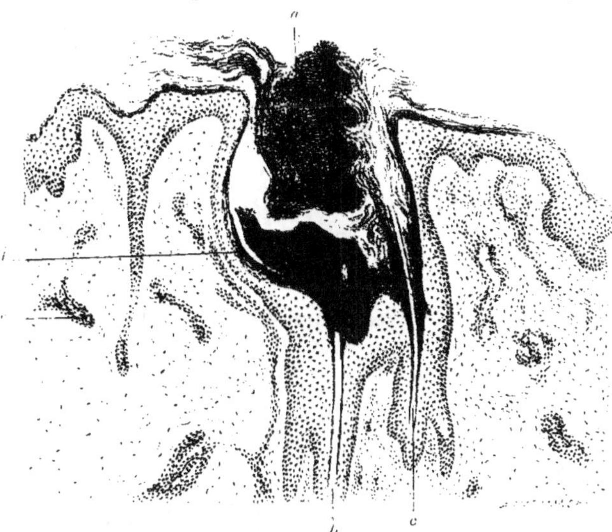

Fig. 22. — Coupe d'acné pustuleuse passant par le comédon.

annexerons au texte, en grand nombre, des planches coloriées et des dessins en noir, aussi exacts que l'on peut actuellement les réaliser.

Et. à titre complémentaire, nous indiquerons, toutes les fois où cela pourra être utile, les numéros correspondants des magnifiques reproductions *ad naturam* accumulées dans le merveilleux musée de l'hôpital Saint-Louis, et dues au talent de Baretta.

TOME PREMIER

1 fort vol. in-8°, avec 230 figures en noir et 24 planches en couleurs.
Richement cartonné toile. **36** fr.

Anatomie et Physiologie de la Peau. — **Pathologie générale de la Peau.** — **Symptomatologie générale des Dermatoses.** — **Acanthosis nigricans.** — **Acnés.** — **Actinomycose.** — **Adénomes.** — **Alopécies.** — **Anesthésie locale.** — **Balanites.** — **Bouton d'Orient.** — **Brûlures.** — **Charbon.** — **Classifications dermatologiques.** — **Dermatites polymorphes douloureuses.** — **Dermatophytes.** — **Dermatozoaires.** — **Dermites infantiles simples.** — **Ecthyma.**

Pour paraître le 1ᵉʳ Mai 1901 : **TOME II**

1 fort vol. in-8°, avec nombreuses figures en noir et planches en couleurs.
Richement cartonné toile. **40** fr.

Eczéma. par ERNEST BESNIER. — *Électricité.* par BROCQ. — *Électrolyse,* par BROCQ. — *Éléphantiasis.* par DOMINICI. — *Éosinophilie.* par LEREDDE. — *Épithelioma.* par DARIER. — *Éruptions artificielles,* par THIBIERGE. — *Érythème.* par BODIN. — *Érythrodermie.* par BROCQ. — *Favus.* par BODIN. — *Folliculites.* par HUDELO. — *Furonculose.* par BAROZZI. — *Gale.* par DUBREUILH. — *Greffe.* par BAROZZI. — *Herpès.* par DU CASTEL. — *Ichtyose,* par THIBIERGE. — *Impetigo.* par SABOURAUD. — *Kératodermie,* par DUBREUILH. — *Kératose pilaire.* par VEYRIÈRES. — *Langue.* par BÉNARD. — *Lèpre.* par MARCEL SÉE. — *Leucokératose.* par BÉNARD. — *Lichens.* par BROCQ.

Traité d'Anatomie Humaine

PUBLIÉ SOUS LA DIRECTION DE

P. POIRIER   et   **A. CHARPY**

Professeur agrégé à la Faculté
de médecine de Paris
Chirurgien des hôpitaux.

Professeur d'anatomie
à la Faculté de médecine
de Toulouse.

AVEC LA COLLABORATION DE

O. AMOEDO — A. BRANCA — B. CUNÉO — P. FREDET
P. JACQUES — TH. JONNESCO — E. LAGUESSE — L. MANOUVRIER
A. NICOLAS — M. PICOU — A. PRENANT — H. RIEFFEL
CH. SIMON — A. SOULIÉ

5 vol. grand in-8⁰, avec figures noires et en couleurs

ÉTAT DE LA PUBLICATION (Avril 1901)

Tome I. — *(Deuxième édition, revue et augmentée.)* — **Embryologie.** Notions d'embryologie. **Ostéologie.** Considérations générales. Des membres. Squelette du tronc. Squelette de la tête. **Arthrologie.** Développement des articulations. Structure. Articulations des membres. Articulations du tronc. Articulations de la tête. *Un volume grand in-8⁰, avec 807 figures* . . . . . **20 fr.**

Tome II. — 1ᵉʳ Fascicule : **Myologie.** Embryologie. Histologie. Peauciers et aponévroses. *Deuxième édition revue et augmentée. Un volume grand in-8⁰, avec 331 figures* . . . . **12 fr.**

2ᵉ Fascicule : **Angéiologie** (Cœur et Artères). Histologie. *Un volume grand in-8⁰, avec 145 figures.* . . . . **8 fr.**

3ᵉ Fascicule : **Angéiologie** (Capillaires. Veines). *Un volume grand in-8⁰, avec 75 figures.* . . . . **6 fr.**

Tome III. — 1ᵉʳ Fascicule : **Système nerveux.** Méninges. Moelle. Encéphale. Embryologie. Histologie. *Un volume grand in-8⁰, avec 201 figures.* . . **10 fr.**

2ᵉ Fascicule : **Système nerveux.** Encéphale. *Un volume grand in-8⁰, avec 206 figures.* . . . . **12 fr.**

3ᵉ Fascicule : **Système nerveux.** Les Nerfs. Nerfs crâniens. Nerfs rachidiens. *Un volume grand in-8⁰, avec 205 figures.* . . . . **12 fr.**

Tome IV. — 1ᵉʳ Fascicule : **Tube digestif.** Développement. Bouche. Pharynx. Œsophage. Estomac. Intestins. *Deuxième édition, revue et augmentée. Un volume grand in-8⁰, avec 201 figures.* . . . . **12 fr.**

2ᵉ Fascicule : **Appareil respiratoire.** Larynx. Trachée. Poumons. Plèvre. Thyroïde. Thymus. *Un volume grand in-8⁰, avec 121 figures.* . . . . . **6 fr.**

3ᵉ Fascicule : **Annexes du tube digestif.** Dents. Glandes salivaires. Foie. Voies biliaires. Pancréas. Rate. **Péritoine.** *Un volume grand in-8⁰, avec 301 figures.* . . . . **16 fr.**

IL RESTE A PUBLIER

Les Lymphatiques qui termineront le tome II.
Les organes génitaux-urinaires et les **organes des sens** qui formeront le tome V.

Le prolongement caude du lobule de Spigel dans le lobe droit du foie adulte (colliculus caudatus de Haller) obture en partie la fente de Winslow.

Récemment Klaatsch a donné une interprétation tout à fait spéciale de l'hiatus de Winslow. (Voy. *Bibliographie*, p. 1005; ou le premier travail de Brachet (cf. p. 943) et le *Traité d'em-*

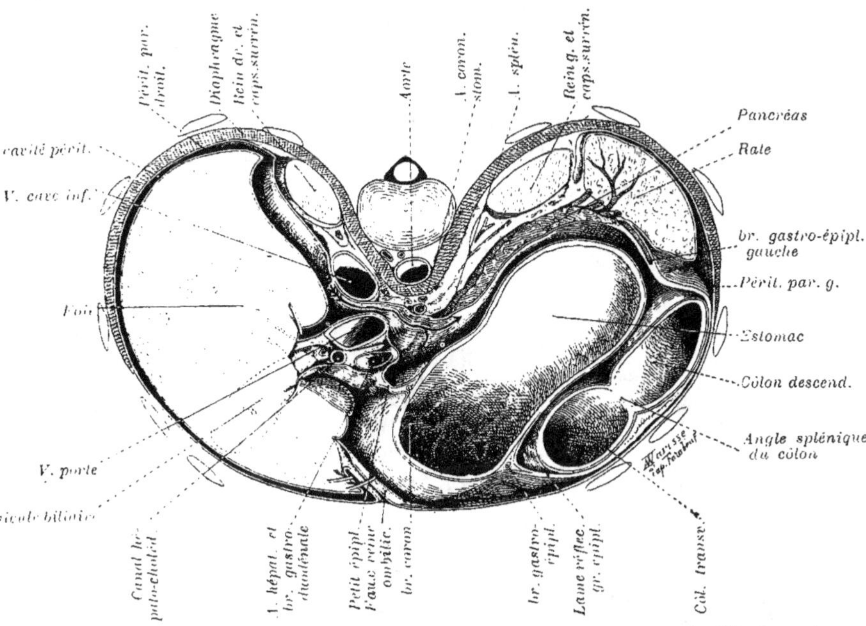

Fig. 577. — Coupe transversale de l'abdomen, au-dessus du seuil de l'hiatus de Winslow, et vue perspective des organes sous-jacents. Reproduction d'un dessin inédit, d'après nature, du Prof. L.-H. Farabeuf. La disposition de l'estomac relativement au côlon est expliquée par le schéma 577 *bis*.

La flèche qui traverse l'hiatus de Winslow, entre la veine cave et la veine porte, franchit l'arc de l'hépatique. Elle peut pénétrer, en arrière de l'estomac, à gauche de la faux de la coronaire (poche rétro-stomacale) ou descendre dans le sac épiploïque.

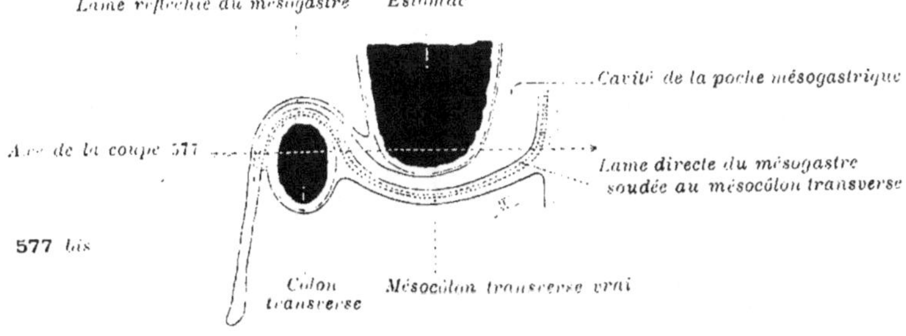

bryologie de Prenant (liv. II, p. 780-781 et 784-785). — Ses théories ont été réfutées par Toldt (*l. c.*, 1893, p. 63), et par Brachet et Swaen.

Pour pénétrer dans l'hiatus de Winslow, il suffit de reconnaître la vésicule biliaire et de suivre son bord droit. On est conduit au niveau du plafond de l'hiatus et on y pénètre aisément, en arrière du ligament hépato-duodénal. On

[FREDET.]

Traité

DES

Maladies de l'Enfance

PUBLIÉ SOUS LA DIRECTION DE MM.

J. GRANCHER

PROFESSEUR A LA FACULTÉ DE MÉDECINE DE PARIS
MEMBRE DE L'ACADÉMIE DE MÉDECINE, MÉDECIN DE L'HOPITAL DES ENFANTS-MALADES

J. COMBY

MÉDECIN DE L'HOPITAL DES ENFANTS-MALADES

A.-B. MARFAN

AGRÉGÉ, MÉDECIN DES HOPITAUX

5 forts volumes grand in-8°, avec figures dans le texte. . . . . **90** francs

Ce *Traité des Maladies de l'Enfance* comble une lacune, et les médecins attendaient avec impatience l'apparition de cet ouvrage. Il existait déjà en effet, traitant des maladies de l'Enfance, plusieurs manuels dont quelques-uns sont fort appréciés, mais nous n'avions pas de traité complet dans lequel les questions de pédiatrie fussent étudiées d'une façon complète. Cet ouvrage paraît en cinq beaux volumes, et la notoriété qui s'attache aux noms des directeurs de cette publication et à ceux des collaborateurs suffit pour lui assurer un plein succès. Les maladies qui y sont traitées ont été confiées, en effet, aux pédiatres qui les ont étudiées d'une façon spéciale. Cette œuvre est pour ainsi dire une œuvre internationale, et parmi les noms des collaborateurs nous trouvons ceux des pédiatres les plus renommés de tous les pays, qui nous font ainsi profiter de l'expérience qu'ils peuvent avoir d'affections qu'ils rencontrent plus que d'autres dans leur champ d'observation. Bien plus, la Médecine et la Chirurgie, ces deux sœurs jumelles qu'on tend bien à tort à séparer sans cesse, ont trouvé le moyen de se retrouver côte à côte au grand profit des lecteurs.

Les 5 volumes se vendent séparément :
Tome I, **18** fr.   Tome II, **18** fr.   Tome III, **20** fr.   Tome IV, **18** fr.   Tome V, **18** fr.

Traité élémentaire

DE

Clinique Thérapeutique

Par le Dr Gaston LYON

Ancien chef de clinique médicale à la Faculté de médecine de Paris.

TROISIÈME ÉDITION REVUE ET AUGMENTÉE

1 *volume grand in-8° de* VIII-1332 *pages. Relié peau.* . . . . **20** *fr.*

La seconde édition de ce livre a reçu du public médical le même accueil favorable que la première. Nous trouvant par suite dans l'obligation agréable de préparer une troisième édition, nous avons considéré comme un devoir strict d'y apporter tous nos soins et de justifier ainsi la faveur soutenue dont notre ouvrage a été l'objet.

Un certain nombre de chapitres nouveaux ont été ajoutés avec tous les développements que comporte leur importance : citons notamment ceux consacrés aux cardiopathies infantiles, aux sténoses du pylore, aux angiocholites infectieuses, aux péritonites aiguës, aux méningo-myélites aiguës, aux polio-myélites, à la peste, etc.

Le chapitre consacré aux dyspepsies a été récrit en entier. Tous les autres chapitres de notre ouvrage ont été l'objet de modifications de détails, quelques-uns même ont été presque entièrement refondus (blennorragie, syphilis, neurasthénie, infections gastro-intestinales infantiles, etc.)

Sur la demande d'un grand nombre de nos lecteurs, une table alphabétique a été ajoutée, qui facilitera les recherches.

Le rôle du médecin change en même temps que se modifient les médications. La mise en œuvre des soins antiseptiques, l'emploi des injections de sérum, tout cela fait que le rôle actif du médecin grandit sans cesse. Nous avons tenu, dans cette édition, à insister sur les détails de direction des traitements, en un mot à justifier, mieux encore que par le passé, notre titre de *Traité de clinique thérapeutique.*

Traité
de Physiologie

PAR

J.-P. MORAT | **Maurice DOYON**
PROFESSEUR A L'UNIVERSITÉ DE LYON | PROFESSEUR AGRÉGÉ A LA FACULTÉ DE MÉDECINE DE LYON

Ce Traité de Physiologie formera 5 volumes dont voici le détail :

I. — **Fonctions élémentaires.** — Prolégomènes. — Nutrition en général. — Physiologie des tissus en particulier (moins le système nerveux).

II. — **Fonctions d'innervation et du milieu intérieur.** — Système nerveux. — Sang; lymphe; liquides interstitiels.

III. — **Fonctions de nutrition.** — Circulation; calorification.

IV. — **Fonctions de nutrition** (suite). — Digestion; respiration; excrétion.

V. — **Fonctions de relation.** — Sens. — Langage; expression; locomotion. **Fonctions de reproduction,** à l'exception du développement embryologique.

Ces volumes ne seront pas publiés dans l'ordre ci-dessus, mais le seront dans celui de leur achèvement.

Chaque volume sera, pendant tout le cours de la publication, vendu séparément à des prix qui varieront selon l'étendue de chacun.

Toutefois, les éditeurs acceptent, dès à présent, **au prix à forfait de 50 francs,** des souscriptions à l'ouvrage **complet.**

Les souscripteurs payeront en retirant chaque volume le prix marqué; mais le tome V et dernier leur sera fourni gratuitement ou à un prix tel qu'ils n'aient, en aucun cas, payé plus de 5o francs pour le total de l'ouvrage.

Avril 1901.   ***Volumes publiés :***

Fonctions de nutrition. — Circulation, par M. DOYON; Calorification, par J.-P. MORAT.

1 vol. grand in-8°. avec 173 figures noires et en couleurs . . . . **12** fr.

Fonctions de nutrition (*suite et fin*). — Respiration; excrétion, par J.-P. MORAT; Digestion; absorption, par M. DOYON.

1 vol. grand in-8°. avec 167 figures en noir et en couleurs. . . . . . . **12** fr.

C'est un grand traité de physiologie, tel qu'il n'en était pas paru depuis la troisième édition (1888) de l'ouvrage classique de Beaunis, que les auteurs ont eu le courage d'entreprendre et qu'ils mèneront certainement à bien, si l'on en juge par le remarquable spécimen qui forme le premier volume.

E. GLEY (*Archives de physiologie*).

...En résumé, à en juger par le spécimen que nous avons sous les yeux, MM. MORAT et DOYON sont en train de doter nos bibliothèques d'un ouvrage précieux et très bien fait en ce sens qu'ils savent le rendre complet sans le grossir démesurément. Leur *Traité de physiologie* conviendra au débutant, à l'étudiant avancé et à toutes les personnes qui ont besoin de prendre une idée générale ou de remonter à l'origine des faits qui ont permis de la dogmatiser.

Dr ARLOING (*Lyon médical*).

Traité
de
Physique Biologique

PUBLIÉ SOUS LA DIRECTION DE MM.

D'ARSONVAL
Professeur au Collège de France
Membre de l'Institut et de l'Académie de médecine.

CHAUVEAU
Professeur au Muséum d'histoire naturelle
Membre de l'Institut et de l'Académie de médecine

GARIEL
Ingénieur en chef des Ponts et Chaussées
Professeur a la Faculté de médecine de Paris
Membre de l'Académie de médecine.

MAREY
Professeur au Collège de France
Membre de l'Institut et de l'Académie de médecine

SECRÉTAIRE DE LA RÉDACTION
M. WEISS
Ingénieur des Ponts et Chaussées
Professeur agrégé à la Faculté de médecine de Paris.

Le **Traité de Physique Biologique** sera publié en trois volumes :
Tome   I. *Mécanique. Actions moléculaires. Chaleur.*
Tome II. *Radiations. Optique.*
Tome III. *Électricité. Acoustique.*

Chaque volume sera vendu séparément.

Le tome I est vendu **25** fr. On souscrit dès maintenant à l'ouvrage complet au prix de **60** fr. — Ce prix restera tel jusqu'à la publication du tome II.

EXTRAIT DE LA PRÉFACE

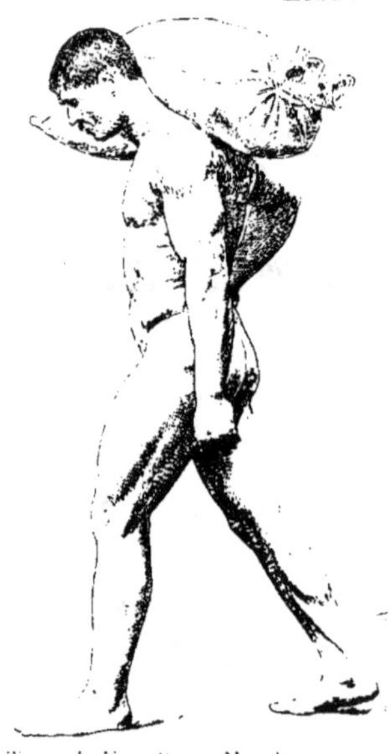

Tome I. Fig. 150. — Marche avec un fardeau sur l'épaule. Moment du double appui.

Au moment où dans les facultés de médecine il s'est produit un changement considérable dans l'enseignement de la physique, il a semblé utile de réunir en un ouvrage tous les matériaux qui pouvaient faire le fond de cet enseignement.

Déjà les maitres qui ont pour ainsi dire fondé la Physique biologique, les Weber, Helmholtz, du Bois-Reymond, Chauveau, Marey, Paul Bert, d'autres encore, ont écrit sur certains points spéciaux des traités importants. — Mais si l'on en excepte les manuels et les traités élémentaires à l'usage des étudiants, il n'a encore paru aucun ouvrage d'ensemble sur la physique biologique. — Il y avait là, semble-t-il, une lacune à combler. . . . .

La Physique pure ne tient dans cet ouvrage qu'une place excessivement réduite. — Sa lecture exige la connaissance des notions générales, toutefois il a paru nécessaire de faire précéder chaque partie d'une sorte d'aide-mémoire rappelant brièvement les principaux faits sur lesquels il pouvait être nécessaire de s'appuyer dans la suite.

L'ouvrage complet comprendra trois volumes.

Nous avons cru devoir placer en tête du premier un court article sur les diverses espèces d'erreur que l'on est exposé à commettre dans les sciences expérimentales, car nous avons remarqué trop souvent que beaucoup de physiologistes ne faisaient pas la distinction convenable entre elles.

Contrairement à notre principe de passer rapidement sur les questions de physique pure, nous avons aussi donné quelque développement à la mécanique et aux actions moléculaires. Il est, en effet, souvent difficile pour le physiologiste de lire des traités de mécanique générale, et nous avons cherché à en exposer les notions les plus indispensables.

Dans ce même volume, se trouve tout ce qui a rapport à la mécanique animale, à la chaleur et aux actions moléculaires : cependant une grande partie des phénomènes de la contraction musculaire a été renvoyée au troisième volume qui contient l'électrophysiologie.

Ce premier volume sera suivi prochainement, nous l'espérons, par un deuxième volume contenant toutes les applications de l'optique géométrique et des radiations.

Enfin le troisième volume est réservé à l'Electricité et à l'Acoustique.

Nous avons fait tous nos efforts pour mener cet ouvrage à bonne fin ; il nous semble avoir réuni pour cela les meilleures conditions, il suffit pour s'en convaincre de lire la table de noms de nos collaborateurs et de se rappeler celui de notre éditeur, dont l'éloge n'est plus à faire ; puissions-nous avoir fait œuvre utile.

TOME PREMIER

1 fort volume in-8° avec 591 figures dans le texte : **25 fr.**

Ce volume contient : Des erreurs dans les mesures. Principes généraux de mécanique, par M. G. WEISS. — Propriétés des solides. Résistance des matériaux. Architecture des os, par M. GARIEL. — Architecture des muscles. Principes généraux de méthode graphique. La contraction musculaire, par M. G. WEISS. — Locomotion humaine, par M. PAUL RICHER. — La locomotion animale, par M. MAREY. — Principes généraux d'hydrostatique et d'hydrodynamique, par M. WEISS. — Cœur. Cardiographie, par M. WERTHEIMER. — Circulation du sang dans les vaisseaux. Pression et vitesse, pouls et sphygmographie, par M. E. MEYER. — Pléthysmographie, par M. HALLION. — Capillarité et tension superficielle. Solubilité des solides. Imbibition, par M. A. IMBERT. — Filtration, par M. GARIEL. — Osmose, par M. A. DASTRE. — Propriétés des gaz. Analyse des gaz. Gaz du sang. Phénomènes physiques de la respiration, par M. J. TISSOT. — Principes généraux de la chaleur, par M. WEISS. — Thermométrie, par M. GARIEL. — Température, par M. J.-P. LANGLOIS. — Calorimétrie. Étuves et régulateurs de température, par M. C. SIGALAS. — Chaleur animale, par M. LAULANIÉ. — Travail fourni par les animaux. Rendement des moteurs animés. Propagation de la

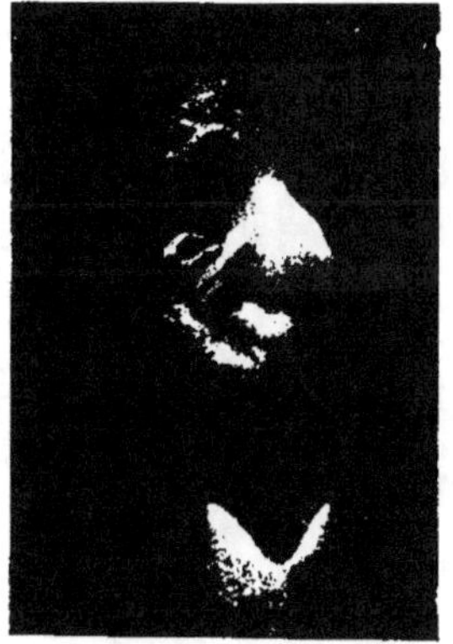

Tome I. Fig. 148. V. — Mouvement lent. Flexion.

chaleur. Protection des animaux, par M. GARIEL. — Influence de la pression sur la vie, par MM. P. REGNARD et P. PORTIER. — Influence des agents atmosphériques sur les éléments cellulaires, par M. A. CHARRIN. — Actions hygrométriques sur les végétaux. Influence de la chaleur sur les végétaux. Actions mécaniques sur les végétaux, par M. MANGIN.

Précis

d'Obstétrique

PAR MM.

A. RIBEMONT-DESSAIGNES

Agrégé de la Faculté de médecine
Accoucheur de l'hôpital Beaujon
Membre de l'Académie de médecine.

G. LEPAGE

Professeur agrégé à la Faculté de médecine
de Paris.
Accoucheur de l'hôpital de la Pitié.

CINQUIÈME ÉDITION

AVEC 590 FIGURES DANS LE TEXTE DONT 137 DESSINÉES PAR M. **RIBEMONT-DESSAIGNES**

1 vol. grand in-8° de XXIV-1405 pages, relié toile. . . **30 fr.**

Le Précis d'Obstétrique est un bel et bon ouvrage, appelé à rendre de grands services aux praticiens par son plan et son exécution qui sont parfaits. Tenant le milieu entre les Manuels qui tentent les étudiants, mais ne leur apprennent pas grand'chose, et les traités magistraux qu'ils n'ont guère le temps ni les moyens d'aborder, cet ouvrage nous paraît réaliser parfaitement le but des auteurs d'être un livre d'enseignement proprement dit. Et cet enseignement, c'est, dans ses grandes lignes, celui de M. Tarnier et de M. Pinard.

(*Revue scientifique.*)

Cet ouvrage est appelé à rendre de grands services, non seulement à l'étudiant qui prépare ses examens, mais aussi au praticien, abandonné qu'il est, la plupart du temps, au milieu des multiples difficultés de la clinique et avec une instruction pratique souvent insuffisante....

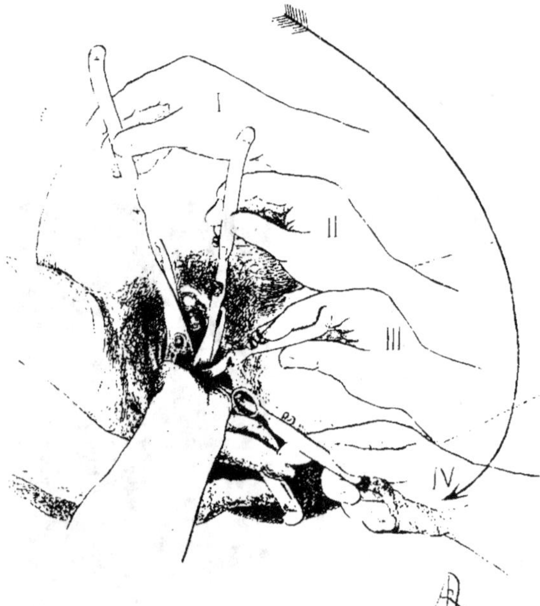

Fig. 49. — Introduction et placement de la cuiller droite sur le sommet en position gauche (variété antérieure).

... Nous devons aussi parler de la partie iconographique de l'ouvrage ; tous les dessins, qui sont l'œuvre personnelle de M. Ribemont-Dessaignes, joignent à une exactitude photographique un caractère artistique qui donne au livre un aspect particulier.

(*Revue de chirurgie.*)

Traité
de Gynécologie

CLINIQUE ET OPÉRATOIRE

Par le Dr Samuel POZZI

Professeur agrégé à la Faculté de médecine, Chirurgien de l'hôpital Broca,
Membre de l'Académie de médecine.

TROISIÈME ÉDITION, REVUE ET AUGMENTÉE

1 vol. in-8 de XXII-1270 pages, avec 628 fig. dans le texte. Relié toile. **30 fr.**

..... L'ordonnance générale du traité n'est pas changée, mais de nombreuses additions et des figures multiples sont venues l'enrichir. La thérapeutique chirurgicale des opérations pelviennes, en particulier, a été complètement revisée, et M. Pozzi, tout en restant laparotomiste convaincu, reconnaît à l'hystérectomie vaginale la large place qui lui est due.... Au point de vue thérapeutique, je mentionnerai, comme nouvelles, les pages relatives aux différents procédés d'hystéropexie vaginale recommandés ces derniers temps, celles qui sont consacrées au traitement chirurgical du prolapsus, enfin, et surtout, un petit chapitre relatif à la chirurgie conservatrice des ovaires. — L'anatomie pathologique et la bactériologie tiennent une grande place ; de nombreuses figures originales inédites viennent très heureusement compléter des descriptions qui seraient un peu ardues à la simple lecture.

Partout l'auteur a cherché à être aussi complet que possible, de là une abondance d'indications bibliographiques et de courtes analyses bien fondues ensemble, dont le chercheur tirera grand profit. Mais M. Pozzi a eu soin également de donner toujours son opinion personnelle, permettant ainsi aux jeunes de bénéficier de sa longue expérience. Nous retrouvons ainsi dans cette troisième édition toutes les qualités des deux premières ; il est facile d'en prédire le grand succès.

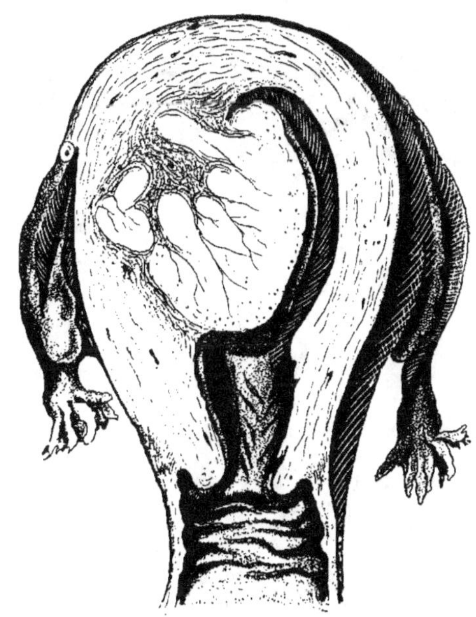

Fig. 251. — Sarcome de la muqueuse utérine.

E. BONNAIRE (*Presse médicale*).

Traité
de
Chirurgie d'urgence

PAR

FÉLIX LEJARS

Professeur agrégé à la Faculté de médecine de Paris. Chirurgien de l'hôpital Tenon.
Membre de la Société de chirurgie.

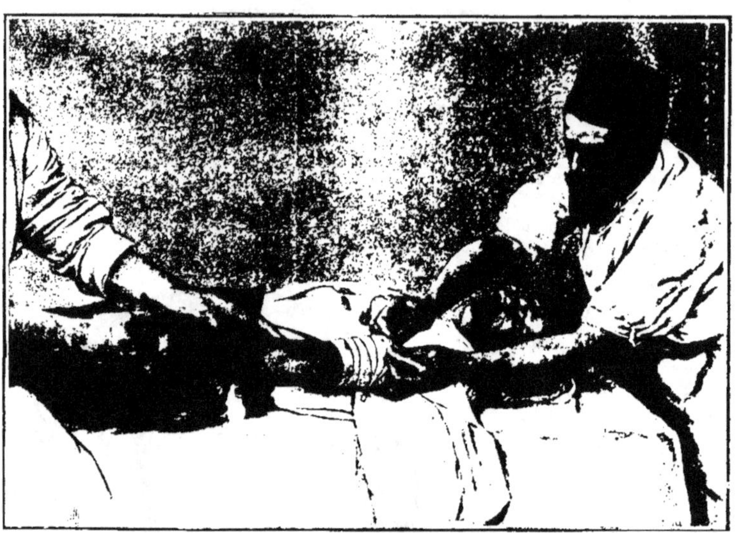

Fig. 711. — La bretelle d'Esmarch servant comme bande hémostatique.

TROISIÈME ÉDITION, REVUE ET AUGMENTÉE

751 figures dont la plupart dessinée d'après nature par le **D⁰ E. DALEINE**
et environ **180** photographies originales.

1 volume grand in-8°, de 1035 pages. Relié toile. **25 francs.**

Le succès de deux éditions enlevées en quelques mois prouve mieux que tout éloge la valeur et l'utilité du *Traité de Chirurgie d'urgence* du D⁰ F. Lejars.

Fidèle à la méthode qui lui a assuré le succès, le D⁰ Lejars s'est contenté de rendre cette nouvelle édition à la fois plus complète et plus pratique.

Des additions considérables, des remaniements importants ont été faits au texte et des dessins inédits et des photographies originales ont enrichi encore l'illustration déjà hors de pair et universellement appréciée qui fait de cet ouvrage un véritable album.

Ainsi amélioré, le *Traité de Chirurgie d'urgence* se présente pour la troisième fois au public. Il trouvera auprès de lui l'accueil élogieux et empressé qu'il a déjà rencontré et dont les extraits suivants de la presse scientifique ne donnent qu'une incomplète expression.

... Par cette courte analyse, j'aurai voulu engager praticiens et étudiants à lire cet excellent traité. Tous y puiseront avec avantage des notions d'une utilité éminemment pratique et la multiplicité des figures leur facilitera merveilleusement à chaque pas la compréhension du texte....

(Presse médicale.)

... L'auteur a voulu offrir au public un traité essentiellement simple et pratique, permettant à tout médecin, en présence d'un cas de chirurgie d'urgence, de poser une médication thérapeutique et d'être à même de la remplir; c'est dire l'immense service que cet ouvrage est appelé à rendre partout où le chirurgien de profession fait défaut....

(Revue de Chirurgie.)

... Non e inopportuno aggiungere che alla bontà del libro corrisponde al bellezza dell' edizione, nella quale disegni originali e fotografie sono ritratti con esattezza e finezza non comuni.

(La Clinica Chirurgica.)

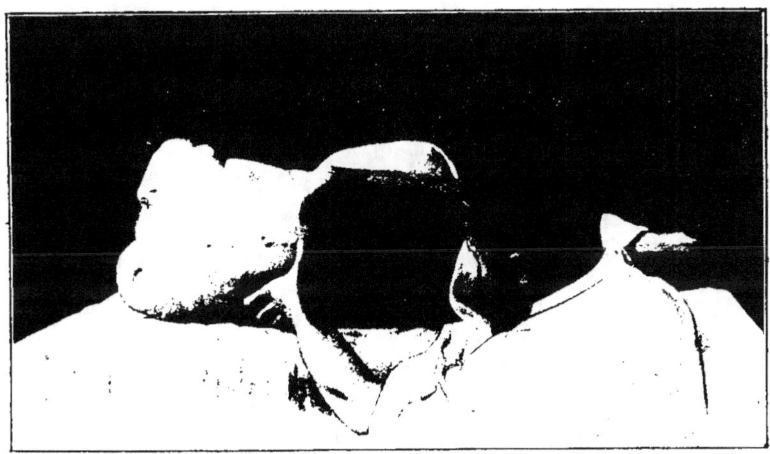

Fig. 36. — Ponction rachidienne, le sujet couché.

Ohne theoretische Auseinandersetzung und ohne viel Gelehrsamkeit führt uns Lejars unmittelbar aus Krankenbett und schildert uns den — vielfach selbsterlebten — Krankheitsfall mitt einer Anschaulichkeit und Klarheit, dass wir glauben, die Gefahr vor unseren Augen zu sehen....

(Klinisch-therapeutische Wochenschrift.)

Der Werth des Buches ruht nicht allein in dem reichem Inhalt, sondern ganz besonders in den vortrefflichen Darstellung, welche vollendet klar, obendrein durch ein Fülle instructivster neuer Zeichnungen ergäntz wird, dann durch den modernen, fortgeschrittenen Standpunkt, welche der Verfasser in allen klinischen und technischen Fragen einnimmt. Die neuesten Erfahrungen und Vorschläge sind berücksichtigt : die Serumtherapie wie die Gelatineinjection, die moderne Hirnchirurgie wie die Fortschritte der Bauchchirurgie und die Naht der Herzwunden ; die deutsche Litteratur ist fleissig mit verwerthet.

HELFERICH.

(Zeitschrift für Chirurgie.)

ARTHUS. — *Éléments de Chimie physiologique*, par Maurice Arthus, professeur de physiologie et de chimie physiologique à l'Université de Fribourg (Suisse). *Troisième édition*, revue et corrigée. 1 vol. in-16 diamant, avec figures dans le texte, cartonné toile. **4 fr.**

BARD. — *Précis d'anatomie pathologique*, par M. L. Bard, professeur à la Faculté de médecine de Lyon, médecin de l'Hôtel-Dieu. *Deuxième édition, revue et augmentée*. 1 volume in-16 diamant, avec 125 figures, cart. à l'anglaise, tranches rouges. **7 fr. 50**

BAZY. — *Maladies des Voies urinaires, Urètre, Vessie*, par le Dr Bazy, chirurgien des hôpitaux, membre de la Société de chirurgie. 4 vol. petit in-8° de l'*Encyclopédie des Aide-Mémoire*.
    I. *Moyens d'exploration et traitement*. 2e édition.
    II. *Séméiologie*.
    III. *Thérapeutique générale. Médecine opératoire*.
    IV. *Thérapeutique spéciale*.
Chaque volume séparément. **2 fr. 50**

BERLIOZ. — *Manuel de Thérapeutique*, par le Dr Berlioz, professeur à la Faculté de médecine de Grenoble, avec une préface par M. Bouchard, professeur à la Faculté de médecine de Paris. 4e édition revue et augmentée. 1 vol. in-18 diamant, cartonné toile anglaise, tranches rouges. . . . . **6 fr.**

BLOCQ ET LONDE. — *Anatomie pathologique de la moelle épinière*. 45 planches en héliogravure, avec texte explicatif, par Paul Blocq, ancien interne des hôpitaux, chef des travaux anatomo-pathologiques à la Salpêtrière, et Albert Londe, directeur du service photographique à la Salpêtrière. Ouvrage précédé d'une préface de M. le professeur Charcot. 1 vol. in-4° relié toile. . . . **48 fr.**

BONNIER. — *L'Oreille*, par Pierre Bonnier. 5 vol. petit in-8° de l'*Encyclopédie des Aide-Mémoire*.
    I. *Anatomie de l'oreille*.
    II. *Pathogénie et mécanisme*.
    III. *Physiologie : Les Fonctions*.
    IV. *Symptomatologie de l'oreille*.
    V. *Pathologie de l'oreille*.
Chaque volume séparément. **2 fr. 50**

BOTTEY. — *Traité théorique et pratique d'hydrothérapie médicale*, par le Dr F. Bottey, médecin de l'Établissement hydrothérapique de Divonne. 1 volume grand in-8°. **10 fr.**

BOUCHARD (CH.). — *Leçons sur la thérapeutique des maladies infectieuses — (Antisepsie)*, professées à la Faculté de médecine de Paris, par M. Ch. Bouchard, membre de l'Institut. 1 vol. grand in-8°. . . . . **9 fr.**

BRAULT. — *Les Artérites*, par A. Brault, médecin de l'hôpital Tenon, chef des travaux pratiques d'anatomie pathologique à la Faculté de médecine. 2 vol. petit in-8° de l'*Encyclopédie des Aide-Mémoire*.
    I. *Les Artérites, leur rôle en pathologie*. 1 vol.
    II. *Les Artérites et les Scléroses*. 1 vol.
Chaque volume séparément. **2 fr. 50**

BRISSAUD. — *Anatomie du cerveau de l'homme*. *Morphologie des hémisphères cérébraux ou cerveau proprement dit*. Texte et figures par le Dr E. Brissaud, professeur agrégé à la Faculté de médecine. 1 atlas grand in-4°, de 43 planches gravées sur cuivre, représentant 270 préparations, grandeur naturelle, avec explication en regard de chacune; et 1 volume in-8° de 580 pages, avec plus de 200 figures schématiques dans le texte. 2 vol. reliés toile anglaise. . . **80 fr.**

— *Leçons sur les maladies nerveuses* (Salpêtrière, 1893-1894), recueillies et publiées par Henry Meige. 1 vol. gr. in-8° avec 240 fig. (schémas et photographies). **18 fr.**

— *Leçons sur les maladies nerveuses* (*Deuxième série*; hôpital Saint-Antoine), recueillies et publiées par HENRY MEIGE. 1 vol. grand in-8° avec 165 figures dans le texte . . . . **15 fr.**

BROCA (A). — *Traitement des tumeurs blanches.* Ostéo-arthrites tuberculeuses des membres chez l'enfant, par A. BROCA, chirurgien de l'hôpital Trousseau, professeur agrégé à la Faculté de médecine. 1 vol. in-8° de l'*Encyclopédie des Aide-Mémoire*. . . . . **2 fr. 50**

BROUSSES. — *Manuel technique de massage.* par le Dr J. BROUSSES, médecin-major de 2e classe. 2e édition. 1 vol. in-16, avec nombreuses figures, cartonné toile, tranches rouges. . . . . **4 fr.**

Centenaire de la Faculté de médecine de Paris (1794-1894), par le Dr A. CORLIEU. 1 vol. in-4°, imprimé par l'Imprimerie Nationale et accompagné d'un album in-4° de 130 portraits des professeurs de la Faculté reproduits d'après des documents authentiques. Les 2 volumes. . . . . **100 fr.**

CHARRIN. — *Leçons de pathogénie appliquée. Clinique médicale, Hôtel-Dieu* (1895-1896). par A. CHARRIN, professeur agrégé, médecin des hôpitaux, directeur adjoint au laboratoire de Pathologie générale, assistant au Collège de France, Vice-président de la Société de Biologie. 1 vol. in-8°. . . . . **6 fr.**

— *Poisons de l'organisme*, par le Dr A. CHARRIN. 3 vol. petit in-8° de l'*Encyclopédie des Aide-Mémoire*.

    I. *Poisons de l'urine*, Paris, 1893.
    II. *Poisons du tube digestif*. Paris, 1895.
    III. *Poisons des tissus*. Paris, 1897.
    Chaque volume séparément. . . . . **2 fr. 50**

— *Les Défenses naturelles de l'organisme : Leçons professées au Collège de France*, par A. CHARRIN. 1 vol. in-8°. . . . . **6 fr.**

CHAUVEL ET NIMIER. — *Traité pratique de Chirurgie d'armée*, par J. CHAUVEL, médecin principal de 1re classe, professeur à l'École du Val-de-Grâce, et H. NIMIER, médecin-major de 2e classe, professeur agrégé à l'École du Val-de-Grâce. 1 vol. in-8°, avec 126 figures dessinées par le Dr J.-E. PESMES, médecin aide-major de 1re classe. . . . . **12 fr.**

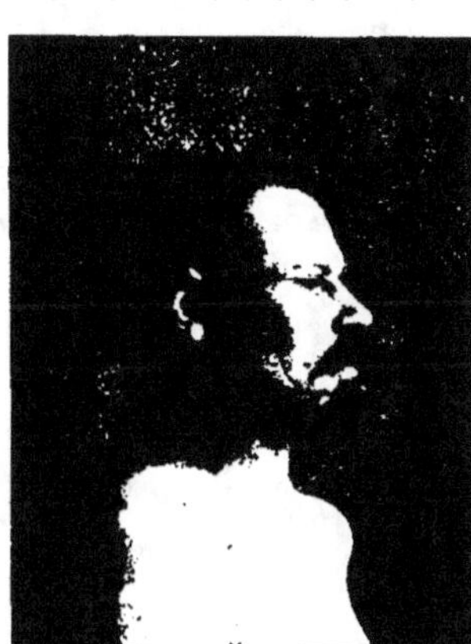

Figure extraite du *Manuel de Pathologie interne*, de M. G. Dieulafoy.

DASTRE. — *Les Anesthésiques. Physiologie et applications chirurgicales*, par M. DASTRE, professeur de physiologie à la Sorbonne. 1 vol. in-8°. . . . . . **5 fr.**

DIEULAFOY. — *Manuel de Pathologie interne.* par G. DIEULAFOY, professeur de clinique médicale de la Faculté de médecine de Paris, médecin de l'Hôtel-Dieu, membre de l'Académie de médecine. *Treizième édition entièrement refondue et considérablement augmentée.* 4 vol. in-16 diamant, avec figures en noir et en coul., cart. à l'anglaise, tranches rouges **28 fr.**

— *Clinique médicale de l'Hôtel-Dieu de Paris*, par le professeur G. DIEULAFOY. 3 vol. gr. in-8°, avec figures dans le texte.
    I. 1896-1897. 1 vol. in-8°. . . . **10 fr.**
    II. 1897-1898. 1 vol. in-8°. . . . **10 fr.**
    III. 1898-1899. 1 vol. in-8°. . . . **10 fr.**

DUCLAUX. — *Pasteur. Histoire d'un esprit.* par E. DUCLAUX, membre de l'Institut, directeur de l'Institut Pasteur, professeur à la Sorbonne et à l'Institut Agronomique. 1 vol. gr. in-8°, avec 22 figures dans le texte . . . . **5 fr.**

Traité de microbiologie. par E. DUCLAUX.
    Tome I. *Microbiologie générale*. 1 vol. gr. in-8°, avec figures. . . . . . **15 fr.**
    Tome II. *Diastases, toxines et venins*. 1 vol. gr. in-8°, avec figures. . **15 fr.**
    Tome III. *Fermentation alcoolique*. 1 vol. gr. in-8°, avec figures. . . **15 fr.**
    L'ouvrage formera 7 volumes qui paraîtront successivement.

DUFLOCQ. — *Leçons sur les bactéries pathogènes. faites à l'Hôtel-Dieu annexe*, par P. DUFLOCQ. 1 vol. in-8°. . . . . **10 fr.**

DUPLAY. — *Cliniques chirurgicales de l'Hôtel-Dieu*, par SIMON DUPLAY, professeur de clinique chirurgicale à la Faculté de médecine de Paris, membre de l'Académie de médecine, chirurgien de l'Hôtel-Dieu. Recueillies et publiées par les D⁰ M. CAZIN, chef de clinique chirurgicale à l'Hôtel-Dieu, et L. GRADO, chef des travaux gynécologiques à l'Hôtel-Dieu.

1ʳᵉ SÉRIE. 1 vol. in-8°, avec figures dans le texte. **7 fr.**

2ᵉ SÉRIE. 1 vol. in-8°, avec figures dans le texte. **8 fr.**

3ᵉ SÉRIE. 1 vol. in-8°, avec figures dans le texte. **8 fr.**

DUVAL. — *Atlas d'embryologie*. par M. MATHIAS DUVAL, professeur d'histologie à la Faculté de médecine de Paris, membre de l'Académie de médecine. 1 vol. in-4°, avec 40 planches en noir et en couleurs, comprenant ensemble 652 figures. Cartonné toile . . . . **48 fr.**

Précis d'histologie. par M. MATHIAS DUVAL. professeur à la Faculté de médecine de Paris. membre de l'Académie de médecine. *Deuxième édition, revue et augmentée*. 1 vol. gr. in-8°, avec 427 figures dans le texte. **18 fr.**

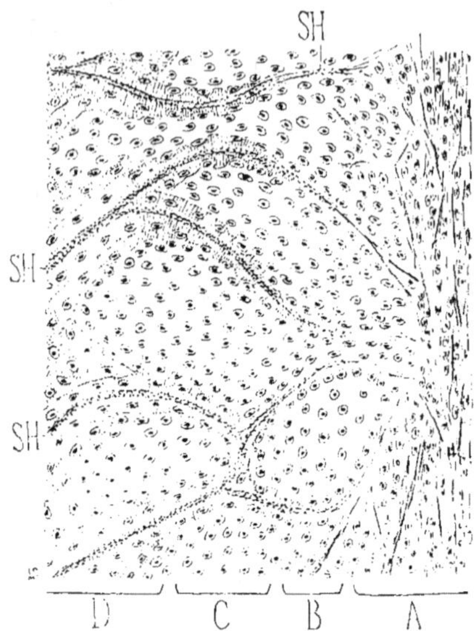

Figure extraite du *Précis d'Histologie*, de M. MATHIAS DUVAL. — Schéma de l'ossification périostique.

FAISANS. — *Maladies des organes respiratoires. Méthodes d'exploration. signes physiques*, par LÉON FAISANS, médecin de la Pitié. *Deuxième édition*. 1 vol. petit in-8° de l'*Encyclopédie des Aide-Mémoire* . . . . **2 fr. 50**

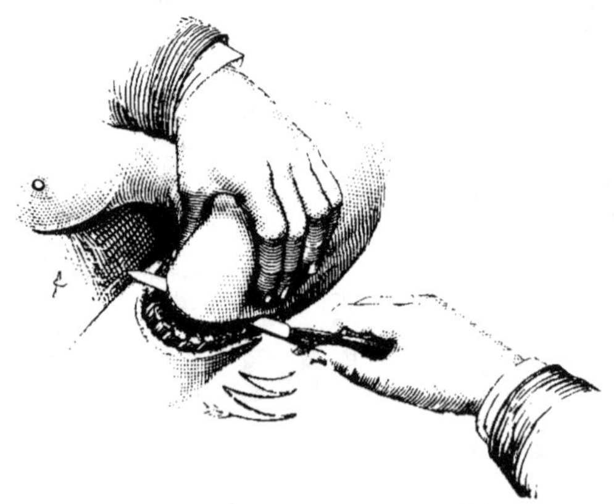

Figure extraite du *Précis de Manuel opératoire*, de M. L.-H. FARABEUF.

FARABEUF. — *Précis de manuel opératoire. Ligatures. Amputations. Résections. Appendice*. par M. L.-H. FARABEUF. professeur à la Faculté de médecine de Paris. membre de l'Académie de médecine *Quatrième édition entièrement revue*. 1 vol. petit in-8°. avec 799 figures. **16 fr.**

FÉLIZET. — *Les Hernies inguinales de l'Enfance*. par le D⁰ G. FÉLIZET. chirurgien de l'hôpital Tenon (Enfants-Malades). 1 vol. grand in-8°. avec 73 figures dans le texte. . . . . . **10 fr.**

GAUTIER (A.). — *Cours de Chimie minérale et organique*. par M. ARM. GAUTIER. membre de l'Institut. professeur de chimie à la Faculté de médecine de

Paris. *Deuxième édition*, revue et mise au courant des travaux les plus récents. 2 vol. grand in-8°, avec figures dans le texte.
 I. *Chimie minérale*. 1 vol. grand in-8°, avec 244 figures dans le texte. **16 fr.**
 II. *Chimie organique*. 1 vol. grand in-8°, avec 72 figures. . . . . . . **16 fr.**
— **Leçons de Chimie biologique normale et pathologique.** *Deuxième édition*, publiée avec la collaboration de M. Arthus, professeur de physiologie à l'Université de Fribourg. 1 vol. in-8°, avec 110 figures. . . . . . . **18 fr.**
— **La Chimie de la cellule vivante**, par M. Arm. Gautier. *Deuxième édition*. 1 vol. petit in-8° de l'*Encyclopédie des Aide-Mémoire*. . . . . **2 fr. 50**

GILIS. — **Précis d'Embryologie** adapté aux sciences médicales, par Paul Gilis, professeur agrégé à la Faculté de médecine de Montpellier, avec préface par M. le professeur Duval. 1 vol. in-18 diamant, avec 175 figures. Cartonné toile, tranches rouges. . . . . **6 fr.**

GLEY. — **Essais de philosophie et d'histoire de la Biologie**, par E. Gley, professeur agrégé à la Faculté de médecine de Paris, assistant près la chaire de physiologie générale au Muséum d'Histoire naturelle. 1 vol. in-16. . . **3 fr. 50**

GOUGUENHEIM et GLOVER. — **Atlas de laryngologie et de rhinologie**, par A. Gouguenheim, médecin de l'hôpital Lariboisière. et J. Glover, ancien interne de la clinique laryngologique de l'hôpital Lariboisière. 1 vol. in-4°. avec 37 planches en noir et en couleurs, comprenant ensemble 246 figures, et 47 figures dans le texte. Légendes en langue anglaise et en langue française, relié toile. . . . . **50 fr.**

GRASSET. — **Consultations médicales sur quelques maladies fréquentes**, par le Dr Grasset, professeur de clinique médicale à l'Université de Montpellier, correspondant de l'Académie de médecine. *Quatrième édition, revue et considérablement augmentée*. 1 vol. in-16, reliure souple, peau pleine. **4 fr. 50**
 Leçons de Clinique médicale, faites à l'hôpital Saint-Éloi de Montpellier, par le Dr J. Grasset. professeur de clinique médicale à l'Université de Montpellier, correspondant de l'Académie de médecine, lauréat de l'Institut.
 1re série (1886-1890). 1 vol. in-8°, avec 10 planches. . . . . **12 fr.**
 2e série (novembre 1890-juillet 1895). 1 fort vol. in-8°, avec une figure dans le texte et 10 planches lithographiées. . . . . **12 fr.**
 3e série (novembre 1895-mars 1898). 1 vol. in-8° de VII-826 pages, avec 20 planches hors texte, dont 10 en couleurs et 6 en phototypie . . . **15 fr.**
— **Traité pratique des maladies du système nerveux**, par le professeur Grasset, en collaboration avec le Dr Rauzier. *Quatrième édition*. 2 vol. grand in-8°, avec 33 planches hors texte et 122 figures dans le texte (*Ouvrage couronné par l'Institut : Prix Lallemand*). . . . . **45 fr.**

HAYEM. — **Du Sang et de ses altérations anatomiques**, par G. Hayem, professeur à la Faculté de médecine de Paris, médecin des hôpitaux, membre de l'Académie de médecine. 1 vol. in-8°, avec nombreuses figures noires et en couleurs dans le texte, relié toile à biseaux. . . . . **32 fr.**
 Leçons sur les maladies du sang (*Clinique de l'hôpital Saint-Antoine*), par Georges Hayem, recueillies par MM. E. Parmentier, médecin des hôpitaux, et R. Bensaude. chef du laboratoire d'anatomie pathologique à l'hôpital Saint-Antoine. 1 vol. in-8°, avec 4 planches en couleurs. . . . . **15 fr.**

HÉNOCQUE. — **Spectroscopie biologique**, par le Dr Albert Hénocque. directeur adjoint du laboratoire de physique biologique du Collège de France. 3 vol. petit in-8° de l'*Encyclopédie des Aide-Mémoire*.
 I. *Spectroscopie du sang*. Avec figures dans le texte.
 II. *Spectroscopie des organes, des tissus et des humeurs*. Avec figures dans le texte.
 III. *Spectroscopie de l'urine et des pigments*.
 Chaque volume est vendu séparément . . . . **2 fr 50**

KIRMISSON. — **Leçons cliniques sur les maladies de l'appareil locomoteur** (*os, articulations, muscles*), par le Dr Kirmisson, professeur agrégé à la Faculté de médecine, chirurgien des hôpitaux, membre de la Société de chirurgie. 1 vol. in-8°, avec figures dans le texte . . . . **10** fr.

—— *Traité des maladies chirurgicales d'origine congénitale*, par le Dʳ E. KIRMISSON. 1 vol. in-8°, avec 311 figures dans le texte et 2 planches en couleurs . . . . **15** fr.

LACASSAGNE. —— *Précis de médecine judiciaire*, par M. A. LACASSAGNE, professeur à la Faculté de médecine de Lyon. 2ᵉ édition. 1 volume in-18 diamant, avec 47 figures dans le texte et 4 planches en couleur, cartonné à l'anglaise, tranches rouges . . . . **7** fr. **50**

— *Précis d'hygiène privée et sociale*, par M. A. LACASSAGNE. 4ᵉ édition, revue et augmentée. 1 vol. in-16 diamant, cartonné à l'anglaise, tranches rouges. . . . . **7** fr.

LALESQUE. — *Cure marine de la phtisie pulmonaire*, par le Dʳ F. LALESQUE, ancien interne des hôpitaux de Paris. 1 vol. in-8°, avec planches, dessins, tableaux et graphiques. **6** fr.

LAMY. — *La syphilis des centres nerveux*, par le Dʳ HENRI LAMY, ancien interne des hôpitaux de Paris. 1 vol. petit in-8°, de l'*Encyclopédie des Aide-Mémoire*. . . . . **2** fr. **50**

LANGLOIS. — *Le Lait*, par P. LANGLOIS, chef du Laboratoire de physiologie à la Faculté de médecine. 1 vol. p. in-8° de l'*Encyclopédie des Aide-Mémoire*. **2** fr. **50**

LANNELONGUE. —— *La Tuberculose chirurgicale*, par O. LANNELONGUE, professeur à la Faculté de médecine de Paris. 1 vol. petit in-8° de l'*Encyclopédie des Aide-Mémoire* . . . . **2** fr. **50**

LAULANIÉ. — *Énergétique musculaire*, par F. LAULANIÉ, professeur de physiologie à l'École vétérinaire de Toulouse; avec une préface de M. CHAUVEAU, de l'Institut. 1 vol. petit in-8° de l'*Encyclopédie des Aide-Mémoire*. . . . **2** fr. **50**

LAUNOIS. — *Manuel d'Anatomie microscopique et d'Histologie*, par MM. P.-E. LAUNOIS, professeur agrégé à la Faculté de Paris, médecin des hôpitaux. Préface de M. MATHIAS DUVAL, professeur d'histologie à la Faculté, membre de l'Académie de médecine. *Deuxième édition, entièrement refondue*. 1 vol. in-16 diamant, cartonné toile. . . . . **8** fr.

LAVERAN. — *Du Paludisme* et de son hématozoaire, par A. LAVERAN, membre de l'Académie de médecine, membre correspondant de l'Institut de France. 1 vol. grand in-8°, avec 4 planches en couleur et 2 planches photographiques . **10** fr.

—— *Traité du Paludisme*, par A. LAVERAN. 1 vol. grand in-8°, avec 27 figures dans le texte et une planche en couleurs . . . . **10** fr.

Traité d'hygiène militaire, par le Dʳ LAVERAN. 1 vol. in-8°, avec 270 figures. . . . . **16** fr.

LEJARS. — *Leçons de chirurgie* (La Pitié, 1893-1894), par le Dʳ FÉLIX LEJARS, professeur agrégé à la Faculté de médecine de Paris, chirurgien des hôpitaux. 1 vol. grand in-8°, avec 128 figures. . . . . **16** fr.

LELOIR ET VIDAL. —— *Symptomatologie et anatomie pathologique des maladies de la peau*, par MM. LELOIR, professeur à la Faculté de médecine de Lille, et E. VIDAL, médecin de l'hôpital St-Louis. Un atlas de 57 planches grand in-8°, tirées en couleur, et accompagnées d'un texte explicatif, relié toile. **70** fr.

LETULLE. —— *L'Inflammation* (Études anatomo-pathologiques), par le Dʳ MAURICE LETULLE, professeur agrégé à la Faculté de médecine de Paris. 1 vol., avec 21 figures et 12 planches en chromolithographie hors-texte, relié toile. . **20** fr.

Manuel de pathologie externe, par MM. RECLUS, KIRMISSON, PEYROT, BOUILLY, professeurs agrégés à la Faculté de médecine de Paris, chirurgiens des hôpitaux. Nouvelle édition, illustrée de 720 figures. 4 vol. in-8°, avec figures dans le texte . . . . **40** fr.

I. *Maladies des tissus et des organes*, par le Dʳ P. RECLUS, avec figures dans le texte.

II. *Maladies des régions: Tête et Rachis*, par le Dʳ KIRMISSON, entièrement refondue et augmentée, avec figures dans le texte.

III. *Maladies des régions : Poitrine et abdomen*, par le Dr PEYROT, entièrement refondue et augmentée, avec figures dans le texte.

IV. *Maladies des régions : Organes génito-urinaires*, membres, par le Dr BOUILLY, avec figures dans le texte.

Chaque volume est vendu séparément. . . . . **10 fr.**

MARIE. — *Leçons sur les maladies de la moelle*, par le Dr PIERRE MARIE, professeur agrégé de la Faculté de médecine de Paris, médecin des hôpitaux. 1 vol. in-8°, avec 244 figures dans le texte. . . . . **15 fr.**

Leçons de clinique médicale (Hôtel-Dieu, 1894-1895), par le Dr PIERRE MARIE. 1 vol. in-8°, avec 57 figures dans le texte. . . . . **6 fr.**

MAURIAC. — *Traitement de la syphilis*, par M. CHARLES MAURIAC, médecin de l'hôpital Ricord (Hôpital du Midi). 1 vol. in-8° . . . . **15 fr.**

MÉGNIN. — *La Faune des cadavres*, *application de l'entomologie à la médecine légale*, par M. P. MÉGNIN, membre de l'Académie de médecine. 1 vol. petit in-8° de l'*Encyclopédie des Aide-Mémoire*. . . . . **2 fr. 50**

MERKLEN. — *Examen et séméiotique du cœur*, *signes physiques*, par le Dr PIERRE MERKLEN, médecin de l'hôpital Laënnec. *Deuxième édition*. 1 vol. petit in-8° de l'*Encyclopédie des Aide-Mémoire*. . . . . **2 fr. 50**

METCHNIKOFF. — *Leçons sur la pathologie comparée de l'inflammation*, faites à l'Institut Pasteur en avril et mai 1891, par ELIE METCHNIKOFF, chef de service à l'Institut Pasteur. 1 vol. in-8°, avec 65 fig. et 3 pl. en coul. . . **9 fr.**

MONOD ET TERRILLON. — *Traité des maladies du testicule et de ses annexes*, par MM. CH. MONOD et O. TERRILLON, professeurs agrégés à la Faculté de médecine de Paris, chirurgiens des hôpitaux. 1 vol. in-8°, avec 92 figures dans le texte. . . . . **16 fr.**

MONOD ET VANVERTS. — *L'Appendicite*, par le D^r CH. MONOD, professeur agrégé à la Faculté de médecine de Paris, chirurgien de l'hôpital Saint-Antoine, membre de l'Académie de médecine, et J. VANVERTS, interne des hôpitaux de Paris. 1 vol. petit in-8° de l'*Encyclopédie des Aide-Mémoire*. . . . . . **2 fr. 50**

OLLIER. — *Traité expérimental et clinique de la régénération des os* et de la production artificielle du tissu osseux, par le Dr OLLIER, chirurgien en chef de l'Hôtel-Dieu de Lyon. Ouvrage qui a obtenu le grand prix de chirurgie. 2 vol. in-8°, avec figures dans le texte et planches en taille-douce. . . . . . . **30 fr.**

Traité des Résections et des opérations conservatrices que l'on peut pratiquer sur le système osseux, par le Dr L. OLLIER, professeur de clinique chirurgicale à la Faculté de médecine de Lyon. 3 volumes grand in-8°, avec figures. . . . . **50 fr.**

Tome I. *Introduction.* — *Résections en général.* 1 vol. in-8°, avec 127 figures dans le texte : . . . . **16 fr.**

Tome II. *Résections en particulier. Membre supérieur.* 1 vol. in-8°, avec 156 figures. . . . . **16 fr.**

Tome III. *Résections en particulier. Résections du membre inférieur, tête et tronc.* 1 vol. in-8°, avec 224 figures . . . . **22 fr.**

— *La Régénération des os et les résections sous-périostées*, par le Dr L. OLLIER. 1 vol. petit in-8° de l'*Encyclopédie des Aide-Mémoire*. . **2 fr. 50**

PANAS. — *Traité des maladies des yeux*, par PH. PANAS, professeur de clinique ophtalmologique à la Faculté de médecine, chirurgien de l'Hôtel-Dieu, membre de l'Académie de médecine, membre honoraire et ancien président de la Société de chirurgie. 2 vol. grand in-8°, avec 453 figures et 7 planches en couleurs. Reliés toile. . . . . **40 fr.**

PANAS. — *Leçons de clinique ophtalmologique*, professées à l'Hôtel-Dieu, par Ph. PANAS, recueillies et publiées par le Dʳ A. CASTAN (de Béziers). 1 vol. in-8°, avec figures dans le texte. . . . . **5 fr.**

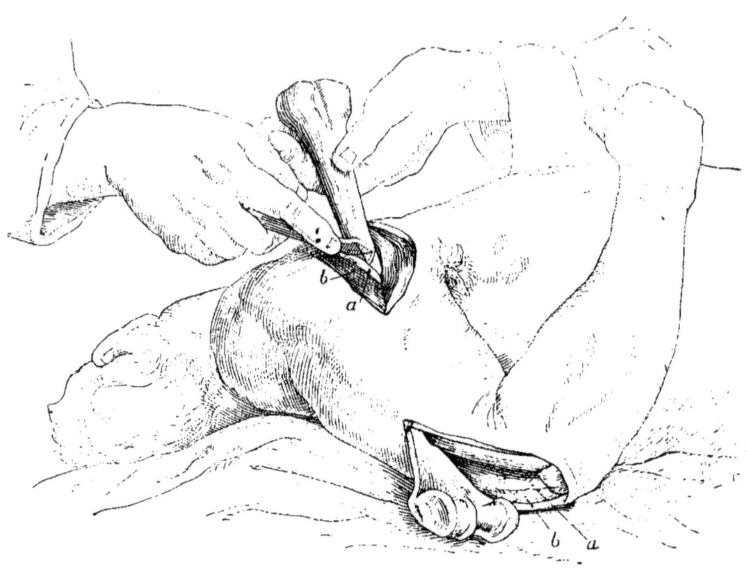

Figure extraite du *Traité des Résections*, de M. L. Ollier.

PANAS ET ROCHON-DUVIGNEAUD. — *Recherches anatomiques et cliniques sur le glaucome et les néoplasmes intra-oculaires*, par le professeur PANAS et le Dʳ ROCHON-DUVIGNEAUD, ancien chef de clinique de la Faculté. 1 vol. in-8°, avec 41 figures dans le texte. . . . . **7 fr.**

POLIN ET LABIT. — *Examen des aliments suspects*, par MM. H. POLIN et H. LABIT, médecins-majors de l'armée. 1 vol. petit in-8° de l'*Encyclopédie des Aide-Mémoire*. . . . . **2 fr. 50**

PONCET ET BÉRARD. — *Traité clinique de l'actinomycose humaine. Pseudo-actinomycoses et botryomycose*, par ANTONIN PONCET, professeur de clinique chirurgicale à l'Université de Lyon, ex-chirurgien en chef de l'Hôtel-Dieu, membre correspondant de l'Académie de médecine, et LÉON BÉRARD, ex-prosecteur, chef de clinique chirurgicale à l'Université de Lyon, lauréat de l'Académie de médecine. *Ouvrage couronné par l'Académie de médecine et par l'Institut.* 1 vol in-8°, avec 45 fig. dans le texte et 4 planches hors texte en couleurs. **12 fr.**

PONCET ET DELORE. — *Traité de la cystostomie sus-pubienne chez les prostatiques. Création d'un urèthre hypogastrique. Application de cette nouvelle méthode aux diverses affections des voies urinaires*, par ANTONIN PONCET et XAVIER DELORE, ex-prosecteur, ancien chef de clinique chirurgicale à l'Université de Lyon. 1 vol. in-8°, avec 42 figures dans le texte . . . . **8 fr.**

— *Traité de l'uréthrostomie périnéale dans les rétrécissements incurables de l'urèthre : création au périnée d'un méat contre nature*, par ANTONIN PONCET et XAVIER DELORE. 1 vol. in-8°, avec 11 figures dans le texte . . . . **4 fr.**

PROUST. — *La Défense de l'Europe contre le choléra*, par M. le professeur PROUST, inspecteur général des services sanitaires. 1 vol. in-8° . . . . . . **9 fr.**

— *Douze conférences d'hygiène rédigées conformément aux programmes du

12 *août* 1890. par A. Proust, professeur à la Faculté de médecine. Nouvelle
édition. 1 vol. in-18, cartonné toile. . . . . **2 fr. 50**

— *L'Orientation nouvelle de la politique sanitaire,* par A. Proust. 1 vol. in-8°,
avec nombreuses figures et plans dans le texte et une carte en couleurs. **10 fr.**

— *La Défense de l'Europe contre la Peste et la Conférence de Venise
de 1897,* par le professeur Proust. 1 volume in-8°. avec figures et 1 carte
en couleurs . . . . **9 fr.**

PRUNIER. — *Les Médicaments chimiques,* par Léon Prunier, membre de
l'Académie de médecine, pharmacien en chef des hôpitaux de Paris, professeur à
l'École supérieure de pharmacie.

    I. *Composés minéraux.* 1 vol. grand in-8", avec 137 figures dans le texte. **15 fr.**

    II. *Composés organiques.* 1 volume grand in-8", avec 47 figures dans le
texte. . . . . **15 fr.**

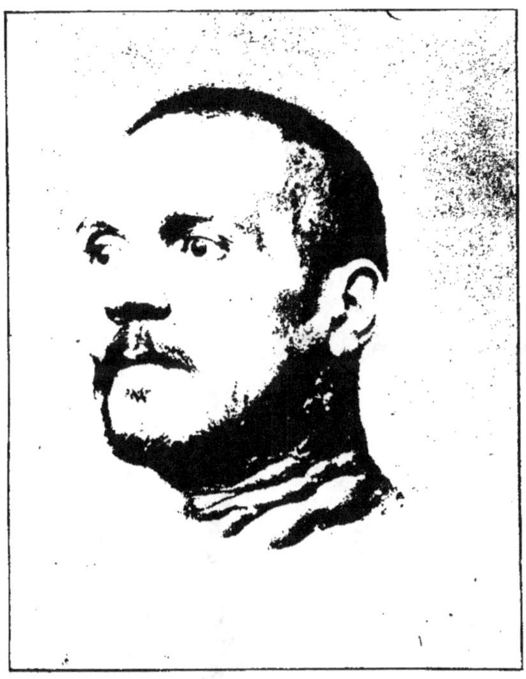

Figure extraite du *Traité clinique de l'actinomycose humaine,*
de MM. A. Poncet et L. Bérard.

RANVIER. — *École pratique des Hautes Études. Laboratoire d'histologie du
Collège de France.* Travaux publiés sous la direction de L. Ranvier, professeur
d'anatomie générale, Membre de l'Institut, avec la collaboration de M. L. Malassez,
directeur adjoint, et des répétiteurs et préparateurs du cours.

    Tomes I à XVII (1784-1899). Chaque vol. in-8° avec pl. hors texte. . . **20 fr.**
    Les tomes V et VIII ne se vendent plus séparément.

  - *Traité technique d'histologie,* 2° édition. entièrement refondue et corrigée.
par M. L. Ranvier. 1 vol. gr. in-8" de 880 pages, avec 114 gravures dans le texte
et 1 planche en chromo . . . . **12 fr.**

REDARD. — *Traité pratique des déviations de la colonne vertébrale,* par
P. Redard, ancien chef de clinique chirurgicale de la Faculté de médecine de

Paris, chirurgien en chef du dispensaire Furtado-Heine, membre correspondant de l'American Ortopedic Association. 1 vol. grand in-8°, avec 231 figures dans le texte. . . . . **12 fr.**

REGNARD. — *La Cure d'altitude*, par le Dʳ PAUL REGNARD, membre de l'Académie de médecine, professeur de physiologie générale à l'Institut national agronomique, directeur adjoint du laboratoire de physiologie de la Sorbonne. *Deuxième édition*. 1 fort vol. grand in-8°, avec 29 planches hors texte et 110 figures dans le texte, relié toile pleine. . . . . **15 fr.**

RÉNON. — *Étude sur l'Aspergillose chez les animaux et chez l'homme*, par M. RÉNON, ancien interne des hôpitaux de Paris. 1 vol. in-8°, avec figures dans le texte. . . . . **5 fr.**

ROMME. — *L'Alcoolisme et la Lutte contre l'Alcool en France*, par le docteur R. ROMME, préparateur à la Faculté de médecine de Paris. 1 vol. petit in-8° de l'*Encyclopédie des Aide-Mémoire*. . . . . **2 fr. 50**

SOLLIER. — *Guide pratique des maladies mentales* (Séméiologie. — Pronostic. — Indications), par le Dʳ PAUL SOLLIER, chef de clinique adjoint des maladies mentales à la Faculté. 1 vol. in-18 diamant, cartonné toile, tranches rouges. **5 fr.**

SOULIER (H.). *Traité de Thérapeutique et de Pharmacologie*, par M. H. SOULIER, professeur à la Faculté de médecine de Lyon, membre correspondant de l'Académie de médecine. *Additionné d'un memento formulaire des médicaments nouveaux* (1901). *Ouvrage couronné par l'Académie des sciences et par l'Académie de médecine.* 2 vol. grand in-8°. . . . . **25 fr.**

TRABUT. — *Précis de Botanique médicale*, par L. TRABUT, professeur d'histoire naturelle médicale à l'École de médecine d'Alger. *Deuxième édition*, entièrement refondue. 1 vol. in-8°, avec 954 figures. . . . . **8 fr.**

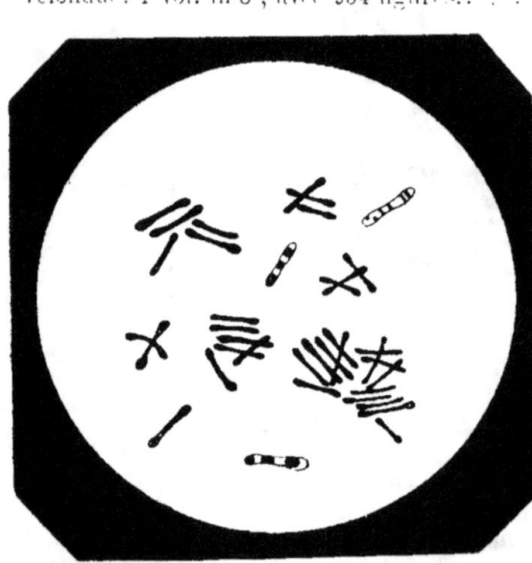

Figure extraite de la *Revue ... de M. R. WURTZ.*

TUFFIER. *Chirurgie du poumon*, par le Dʳ TUFFIER, professeur agrégé à la Faculté de médecine de Paris, chirurgien de l'hôpital de la Pitié. 1 vol. in-8°. . . . . . . **6 fr.**

WURTZ (R.). *Technique bactériologique*, par R. WURTZ, professeur agrégé à la Faculté de médecine de Paris, médecin des hôpitaux. *Deuxième édition*. 1 vol. petit in-8° de l'*Encyclopédie des Aide-Mémoire*. . . **2 fr. 50**

— *Précis de Bactériologie clinique*, par le Dʳ R. WURTZ. *Deuxième édition*, avec tableaux synoptiques et figures dans le texte. 1 vol. in-16 diamant, cartonné à l'anglaise, tranches rouges. . . . . **6 fr.**

ZAMBACO. *Voyages chez les lépreux*, par le Dʳ ZAMBACO-PACHA, membre correspondant de l'Académie de médecine de Paris, ex-chef de clinique à la Faculté de médecine. 1 vol. in-8°, avec une carte indiquant les localités lépreuses. . . . . **8 fr.**

— *Les Lépreux ambulants de Constantinople*, par le Dʳ ZAMBACO-PACHA, membre associé national de l'Académie de médecine de Paris, membre correspondant de l'Académie de Saint-Pétersbourg, etc. 1 fort vol. in-4°, avec 48 planches hors texte en noir et en couleurs, relié toile. . . . . **90 fr.**

L'ŒUVRE MÉDICO-CHIRURGICAL

D' CRITZMAN, directeur

SUITE DE MONOGRAPHIES CLINIQUES

SUR LES QUESTIONS NOUVELLES

En Médecine, en Chirurgie et en Biologie

La science médicale réalise journellement des progrès incessants. Les traités de médecine et de chirurgie auront toujours grand'peine à se tenir au courant. C'est pour obvier à ce grave inconvénient que nous avons fondé ce recueil de Monographies, avec le concours des savants et des praticiens les plus autorisés.

Chaque monographie est vendue séparément. . . . . **1** fr. **25**

Il est accepté des abonnements pour une série de 10 Monographies consécutives au prix à forfait et payable d'avance de **10** francs pour la France et **12** francs pour l'étranger (port compris).

MONOGRAPHIES PUBLIÉES (Avril 1901).

N° 1. **L'Appendicite**, par le D' FÉLIX LEGUEU, chir. des hôp. de Paris (épuisé).

N° 2. **Le Traitement du mal de Pott**, par le D' A. CHIPAULT, de Paris.

N° 3. **Le Lavage du sang**, par le D' LEJARS, prof. agr. à la Faculté de Paris, chir. des hôp.

N° 4. **L'Hérédité normale et pathologique**, par le D' CH. DEBIERRE, prof. d'anatomie à l'Université de Lille.

N° 5. **L'Alcoolisme**, par le D' JAQUET, privat-docent à l'Université de Bâle.

N° 6. **Physiologie et pathologie des sécrétions gastriques**, par le D' A. VERHAEGEN.

N° 7. **L'Eczéma**, *maladie parasitaire*, par le D' LEREDDE.

N° 8. **La Fièvre jaune**, par le D' SANARELLI, directeur de l'Institut d'Hygiène expérimentale de Montévidéo.

N° 9. **La Tuberculose du rein**, par le D' TUFFIER, prof. agr., chir. de l'hôp. de la Pitié.

N° 10. **L'Opothérapie**. *Traitement de certaines maladies par des extraits d'organes animaux*, par A. GILBERT, prof. agr. à la Faculté de Paris, et L. CARNOT, docteur ès sciences, ancien interne des hôpitaux de Paris.

N° 11. **Les Paralysies générales progressives**, par le D' M. KLIPPEL, méd. des hôp. de Paris.

N° 12. **Le Myxœdème**, par le D' THIBIERGE, méd. de l'hôp. de la Pitié.

N° 13. **La Néphrite des saturnins**, par le D' H. LAVRAND, prof. chargé de cours à la Faculté catholique de Lille, lauréat de l'Académie de Paris.

N° 14. **Traitement de la syphilis**, par E. GAUCHER, prof. agr. à la Faculté de méd. de Paris, médecin de l'hôpital Saint-Antoine.

N° 15. **Le Pronostic des tumeurs**, *basé sur la recherche du glycogène*, par le D' A. BRAULT, méd. de l'hôp. Tenon.

N° 16. **La Kinésithérapie gynécologique**. *Traitement des maladies des femmes par le massage et la gymnastique (système de Brandt)*, par H. STAPFER, ancien chef de clinique obstétricale et gynécologique de la Faculté de Paris.

N° 17. **De la Gastro-entérite aiguë des nourrissons** (*Pathogénie et étiologie*), par A. LESAGE, méd. des hôp. de Paris.

N° 18. **Traitement de l'Appendicite**, par FÉLIX LEGUEU, prof. agr., chir. des hôp.

N° 19. **Les lois de l'Énergétique dans le régime du diabète sucré**, par le D' E. DUFOURT, méd. de l'hôp. thermal de Vichy.

N° 20. **La Peste** (*Épidémiologie. Bactériologie. Prophylaxie. Traitement*), par le D' H. BOURGES, chef du laboratoire d'hygiène à la Faculté de médecine de Paris.

N° 21. **La Moelle osseuse à l'état normal et dans les infections**, par MM. G.-H. ROGER, prof. agr. à la Faculté de Paris, méd. des hôp., et O. JOSUÉ, ancien interne, lauréat des hôp. de Paris.

N° 22. **L'Entéro-colite muco-membraneuse**, par le D' GASTON LYON, ancien chef de clinique médicale de la Faculté de Paris.

N° 23. **L'Exploration clinique des fonctions rénales par l'élimination provoquée**, par le D' CH. ACHARD, prof. agr. à la Faculté, méd. de l'hôp. Tenon, et J. CASTAIGNE, interne lauréat (médaille d'or) des hôp.

N° 24. **L'Analgésie chirurgicale**, par voie rachidienne (injections sous-arachnoïdiennes de cocaïne), par le D' TUFFIER, prof. agr. à la Faculté de Paris, chir. des hôp.

N° 25. **L'Asepsie opératoire**, par MM. PIERRE DELBET, prof. agr. à la Faculté de Paris, chir. des hôp., et LOUIS BIGLARD, chef de clinique chirurgicale adjoint à la Faculté de Paris, ancien interne des hôp.

N° 26. **Anatomie chirurgicale et médecine opératoire de l'Oreille moyenne**, par M. A. BROCA, prof. agr. à la Faculté de Paris, chir. des hôp.

BIBLIOTHÈQUE
d'Hygiène thérapeutique

DIRIGÉE PAR

Le Professeur PROUST

Membre de l'Académie de médecine, Médecin de l'Hôtel-Dieu,
Inspecteur général des Services sanitaires.

Chaque ouvrage forme un volume in-16, cartonné toile, tranches rouges,
et est vendu séparément : **4 fr.**

Chacun des volumes de cette collection n'est consacré qu'à une seule maladie ou à un seul groupe de maladies. Grâce à leur format, ils sont d'un maniement commode. D'un autre côté, en accordant un volume spécial à chacun des grands sujets d'hygiène thérapeutique, il a été facile de donner à leur développement toute l'étendue nécessaire.

VOLUMES PARUS :

L'Hygiène du Goutteux, par le Professeur PROUST et A. MATHIEU, médecin de l'hôpital Andral.

L'Hygiène de l'Obèse, par le Professeur PROUST et A. MATHIEU.

L'Hygiène des Asthmatiques, par E. BRISSAUD, professeur à la Faculté de Paris, médecin de l'hôpital Saint-Antoine.

L'Hygiène du Syphilitique, par H. BOURGES, préparateur au laboratoire d'hygiène de la Faculté de médecine.

Hygiène et thérapeutique thermales, par G. DELFAU, ancien interne des hôpitaux de Paris.

Les Cures thermales, par G. DELFAU, ancien interne des hôpitaux.

L'Hygiène du Neurasthénique (*Deuxième édition*), par le Professeur PROUST et G. BALLET, professeur agrégé, médecin des hôpitaux de Paris.

L'Hygiène des Albuminuriques, par le Dʳ SPRINGER, chef du laboratoire de la Faculté de médecine à l'hôpital de la Charité.

L'Hygiène des Tuberculeux, par le Dʳ CHUQUET, ancien interne des hôpitaux de Paris, médecin consultant à Cannes, avec une préface du Dʳ DARLMBERG, correspondant de l'Académie de médecine.

Hygiène et thérapeutique des maladies de la bouche, par le Dʳ CRUET, dentiste des hôpitaux de Paris, avec une préface du Professeur LANNELONGUE, membre de l'Institut.

L'Hygiène des Diabétiques, par le Professeur PROUST et A. MATHIEU, médecin de l'hôpital Andral.

L'Hygiène des maladies du cœur, par le Dʳ VAQUEZ, professeur agrégé à la Faculté de médecine de Paris, médecin des hôpitaux, avec une préface du Professeur POTAIN, membre de l'Institut.

L'Hygiène du Dyspeptique, par le Dʳ LINOSSIER, professeur agrégé à la Faculté de médecine de Lyon, membre correspondant de l'Académie de médecine, médecin à Vichy.

VOLUME EN PRÉPARATION :

L'Hygiène des maladies de la peau, par le Dʳ G. THIBIERGE, médecin des hôpitaux de Paris.

45270. — Imprimerie LAHURE, 9, rue de Fleurus, à Paris.

A LA MÊME LIBRAIRIE

Gazette hebdomadaire de Médecine et de Chirurgie. Paraissant le jeudi et le dimanche. Directeurs : L. LEREBOULLET, A. BROCA, CH. ACHARD. La *Gazette hebdomadaire* publie deux éditions par semaine dans le format in-4° sur deux colonnes. Prix de l'abonnement annuel aux 2 éditions. France, **8 fr.** Étranger. . . . . **11 fr.**

Manuel de Pathologie interne, par G. DIEULAFOY, Professeur de clinique médicale de la Faculté de médecine de Paris, médecin de l'Hôtel-Dieu, membre de l'Académie de médecine. *Treizième édition.* 4 vol. in-16 diamant, avec figures en noir et en couleurs, cartonnés à l'anglaise, tranches rouges. **28 fr.**

Manuel de Pathologie externe, par MM. RECLUS, KIRMISSON, PEYROT, BOUILLY, professeurs agrégés à la Faculté de médecine de Paris, chirurgiens des hôpitaux. *Edition complète illustrée de 720 figures.* 4 volumes in-8°. . . . . **40 fr.**

Traité de Médecine, de MM. CHARCOT, BOUCHARD et BRISSAUD. *Deuxième édition entièrement refondue,* publiée sous la direction de MM. BOUCHARD, professeur de pathologie générale à la Faculté de médecine de Paris, membre de l'Institut, et BRISSAUD, professeur à la Faculté de médecine de Paris, médecin de l'hôpital Saint-Antoine. 10 vol. grand in-8°, avec figures dans le texte. *En souscription.* . **150 fr.**

Traité de Chirurgie, publié sous la direction de MM. SIMON DUPLAY, professeur de clinique chirurgicale à la Faculté de médecine de Paris, membre de l'Académie de médecine, chirurgien de l'Hôtel-Dieu, et PAUL RECLUS, professeur agrégé à la Faculté de médecine de Paris, chirurgien des hôpitaux. *Deuxième édition, entièrement refondue.* 8 vol. grand in-8°, avec nombreuses figures. *Ouvrage complet.* **150 fr.**

Traité d'Anatomie humaine, publié sous la direction de P. POIRIER, professeur agrégé à la Faculté de médecine de Paris, chirurgien des hôpitaux, et A. CHARPY, professeur d'anatomie à la Faculté de Toulouse, 5 vol. grand in-8° avec nombreuses figures, la plupart tirées en couleurs. *En souscription.* **150 fr.**

Traité de Pathologie générale, publié sous la direction de CH. BOUCHARD, membre de l'Institut, professeur de Pathologie générale à la Faculté de médecine de Paris. Secrétaire de la rédaction : G.-H. ROGER, professeur agrégé à la Faculté de médecine de Paris, médecin des hôpitaux. 6 vol. grand in-8°, avec figures dans le texte. Prix en souscription jusqu'à la publication du tome VI. **120 fr.**

Traité de Physiologie, par J.-P. MORAT, professeur à l'Université de Lyon, et MAURICE DOYON, professeur agrégé à la Faculté de médecine de Lyon. 5 vol. grand in-8° avec nombreuses figures noires et en couleurs. *En souscription.* **50 fr.**

Traité élémentaire de Clinique thérapeutique, par le D' GASTON LYON, ancien chef de clinique médicale à la Faculté de médecine de Paris. *Troisième édition, revue et augmentée.* 1 fort vol. grand in-8°, relié en peau . . . . **20 fr.**

Leçons de Thérapeutique, par M. GEORGES HAYEM, professeur à la Faculté de médecine, membre de l'Académie de médecine.
Les Médications. 4 volumes grand in-8°. Tome I **8 fr.** Tome II, *épuisé.* Tome III **8 fr.** Tome IV **12 fr.**
Les Agents physiques et naturels. 1 vol. avec nombreuses figures et carte des eaux minérales et stations climatériques . . . . **12 fr.**

Leçons sur les Maladies du Sang (*Clinique de l'hôpital Saint-Antoine*, par GEORGES HAYEM, professeur à la Faculté de médecine de Paris, membre de l'Académie de médecine, recueillies par MM. E. PARMENTIER, médecin des hôpitaux, et R. BENSAUDE, chef du laboratoire d'anatomie pathologique à l'hôpital Saint-Antoine. 1 vol. in-8° broché, avec 4 pl. en couleurs, par M. KARMANSKI. **15 fr.**

La Pratique dermatologique. Traité de Dermatologie appliquée, publié sous la direction de MM. ERNEST BESNIER, L. BROCQ, L. JACQUET. 4 volumes formant ensemble environ 3600 pages, très largement illustrés de figures en noir et de planches en couleur, richement cartonnés toile. *En souscription* . . . . **150 fr.**

Précis de Bactériologie clinique, par le D' R. WURTZ, professeur agrégé à la Faculté de médecine de Paris, médecin des hôpitaux. 2° édition, avec tableaux synoptiques et figures dans le texte. 1 vol. in-16 diamant, cartonné à l'anglaise, tranches rouges. . . . . **6 fr.**

44356. — Imprimerie LAHURE, rue de Fleurus, 9, à Paris.

www.ingramcontent.com/pod-product-compliance
Lightning Source LLC
LaVergne TN
LVHW050115180726
843501LV00001BB/13